临床结核病学
Clinical Tuberculosis
（第6版）

中华医学会结核病学分会推荐读物
国家感染性疾病临床医学研究中心

临床结核病学
Clinical Tuberculosis
（第6版）

原　　著　Lloyd N. Friedman
　　　　　Martin Dedicoat
　　　　　Peter D. O. Davies

主　　译　卢水华

副 主 译　范小勇　曾剑锋
　　　　　黄　震　朱　红
　　　　　王仲元

北京大学医学出版社

LINCHUANG JIEHEBINGXUE（DI 6 BAN）

图书在版编目（CIP）数据

临床结核病学：第 6 版 /（美）劳埃德·N. 佩里曼（Lloyd N. Friedman），（英）马丁·德迪寇特（Martin Dedicoat），（英）皮特·D.O. 戴维斯（Peter D. O. Davies）原著；卢水华主译 . —北京：北京大学医学出版社，2024.3
书名原文：Clinical Tuberculosis，Sixth Edition
ISBN 978-7-5659-2990-8

Ⅰ.①临…　Ⅱ.①劳…②马…③皮…④卢…　Ⅲ.①结核病－诊疗　Ⅳ.① R52

中国国家版本馆 CIP 数据核字（2023）第 173895 号

北京市版权局著作权合同登记号：图字：01-2023-3264

Lloyd N. Friedman, Martin Dedicoat, Peter D. O. Davies.
Clinical Tuberculosis，Sixth Edition
ISBN 9780815370239
Copyright © 2021 Taylor & Francis Group, LLC

临床结核病学（第 6 版）

主　　译：卢水华
出版发行：北京大学医学出版社
地　　址：（100191）北京市海淀区学院路 38 号　北京大学医学部院内
电　　话：发行部 010-82802230；图书邮购 010-82802495
网　　址：http://www.pumpress.com.cn
E-mail：booksale@bjmu.edu.cn
印　　刷：北京信彩瑞禾印刷厂
经　　销：新华书店
责任编辑：袁朝阳　　责任校对：靳新强　　责任印制：李　啸
开　　本：889 mm×1194 mm　1/16　印张：24.75　字数：766 千字
版　　次：2024 年 3 月第 1 版　2024 年 3 月第 1 次印刷
书　　号：ISBN 978-7-5659-2990-8
定　　价：180.00 元
版权所有，违者必究
（凡属质量问题请与本社发行部联系退换）

谨将此书献给世界上所有肺结核病患者及支持我们工作的妻子和孩子们。

译校者名单

主　译　卢水华

副主译　范小勇　曾剑锋　黄　震　朱　红　王仲元

译校者（按姓氏笔画排序）

　　　丁　峰　深圳市第三人民医院 / 国家感染性疾病临床医学研究中心

　　　万康林　中国疾病预防控制中心传染病预防控制所

　　　王　瑾　深圳市第三人民医院 / 国家感染性疾病临床医学研究中心

　　　王仲元　深圳市第三人民医院 / 国家感染性疾病临床医学研究中心

　　　方木通　深圳市第三人民医院 / 国家感染性疾病临床医学研究中心

　　　邓国防　深圳市第三人民医院 / 国家感染性疾病临床医学研究中心

　　　卢水华　深圳市第三人民医院 / 国家感染性疾病临床医学研究中心

　　　叶涛生　深圳市第三人民医院 / 国家感染性疾病临床医学研究中心

　　　申阿东　国家儿童医学中心首都医科大学附属北京儿童医院

　　　付　亮　深圳市第三人民医院 / 国家感染性疾病临床医学研究中心

　　　曲久鑫　深圳市第三人民医院 / 国家感染性疾病临床医学研究中心

　　　朱　红　深圳市第三人民医院 / 国家感染性疾病临床医学研究中心

　　　任坦坦　深圳市第三人民医院 / 国家感染性疾病临床医学研究中心

　　　刘　萍　上海市公共卫生临床中心

　　　刘　智　深圳市第三人民医院 / 国家感染性疾病临床医学研究中心

　　　刘旭晖　深圳市第三人民医院 / 国家感染性疾病临床医学研究中心

　　　刘志超　深圳市第三人民医院 / 国家感染性疾病临床医学研究中心

　　　刘国辉　深圳市第三人民医院 / 国家感染性疾病临床医学研究中心

　　　刘翔翔　深圳市第三人民医院 / 国家感染性疾病临床医学研究中心

　　　李　军　山东第一医科大学附属省立医院

　　　李　雪　深圳市第三人民医院 / 国家感染性疾病临床医学研究中心

　　　李卫民　首都医科大学附属北京胸科医院

　　　李国保　深圳市第三人民医院 / 国家感染性疾病临床医学研究中心

　　　李雪影　深圳市第三人民医院 / 国家感染性疾病临床医学研究中心

　　　杨梁梓　深圳市第三人民医院 / 国家感染性疾病临床医学研究中心

　　　邱露露　深圳市第三人民医院 / 国家感染性疾病临床医学研究中心

汪　川　四川大学华西公共卫生学院 / 华西第四医院

宋言峥　上海市公共卫生临床中心

张　贺　深圳市第三人民医院 / 国家感染性疾病临床医学研究中心

张亚娟　深圳大学 / 国家感染性疾病临床医学研究中心

张国良　深圳市第三人民医院 / 国家感染性疾病临床医学研究中心

张瑛梅　简阳市人民医院

陈秋奇　广东医科大学第一临床医学院

范小勇　上海市公共卫生临床中心

金　锋　山东省公共卫生临床中心

郑湘榕　中南大学湘雅医院

胡志东　上海市公共卫生临床中心

施裕新　上海市公共卫生临床中心

袁　媛　复旦大学上海医学院 / 国家感染性疾病临床医学研究中心

夏　露　上海市公共卫生临床中心

晏　博　上海市公共卫生临床中心

徐进川　上海市公共卫生临床中心

高　谦　深圳市第三人民医院 / 国家感染性疾病临床医学研究中心

郭毅佳　首都医科大学附属北京胸科医院

黄　威　上海市公共卫生临床中心

黄　震　深圳市第三人民医院 / 国家感染性疾病临床医学研究中心

黄文洁　深圳市第三人民医院 / 国家感染性疾病临床医学研究中心

黄嘉敏　深圳市第三人民医院 / 国家感染性疾病临床医学研究中心

康唯佳　深圳市第三人民医院 / 国家感染性疾病临床医学研究中心

韩婷婷　广东医科大学第一临床医学院

喻　茹　深圳市第三人民医院 / 国家感染性疾病临床医学研究中心

曾剑锋　深圳市第三人民医院 / 国家感染性疾病临床医学研究中心

策　划　赵　楠
统　筹　黄大海

主 译 简 介

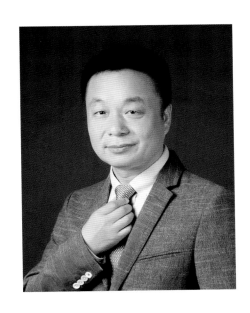

卢水华，1966 年生，湖北天门人，教授，主任医师，博士生导师。现任国家感染性疾病临床医学研究中心副主任，深圳市第三人民医院肺病医学部主任，中华医学会结核病学分会候任主任委员，世界卫生组织儿童和青少年结核病工作组成员，中国防痨协会学校和儿童结核病防治专业分会主任委员，曾任上海市公共卫生临床中心结核科 / 结核病研究中心主任，上海市新发与再现传染病研究所结核病研究中心主任，遵义市第四人民医院副院长。第二届"国家名医"称号获得者，上海市十佳医师，国家"十三五"传染病重大专项课题负责人，国家卫健委流感医疗救治专家组成员，国家自然科学基金评审专家，国家药品监督管理局新药评审专家，国家药品监督管理局医疗器械评审专家，中华医学会医疗鉴定专家，多个杂志副主编、编委及审稿专家。

主持和承担国家"十一五""十二五""十三五"传染病重大专项和国家自然科学基金项目多项，主持上海市公共卫生重点学科建设项目 3 项，主持上海市科委课题及上海市卫健委课题等 10 余项，主持广东省重点学科建设项目 1 项，深圳市重点学科建设项目 1 项，中央引导基金项目 1 项和深圳市重大专项 1 项。总研究经费 2 亿元，承担 GCP 项目 30 余项（主持完成的一项结核病药物研发课题成果为我国近 40 年来唯一的 1 类新药获审批上市），并进入世界卫生组织指南向全世界推广。研究成果获中国防痨协会科技进步奖一等奖 1 项，上海市科技进步奖三等奖 1 项，上海市医学进步奖二等奖 1 项、三等奖 1 项。在国内外各级杂志发表论文 200 余篇，在 *New England Journal of Medicine*、*LANCET*、*British Medical Journal* 等杂志发表 SCI 论文 60 余篇，IF＞300 分。

译 者 前 言

结核病是伴随人类数千年的古老疾病，但我们仍远未到达与之挥手告别的历史时刻。在 2019 年之前结核病防控工作是卓有成效的，但现在进展放缓、停滞，甚至在倒退，2030 年"结束全球结核病流行"目标正在偏离正轨。2022 年 WHO 全球结核病报告显示，新型冠状病毒肺炎（COVID-19）大流行阻碍了结核病的诊断和治疗，加重了结核病负担。最明显的影响是，2020 年和 2021 年新诊断结核病的人数大幅减少（与 2019 年相比），表明漏诊和漏治的结核病患者人数有所增加。最严重的后果是，死于结核病的人数增加了。2021 年，结核病造成的死亡人数估计是 HIV/AIDS 死亡人数的 2 倍多。在新发传染病之外，艾滋病、贫困、耐药、吸烟、人口老龄化等诸多因素也使结核病的发病率、死亡率上升。持续发生的地区性冲突（如俄乌冲突）、全球能源危机以及粮食安全危机等，可能会进一步增加结核病高危因素。在不久的将来，结核病有可能超过 COVID-19，再次成为头号杀手：在全球范围内致死人数最多的单一传染性疾病。虑其肆虐淫威，常常夜不能寐。

当前，国内详尽描述结核病的医学专著不多，且多侧重于结核病诊治的某个方面，如诊断技术（含影像学）、诊治进展、典型病例分析等，很难全面涉及结核病的理论及临床知识，并且缺少国际研究前沿进展。另一个问题是国内原创性研究欠缺，基础研究和临床研究都与国际同行有较大差距。反映在编撰书籍上，难免无米下炊、捉襟见肘，有时拾人牙慧、邯郸学步。即便是我们擅长的影像学分析，也没有将其系统化、标准化并得到国际同行认可。在这些方面，国际同行有许多值得我们学习之处。

Clinical Tuberculosis, Sixth Edition（《临床结核病学》第 6 版）是结核病学领域的一部学术巨著，由 Lloyd Friedman（美国）、Martin Dedicoat（英国）和 Peter Davies（英国）三位教授主编，由享誉盛名的 CRC Press 出版。全书共 9 部分，22 章，包括背景、结核病病理学和免疫学、结核病传播、活动性疾病与潜伏感染的诊断、结核病治疗药物和疫苗、结核病临床方面与治疗、官方报告：国家与国际结核病治疗指南的比较、结核病防控和相关方面等。该书深入浅出地阐述了结核病几乎所有的基础知识、临床诊断及治疗，内容大多源自结核病领域的指南或最新学科进展，循证充足、逻辑严谨、表述清晰，且对不同的学术观点也加以介绍、评析，具有权威性、实用性、时效性，是结核病学领域翔实、权威的专业参考书。本次中文版的出版是该书首次引进中国，适合结核科专业医师、内科医师、研究生、住院医师、实习医师、研究人员、防控人员在岗位实践中参考使用。

本书的译者既有活跃在临床科研一线的中青年学者，又有参与我国结核病各类指南撰写的资深专家，对于结核病的诊疗具有丰富的临床经验。译者在认真通读原文、吸取原著精华的基础上，结合自己的工作体会，翻译校对了《临床结核病学》（第 6 版）。在翻译过程中，译者力求忠实于原著，尽可能做到"信、达、雅"。译著体现了原著各位作者的卓越工作成果，在此谨向该书原作者致敬并表示真诚的感谢；北京大学医学出版社在该书的策划、组织、编写过程中给予了十分具体的指导，这种为作者、读者无私奉献的精神始终鼓励和鞭策着我们，在此致以最诚挚的谢意。

在本书翻译过程中，我们努力追踪学科最新发展，每个知识点力争找到英文原版出处，希望尽可能详细地阐述清楚。由于近年来结核病学科发展十分迅速，且译者能力有限，如果对于原文中的某些论述有理解不透、翻译不准甚至谬误之处，恳请各位读者不吝赐教、积极反馈，以便日后修订完善。在此，谨致以衷心的感谢！

卢水华

2024 年 1 月于深圳

原 著 序 言

引言

这是一个关于"保护过度"的妈妈和"懒惰"少年的故事。最终证明，这位"保护过度"的妈妈是正确的，而这个"懒惰的"少年进入了牛津大学学习英国文学与语言。她俩都是超过 18 年而未确诊的结核病患者。

1997

1997 年，我（凯特）5 岁，是个阳光健康的孩子。我的妈妈（洛林）在 20 岁时被诊断为乳糜泻，在确诊后的 17 年里，病情一直控制得非常好。我的爷爷在爱尔兰（Ireland）有一个奶牛场，1997 年夏天，我们去 County Kerry 拜访他，这次旅行改变了我们后来的生活。在农场，我们用暖暖稠稠的牛奶冲玉米片吃。现在回过头来想，祸根应该从那个时候就埋下了，但那时并没觉得不正常。

Lorraine（洛林）

我是洛林，我还记得从 Ireland 旅行回来后不到 2 周，我就开始迅速消瘦，1 周之内瘦了半英石（7 磅，1 磅 ≈ 0.4536 kg），但没有其他症状。随后的 1 周，我出现夜间盗汗。我清楚地记得躺在床上，看着汗珠不知从哪里冒出来，顺着我的腿流下来。直到现在，我也仍有持续的干咳、无痰，伴明显乏力。那段时间，我去看了 3 次我的全科医生，但我当时的表现他没法做出明确诊断。那周晚些时候，我住进了医院。在不到 2 周的时间里，我的体重下降超过了 1 英石，随后被诊断为"肺炎"。医生告诉我，我的肺炎不典型：没有发热、咳嗽、胸痛或呼吸困难，仅仅是胸部 X 线片有个小阴影。医生问我是否离开过欧洲，但是没人提及 Ireland。静脉用药 1 周后，我出院了。但是回家之后我仍然很虚弱，不能走路，爬楼梯得手脚并用。极度的虚弱感甚至让我举起壶喝水都会犯恶

心。一个理疗师来帮助我康复。我花了好几周的时间才能够爬上楼，这也使得医护人员认为我的虚弱肯定是心身问题。3 个月之后，我依然没有胃口，体重一点也没有增加。

后来我接种了肺炎疫苗，但是几周后，我又患了肺炎。这种情况持续了几年：反复的胸部感染、抗感染、输液治疗。我做了大量检查，但仍找不到病因。最后，他们告诉我，肯定是因为我罹患了乳糜泻，所以我免疫系统功能低下。

Kate（凯特）

我是凯特，是洛林的女儿，记得 10 岁的时候，我从学校回家，在玄关那里跌倒了，跌倒的原因我只能用极度虚弱来形容。这种虚弱的感觉后来伴随了我很多年。在此之前，我是一个活泼且精力充沛的孩子。那天傍晚，我开始寒战，然后病倒了。当时，我没有咳嗽也没有发热。但是，我"保护过度"的妈妈知道那种乏力和虚弱到说不出话的感觉。"我认为我的孩子患了肺炎"，她对当地全科医生说。他们告诉她要冷静："陶西女士，别激动。"后来，我住院了，确诊肺炎。

第二年，我阑尾穿孔了。同时，我持续反复肺部感染，然后口服抗生素治疗。肺部感染就意味着体重下降、重度虚弱到不想说话、不想动，没有胃口、难受。我们的感染就是完完全全让人虚弱。

14 岁时，我情况恶化。一个月之内我就掉了一英石（14 磅）的体重，接着我的胃口没了（并且再没恢复），然后再次出汗和寒战，最后当开始干咳时我才意识到我真的病了。就是这种发病模式，反反复复超过了 8 年。干咳常常让我们陷入恐慌。我被诊断为"肺炎"，然后无休止的检查开始了。我辗转多家医院，但是每一项检查都是阴性的。后来我的肚子开始胀起来，并日益加重。他们一遍又一遍地告诉我"别慌，适当锻炼"。事实就是，没有泻药，我根本

解不出大便。以至于在我 16 岁时，医生都常规询问我是否可能是怀孕了。

我的身体很瘦小，但是我的肚子像石头一样又硬又胀。他们给我做了组织活检后排除了乳糜泻，然后又进行了 X 线、超声、钡餐、磁共振成像检查。专家最终得出的结论是他们从未见过这样的情况，唯一的选择是腹腔镜手术。

腹腔镜手术过程中，外科医生出去找到我的父母，说将要切掉我的部分末端回肠，因为这部分回肠已经丧失功能了，并且被未消化的食物堵塞了，原因不清楚，周围的肠看起来也不正常，这位外科医生也从来没有遇到过这种情况。4 个小时后，我从麻醉中醒过来。几周后，我的消化道症状有所改善，但慢慢地，我的小腹开始变大，有揉面感。我又开始服用泻药，用止痛药治疗痉挛疼痛，偶尔病情加重时住院治疗，静脉注射止痛药。这一年刚好是我高中毕业年，那时，我缺了不少课，学校建议我别费心拿中学毕业证，而是安心养好身体。

但是，我还是没有放弃去上牛津大学的儿时梦想，记得在我恐怖的病魔之旅初期，我 10 岁复活节那天，那时我正在阑尾穿孔恢复期，我的父母带我去牛津大学放松一天，在无意中发现贝利奥尔学院（Balliol College）外面的一块邀请公众参观的指示牌后，我就决定了要去牛津大学。接下来的岁月里，是我的学业帮我度过了难熬的日子。虽然我身边的一切都不可控，但学习仍是我坚定不移的重点，从医院到家里，我坚持自学。随着时间推移，我生活的方方面面都很受影响，学习是我唯一能"窝在沙发上"就能做的事情。牛津大学是我坚持不懈的目标。因此，你可以想象，当医生认为我是一个"懒惰的少年"，需要"离开沙发"，"做一些运动"，必须停止给自己贴上"生病"的标签时，我是多么得沮丧和懊恼。这与事实相去甚远，我想要的就是正常。

Lorraine（洛林）

洛林接着讲述。从上面大家已经知道了，我是凯特的母亲，我记得多年之后，一个明显的情形出现了：活动就意味着肺炎。这种活动并不是去健身房或者跑步，而是简单地步行到街头的商店、爬上一段楼梯，甚至几年之后是洗澡这件事。这种情形反复出现，女儿凯特的情况更糟糕。如果我自己都病得很重，我又怎么能照顾好她呢？那时，我放弃了我的事业，几乎不出门，唯一让人欣慰的是，我们住的是平房。在我持续病着，体重逐年减轻（最严重时我的体重指数是 16 kg/m²）、没日没夜地干咳、反复肺部感染、精疲力竭时，我发现，尽可能减少活动可以防止病情加重。我可以听天由命，但是凯特还是个青少年，她拼命想过"正常"的生活，这种正常生活也就意味着她的病情频繁加重。最让我们抓狂的是：我们知道解决方法，也能在那一刻行动起来，但是我们知道最终的结局不会变——体重持续下降、出汗、寒战、精疲力竭、整日卧床，然后呕吐、咳嗽。最后，用了更多的口服抗生素或者静脉用药。

最初，凯特每次住院都很吓人，每一次门诊就诊也都很困难，因为我们总是要不断努力才能让他们相信我们说的。我被深深地贴上了"过度保护"妈妈的标签，耗费多年让他们愿意听我说。我越是告诉医生我们的无力与虚弱、我们不能长时间站立、大部分时间都躺着的事实，我们被贴的标签就越多。没生病的间隙，凯特总是保持微笑，总是积极向上，考试也取得了优异的成绩，最重要的是，她没有表现出典型的发病症状，就导致大家都认为她"不可能那么严重"。唯一让大家都意识到事情变得多么严重就是在急诊室的时候，但即便如此，我仍然需要努力争辩，才能说服医生给她用静脉药。因为她可能出汗、寒战，但是她的体温从未超过 36.8 ℃。唯一真正理解我们的人是我们的全科医生，凯特一出生他就是她的医生了，他也见证了我们整个发病过程。他能熟练地洞悉凯特的症状，并知道，对她而言，36.8 ℃就是非常高的体温。他会一遍又一遍地打电话说服急诊室和住院部医生相信我们所说的。他知道如果耽搁太久会发生什么，好像不知怎么的，凯特的身体意识到自己病了，开始表现出各种症状——剧烈的震颤、疼痛、咳嗽、呕吐、腹泻、出汗、寒战，但就是不发热。

到现在为止，凯特身体的各个部位都波及了：

消化系统

- 腹胀
- 纳差
- 腹泻
- 疼痛
- 呕吐

呼吸系统

- 反复感染
- 持续咳嗽
- 右肺疼痛
- 鼻窦炎

皮肤病

- 皮肤感染
- 指甲松动

风湿病

- 红斑性肢痛症

内分泌

- FSH/LH 水平
- 月经持续数月
- 停经数年

血压

- 体位性直立型心动过速综合征（postural orthostatic tachycardia syndrome，POTS）
- 严重的低血压

睡眠

- 心悸
- 夜间盗汗
- 整夜失眠

列表上所列未尽，各个科室都在对症治疗，但是都没明确病因。

诊断从多囊卵巢综合征到关节过度活动综合征，到白血病、钠离子通道病、肠易激综合征、囊性纤维化。这样的例子不胜枚举，但是我们知道，这都不能解释全部的症状。偶尔，我自己也会试图告诉他们，我们有很多相同的症状，希望这些能帮助他们调查。但是，医生们只当我是压力过大："陶西太太，这是给凯特看病。"

Kate（凯特）

在这个阶段，我几乎没有去上学，但是我还是想方设法毕业了。我得到了去牛津大学耶稣学院（Jesus College，Oxford University）学习英国文学与语言的机会。接下来的问题是：生活、活动受限到只能躺在沙发上的我，要如何才能从世界顶尖学府毕业？我被安排住在一楼（爬楼梯意味着肺炎），距离餐厅只有几步之遥。有一名工作人员帮我把书送到门口。但是，就像我之前说的，我最害怕被贴上标签，我很渴望参加牛津大学提供的所有活动。我经常难以抉择：为了今晚出去而生一场病值得吗？为了参加这个聚会而住院值得吗？

现在预防性使用抗生素已是一种生活方式，但即便如此，也不能预防反复发生的感染。大二时，一切都跌入了低谷：我又得了肺炎住院，静脉用了 2 周的美罗培南。问题是，抗生素效果已不如从前了，几天之内，感染又复发。这意味着还需要 1 周的静脉注射和 6 周的休学（在 8 周的学期中）。我已经超过了牛津大学可以最长 6 周不在校的规定，然后被告知需要休学一年，先休养好身体。我知道我不会好转，只会越来越糟，一年又能改变什么呢？我的全科医生建议我该去梅奥诊所（Mayo Clinic）看看了。这是我们最后的办法了，但是我因为病得太重，没办法出行，最终没有去。英国的医生告诉我，所有的检查都做完了，他们也停止了继续查找病因，只是姑息治疗。这样的结果使我面临的状况都是将置我于死地。

Lorraine（洛林）

我们的身体受到了影响，但是我们的思想没有。我花了几年的时间在网上搜索。我知道这是生理疾病，在某种程度上，它依赖抗生素治疗，尤其是克拉霉素。到目前为止，我们已经摸索出门道：劳累会诱发肺炎，这个肺炎只有口服或静脉用克拉霉素才能抑制。

凯特大二那年，在用了几周的美罗培南后，我坚持让医生进一步检查。凯特出院后，那个会诊医生打电话到我家里。她给凯特做的全血 γ 干扰素释放试验，结果显示阳性。这是 12 年来第一个阳性结果。我越看越觉得我们有结核病的所有症状。

遗憾的是，接下来的疗程并不容易。在接到电话后到下一次门诊前，我尽可能了解了结核病的所有知识。就诊时，医生草拟了 3 个月的治疗潜伏结核的处方。对我来说，这根本没用。凯特有活动性结核病的所有症状——夜间盗汗、体重下降、食欲丧失、反复肺炎、极度虚弱，即便是轻微的活动也会导致病情加重。我甚至意识到，末端回肠也是受这个影响。到这时，我想到了 1997 年我们喝的未经巴氏消毒的牛奶，所有的画面都串联起来了。也就是这时，我问那个医生 γ 干扰素释放试验是否能检测出牛结核分枝杆菌，医生告诉我不可以，我就意识到我不能让凯特吃这个治疗潜伏结核的药物。因为我确定我在网上查到，它可以检测出牛结核分枝杆菌。

那天傍晚，我给美国的研发这个测试的科学家发了邮件，第二天早上，我的邮件就被转发到了利物浦的彼得·戴维斯（Peter Davies）教授那儿。我收到回信说 γ 干扰素释放试验确实可以检测牛结核分枝杆菌，并且无论如何，我的女儿都不能服用治疗潜伏结核的药物。

Kate（凯特）

戴维斯教授是除了我们的全科医生外，第一个愿意倾听的医生，他询问了所有的症状和整个疾病史。

在我之前的一次腹腔镜手术中，外科医生拍了一些照片，这些原本是准备带到梅奥诊所的。戴维斯立马注意到我的肠子上有一些奇怪的白色斑点，觉得它们很有可能是结节。当他准备按照活动性结核给我治疗时，他认为我需要被密切观察，事实上，我的确需要在当地医院接受治疗。

这家医院就是之前给我做 γ 干扰素释放试验那家，他们仍然想按照潜伏结核给我治疗。于是，戴维斯教授把我转到另一家医院，这家医院说我是"英国人、白种人、中产阶级"，结核病的诊断并不成立，

让我出院了。

最后，我在当地的全科医生（那个唯一愿意与戴维斯教授合作的人）的照顾下，我开始了 9 个月的异烟肼、利福平、吡嗪酰胺的治疗。不幸的是，2 周后，我的脖子和身体出现了三块硬结，我发生了过敏性休克。我被救护车紧急送往急诊室，并被告知再也不能服用那些药物了。这是我们最低落的时刻之一。我们没料到的是，当我从休克好转之后，我获得了 12 年来从来没有出现过的健康感。我的症状减轻了，我的体能提升了，最明显的是，我 5 个月没有肺部感染了，简直闻所未闻。治疗有效了。

戴维斯教授观察到这些现象，最终决定联合莫西沙星和乙胺丁醇再治疗 18 个月。

这个治疗改变了我的人生。

Lorraine（洛林）

这个治疗对凯特有效。我尽管没有阳性的结果支持，但是我还是采用了相同的方案治疗。

我没日没夜地咳嗽了 18 年，但是治疗后几周内，咳嗽就完全消失了。我开始增重了，我记忆中，从未感觉这么有活力过。

总结

我们总共去了 15 家医院，看了 30 个专家。

我们把这种疾病描述为一种"残酷"的疾病，因为在这个过程中，不仅仅是患病的过程残酷，结核病的表现本身也意味着这是一场战斗，为被倾听而战，为被相信而战，最后是为被治疗而战。

现在情况大不相同了，我们恢复了原来的生活。我（凯特）拿到了牛津大学的学位（虽然是用了 4 年，而非 3 年时间），并成立了我自己的公司。我（洛林）已经回到了我的工作岗位，并且有了积极的社交生活。我们吃东西，我们锻炼，最重要的是，我们再也不会在沙发上度日如年了。

Kate and Lorraine Tuhoy，2018

后记

虽然我从未遇到过这种情况，但是结合病史、症

状、体征以及凯特一年多的咨询，我的结论是她得了某种隐性或是隐性播散性的牛结核病。我决定对她进行经验性的治疗。一线药物出现严重过敏反应，差点要了凯特的命。反思药物方案之后，我把她当作耐药结核来治疗，给予她18个月的莫西沙星和吡嗪酰胺治疗，最终治愈。

随后，洛林向我咨询，她每次都陪凯特一同就诊，与凯特经历同样的事件后开始出现相似的症状，经验性治疗对她也合适。因为凯特治疗副反应大，洛林拒绝了短程一线治疗方案。我们选择了18个月的莫西沙星和吡嗪酰胺方案。治疗再次获得了成功。

即便在实验室检查方法完备的发达国家，仍约有50%的无呼吸道症状的结核病患者采用经验性治疗。很有可能，这里不止两个这样的例子。

Peter D. O. Davies
（李　亮　译　付　亮　审校）

原 著 前 言

如果你询问传染病诊治这个小圈子以外的人，关于常见传染病的死亡人数，并让他们将数字 180 万、140 万、50 万与 HIV/AIDS、结核病、疟疾三种常见传染病进行一一对应，那你很大程度上会得到一个错误的答案。

当人们被问到这个问题，超过 1/3 的人给出的答案都不正确。观念上，大家认为 HIV 和疟疾是传染性疾病死亡的主要杀手，结核病排在第三位。但事实上，正确的疾病死亡人数结核病为 180 万人，艾滋病为 140 万人（其中 40 万人也死于结核病），不到 50 万人死于疟疾。

2017 年 10 月，*The Economist* 发表的一篇文章用四页篇幅描述了贫困疾病及其如何被击败。这篇文章主要的焦点在于 AIDS 和疟疾，还有一些更罕见的热带病，但是并没有提及结核病。

20 年前制定战胜 HIV、结核病和疟疾的千年目标时，HIV 被视为最大的威胁。这种说法也许是正确的，自那时起，为疟疾的相关资金投入是结核病的 2 倍，HIV 是疟疾的 2 倍，结核病仅占总投入的七分之一。在为 HIV 和疟疾投入了这么多资金和政策支持之后，针对这些疾病的斗争进展顺利，而针对结核病的斗争几乎没有成功，这一结果也许并不奇怪。

结核病的防治资源方面较为落后，它的死亡率现在几乎已经超过 HIV/AIDS 和疟疾的总和，因此这个结果也就不足为奇。

因此，《临床结核病学》（*Clinical Tuberculosis*）第 6 版的出版是非常及时的。其目的是为那些加入我们的战斗的人提供学术和实践的基本知识，以帮助克服这种疾病。这本书针对的是所有结核病领域的工作者，无论是在公共卫生、临床、或者是基于实验室的工作。随着越来越多的资源出现，希望这本书能在第一世界和第三世界中具有实际应用价值，即使是在最匮乏的环境中。

细心的读者看到这里可能会想知道为什么我（此处是指皮特·戴维斯）要继续主编一本关于结核病的教科书。在看到第 5 版序言的时候，我似乎要退休了。2014 年我曾写下"如果还对后续的版本有需求……我可以将接力棒传递给年轻的一代，我知道它将被掌握在可靠的人手中"，一如既往，我再次来到这里。在我参加的每一次美国胸科学会会议上，我发现自己都与 Lloyd Friedman 密切合作，我们对结核病的兴趣将我们联系在一起。和我一样，Lloyd 也主编了两版教科书，一本关于结核病实践和理论方面的概要。通过出版商之间的一系列图书销售，我的头衔被 *Taylor & Francis Group* 所知晓，他们曾是 Lloyd 所著图书的出版商。

因此，Lloyd 建议我们对他的第 3 版和我的第 6 版进行联合编写时，我觉得非常有意义。此时因为我已经从 National Health Service 部门退休了，也不再直接管理患者。我邀请了来自英国 Birmingham 的 Martin Dedicoat 加入这个团队，他欣然同意了。

双方达成共识后，我们利用美国和英国之间的一个合资企业寻找来自两岸的大部分章节的作者。然后我们将科学和更广泛的经验结合起来，而不是"单独行动"。过去的十年中，美国和英国的结核病发病率有所下降，结核病的相关知识与发展中国家的联合工作越来越紧密，特别是在非洲大陆和南亚、东南亚国家。因此，我们的大多数作者在这些地区都有丰富的经验。作为 *International Journal of Tuberculosis and Lung Disease* 的主编之一，我看到了许多来自发展中国家的论文，其联合作者来自美国和（或）西欧国家。

我非常感激我的两位共同主编在这个版本的工作中所做出的努力和奉献，跨大西洋进行协调非常不易。我也非常感激所有的作者，他们付出了大量的时间和精力，我相信这将是一本世界级的、具有突破性的结核病教科书。在 40 多年的结核病工作中，我写过许多章节，我知道这项工作是多么艰巨，但将当前关于结核病某方面的科学知识和经验结合，汇编成为一个具有可读性的概要，是非常令人愉悦的。

我要特别感谢 Kate 和 Lorraine Tuohy 这两位患者，她们在序言中描述了自己患结核病的经历。本书从第 2 版以后就没有患者参与过编写，我们也是时候该这么做了。他们有被许多据称有结核病专业知识的医疗专业人员误诊和欺骗的经验，这对我们来说是非常有益的，所有的结核病工作者都应该了解他们的故事。

第 6 版的大纲和内容遵循以前版本的模式，包括背景、诊断、药物、临床方面、预防和控制、艾滋病毒和耐药性。此外，还包括了一个关于传播的部分。关于卡介苗的章节也提到了卡介苗（Bacille Calmette–Guérin）引起的疾病，特别是在膀胱癌的治疗方面。我们后续增加了一个关于动物结核病的章节，因为它仍然是目前比较感兴趣的话题，特别是在英国。

我们在这本书中并未讲述非结核分枝杆菌，因为它目前已经成为一个需要专门出书讨论的主题。目前这本书正在漫长的筹备中。

最后，值得我们开心的是结核病协会已经开始重视结核潜伏发展为活动性结核的预防工作。每年多达 80% 的新病例来自潜伏感染人群。结核潜伏感染（latent tuberculosis infection，LTBI）的短程治疗是一个受欢迎的补充手段，找到一种处于试验阶段、可防止潜伏结核病患者发展成为活动性结核的新疫苗，是很有前途的。一种好的疫苗将消除治疗依从性的问题和对耐药性感染的担忧。我们期待着在这方面的进一步发展。

Lloyd Friedman
New Haven，CT，USA
Martin Dedicoat
Birmingham，UK
Peter Davies
Liverpool，UK
（刘 磊 译 叶涛生 审校）

原著者简介

Lloyd N. Friedman 博士是耶鲁大学 New Haven 医学院肺科、重症监护和睡眠医学的临床教授；他同时也是内科住院质量和安全部主任。

Friedman 博士 1975 年毕业于纽约 Columbia University，获得生物化学学士学位，1979 年在耶鲁大学获得医学博士学位。1980 年，他在 Beth Israel Medical Center 完成了内科实习，1983 年在 Oregon Health Sciences University 完成了住院医师培训。1988 年，他在耶鲁大学医学院完成了肺科和重症监护医学方面的专科医师培训。

1984 年，他从 HIV/AIDS 问题着手开始结核病相关工作，评估了艾滋病危机开始时吸毒或酗酒的福利申请人。他获得了许多资助、出版了科学读物，并参与分会和演讲活动、区域和国家指南的制定。他已经出版了 2 版 *Tuberculosis：Current Concepts and Treatment*。他是 David Russell Lyman 结核病杰出成就奖的获得者。

Friedman 博士是美国胸科学会（the American Thoracic Society）会员，重症监护医学学会（the Society of Critical Care Medicine）会员，美国胸科医师学会（the American College of Chest Physicians）会员，国际抗结核病和肺病联盟（the International Union Against Tuberculosis and Lung Disease）会员。他是康涅狄格州结核病消除咨询委员会（the Connecticut Tuberculosis Elimination Advisory Committee）的主席。

Martin Dedicoat 博士，英国皇家内科医师学会会员，热带病及卫生学学士，伯明翰大学医院传染病顾问医生。

Dedicoat 博士于 1992 年在伦敦大学学院（University College London）获得医学资格。他在 Birmingham 和南非接受过内科、传染病和热带医学方面的培训。

他目前是英国 Birmingham 和 Solihull 临床负责人。他的主要研究兴趣是在城市环境中的结核病传播。

Dedicoat 博士是英国胸科学会耐药结核病管理小组的成员，为英国各地的复杂结核病患者提供建议。他还曾是英国国家结核病委员会（the National Tuberculosis Board for England）的成员。

Peter D. O. Davies 1966 年毕业于英国 Wiltshire 的 Marlborough 学院，1971 年在英国牛津大学学院和 1973 年在伦敦的 Thomas 医院获得医学学士学位和外科学士学位。1984 年，他在牛津大学获得了博士学位。1988—2011 年，他在 Aintree 大学医院担任总顾问和呼吸内科医生，1988—2015 年在 Liverpool 心脏和胸科医院担任总顾问和胸科医生。

Davies 博士已经发表了 100 多篇同行评议的论文，并受邀做演讲（讲座）600 余次。他曾经是英国医学会（the British Medical Association）、英国胸科学学会（the British Thoracic Society）、欧洲呼吸学会（the European Respiratory Society）、伦敦皇家内科医师学会（the Royal College of Physicians of London）（研究员）、皇家医学学会（the Royal Society of Medicine）、美国胸科学会（the American Thoracic Society）的成员，2007 年在 North Western Society of Respiratory Physicians 担任主席，他是国际抗结核病和肺病联盟（the International Union Against Tuberculosis and Lung Disease）结核病部门的主席（欧洲部分的主席），*International Journal of Tuberculosis and Lung Disease* 的主编和英国国家卫生与临床优化研究所（National Institute for Health and Clinical Excellence，NICE）的成员，并在 NICE 担任结核病部门的主席。1998 年，他与同仁共同创立了总部位于英国的结核病慈善机构。

Davies 博士是结核病方面的专家，他在 1994 年主编了 *Clinical Tuberculosis* 这本教科书的第 1 版，并继续担任随后 5 个版本的主编。

（丁　峰　译　卢水华　审校）

原著者名单

Laura F. Anderson
Global Tuberculosis Programme
World Health Organization
Geneva, Switzerland

Mercedes C. Becerra
Harvard Medical School
and
Brigham and Women's Hospital
and
Partners In Health
Boston, Massachusetts

and

Advance Access & Delivery
Durham, North Carolina

Graham Bothamley
Homerton University Hospital
NHS Foundation Trust
London, United Kingdom

Jane E. Buikstra
School of Human Evolution and Social Change
Arizona State University
Tempe, Arizona

Lindsay H. Cameron
Baylor College of Medicine
Texas Children's Hospital
Houston, Texas

Ted Cohen
Epidemiology of Microbial Diseases
Yale School of Public Health
New Haven, Connecticut

Anne McB. Curtis
Department of Radiology and Biomedical Imaging
Yale School of Medicine
New Haven, Connecticut

Charles L. Daley
Department of Medicine
National Jewish Health
Denver, Colorado

and

Department of Medicine
University of Colorado Aurora, Colorado

Gerry Davies
Institutes of Infection and Global Health & Translational
Medicine
University of Liverpool
Liverpool, United Kingdom

J. Lucian Davis
Epidemiology of Microbial Diseases
Yale School of Public Health
and
Section of Pulmonary, Critical Care, and Sleep
Medicine
Department of Internal Medicine
Yale School of Medicine
New Haven, Connecticut

Martin Dedicoat
University Hospitals Birmingham
Birmingham, United Kingdom

and

University of Warwick
Coventry, United Kingdom

Charles S. Dela Cruz
Section of Pulmonary, Critical Care, and Sleep
Medicine
Department of Internal Medicine
Yale School of Medicine
New Haven, Connecticut

Keertan Dheda
Centre for Lung Infection and Immunity
Division of Pulmonology
Department of Medicine
and
UCT Lung Institute & South African MRC/UCT
Centre for the Study of Antimicrobial Resistance
University of Cape Town
Cape Town, South Africa

and

Faculty of Infectious and Tropical Diseases
Department of Immunology and Infection
London School of Hygiene and Tropical Medicine
London, United Kingdom

Anzaan Dippenaar
Centre of Excellence for Biomedical Tuberculosis Research
Division of Molecular Biology and Human Genetics
Stellenbosch University
Tygerberg, South Africa

Lucica Ditiu
Stop TB Partnership
Geneva, Switzerland

Christopher Dye
Department of Zoology
University of Oxford
Oxford, United Kingdom

Jerrold J. Ellner
Division of Infectious Disease
Department of Internal Medicine
Rutgers New Jersey Medical School
Newark, New Jersey

Aliasgar Esmail
Centre for Lung Infection and Immunity
Division of Pulmonology
Department of Medicine
and
UCT Lung Institute & South African MRC/UCT
Centre for the Study of Antimicrobial Resistance
University of Cape Town
Cape Town, South Africa

Paul E. Farmer
Harvard Medical School
and
Brigham and Women's Hospital
and
Partners In Health
Boston, Massachusetts

Clementine Fraser
Respiratory Infections Section
Imperial College London and Imperial College Healthcare
NHS Trust
London, United Kingdom

Gerald Friedland
Epidemiology and Public Health
Yale School of Public Health
Section of Infectious Diseases
Department of Internal Medicine
Yale School of Medicine
New Haven, Connecticut

Lloyd N. Friedman
Section of Pulmonary, Critical Care, and Sleep Medicine
Department of Internal Medicine
Yale School of Medicine
New Haven, Connecticut

Jennifer Furin
T.H. Chan School of Public Health
Harvard Medical School
Boston, Massachusetts

William R. Jacobs, Jr.
Department of Microbiology and Immunology
and
Department of Molecular Genetics
Albert Einstein College of Medicine
Bronx, New York

Salmaan Keshavjee
Harvard Medical School
and
Brigham and Women's Hospital
and
Partners In Health
Boston, Massachusetts

and

Advance Access & Delivery
Durham, North Carolina

Aamir J. Khan
Interactive Research and Development
Singapore

Ajit Lalvani
Respiratory Infections Section
Imperial College London
and
Imperial College Healthcare NHS Trust
London, United Kingdom

Christoph Lange
Clinical Infectious Diseases Research Center
and
German Center for Infection Research (DZIF)
Clinical Tuberculosis Unit
Borstel, Germany

and

International Health/Infectious Diseases
University of Lübeck
Lübeck, Germany

and

Department of Medicine
Karolinska Institute
Stockholm, Sweden

Charisse Mandimika
Section of Infectious Diseases
Department of Internal Medicine
Yale University School of Medicine
New Haven, Connecticut

Helen McShane
The Jenner Institute
and
Nuffield Department of Medicine
University of Oxford
Oxford, United Kingdom

James Millard
Institute of Infection and Global Health
University of Liverpool
Liverpool, United Kingdom

and

Africa Health Research Institute
Durban, KwaZulu-Natal, South Africa

Edward A. Nardell
Harvard Medical School
Boston, Massachusetts

Tom Nicholson
Advance Access & Delivery
Durham, North Carolina

Camus Nimmo
Division of Infection and Immunity
University College London
London, United Kingdom

and

Africa Health Research Institute
Durban, KwaZulu-Natal, South Africa

Manish Pareek
Department of Infection, Immunity and Inflammation
University of Leicester
Leicester, United Kingdom

Charles Peloquin
Department of Pharmacotherapy and Translational Research
College of Pharmacy
University of Florida
Gainesville, Florida

Alexander S. Pym
Africa Health Research Institute
Durban, KwaZulu-Natal South Africa

Divya B. Reddy
Division of Pulmonary Medicine
Department of Medicine
Albert Einstein Medical College/Montefiore Medical Center
Bronx, New York

Charlotte A. Roberts
Department of Archaeology
Durham University
Durham, United Kingdom

Barbara Seaworth
University of Texas Health Science Center
Tyler, Texas

Benjamin J. Silk
Division of Tuberculosis Elimination
U.S. Centers for Disease Control and Prevention
Atlanta, Georgia

Lynn E. Sosa
Connecticut Department of Public Health
Hartford, Connecticut

Jeffrey R. Starke
Baylor College of Medicine
Texas Children's Hospital
Houston, Texas

Richard S. Steyn
University Hospitals Birmingham Foundation Trust
Birmingham Heartlands Hospital
Bordesley Green East
Birmingham, United Kingdom

Sarah Talarico
Division of Tuberculosis Elimination
U.S. Centers for Disease Control and Prevention
Atlanta, Georgia

Rachel Tanner
The Jenner Institute
Nuffield Department of Medicine
University of Oxford
Oxford, United Kingdom

Grant Theron
DST/NRF Centre of Excellence for Biomedical Tuberculosis Research
SA MRC Centre for Tuberculosis Research
Division of Molecular Biology and Human Genetics
Faculty of Medicine and Health Sciences
Stellenbosch University
Tygerberg, South Africa

Robin Warren
South African Medical Research Council Centre for Tuberculosis Research
Department of Science and Technology/National Research Foundation Centre of Excellence for Biomedical Tuberculosis Research
Division of Molecular Biology and Human Genetics
Stellenbosch University
Tygerberg, South Africa

Catherine Wilson
Wellcome Trust Clinical PhD Fellow
Faculty of Health Sciences
University of Liverpool
Liverpool, United Kingdom

目　　录

第一部分

背　景

第 1 章
抗结核药物发明之前的结核病历史

CHARLOTTE A. ROBERTS · JANE E. BUIKSTRA

（刘旭晖　黄嘉敏　王仲元　译　卢水华　审校）

引言

有人说：现在肺结核在不列颠群岛和其他工业化国家已是一种被征服的疾病[1]。

这可大错特错了。在 20 世纪 80 年代末，我们认为结核病（tuberculosis，TB）是一种已经在发达国家得到控制并几乎被根除的传染病。然而，近些年不断有新的传染病出现，并且一些传统的传染病也再度流行。发达国家和发展中国家同样受到传染病流行的影响，并且医学界应对起来也颇为棘手[2]。2016 年，有 1040 万人罹患结核病，170 万人死于该疾病；40% 的艾滋病患者死于结核病。结核病是全球第九大死亡原因，也是致死人数最多的单一传染病[3]。不仅如此，结核病在 21 世纪依然有成为"超级杀手"级流行病的潜力[4]。

尽管已经有了一些应对策略，我们依然要像祖先一样重视结核病的危害。与祖先不同的是，我们有治愈结核病的药物，知道结核病如何传播并且通过健康教育来预防结核病，并且有相应的机制和基础设施来减少贫困相关的结核病流行。然而，有这些应对策略并不意味着有能力完全控制结核病的流行。在某些方面，情况可能较为复杂；有人可能会说，因为结核病的主要易感因素之一是贫困，如果能脱贫，结核病就会减少，就像很多其他疾病一样[5]。

如果我们的祖先能够认识到贫穷会导致结核病传染性增加，那么他们就能更好地抗击结核病。他们的时代当然不必处理今天的一个关键致病因素——人类免疫缺陷病毒（human immunodeficiency virus，HIV）[6]，至少我们是这么认为的。今天，贫困、HIV 和耐药结合在一起，又带来了新的挑战以及可怕的困境。结核病的来源、与之相关的污名以及世界各地不同的政治制度和文化可能存在很大差异，这进而影响到所提供的治疗、获得和接受这些治疗的机会及疗效，以及预防的实施[7-8]。我们还必须考虑到男性、女性和儿童患者（结核病或其他疾病）的治疗结果可能是不同的[9]。

在此，我们将重点关注结核病漫长的历史，在考古遗址的遗骸中即可发现的结核病的证据。首先，我们将根据古代结核病的原始证据——人类本身的遗骸——从全球的角度绘制出结核感染与年代的分布图表，并探讨关于该疾病在远古存在的历史数据。对人类遗骸中结核杆菌进行的生物分子学分析为我们的研究带来了新的证据，这些新进展对我们理解结核病的历史具有启发性。最后，我们将从长远的历史角度来探讨和进一步理解当今结核病面临的问题。

古代存在结核病的证据

为了研究古代结核病的流行情况，学者们分析了大量的证据来源。最初的证据来自人类自身（图 1.1），多年来在世界各地墓穴中发掘的人类遗骸帮助我们理解人类的漫长历史。生物考古学家研究人类遗骸，利用古病理学知识专门研究古代疾病。一些间接证据可以让我们所研究的骨骼残骸更"丰满"。例如，我们可以从历史记载中推测特定区域在特定历史时间中结核病的流行状况——这是我们无法从骸骨中获取的信息。文字记录也让我们了解到祖先是否尝试过治疗结核病以及如何实施治疗。历史资料中的描述性语言表明人群中可能存在结核感染，并且记载了相关的畸形和（或）残疾的情况。以下部分将更详细地探讨这一证据，并指出我们现有证据的优势和局限性。

在骨骼和木乃伊残骸中诊断结核病

从考古遗址挖掘出的人类遗骸中准确鉴定出结核

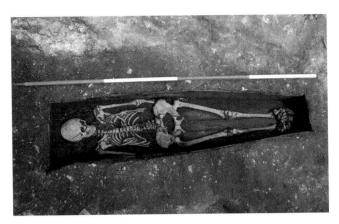

图 1.1　未开挖的墓穴中的骨骸

病，能证明该疾病在人群中的存在。这种证据的意义不亚于书面记载，后者的缺点在于记录中的症状和体征可能与其他呼吸道疾病相混淆[10]。虽然历史资料可能为我们研究古代结核病流行状况提供更真实的信息，但前提是这些诊断是准确的。我们知道这些诊断不可能总是准确。

有研究表明，在 20 世纪 40 年代和 50 年代，3% ～ 5% 的肺结核（pulmonary TB，PTB）患者的骨骼结构受到影响，这一比例在肺外结核患者中上升到 30% 左右[11]。最近的一项研究表明，骨结核病的发现率在增加。这是因为患者接受长期抗生素治疗而使寿命变得更长，使得结核病有更多的时间可以累及骨骼[12]。骨结核病最容易累及脊柱，此外还有臀部和膝关节。骨骼损害是一种继发性改变，在初始发病以后结核杆菌通过血液或淋巴系统向骨骼播散，进而出现骨骼损害。在没有生物分子分析的情况下，我们无法从原发性结核病患者的骨骼中确定结核病。在没有既往暴露史的情况下，人群中初次出现结核病流行会导致很高的死亡率，而且发病速度很快；这种情况下骨骼损害比较少见。随着时间的推移，几代人都接触到了结核病，就有更大的可能在遗骸中见到骨骼损害。人型结核分枝杆菌和牛型结核分枝杆菌引起的结核病都可以导致人类骨骼损害，但有证据表明后者的可能性更大[13]。骨骼证据表明，这些骨结核患者都经历了多年的病程，也表明他们有一个相对强健的免疫系统[14]。尽管如此，在骨骼残骸中诊断结核病并不容易。明确的病理变化还要与正常骨骼变异以及死后的损伤进行鉴别。在某些情况下，如非常干燥、浸水和冰冻的环境，整个身体可以得到很好的保存[15]。如果软组织得到保存（例如在木乃伊中），潜在的可追溯的信息可能非常多，也更容易对生前疾病做诊

断。尽管如此，大多数关于结核病的考古证据都是从骨骼中而非保存下来的尸体中获取的。

结核病只会以两种方式影响骨骼，一种是成骨性改变，另一种是骨质破坏，这两种情况可能同时出现。在古病理学的研究中，骨骼中的每一块骨都记录着病变的分布和形态，并且为疾病的鉴别诊断提供依据。骨骼能够产生的病理变化类型并不多，不同的疾病可能会出现类似的病理改变。因此，在未来需要验证和（或）重新评估诊断的情况下，根据病变的存在和分布（和临床信息）提供病变的详细描述和可能的鉴别诊断清单是至关重要的。很多研究都重复强调了这一点的重要性[14, 16-19]。脊柱的骨质损害是骨结核的特征性改变。19 世纪的内科医生 Percivall Pott 首先描述了这种变化，并将其称为波特病。结核分枝杆菌集中侵袭红骨髓，并逐渐破坏骨组织。Jaffe[11]报道 25% ～ 50% 的骨结核患者会发生脊柱改变。一旦椎体完整性丧失，脊柱结构就会坍塌，发生成角畸形（驼背）（图 1.2），有时还会出现椎体融合（强直）。

骨骼的其他部位也可能受到影响，如髋关节和膝关节（图 1.3），可能会发生与 TB 相关的非特异性改变（如肋骨上的新骨形成：图 1.4）[20-24]。

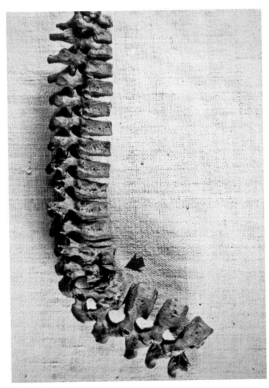

图 1.2　17 世纪埋葬在牛津郡阿宾顿修道院的一位患有脊柱结核的英国人的骨骼

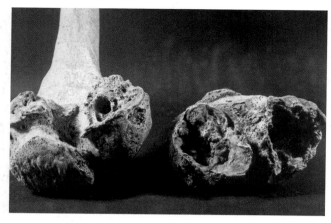

图 1.3 高度疑似的关节结核（膝关节）

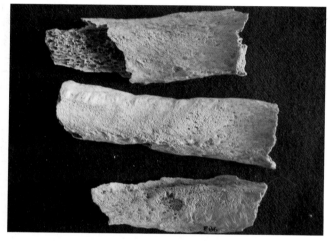

图 1.4 肋骨内表面新骨形成（可能与肺结核有关的非特异性骨改变）

大多数古病理学家将利用脊柱证据诊断结核病。然而，使用这种方法不可能检测出所有的结核病患者。在过去 25 年左右的时间里，从生物分子科学发展出来的方法已被应用于骨骼和干尸的疾病鉴定。本章稍后将详细探讨这种方法，包括鉴定没有任何疾病证据的人类遗骸（可能在骨损伤之前就已经死亡），以及有病理变化的遗骸。结核病一直是古代生物分子研究的主要焦点，其诊断基于对结核杆菌的古代 DNA（aDNA）和分枝杆菌的鉴定[25-26]。尽管保存和提取人类遗骸中的古代生物分子是一个绕不开的话题[27]，这一新的证据系，以及相关的易感性和耐药性基因数据，已经显著地修改了我们的人类-病原体（TB）协同进化模型[28-29]。

历史资料和图片记录

我们不是历史学家或科学历史学家，因此难以非常准确地分析和解释与疾病和治疗相关的文本和图像。

即便如此，我们也意识到历史资料可能被错误解释。结核病的体征和症状可能包括呼吸短促、咳血、贫血和面色苍白、疲劳、盗汗、发热、胸部疼痛以及相关骨骼变化的影响（例如，背部后凸和四肢瘫痪）。显然，所有文字或图像记录者见到的这些特征都可能是其他疾病导致的。例如，贫血时面色苍白，慢性支气管炎时气短，肺癌时咳血。同样，脊柱后凸畸形可能是脊柱骨质疏松或外伤的结果。书面资料中会存在大量的偏倚，这包括对结核病相关的死亡率的理解。举例来说，Hardy[30] 提醒我们，由于结核病在 19 世纪被认为是一种耻辱，它可能不被记录在死因上。此外，可能有不止一种疾病导致死亡，我们不能指望古人有能力做出完全正确的诊断。即使在今天，死亡证明上列出的一些死因可能也不正确[31]。尽管这些问题都确实存在，我们还是会在后续探讨骨骼资料中使用一些类似的证据。

从全球角度看结核病的历史

在开始以现有的全球视角审视结核病以前，我们应该强调，北美和欧洲部分地区比世界上许多其他地区得到了更多的考古关注[32]。很多地区还没有古病理学家涉足，因此也缺乏相应的结核病的证据。这并不意味着这些地区古代不存在结核病，只是没有找到（发掘）证据而已。这对希望在全球范围内追踪和绘制结核病起源、进化和传播图的科学家来说是一个挑战。考虑到这一点，我们首先探讨古代可能对结核病的发展起重要作用的因素。

结核病在人群中流行的原因是什么？

有关动物和驯化的证据

说起近东区域的耕种和驯养，驯化的绵羊和山羊早在公元前 8000 年就出现了；而北欧、地中海和印度大概是在公元前 6500 年出现[33]。

对于"新大陆"，墨西哥在公元前 2700 年开始驯化野生动物，美国东部是公元前 2500 年，南美安第斯山脉中南部是公元前 2500 年[34]。假设家养的动物感染了结核病，并且疾病可以从动物传播到人类，那么结核病就可以播散开来。然而，在驯化之前，狩猎采集者可能通过捕获、屠宰以及消费他们的（野生）

猎物而感染这种疾病。来自 Kapur 等的确切证据[35]表明分枝杆菌属最早出现在 15 000 ～ 20 000 年前，远早于人类的驯化；尽管对这项研究的真实性一直存在争议，Rothschild 等[36]的研究表明，在已经灭绝的北美长角野牛的遗骸中发现了结核分枝杆菌复合体 aDNA，这种野牛可以追溯到公元前 15 870 年（±230 年）。Brosch 等[37]的进一步研究表明，基于结核杆菌的基因组结构，人型结核分枝杆菌不是由牛型结核分枝杆菌进化而来的。其他一些研究人员认为，结核病的出现是漫长进化史的结果，它起源于非洲，影响了我们人类的祖先，并已经在"旧世界"进化了 300 多万年[38]。从基因组数据可以清楚地发现，结核分枝杆菌复合体（MTBC）不同的进化谱系与不同的地理区域有关。这些数据将进一步有助于阐明人类和其他动物中结核病协同进化的漫长历史[39]。

人类、城市化和工业化

今天，人群中结核病的传播需要与患者密切接触。早期的人们生活在小的、流动的群体中，很少形成定居的社区[40]。随着农业的发展，人口密度迅速增加，从而使结核病这样的密度依赖性疾病广泛流行。即便如此，直到公元 11 世纪的北美和中世纪晚期（公元 12 ～ 16 世纪）的欧洲，这种疾病才真正多起来[4]。

在这个时期，欧洲的环境非常适合结核病的传播。贫困、贸易的发展以及人们从农村社区向城市中心的迁移（通常是为了工作），使得结核病能够传播给以前没有接触过结核病的人。此外，与动物及其制品打交道也可能使人群暴露于感染。例如，在制革行业加工动物皮、加工骨头和角，以及加工来自动物的食品，都将人置于感染的风险之中。在产生颗粒物污染的行业工作，比如纺织行业，会对肺部产生不良影响，可能使人容易患上结核病。后中世纪时期和工业革命为结核病提供了潜在的大流行条件。这里特别值得注意的是，有人认为长期城市化以后，人群可以通过自然选择对结核病产生免疫力[41]。这或许可以部分解释为什么结核病发病率从 19 世纪末 20 世纪初开始下降[42]。

我们也可能会问，过去人们吃什么，他们的饮食是否营养均衡。饮食质量影响免疫系统及其对感染的抵抗力。如果营养不良，更容易感染结核病；比如，

铁和蛋白质的摄入对机体抵抗结核病的能力以及感染后的结局很重要，而食物摄入情况可能与结核病是否从肺部播散到骨骼有关[43]。骨骼和牙齿的证据表明，在食物相对匮乏的时期，随着社会的日益复杂和农业的发展，人们的健康状况会趋于恶化[44-46]。人们摄入的蛋白质较少，而蛋白质是产生抗感染抗体所必需的，而且小麦中缺乏某些氨基酸。

与今天的情况一样，许多风险因素在过去会影响结核病的流行，特别是人口密度和贫困。动物——最初被认为是人类结核病发展和维持的核心——可能在近代才成为一个重要因素，而不是在早期驯化时期（见第 22 章）。

来自"旧世界"的骨骼残骸

一般来说，考古人类遗骸是估计结核病首次出现时间的主要证据，但需要强调的是，与骨骼证据相比，生物分子模型预测的共同进化时间要长得多[35, 38]。我们可以把"旧世界"定义为欧洲人出现在美洲之前的世界，包括欧洲、亚洲和非洲[47]。旧世界人类遗骨中结核病的大多数证据来自欧洲，相比旧世界的其他区域，古病理学家在欧洲做了大量的工作[48]。在一些地区，未能充分发掘的原因可能是由于人类遗骸没有保存下来、没有进行挖掘和（或）分析，以及特定的葬礼仪式没有很好地保存遗骸[4]。不过，那些没有证据的旧世界地区也可能确实是过去没有结核病的地区。我们可以将现存的数据划分为旧世界的三个大地区，它们分别有相似的气候和环境特征：地中海、北欧、亚洲和太平洋岛屿。

地中海

尽管近期有北欧的报道，但意大利仍是有世界上最早证据的国家（见下一节）。一具大约 30 岁的女性骸骨可以追溯到公元前 3800 年（±90 年），来自利古里亚的 Arma dell'Aquila 新石器时代的洞穴[49]；还有一名生活在 4500 年前的儿童，可能患有结核病，最近在利古里亚的波莱拉洞穴被发现[50]。在近东，有来自约旦的 Bab edh-Dhra 的早期肺结核骸骨，时间为公元前 3150—2200 年[51]，而在以色列直到公元 600 年才在犹太沙漠的施洗约翰的修道院发现了这种疾病的证据[52]。

在埃及发现的结核病证据可以追溯到公元前 4000 年[53]，没有来自撒哈拉以南非洲的确切证据。20 世纪初就发表了关于这一地区人体遗骸结核

病的数据[54]。最被广泛引用的数据来自一具木乃伊 Nesperehān,它出土于底比斯,在那里记录了腰肌脓肿和脊柱的变化;这证实了结核病在公元前 1069 年至 945 年已经在埃及出现了[53]。1938 年,Derry 的总结报告认为结核病最早出现时间为公元前 3300 年,尽管 Morse[53] 等在 Nagada 的记录证据可以追溯到公元前 4500 年。在埃及有大量关于软组织结核病证据的研究。例如,Nerlich 等[56] 和 Zink 等[57] 从贵族墓(公元前 1550—1080 年)中发现的一具男性木乃伊的肺组织中分离出 DNA 并进行了测序,从而确立结核病的诊断。

按照时间顺序,西班牙排在第二,在新石器时代遗留下来的骸骨中发现可能存在结核病[58]。公元前 900 年,在希腊出现结核病[59]。自古以来在希腊关于结核病的基本资料非常有限,但到了公元前 5 世纪,希波克拉底的著作描述了这种感染[60]。与立陶宛和奥地利(北欧)一样,公元 4 世纪左右在法国发现了结核病[61-63]。这些证据出现在中世纪早期、晚期和中世纪后期的法国东南部,而法国北部可能见证了最丰富的古病理学研究成果[61],在公元 4 世纪到 12 世纪之间的 17 个地点考证了近 2500 具骨骼。共鉴定出 29 具患有结核病的骨骼,其中大多数来自城市遗址。其他地中海国家,如塞尔维亚[64]、土耳其[65] 和葡萄牙[66],出现首例感染的证据出现在中世纪时期(从公元 12 世纪左右)。在那个时期,似乎有相当多的群体患有结核病[4]。值得注意的是,对来自以色列公元前 7250—6160 年的一些已经发表的数据是有争议的[67-68]。

北欧

在北欧,在波兰新石器时代的兹洛塔遗址(公元前 5000 年)发现了一些已发表的早期结核病证据[69]。与许多其他欧洲国家一样,这种疾病在中世纪后期的发病率有所上升。来自俄罗斯南部青铜时代马内奇河遗址的数据表明,结核病在公元前 1000 年就已经存在了[64],在这个辽阔的国家还有很多关于古病理学的工作要做。最近,来自德国和匈牙利的数据表明,早期证据分别可以追溯到公元前 5450—4775 年和公元前 4970—4600 年[70-72]。

在丹麦,结核病的出现始于铁器时代(公元前 500—1 年),地点在西兰岛的瓦雷泽[73]。在英国,在多塞特郡塔伦特辛顿的铁器时代遗址发现了最早的证据,该遗址可追溯到公元前 400—230 年[74]。奥地利和立陶宛在公元 4 世纪就有了一些证据,当时奥地利处于罗马占领后期。

英国有很长的古病理学研究历史,因此相关的结核病证据比其他国家更丰富。有意思的是,其中一项研究反驳了农村结核病很可能源于动物传播的观点。对中世纪乡村珀西码头遗址的人类遗骸的 DNA 分析表明,结核病是结核分枝杆菌所致,而不是牛型分枝杆菌[75]。

在立陶宛,大量的工作记录了骨骼中结核病的发现率[76],该记录始于罗马晚期的 Marvelé。除了可用于诊断的骨骼病变外,Marvelé 的遗骸对结核分枝杆菌复合体的 aDNA 结果也呈阳性[77]。随着时间的推移,结核病发病率随着人口密度和农业集约化而增加。Jankauskas[78] 认为很可能是牛把病原菌传染给了人类,在中世纪早期,他发现人类往往能活过感染的急性期。

到了公元 7 世纪,挪威和瑞士在结核病史上占有了一席之地[79],接着是匈牙利,然后是瑞典和荷兰,分别在公元 11 世纪到 13 世纪。在匈牙利也发表了大量的工作,记录了长期以来结核病的发病率[80-82]。显然,结核病在 7 世纪到 8 世纪非常普遍,在 14 世纪到 17 世纪也是如此;在 10 世纪的证据中有一个明显的缺口,这可能是因为当时匈牙利人的半游牧生活方式(埋葬地点尚未确定)。显示出结核病的匈牙利骨骼和木乃伊遗骸也受到了广泛的生物分子研究,这使得可能的结核骨骼得到了确认[81-82]。在瑞典,一项对 3000 多具隆德骨骼的广泛研究表明,有 1 人(公元 1050—1100 年)患有脊柱结核,尽管有 40 多人的一个或多个关节可能患有结核病。隆德的骨骼可追溯至公元 990—1536 年[83]。在中世纪后期捷克共和国也提供了结核病的第一个证据[84]。

亚洲和太平洋岛屿

在亚洲和太平洋岛屿的骨骼中发现结核病的时间比地中海和北欧地区晚得多。中国有一具公元前 206 年至公元 7 世纪的木乃伊的证据[85],尽管关于结核病治疗的第一个书面描述可以追溯到公元前 2700 年[86],第一次被接受的疾病描述可以追溯到公元前 2200 年[85]。日本的骨骼证据可以追溯到公元前 454 年到公元 124 年;韩国有公元前 1 世纪的证据[87-88],泰国的证据可以追溯到公元前两个世纪[89]。巴布亚新几内亚和夏威夷[90-92] 产生数据的时间要晚得多(欧洲之前,即公元 15 世纪前),即在汤加和所罗门群岛的人类遗骸中记录了可能有结核病。

来自旧世界的数据摘要

尽管旧世界关于骨结核的数据相当丰富，但在许多领域仍没有证据。

这可能是因为：

- 尽管进行了广泛的骨骼发掘，但它确实不存在。
- 某些国家的传统习俗导致不进行骨骼遗骸的研究。
- 特定时期的殡葬习俗导致骨骼遗骸无法被很好地保存下来用于观察研究（例如英国青铜时代的火葬）。
- 由于特定地理区域的气候或环境，比如威尔士或苏格兰的酸性土壤，骸骨被埋葬后无法保存下来。
- 在某些国家的某些时期，骨骼遗骸还没有被发掘（如罗马帝国时期的波兰）。

根据迄今发表的证据，结核病早期流行于地中海和北欧地区。后来在亚洲和北欧其他地区以及地中海部分地区也出现了结核病。然而，直到中世纪后期，随着城市化生活、人口规模及密度的增加[93-94]，结核病在多数地方的发病率才显著上升。此外，在这一时期，一种被称为"Touching for the King's Evil"的做法非常流行——君主通过触摸一名患有结核病（译者注：一般指淋巴结核）的人的头部并给他们一枚金币来治愈他们[95]。这些接受"触摸"的人是否都是结核病有待商榷。

来自新大陆的遗骸

在新大陆，特别是在北美，人们对骨骼遗骸的研究已经有相当长的时间。例如，1886 年[96]发现了第一个被报道的携带结核病的人类遗骸，尽管这个证据受到了质疑[9]。到 20 世纪中期，在北美东部[97]、北美西南部[98]和南美[99]，结核病的证据显著增加。有些人质疑 16 世纪以前在新大陆是否存在结核病[100]，但目前的骨骼和生物分子证据证实史前美洲人就有结核病。质疑史前人群不存在结核病的一个主要论点是，认为那个时期没有大规模人群聚集。然而大型史前群落存在的证据有效地反驳了这一论点[4, 101]。例如，大约在公元 1100 年，密西西比河谷中部的卡霍基亚的人口规模估计在 3500[102] ~ 35 000[103]，人口密度为每平方公里 21 ~ 27 个人[102]。尽管学者对于结核病的流行是否需要大量人口存在争议[104]，不过毫无疑问的是，有些野生的或驯养的动物成为了感染的中间宿主。

来自美洲的证据可以分为北部、中部和南部地区。大多数证据来自北美和南美。

北美

在北美的两个地区发现了结核病的骨骼证据，一个是北美东部，特别是中部大陆，另一个是西南部[101]。在史前晚期，也就是公元 1492 年之前，这两个地区都是大型人口中心。北美东部提供了大量的数据，在四个地点发掘出超过 10 名结核病患者：阿克斯布里奇[105]、诺里斯农场[106]、席尔德[107]和阿费尔布赫[108]。这种现象不仅与当地大量考古工作有关，也表明在西南地区可能进行了大量的破坏性埋葬以及随意处置尸体。然而，北美最早的结核病证据确实来自西南部，当时人口主要集中在大型普韦布洛斯（永久性农业定居点）[109]。例如，普韦布洛·博尼托遗址有 800 多个房间，其中一些遗址的建筑高达五层[110]。因此，北美的所有证据都晚于公元 900 年，比南美的证据更近。

中美洲

尽管在欧洲人到来之前就有大量的人类生活在中美洲，而且学者也进行了大量的骨骼研究，但实际上直到史前晚期这里才出现结核病[4]。这可能与中美洲某些地区的遗骸保存状况不佳有关，但有人挖掘和分析了保存良好的大型墓地，依然没有证据证明结核病的出现[111]。对这种现象的一种解释是：在出现骨骼累及之前中美洲人就已经死亡了。然而，在类似的生存环境中，在北美就发掘出有结核病的遗骸[109]。也有人认为，那些以波特病为表现的结核病患者可能被埋葬在远离主要墓地的地方，或者与那些没有结核病的人安葬方式不同。我们也知道在中美洲驼背的人（脊椎结核中的畸形）有特殊的社会角色，就像画在陶瓷上的那样[112]，他们在社会上的待遇可能与其他人群非常不同，包括他们的安息之地[105]。

南美

南美洲早期的结核病证据出现在秘鲁[113]、委内瑞拉[114]、智利[114]和哥伦比亚[115]，其中最古老的是在智利北部阿塔卡马沙漠的 Caserones 遗址发现的[116]。Allison 等[115]记录了 3 名公元 290 年左右的结核病患者，不过 Buikstra[101]通过沿海环境的放射性碳检测对比认为，这些人生活在公元 700 年或更晚。值得注意的是，在较大的南美发掘点中发现被感染的男性多于女性（正如今天普遍看到的那样），而在北美发掘点中，男女受影响的程度是一样的[4]。虽然男人和女人都聚集在一起，但商队——旅行者的团体——是由男人组成的；南美不对称的一个可能的原因是，在从事长途贸易时，由于接近骆驼，男性处于更大的风险中[4]。Stead 等[117]还认为，美洲史前的结核病可能更多的是由受感染的动物制品中的牛型结核分枝杆菌造成的。与人型结核分枝杆菌相比，牛型结核分枝杆菌造成骨骼损伤的可能性要高出 10 倍。因此，在北美和南美，我们可以看到肺结核在公元 1000 年左右以及历史纪元早期呈上升趋势[118-119]。

对新大陆历史证据的总结

在新大陆，最早的骨骼结核病证据出现在公元 700 年的南美洲，后来出现在北美。这表明了从南到北的传播路径，而中美洲在相对较晚的史前时期才出现结核病流行的证据。一种模型表明传播途径为海路，这与墨西哥西部和厄瓜多尔之间贸易的物证相吻合[4]。唯一发现了多具波特病特征骨骼的早期中美洲遗址位于墨西哥西部。从南到北的传播的考古推论与分子证据相一致。我们从新大陆的数据中可以得出的信息之一是结核病在哺乳动物宿主（包括人类）之间传播的程度。

历史和图片数据

一般来说，结核病在古代社会存在的证据主要源于骨骼或木乃伊遗骸，包括相关的分子生物学研究。不过也有大量文字或描述性记载有助于追溯这种传染病的起源、进化和历史。然而，这些数据不如那些来自人类遗骸的数据令人信服。此外，肺结核的临床表现可能与癌症和肺炎等其他肺部疾病相似，脊柱后凸畸形可能由结核病以外的脊柱疾病引起。我们还要考虑到作家或艺术家经常描写和描绘最令人不安的疾病（特别是那些在视觉上引人注目的疾病），因此他们有时不会在他们的作品中包含结核病。因此，使用历史资料作为结核病存在和发病率的证据不是非常可靠，而且这些资料所反映的情况可能会与事实存在偏差。

历史数据

在旧世界，一篇中国文献（公元前 2700 年）描述了可能存在的结核病，症状包括颈部淋巴结肿大以及咯血[120]；而埃伯斯纸草文稿（公元前 1500 年）

也描述了淋巴结核。在印度，同一天的《梨俱吠陀》中描述了"phthisis"（肺结核），在对美索不达米亚（公元前 675 年）的一具骨骼的描述中可能也有肺结核的例子[86]。从荷马（公元前 800 年）到希波克拉底（公元前 460—377 年），再到普林尼（公元 1 世纪），大量的古代文献记载了可能的结核病；9 ～ 11 世纪的阿拉伯作家也提出动物可能会受到这种疾病的影响。

欧洲中世纪晚期出现了大量的书面证据。例如，弗拉卡斯托利斯（1483—1553）在《传染性疾病》（De Contagione）一书中第一次提出结核病是由无形的"细菌"携带引起的疾病。从 17 世纪开始，人们的印象是（至少在英格兰）结核病变得非常普遍。《伦敦死亡法案》（The London Bills of Mortality）报告称，到 17 世纪中期，英国 20% 的死亡是由结核病引起的[121]。

结核病还与浪漫主义和天才有关。到了 18 世纪，人们认为显得苍白和瘦削是有吸引力的，尤其是对女性而言，而结核病可以出现这样的表现[122]。例如，一些著名歌剧中的女主角，如茶花女和 Mimi，都是患有结核病的漂亮女人[122]。据说，作家在发热时特别有灵感。在 19 世纪，许多作家和艺术家死于结核病，从而使天才与疾病联系在一起的神话得以延续。当时欧洲大量人口死于结核病，这一点也不奇怪。

可用于研究的历史数据为估计结核病发病率提供了可能，但对实际死亡人数的估计可能不准确。这可能有多种原因，包括未诊断（有些因为与结核病相关的耻辱感以及对未来生活的影响而逃避诊断）和误诊。直到 1882 年结核杆菌被发现之前，诊断都是基于体征和症状的分析[123]。后来痰液测试和 X 线检查被用于结核病诊断，不过尸检仍是唯一确定死因的方法。

艺术作品的展现

艺术表现形式多种多样，包括油画、素描、浮雕和雕塑。然而我们必须考虑到艺术是经过加工的，艺术家可能会在他们描绘的对象上有偏见，而且描述可能不准确，这与艺术家的理解和技能有关。对结核病的描述似乎有两种，一种是脊柱后凸，另一种是苍白、瘦弱、疲惫的年轻女性[124]。前者比后者更常见。在北非，Morse 等描述了可追溯到公元前 3000 年以前的"整形"艺术中的脊柱畸形[53]，类似的现象也出现在埃及（公元前 3500 年）和北美语境中。

埃及（公元前 4000 年）陶罐上的一尊雕像很长一段时间以来都被认为是患有脊柱结核以及消瘦病，但是脊柱畸形发生在颈部（这在结核病中很少见），我们已经注意到这种后凸畸形还有一些其他疾病需要做鉴别诊断。值得注意的是，在结核病中成角畸形比钝性畸形更为常见[97]。在欧洲的后期和后中世纪时期，人们看到了更多的脊柱畸形的人的插图，例如霍加斯在伦敦的作品。在中美洲类似的证据也出现在陶器上[112]。尽管在过去的著作和艺术作品中都存在结核病的潜在证据，但直到近代以前，这些证据都不如骨骼证据有力。

古代骨骼中结核病的生物分子证据

人类可能相互传染或者从其他受感染的哺乳动物感染结核分枝杆菌复合群。结核分枝杆菌复合群包括人类中最常见的三种：结核分枝杆菌、非洲分枝杆菌和卡内蒂分枝杆菌（M.canettii）。其他形式的分枝杆菌，如田鼠分枝杆菌、牛分枝杆菌和海豹分枝杆菌在非人类哺乳动物中最常见。在 21 世纪的基因组分析应用之前，研究人员推测有一些更早期的传播形式（包括牛分枝杆菌）也影响动物，如羚羊、海豹和海狮，这些分枝杆菌可能是一个单独的菌种，也可能具有多态性。按照这种说法，病原体被认为是随着地中海东部畜牧业的发展而"跳跃"到人类身上的[125]。美洲的结核病仍然是个谜，可能是由美洲鹿或野牛感染的牛型结核分枝杆菌独立进化来的。也有人推测源于新大陆驯养的动物，如狗或豚鼠。火鸡也可能是一种传染源，在很多地区（如美国大西南部）人们在住所附近饲养火鸡主要是为了获取次级加工品（比如羽毛）而不是肉。对人类遗骸进行结核菌生物分子检测是一种新兴的快速检测方法，可用于解释疾病的起源、进化和古流行病学。使用聚合酶链反应（polymerase chain reaction，PCR）作为诊断疾病的工具来研究古代生物分子的历史很短，只有过去的 25 年左右（关于在人类遗骸中使用 aDNA 分析的总结，见 Brown 和 Brown[126]、Stone[127]）。虽然在 aDNA 分析中肯定存在质控问题[128-130]，但这种技术的应用让我们得以探索传染病，特别是结核病的起源和进化。aDNA 分析最常见的应用场景是确立诊断[131-132]，对缺乏病理变化的个体建立结核病诊断[133]，以及鉴别致病微生物[134-136]。近年来，进化谱系的研究扩展了 aDNA 分析的应用范围，能够在考古人类遗骸中

识别不同的结核病菌株，包括南美洲的海豹 / 海狮菌株[137-138]。

利用 aDNA 分析诊断结核病的研究始于英国和美洲。1993 年，Spigelman 和 Lemma 描述了英国骨骼遗骸中结核分枝杆菌复合体 DNA 的扩增研究[139]。大约在同一时间，Salo 等[25]成功地从南美株中扩增出结核分枝杆菌 DNA；在一名死于 1000 年前的妇女的尸检中发现了一个钙化的胸膜下结节。该插入序列（insertion sequence，IS）6110 的 97 个碱基对片段被认为是结核分枝杆菌复合物的特异性片段，经鉴定并直接测序。其他三个考古点也出现了相同的结核分枝杆菌复合体 aDNA，其中两个在北美东部（阿克斯布里奇和席尔德）[140]，一个在南美洲（智利北部的 SR1）[141]：在阿克斯布里奇（公元 1410—1483 年），一例从骨瓮中发现的病变椎骨；柴尔德时期（公元 1000—1200 年），一名女性的病变椎骨；在智利（公元 800 年），一名 11 ~ 13 岁的孩子的椎骨受到感染。

迄今为止，大多数旧世界生物分子研究都集中在英国、立陶宛和匈牙利的骨骼和木乃伊样本上。例如，Gernaey 等利用 aDNA 和霉菌酸分析证实，英格兰约克郡的一具中世纪早期的骸骨患有结核病[26]。Taylor 等在 14 世纪伦敦皇家铸币厂遗址的骨骼中确诊了结核病[131-142]。Gernaey 等证实了葬在英格兰东北部纽卡斯尔一个中世纪后遗址的人中有 25% 患有结核病，而且多数人没有典型的骨骼变化[133]。在匈牙利，Pálfi 等和 Haas 等利用 aDNA 分析，证实了一些可以追溯到 7、8 世纪甚至 17 世纪的人类结核病诊断[132, 143]，对四具 18 ~ 19 世纪的 Vac 木乃伊（其中两具患有结核病）的分析表明，其中三具木乃伊存在结核菌。Fletcher 等也分析了来自同一地点的一个家族群体的结核 aDNA[136]。在立陶宛，Faerman 等也证实了在骨骼残骸中诊断出结核病，包括没有典型骨骼变化的个体[144]。

随着 21 世纪的基因组"革命"，与田鼠分枝杆菌和牛型分枝杆菌相比，新技术证实了容易感染人类的结核分枝杆菌复合群（非洲分枝杆菌、结核分枝杆菌和卡内蒂分枝杆菌）的基因更复杂，也更古老[37]。这些模型表明，人类和结核分枝杆菌复合群的协同进化史比之前认为的要长得多，这个过程从非洲开始。虽然如此，人类结核病最早的骨骼证据出现在地中海东部，与新石器时代有关。这增加了人类与病原体共同进化的时间长度，这使得研究人员推测，当人类从东亚沿着海岸或白令海峡陆桥迁移到北美时，携带了

一种结核分枝杆菌复合群。然而，最近的研究表明，古代美洲结核病菌株是从鳍足类动物（海豹或海狮）身上跃迁过来的，这些鳍足类动物从非洲之角迁徙时携带了这种病原体[138]。有研究正在探索古代和早期殖民时期的美洲鳍足类动物携带的结核菌跃迁至人类的路径。

基于以上，在这本书的最新一版中，我们开始利用分子生物学知识回答一些在 20 世纪 90 年代初之前无法探究的问题（比如结核病的菌株问题）。很明显，新的研究方法和思路让我们更进一步，而且在这一领域及其相关领域还有巨大的潜力有待发掘[145-146]。聚焦方向之一是探索哪些种类的结核分枝杆菌复合体在世界不同地区随着时间的推移感染了人类；方向之二是确定结核菌菌株在今天和过去是否一致；也就是比较过去和现在引起结核病的病原体的谱系，并探索进化线路。本书的作者以及世界各地其他学者都非常关注这两个研究方向[138,147]。正如 Guichón 等所说，这种类型的研究是"超越了对病变骨骼的简单验证性分析，通过具体而精细的研究问题，直面结核病起源和进化的争论。"[148]

对古代人类遗骸证据的总结

显然，世界各地的人类遗骸中有很多关于结核病的证据，其中北美和欧洲最多。早期的结核病聚集出现于新石器时代的德国、匈牙利、意大利、波兰和西班牙，以及公元前 4000 年的埃及；但是直到中世纪以后的旧世界时期，结核病才开始真正流行起来。这些后期观察得到了历史资料的证实。亚洲缺少相关的研究证据，可能反映了在这些地区没有进行大量密集的骨骼研究。在新大陆，结核病于公元 700 年在南美洲首次出现，直到公元 1000 年左右才在北美出现，基本上绕过了中美洲。目前的生物分子证据表明，结核分枝杆菌不是由牛分枝杆菌进化而来的。在史前的美洲，人口规模和通过聚集性飞沫感染促进了结核病的流行。然而，在欧洲和美洲，野生和家养动物也可能是感染的宿主。

19、20 世纪的肺结核

到目前为止，我们已经分析了古代人群中结核病的证据。为了让我们了解抗生素在 20 世纪中期应用之前的情形，现在必须看看 19 世纪末和 20 世纪初的结核病记录。在 18 世纪，约翰·班扬（John Bunyan）将结核病称为"死因之首"[149]。到 19 世纪初，结核病已成为大多数欧洲国家的主要死因，每 10 万人中就有 500～800 人死于结核病[150]。在英国维多利亚时代，它是死亡的主要原因之一[151]。19 世纪末，英国工业革命的开始和城市化的快速发展，包括从农村向城市的迁移，促进了结核病的传播。到 19 世纪中期，疗养院的概念已经确立。新鲜空气、健康饮食、休息和适当锻炼作为肺结核的治疗方案；一些患者还需要接受手术，如肺萎缩和肋骨切除。通过将患者与家人隔离来控制感染的蔓延。第一家疗养院于 1859 年在德国开业，在接下来的 100 年里，又建立了更多的疗养院，甚至还有儿童疗养院[152]。

1882 年，罗伯特·科赫（Robert Koch）首次描述了结核杆菌；1895 年，康拉德·伦琴（Conrad Roentgen）发现了 X 射线，这为诊断结核病提供了一种新方法。到 1897 年，确立了结核病通过飞沫感染传播的理论[153]；20 世纪早期，人们已经知道动物也会感染这种疾病。到 19 世纪下半叶和 20 世纪初，结核病的发病率明显下降[154]，这在很大程度上归因于生活条件和饮食的改善。不过 Davies 等的研究显示其他与贫困有关的疾病都没有出现这种下降，这一点很难解释[42]（除了 Barnes 等[41]）。在科赫发现这种杆菌后不久，就开始了一场包括控制肉类和牛奶质量在内的抗肺结核运动[123]。1889 年，美国成立了结核病协会；19 世纪 90 年代，法国成立了抗结核病联盟，鼓励欧洲控制结核病。1898 年，作为一场国际运动的一部分，国家结核病与慢性病防治联盟（National Association for the Prevention of Tuberculosis and other Forms of Consumption，NAPT）在英国成立。全球抗结核联盟成立于 1902 年，旨在推进结核病的防控；这包括病例发现、接触者追踪以及提供药品和休养。第二次世界大战期间，随着 X 线检查的普及，结核病的检出率更高了，同期还推进了康复计划，20 世纪 50 年代开始接种卡介苗（英国），以及健康教育、牛奶巴氏消毒等[123]。20 世纪中期，随着抗生素的引入，人类有更多的手段对付结核病。尽管结核病已经存在了数千年，而且人们一度认为已经征服了结核病，但不幸的是，目前结核病仍在全球范围内流行。

结论

结核病的历史是通过分析和解释来自世界各地考古遗址的人类遗骸的证据来追溯的。尽管这些数据在追溯结核病的起源、流行病学和长期历史方面可能存在偏差，但这些数据是我们可以利用的最可靠的来源。大约 8000 年前，结核病起源于旧世界的北欧，在公元 700 年出现在美洲，这都证明结核病是一种古老的传染病。我们发现在两个不同的地域中结核病都随着人口规模的增加而增加，因为人口的聚集使得感染可以通过呼出和吸入携带细菌的飞沫传播。生病的动物（家养或野生）也是一种传染源。随着时间的推移，结核病持续增加，19 世纪工业革命期间在欧洲出现大流行。19 世纪末 20 世纪初，在欧洲和北美引进抗生素之前，结核病发病率出现了下降。这种情况出现的原因仍不明确，推测生活条件和饮食（及其质量）的改善、更好的诊断、健康教育、疫苗接种和人群免疫、牛奶的巴氏消毒，以及将结核病患者与未感染者隔离等都是结核病发病率下降的原因。

骨骼证据可以让我们看到这种古老疾病从其最早期开始的全球范围内的演化进程。通过骨骼发掘，我们找到了世界上最早的结核病流行区域，因此我们可以探索导致感染肆虐的流行病学因素。我们可以看到，影响结核病发病率的因素似乎与今天的因素非常相似（贫困、人口密度高、城市生活、难以获得卫生保健、受感染的动物、移民和某些职业）。旧时代中有多少贸易、接触、旅行和移民导致了结核病的发生，这还有待确定，但稳态同位素分析表明，过去人们的流动性很强。当然，艾滋病病毒、获得性免疫缺陷综合征（艾滋病）和抗生素耐药性并不是我们祖先需要面对的问题。通过鉴定致病微生物并比较与现代菌株的异同，我们开展对旧时代结核病的生物分子研究，这有助于理解结核病的古病理学特征；我们认为结核病的古病理学研究也将有助于今天对结核病的理解，进而为控制结核病的流行做出贡献[155]。

致谢

感谢在 Roberts 和 Buikstra[4] 的著作中列出的诸多研究人员，他们在这本书的写作过程中免费提供了大量的时间和研究数据。

参考文献

1. Smith ER. *The Retreat of Tuberculosis 1850-1950*. London: Croom Helm, 1988.
2. Harper K, and Armelagos GJ. The changing disease-scape in the third epidemiological transition. *Int J Environ Res Public Health*. 2010;7:675–97.
3. WHO (World Health Organization). *Global Tuberculosis Control*. Geneva: WHO, 2011.
4. Roberts CA, and Buikstra JE. *Bioarchaeology of Tuberculosis: Global Perspectives on a Re-emerging Disease*. Gainesville: University Press of Florida, 2003.
5. Wilkinson R, and Pickett K. *The Spirit Level. Why Equality is Better for Everyone*. London: Penguin Books, 2009.
6. Pawlowski A et al. Tuberculosis and HIV co-infection. *PLoS Pathog*. 2012;8:e1002464.
7. Mason PH, Roy A, Spillane J, and Singh P. Social, historical and cultural dimensions of tuberculosis. *J Biosoc Sci* 2016; 48:206–32.
8. Walt G. The politics of tuberculosis: The role of power and process. In: Porter JDH, and Grange JM (eds.). *Tuberculosis: An Interdisciplinary Perspective*. London: Imperial College Press, 1999, 67–98.
9. Mukherjee A, Saha I, Sarkar A, and Chowdhury R. Gender differences in notification rates, clinical forms and treatment outcome of tuberculosis patients under the RNTCP. *Lung India* 2012;29:120–2.
10. Mitchell PD. Retrospective diagnosis and the use of historical texts for investigating disease in the past. *Int J Paleopath* 2011;1:81–8.
11. Jaffe HL. *Metabolic, Degenerative and Inflammatory Diseases of Bones and Joints*. Philadelphia: Lea and Febiger, 1972.
12. Steyn M, Scholtz Y, Botha D, and Pretorius S. The changing face of tuberculosis: Trends in tuberculosis-associated skeletal changes. *Tuberculosis* 2013; 93:467–74.
13. Stead WW. What's in a name? Confusion of *Mycobacterium tuberculosis* and *Mycobacterium bovis* in ancient DNA analysis. *Paleopathol Assoc Newslett* 2000;110:13–6.
14. Wood JW, Milner GR, Harpending HC, and Weiss KM. The osteological paradox: Problems of inferring prehistoric health from skeletal samples. *Curr Anthropol*. 1992;33:343–70.
15. Aufderheide AC. *The Scientific Study of Mummies*. Cambridge: Cambridge University Press, 2003.
16. Roberts CA, and Manchester K. *The Archaeology of Disease*, 3rd ed. Stroud: Sutton Publishing, 2005.
17. Buikstra JE, and Ubelaker D (eds.). *Standards for Data Collection from Human Skeletal Remains*. Arkansas: Archaeological Research Seminar Series, 1994, 44.
18. Ortner DJ. Theoretical and methodological issues in palaeopathology. In: Ortner DJ, and Aufderheide AC (eds.). *Human Paleopathology. Current Syntheses and Future Options*. Washington, DC: Smithsonian Institution Press, 1991, 5–11.
19. Ortner DJ. *Identification of Pathological Conditions in Human Skeletal Remains*, 2nd ed. London: Academic Press, 2003.
20. Schultz M. The role of tuberculosis in infancy and childhood in prehistoric and historic populations. In: Pàlfi G, Dutour O, Deák J, and Hutás I (eds.). *Tuberculosis: Past and Present*. Szeged: Golden Book Publishers, 1999, 503–7.
21. Lewis ME. Endocranial lesions in non-adult skeletons: Understanding their aetiology. *Int J Osteoarchaeol*. 2004;14:82–97.
22. Kelley MA, and Micozzi M. Rib lesions in chronic pulmonary tuberculosis. *Am J Phys Anthrop* 1984;65:381–6.
23. Roberts CA, Lucy D, and Manchester K. Inflammatory lesions of ribs: An analysis of the Terry Collection. *Am J Phys Anthropol*. 1994;85:169–82.
24. Santos AL, and Roberts CA. Anatomy of a serial killer: Differential diagnosis of tuberculosis based on rib lesions of adult individuals from the Coimbra Identified Skeletal Collection, Portugal. *Am J Phys Anthropol*. 2006;130:38–49.
25. Salo WL, Aufderheide AC, Buikstra JE, and Holcomb TA. Identification of *Mycobacterium tuberculosis* DNA in a pre-Columbia mummy. *Proc Natl Acad Sci USA*. 1994;91:2091–4.
26. Gernaey A et al. Mycolic acids and ancient DNA confirm an osteological diagnosis of tuberculosis. *Tuberculosis* 2001;81: 259–65.
27. Müller R, Roberts CA, and Brown TA. Complications in the study of ancient tuberculosis: Non-specificity of IS6110 PCRs. *Sci Technol Archaeol Res*. 2015; 1(1):112054892314Y.0000000002.
28. Galagan JE. Genomic insights into tuberculosis. *Nat Rev Genet*. 2014; 15: doi: 10.1038/nrg3664.
29. van Tong H, Velavan TP, Thye T, and Meyer CG. Human genetic factors in tuberculosis: An update. *Trop Med Int Health*. 2017; 22:1063–71.
30. Hardy A. Death is the cure of all diseases. Using the General Register Office cause of death statistics for 1837–1920. *Soc Hist Med*. 1994;7:472–92.
31. Payne D. Death keeps Irish doctors guessing. *Br Med J* 2000;321:468.
32. Buikstra JE, and Roberts CA (eds.). *The Global History of Palaeopathology. Pioneers and Prospects*. Oxford: Oxford University Press, 2012.
33. Renfrew C, and Bahn P. *Archaeology. Theories, Methods and Practice*. London: Thames and Hudson, 2012.
34. Smith BD. *The Emergence of Agriculture*. New York: Scientific American Library, 1995.
35. Kapur V, Whittam TS, and Musser JM. Is *Mycobacterium tuberculosis* 15,000 years old? *J Infect Dis*. 1994;170:1348–9.
36. Rothschild BM et al. *Mycobacterium tuberculosis* complex DNA from an extinct bison dated 17,000 years before present. *Clin Infect Dis*. 2001;33:305–11.
37. Brosch R et al. A new evolutionary sequence for the *Mycobacterium tuberculosis* complex. *Proc Natl Acad Sci USA*. 2002;99:3684–9.
38. Gutierrez MC et al. Ancient origin and gene mosaicism of the progenitor of *Mycobacterium tuberculosis*. *PLoS Pathol* 2005;1:e5.
39. Brites D, and Gagneux S. Co-evolution of *Mycobacterium tuberculosis* and *Homo sapiens*. *Immunol Rev*. 2015; 264:6–24.
40. Lee RB, and De Vore I (eds.). *Man the Hunter*. Chicago: Aldine, 1968.
41. Barnes I, Duda A, Pybus O, and Thomas MG. Ancient urbanization predicts genetic resistance to tuberculosis evolution. *Evolution*. 2011;65:842–8.
42. Davies RPO et al. Historical declines in tuberculosis in England and Wales: Improving social conditions or natural selection? *Int J Tuberc Lung Dis*. 1999;3:1051–4.
43. Wilbur AK, Farnbach AW, Knudson KJ, and Buikstra JE. Diet, tuberculosis and the palaeopathological record. *Curr Anthropol*. 2008;49:963–91.
44. Cohen MN. *Health and the Rise of Civilisation*. New York: Yale University Press, 1989.
45. Steckel R, and Rose JC (eds.). *The Backbone of History. Health and Nutrition in the Western Hemisphere*. Cambridge: Cambridge University Press, 2002.
46. Roberts CA, and Cox M. *Health and Disease in Britain. Prehistory to the Present Day*. Stroud: Sutton Publishing, 2003.
47. Hanks P. *Collins Dictionary of the English Language*. London: Collins, 1979.
48. Roberts CA. Old World tuberculosis: Evidence from human

remains with a review of current research and future prospects. *Tuberculosis* 2015;95:S117–21.
49. Canci A, Minozzi S, and Borgognini Tarli S. New evidence of tuberculous spondylitis from Neolithic Liguria (Italy). *Int J Osteoarchaeol.* 1996;6:497–501.
50. Sparacello VS, Roberts CA, Kerudin A, and Müller R. A 6500-year-old Middle Neolithic child from Pollera Cave (Liguria, Italy) with probable multifocal osteoarticular tuberculosis. *Int J Paleopathol.* 2017;17:67–74.
51. Ortner DJ. Disease and mortality in the Early Bronze Age people of Bab edh-Dhra, Jordan. *Am J Phys Anthropol.* 1979;51:589–98.
52. Zias J. Leprosy and tuberculosis in the Byzantine monasteries of the Judaean Desert. In: Ortner DJ, and Aufderheide AC (eds.). *Human Palaeopathology. Current Syntheses and Future Options.* Washington, DC: Smithsonian Institution Press, 1991, 197–9.
53. Morse D, Brothwell DR, and Ucko PJ. Tuberculosis in ancient Egypt. *Am Rev Respir Dis* 1964;90:526–41.
54. Elliot-Smith G, and Ruffer MA. Pottsche Krakheit an einer ägyptischen Mumie aus der Zeit der 21 dynastie (um 1000 v. Chr.). In: *Zur Historichen Biologie der Kranzheit Serreger.* Leipzig, 1910, 9–16.
55. Derry DE. Pott's disease in ancient Egypt. *Med Press Circ* 1938;197:196–9.
56. Nerlich AG et al. Molecular evidence for tuberculosis in an ancient Egyptian mummy. *Lancet.* 1997;35:1404.
57. Zink A et al. Morphological and molecular evidence for pulmonary and osseous tuberculosis in a male Egyptian mummy. In: Pálfi G, Dutour O, Deák J, and Hutás I (eds.). *Tuberculosis: Past and Present.* Szeged: Golden Book Publishers, 1999, 371–91.
58. Santoja M. Estudio antropológico. In: Canellada AZ (ed.). *Excavaciones de la Cueva de la Vaquera, Torreiglesias.* Segovia: Edad del Bronce, 1975, 74–87.
59. Angel JL. Health as a crucial factor in the changes from hunting to developed farming in the Eastern Mediterranean. In: Cohen MN, and Armelagos GJ (eds.). *Paleopathology at the Origins of Agriculture.* London: Academic Press, 1984, 51–74.
60. Grmek M. *Diseases in the Ancient Greek World.* London: Johns Hopkins University Press, 1989.
61. Moyart V, and Pavaut M. La tuberculose dans le nord de la France du IVe à la 62IIe siecle. *Thèse pour le Diploma d'état de Docteur en Médecine.* Lille 2, U du Droit et de la Santé, Faculté de Médecine Henri Warembourg, 1998.
62. Molnar E et al. Skeletal tuberculosis in Hungarian and French Medieval anthropological material. In: Guerci A (ed.). *La cura della mallattie. Itinerari storici.* Genoa: Erga Edizione, 1998, 87–99.
63. Blondiaux J et al. Epidemiology of tuberculosis: A 4th to 12th century AD picture in a 2498-skeleton series from Northern France. In: Pálfi G, Dutour O, Deák J, and Hutás I (eds.). *Tuberculosis: Past and Present.* Szeged: Golden Book Publishers, 1999, 521–30.
64. Djuric-Srejic M, and Roberts CA. Palaeopathological evidence of infectious disease in later medieval skeletal populations from Serbia. *Int J Osteoarchaeol.* 2001;11:311–20.
65. Brothwell D. The human bones. In: Harrison RM (ed.). *Excavations at Saraçhane in Istanbul. Volume 1: The Excavations, Structures, Architectural Decoration, Small Finds, Coins, Bones and Molluscs.* Princeton: Princeton University Press, 1986, 374–98.
66. Cunha E. Paleobiologia des populacoes Medievals Portuguesasos-casos de Fão e. S. oãoda Almedina. FCT, University of Coimbra, *Portugal*, unpublished PhD thesis, 1994.
67. Hershkovitz I et al. Detection and molecular characterization of 9000-year-old *Mycobacterium tuberculosis* from a Neolithic settlement in the Eastern Mediterranean. *PLOS ONE* 2008;3:e3426.
68. Wilbur AK et al. Deficiencies and challenges in the study of ancient tuberculosis DNA. *J Archaeol Sci.* 2009;36:1990–7.
69. Gladykowska-Rzeczycka JJ. Tuberculosis in the past and present in Poland. In: Pálfi G, Dutour O, Deák J, and Hutás I (eds.). *Tuberculosis: Past and Present.* Szeged: Golden Book Publishers, 1999, 561–73.
70. Rokhlin DG. *Diseases of Ancient Men. Bones of the Men of Various Epochs – Normal and Pathologic Changes.* Moscow: Nauka, 1965. [in Russian].
71. Nicklisch N, Maixner F, Ganslmeier R, Friederich S, Dresely V, Meller H, Zink A, and Alt KW. Rib lesions in skeletons from early neolithic sites in Central Germany: On the trail of tuberculosis at the onset of agriculture. *Am J Phys Anthropol.* 2012; 149:391–404.
72. Masson M, Bereczk Z, Molnár E, Donoghue HD, Minnikin DE, Lee OYC, Wu HH, Besra GS, Bull ID, and Pálfi G. Osteological and biomolecular evidence of a 7000-year-old case of hypertrophic pulmonary osteopathy secondary to tuberculosis from Neolithic Hungary. *PLOS ONE* 2013;8(10):e78252.
73. Bennike P. Facts or myths? A re-evaluation of cases of diagnosed tuberculosis in Denmark. In: Pálfi G, Dutour O, Deák J, and Hutás I (eds.). *Tuberculosis: Past and Present.* Szeged: Golden Book Publishers, 1999, 511–18.
74. Mays S, and Taylor GM. A first prehistoric case of tuberculosis from Britain. *Int J Osteoarchaeol.* 2003;13:189–96.
75. Mays S et al. Paleopathological and biomolecular study of tuberculosis in a medieval skeletal collection from England. *Am J Phys Anthropol.* 2001;114:298–311.
76. Jankauskas R. History of human tuberculosis in Lithuania: Possibilities and limitations of paleoosteological evidences. *Bull Mém Soc Anthropol Paris. New Ser* 1998;10:357–74.
77. Faerman M, and Jankauskas R. Osteological and molecular evidence of human tuberculosis in Lithuania during the last two millennia. *Sci Israel Technol Adv.* 1999;1:75–8.
78. Jankauskas R. Tuberculosis in Lithuania: Palaeopathological and historical correlations. In: Pálfi G, Dutour O, Deák J, and Hutás I (eds.). *Tuberculosis: Past and Present.* Szeged: Golden Book Publishers, 1999, 551–8.
79. Morel MMP, Demetz J-L, and Sauetr M-R. Un mal de Pott du cimitère burgonde de Saint-Prex, canton de Vaud (Suisse) (5me, 6me, 7me siècles). *Lyon Med.* 1961;40:643–59.
80. Pálfi G, and Marcsik A. Paleoepidemiological data of tuberculosis in Hungary. In: Pálfi G, Dutour O, Deák J, and Hutás I (eds.). *Tuberculosis: Past and Present.* Szeged: Golden Book Publishers, 1999, 533–9.
81. Haas CJ, Zink A, and Molnár E. Molecular evidence for tuberculosis in Hungarian skeletal samples. In: Pálfi G, Dutour O, Deák J, and Hutás I (eds.). *Tuberculosis: Past and Present.* Szeged: Golden Book Publishers, 1999, 385–91.
82. Pap I et al. 18th–19th century tuberculosis in naturally mummified individuals (Vác, Hungary). In: Pálfi G, Dutour O, Deák J, and Hutás I (eds.). *Tuberculosis: Past and Present.* Szeged: Golden Book Publishers, 1999, 421–42.
83. Arcini C. *Health and Disease in Early Lund. Osteo-Pathologic Studies of 3,305 Individuals Buried in the First Cemetery Area of Lund 990–1536.* Lund: Department of Community Health Sciences, University of Lund, 1999.
84. Horácková L, Vargová L, Horváth R, and Bartoš M. Morphological, roentgenological and molecular analyses in bone specimens attributed to tuberculosis, Moravia (Czech Republic). In: Pálfi G, Dutour O, Deák J et al. (eds.). *Tuberculosis: Past and Present.* Szeged: Golden Book Publishers, 1999, 413–17.
85. Kiple K (ed.). *The Cambridge World History of Human Disease.* Cambridge: Cambridge University Press, 1993.
86. Morse D. Tuberculosis. In: Brothwell D, and Sandison AT (eds.). *Diseases in Antiquity.* Springfield: Charles C Thomas, 1967, 249–71.
87. Suzuki T, and Inoue T. Earliest evidence of spinal tuberculosis from the Neolithic Yaoi period in Japan. *Int J Osteoarchaeol.* 2007;17:392–402.
88. Suzuki T, Fujita H, and Choi JG. Brief communication: New evidence of tuberculosis from prehistoric Korea—Population movement and early evidence of tuberculosis in Far East Asia. *Am J Phys Anthropol.* 2008;136:357–60.
89. Tayles N, and Buckley HR. Leprosy and tuberculosis in Iron Age Southeast Asia? *Am J Phys Anthropol.* 2004;125:239–56.
90. Pietruwesky M, and Douglas MT. An osteological assessment of health and disease in precontact and historic (1778) Hawai'i. In: Larsen CS, and Milner GR (eds.). *In the Wake of Contact. Biological Responses to Conquest.* New York: Wiley-Liss, 1994, 179–96.
91. Pietrusewsky M, Douglas MT, Kalima PA, and Ikehara R. *Human skeletal and dental remains from Honokahua burial site, Hawai'i.* Paul H Rosendahl Inc. Archaeological, Historical and Cultural Resource Management Studies and Services. Report 246-041091, 1991.
92. Trembly D. A germ's journey to isolated islands. *Int J Osteoarchaeol.* 1997;7:621–4.
93. Platt C. *Medieval England. A Social History and Archaeology from the Conquest to 1600 AD.* London: Routledge, 1997.
94. Dyer C. *Standards of Living in the Later Middle Ages. Social Change c.1200–1520*, Rev ed. Cambridge: Cambridge University Press, 1989.
95. Crawfurd R. *The King's Evil.* Oxford: Oxford University Press, 1911.
96. Whitney WF. Notes on the anomalies, injuries and diseases of the bones of the native races of North America. *Annu Rep Trustees Peabody Museum Am Archeol Ethnol* 1886;3:433–48.
97. Lichtor J, and Lichtor A. Paleopathological evidence suggesting pre-Columbian tuberculosis of the spine. *J Bone Joint Surg* 1952;39A:1398–9.
98. Judd NM. *The Material Culture of Pueblo Bonito.* Washington, DC: Smithsonian Institution Miscellaneous Collections, Vol. 124, 1954.
99. García-Frías JE. La tuberculosis en los antiguos Peruanos. *Actualidad Médica Peruana* 1940;5:274–91.
100. Morse D. Prehistoric tuberculosis in America. *Am Rev Respir Dis* 1961;85:489–504.
101. Buikstra JE. Paleoepidemiology of tuberculosis in the Americas. In: Pálfi G, Dutour O, Deák J et al. (eds.). *Tuberculosis: Past and Present.* Szeged: Golden Book Publishers, 1999, 479–94.
102. Milner GR. *The Cahokia Chiefdom: The Archeology of a Mississippian Society.* Washington, DC: Smithsonian Institution Press, 1998.
103. Gregg ML. A population estimate for Cahokia. *Perspectives in Cahokia Archeology.* Bulletin 10. Urbana: Illinois Archeological Survey, 1975, 126–36.
104. Black FL. Infectious disease in primitive societies. *Science.* 1975;187:515–18.
105. Pfeiffer S. Rib lesions and New World tuberculosis. *Int J Osteoarchaeol.* 1991;1:191–8.
106. Milner GR, and Smith VG. Oneota human skeletal remains. In: Santure SK, Harn AD, and Esarey D (eds.). *Archeological Investigations at the Morton Village and Norris Farms 36 Cemetery.* Reports of Investigations 45. Springfield: Illinois State Museum, 1990, 111–48.
107. Buikstra JE. Differential diagnosis: An epidemiological model. *Yearb Phys Anthropol.* 1977;20:316–28.
108. Eisenberg LE. Adaptation in a 'marginal' Mississippian population from Middle Tennessee. Biocultural insights from palaeopathology. New York University, unpublished PhD thesis, 1986.
109. Dean JS, Doelle WH, and Orcutt JD. Adaptive stress, environment and demography. In: Gumerman GJ (ed.). *Themes in Southwest Prehistory.* Santa Fe: School of American Research Press, 1994, 53–86.
110. Cordell LS. *Archaeology of the Southwest*, 2nd ed. San Diego: Academic Press, 1997.
111. Storey R. *Life and Death in the Ancient City of Teotihuacan.* Tuscaloosa: University of Alabama Press, 1992.
112. Kerr J. *The Maya Vase Book. A Corpus of Rollout Photographs of Maya Vases.* New York: Kerr Associates, 1989.
113. Buikstra JE, and Williams S. Tuberculosis in the Americas: Current perspectives. In: Ortner D, and Aufderheide AC (eds.). *Human Paleopathology. Current Syntheses and Future Options.* Washington, DC: Smithsonian Institution Press, 1991, 161–72.
114. Requena A. Evidencia de tuberculosis en la América pre-Columbia. *Acta Venezolana* 1945;1:1–20.
115. Allison MJ et al. Tuberculosis in pre-Columbian Andean populations. In: Buikstra JE (ed.). *Prehistoric Tuberculosis in the Americas.* Evanston: Northwestern University, 1981, 49–51.
116. Romero Arateco WM. *Estudio bioanthropologico de las momias de la Casa del Marque de San Jorge de Fondo de Promocion de la Cultura, Banco Popular, Bogota.* Carrera de Antropologia, Universidad Nacional de Colombia, 1998.
117. Stead WW et al. When did M. tuberculosis infection first occur in the New World? An important question for public health implications. *Am J Resp Crit Care Med* 2000;151:1267–8.
118. Clabeaux MS. Health and disease in the population of an Iroquois ossuary. *Yearb Phys Anthropol.* 1977;20:359–70.
119. Pfeiffer S, and Fairgrieve S. Evidence from ossuaries: The effect of contact on the health of Iroquians. In: Larsen CS, and Milner GR (eds.). *In the Wake of Contact. Biological Responses to Conquest.* New York: Wiley-Liss, 1994, 47–61.
120. Keers RY. Laënnec: A medical history. *Thorax.* 1981;36:91–4.
121. Lutwick LI. Introduction. In: Lutwick LI (ed.). *Tuberculosis.* London: Chapman and Hall Medical, 1995, 1–4.
122. Sontag S. *Illness as Metaphor. AIDS and Its Metaphors.* London: Penguin, 1991.
123. Bryder L. 'A health resort for consumptives'. Tuberculosis and immigration to New Zealand 1880–1914. *Med Hist.* 1996;40: 453–71.
124. Clarke HD. The impact of tuberculosis on history, literature and art. *Med Hist.* 1962;6:301–18.
125. Cockburn A. *The Evolution and Eradication of Infectious Disease.* Baltimore: Johns Hopkins University Press, 1963.
126. Brown T, and Brown K. *Biomolecular Archaeology. An Introduction.* New York: Wiley-Liss, 2011.
127. Stone AC. DNA analysis of archaeological remains. In: Katzenberg MA, and Saunders SR (eds.). *Biological Anthropology of the Human Skeleton.* New York: Wiley-Liss, 2008, 461–83.
128. Cooper A, and Poinar HN. Ancient DNA: Do it right or not at all. *Science.* 2000;289:1139–41.
129. Wilbur AK et al. Deficiencies and challenges in the study of ancient tuberculosis DNA. *J Archaeol Sci.* 2009;36:1990–7.
130. Roberts CA, and Ingham S. Using ancient DNA analysis in palaeopathology: A critical analysis of published papers and recommendations for future work. *Int J Osteoarchaeol.* 2008;18:600–13.
131. Taylor MM, Crossley M, Saldanha J, and Waldron T. DNA from M. tuberculosis identified in Medieval human skeletal remains using PCR. *J Archaeol Sci.* 1996;23:789–98.
132. Haas CJ et al. Molecular evidence for different stages of tuberculosis in ancient bone samples from Hungary. *Am J Phys Anthrop* 2000;113:293–304.
133. Gernaey A et al. Correlation of the occurrence of mycolic acids with tuberculosis in an archaeological population. In: Pálfi G, Dutour O, Deák J, and Hutás I (eds.). *Tuberculosis: Past and Present.* Szeged: Golden Book Publishers, 1999, 275–82.
134. Taylor GM et al. First report of *Mycobacterium bovis* DNA human remains from the Iron Age. *Microbiology* 2007;153:1243–9.
135. Zink AR et al. Molecular history of tuberculosis from ancient mummies and skeletons. *Int J Osteoarchaeol.* 2007;17:380–91.
136. Fletcher HA et al. Molecular analysis of *Mycobacterium tuberculosis* DNA from a family of 18th century Hungarians. *Microbiology* 2003;149:143–51.
137. Müller R, Roberts CA, and Brown TA. Genotyping of ancient *Mycobacterium tuberculosis* strains reveals historic genetic diversity. *Proc Roy Soc. B* 2014; 281(1781): 20133236.
138. Bos K et al. pre-Columbian mycobacterial genomes reveal seals as a source of New World human tuberculosis. *Nature*, 2014;514(7523): 494–7.
139. Spigelman M, and Lemma E. The use of polymerase chain reaction (PCR) to detect *Mycobacterium tuberculosis* in ancient skeletons. *Int J Osteoarchaeol.* 1993;3:137–43.
140. Braun M, Cook D, and Pfeiffer S. DNA from *Mycobacterium tuberculosis* complex identified in North American pre-Columbian human skeletal remains. *J Archaeol Sci.* 1998;25:271–7.
141. Arriaza B, Salo W, Aufderheide AC, and Holcomb TA. Pre-Columbian tuberculosis in Northern Chile: Molecular and skeletal evidence. *Am J Phys Anthrop* 1995;98:37–45.
142. Taylor GM et al. Genotypic analysis of *Mycobacterium tuberculosis* from medieval human remains. *Microbiology* 1999;145:899–904.
143. Pálfi G et al. Coexistence of tuberculosis and ankylosing spondylitis in a 7th–8th century specimen evidenced by molecular biology. In: Pálfi G, Dutour O, Deák J, and Hutás I (eds.). *Tuberculosis: Past and Present.* Szeged: Golden Book Publishers, 1999, 403–9.
144. Faerman M et al. Prevalence of human tuberculosis in a Medieval population of Lithuania studied by ancient DNA analysis. *Anc Biomol* 1997;1:205–14.
145. Mehaafy MC, Kruh-Garcia NA, and Dobos KM. Prospective on *Mycobacterium tuberculosis* proteomics. *J Proteom Res* 2012;11: 17–25.
146. Boros-Major A et al. New perspectives in biomolecular palaeopathology of ancient tuberculosis: A proteomic approach. *J Archaeol Sci.* 2011;38:197–201.
147. Bouwman AS, Bunning SL, Müller R, Holst M, Caffell AC, Roberts CA, and Brown TA. The genotype of a historic strain of

Mycobacterium tuberculosis. Proceedings of the National Academy of Science 2012;109:18511–6.

148. Guichón RA, Buikstra JE, Stone AC, Harkins KM, Suby JA, Massone M, Wilbur A, Constantinescu F, and Martín CR. Pre-Columbian tuberculosis in Tierra del Fuego? Discussion of the paleopathological and molecular evidence. *Int J Paleopathol.* 2015; 11:92–101.

149. Guthrie D. *A History of Medicine.* London: Thomas Nelson, 1945.

150. Pesanti EL. A short history of tuberculosis. In: Lutwick LI (ed.). *Tuberculosis.* London: Chapman and Hall Medical, 1995, 5–19.

151. Howe GM. *People, Environment, Disease and Death. A Medical Geography of Britain through the Ages.* Cardiff: University of Wales Press, 1997.

152. Roberts CA, and Bernard MC. Tuberculosis: A biosocial study of admissions to a children's sanatorium (1936–1954) in Stannington, Northumberland, England. *Tuberculosis* 2015; 95:S105–8.

153. Meachen NG. *A Short History of Tuberculosis.* London: Staples Press, 1936.

154. Bryder L. *Below the Magic Mountain. A Social History of Tuberculosis in 20th Century Britain.* Oxford: Clarendon Press, 1988.

155. Glaziou P et al. Lives saved by tuberculosis control and prospects for achieving the 2015 global target for reducing tuberculosis mortality. *Bull World Health Organ.* 2011;89:573–82.

第 2 章
流行病学

GRANT THERON · TED COHEN · CHRISTOPHER DYE

（汪川　黄嘉敏　刘翔翔　王仲元　译　卢水华　审校）

结核病流行病学范畴

19、20 世纪的大部分时间里，结核病（tuberculosis，TB）疫情为何在欧洲和北美下降，而不是在其他地区？当前全球结核病流行趋势如何？我们能否通过加强结核病控制来保证全球 2035 年终止结核病目标的达成[1]？本章就结核病在人群中传播和控制的十个有关流行病学的问题进行展开（表 2.1）。

本章有两个主题。首先，如果不考虑病原体（结核分枝杆菌）、宿主（人类）和环境（如移居、生活条件）之间的相互作用，我们就无法全面理解表 2.1 中的问题。在常规的横断面研究、病例对照研究、队列研究和实验研究的基础上，再采用分子生物学方法分析和追踪菌株（即分子流行病学），可以使我们能够评估感染、发病和治疗结局，但却不能得出疾病远期流行趋势或全民干预的结局[2]。例如，

表 2.1　有关结核病流行病学的十个主要问题

1. 全球结核病的负担情况，哪些国家结核病负担最重？
2. 为什么结核分枝杆菌引起的这种低流行疾病能横行几个世纪？
3. 为什么有些人会得结核病而其他人不会？
4. 为什么欧洲和北美的结核病发病率在 20 世纪大部分时间有所下降？
5. 哪些因素可以解释类似 1990 年以来出现的非洲和前苏联国家的结核病疫情反弹情况？
6. 结核分枝杆菌株之间的差异是否会影响结核病的自然进程、流行病学以及疫情控制？
7. 结核病与其他疾病间是否相互影响？
8. 如何利用包括更广泛的干预措施在内的现有工具解决健康状况不佳的风险因素并加强卫生系统，来更好地控制结核病疫情？
9. 结核菌对所有抗生素耐药吗？
10. 如何通过先进技术（如 Xpert MTB/RIF）创新诊断和治疗（如诊断试剂、药物和疫苗）方法？

一种对成人肺结核有 70% 保护率的新疫苗可能是结核病控制的突破。但如果仅仅了解疫苗的保护力，还是无法预测疫苗接种 10 年后对全社会的影响。这需要掌握未来人口和结核菌情况以及人与人交往情况，这些可以通过测算病例数的增加情况、传播的异质性、群体免疫、反馈回路、平衡和进化选择压力得以解决[3]。

第二个主题是，终止结核病需要流行病学专家以富有想象力的全方位视角来看待干预的作用。过去 25 年中，针对初治结核病为主，世界卫生组织（WHO）推行了直接督导下的短程化疗（directly observed therapy strategy，DOTS）策略［DOTS 策略是首先被 WHO 广泛推荐的遏制结核病策略[4]，现在已被终止结核病策略（end TB）代替[1]，DOTS 策略已被公认为是良好结核病管理的基石。DOTS 策略代表了发展中国家抗击结核病和重要地方流行病的重大突破，成为药物供应、用药标准化和效果评价的典范[3-5]。终止结核病策略不仅能改善活动性结核病的检出和临床疗效，也可以缓解更多的社会风险（如财政支出）、行为风险（如吸烟）、环境风险（如空气污染）和临床风险（如艾滋病）。结核病的消除将依靠但不限于提高活动性结核病的发现和治愈。

终止结核病全球行动计划（2016—2020）是联合国可持续发展规划中健康大覆盖的组成部分，代表了国际社会对在 2035 年消除结核病的期望[173]。终止结核病行动计划要求治疗 2900 万结核病患者，预防 4500 万人发生结核病，并使患者及其家庭免除结核病带来的巨额支出。健康大覆盖的目标是解决 DOTS 策略的局限性，重新重视以前被大多数国家结核病项目所忽略的影响结核病的交叉风险因素（如酒精），将这些因素纳入全球结核病报告基础架构，强调目标干预，最终强化全球遏制结核病战略。如果这一计

划能得到广泛落实，可使结核病死亡人数较 2015 年下降 90%，发病率（每年每 10 万人口中的新发病例数）下降 80%（＜ 20/10 万）[1, 5]。正如本章所述，我们需要新的观点、新的工具和新的探索研究来实现这些崇高目标。这需要（但不限于）大大加速目前结核病疫情缓慢下降的趋势，减少耐多药（multidrug-resistant, MDR）结核病（MDR-TB）的发生率，使用经济有效的新方法筛查易感人群。重要的是，授予国家结核病项目更多权力，以更好地利用当地流行病学数据来进行决策。归根结底，这些都彰显出需要大幅增加对结核病的投入，以支持研究和项目的实施[6]。

全球结核病的负担情况，哪些国家结核病负担最重？

据公开报告和调查推测，2016 年估计有 1040 万新发结核病患者，约 1/4 的人在一生中会感染结核分枝杆菌[7]。2016 年 WHO 估算新发病例大多在东南亚地区（45%），其次是非洲地区（25%）。非洲地区艾滋病合并结核病的负担最高，其中 50% 以上在非洲南部。像印度这样的人口大国，发病率虽不高，但在全球结核病疫情中占比很大。印度新发病例约占全球的 1/5，死亡病例约占全球的 1/4[8]。

尽管疾病的总体负担仍很沉重，但全球结核病控制已经取得了实质性进展。与 20 世纪 90 年代疫情反弹相比，2002 年以来，全球结核病发病率持续下降。2006 年以来，年新发病例数也在下降[5]。虽有成就，但人均总降速仍过于缓慢（每年 2%），需要加速到 4%～5% 才能达到遏制结核病战略的 2020 年里程碑目标（图 2.1）[5, 8]。此外，一些国家和地区（如中国、印度）的结核病发病率和耐多药结核病例数仍在上升。

过去 20 年里，虽然亚洲国家的病例数最多，但非洲和东欧国家的结核病流行趋势反映了全球疫情走势（图 2.1）。20 世纪 90 年代，撒哈拉以南的非洲国家和前苏联的病例数增加最多，尽管同期世界其他地区（主要是西欧和中欧、美洲和东地中海地区）的病例数有所下降，但撒哈拉以南的非洲国家和前苏联病例数的增加导致了 20 世纪 90 年代末和 21 世纪初

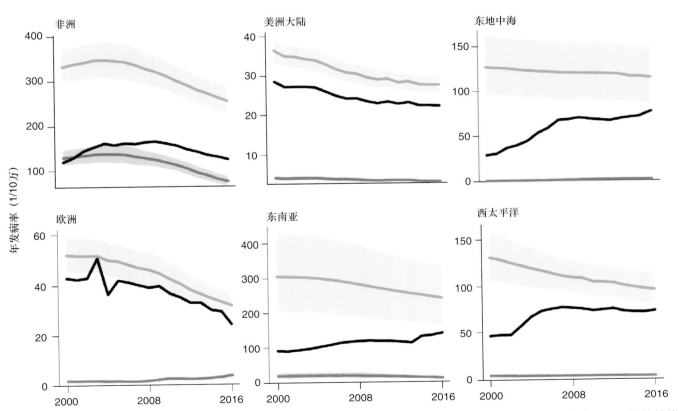

图 2.1　2000—2016 年按 WHO 区域划分的结核病预测发病率的区域性流行趋势。结核病总发病率显示为绿色，HIV 阳性结核病的发病率显示为红色。阴影区域代表不确定性区间。黑线表示通报的新发和复发病例，以便与总发病率的估计值进行比较（Taken from the WHO[8]）

人均结核病发病率总体的上升。然而，自 2013 年以来，全球病例数的增加大部分来自印度，从 2013 年到 2016 年占比估算增加了 37%[8]。

结核病的患病率（特定时间内现存结核病例的估计数量）比发病率下降得更快（图 2.2）。按照目前的速度，到 2035 年全球结核病发病率将从约 125/10 万降至约 100/10 万，在全球计划加速投资的情况下，预计在 2020 年结核病的发病率将达到约 100/10 万，最后在 2035 年达到消除结核病水平（≤ 10/10 万）。

2016 年约 170 万人死于结核病，其中 1/5 是艾滋病病毒（human immunodeficiency virus，HIV）共病者。结核病是全世界传染病的头号杀手，其总体预测病死率为 16%（全部结核病例中的死亡人数 / 结核病例总数）。在未经治疗的 HIV 合并感染者和耐药结核病患者中，病死率要高得多。虽然数据恐怖，但区域和全球预测病死率都在下降。从 1990 年到 2010 年，全球未合并 HIV 感染的结核病病死率下降了 1/3 以上，而合并 HIV 感染者则下降缓慢（图 2.2）[8]。到 2015 年，与 1990 年的基线相比，总体结核病病死率减半的"遏制结核病伙伴关系"的目标已经实现，但并非所有地区（特别是非洲）都是如此。

尽管结核病是疾病和致残的十大原因之一[11]，但对其负担的估计仍不够精确，尤其是在最需要精确评估的结核病高负担国家[12-13]。2002 年以来，已有 20 多个国家对结核病的流行情况进行了基于人口学的随机横断面全国调查，更多的国家计划在未来几年内实施。这些调查提供了高负担背景下的重要数据，但在全球范围内进行调查行不通。需要加大投入建立高质量的常规监测系统，并对目标人群的抽样方法进行创新，以便为未来评估和规划提供强有力的数据[13-14]。

为什么结核分枝杆菌引起的这种低流行疾病能横行几个世纪？

很明显，与结核病的沉重负担相比，结核分枝杆菌与人类间的相互作用至少在三个方面相对较弱。第一，根据经验，未经治疗的痰涂片阳性（涂阳）病例每年会感染 5 ～ 10 人[15-17]。如果涂阳肺结核的年发病率为 0.1%（即 100/10 万，略低于估算的全球平均 122/10 万），则平均每年感染 10 人所产生的风险是 1%；第二，只有 5% ～ 10% 的感染者（在没有其他易感因素的情况下）感染后发展为"活动性原发"疾病，这一比例在儿童中较低，在成人中较高[18-20]。第三，从感染到发病的过程较缓慢，平均 2 ～ 4 年[21-22]。5 年后，感染者"重新激活"发病的风险逐年降低，成为"潜伏"感染。

防止发病和感染的天然免疫力的强弱与后天免疫应答反应相关。这种获得性免疫对活动性结核病只起部分保护作用[18-20, 23]。然而，生活在流行区的感染者因受到反复感染的威胁，结核病发病风险高[19, 24-28]。

活动性结核病症状不明显，因此在人群中很难被发现。重要的是，那些未经治疗（如全球未检出的 MDR 病例占半数）或治疗不当的患者病死率很高。约 2/3 未治疗的涂阳病例在 5 ～ 8 年内死亡，大多数在前 2 年内死亡[15, 29]。未治疗的痰涂片阴性（涂阴）病例则病死率低（但仍有 10% ～ 15%[31-32]），病情普遍轻，痰菌量也低［镜检甚至聚合酶链反应（polymerase chain reaction，PCR）都难以发现[30]］。涂阳患者即使接受治疗，如果其依从性低、感染

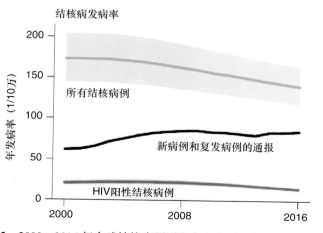

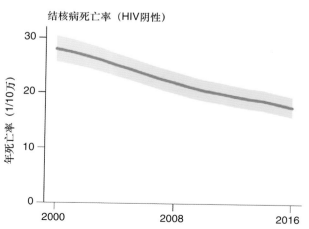

图 2.2　2000—2016 年全球结核病预测发病率和死亡率的流行趋势。阴影区域代表不确定性区间（Taken from the WHO[8]）

HIV、耐药严重，死亡率也会超过 10%[5]。

宿主 - 病原体长期相互作用结果可以用一个简单的数学模型来解释（图 2.3）[33]。设定某一人群中的个体处于相互独立的感染或患病状态，前述的疾病自然病程限定了两种状态间的相互转化率。图 2.4[24, 34-36] 的模型显示结核病流行缓慢，通常发病率低于 1%，达到峰值需时几十年。更复杂的模型因设计目的不同需要更多参数，通常需要反映疾病和传播异质性的参数[37]。模型的准确性和实用性取决于对这些参数在不同背景下如何正确解读，使得那些特征不明显但对模型结果有影响的参数成为临床研究的焦点[37]。尽管模型往往基于假设，但在数据有限、决策者或卫生项目需要做出紧急决定时，将有限的资源用于危险地区，这种模型还是很有帮助的。

一个至关重要的流行病学基本参数是基本病例传染数（R_0），即一个感染性病例与未受感染人群接触后产生二代病例的平均数。感染传播时 R_0 必须＞ 1。由于活动性结核病可以通过三种途径传播，且通常在感染后经过相当长的时间才发病，因此要计算一个准确的 R_0 并不容易[38]。对结核病 R_0 粗略估计值在传染病中算是相对较低的，在未经治疗的人群中大约

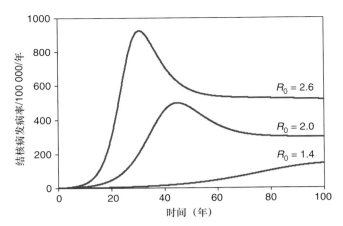

图 2.4　Dye 和 Williams 描述的三种不同的基本病例传染数（R_0）下的结核病流行模型[279]

为 2[39]。当 R_0 ＝ 2 时，处于初期流行阶段的结核病预期需要 4 ～ 5 年发病率才能翻倍。这意味着单一菌株的流行可以延续数十年（图 2.4）[35]。尽管大量人群已感染结核菌，但 R_0 的概念仍然有用，它可以引导人们思考众多的流行病学过程。例如，过去以获得性耐药为主，现在则以耐药菌直接传播为主[40]，这需要重新审视不同的流行轨迹控制方法的预期干预效力。

为什么欧洲和北美的结核病发病率在 20 世纪大部分时间有所下降？

前面所述的模型可以用于制作流行病轨迹图。图 2.4 显示结核病的发病率最终会达到稳态。病例报告表明，在一些东南亚国家，结核病发病率已基本稳定了至少 20 年（图 2.1），但在西欧或美洲结核病发病率之前尚未达到平衡。工业化国家的人均结核病发生率大概在 19 世纪初达到顶峰，随后开始下降，此时化疗时代尚未开始（抗结核药是 20 世纪 50 年代问世的）（图 2.5）[41]。这种下降可能源自病例数的减少（图 2.4）[35]，但其持续时间过久，无法解释全貌。就此而言，这个基础模型似乎是错误的。

连续 150 年下降的原因始终是人们争论的话题[42]，主要有三种说法：①每个病例的传播机会减少；②接触者的易感性降低；③病原体的毒力减弱。由于居住密度降低或住所的通风改善，或患者被隔离在疗养院，使得每个传染源病例的传播减少。随着病例数减少，病例平均年龄增加，而老年人社交面窄，导致疾病在人群中传播的机会减少[43]。一项分析表明，假设其他风险因素不变，英格兰和威尔士每例传

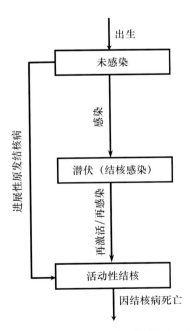

图 2.3　结核病流行病学的一个简单区划模型。人群中的个体被分为未感染、潜伏感染和活动性结核的互斥状态（方框），箭头代表状态间的可能转换方向。活动性结核（进行性原发疾病，通常在 5 年内）可以在感染后很快发生，也可以在潜伏期后通过再激活或再感染而发生。大部分数学模型比这个框图更复杂，例如区分传染性疾病和非传染性疾病，或者允许 HIV 感染者和未感染者之间有不同的进展速度

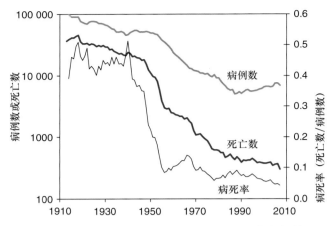

图 2.5 从 1912 年起，英格兰和威尔士的结核病病例数和死亡人数呈下降趋势。病死率一直保持在 40%～50%，直到 20 世纪 40 年代有了抗结核药，病死率才骤降，此趋势一直保持到 20 世纪 50 年代，此后下降变缓（Data from UK Health Protection Agency.）

染源的有效接触数从 1900 年的 22 人下降到 1950 年的 10 人左右[44]。

然而，其他影响接触者易感性的因素很可能促进了这种下降。营养与易感性相关[46]，营养的改善[45] 可以减少儿童的发病（但不是传播）[47]。易感性也受遗传影响。19 世纪初，美国城市中 15%～30% 的人（大部分是育龄青年）死于结核病[48]，人们认为其中必有遗传选择压力。然而，至少一项分析表明，在抗结核药物问世前，自然选择压力不可能对结核病的下降发挥重要作用[49]。

第三种解释是，结核分枝杆菌的致病性普遍降低。有趣的是，结核分枝杆菌基因的不可逆缺失可能导致空洞型肺结核发生率降低[50-51]，但这种基因缺失株是否比毒力更强的零星新变异株传播得更快有待证实[52]。的确，一些毒力株与新型基因缺失相关。更普遍的是，一些新型结核分枝杆菌株（包括部分北京家族株）毒性更强，耐药性更甚，并容易发生补偿性突变[53-54]。

我们不可能将化疗时代之前结核病发病率下降的影响因素搞清楚。例如，20 世纪初开普敦的结核病发病率与纽约和伦敦相似，化疗时代前同步引入了结核病控制措施（如结核菌素试验、人工气胸疗法、牛奶巴氏消毒法等）。而当纽约和伦敦的发病率、死亡率下降时，开普敦却大相径庭[41]。不管西方国家这种下降的确切原因是什么，这些原因导致西欧人均结核病死亡率在化疗时代前每年仅下降 5%。环境和营养的改善会对某种特定疾病带来额外益处，但是否可

以作为控制结核病的有力措施（特别是在短期内）值得怀疑。然而，这需要调查研究。例如当城市开始减轻空气污染时收集相关数据，在贫困地区实施学校供餐计划时开展社区集群随机对照试验。

为什么有些人会得结核病而其他人不会?

前面提到的简单模型抓取了结核病流行的一些典型表现，但这一基本特征有重要的变量。一些变量是通过对流行病学"危险因素"的调查发现的，这些因素影响着感染、发病或治疗结局，并在多维度发挥作用（如生理、遗传和行为维度）。分析风险因素旨在确定影响结核病流行病学的主要因果和可变因素。

表 2.2 按照结核分枝杆菌生长周期而非流行病学标准给出了一小部分已知的宿主相关性危险因素[32]。HIV 共病极大地增加了原发感染者结核病的发病风险，促进了潜伏感染的再激活。一项研究发现，与 HIV 阴性者相比，HIV 阳性者在 25 个月内发生结核病的平均相对危险度为 28[55]。这种风险随着宿主免疫力的逐渐减弱而增加[56-61]。

尽管 HIV 感染的影响远大于其他已知的危险因素如糖尿病[62-63]、乙醇[64]、矽肺[65]、营养不良[46, 66-68] 和室内空气污染[40] 等，但每个危险因素对人口的总影响取决于暴露总人数以及个体的暴露风险。如果某因素在当地非常流行，尽管它只略微提升了个人风险，也会导致人群发病率的显著增高。作为结核病发病总数的决定性影响因素，亚洲地区的吸烟和非洲地区的营养不良堪比 HIV[8, 69]。

除了环境和共病因素外，结核菌感染和发病也受人类基因调控。结核病的家庭流行司空见惯，但这一现象混淆了遗传因素与密切接触造成的传播。通过孪生研究和病例对照研究，发现了与结核病易感性有关的基因，包括编码维生素 D 受体、天然耐药相关巨噬细胞蛋白（NRAMP1）、人类白细胞抗原（HLA）、甘露糖结合凝集素（MBL）、ASAP1 肌动蛋白、膜重塑蛋白以及 Toll 样受体的基因[91-100]。人类基因多态性与疾病风险、临床表现或疗效的关联状况通常取决于基因与环境间的互动结果[101-102]。遗传因子调查结果很不一致，维生素 D 受体多态性研究[97, 103]、补充维生素 D 的临床试验均未对结核病疗效产生影响[104]。

作为一种慢性流行病的病原体，结核分枝杆菌的作用无可置疑，但某些特定的共同因素也可以极大地

表 2.2　提升感染、发病以及不良结局等结核病多阶段风险的宿主相关危险因素

危险因素	研究类型	来源
感染		
医护人员中结核病风险的增加	回顾性生态学研究	[70]
无家可归者结核病与新近传播相关	菌株群的回顾性分析	[71]
HIV 阳性结核病患者较 HIV 阴性者更少接触感染	队列研究	[72]
儿童期感染与食用未经巴氏消毒的牛奶或奶酪有关	病例对照研究	[73]
家庭接触增加结核感染风险	病例对照研究	[74]
吸烟者感染风险增加	队列和病例对照研究的 meta 分析	[75-76]
发病		
HIV 通过再感染结核菌增加结核病复发风险	队列研究	[77]
吸烟相关性结核病	队列和病例对照研究的 meta 分析	[75-76]
糖尿病相关性结核病	队列和病例对照研究的 meta 分析	[63]
生物炉烟雾相关性结核病	病例对照研究	[78]
传统啤酒中膳食铁摄入相关性结核病	病例对照研究	[79]
基因多态性维生素 D 缺乏相关性活动性结核病	病例对照研究	[80-81]
NRAMP1 多态性与痰涂片阳性肺结核相关	病例对照研究	[82]
不良结局		
营养不良与 HIV 高感染人群的早期死亡相关联	队列研究	[83]
妇女感染 MDR-TB 的风险更高	菌株群的回顾性分析	[84]
曾接受过治疗的结核病患者不太可能坚持治疗	队列研究	[85]
住院患者中肺部疾病的严重程度与死亡相关	横断面研究	[86]
不坚持治疗与酗酒、注射毒品、无家可归、低死亡率、心理痛苦以及健康素养差有关	队列研究	[87-88]
吸烟者死亡率更高	队列和病例对照研究的 meta 分析	[75-76]
糖尿病增加死亡率和复发率	队列和病例对照研究的 meta 分析	[89]
初始空洞或治疗 2 个月后痰培养阳性与复发有关	回顾性队列研究	[90]

改变结核病的流行。最重要的是，为什么结核菌感染者中只有一小部分最终发病？我们对此知之甚少。这个问题需优先解决，以便发现结核病目标人群和控制结核病，例如开发疫苗防止感染者发病，诊断和鉴定出可能的发病者，最终采用更准确的模型发现高风险人群，从而对他们进行干预。

哪些因素可以解释类似 1990 年以来出现的非洲和前苏联国家的结核病疫情反弹情况？

预防和控制结核病疫情需要了解和评估促使发病率上升的因素。在非洲，结核病疫情的时空变化与 HIV 流行密切相关[105]。全球 HIV 阳性结核病例的 34% 来自 WHO 非洲区。2016 年，非洲 82% 的结核病患者有检测 HIV 记录，但非洲的 HIV 阳性结核病患者接受抗反转录病毒治疗（antiretroviral treatment，ART）的比例全球最低[8]。这一年全球新发成人结核病病例估计约 13% 合并 HIV 感染，而合并 HIV 感染的结核病例在全部结核病例中的占比地区差异很大（在西太平洋地区低至 2%）。我们对 HIV 在多大程度上助长了结核病的传播（以及引起复活）仍然知之甚少：一项研究表明[106]，2000 年有 1% ～ 2% 的传播来自 HIV 感染的痰涂片阳性肺结核患者；另一项研究显示，合并 HIV 感染的结核病患者更有可能是结核病的复活而非初染[107]。与 HIV 阴性结核病相比，

HIV 阳性结核病的总体传播力高低取决于 HIV 流行状况以及 HIV/TB 患者的传染性。HIV 阳性结核病的相关传染性受到宿主、微生物因素（如肺结核痰涂片阳性率）以及预期传染期（如病例得到诊断和有效治疗的早晚）的影响。HIV 阳性结核病的传染期不固定，在某种条件下可能短于 HIV 阴性[108]结核病或者相近[109]；随着时间推移，HIV 感染的诊断可能延误，每日传染性会降低[110]。

在大多数国家，随着 HIV 发病率的达峰，HIV 阳性结核病的发病率也已达到顶峰[111]。然而，2016 年报告的 HIV 阳性结核病病例数仅占估算值的 46%[8]，表明这一易感人群结核病的检出严重不足。积极的 ART，结合其他针对结核病的干预措施［如异烟肼预防性治疗（isoniazid preventive therapy，IPT）[113]或对 HIV 阳性[114]者开展常规结核病检测][111-112]将有助于进一步减轻 HIV 相关结核病的负担。

1990 年至 2000 年，俄罗斯和其他前苏联国家的结核病发病率和死亡率急剧上升，然后稳定，进而下降[8]。这种上升的确切原因与之前的下降一样复杂。显然，俄罗斯的病例的发现率和治愈率大幅下降，但这不能解释问题的全部[115]。其他可能的原因包括：将囚犯和平民混在一起导致传播加剧、感染后结核易感性增加（可能与焦虑、营养不良和酗酒有关）、薄弱的医疗服务、耐药性传播以及后来的 HIV 感染[116-119]。

结核病高发国家的移民是西欧、北美和海湾国家结核病下降趋势停滞的部分原因。许多移民在原籍国被感染，抵达目的国后不同程度地造成了结核病的传播和暴发[120-125]。此外，从 2008 年到 2018 年，西欧地区 HIV 阳性结核病比例从 3% 增加到 15%[8]。

在一些东亚地区，特别是新加坡，结核病发病率不再下降[8, 111]。部分原因可能是随着人口老龄化，更多老年人体内结核菌复燃而发生结核病[126-127]。结核病死亡数不足以引起明显的人口学变化，但人口学变化会明显影响结核病的流行。

结核分枝杆菌菌株之间的差异是否会影响结核病的自然进程、流行病学以及疫情控制？

早期的目标基因分析（如多位点序列分型）表明，结核分枝杆菌的种类多样性很少[128-129]，但最近利用全基因组测序、超深度测序技术发现了一些少见的亚群，再结合大量临床分离株测序的公共数据库数据，使人们对结核分枝杆菌的分子流行病学有了新的深入了解[130-131]，大量宿主遗传多态性（尤其免疫缺陷患者）可能与不同的表型相关（例如不同解剖部位的药物敏感性不同）[132-133]，对结核菌谱系（包括耐药变异株）的全球分布，以及它们是如何在世界各地传播也有了新的认识[54, 130, 134-136]。

结核分枝杆菌多态性与系列调查旨在查明细菌谱系内[137]或谱系间的差异是否会影响结核菌感染宿主的能力，或疾病的自然过程[138]。有证据表明，菌株谱系在感染后[53]对宿主免疫刺激的强度和机制、在宿主体内的竞争能力[139]、突变率[140]以及优先突变方向等存在差异[141]。这些都可能影响宿主应对感染的体内过程、发病、治疗反应、药物敏感性和传播适应性。早期的数学建模研究表明，菌株多样性对耐药性[142]的产生和干预措施的效果有潜在影响[143-144]。最近，分子流行病学研究表明，与 20 世纪 50 年代[145]的早期研究结果不同，某些结核分枝杆菌谱系（如第二谱系下的北京家族）具有迅速进化为耐药株和产生补偿突变的内在能力，这使结核分枝杆菌有更多的机会产生耐药和（或）适应性突变，并增加毒力和传染性[130, 146-148]。毫无疑问，提高对结核分枝杆菌菌株的遗传变异的认识将提升我们预测和干预突发流行的能力。而这将需要更多关于结核菌株分子流行病学的数据。显然，对耐药基因的常规测序将成为今后一段时间内稳定的数据源[149-150]。更重要的是，将患者和其他微生物元数据配对分析，分子流行病学数据的价值会得到极大的提高[27]。更大层面上，将结核分枝杆菌的分子生物学信息与人类遗传多态性和人口流动数据结合，匹配人口迁徙数据，可以得出结核菌株的传播规律[148, 151-152]。

结核病与其他疾病间是否相互影响？

哺乳动物的适应性免疫应答分为两个拮抗的亚型——Th1 和 Th2 型，均由细胞因子介导。微生物感染可以通过改变细胞因子谱来影响 Th1 和 Th2 应答间的平衡，对健康带来正性或负性效应。通过影响 Th1/Th2 平衡，细菌感染可以引起过度的 Th2 反应，导致一种以黏膜炎症为特征的过敏状态，比如哮喘。

由于分枝杆菌感染引发强烈的 Th1 反应，使 Th1/Th2 倒向 Th1，从而可以保护机体避免哮喘发作。日本的一项研究发现，强烈的结核菌素反应

（可能归因于结核分枝杆菌暴露）与儿童后期哮喘、鼻结膜炎和湿疹的较少有关[153]。南非的研究发现，儿童感染结核分枝杆菌与特应性鼻炎呈负相关[154]。各国间的比较发现，结核病低流行区哮喘更常见[155-156]。这些研究的主要结果意味着结核病在某些情况下可能会抑制过敏性疾病的播散，尽管也有明显的例外[157]。

除了与哮喘之间的关联外，结核病与其他感染之间的相互作用也在研究中。对蠕虫感染和蠕虫病的保护性免疫会产生强烈的 Th2 反应，在调控过敏的同时，也影响了卡介苗（bacille Calmette-Guerin，BCG）和结核分枝杆菌的免疫反应[158-160]。另一种常见的微生物——幽门螺杆菌，估计感染了超过 40 亿人，可能在结核病中发挥作用。与未感染幽门螺杆菌的猕猴相比，感染幽门螺杆菌的猕猴在感染低剂量结核分枝杆菌后发展为活动性结核病的可能性更小。在人类，两年内没有发展为活动性结核病的结核潜伏感染家庭接触者，比发展为活动性结核病的家庭接触者更有可能感染幽门螺杆菌[161]。相反，肠道感染肝螺杆菌（Helicobacter hepaticus）（一种人类病原体）的小鼠存在亚临床炎症，其免疫系统严重损害，而不能控制结核分枝杆菌生长，导致发生严重的肺结核病理表现[162]。

反之，分枝杆菌疫苗可以用来预防过敏和哮喘。卡介苗已经可以成功预防过敏和哮喘，尽管证据尚不确切[158]，但它可以改善非特异性死亡率[163-164]。结核分枝杆菌感染可能和卡介苗一样可以预防麻风病[165]。结核菌的自然传播可能对欧洲麻风病的减少有所贡献[166]。细菌、病毒和寄生虫之间的协同或拮抗作用十分复杂，机制不明，但这些例子增加了分枝杆菌影响其他感染或受到其他感染影响的可能性。

最近，结核病高负担国家（如印度）生活水平迅速提升使得共病流行的可能性大幅提高的问题值得关注[167]。例如，肥胖与 2 型糖尿病同步增加；糖尿病使结核病风险增加 2～3 倍；结核病使血糖难以控制，药物间相互作用增加了患者管理的复杂性[168]。糖尿病患者人数预计将从 2014 年的 3.87 亿增至 2030 年的 5.92 亿，有 3/4 的糖尿病患者生活在目前属于低收入或中等收入的国家[169-170]。虽然对结核病和糖尿病之间潜在的免疫相互作用有所研究[171]，但这种相互作用（以及结核病和其他非传染性疾病的相互作用）需要综合健康体检和医疗机构

数据，对未来的病例报告和疾病监控产生影响。然而，这也为结核病和糖尿病的诊断和治疗提供了新的机会[170, 172]。

如何改善当前控制策略以加强结核病疫情的控制？

在当前的疫情背景下，我们来探讨过去使用的结核病控制方法的效果。根据终止结核病策略的前身——遏制结核病策略，控制结核病完全依靠联合化疗迅速治愈有症状病例的传统方法。正确实施标准短期化疗方案可治愈 90% 以上的新发药物敏感性结核病，并为更复杂的控制策略奠定了基础，例如在耐药率或 HIV 感染率高的地方。

许多国家的结核病控制项目可以实现高治愈率：2016 年 630 万新发病例的平均治疗成功率为 83%，而耐药结核病的治愈率较低（耐多药／耐利福平结核病治愈率为 54%，广泛耐药结核病治愈率为 30%，均为 2014 年数据）[8]。WHO 欧洲区（因治疗失败率和死亡率高）和美洲区（因失访和数据缺失多）的药物敏感性结核病治愈率偏差最大。从更高视角看，治疗成功率低的原因包括 DOTS 策略自身缺陷及其实施有待加强（例如提高资金投入、增加患者自主权并与患者需求保持一致，以及减轻患者经济负担）[174-175]。最近，全球结核病联盟希望实现 90-90-90 目标，即90% 的患者接受治疗、治疗成功和完成治疗；然而，2016 年, 30 个结核病高负担国家中只有 7 个国家达标。关键是用于衡量是否达标的数据质量有待改进（已有获得高质量数据的有效方法和指南[176-178]，但需加大投入和激励，以满足数据报告标准）。

要想降低发病率、患病率和病死率，高病例检出率和治愈率至关重要[179]。数学模型表明，被动发现率 ≥70%，治愈率 ≥85%[20, 181]，结核病年发病率将递降 5%～10%。原则上，结核病发病率的下降可以更快，只要对新发病例的发现速度超过其传播速度，每年可降低 30%[182]。但考虑到许多病例发病缓慢，加之当前结核病诊断测试效力和灵敏度低，这一目标难以实现。然而，新的超敏感核酸扩增技术（如Xpert MTB/RIF Ultra）有可能提高病程早期少菌患者的检测敏感性[183]。此外，一些检测侧重于预测发病风险，一旦阳性，表明其在感染后数月内很可能发展为活动性结核病，前景可观。这是识别高风险患者的有力武器，可用于患者监测或确诊[184-185]。总体上，

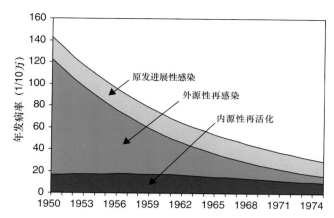

图 2.6 以荷兰 45～49 岁人群为模型，不同病因结核病发病率的下降趋势（From Dye C. [182]；Adapted from Styblo K. [15]）

当高发地区有更多病例（原发进展性或外源性疾病）为新近感染时，这种干预措施将使发病率更快下降。而随着疫情的下降，更多病例将来自潜伏感染灶的激活，发病率的降速会放缓（图 2.6）。

在依靠化疗终止结核病的原始策略中，阿拉斯加、加拿大和格陵兰因纽特等地的结核病控制效果最好，20 世纪 50 年代之后发病率每年降低 13%～18% [15]（图 2.7）。在西欧更多的地区，结核病发病率自 20 世纪 50 年代抗结核药上市后，每年以 7%～10% 的速度递降，尽管药物问世前的年发病率已经以 4%～5% 的速度下降 [15]。

一些国家的病例报告系统显示，尽管国家结核病控制规划已获得了很高的病例发现率和治愈率，但发病率并没有按照模型预测的速率下降。越南就是一个很好的例子。根据现有的证据，到 1997 年，越南已经达到 WHO 的病例发现率和治愈率，但其结核病报告数仍大致保持稳定。对数据的仔细核查表明，35～64 岁成年人（特别是妇女）的发病率下降被 15～34 岁年龄组（特别是男性）的发病率上升所抵消 [186-187]。

虽然结核病控制的长远目标是预防新病例发生，但当务之急是减少患病率和死亡率。按照健康生命损失年［或伤残调整生命年（disability-adjusted life years，DALY）］衡量，约 90% 的结核病负担是由于过早死亡造成的，而通过全地区覆盖化疗，患病率和死亡率可以较发病率更快地降低。因此，1950—1970 年，阿拉斯加因纽特人的结核病死亡率平均每年下降 30%，1950—1990 年荷兰的结核病死亡率平均每年下降 12%（开始快，后来慢）[15, 188]。对 DOTS 作用的间接评估显示，1991—2000 年秘鲁避免了 70% 的结

核病死亡，在实施 DOTS 的中国各省，每年有超过半数的结核病预期死亡得以避免 [189-190]。中国的全国流行病学调查（流调）显示，痰涂片阳性的患病率从 2000 年的 169/10 万下降到 2010 年的 66/10 万，下降了 61%。这一速度几乎与之前的韩国持平（图 2.7）[5]。

最近，应对联合国可持续发展目标中全民卫生保健目标（特别是目标 3：健康，平安，不分男女老幼，确保人人健康生活，幸福安康），加强早期治疗已经深入社会各阶层，聚焦于结核病对社会和经济带来的更广泛影响 [1, 8]。目前，涵盖全民健康的关键指标的监测框架已纳入报告指标系统（如营养不良）。结核病控制规划的扩展而非废除，能减少结核病流行，是一种进步；但需要就那些对结核病影响最大的指标进行统计学研究及对相关干预类型或改进方式的数据进行分析。

更有效地使用结核病药物：主动发现和治疗病例

DOTS 采用被动发现，原因有三个：大多数痰涂片阳性肺结核进展速度快，比通过症状或影像团体筛查获得阳性病例更合理；危及生命的重症患者更可能迅速寻求帮助 [191]；尚未建立有效的被动发现系统的国家也难以主动追踪病例。

病例被动发现的缺点是更加被动。结核病流调往往发现大批患者没有任何治疗，或者有治疗但没有诊断。症状筛查结果不理想 [192]，即使做得很好，仍会漏掉 1/5 的病例 [193]。不久的将来可能会出现对无症状或症状轻微人群进行大规模筛查的技术（很有意义的优先研发项目 [194]）。此外，久病患者的药物治疗可以防止其死亡，但不影响疾病传播，因为大多数传播发生在发病之前 [195]。对结核病发病风险高的群体加强筛查，如难民 [196]、收容所里的流浪者 [197]、活动性病例接触者 [198-199]、医护工作者 [70]、吸毒者和囚犯 [200]、高发地区的人口 [201-202]、艾滋病毒阳性人群 [203]、有结核病史者 [204] 等，是可行和经济的。

由于主动发现不会延迟治疗，对患者本人的好处显而易见，但通过减少传播对整体的益处不易察觉。一项群体随机试验证明，在艾滋病高发社区，某些形式的主动发现可以降低结核病的发病率 [202]。然而，对主动发现的流行病学研究显示，其对社区结核病发病率未产生显著影响 [205]，包括在南非和赞比亚近 100 万人参与的大规模社区随机 ZAMSTAR 研

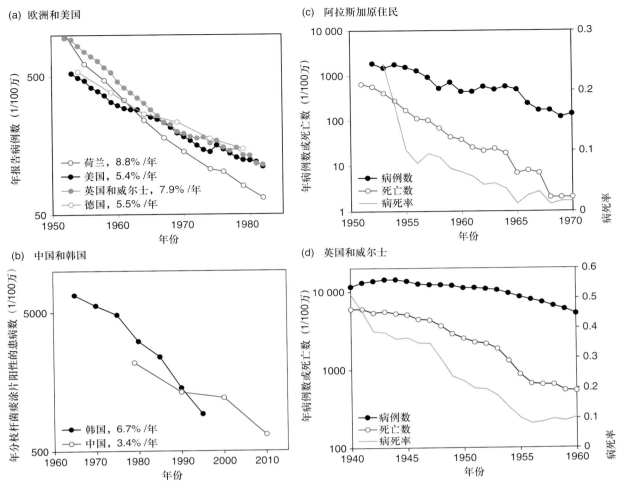

图 2.7　在大规模药物治疗规划的影响下，一些国家和地区的结核病发病率、患病率和死亡率下降情况。（a）三个欧洲国家和美国的登记病例数[15, 280-282]；（b）韩国（1965—1995 年）和中国（1979—2010 年）的基于全国人口的患病率调查[210, 283-284]；（c）对阿拉斯加原住民进行深入研究后的结核病病例数和死亡数（1952—1970 年）[188]。病死率按死亡数 / 病例总数计算；（d）1940—1960 年英国和威尔士登记的病例数和死亡数，病死率的计算同（c）[281]。

究[206]。这一庞大昂贵的研究不可重复，凸显了实证研究结核病流行病学关键问题的困难，以及我们对主动发现作用的认识局限[207]。

　　然而，数学模型（以及直觉）表明，即便在艾滋病流行区，及早发现和治疗是减轻结核病负担的有效途径[208]。新的更好的实施主动发现策略的模型正在研发中，与其他方法相结合将更好地抗击活动性结核病[209]，如对 HIV 感染的防控、对结核潜伏感染[208, 211]的治疗以及重点场所的感染控制，协同作用将使对结核病的控制更加有效[212]。但这些措施的效果有待实践证明，需要不断设计和严格评估终止传播的干预措施，优先实施最有可能影响人口层面的干预措施[213]。的确，最近的独立模型（图 2.8）比较了干预措施的长期影响，结果表明，当前的干预策略不能满足印度和中国终止结核的目标，但可能在南非[212]成功，这需要适合当地情况的干预措施（例如印度的营养不足或中国的大量老年潜伏感染）。

　　最近，新的结核病患者分级管理量化了管理闭环的所有细节，许多患者疗效很好，弥补了确诊不足导致的患者"丢失"[192, 214]。在地方层面上，这种方法可以确诊缺乏症状的患者，使分级管理的每一级都明显不同[215]。

更有效地使用结核病药物：结核潜伏感染的治疗

　　对结核病高危人群进行结核潜伏感染的检测，对阳性者提供治疗，常用异烟肼预防性治疗（isoniazid preventive therapy，IPT）。研究表明[216]，12 个月每日服用异烟肼对结核病活动有 30% ～100% 的预防作用，但 IPT 尚未得到广泛应用。主要

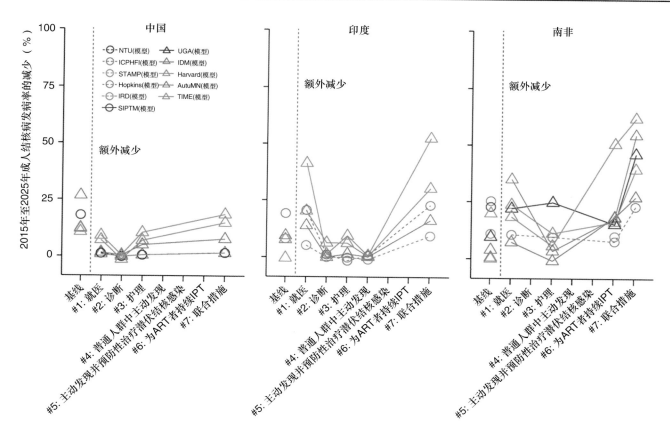

图2.8 不同干预措施对结核病发病率的预期影响。模型必须反映国家结核病项目计划，以解决结核病分级管理的具体问题（例如减少无法获得治疗患者占比）。用独立模型（形）图示了不同项目对基线的影响（点线左）和增量（不包括基线，点线右侧）对个性化干预的影响（三角形和圆形）。模型间以连线展示出干预的模型自身影响。令人担忧的是，当前可行的干预措施在不同地区使用效果不同，对南非终止结核病目标有效的措施在中国和印度则可能不行。干预措施：就医（提高医疗质量）、诊断（TB和MDR-TB）、护理（改善诊断后护理）、ACF（普通人群中主动发现）、ACF＋PT（主动发现，并对潜伏结核预防性治疗）、HIV＋ive IPT（ART患者持续IPT）、联合措施（同步推行所有干预措施）。研究国家：NTU（中国）、ICPHFI（印度）、STAMP（印度）、Hopkins（南非）、IRD（南非）、SIPTM（南非）、UGA（南非）、IDM（南非、中国）、Harvard（南非、印度、中国）、AutuMN（南非、印度、中国）、TIME（南非、印度、中国）（From Houben et al）[212]

的挑战是：①服用异烟肼前必须经胸部X线检查或细菌培养排除活动性结核；②健康人对6个月以上每日服药的依从性往往很差；③不良反应包括每年1%的肝炎风险。即使在美国，接触者追踪和IPT的实施也没有获得推荐[217]。

WHO现行指南建议，无结核病症状的HIV感染者至少接受IPT 6个月[218]。2016年，920 269名艾滋病毒感染者接受了IPT治疗，这一数字自2009年以来大幅增长[8]。TB/HIV共病的高风险激发了这些人的积极性，促进了预防性治疗的广泛应用，特别是在非洲[219]。如何筛查最有可能受益者，如何正确诊断亚临床结核病[220-221]，以免无意中接受了单药治疗，这些问题尚待解答[166-168]。尽管对皮肤试验阳性的成人HIV感染者进行IPT可达到平均约60%的保护效果，但IPT治疗结束后保护作用很快消失，且对

死亡率几乎没有影响[222-228]。有研究认为，IPT获益似乎仅限于结核菌素试验（tuberculin skin test，TST）阳性者，IPT似乎并没有降低成人死亡率[229]。然而，在接受反转录病毒治疗的HIV阳性者中，来自高负担地区的研究证据表明，IPT的效果并不局限于TST阳性者[230]。在可能发生再感染的结核病高发区，IPT的益处不会超过治疗[231]。目前尚无证据表明在结核病高发区仅仅提供IPT可改善结核病疫情[211]。但IPT已显示能降低HIV感染儿童的结核病发病率和死亡率[232]。最近，有一些中等发病率地区的人群证据，但却难以评估IPT的独立效应[233]。巴西一项社区随机对照（以及主动发现）试验结果显示，IPT的发病率比常规处理降低了15%[234]。另一项艾滋病毒感染者整群随机对照试验中，加强活动性结核病筛查、结核菌素检测和进行IPT，结核病发病率和死亡

率的校正风险降低 25% ～ 30%[235]。

为共感染者提供 IPT 仍有明显的后勤障碍[236]，要想取得长久效果，IPT 需坚持多年，而其关键是确定从中受益人群。IPT 效果正在所谓的早期结核病（即具备风险特征而非 TST 阳性者，他们大概率很快进展为痰培养阳性结核病）[237-238] 患者中验证，这可能更利于推广 IPT。

结核菌将会对所有抗生素耐药吗？

文献系统记载耐药结核病全球负担可追溯到 20 世纪 90 年代中期。当时，耐多药结核病在前苏联国家流行最广，耐药性蔓延与 1991 年苏联解体后结核病疫情复燃有关。调查监测表明，前苏联和东欧地区 MDR-TB 很严重；2007—2010 年的数据显示，白俄罗斯、摩尔多瓦共和国和俄罗斯联邦 6 个一级行政区新发病例中 MDR-TB 占比超过 20%；有治疗史的病例中，白俄罗斯、立陶宛、摩尔多瓦共和国和俄罗斯联邦 5 个一级行政区的 MDR-TB 占比超 50%[239]。

尽管 MDR-TB 的比例在前苏联国家和东欧最高，但人口大国中国和印度的病例数最多。尽管 MDR-TB 检出率有所提高，但仍未得到充分诊断和治疗：2016 年，估算的 60 万 MDR-TB 中仅 129 689 人接受了二线药物治疗（印度和中国占比 39%）[8]。目前的情况仍然如此，尽管近期在耐多药结核病方面获得进展[240]。2011 年，WHO 批准了利福平耐药实时荧光定量核酸扩增技术 Xpert MTB/RIF（同时检测结核菌和利福平耐药的最新 PCR 检测方法）[241-242]，目前已成为高负担国家的标准诊断方法（截至 2016 年底，已安装近 3 万台机器，公共部门采购了 2300 多万个试剂盒）[8]。在撒哈拉以南非洲国家，艾滋病对耐药结核病负担的影响尚不清楚[243-245]，但 2006 年南非夸祖鲁 - 纳塔尔地区 HIV/TB 共病者中 MDR-TB 的传播和高病死率引起全球关注[246]，随后的研究发现广泛耐药结核病患者对现有药物的耐药率很高，引发了对结核病无药可治的担忧[247-250]。值得警惕的是，此后有报告称持续痰培养阳性的广泛耐药结核病患者被遣送回社区，导致直接传播[247-248]。

耐药性对全球结核病疫情控制的威胁程度取决于敏感株和耐药株的绝对与相对遗传适应度。如前所述，目前有大量证据表明大多数耐药是由原发性传播引起的[40, 54, 130]。高耐药菌株看起来传播性较低，但

由于菌株有更多的机会通过补偿性突变来适应宿主，耐药病例传播的比例似乎在逐年增加[251-252]。重要的是，尽管传播性耐药病例数超过了获得性耐药病例数几个数量级，但有治疗史的病例中耐药比例（19%）仍高于新发病例（4%）[8]。虽然疾病的流行确实推动了耐药结核病全球化，但不同地区的情况不尽相同，从分子流行病学（例如具有遗传相似性的菌株簇分析）推断相对病例增长数发现了各地区之间有差异[253-256]。令人鼓舞的是，在 MDR-TB 高比例（例如拉脱维亚和爱沙尼亚）国家（很可能传播力强）积极推行包括多重耐药结核病治疗在内的新的结核病项目后，结核病总发病率有所下降。

尽管个体化方案在治疗高度耐药结核病方面有效[257-259]，且新的 MDR-TB 短程治疗方案带来了希望[260]，但要确保所有结核病患者无论耐药与否都能得到有效治疗，仍需取得实质性进展。缺乏快速检测新二线药（如吡嗪酰胺、乙胺丁醇等）敏感性的方法，以及 MDR 结核菌对这几种药物的高的基线耐药率（在某些情况下为 40% ～ 50%），使得情况更加复杂，而且还可能出现对氟喹诺酮类等核心药的耐药，构成新的 MDR 表型[261-263]。

新诊断方法和药物干预如何助力终止结核病？

近年来，新的结核病诊断和抗结核药出现了前所未有的创新，使得结核病研究、政策和医疗机构在经过长期的发展停滞后，开始了快速发展，也激活了几近空白的结核病产业的商业研发[150]。在此，我们总结了新方法对结核病流行病学产生的影响、实施过程中的经验教训，以及这些方法对于今后结核病流行病学的潜在影响。

降低感染前患结核病的风险

现有的卡介苗在结核病高负担国家预防结核菌感染的效力很低[264]。因此，即便卡介苗已有很高的接种率，也不可能对传播和发病产生实质性影响，其主要作用是预防儿童的严重（非传染性的）结核病。生产一种新型、高效疫苗会使结核病控制重点从治疗转向预防。数学模型显示，接种"暴露前"疫苗预防感染可能远胜接种"暴露后"疫苗以阻止感染者发病（图 2.9）[180]。然而，我们需要更多地了解不同疫苗的作用方式及其临床效果，以预测不同疫苗对结

核病流行的影响。此外，理论上虽然可以对具有某种预置特征的疫苗效果进行比较建模，但暴露疫苗前与暴露后究竟哪种疫苗对流行病学的潜在影响更大尚无共识[265]。目前大约有 20 种候选疫苗进入临床试验的不同阶段[266]。

降低感染后患结核病的风险

潜伏感染应用疫苗或药物有助于控制结核病；需要开发能诊断出最具发病风险个体的新技术。无论结核菌素试验抑或商品化 γ-干扰素释放试验等新型潜伏感染诊断方法，似乎都不能很好地预测进展为活动性结核病的风险（敏感性和特异性约 80%）。然而，如前所述，有关风险预测的检测代表了当今最有意义的进步，有望胜过 IGRA，而后者不能满足最大限度诊断活动性结核病的特性要求，新方法有待临床评价[184, 267-268]。

避免潜伏感染转为疾病对个体而言是有益的，但这种干预的预期流行病学效果取决于潜伏结核病复燃的总体发病率与新近感染后快速发病或再感染之比。这一比例因环境而异，取决于当地的感染率；如果当地发病率很高，感染（和再感染）的风险很大，则预防潜伏感染复燃可能不会像其他干预措施那样对结核病控制产生显著影响。然而，将减少复燃与减少传播等措施相结合，可以产生协同效应。

减少感染的传播：为什么近期重大的诊断技术进展难以奏效？

终止结核病战略（End TB Strategy）与其前身——直接督导下的短程化疗（DOTS）和遏制结核病策略（Stop TB Strategy）一样，强调发现并迅速启动对传染性结核病患者的有效治疗。毫无疑问，在灵敏度（痰涂片阴性结核病的敏感性为 60%~80%）、自动化程度（减少对稀缺技术人员的依赖）和同时检测耐药方面，利福平耐药实时荧光定量核酸扩增技术（Xpert MTB/RIF）无疑是一重大进展。然而，与预期的结果相反，尽管在细菌学诊断率、治疗率和治疗开始时间方面有显著改善，多项随机临床试验显示，Xpert MTB/RIF 对患者长期健康（发病率、死亡率）没有影响[269-272]。除了 Xpert MTB/RIF 不是一个真正的即时检测（它不符合目标产品概要标准[194]）外，还有其他包罗万象的原因导致其影响有限，对此，我们的理解还有限。在很多高负担的情境下，快速的经验性治疗是并且仍然是频繁发生的（归因于以前基于

显微技术的诊断方法的不足），而 Xpert MTB/RIF 的主要作用即是替代对真正的阳性结核病患者作经验性治疗的决策[273]。此外，Xpert MTB/RIF 与临床照护的联系差，诊断阳性的病例并没有全部得到有效治疗（包括对多重耐药结核病的治疗），削弱了 Xpert MTB/RIF 的作用[274]。在常规卫生系统方面，国家项目也面临执行方面的挑战（如培训、质量保证、技术支持等），并且没有建立便于评估 Xpert MTB/RIF 在这方面的效果的数据系统。没有建立良好的数据系统错失了重大机会：像南非那样很早就推行 Xpert MTB/RIF 的国家，如果有这样的数据系统，就可能对研究者、其他国家方案和政策制订者提供帮助，其可以作为结核病控制干预的大规模人群现场。但是现在，数据的类型、质量和可访问性都不理想。

Xpert MTB/RIF 最近被超敏结核分枝杆菌和利福平耐药基因检测（Xpert MTB/RIF Ultra）成功取代，它提供了一个重要的改进（但很可能不是变革性的）[275]。在什么环境下推行这项检测很重要，它为预测和评估新检测方法的作用增加了相当大的复杂性，并强调了要重视怎样将检测结果与临床照护进行联系。鉴于患者的治疗途径复杂且高度多样化，评价检测对临床治疗的长期影响是困难的，使人们认识到诊断学研究中长期替代终点研究的重要性被夸大了[276]。

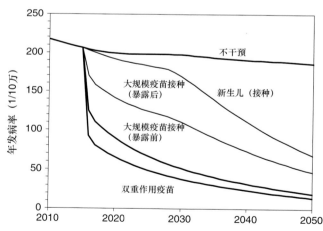

图 2.9 四种疫苗接种策略对结核病发病率的假定影响。采用了一种年龄构成数学模型[20]计算某地接种疫苗对结核病流行的影响，以南亚为例，该地 2015 年的年发病率约为 200/10 万人。到 2050 年，对未感染人群（暴露前）的大规模疫苗接种可将该地年发病率降至 20/10 万人。在印度这样一个高负担国家，这相当于预防 5000 万个病例。在暴露前和暴露后都起作用的双重作用疫苗将额外预防 500 万个病例，将发病率降低到 14/10 万人（From Young DB, and Dye C.[180]）

新药物治疗方案

从流行病学的角度看，药物不仅对降低发病率很重要，而且可能是使患者变成无传染性从而直接减少传播的最迅速的方法（前提是该菌株对该方案敏感）。优化的方案也会减少不良反应导致的非依从性，然而，方案疗效很可能是对发病率和死亡率起长期作用的最重要的单一特征（例如比疗程持续时间更重要）[277]。近期的药物开发和评价主要集中在对药物敏感性和耐药结核病的短程化疗方案上。对于药物敏感性结核病，综合证据显示了短程含氟喹诺酮类药物方案的有效性，但总体上未显示出优于标准的 6 个月方案。对于耐药结核病，提高治愈率的方案因使用二线注射药物而产生严重的不良反应。新的短程耐药结核病化疗方案有助于缩小多重耐药诊断和治疗之间的差距，高负担国家需要重点改善有效药物的获得性。

结论

总体而言，我们对当前结核病流行规模和趋势的评估好坏参半。积极的消息是，全球结核病流行呈下降趋势，但进展缓慢，并且下降速度在全球各地并不一致。发病率和死亡率在 20 世纪 90 年代有所上升，主要原因是艾滋病病毒在非洲的传播以及前苏联国家的社会和经济衰退，在 2005 年，结核病的发病率和死亡率达到了最高水平。

虽然结核病发病率和死亡率的持续下降总体上是令人鼓舞的，但必须加快下降速度，以实现终止结核病的目标[278]。鉴于这种快速下降的速度从未达到，因此需要新的视角、工具和策略来实现这一目标，同时需要加倍关注传统的结核病控制关键举措（即早期诊断和有效治疗）。加速结核病下降的关键是在可持续发展目标范围内坚持全民健康覆盖的原则。这就要求承认贫困状况和社会经济因素是结核病流行的关键驱动因素，需要将这些因素纳入结核病报告、研究和当地特有的干预措施中。改变与人口因素相关的风险因素（如营养）的更广泛举措无疑也将改善结核病控制，应该得到鼓励。缩小结核病分级管理与加强必要的卫生保健系统之间的差距仍然是关键首要事项，这对耐药性结核病来说是最紧要的，因为除非每年能正确诊断和有效治疗更多的病例，否则多重耐药结核病的流行不可能减少。

创新技术，特别是诊断领域的创新技术不断出现，结核病界必须做好对这些工具进行快速评估的准备，并确定这些技术能够提供足够的健康效益以平衡成本的使用场景和应用策略。结核病药物研发进展相对较慢以及缺乏有希望的处于临床试验后期的候选疫苗是突出的主要不足，尤其是疫苗，因为大多数模型表明，如果没有改进的疫苗，全球的控制目标是不可能实现的。尽管如此，利用现有和不久即将获得的技术，包括找到结核病发病的根本原因，都可以达到更好地控制结核病流行的目的。流行病学家必须提供证据，促进对这些工具和战略的采用，并进一步调动所需的资源来帮助终止结核病。

参考文献

1. Stop TB Partnership, *The paradigm shift 2016–2020, Global Plan to End TB*. United Nations Office for Project Services, UNOPS, Geneva Switzerland, 2015.
2. Streiner DL, Norman GR, and Blum HM. *PDQ Epidemiology*. Toronto: B.C. Decker Inc, 1989.
3. Keeling MJ, and Rohani P. *Modeling Infectious Diseases in Humans and Animals*. Princeton: Princeton University Press, 2007.
4. Raviglione MC, and Uplekar MW. WHO's new Stop TB Strategy. *Lancet*. 2006;367:952–955.
5. World Health Organization. *Global Tuberculosis Control: Who Report 2011*. Geneva: World Health Organization, 2011.
6. Frick M. *2016 report on tuberculosis research funding trends, 2005–2015: no time to lose*. Treatment Action Group, 2016.
7. Houben RM, and Dodd PJ. The global burden of latent tuberculosis infection: A re-estimation using mathematical modelling. *PLoS Med*. 2016;13(10):e1002152.
8. World Health Organization. *Global Tuberculosis Report*: Geneva, Switzerland, 2017.
9. Straetemans M et al. Assessing tuberculosis case fatality ratio: A meta-analysis. *PLOS ONE*. 2011;6(6):e20755.
10. Houben R, Odone A, and Grant A. TB Case Fatality Ratio by patient stratum for Spectrum TB. 2013.
11. Lopez A et al., eds. *Global Burden of Disease and Risk Factors*. New York: The World Bank and Oxford University Press, 2006.
12. Dye C et al. Global burden of tuberculosis. Estimated incidence, prevalence, and mortality by country. *JAMA*. 1999;282(7):677–686.
13. Dye C et al. Measuring tuberculosis burden, trends and the impact of control programmes. *Lancet Infect Dis*. 2008;8:233–243.
14. Robertson SE, and Valadez JJ. Global review of health care surveys using lot quality assurance sampling (LQAS), 1984–2004. *Soc Sci Med*. 2006;63(6):1648–1660.
15. Styblo K. *Epidemiology of Tuberculosis*. 2nd ed. The Hague: KNCV Tuberculosis Foundation. 136, 1991.
16. Bourdin Trunz B, Fine P, and Dye C. Effect of BCG vaccination on childhood tuberculous meningitis and miliary tuberculosis worldwide: A meta-analysis and assessment of cost-effectiveness. *Lancet*. 2006;367:1173–1180.
17. van Leth F, Van der Werf MJ, and Borgdorff MW. Prevalence of tuberculous infection and incidence of tuberculosis: A re-assessment of the Styblo rule. *Bull WHO*. 2008;86:20–26.
18. Sutherland I, Svandova E, and Radhakrishna S. The development of clinical tuberculosis following infection with tubercle bacilli. 1. A theoretical model for the development of clinical tuberculosis following infection, linking from data on the risk of tuberculous infection and the incidence of clinical tuberculosis in the Netherlands. *Tubercle*. 1982;63:255–268.
19. Vynnycky E, and Fine PEM. The natural history of tuberculosis: The implications of age-dependent risks of disease and the role of reinfection. *Epidemiol Infect*. 1997;119:183–201.
20. Dye C et al. Prospects for worldwide tuberculosis control under the WHO DOTS strategy. Directly observed short-course therapy. *Lancet*. 1998;352:1886–1891.
21. Sutherland I. *The ten-year incidence of clinical tuberculosis following "conversion" in 2,550 individuals aged 14 to 19 years*. Tuberculosis Surveillance and Research Unit Progress Report, KNCV, The Hague. 1968.
22. Borgdorff MW et al. The incubation period distribution of tuberculosis estimated with a molecular epidemiological approach. *Int J Epidemiol*. 2011;40:964–970.
23. Andrews JR et al. Risk of progression to active tuberculosis following reinfection with *Mycobacterium tuberculosis*. *Clin Infect Dis*. 2012;54:784–791.
24. Dye C et al. Prospects for worldwide tuberculosis control under the WHO DOTS strategy. *Lancet*. 1998;352:1886–1891.
25. de Viedma DG, Marin M, Hernangomez S, Diaz M, Serrano MJR, Alcala L, and Bouza E. Reinfection plays a role in a population whose clinical/epidemiological characteristics do not favor reinfection. *Arch Intern Med*. 2002;162:1873–1879.
26. Richardson M et al. Multiple *Mycobacterium tuberculosis* strains in early cultures from patients in a high-incidence community setting. *J Clin Microbiol*. 2002;40:2750–2754.
27. Mathema B et al. Molecular epidemiology of tuberculosis: Current insights. *Clin Microbiol Rev*. 2006;19(4):658–685.
28. Chiang CY, and Riley LW. Exogenous reinfection in tuberculosis. *Lancet Infect Dis*. 2005;5:629–636.
29. Tiemersma EW et al. Natural history of tuberculosis: Duration and fatality of untreated pulmonary tuberculosis in HIV negative patients: A systematic review. *PLOS ONE*. 2011;6:e17601.
30. Dorman SE et al. Xpert MTB/RIF Ultra for detection of *Mycobacterium tuberculosis* and rifampicin resistance: A prospective multicentre diagnostic accuracy study. *Lancet Infect Dis*. 2017.
31. Krebs W. Die Fälle von Lungentuberkulose in der aargauischen Heilstätte Barmelweid aus den Jahren 1912–1927. *Beiträge zur Klinik der Tuberkulose*. 1930;74:345–379.
32. Rieder HL. *Epidemiologic Basis of Tuberculosis Control*. 1st ed. Paris: International Union Against Tuberculosis and Lung Disease, 1999, 1–162.

33. Dye C. *The Population Biology of Tuberculosis*. Princeton University Press, 2015.
34. Grigg ERN. The arcana of tuberculosis. With a brief epidemiologic history of the disease in the U.S.A. *Am Rev Tuberc*. 1958;78:151–172.
35. Blower SM et al. The intrinsic transmission dynamics of tuberculosis epidemics. *Nat Med*. 1995;1:815–821.
36. Murray CJL, and Salomon JA. Modeling the impact of global tuberculosis control strategies. *Proc Natl Acad Sci USA*. 1998;95:13881–13886.
37. Dowdy DW, Dye C, and Cohen T. Data needs for evidence-based decisions: A tuberculosis modeler's 'wish list'. *Int J Tuberc Lung Dis*. 2013;17(7):866–877.
38. Vynnycky E, and Fine PEM. The long-term dynamics of tuberculosis and other diseases with long serial intervals: Implications of and for changing reproduction numbers. *Epidemiol Infect*. 1998;121:309–324.
39. Dye C, and Espinal MA. Will tuberculosis become resistant to all antibiotics? *Proceedings of the Royal Society of London Series B, Biological Sciences*. 2001;268:45–52.
40. Kendall EA, Fofana MO, and Dowdy DW. Burden of transmitted multidrug resistance in epidemics of tuberculosis: A transmission modelling analysis. *Lancet Respir Med*. 2015;3(12):963–972.
41. Hermans S, Horsburgh Jr CR, and Wood R. A century of tuberculosis epidemiology in the Northern and Southern Hemisphere: The differential impact of control interventions. *PLOS ONE*. 2015;10(8):e0135179.
42. Davies RPO et al. Historical declines in tuberculosis in England and Wales: Improving social conditions or natural selection? *Int J Tuberc Lung Dis*. 1999;3:1051–1054.
43. McFarlane N. Hospitals, housing and tuberculosis in Glasgow. *Soc Hist Med*. 1989;2(59–85):59–85.
44. Vynnycky E, and Fine PEM. Interpreting the decline in tuberculosis: The role of secular trends in effective contact. *Int J Epidemiol*. 1999;28:327–334.
45. McKeown T, and Record RG. Reasons for the decline in mortality in England and Wales in the nineteenth century. *Popul Stud*. 1962;16:94–122.
46. Edwards LB et al. Height, weight, tuberculous infection, and tuberculous disease. *Arch Environ Health*. 1971;22:106–112.
47. Bhargava A et al. Can social interventions prevent tuberculosis? The Papworth experiment (1918–1943) revisited. *Am J Respir Crit Care Med*. 2012;186(5):442–449.
48. Lowell AM, Edwards LB, and Palmer CE. *Tuberculosis. Vital and Health Statistics Monographs, American Public Health Association*. Cambridge: Harvard University Press, 1969.
49. Lipsitch M, and Sousa AO. Historical intensity of natural selection for resistance to tuberculosis. *Genetics*. 2002;161:1599–1607.
50. Kato-Maeda M et al. Comparing genomes within the species *Mycobacterium tuberculosis*. *Genome Res*. 2001;11:547–554.
51. Mostowy S et al. Genomic deletions suggest a phylogeny for the *Mycobacterium tuberculosis* complex. *J Infect Dis*. 2002;186(1):74–80.
52. Newton SM et al. A deletion defining a common Asian lineage of *Mycobacterium tuberculosis* associates with immune subversion. *Proc Natl Acad Sci USA*. 2006;103:15594–15598.
53. Lopez B et al. A marked difference in pathogenesis and immune response induced by different *Mycobacterium tuberculosis* genotypes. *Clin Exp Immunol*. 2003;133:30–37.
54. Merker M et al. Evolutionary history and global spread of the *Mycobacterium tuberculosis* Beijing lineage. *Nat Genet*. 2015.
55. Shafer RW, and Edlin BR. Tuberculosis in patients infected with human immunodeficiency virus: Perspective on the past decade. *Clin Infect Dis*. 1996;22:683–704.
56. Freedberg KA, Losina E, Weinstein MC, Paltiel AD, Cohen CJ, Seage GR, Craven DE, Zhang H, Kimmel AD, and Goldie SJ. The cost effectiveness of combination antiretroviral therapy for HIV disease. *N Engl J Med*. 2001;344:824–831.
57. Badri M, Wilson D, and Wood R. Effect of highly active antiretroviral therapy on incidence of tuberculosis in South Africa: A cohort study. *Lancet*. 2002;359:2059–2064.
58. Antonucci G et al. Risk factors for tuberculosis in HIV-infected persons. A prospective cohort study. The Gruppo Italiano di Studio Tubercolosi e AIDS (GISTA). *JAMA*. 1995;274:143–148.
59. Selwyn PA et al. A prospective study of the risk of tuberculosis among intravenous drug users with human immunodeficiency virus infection. *N Engl J Med*. 1989;320:545–550.
60. Williams BG, and Dye C. Antiretroviral drugs for tuberculosis control in the era of HIV/AIDS. *Science*. 2003;301:1535–1537.
61. Yazdanpanah Y et al. Incidence of primary opportunistic infections in two human immunodeficiency virus-infected French clinical cohorts. *Int J Epidemiol*. 2001;30:864–871.
62. Stevenson CR et al. Diabetes and the risk of tuberculosis: A neglected threat to public health? *Chronic Illn*, in press.
63. Jeon CY, and Murray MB. Diabetes mellitus increases the risk of active tuberculosis: A systematic review of 13 observational studies. *PLoS Med*. 2008;5:e152.
64. Imtiaz S et al. Alcohol consumption as a risk factor for tuberculosis: Meta-analyses and burden of disease. *Eur Respir J*. 2017;50(1):1700216.
65. Corbett EL et al. Risk factors for pulmonary mycobacterial disease in South African gold miners. A case-control study. *Am J Respir Crit Care Med*. 1999;159(1):94–99.
66. van Lettow M, Fawzi WW, and Semba RD. Triple trouble: The role of malnutrition in tuberculosis and human immunodeficiency virus co-infection. *Nutr Rev*. 2003;61:81–90.
67. Cegielski JP, and McMurray DN. The relationship between malnutrition and tuberculosis: Evidence from studies in humans and experimental animals. *Int J Tuberc Lung Dis*. 2004;8:286–298.
68. Comstock GW, and Palmer CE. Long-term results of BCG vaccination in the southern United States. *Am Rev Resp Dis*. 1966;93:171–183.
69. Lönnroth K et al. Tuberculosis control and elimination 2010–50: Cure, care, and social development. *Lancet*. 2010;375:1814–1829.
70. Cuhadaroglu C et al. Increased risk of tuberculosis in health care workers: A retrospective survey at a teaching hospital in Istanbul, Turkey. *BioMed Central Infect Dis*. 2002;2:14.
71. Geng E et al. Changes in the transmission of tuberculosis in New York City from 1990 to 1999. *N Engl J Med*. 2002;346:1453–1458.
72. Carvalho AC et al. Transmission of *Mycobacterium tuberculosis* to contacts of HIV-infected tuberculosis patients. *Am J Respir Crit Care Med*. 2001;164:2166–2171.
73. Besser RE et al. Risk factors for positive mantoux tuberculin skin tests in children in San Diego, California: Evidence for boosting and possible foodborne transmission. *Pediatrics*. 2001;108(2):305–10.
74. van Geuns HA, Meijer J, and Styblo K. Results of contact examination in Rotterdam, 1967–1969. *Tuberculosis Surveillance Research Unit Report No. 3*. 1975;50:107–121.
75. Lin HH, Ezzati M, and Murray M. Tobacco smoke, indoor air pollution and tuberculosis: A systematic review and meta-analysis. *PLoS Med*. 2007;4–e20:173–189.
76. Slama K et al. Tobacco and tuberculosis: A qualitative systematic review and meta-analysis. *Int J Tuberc Lung Dis*. 2007;10:1049–1061.
77. Sonnenberg P et al. HIV-1 and recurrence, relapse, and reinfection of tuberculosis after cure: A cohort study in South African mineworkers. *Lancet*. 2001;358(9294):1687–93.
78. Perez-Padilla R et al. Cooking with biomass stoves and tuberculosis: A case control study. *Int J Tuberc Lung Dis*. 2001;5:441–447.
79. Gangaidzo IT et al. Association of pulmonary tuberculosis with increased dietary iron. *J Infect Dis*. 2001;184:936–939.
80. Wilkinson RJ et al. Influence of vitamin D deficiency and vitamin D receptor polymorphisms on tuberculosis among Gujarati Asians in west London: A case-control study. *Lancet*. 2000;355:618–621.
81. Nnoaham KE, and Clarke A. Low serum vitamin D levels and tuberculosis: A systematic review and meta-analysis. *Int J Epidemiol*. 2008;37:113–119.
82. Bellamy R et al. Variations in the NRAMP1 gene and susceptibility to tuberculosis in West Africans. *N Engl J Med*. 1998;338:640–644.
83. Zachariah R et al. Moderate to severe malnutrition in patients with tuberculosis is a risk factor associated with early death. *Trans R Soc Trop Med Hyg*. 2002;96:291–294.
84. Toungoussova OS et al. Drug resistance of *Mycobacterium tuberculosis* strains isolated from patients with pulmonary tuberculosis in Archangels, Russia. *Int J Tuberc Lung Dis*. 2002;6:406–414.
85. Sevim T et al. Treatment adherence of 717 patients with tuberculosis in a social security system hospital in Istanbul, Turkey. *Int J Tuberc Lung Dis*. 2002;6:25–31.
86. Abos-Hernandez R, and Olle-Goig JE. Patients hospitalised in Bolivia with pulmonary tuberculosis: Risk factors for dying. *Int J Tuberc Lung Dis*. 2002;6(6):470–4.
87. Pablos-Méndez A et al. Nonadherence in tuberculosis treatment: Predictors and consequences in New York City. *Am J Med* 1997;102:164–170.
88. Theron G et al. Psychological distress and its relationship with non-adherence to TB treatment: A multicentre study. *BMC Infect Dis*. 2015;15(1):253.
89. Baker MA et al. The impact of diabetes on tuberculosis treatment outcomes: A systematic review. *BMC Med*. 2011;9:81.
90. Jo K-W et al. Risk factors for 1-year relapse of pulmonary tuberculosis treated with a 6-month daily regimen. *Respir Med*. 2014;108(4):654–659.
91. Abel L et al. Genetics of human susceptibility to active and latent tuberculosis: Present knowledge and future perspectives. *Lancet Infect Dis*. 2017.
92. Grange JM et al. Historical declines in tuberculosis: Nature, nurture and the biosocial model. *Int J Tuberc Lung Dis*. 2001;5:208–212.
93. Goldfeld AE et al. Association of an HLA-DQ allele with clinical tuberculosis. *JAMA*. 1998;279:226–228.
94. Hill AV. Aspects of genetic susceptibility to human infectious diseases. *Annu Rev Genet*. 2006;40:469–486.
95. Fernando SL, and Britton WJ. Genetic susceptibility to mycobacterial disease in humans. *Immunol Cell Biol*. 2006;84:125–137.
96. Liu PT et al. Toll-like receptor triggering of a vitamin D-mediated human antimicrobial response. *Science*. 2006;311:1770–1773.
97. Gao L et al. Vitamin D receptor genetic polymorphisms and tuberculosis: Updated systematic review and meta-analysis. *Int J Tuberc Lung Dis*. 2010;14:15–23.
98. Greenwood CM, Fujiwara TM, and Boothroyd LJ. Linkage of tuberculosis to chromosome 2q35 loci, including NRAMP1, in a large aboriginal Canadian family. *Am J Hum Genet*. 2000;67:405–416.
99. Curtis J et al. Susceptibility to tuberculosis is associated with variants in the ASAP1 gene encoding a regulator of dendritic cell migration. *Nat Genet*. 2015;47(5):523.
100. Salie M et al. Association of toll-like receptors with susceptibility to tuberculosis suggests sex-specific effects of TLR8 polymorphisms. *Infect Genet Evol*. 2015;34:221–229.
101. Alm JS et al. Atopy in children in relation to BCG vaccination and genetic polymorphisms at SLC11A1 (formerly NRAMP1) and D2S1471. *Genes Immun*. 2002;3:71–77.
102. Schurr E. Is susceptibility to tuberculosis acquired or inherited? *J Intern Med*. 2007;261(2):106–111.
103. Lewis SJ, Baker I, and Davey Smith G. Meta-analysis of vitamin D receptor polymorphisms and pulmonary tuberculosis risk. *Int J Tuberc Lung Dis*. 2005;9:1174–1177.
104. Martineau AR et al. High-dose vitamin D3 during intensive-phase antimicrobial treatment of pulmonary tuberculosis: A double-blind randomised controlled trial. *Lancet*. 2011;377(9761):242–250.
105. Corbett EL et al. HIV-1/AIDS and the control of other infectious diseases in Africa. *Lancet*. 2002;359:2177–2187.
106. Corbett EL et al. The growing burden of tuberculosis: Global trends and interactions with the HIV epidemic. *Arch Intern Med*. 2003;163:1009–1021.
107. Middelkoop K et al. Transmission of tuberculosis in a South African community with a high prevalence of HIV infection. *J Infect Dis*. 2014;211(1):53–61.
108. Corbett EL et al. Human immunodeficiency virus and the prevalence of undiagnosed tuberculosis in African gold miners. *Am J Respir Crit Care Med*. 2004;170:673–679.
109. Wood R et al. Undiagnosed tuberculosis in a community with high HIV prevalence: Implications for tuberculosis control. *Am J Respir Crit Care Med*. 2007;175:87–93.
110. Getahun H et al. Diagnosis of smear-negative pulmonary tuberculosis in people with HIV infection or AIDS in resource-constrained settings: Informing urgent policy changes. *Lancet*. 2007;369:2042–2049.
111. Williams BG et al. Antiretroviral therapy for tuberculosis control in nine African countries. *Proc Natl Acad Sci USA*. 2010;107:19485–19489.
112. Suthar AB et al. Antiretroviral therapy for prevention of HIV-associated tuberculosis in developing countries: A systematic review and meta-analysis. *PLoS Med*. 2012;9:e1001270.
113. Akolo C et al. Treatment of latent tuberculosis infection in HIV infected persons. *Cochrane Database Syst Rev*. 2010;(1):CD000171.
114. Lawn SD et al. Screening for HIV-associated tuberculosis and rifampicin resistance before antiretroviral therapy using the Xpert MTB/RIF assay: A prospective study. *PLoS Med*. 2011;8(7):e1001067.
115. Shilova MV, and Dye C. The resurgence of tuberculosis in Russia. *Philos Trans Roy Soc London. Ser B, Biol Sci*. 2001;356:1069–1075.
116. Toungoussova OS, Bjune G, and Caugant DA. Epidemic of tuberculosis in the former Soviet Union: Social and biological reasons. *Tuberculosis (Edinb)*. 2006;86:1–10.
117. Atun RA et al. Barriers to sustainable tuberculosis control in the Russian Federation health system. *Bull WHO*. 2005;83:217–223.
118. Stone R. Social science. Stress: The invisible hand in Eastern Europe's death rates. *Science*. 2000;288:1732–1733.
119. Leon DA et al. Hazardous alcohol drinking and premature mortality in Russia: A population based case-control study. *Lancet*. 2007;369(9578):2001–2009.
120. Borgdorff MW et al. Analysis of tuberculosis transmission between nationalities in the Netherlands in the period 1993–1995 using DNA fingerprinting. *Am J Epidemiol*. 1998;147(2):187–195.
121. Murray MB. Molecular epidemiology and the dynamics of tuberculosis transmission among foreign-born people. *CMAJ*. 2002;167(4):355–356.
122. Lillebaek T et al. Persistent high incidence of tuberculosis in immigrants in a low-incidence country. *Emerg Infect Dis*. 2002;8:679–684.
123. Verver S et al. Tuberculosis infection in children who are contacts of immigrant tuberculosis patients. *Eur Respir J*. 2005;26:126–132.
124. Borgdorff MW et al. Transmission of *Mycobacterium tuberculosis* depending on the age and sex of source cases. *Am J Epidemiol*. 2001;154:934–943.
125. Pareek M et al. Screening of immigrants in the UK for imported latent tuberculosis: A multicentre cohort study and cost-effectiveness analysis. *Lancet Infect Dis*. 2011;11:435–444.
126. Vynnycky E et al. Limited impact of tuberculosis control in Hong Kong: Attributable to high risks of reactivation disease. *Epidemiol Infect*. 2008;136:943–952.
127. Wu P et al. The transmission dynamics of tuberculosis in a recently developed Chinese city. *PLOS ONE*. 2010;5:e10468.
128. Sreevatsan S et al. Restricted structural gene polymorphism in the *Mycobacterium tuberculosis* complex indicates evolutionarily recent global dissemination. *Proc Natl Acad Sci USA*. 1997;94:9869–9874.
129. Musser JM, Amin A, and Ramaswamy S. Negligible genetic diversity of *Mycobacterium tuberculosis* host immune system protein targets: Evidence of limited selective pressure. *Genetics*. 2000;155:7–16.
130. Gagneux S. Ecology and evolution of *Mycobacterium tuberculosis*. *Nat Rev Microbiol*. 2018; 16(4):202–13.
131. Metcalfe JZ et al. Cryptic microheteroresistance explains mycobacterium tuberculosis phenotypic resistance. *Am J Respir Crit Care Med*. 2017 November 1;196(9):1191–201.
132. Lieberman TD et al. Genomic diversity in autopsy samples reveals within-host dissemination of HIV-associated *Mycobacterium tuberculosis*. *Nat Med*. 2016;22(12):1470.
133. Prideaux B et al. The association between sterilizing activity and drug distribution into tuberculosis lesions. *Nat Med*. 2015;21(10):1223.
134. Gutacker MM et al. Single-nucleotide polymorphism-based population genetic analysis of *Mycobacterium tuberculosis* strains from 4 geographic sites. *J Infect Dis*. 2006;193:121–128.
135. Filliol I et al. Global phylogeny of *Mycobacterium tuberculosis* based on single nucleotide polymorphism (SNP) analysis: Insights into tuberculosis evolution, phylogenetic accuracy of other DNA fingerprinting systems, and recommendations for a minimal standard SNP set. *J Bacteriol*. 2006;188:759–772.
136. Hershberg R et al. High functional diversity in *Mycobacterium tuberculosis* driven by genetic drift and human demography. *PLoS Biol*. 2008;6:e311.

137. Mathema B et al. Epidemiologic consequences of microvariation in *Mycobacterium tuberculosis*. *J Infect Dis*. 2012;205:964–974.
138. Nicol MP and Wilkinson RJ. The clinical consequences of strain diversity in *Mycobacterium tuberculosis*. *Trans R Soc Trop Med Hyg*. 2008;102:955–965.
139. Barczak AK et al. In vivo phenotypic dominance in mouse mixed infections with *Mycobacterium tuberculosis* clinical isolates. *J Infect Dis*. 2005;192:600–606.
140. De Steenwinkel JEM et al. Drug susceptibility of *Mycobacterium tuberculosis* Beijing genotype, association with MDR TB. *Emerg Infect Dis*. 2012;18:660–663.
141. Fenner L et al. Effect of mutation and genetic background on drug resistance in *Mycobacterium tuberculosis*. *Antimicrob Agents Chemother*. 2012;56:3047–3053.
142. Basu S, Orenstein E, and Galvani AP. The theoretical influence of immunity between strain groups on the progression of drug-resistant tuberculosis epidemics. *J Infect Dis*. 2008;198:1502–1513.
143. Cohen T, Colijn C, and Murray M. Modeling the effects of strain diversity and mechanisms of strain competition on the potential performance of new tuberculosis vaccines. *Proc Natl Acad Sci USA*. 2008;105:16302–16307.
144. Colijn C, Cohen T, and Murray M. Latent coinfection and the maintenance of strain diversity. *Bull Math Biol*. 2009;71:247–263.
145. Middlebrook G and Cohn ML. Some observations on the pathogenicity of isoniazid-resistant variants of tubercle bacilli. *Science*. 1953;118(3063):297–299.
146. Gagneux S et al. The competitive cost of antibiotic resistance in *Mycobacterium tuberculosis*. *Science*. 2006;312(5782):1944–1946.
147. Ford CB et al. *Mycobacterium tuberculosis* mutation rate estimates from different lineages predict substantial differences in the emergence of drug-resistant tuberculosis. *Nat Genet*. 2013;45(7):784.
148. Eldholm V et al. Armed conflict and population displacement as drivers of the evolution and dispersal of *Mycobacterium tuberculosis*. *Proc Natl Acad Sci USA*. 2016;113(48):13881–13886.
149. Köser CU et al. Routine use of microbial whole genome sequencing in diagnostic and public health microbiology. *PLoS Pathog*. 2012;8(8):e1002824.
150. UNITAID. *Tuberculosis Diagnostic Technology Landscape*. Geneva, Switzerland: World Health Organization, 2017 [cited 2017 October 25]; Available from: https://unitaid.eu/assets/2017-Unitaid-TB-Diagnostics-Technology-Landscape.pdf.
151. Cain KP et al. The movement of multidrug-resistant tuberculosis across borders in East Africa needs a regional and global solution. *PLoS Med*. 2015;12(2):e1001791.
152. Comas I et al. Out-of-Africa migration and Neolithic coexpansion of *Mycobacterium tuberculosis* with modern humans. *Nat Genet*. 2013;45(10):1176.
153. Shirakawa T et al. The inverse association between tuberculin responses and atopic disorder. *Science*. 1997;275(5296):77–9.
154. Obihara CC et al. Inverse association between *Mycobacterium tuberculosis* infection and atopic rhinitis in children. *Allergy*. 2005;60:1121–1125.
155. von Mutius E et al. International patterns of tuberculosis and the prevalence of symptoms of asthma, rhinitis, and eczema. *Thorax*. 2000;55:449–453.
156. Shirtcliffe P, Weatherall M, Beasley R. An inverse correlation between estimated tuberculosis notification rates and asthma symptoms. *Respirology*. 2002;7:153–155.
157. Baccioglu Kavut A et al. Association between tuberculosis and atopy: Role of the CD14-159C/T polymorphism. *J Investig Allergol Clin Immunol*. 2012;22:201–207.
158. Hopkin JM. Atopy, asthma, and the mycobacteria. *Thorax*. 2000;55:443–445.
159. Obihara CC et al. Respiratory atopic disease, Ascaris-immunoglobulin E and tuberculin testing in urban South African children. *Clin Exp Allergy*. 2006;36:640–648.
160. Ferreira AP et al. Can the efficacy of bacille Calmette-Guerin tuberculosis vaccine be affected by intestinal parasitic infections? *J Infect Dis*. 2002;186(3):441–442.
161. Perry S et al. Infection with *Helicobacter pylori* is associated with protection against tuberculosis. *PLOS ONE*. 2010;5(1):e8804.
162. Majlessi L et al. Colonization with *Helicobacter* is concomitant with modified gut microbiota and drastic failure of the immune control of *Mycobacterium tuberculosis*. *Mucosal Immunology*. 2017.
163. Aaby P et al. Randomized trial of BCG vaccination at birth to low-birth-weight children: Beneficial nonspecific effects in the neonatal period? *J Infect Dis*. 2011;204(2):245–252.
164. Storgaard L et al. Development of BCG scar and subsequent morbidity and mortality in rural Guinea-Bissau. *Clin Infect Dis*. 2015;61(6):950–959.
165. Group KPT. Randomised controlled trial of single BCG, repeated BCG, or combined BCG and killed *Mycobacterium leprae* vaccine for prevention of leprosy and tuberculosis in Malawi. *Lancet*. 1996;348:17–24.
166. Lietman T, Porco T, and Blower S. Leprosy and tuberculosis: The epidemiological consequences of cross-immunity. *Am J Public Health*. 1997;87:1923–1927.
167. NCD Alliance, 2018 is the year to stand together against NCDs and TB [cited 2018 March 28]; Available from: https://ncdalliance.org/news-events/blog/2018-is-the-year-to-stand-together-against-ncds-and-tb.
168. The Lancet Diabetes Endocrinology, Diabetes and tuberculosis —a wake-up call. *Lancet Diabetes Endocrinol*. 2014;2(9):677.
169. Whiting DR et al. IDF diabetes atlas: Global estimates of the prevalence of diabetes for 2011 and 2030. *Diabetes Res Clin Pract*. 2011;94(3):311–321.
170. Creswell J et al. Tuberculosis and noncommunicable diseases: Neglected links and missed opportunities. *Eur Respiratory Soc*.2011.
171. Martinez N, and Kornfeld H. Diabetes and immunity to tuberculosis. *Eur J Immunol*. 2014;44(3):617–626.
172. Riza AL et al. Clinical management of concurrent diabetes and tuberculosis and the implications for patient services. *Lancet Diabetes Endocrinol*. 2014;2(9):740–753.
173. Uplekar M et al. WHO's new End TB Strategy. *Lancet*. 2015;385(9979):1799–1801.
174. Munro SA et al. Patient adherence to tuberculosis treatment: A systematic review of qualitative research. *PLoS Med*. 2007;4(7):e238.
175. Garner P et al. Promoting adherence to tuberculosis treatment. *Bull WHO*. 2007;85(5):404–406.
176. World Health Organization, Manual on use of routine data quality assessment (RDQA) tool for TB monitoring. 2011.
177. World Health Organization, Standards and benchmarks for tuberculosis surveillance and vital registration systems: Checklist and User Guide. *WHO/JTM/TB/2014.02*. 2014: Geneva, Switzerland.
178. World Health Organization, *Understanding and Using Tuberculosis Data*. 2014: World Health Organization.
179. Dye C et al. Targets for global tuberculosis control. *Int J Tuberc Lung Dis*. 2006;10:460–462.
180. Young DB, and Dye C. The development and impact of tuberculosis vaccines. *Cell*. 2006;124:683–687.
181. Dowdy DW, and Chaisson RE. The persistence of tuberculosis in the age of DOTS: Reassessing the effect of case detection. *Bull WHO*. 2009;87:296–304.
182. Dye C. Tuberculosis 2000–2010: Control, but not elimination. *Int J Tuberc Lung Dis*. 2000;4:S146–152.
183. Chakravorty S et al. The new Xpert MTB/RIF Ultra: Improving detection of *Mycobacterium tuberculosis* and resistance to rifampin in an assay suitable for point-of-care testing. *mBio*. 2017;8(4): e00812–17.
184. Petruccioli E et al. Correlates of tuberculosis risk: Predictive biomarkers for progression to active tuberculosis. *Eur Respir J*. 2016:ERJ-01012-2016.
185. Zak DE et al. A blood RNA signature for tuberculosis disease risk: A prospective cohort study. *Lancet*. 2016;387(10035):2312–2322.
186. Vree M et al. Tuberculosis trends, Vietnam. *Emerg Infect Dis*. 2007;13:332–333.
187. Buu TN et al. Decrease in risk of tuberculosis infection despite increase in tuberculosis among young adults in urban Vietnam. *Int J Tuberc Lung Dis*. 2010;14:289–295.
188. Grzybowski S, Styblo K, and Dorken E. Tuberculosis in Eskimos. *Tubercle*. 1976;57(supplement):S1–S58.
189. Dye C et al. Evaluating the impact of tuberculosis control: Number of deaths prevented by short-course chemotherapy in China. *Int J Epidemiol*. 2000;29:558–564.
190. Suarez PG et al. The dynamics of tuberculosis in response to 10 years of intensive control effort in Peru. *J Infect Dis*. 2001;184:473–478.
191. Toman K. *Tuberculosis Case-Finding and Chemotherapy. Questions and Answers*. 1st ed. Geneva: World Health Organization, 1979, 1–239.
192. Naidoo P et al. The South African tuberculosis care cascade: Estimated losses and methodological challenges. *J Infect Dis*. 2017;216(suppl_7):S702–S713.
193. Getahun H et al. Development of a standardized screening rule for tuberculosis in people living with HIV in resource-constrained settings: Individual participant data meta-analysis of observational studies. *PLoS Med*. 2011;18;8(1):e1000391.
194. World Health Organization, High-priority target product profiles for new tuberculosis diagnostics: Report of a consensus meeting. Geneva, Switzerland, 2014.
195. Kasaie P et al. Timing of tuberculosis transmission and the impact of household contact tracing. An agent-based simulation model. *Am J Respir Crit Care Med*. 2014;189(7):845–852.
196. Marks GB et al. Effectiveness of postmigration screening in controlling tuberculosis among refugees: A historical cohort study, 1984–1998. *Am J Public Health*. 2001;91:1797–1799.
197. Solsona J et al. Screening for tuberculosis upon admission to shelters and free-meal services. *Eur J Epidemiol*. 2001;17:123–128.
198. Noertjojo K et al. Contact examination for tuberculosis in Hong Kong is useful. *Int J Tuberc Lung Dis*. 2002;6:19–24.
199. Claessens NJM et al. High frequency of tuberculosis in households of index TB patients. *Int J Tuberc Lung Dis*. 2002;6:266–269.
200. Nyangulu DS et al. Tuberculosis in a prison population in Malawi. *Lancet*. 1997;350:1284–1287.
201. Calligaro GL et al. Effect of new tuberculosis diagnostic technologies on community-based intensified case finding: A multicentre randomised controlled trial. *Lancet Infect Dis*. 2017; 17(4):441–450.
202. Corbett EL et al. Comparison of two active case-finding strategies for community-based diagnosis of symptomatic smear-positive TB and control of infectious TB in Harare, Zimbabwe (DETECTB): A cluster-randomised trial. *Lancet*. 2010;376:1244–1253.
203. Golub JE et al. Active case finding of tuberculosis: Historical perspective and future prospects. *Int J Tuberc Lung Dis*. 2005; 9:1183–1203.
204. Marx FM et al. Tuberculosis control interventions targeted to previously treated people in a high-incidence setting: A modelling study. *Lancet Glob Health*. 2018;6(4):e426–e435.
205. Kranzer K et al. A systematic literature review of the benefits to communities and individuals of screening for active tuberculosis disease. In preparation, 2012.
206. Ayles H et al. Effect of household and community interventions on the burden of tuberculosis in southern Africa: The ZAMSTAR community-randomised trial. *Lancet*. 2013; 382(9899):1183–1194.
207. Getahun H, and Raviglione M. Household tuberculosis interventions—How confident are we? *Lancet*. 2013;382(9899):1157–1159.
208. Currie CS et al. Tuberculosis epidemics driven by HIV: Is prevention better than cure? *AIDS*. 2003;17:2501–2508.
209. Dodd PJ, White RG, and Corbett EL. Periodic active case finding: When to look? *PLOS ONE*. 2012;6:e29130.
210. Wang L et al. Prevalence and trends in smear-positive and bacteriologically-confirmed pulmonary tuberculosis in China in 2010. Unpublished. 2012.
211. Churchyard G et al. Community-wide isoniazid preventive therapy does not improve TB control among gold miners: The Thibela TB study, South Africa. in *19th Conference on Retroviruses and Opportunistic Infections*. 2012. Seattle.
212. Houben RM et al. Feasibility of achieving the 2025 WHO global tuberculosis targets in South Africa, China, and India: A combined analysis of 11 mathematical models. *Lancet Glob Health*. 2016;4(11):e806–e815.
213. Dowdy DW et al. Designing and evaluating interventions to halt the transmission of tuberculosis. *J Infect Dis*. 2017;216(suppl_6):S654–S661.
214. Subbaraman R et al. The tuberculosis cascade of care in India's public sector: A systematic review and meta-analysis. *PLoS Med*. 2016;13(10):e1002149.
215. Cazabon D et al. Quality of tuberculosis care in high burden countries: The urgent need to address gaps in the care cascade. *Int J Infect Dis*. 2017;56:111–116.
216. Cohn DL, and El-Sadr WM. Treatment of latent tuberculosis infection. In: Reichman LB, and Hershfield E (eds.). *Tuberculosis: A comprehensive international approach*. New York: Marcel Dekker, 2000.
217. Lee LM et al. Low adherence to guidelines for preventing TB among persons with newly diagnosed HIV infection, United States. *Int J Tuberc Lung Dis*. 2006;10:209–214.
218. World Health Organization, *Guidelines for intensified tuberculosis case-finding and isoniazid preventive therapy for people living with HIV in resource-constrained settings*: Geneva: World Health Organization, 2011.
219. Stop TB Partnership and World Health Organization, The Global Plan to Stop TB, 2006–2015. 2006, Geneva: Stop TB Partnership.
220. Boyles TH, and Maartens G. Should tuberculin skin testing be a prerequisite to prolonged IPT for HIV-infected adults? *Int J Tuberc Lung Dis*. 2012;16:857–859.
221. Lawn SD, and Wood R. Short-course untargeted isoniazid preventive therapy in South Africa: Time to rethink policy? *Int J Tuberc Lung Dis*. 2012;16:995–996.
222. Wilkinson D Squire SB, and Garner P. Effect of preventive treatment for tuberculosis in adults infected with HIV: Systematic review of randomised placebo controlled trials. *Br Med J*. 1998;317:625–629.
223. Bucher HC et al. Isoniazid prophylaxis for tuberculosis in HIV infection: A meta-analysis of randomized controlled trials. *AIDS*. 1999;13:501–507.
224. Johnson JL et al. Duration of efficacy of treatment of latent tuberculosis infection in HIV-infected adults. *AIDS*. 2001;15:2137–2147.
225. Quigley MA et al. Long-term effect of preventive therapy for tuberculosis in a cohort of HIV-infected Zambian adults. *AIDS*. 2001;15(2):215–222.
226. Whalen CC et al. A trial of three regimens to prevent tuberculosis in Ugandan adults infected with the human immunodeficiency virus. Uganda-Case Western Reserve University Research Collaboration. *N Engl J Med*. 1997;337(12):801–8.
227. Mwinga A et al. Twice weekly tuberculosis preventive therapy in HIV infection in Zambia. *AIDS*. 1998;12:2447–2457.
228. Woldehanna S, and Volmink J. Treatment of latent tuberculosis infection in HIV infected persons. *Cochrane Database Syst Rev*. 2004;(1):CD000171.
229. Samandari T et al. 6-month versus 36-month isoniazid preventive treatment for tuberculosis in adults with HIV infection in Botswana: A randomised, double-blind, placebo-controlled trial. *Lancet*. 2011;377:1588–1598.
230. Rangaka MX et al. Isoniazid plus antiretroviral therapy to prevent tuberculosis: A randomised double-blind, placebo-controlled trial. *Lancet*. 2014;384(9944):682–690.
231. Samandari T et al. TB incidence increase after cessation of 36 months' isoniazid prophylaxis in HIV+ adults: Botswana. in *19th Conference on Retroviruses and Opportunistic Infections*. 2012. Seattle.
232. Zar HJ et al. Effect of isoniazid prophylaxis on mortality and incidence of tuberculosis in children with HIV: Randomised controlled trial. *BMJ*. 2006. 1–7.
233. Rangaka MX et al. Controlling the seedbeds of tuberculosis: Diagnosis and treatment of tuberculosis infection. *Lancet*. 2015;386(10010):2344–2353.
234. Durovni B et al. Effect of improved tuberculosis screening and isoniazid preventive therapy on incidence of tuberculosis and death in patients with HIV in clinics in Rio de Janeiro, Brazil: A stepped wedge, cluster-randomised trial. *Lancet Infect Dis*. 2013;13(10):852–858.
235. Golub JE et al. Long-term protection from isoniazid preventive therapy for tuberculosis in HIV-infected patients in a medium-burden tuberculosis setting: The TB/HIV in Rio (THRio) study. *Clin Infect Dis*. 2014;60(4):639–645.
236. Ayles H, and Muyoyeta M. Isoniazid to prevent first and recurrent episodes of TB. *Trop Dr*. 2006;36:83–86.
237. Penn-Nicholson A et al. A novel blood test for tuberculosis prevention and treatment. *SAMJ: South African Medical Journal*.

2017;107(1):4–5.

238. Suliman S et al. Four-gene Pan-African blood signature predicts progression to tuberculosis. *Am J Respir Crit Care Med.* 2018;197:1198–1208.

239. Zignol M et al. Surveillance of anti-tuberculosis drug resistance in the world: An updated analysis, 2007–2010. *Bull WHO.* 2012;90:111–119D.

240. Dheda K et al. The epidemiology, pathogenesis, transmission, diagnosis, and management of multidrug-resistant, extensively drug-resistant, and incurable tuberculosis. *Lancet Respir Med.* 2017;5(4):291–360.

241. World Health Organization, Automated real-time nucleic acid amplification technology for rapid and simultaneous detection of tuberculosis and rifampicin resistance: Xpert MTB/RIF SYSTEM. *Publication number WHO/HTM/TB/2011.4.* 2011: Geneva, Switzerland.

242. Boehme C et al. Rapid molecular detection of tuberculosis and rifampin resistance. *N Engl J Med.* 2010;363:1005–1015.

243. Sergeev R et al. Modeling the dynamic relationship between HIV and the risk of drug-resistant tuberculosis. *Sci Transl Med.* 2012;4:135ra67.

244. Lukoye D et al. Variation and risk factors of drug resistant tuberculosis in sub-Saharan Africa: A systematic review and meta-analysis. *BMC Public Health.* 2015;15(1):291.

245. Mesfin YM et al. Association between HIV/AIDS and multi-drug resistance tuberculosis: A systematic review and meta-analysis. *PLOS ONE.* 2014;9(1):e82235.

246. Raviglione MC, and Smith IM. XDR tuberculosis—Implications for global public health. *N Engl J Med.* 2007;356:656–659.

247. Dheda K et al. Outcomes, infectiousness, and transmission dynamics of patients with extensively drug-resistant tuberculosis and home-discharged patients with programmatically incurable tuberculosis: A prospective cohort study. *Lancet Respir Med.* 2017;5(4):269–281.

248. Pietersen E et al. Long-term outcomes of patients with extensively drug-resistant tuberculosis in South Africa: A cohort study. *The Lancet.* 2014.

249. Klopper M et al. Emergence and spread of extensively and totally drug-resistant tuberculosis, South Africa. *Emerg Infect Dis.* 2013;19(3):449.

250. Velayati AA et al. Emergence of new forms of totally drug-resistant tuberculosis bacilli: Super extensively drug-resistant tuberculosis or totally drug-resistant strains in Iran. *Chest.* 2009;136(2):420–425.

251. Streicher E et al. Genotypic and phenotypic characterization of drug-resistant *Mycobacterium tuberculosis* isolates from rural districts of the Western Cape Province of South Africa. *J Clin Microbiol.* 2004;42(2):891–894.

252. Streicher EM et al. Emergence and treatment of multidrug resistant (MDR) and extensively drug-resistant (XDR) tuberculosis in South Africa. *Infect Genet Evol.* 2012;12(4):686–694.

253. World Health Organization, *Towards universal access to diagnosis and treatment of multidrug-resistant and extensively drug-resistant tuberculosis by 2015: WHO progress report 2011.* 2011.

254. Dye C et al. Erasing the world's slow stain: Strategies to beat multi-drug-resistant tuberculosis. *Science.* 2002;295:2042–2046.

255. Cohen T, Sommers B, and Murray M. The effect of drug resistance on the fitness of *Mycobacterium tuberculosis. Lancet Infect Dis.* 2003;3:13–21.

256. Cohen T et al. Mathematical models of the epidemiology and control of drug-resistant TB. *Expert Review of Respiratory Medicine.* 2009;3(1):67–79.

257. Mitnick C et al. Community-based therapy for multidrug-resistant tuberculosis in Lima, Peru. *N Engl J Med.* 2003;348:119–128.

258. Mitnick CS et al. Comprehensive treatment of extensively drug-resistant tuberculosis. *N Engl J Med.* 2008;359:563–574.

259. Van Deun A et al. Short, highly effective, and inexpensive standardized treatment of multidrug-resistant tuberculosis. *Am J Respir Crit Care Med.* 2010;182:684–692.

260. World Health Organization, Guidelines for the programmatic management of drug-resistant tuberculosis - 2011 update, W.H. Organization, Editor. 2011, World Health Organization: Geneva.

261. Dowdy DW et al. Of testing and treatment: Implications of implementing new regimens for multidrug-resistant tuberculosis. *Clin Infect Dis.* 2017;65(7):1206–1211.

262. Zignol M et al. Population-based resistance of *Mycobacterium tuberculosis* isolates to pyrazinamide and fluoroquinolones: Results from a multicountry surveillance project. *Lancet Infect Dis.* 2016.

263. National Institute for Communicable Diseases, *South African Tuberculosis Drug Resistance Survey 2012–14.* [accessed 18 June 2018] Available from: http://www.nicd.ac.za/assets/files/K-12750%20NICD%20National%20Survey%20Report_Dev_V11-LR.pdf. 2016: Johannesburg, South Africa.

264. Fine PEM. BCG vaccines and vaccination, in *Tuberculosis: a Comprehensive International Approach,* L.B. Reichman, Hershfield, E.S., Editor. 2001, Marcel Dekker: New York.

265. Harris RC et al. Systematic review of mathematical models exploring the epidemiological impact of future TB vaccines. *Hum Vaccines Immunotherapeut.* 2016;12(11):2813–2832.

266. Kaufmann SH et al. Progress in tuberculosis vaccine development and host-directed therapies—A state of the art review. *Lancet Respir Med.* 2014;2(4):301–320.

267. Haas CT et al. Diagnostic 'omics' for active tuberculosis. *BMC Med.* 2016;14(1):37.

268. Denkinger CM et al. Defining the needs for next generation assays for tuberculosis. *J Infect Dis.* 2015;211(suppl_2):S29–S38.

269. Theron G et al. Feasibility, accuracy, and clinical effect of point-of-care Xpert MTB/RIF testing for tuberculosis in primary-care settings in Africa: A multicentre, randomised, controlled trial. *The Lancet.* 2013;383(9915):424–35.

270. Churchyard GJ et al. Xpert MTB/RIF versus sputum microscopy as the initial diagnostic test for tuberculosis: A cluster-randomised trial embedded in South African roll-out of Xpert MTB/RIF. *Lancet Global Health.* 2015;3(8):e450–e457.

271. Cox HS et al. Impact of Xpert MTB/RIF for TB diagnosis in a primary care clinic with high TB and HIV prevalence in South Africa: A pragmatic randomised trial. *PLoS Med.* 2014;11(11):e1001760.

272. Durovni B et al. Impact of replacing smear microscopy with Xpert MTB/RIF for diagnosing tuberculosis in Brazil: A stepped-wedge cluster-randomized trial. *PLoS Med.* 2014;11(12):e1001766.

273. Theron G et al. Do high rates of empirical treatment undermine the potential effect of new diagnostic tests for tuberculosis in high-burden settings? *Lancet Infect Dis.* 2014;14(6):527–532.

274. Albert H et al. Development, roll-out and impact of Xpert MTB/RIF for tuberculosis: What lessons have we learnt and how can we do better? *Eur Respir J.* 2016:ERJ-00543–2016.

275. García-Basteiro AL, Saavedra B, and Cobelens F. The good, the bad and the ugly of the next-generation Xpert Mtb/Rif (*) ultra test for tuberculosis diagnosis. *Arch Bronchoneumol.* 2017.

276. Pai M, Schumacher SG, and Abimbola S. Surrogate endpoints in global health research: Still searching for killer apps and silver bullets? *BMJ Specialist J.* 2018.

277. Kendall EA et al. Priority-setting for novel drug regimens to treat tuberculosis: An epidemiologic model. *PLoS Med.* 2017;14(1):e1002202.

278. Dye C et al. Prospects for tuberculosis elimination. *Annu Rev Public Health.* 2013;34.

279. Dye C, and Williams BG. Criteria for the control of drug-resistant tuberculosis. *Proc Natl Acad Sci USA.* 2000;97:8180–8185.

280. Centers for Disease Control and Prevention. *Tuberculosis (TB).* 2012 [cited 2012 April 25]; Available from: http://www.cdc.gov.

281. Health Protection Agency. Tuberculosis (TB). 2012 [cited 2012 April 25]; Available from: http://www.hpa.org.uk.

282. Styblo K, Broekmans JF, and Borgdorff MW. Expected decrease in tuberculosis incidence during the elimination phase. How to determine its trend? *Tuberculosis Surveillance Research Unit, Progress Report 1997.* 1997;1:17–78.

283. Hong YP et al. The seventh nationwide tuberculosis prevalence survey in Korea, 1995. *Int J Tuberc Lung Dis.* 1998;2:27–36.

284. China Tuberculosis Control Collaboration. The effect of tuberculosis control in China. *Lancet.* 2004;364:417–422.

第二部分

结核病病理学与免疫学

第 3 章　结核分枝杆菌：生物遗传学 William R. Jacobs, Jr.	第 4 章　结核病的发病机制 Divya B. Reddy · Jerrold J. Ellner

第 3 章
结核分枝杆菌：生物遗传学

WILLIAM R. JACOBS, JR.

（曲久鑫　喻茹　黄文洁　黄嘉敏　张国良　译　卢水华　审校）

引言：传染病史上的全球问题与结核病

在人类历史上，结核病（tuberculosis，TB）一直是导致死亡的主要原因之一。世界卫生组织（World Health Organization，WHO）曾报道，2017 年有 160 多万人死于结核病，出现了超过 1000 万的新病例，结核病成为当年世界上单一传染病致死的第一位[1]。在过去 50 年里，随着艾滋病病毒的出现，结核病问题变得更加糟糕。艾滋病病毒的出现加快了结核的传播，增加了结核病的发病率，并使其出现了耐药性。现在已经进化出了对两种一线结核病药物——异烟肼（isoniazid，INH）和利福平——具有耐药性的结核分枝杆菌菌株。这些菌株称为耐多药结核分枝杆菌（multi-drug-resistant，MDR）[2]。不幸的是，广泛耐药菌株（extensively drug-resistant strains，XDR）也已进化为对多达 10 种结核病药物具有耐药性[3]。这种耐药性的出现令全世界震惊，因此结核病已经成为需实施全球控制策略的疾病，这些控制策略包括：①快速诊断测试；②卡介苗（bacilli Calmette and Guerine，BCG）接种；③化学治疗。是否全面实施了这些控制策略，就能在全球范围内消除结核病的健康威胁和经济负担？事实上并没有。那么，原因是什么呢？

在 19 世纪，人们一直在争论一个问题：结核病是由可传播的病原体引起的，还是仅仅是遗传倾向的表现。但是在 1868 年，Jean Antoine Villemin 进行了一项实验，将人和牛的结核物质接种到兔子体内，会引起典型的肉芽肿性病变，这项试验强有力地结束了上述争论，结核病的病因更倾向于感染[4]。1882 年 3 月 24 日，Robert Koch 进行了一系列细致的研究，这个问题终于毫无疑义地得到了解决。在他的这些研究中，不仅分离出致病杆菌，还根据他本人的广为人知的假设中所列出的标准，严格地证明了因果关

系[5-6]。关于标准，在 Robert Koch 1882 年的论文中写道："为了证明结核病是由杆菌的入侵和繁殖引起的，以下这几点是必要的：①分离杆菌；②在纯培养环境中得以生长；③给动物注射培养物可以产生同样的濒死状态。"[3-4]

虽然其他人也假设许多疾病是由微生物引起的，但由于无法在纯培养环境中培养这些微生物，因此无法对这一假设进行严格的检验。Robert Koch 和 Louis Pasteur 一样，开发了一种微生物的纯培养方法，提供了新的研究方法，以使微生物肉眼可见并可研究及描述这些微生物的特征。Jean Antoine Villemin 进行了首次结核病动物实验，他发现从结核病患者身上转移的肺结核结节可以导致兔患病[4, 7]。作为一名外科医生，Villemin 发现结核病患者的结核与肺癌患者的肿瘤之间存在差异。他有效地证明了将癌变病灶转移到兔身上不会导致疾病，而将结核病灶转移会导致结核病。Villemin 的结论是，结核病是由一种传染性病原体引起的，而不是一种癌症[7]。实际上，Robert Koch 首先用炭疽杆菌实现了 Henle-Koch 理论的条件，并在 1876 年发表了这项工作[8]。通过从牛眼中提取液体，他得到了一种无菌液体，可以在体外接种炭疽杆菌，并获得病原体的纯培养物。他还证明了这些纯培养物可以在兔和老鼠身上进行重复性实验，进而引起疾病，从而满足了 Koch 关于传染性疾病的三个假设条件，证明炭疽杆菌是疾病的病原体。采用同样的方法，Robert Koch 证明了结核病是由一种细菌引起的。为了培养出引起结核病的杆菌，Koch 需要大量培养基，因此他决定使用奶牛的血清[8]。抽血并使红细胞沉淀后，加热到 65 ℃再冷却，通过不断重复，来对血清进行消毒。在第七次循环结束时，他使血清凝固在一个倾斜的试管中。在接种后，会形成胶状表面，结核杆菌在斜面生长。Koch 用这些结核杆菌的纯

培养物感染兔、老鼠、豚鼠、牛和猫，所有试验动物都进展为结核样疾病。这是有史以来我们首次知道结核病是由一种传染性病原体引起的。由于这些奠基石性的工作，Robert Koch 获得了 1905 年的诺贝尔奖。

结核分枝杆菌的基因转移

孟德尔在 1866 年发表的著作，确立了生物性特征（生物物种的表型）是由遗传（基因）单元决定的概念[9]。有趣的是，有关基因的分子基础直到 80 年后才通过选择对于老鼠有毒细菌的实验予以确定[10]。

表型是指由基因型及其所处环境所决定的生物体的特征。对于细菌来说，常见的表型是指诸如毒性、耐药、染色特性或菌落形态等特征。Molecular Koch 的假设基于 Stanley Falkow 首先提出的一种概念，这种概念建立了生物表型的因果关系[11]。Koch 假设其中的一个解释是：为了证明一个表型，比如一个生物体的耐药性是由一个特定的基因型引起的，需要：①分离耐药突变体；②从耐药突变体中克隆基因型；③将克隆的基因型转移到亲本菌株中，并证明获得了耐药性。这就是遗传学的本质。

在 Koch 发现结核杆菌的 60 年后，且在 DNA 被认为可以编码遗传物质之前，分子遗传学始于 1941 年[12]，Beadle 和 Tatum 通过辐射产生了链孢菌的突变体，并将其接种到复合培养基上。这些突变体被称为营养缺陷型突变体，需要单一的营养物质，如吡哆霉素、硫胺素或对氨基苯甲酸以及后来的氨基酸。在完成基因转移的要求时，Beadle 和 Tatum 满足了 Molecular Koch 假设的第三个条件，首次发现一个基因编码一个酶。事实上，1941 年分子性质转化原理（肺炎链球菌的一种强毒性细胞提取物的分离部分）的发现，使得 Avery、MacLeod 和 McCarty 意识到 DNA 是遗传物质[13]。

与进行减数分裂的二倍体链孢菌不同，将 DNA 直接转移到链球菌中称为转化。当 Salvador Luria 和 Max Delbruck 使用噬菌体（细菌病毒）作为选择媒介时，关于细菌是否有基因的问题得到了令人信服的回答，并提供了证据，证明 Charles Darwin 提出的适者生存假设对细菌也适用[14]。1946 年，Joshua Lederberg 和 Edward Tatum 证明，大肠杆菌可以利用双营养缺陷的突变体将基因从一个细胞转移到另一个细胞（结合）[15]。在接下来的 30 年里，大肠杆菌将成为分子遗传学的模式生物。Hershey 和 Chase 用

噬菌体、细菌和放射性标记的 DNA 或蛋白质的实验证明了 DNA（而不是蛋白质）是遗传物质，此前这一争论一直悬而未决[16]。值得注意的是，Norton Zinder 在试图重复 Lederberg 对沙门菌的实验时，发现噬菌体可以将基因转移到其他细菌的细胞上，他将这一过程称为转导[19]。因此，转化、偶联和转导成为成功实现 Molecular Koch 假设第三个条件的关键工具。结核分枝杆菌的缓慢生长和毒力阻碍了其基因转移[18]。直到 1987 年，使用第一个嵌合分枝杆菌噬菌体 -E. coli 穿梭载体，称为穿梭质粒，它使结核分枝杆菌的基因转移成为可能（图 3.1）。近 100 年后，质粒转化、高效的转座子诱变系统、特化转导和报告型分枝杆菌噬菌体使获得结核分枝杆菌的许多表型成为可能，为新的治疗方法打开了大门（见综述[19-21]）。

结核分枝杆菌基因组学

1998 年[22]，在广泛使用的参考菌株 H37Rv 上公布了结核分枝杆菌的基因组序列，这是结核病研究的一个里程碑。染色体外遗传因素尚未检测到。通过测序，牛分枝杆菌与结核分枝杆菌的基因组相似度超过 99.95%，前者略小一些，有 4 345 492 个碱基对[23]。相比之下，麻风杆菌[24]的基因组有 327 万个碱基对，明显小于结核分枝杆菌，它与后者的不同之处在于，它一半左右的基因存在缺陷和功能性缺

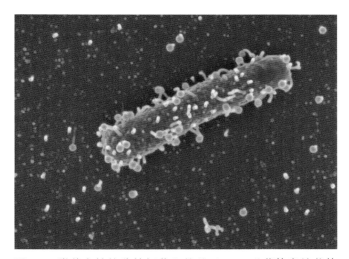

图 3.1　附着在结核分枝杆菌上的基于 TM4 噬菌体穿梭载体的扫描电子显微图。基于 TM4 噬菌体的穿梭载体为将外源 DNA 导入结核分枝杆菌提供一个简单的系统。这些噬菌体已被用于：①系统地开发分枝杆菌的转化；②为转座子突变文库提供转座子；③将突变等位基因转移到结核分枝杆菌菌株中（特异性转导）；④提供报告基因，如萤火虫荧光素酶，以快速评估药物敏感性

失，这解释了为什么它是专性细胞内病原体，从未被在体外培养过。

结核分枝杆菌基因组的化学结构非常一致，整个基因组中鸟嘌呤＋胞嘧啶（G＋C）的含量很高（65.6%），这表明它在进化过程中很少有外源性的DNA掺入。其基因组和其他细菌基因组之间的其他显著差异已经被确定。特别是结核分枝杆菌有大约250个编码脂质代谢酶的基因，而大肠杆菌只有50个。在自然界中遇到的所有已知的脂质生物合成途径以及几个独特的途径，都可以在分枝杆菌中检测到。这些酶大多数参与合成极其复杂的富脂分枝杆菌细胞壁。

分枝杆菌基因组的独特之处在于它包含了大量的基因，高达总编码潜力的10%，这些基因编码了两个无相关性的家族Pro-Glu和Pro-Pro-Glu，它们是富含甘氨酸的酸性蛋白，有利于抗原结构和毒性的多样性。由于它们通过各种机制频繁地进行基因重塑，可能在很大程度上促进了结核分枝杆菌复合体的进化和其不同成员对不同宿主的适应[25]。自发现PE/PPE组蛋白后，十年来已对其进行了大量研究，尽管它们诱导或调节一系列先天和后天免疫反应，但对其功能仍然知之甚少[26]。

已有研究阐明了结核分枝杆菌复合体中菌株之间的基因组差异主要有四种类型，包括：涉及单核苷酸变异（单核苷酸多态性，或single-nucleotide polymorphisms，SNP）的差异[27]、涉及多个序列核苷酸（长序列多态性，或long-sequence polymorphism，LSP）的差异、小卫星和微卫星基因的差异。尽管结核分枝杆菌H37Rv与近来的临床分离株之间存在1075个SNP差异，与牛分枝杆菌测序株之间存在2437个SNP差异，但这些差异与这些菌株基因组中400万或更多的核苷酸对相比微不足道。在结核分枝杆菌复合体中，LSP的数量比SNP少得多，包括20个定义明确的差异区域（regions of difference，RD）。

细菌小卫星的功能尚不清楚，但它们在真核生物基因组中的类似物在减数分裂期间通过介导染色体重组来促进遗传多样性[28]。在分枝杆菌中，它们通常以串联重复的形式出现在功能基因之间的区域，有些被称为分枝杆菌间重复单元（myco-bacterial interspersed repetitive units，MIRU）。如第5章所述，细菌小卫星被用于一种称为可变数串联重复（variable number tandem repeat，VNTR）分析的类型

系统。微卫星，也称为单序列重复，通过插入或删除，以相对较高的速率引起可逆的框移突变，并赋予病原体的基因组遗传"可塑性"，使它们易于适应不同的宿主[29-30]。

结核分枝杆菌的基因组含有可移动的DNA单位，俗称"跳跃基因"，它有助于遗传变异和进化。这些可移动元件包括被称为插入序列（insertion sequences，IS）的一类，有56种不同的插入序列，分为几个家族，存在于菌株H37Rv的基因组中。大多数（但不是所有）结核分枝杆菌菌株包含插入序列IS6110的拷贝，通常编号为4～14[31]。除了一些例外，牛分枝杆菌的IS6110拷贝数少于结核分枝杆菌，如前所述，BCG的子株只含有一个或两个拷贝数。在流行病学目的的研究中，菌株间IS6110拷贝数量和位置的巨大差异构成了限制性片段长度多态性（restriction fragment-length polymorphism，RFLP）分型系统的基础。

结核分枝杆菌的基因组包含一个被称为直接重复（direct repeat，DR）位点的复合体，由重复的36个碱基对单元的DNA构成，后者由非重复的34-41碱基对间隔寡核苷酸分开。结核分枝杆菌的DR区域是存在于所有细菌基因组中的其中一个区域，并被称为规律性集群间隔短回文重复序列（clustered regularly interspaced short palindromic repeats，CRISPR）。这一区域的功能尚不清楚，但它可能是真核生物染色体中发现的细菌着丝粒类似物。如第5章所述，间隔寡核苷酸有许多可能的组合，这些组合非常稳定，提供了一种具有高度鉴别性的分型方案，称为间隔寡核苷酸分型，或"寡核苷酸间隔区分型法"[32]。有证据表明DR位点的变化是由于间隔寡核苷酸的突变，包括IS易位[33]。这种突变事件发生的速度非常缓慢，就像进化的"时钟"。

自2000年以来，人们对一类小的、非编码的RNA分子（microRNA）产生了浓厚的兴趣，它们通过与信使RNA结合来调节细胞代谢，从而阻断核糖体中的转录并"沉默"基因表达。人们的兴趣主要集中在真核生物（包括人类）细胞中的microRNA作为可能的治疗剂，但类似的分子如sRNA也存在于细菌中。在结核分枝杆菌中已检测到许多sRNA，它们的表达随生长条件的不同而有很大差异，特别是在指数生长和培养的固定阶段，以及从感染肺中提取的和体外培养的相比[34]。因此，sRNA可能在结核分枝杆菌适应多种体内和体外环境中发挥了关键作用。

对人类和哺乳动物结核病病原体的命名并不完全符合逻辑。如本文所述，对其基因组的分析表明，这些杆菌属于结核分枝杆菌复合体，它们之间的关系非常密切，基因组差异小于 0.1%；因此，它们显然属于一个单一的物种。

绝大多数结核分枝杆菌菌株在固体培养基上会产生粗糙的菌落（图 3.1），但有一种罕见的变种，被称为 Canetti 型，也被非正式地称为 M. Canetti，由于其细胞表面有大量的脂多糖，产生光滑的菌落[35-36]。这种变种，几乎所有的菌株都在非洲之角被分离出来，似乎是结核分枝杆菌的原始"活化石"形式（见下文）。人传人尚未得到证实，流行病学调查结果表明，人类感染源于生物或非生物的非人类来源[37]。

牛分枝杆菌菌株与结核分枝杆菌在几个方面有所不同，包括对抗结核药物吡嗪酰胺的耐药性。然而在西班牙和德国，已从动物（主要是山羊）中分离出对该病原体敏感的分离株，尽管它在大多数方面与牛分枝杆菌相似。由于这些菌株与牛分枝杆菌之间存在基因组差异，它们被划分到单独的羊分枝杆菌中[38]。其他典型牛分枝杆菌的偶有菌株也对吡嗪酰胺敏感[39]。

在人类中也有羊分枝杆菌引起的结核病报告，特别是在德国。从 1999 年至 2001 年主要生活在德国南部的患者中分离出来的 166 株最初被确定为牛分枝杆菌的人源菌株中，发现有 1/3 是羊分枝杆菌[40]。这些患者的年龄范围与感染牛分枝杆菌的患者相同，这表明两种类型的疾病都代表既往感染的重新激活。

卡介苗是一种重要的牛分枝杆菌"人造"变种，它是 1908 年至 1921 年期间在马铃薯 - 胆汁培养基上进行 230 次培养，从一例牛乳腺炎病例中分离出的菌株（"Lait Nocard"）中衍生出来的。目前可获得的一些 BCG 子株，包括巴西、日本、罗马尼亚、俄罗斯和瑞典株，是在 1932 年之前由 Pasteur 研究所发布的。此后产生的子菌株在细胞壁结构、活性分泌抗原蛋白 MPB70 方面都有所差异，以及有两个而非一个 IS6110 插入序列的拷贝（见下文）[41]。

一组结核杆菌主要从赤道非洲的人类和来自该地区的移民中分离出来，其特性介于结核分枝杆菌和牛分枝杆菌之间，并被单独命名为非洲分枝杆菌。最初，对该物种的两个地理变异进行了描述：Ⅰ型菌株，主要来自西非，类似牛分枝杆菌；Ⅱ型菌株，主要发现于东非，类似结核分枝杆菌[42]。最近，有人建议将Ⅰ型菌株细分为非洲分枝杆菌的西非 1 型和 2

型，并将Ⅱ型菌株重新分类为结核分枝杆菌的乌干达基因型[43]。在西非，大约一半的人类结核病病例是由非洲分枝杆菌引起的，而且与传统结核分枝杆菌引起的疾病相比，其感染的患者年龄更大，感染艾滋病病毒的频率更高，营养不良的程度更高，这表明前者的毒性更低[42]。

除了牛分枝杆菌，还有一些菌株明显属于结核分枝杆菌复合体，但它们具有独特的区分特性，可以在各种动物中引起疾病，而人类是罕见的次级宿主。首先被提及的是田鼠结核分枝杆菌，之所以这样命名是因为它首先是从田鼠中分离出来的，其最初被称为田鼠结核杆菌，对人类具有减毒作用，具有与卡介苗相同的毒力，在临床试验中[44]，与卡介苗相比，它被评估为人类使用的疫苗，但近年来有几份报告显示，在免疫能力强和免疫功能低下的患者中，存在鼠分枝杆菌引起的人类结核病[45]。一种非常相似的微生物已从蹄兔、岩狸和美洲驼身上分离出来。

在澳大利亚、新西兰、南美地区和荷兰，从野生和圈养的海豹和海狮的结核性病变中分离出了菌株 M. pinnepedii，其具有显著基因组差异，足以证明是单独的物种。结核菌素皮肤试验和伽马干扰素释放试验已证实其会传染给动物饲养员[46-47]。在博茨瓦纳，从带条纹的猫鼬（Mungos mungo）中分离出了一群被称为 M. mungi 的菌株[48]。另外，已从其他动物的结核病灶中分离出具有明显特征的菌株，包括羚羊、水牛和猫，但尚未给出单独的物种名称。

结核分枝杆菌的表型、基因型和临床意义

在转基因技术发展之前，我们有几点尚不明晰：①抗酸度是由信号转导途径调控的；②卡介苗的主要减毒是Ⅶ型分泌系统的缺失；③结核分枝杆菌以自给自足的生活方式生活；④异烟肼的作用靶点、作用机制及耐药机制；⑤其他结核特异性药物的靶点；⑥持留现象是由一种独特的表达谱介导的，并且可以通过刺激呼吸而逆转。这些未知的事实有待探究，可为 Koch 证明病原体是传染病的缘由提供思路。下面将简要概述遗传学是如何为阐明事实提供关键性突变证据的。

信号转导途径调控抗酸染色

显微镜下分析临床样本是快速诊断感染的方法之

一。由 Christian Gram 开发的革兰染色法是区分革兰阳性菌（如葡萄球菌或链球菌）和革兰阴性菌（如大肠埃希菌或假单胞菌）的标准检测方法。结核分枝杆菌和麻风病杆菌抗酸染色阳性。用乙醇处理革兰阴性菌时，细胞壁上的染料可以去除，而革兰阳性菌保留染料。在研究分枝菌酸生物合成特定基因作用的过程中，发现一个 kasB 基因缺失的结核分枝杆菌突变体抗酸性染色阴性。kasB 基因编码一种酮脂酰合成酶，这种酶介导分枝菌酸链上最后 6 个碳的加成，使菌酸链从 76 个碳增加到 82 个碳。令人惊讶的是，清除这种酶会使结核分枝杆菌细胞失去抗酸染色的特性[49]。值得注意的是，在 Koch 发现结核杆菌一年后，另一研究组发现抗酸染色阴性的结核分枝杆菌菌株仍然引起结核病，这被称为 Koch 悖论[50]。有趣的是，已证明这种 kasB 缺失可以感染和杀死缺乏 T 和 B 细胞的小鼠（SCID 小鼠），但不能杀死具有免疫能力的等基因亲本。令人惊讶的是，当位于蛋白质氨基酸序列中的 2 个苏氨酸被磷酸化时，酮脂酰合成酶的酶活性丧失，这表明这种酶活性是由丝氨酸/苏氨酸激酶的信号转导途径调节的[51]。与大多数细菌不同，结核分枝杆菌拥有 11 种丝氨酸/苏氨酸激酶，这些激酶在真核细胞中调节不同的途径。这种酶调节活性为 Koch 悖论提供了解释，因为它表明存在可以感染宿主、在宿主中繁殖的结核分枝杆菌菌株，并且除非患者的免疫系统受损，否则不具有毒性。此外，抗酸阴性细菌代表结核分枝杆菌的一种变异，可以在宿主中持续存在。最后，由于抗酸染色是检测结核分枝杆菌细胞的方法，抗酸结核分枝杆菌细胞亚群可能代表一组未被识别的结核分枝杆菌细胞，它们代表结核病患者中一组重要的、未被识别的微生物。开发一种试剂，如单克隆抗体，可以选择性地识别这些抗酸阴性的生物，这可能是用于描述这些生物持续存在的一种有效工具。

卡介苗的减毒主要是Ⅶ型分泌系统的缺失

卡介苗（bacilli Calmette and Guerine，BCG）是一种结核病疫苗，在大多数发展中国家，于儿童出生时或出生后的前两周内接种。虽然卡介苗并没有消灭结核病，但许多研究表明，卡介苗可减少儿童重型结核病，因此世界卫生组织仍建议在结核病发病率高的国家接种卡介苗[52]。该菌株最初于 1904 年从牛结核杆菌中分离出来，并由 Drs. Calmette 和 Guerin 证实其在动物体内高度减毒。1921 年，Dr.

Calmette 给一名母亲死于结核病的儿童口服了这种减毒株[53]。这名儿童从未患过结核病，到 1928 年，国际联盟建议所有出生的儿童都要服用这种减毒株。已证明卡介苗的疗效是多变的，在一些试验中可达到 70% 以上的保护效果，而在其他试验中没有保护作用。这些差异被认为是由于：①卡介苗分离株的遗传差异；②人类群体差异；③暴露环境的分枝杆菌差异[54]。

在基因组测序技术和基因转移技术之前，没有办法了解 BCG 减毒的分子遗传学基础。Ken Stover 实验室使用基因组消减杂交技术首次发现了卡介苗和结核分枝杆菌的基因组差异[55]。这项巧妙的研究不仅清楚地显示了不同卡介苗菌株之间的许多基因组缺失，还报告了一个在所有卡介苗菌株中都很常见的缺失，即 RD1 缺失。从原始结核分枝杆菌基因组序列中获得的微阵列表明，多年来在独立实验室传代的卡介苗菌株的各种缺失都有明显的积累[56]。值得注意的是，无法通过将缺失的基因转移到 BCG 中来恢复其对 BCG 的完全毒力。事实上，将一个跨 RD1 的质粒导入 BCG 后，SCID 小鼠的毒力可以得到恢复[57]。仅对强毒结核分枝杆菌和牛分枝杆菌的 RD1 区域进行精准剔除后发现，这种缺失足以产生高度减毒[58]。已对 RD1 区域进行了广泛的研究，并发现它参与了结核分枝杆菌所在的吞噬溶酶体液泡和被感染细胞的细胞质之间的连接[59-60]。其临床意义是多方面的。首先，ESAT-6 和 CFP-10 编码基因的缺失解释了为什么 QuantiFERON 检测可以区分卡介苗接种和结核分枝杆菌感染。其次，BCG 的减毒与其引起肺细胞裂解的能力或吞噬体液泡与结核分枝杆菌细胞质的连接有关，为巨噬细胞和树突状细胞的细胞生物学研究提供了工具。最后，从结核分枝杆菌或牛分枝杆菌中精确剔除 RD1 未能改善或仅轻微改善疫苗衍生物的疗效。假设即使发现了原始 BCG，其预防作用也不会在目前的人类群体中得到改善。因此，世界需要一种更好的结核病疫苗，它能引起与卡介苗不同的保护性免疫反应。

结核分枝杆菌自给自足的生活方式

通过结核分枝杆菌营养缺陷型突变体的生物学研究，可以清楚地看到，结核杆菌不同于许多其他细胞内病原体，它已经进化成了自给自足的生活方式。其他细胞内病原体，如弗朗西斯菌或军团菌，是天然存在的氨基酸营养缺陷型菌种。然而，结核分枝杆菌和麻风分枝杆菌的序列显示了所有合成 20 种氨基酸的完整基因[22、24]，如果结核分枝杆菌不能合成亮氨酸[10]、蛋氨酸[61]或精氨酸[62]，它就不能在小鼠体内繁殖，而植物、真菌和大多数细菌都有能力合成这 20 种氨基酸。军团菌不能产生精氨酸、蛋氨酸、半胱氨酸、亮氨酸、缬氨酸、异亮氨酸、苯丙氨酸和酪氨酸。有趣的是，对结核分枝杆菌来说，亮氨酸饥饿是抑菌的，而蛋氨酸或精氨酸饥饿则是快速杀菌的，因此这表明合成这些氨基酸的酶可能是很好的药物靶点。

异烟肼的靶点

异烟肼是在 1952 年[63-64]被发现的，作为烟酰胺的类似物被用来医治癌症治疗的不良反应时，偶然发现其可以杀死结核分枝杆菌[65]。在这些合成分子之一，即 γ- 吡啶醛缩氨基硫脲的合成过程中，发现了一种对结核病具有惊人强大活性的中间体。这种中间体被称为异烟酸肼或异烟肼（INH）[63-64]。链霉素、对氨基水杨酸和异烟肼的联合治疗是第一个导致无菌化疗的联合治疗。

虽然研究人员已经发现了这种神奇的药物，但仍然存在一个主要的问题：它到底是如何起作用的？在接下来的 50 年里这个问题一直萦绕在结核病研究中。

在发现异烟肼后的 50 年里，许多研究人员试图确定其作用机制。由于异烟肼仅作用于分枝杆菌的特异性以及分枝杆菌缺乏基因转移，因此无法发现异烟肼的靶点，从而阐明其确切的作用机制。药物靶点是一种细胞成分（通常是复杂细胞机器的酶或蛋白质成分），药物与之结合并抑制，这种抑制会导致细胞死亡。通过对耐药基因进行定位和测序，可以进一步阐明药物作用机制和耐药机制。

例如，第一个发现的对结核分枝杆菌有杀菌活性的药物——链霉素，也发现其对大肠杆菌具有活性。通过分离突变体并定位其耐药等位基因，研究人员得出了 rpsL 小亚基的核糖体蛋白（S12）导致了耐药这一结论[66]。与之相一致的是，最近对核糖体与链霉素的三维结构的阐明表明了链霉素可与 S12 蛋白结合[67]。

在没有基因转移的情况下，早期发表的关于异烟肼作用机制的报道表明其与抑制 DNA 生物合成、抑制 NAD 糖基酶和破坏细胞壁有关（Vilcheze 和 Jacobs Jr.[2]）。Frank Winder 是第一个发现异烟肼抑制分枝杆菌酸生物合成证据的人[68]。重要的是，Kuni Takayama 指出，结核分枝杆菌细胞的死亡与分枝菌酸生物合成的抑制有关[69]。此外，Takayama 还证明了对分枝菌酸生物合成的抑制导致了单不饱和脂肪酸的积累，这使他得出结论，特定的靶点一定是：①去饱和酶；②环丙烷；③脂肪酸延伸途径中的酶成分[70]。由于发现大多数抗 - 异烟肼突变体分离株与过氧化氢 - 过氧化物酶活性的丧失相关，因此目标问题变得更加复杂[71]。除非在分枝杆菌中进行基因转移，否则无法解决异烟肼的作用机制。

为了证明一个表型（抗 - 异烟肼）是由一个特定的基因型（一个特定的 DNA 测序等位基因）介导的，需要以下内容：①分离一个抗 - 异烟肼突变体；②克隆突变等位基因；③转移该等位基因并证明其赋予亲本株抗 - 异烟肼。虽然这三种条件看起来很简单，但在结核分枝杆菌染色体上进行等位基因交换从未被证明。克隆基因最简单的方法是将其克隆到质粒上，但质粒转化必须通过构建耻垢分枝杆菌质粒转化突变体 mc^2155[72-73]。使用 mc^2155，从一个名为 inhA 的基因中分离出抗 - 异烟肼突变体，这些突变体要么丧失了功能（丧失了异烟肼激活因子活性[74]），要么获得了异烟肼抗性[75]。其功能的丧失确实与 katG - 过氧化氢 - 过氧化物酶活性的丧失相关，这表明过氧化氢 - 过氧化物酶是激活异烟肼的一种激活剂。InhA 编码 NADH 依赖的烯酰还原酶（图 3.2），该酶参与将分枝菌酸链从 C18 延长到 C50 或 C56（Vilcheze 和 Jacobs Jr.[2]）。令人惊讶的是，X 线晶体分析显示，InhA 的实际抑制剂是一种异烟肼 -NAD 加合物[76]。重要的是，耻垢分枝杆菌中发现的基因数据被证实为结核分枝杆菌[77-79]。

由此可知，当异烟肼被 katG 编码的过氧化氢 - 过氧化物酶激活时，可以与 NAD 形成加合物，抑制分枝菌酸合成酶的 enoyl- 还原酶。正如对药物靶点的预测，结构基因内的突变会导致耐药性，从而降低药物的结合，这是在异烟肼 -NAD 加合中观察到的[79]。除了结构突变外，靶蛋白也可以通过靶蛋白的过表达产生耐药性，从而滴定抑制剂[51]。

持留现象：结核病控制的唯一最大障碍

Walsh McDermott 将持留现象定义为结核杆菌在经灭菌的小鼠组织中的存活能力[80]。许多临床试验已经证明，治愈结核病需要长期治疗，因为周期太短将导致结核分枝杆菌菌株被重新激活，这些菌株对药物完全敏感。这些研究表明，结核病在治疗期间能够持续存在[81]。为了更好地理解这种持留现象，开

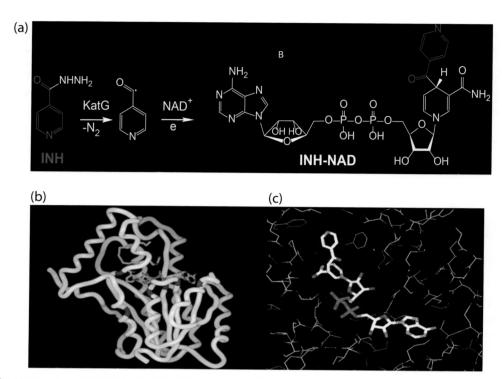

图 3.2　异烟肼作用机理。（a）异烟肼是一种前体药物，被 *katG* 编码的过氧化氢 - 过氧化物酶激活，形成一个自由基，与 NAD 结合后形成 INH-NAD 加合物；（b）由 InhA 编码的 NAD 特异性烯酰还原酶（三维结构）是分枝菌酸生物合成的一部分；（c）INH-NAD 加合物与 InhA 蛋白的结合抑制了烯酰还原酶活性，导致分枝菌酸的生物合成被抑制以及结核分枝杆菌细胞的死亡（Catherine Vilcheze Jim Sacchettini 提供）

发了一种高度可重复的结核分枝杆菌和异烟肼体外模型[2, 82-83]。在这个模型中，如果将 10^6 个指数增长的结核分枝杆菌细胞接种到有或没有 INH 的培养基中，并在接下来的 28 天内每天采集样本，99% ~ 99.9% 被异烟肼处理的细胞在前 3 天死亡，其余的细胞没有被灭菌（图 3.3）。0.1% ~ 1% 的存活细胞在再生时对异烟肼敏感，这代表结核杆菌细胞的一个亚群表现出了耐药表型。通过分析 mRNA 表达谱微阵列，我们发现这些耐异烟肼的细胞下调了许多与细胞分裂或呼吸有关的正常生长基因，但在应激反应中上调[84]。可以使用双报告基因的分枝杆菌噬菌体来观察这些耐异烟肼细胞（图 3.4），该分枝杆菌噬菌体表达 RFP 基因，其融合到一个高度上调的 *dnaK* 启动子上，但不表达融合到一个强噬菌体启动子上的 GFP 基因[84]。重要的是，我们已经发现，在使用异烟肼的情况下，添加维生素 C 或 N - 乙酰半胱氨酸会导致培养物灭菌，这与呼吸增加有关[82]。

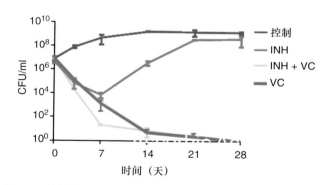

图 3.3　体外模型揭示了当异烟肼与维生素 C 结合时异烟肼的含量及其杀菌效果。将指数增长的结核病细胞与或不与异烟肼混合，并在加入后的不同天数对活菌落形成单位进行定量测定。如第 3 天所示，99% ~ 99.9% 的细胞被杀死，但 0.1% ~ 1% 的细胞表达异烟肼耐药表型，并最终出现可遗传的抗异烟肼细胞。在异烟肼中添加维生素 C 可加速结核分枝杆菌的死亡

结语

　　虽然结核病是在 135 年前最早被证明由传染性病原体引起的疾病之一，但它仍然是当今世界上造成死亡的主要传染性原因之一。快速灭菌的化疗和（或）有效的疫苗成功地控制了许多其他传染病。此外，通过结合、转化或转导观察基因转移使得发现耐药基因、毒力基因和许多参与躲避宿主防御的基因成

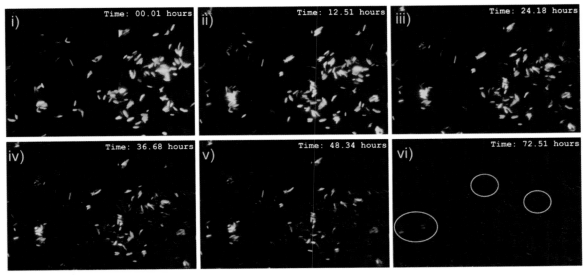

图 3.4 结核分枝杆菌双报告噬菌体感染和异烟肼治疗的时间推移图像。一开始，将结核分枝杆菌、双报告分枝杆菌噬菌体和异烟肼混合在微流控芯片上，每 12 小时拍摄一次图像，持续 3 天。可以看出，由于 GFP 和 RFP 的共同表达，最初大多数细胞发出绿色和黄色的荧光。到第 3 天，所有的黄色细胞都已经死亡，只留下红色荧光细胞。GFP 与一个高效的噬菌体启动子融合，并在活跃生长的细胞中表达，而 RFP 仅在非分裂相的异烟肼处理过的细胞中表达

为可能，这一点也改进了针对许多其他病原体的治疗方法。

结核分枝杆菌生长缓慢以及其毒力的特点影响了对它的研究。然而，在结核分枝杆菌和其他分枝杆菌中进行基因转移为结核杆菌及其生物学的研究提供了许多新的途径。此外，诸如数以千计的结核分枝杆菌基因组序列以及产生转座子突变和靶向基因破坏的众多有效手段，必将产生许多新的化疗和免疫治疗干预措施。

控制结核病的最大障碍可能是结核菌在受到杀菌药物或免疫效应物攻击时能够持续存在。这种持续性现象与这种缓慢复制的生物体相关，因此难以研究。现在有很多方法可以用精准定义的基因组和可重复的方法来研究结核分枝杆菌的持留现象，结核杆菌的缓慢生长仍然使分析这种现象具有挑战性。耐药性不是由特定的单一基因介导的，而是由复杂的基因表达模式阵列赋予耐药表型，正如可以在耐药突变体中所观察到的。通过了解结核分枝杆菌进入这种持久状态的机制，可以开发出治疗这种致命性疾病的新策略。

参考文献

1. WHO. WHO endorses new rapid tuberculosis test. 2010 [cited 2019 April 26]; Available from: https://www.who.int/mediacentre/news/releases/2010/tb_test_20101208/en/.
2. Vilcheze C, and Jacobs WR, Jr. The isoniazid paradigm of killing, resistance, and persistence in *Mycobacterium tuberculosis*. *J Mol Biol*. 2019.
3. WHO. Drug-resistant TB: XDR-TB FAQ. 2019 [cited 2019 8/5/2019]; Available from: https://www.who.int/tb/areas-of-work/drug-resistant-tb/xdr-tb-faq/en/.
4. Villemin JA. Cause et nature de la tuberculose. *Bull Acad Méd*. 1865;31:211–6.
5. Koch R. Die Atiologie der Tuberkulose. *Berliner Klinischen Wochenschrift*. 1882;15:221–30. English translation; Available from: http://www.asm.org/ccLibraryFiles/FILENAME/0000000228/1882p109.pdf.
6. Pinner M. The aetiology of tuberculosis. *Am Rev Tuberc*. 1932:48.
7. Villemin JA. *Études sur la tuberculose : preuves rationnelles et expérimentales de sa spécificité et de son inoculabilité*. 1868, Paris: J.- B. Baillière et fils.
8. Koch R. Die Ätiologie der Milzbrandkrankheit, begründet auf dieEntwicklungsgeschichte des *Bacillus Anthracis*. *Beitra ̈ge zur Biologie der Pflanzen*. 1876;2:277–310.
9. Mendel G. Versuche über Pflanzenhybriden, in Verhandlungen des naturforschenden Vereines in Brünn, Bd. IV für das Jahr. 1865.
10. McAdam RA et al. In vivo growth characteristics of leucine and methionine auxotrophic mutants of *Mycobacterium bovis* BCG generated by transposon mutagenesis. *Infect Immun*. 1995;63(3):1004–12.
11. Falkow S. Molecular Koch's postulates applied to microbial pathogenicity. *Rev Infect Dis*. 1988;10(Suppl 2):S274–6.
12. Beadle GW, and Tatum EL. Genetic control of biochemical reactions in Neurospora. *Proc Natl Acad Sci USA*. 1941;27(11):499–506.
13. Avery OT, Macleod CM, and McCarty M. Studies on the chemical nature of the substance inducing transformation of pneumococcal types: Induction of transformation by a desoxyribonucleic acid fraction isolated from *Pneumococcus Type III*. *J Exp Med*. 1944;79(2):137–58.
14. Luria SE, and Delbruck M. Mutations of bacteria from virus sensitivity to virus resistance. *Genetics*. 1943;28(6):491–511.
15. Lederberg J, and Tatum EL. Gene recombination in *Escherichia coli*. *Nature*. 1946;158(4016):558.
16. Hershey AD, and Chase M. Independent functions of viral protein and nucleic acid in growth of bacteriophage. *J Gen Physiol*. 1952;36(1):39–56.
17. Zinder ND. Bacterial transduction. *J Cell Physiol Suppl*. 1955;45(Suppl. 2):23–49.
18. Jacobs WR, Jr, Tuckman M, and Bloom BR. Introduction of foreign DNA into mycobacteria using a shuttle phasmid. *Nature*. 1987;327(6122):532–5.
19. Glickman MS, and Jacobs WR, Jr. Microbial pathogenesis of *Mycobacterium tuberculosis*: Dawn of a discipline. *Cell*. 2001;104(4):477–85.
20. Jacobs WR, Jr. Gene transfer in *Mycobacterium tuberculosis*: Shuttle phasmids to enlightenment. *Microb Spectr*. 2014;2(2).
21. Jacobs WR, Jr et al. Development of genetic systems for the mycobacteria. *Acta Leprol*. 1989;7(Suppl 1):203–7.
22. Cole ST et al. Deciphering the biology of *Mycobacterium tuberculosis* from the complete genome sequence. *Nature*. 1998;393(6685):537–44.
23. Garnier T et al. The complete genome sequence of *Mycobacterium bovis*. *Proc Natl Acad Sci USA*. 2003;100(13):7877–82.
24. Cole ST et al. Massive gene decay in the leprosy bacillus. *Nature*. 2001;409(6823):1007–11.
25. Brennan MJ, and Delogu G. The PE multigene family: A 'molecular mantra' for mycobacteria. *Trends Microbiol*. 2002;10(5):246–9.
26. Sampson SL. Mycobacterial PE/PPE proteins at the host-pathogen interface. *Clin Dev Immunol*. 2011;2011:497203.
27. Filliol I et al. Global phylogeny of *Mycobacterium tuberculosis* based on single nucleotide polymorphism (SNP) analysis: Insights into tuberculosis evolution, phylogenetic accuracy of other DNA fingerprinting systems, and recommendations for a minimal standard SNP set. *J Bacteriol*. 2006;188(2):759–72.
28. Supply P et al. Variable human minisatellite-like regions in the *Mycobacterium tuberculosis* genome. *Mol Microbiol*. 2000;36(3):762–71.
29. Sreenu VB et al. Microsatellite polymorphism across the *M. tuberculosis* and *M. bovis* genomes: Implications on genome evolution and plasticity. *BMC Genomics*. 2006;7:78.
30. Qin L et al. Perspective on sequence evolution of microsatellite

locus (CCG)n in Rv0050 gene from *Mycobacterium tuberculosis*. *BMC Evol Biol.* 2011;11:247.

31. Cave MD et al. Stability of DNA fingerprint pattern produced with IS6110 in strains of *Mycobacterium tuberculosis*. *J Clin Microbiol.* 1994;32(1):262–6.

32. Groenen PM et al. Nature of DNA polymorphism in the direct repeat cluster of *Mycobacterium tuberculosis*; application for strain differentiation by a novel typing method. *Mol Microbiol.* 1993;10(5):1057–65.

33. Legrand E et al. Use of spoligotyping to study the evolution of the direct repeat locus y IS6110 transposition in *Mycobacterium tuberculosis*. *J Clin Microbiol.* 2001;39:1595–9.

34. Arnvig KB et al. Sequence-based analysis uncovers an abundance of non-coding RNA in the total transcriptome of *Mycobacterium tuberculosis*. *PLoS Pathog.* 2011;7(11):e1002342.

35. Pfyffer GE et al. *Mycobacterium canettii*, the smooth variant of *M. tuberculosis*, isolated from a Swiss patient exposed in Africa. *Emerg Infect Dis.* 1998;4(4):631–4.

36. Fabre M et al. Molecular characteristics of "*Mycobacterium canettii*" the smooth *Mycobacterium tuberculosis* bacilli. *Infect Genet Evol.* 2010;10(8):1165–73.

37. Koeck JL et al. Clinical characteristics of the smooth tubercle bacilli '*Mycobacterium canettii*' infection suggest the existence of an environmental reservoir. *Clin Microbiol Infect.* 2011;17(7):1013–9.

38. Aranaz A et al. Elevation of *Mycobacterium tuberculosis* subsp. *caprae* Aranaz et al. 1999 to species rank as *Mycobacterium caprae* comb. nov., sp. nov. *Int J Syst Evol Microbiol.* 2003;53(Pt 6):1785–9.

39. Niemann S, Richter E, and Rusch-Gerdes S. Differentiation among members of the *Mycobacterium tuberculosis* complex by molecular and biochemical features: Evidence for two pyrazinamide-susceptible subtypes of *M. bovis*. *J Clin Microbiol.* 2000;38(1):152–7.

40. Kubica T, Rusch-Gerdes S, and Niemann S. *Mycobacterium bovis* subsp. *caprae* caused one-third of human *M. bovis*-associated tuberculosis cases reported in Germany between 1999 and 2001. *J Clin Microbiol.* 2003;41(7):3070–7.

41. Fomukong NG et al. Use of gene probes based on the insertion sequence IS986 to differentiate between BCG vaccine strains. *J Appl Bacteriol.* 1992;72:126–33.

42. Grange JM, Yates MD, and de Kantor IN. *Guidelines for Speciation within the Mycobacterium tuberculosis Complex.* 2nd ed. 1996: Geneva: World Health Organization.

43. de Jong BC, Antonio M, and Gagneux S. *Mycobacterium africanum*—Review of an important cause of human tuberculosis in West Africa. *PLoS Negl Trop Dis.* 2010;4(9):e744.

44. Hart PD, and Sutherland I. BCG and vole bacillus vaccines in the prevention of tuberculosis in adolescence and early adult life. *Br Med J.* 1977;2(6082):293–5.

45. Panteix G et al. Pulmonary tuberculosis due to *Mycobacterium microti*: A study of six recent cases in France. *J Med Microbiol.* 2010;59(Pt 8):984–9.

46. Cousins DV et al. Tuberculosis in seals caused by a novel member of the *Mycobacterium tuberculosis* complex: *Mycobacterium pinnipedii* sp. nov. *Int J Syst Evol Microbiol.* 2003;53(Pt 5):1305–14.

47. Kiers A et al. Transmission of *Mycobacterium pinnipedii* to humans in a zoo with marine mammals. *Int J Tuberc Lung Dis.* 2008;12(12):1469–73.

48. Alexander KA et al. Novel *Mycobacterium tuberculosis* complex pathogen, *M. mungi*. *Emerg Infect Dis.* 2010;16(8):1296–9.

49. Bhatt A et al. Deletion of kasB in *Mycobacterium tuberculosis* causes loss of acid-fastness and subclinical latent tuberculosis in immunocompetent mice. *Proc Natl Acad Sci USA.* 2007;104(12):5157–62.

50. Vilcheze C, and Kremer L., Acid-fast positive and acid-fast negative *Mycobacterium tuberculosis*: The Koch paradox. *Microbiol Spectr.* 2017;5(2).

51. Vilcheze C et al. Phosphorylation of KasB regulates virulence and acid-fastness in *Mycobacterium tuberculosis*. *PLoS Pathog.* 2014;10(5):e1004115.

52. WHO. BCG (Tuberculosis). 2018 07/05/2018; Available from: https://www.who.int/biologicals/areas/vaccines/bcg/Tuberculosis/en/.

53. Calmette A. Preventive vaccination against tuberculosis with BCG. *Proc R Soc Med.* 1931;24(11):1481–90.

54. Bloom B et al. Tuberculosis: Old lessons unlearnt? *Lancet.* 1997;350(9071):149.

55. Mahairas GG et al. Molecular analysis of genetic differences between *Mycobacterium bovis* BCG and virulent *M. bovis*. *J Bacteriol.* 1996;178(5):1274–82.

56. Behr MA et al. Comparative genomics of BCG vaccines by whole-genome DNA microarray. *Science.* 1999;284(5419):1520–3.

57. Pym AS et al. Loss of RD1 contributed to the attenuation of the live tuberculosis vaccines *Mycobacterium bovis* BCG and *Mycobacterium microti*. *Mol Microbiol.* 2002;46(3):709–17.

58. Hsu T et al. The primary mechanism of attenuation of bacillus Calmette-Guerin is a loss of secreted lytic function required for invasion of lung interstitial tissue. *Proc Natl Acad Sci USA.* 2003;100(21):12420–5.

59. Brosch R et al. A new evolutionary scenario for the *Mycobacterium tuberculosis* complex. *Proc Natl Acad Sci USA.* 2002;99(6):3684–9.

60. Tiwari S et al. Infect and inject: How *Mycobacterium tuberculosis* exploits its major virulence-associated type VII Secretion System, ESX-1. *Microbiol Spectr.* 2019;7(3).

61. Berney M et al. Essential roles of methionine and S-adenosyl-methionine in the autarkic lifestyle of *Mycobacterium tuberculosis*. *Proc Natl Acad Sci USA.* 2015;112(32):10008–13.

62. Tiwari S et al. Arginine-deprivation-induced oxidative damage sterilizes *Mycobacterium tuberculosis*. *Proc Natl Acad Sci USA.* 2018;115(39):9779–84.

63. Fox HH. The chemical approach to the control of tuberculosis. *Science.* 1952;116(3006):129–34.

64. Bernstein J et al. Chemotherapy of experimental tuberculosis. V. Isonicotinic acid hydrazide (nydrazid) and related compounds. *Am Rev Tuberc.* 1952;65(4):357–64.

65. Chorine V. Action of nicotinamide on bacilli of the species *Mycobacterium*. *C. R. Acad. Sci.* 1945;220:150–1.

66. Davies JE. Studies on the ribosomes of streptomycin-sensitive and resistant strains of *Escherichia coli*. *Proc Natl Acad Sci USA.* 1964;51:659–64.

67. Carter AP et al. Functional insights from the structure of the 30S ribosomal subunit and its interactions with antibiotics. *Nature.*

2000;407(6802):340–8.

68. Winder FG, Collins P, and Rooney SA. Effects of isoniazid on mycolic acid synthesis in *Mycobacterium tuberculosis* and on its cell envelope. *Biochem J.* 1970;117(2):27P.

69. Takayama K, Keith AD, and Snipes W. Effect of isoniazid on the protoplasmic viscosity in *Mycobacterium tuberculosis*. *Antimicrob Agents Chemother.* 1975;7(1):22–4.

70. Takayama K et al. Site of inhibitory action of isoniazid in the synthesis of mycolic acids in *Mycobacterium tuberculosis*. *J Lipid Res.* 1975;16(4):308–17.

71. Middlebrook G, and Cohn ML. Some observations on the pathogenicity of isoniazid-resistant variants of tubercle bacilli. *Science.* 1953;118(3063):297–9.

72. Snapper SB et al. Lysogeny and transformation in mycobacteria: Stable expression of foreign genes. *Proc Natl Acad Sci USA.* 1988;85(18):6987–91.

73. Snapper SB et al. Isolation and characterization of efficient plasmid transformation mutants of *Mycobacterium smegmatis*. *Mol Microbiol.* 1990;4(11):1911–9.

74. Zhang Y et al. The catalase-peroxidase gene and isoniazid resistance of *Mycobacterium tuberculosis*. *Nature.* 1992;358(6387):591–3.

75. Banerjee A et al. inhA, a gene encoding a target for isoniazid and ethionamide in *Mycobacterium tuberculosis*. *Science.* 1994;263(5144):227–30.

76. Rozwarski DA et al. Modification of the NADH of the isoniazid target (InhA) from *Mycobacterium tuberculosis*. *Science.* 1998;279(5347):98–102.

77. Zhang Y, Garbe T, and Young D., Transformation with katG restores isoniazid-sensitivity in *Mycobacterium tuberculosis* isolates resistant to a range of drug concentrations. *Mol Microbiol.* 1993;8(3):521–4.

78. Larsen MH et al. Overexpression of inhA, but not kasA, confers resistance to isoniazid and ethionamide in *Mycobacterium smegmatis*, *M. bovis* BCG and *M. tuberculosis*. *Mol Microbiol.* 2002;46(2):453–66.

79. Vilcheze C et al. Transfer of a point mutation in *Mycobacterium tuberculosis* inhA resolves the target of isoniazid. *Nat Med.* 2006;12(9):1027–9.

80. McCune RM et al. Microbial persistence. I. The capacity of tubercle bacilli to survive sterilization in mouse tissues. *J Exp Med.* 1966;123(3):445–68.

81. Kerantzas CA, and Jacobs WR, Jr., Origins of combination therapy for tuberculosis: Lessons for future antimicrobial development and application. *MBio.* 2017;8(2).

82. Vilcheze C et al. *Mycobacterium tuberculosis* is extraordinarily sensitive to killing by a vitamin C-induced Fenton reaction. *Nat Commun.* 2013;4:1881.

83. Vilcheze C et al. Enhanced respiration prevents drug tolerance and drug resistance in *Mycobacterium tuberculosis*. *Proc Natl Acad Sci USA.* 2017;114(17):4495–500.

84. Jain P et al. Dual-reporter mycobacteriophages (Phi2DRMs) reveal preexisting *Mycobacterium tuberculosis* persistent cells in human sputum. *MBio.* 2016;7(5).

第 4 章
结核病的发病机制

DIVYA B. REDDY · JERROLD J. ELLNER

（胡志东　黄嘉敏　张国良　译　卢水华　审校）

概述

结核病（tuberculosis，TB）是全球十大死亡原因之一，其死亡率超过人类免疫缺陷病毒（human immunodeficiency virus，HIV）和所有其他传染病感染，是单一病原体感染死亡率最高的疾病[1]。目前，研究人员对结核病发病机制的认知来源于感染动物的实验模型观察和结核病患者的临床表现；感染动物和结核病患者血液/组织的病理学和免疫学研究；结核分枝杆菌（mycobacterium tuberculosis，MTB）及其成分的微生物学、生物化学和遗传学研究等。结核病的发病机制相对复杂，没有任何一种方法或模型可以完全阐明其整个过程。对结核病和MTB的最新研究进展有助于人们更全面地了解这种病原体如何与宿主相互作用。

本章首先简要回顾结核病的自然史和毒力因子，然后着重介绍结核病发病机制的最新研究进展。主要从以下几个方面阐述机体抗结核分枝杆菌感染的获得性免疫应答：动物模型、体外单核细胞吞噬作用研究、体内不依赖于T细胞的单核细胞MTB生长抑制作用研究、宿主基因对MTB感染和结核病发病的影响。对MTB的适应性免疫反应的讨论包括CD4和CD8 T细胞的作用、TH-1和TH-2型应答、γδ T细胞和自然杀伤（natural killer，NK）T细胞对MTB感染的控制作用以及体液免疫在宿主抗结核菌感染免疫保护中的作用等新兴理念。另外，本章还将探讨细胞因子在T细胞反应调控中巨噬细胞活化和失活中的作用、组织损伤和肉芽肿形成中的作用、Ⅰ类和Ⅱ类限制性细胞毒性及其在抗结核菌感染免疫保护和病理损伤中的作用等。此外，还将分别从血液、胸膜以及肺组织等角度综合阐述结核病患者抗结核菌感染的免疫应答。最后，将分别探讨HIV感染对于结核病发病过程的影响以及结核病对于艾滋病发病过程的影响。

自然病史和免疫病理学

近距离接触活动性肺结核患者造成感染的风险很大。在结核病患者的家庭接触者中，感染风险为50%～80%；在持续的近距离环境中暴露的时间越长，肺结核的发病率越高，而与结核病患者同床或同一房间家庭接触者的发病率最高。感染往往是由于吸入了含有MTB的微滴（飞沫核）。尽管大飞沫往往沉积在上呼吸道（气管和支气管）并可通过黏液纤毛清除，但含有3个甚至更少结核菌的小飞沫（1～5 μm）则可能最终到达肺泡并造成感染[2-6]。因此，机体抗结核分枝杆菌的第一道防线是固有免疫细胞，主要是肺泡巨噬细胞，其胞内杀菌活性能够清除结核菌，但可能无法完全清除，部分残留结核菌能够在巨噬细胞免疫压力的存在下缓慢生长。同时，机体会启动适应性免疫反应并最终抑制结核菌的大量复制。在此期间，MTB感染可通过淋巴血行播散至其他部位，包括肺上叶。机体启动适应性免疫反应的过程需要4～6周，期间，MTB侵入和播散的局部往往会形成小肉芽肿，造成结核菌素试验（tuberculin skin test，TST）和γ干扰素释放试验（interferon gamma release assays，IGRA）结果转阳，形成潜伏感染状态。如果保护性免疫反应没有及时介入，结核菌可能大量复制并进展为原发性结核病。这是高发病率国家最常见的感染过程。

在大多数感染者中，体内产生的适应性免疫反应要么直接消灭结核菌感染，要么将其控制在组织巨噬细胞或其他部位，最终形成潜伏感染状态，可能一生都不会发病。结核菌的潜伏地点往往是其最初侵入或播散的部位，包括肺尖、肾皮质和长骨生长板等。这些组织的共同特征是局部氧浓度高。体外研究证实，巨噬细胞内富含氧气的环境可促进结核菌的生长[7]。相反，随着结核菌培养物中氧气的逐渐耗尽，结核菌启动厌氧保护机制并进入非复制性持留阶段[8]。结核菌的这种代谢变化导致其进入休眠机制，但是，导致和影响结核潜伏感染状态的具体机制尚不明确。5%～10%的潜伏感染人群会因某种原因导致抗结核感染免疫监控失效，进而导致结核菌重新获得复制能力并进展为活动性结核病。结核病的病理学特征是，多个组织内形成结核性肉芽肿[9]。结核性肉芽肿的特征是其包含血源性巨噬细胞、上皮样细胞（例如分化的巨噬细胞）、多核巨细胞［例如巨细胞（朗格汉斯细胞）外周有核的融合巨噬细胞］，以及肉芽肿外周T细胞等，而单核吞噬细胞是其主要细胞成分。尽管组织中已活化的巨噬细胞比血液中的单核细胞更具杀微生物活性，但是上皮样细胞和多核巨细胞能否杀灭结核菌尚不清楚[10]。在结核性肉芽肿内，几乎仅能在巨噬细胞中发现抗酸杆菌染色阳性，提示结核菌在肉芽肿内的寄居点是巨噬细胞[9]。

结核分枝杆菌潜伏感染产生的病灶常见于肺部，其保留了再激活的能力。这是中低发病率国家的主要致病机制。肺结核是成人结核病最常见的临床表现形式。尽管结核分枝杆菌的感染史可以在一定程度上阻断健康人群尤其是年轻人的外源性再感染，但在高发病率国家中，结核病的再感染很常见。肺结核的病灶一般位于上肺叶的顶端和后段，或者下肺叶的上段[11]。肉芽肿的干酪性坏死是原发性和复发性肺结核的典型病理特征。某些肉芽肿可发生干酪样组织液化，结核分枝杆菌在这种液化组织中的复制能力强于干酪样组织。干酪样坏死和空洞形成可能是针对于结核菌成分的免疫反应和炎症反应所致。对兔子感染模型的研究发现，在感染前用结核菌素活性肽对动物脱敏可防止空洞形成[12]。感染组织的纤维化收缩可促使组织愈合。活动性结核病的一个典型特征是感染者肺部和其他器官同时出现干酪化、液化、空洞形成和纤维化。巨噬细胞和中性粒细胞产生的基质金属蛋白酶和氧自由基等酶类物质介导了组织损伤，导致肉芽肿液化和空洞形成[9]。此外，中性粒细胞和结核菌感染部位单核细胞产生的细胞因子（详见"单核吞噬细胞"）是导致病理损伤的主要原因。但是，结核病免疫病理学的具体细胞和分子机制尚不明确。越来越多的证据表明，肺损伤和慢性阻塞性肺疾病可能是结核病的后遗症。

毒力因子

结核菌的毒力因子一直是研究的热点。既往研究已发现分枝杆菌细胞壁外层的三种主要毒力因子：分枝杆菌糖脂（索状因子）、分枝杆菌磺基脂（sulfolipids，SL）和分枝杆菌苷。索状因子是海藻糖-6,6'-二聚体[13]，以无毒保护性胶束构象或有毒免疫原性单层构象存在。在小鼠感染模型中，后者能够在几分钟内杀死巨噬细胞，加剧急性及慢性的结核病的病程进展，并干扰异烟肼的杀菌能力[14]。索状因子的毒性作用归因于与线粒体膜的相互作用，导致不同组织（肺、肝和脾）烟酰胺腺嘌呤二核苷酸依赖性微粒体酶的活性降低[15-16]。作为结核菌毒性菌株产生的最丰富脂质，索状因子直接导致结核菌在肺腔中增殖，最终排出到环境中，介导人与人之间的传播[17]。

SL是海藻糖-2'-硫酸盐，与聚硫氰酸、羟基聚硫氰酸或饱和直链脂肪酸酰化，形成高疏水性化合物[18-19]。SL的腹腔注射可杀死小鼠，并增强索状因子的毒性[20-21]。结核菌产生的SL与其毒力相关：非致病株缺乏SL，而强毒株可大量产生该物质[22]。另外，SL[23]和结核菌释放的氨类物质[18]均可抑制结核菌吞噬体与溶酶体的融合，从而使其逃逸宿主免疫杀伤。

分枝杆菌糖脂是一种分枝杆菌种属特异性糖脂和肽糖脂[19]。Brennan等已阐明了许多此类化合物的复杂化学结构[24]。结核分枝杆菌的表面糖脂由含海藻糖的脂寡糖组成。已有研究证明[24-25]，结核菌强毒株和非致病株[18]表面的分枝杆菌糖脂之间存在明显生化差异。另外，某些分枝杆菌糖脂可诱导巨噬细胞吞噬的杆菌形成电子透明区[26]，但其在保护结核菌耐受细胞杀伤方面的作用尚未确定。

最近的研究发现，分枝杆菌细胞壁存在一种丰富的脂多糖，即阿拉伯脂质甘露聚糖（lipoarabinomannan，LAM），具有毒力功能[24]。LAM是一种关键的免疫调节剂，可通过抑制干扰素（interferon，IFN）-γ诱导的巨噬细胞激活，阻断胞内关键基因的表达，以削弱被感染巨噬细胞的吞噬能力。因此，通过调控细胞因子微环境，LAM促进了结核菌在组织内的持留[22, 27]。Gaur等发现，LprG（一种细胞膜脂蛋白）对LAM的正常表面表达及其功能至关重要[28]。

其他毒力因子则有利于结核菌在稳定期存活[29]。例如，sigma 因子作为一种转录因子，可调节结核菌在适应状态下的转录活性，是必不可少的毒力因子[30]。Barry 等则发现了一种 16 kDa 的热休克蛋白，即 α- 晶体蛋白（α-crystallin，Acr），具有伴侣效应。敲除该蛋白的突变菌株虽然能够正常生长，但在体内无法持留，因此，不能形成潜伏性病灶[31]。

近期的研究刷新了人们对于结核菌毒力因子的认识，之前的认知多基于对基因组的单核苷酸多态性（single-nucleotide polymorphism，SNP）分析。一株丹麦暴发菌株与低毒性的原始菌株相比，23 个毒力相关基因都表现出 SNP，包括多个与高毒性相关的基因，比如诱导休眠和持留性的 *MazE2* 基因和抑制宿主免疫反应的 *pks 1/15* 基因[32]。

结核菌感染控制：固有免疫机制

动物模型和后来出现的人单个核细胞的体外研究对了解宿主对 MTB 的固有免疫应答最有帮助。

动物模型

早期研究中，Lurie 等比较了近交系结核菌感染耐受兔和易感兔吸入分枝杆菌后，肺部和其他组织中分枝杆菌的生长过程[5-6]。在卡介苗（Bacilli Calmette-Guérin，BCG）感染的起始阶段，耐受兔肺泡巨噬细胞的荷菌量更大，且排入气管 / 支气管淋巴结的数量也更多。然而，感染 7 天后，易感兔肺组织的荷菌量比耐受兔高 20 ～ 30 倍，且死亡更快[33]。耐受兔的组织病理学特征包括巨噬细胞分化提高、间质炎症增强和干酪样过程进展加快。而易感兔则表现出肺炎症增强，肺部结节数量增多，体积增大。在这个模型中，肺泡巨噬细胞的抵抗机制主要通过摄取和杀伤分枝杆菌能力的提高实现，这也进一步体现了两种表型差异。在分枝杆菌感染的第一阶段之后，耐受兔和易感兔都表现出和细菌共生的状态，即分枝杆菌在细胞内对数生长，但并不会裂解细胞[6, 33]。肉芽肿内新招募的单核细胞源性巨噬细胞比组织中已分化成熟的巨噬细胞含有更多的分枝杆菌[11]，可能与前者吞噬作用的效率较低、杀微生物机制尚未成熟以及未成熟巨噬细胞毒性效应较低等因素相关[6, 31]。随着适应性免疫应答的到来（感染 3 周后）并达到平台期，两种兔子体内分枝杆菌的对数生长速率达到相似水平。在接种 BCG 后，耐受兔与易感兔相比，对

MTB 产生了更强烈的获得性免疫应答[5]。因此，先天抵抗力对于机体抗结核感染免疫力的发展可能非常重要。与兔子这种动物感染模型相比，小鼠对 MTB 感染具有相对抗性。但是，由于该模型操作更简单，多数关于机体抗结核适应性免疫反应尤其是 T 细胞应答的研究都使用了小鼠模型[34]。另外，也有其他研究表明，感染途径对于感染结果非常重要，即通过气雾感染的小鼠更易表现出慢性肺结核感染的症状[35]。气雾感染的早期，结核菌的生长受到一定抑制，但随后可迅速生成典型慢性肉芽肿样炎症，伴随结核菌的快速激活，最终导致感染小鼠死亡。

在 Smith 等开发的豚鼠模型中，通过气溶胶途径感染 3 周后，大量细菌通过血液传播回肺部[36]。尽管如此，适应性免疫最终能够控制细菌生长。事实上，在所有结核菌感染的动物模型中，豚鼠模型与人类感染情况最为相似。Aiyaz 等通过全基因组分析发现，使用高毒性北京 - 西开普 TT372 菌株低剂量气溶胶感染接种过 BCG 的豚鼠，与未接种豚鼠相比，肺组织愈合、氧化应激反应和细胞运输相关的基因表达量更低[37]。

人来源细胞的体外实验表明，单核吞噬细胞往往是结核菌的寄生部位，该细胞具备一定的抑菌能力但并不会杀灭结核菌，肺泡巨噬细胞比单核细胞抑制结核菌生长的能力更强。下文将讨论细胞因子和各种信号通路对于结核菌感染和宿主免疫控制的作用。

巨噬细胞

被巨噬细胞吞噬的结核菌可以逃避胞内杀菌机制并在细胞内复制。人们普遍认为，结核菌的毒性程度取决于其在宿主巨噬细胞内的增殖能力。有以下三种方式可以抑制 MTB 的生长：第一，单核吞噬细胞对分枝杆菌具有天然抵抗力（见本节下文）。第二，细胞因子等中介物质可以激活单核吞噬细胞的杀菌能力。活化的 T 细胞可激活吞噬细胞，并启动获得性免疫，严格来说是启动了细胞介导的免疫应答（cell-mediated immunity，CMI）。第三，感染结核菌的单核吞噬细胞可能被细胞毒性 T 细胞裂解，但这种机制对抑制结核菌体内生存的意义尚不清楚。据推测，巨噬细胞裂解时释放的 MTB 可能被其他激活程度更高的巨噬细胞所吞噬，而后者能够更好地控制其生长（后两种机制将在以下部分讨论）。

巨噬细胞在功能上是异质的。经典激活的 M1 型巨噬细胞本质上是促炎的，而旁路激活的 M2 型巨

噬细胞则是抑炎的。在被 IFN-γ 激活或肿瘤坏死因子 - α（tumor necrosis factor-alpha，TNF-α）等细胞因子刺激后，M1 型巨噬细胞表现出更强的抗原提呈效率、吞噬能力和释放炎症因子的水平。而 M2 型巨噬细胞由白细胞介素（interleukin，IL）-4 和 IL-13 激活，在胞内杀伤和抗原提呈方面的效率较低，但能够分泌抑制性细胞因子 IL-10 和转化生长因子 β（transforming growth factor-beta，TGF-β），具有抗炎作用。二者相互配合达到炎症微环境的平衡。

肺泡巨噬细胞是机体抵抗病原体入侵的第一道防线，调控炎症并抑制肺组织损伤。模式识别受体（pattern recognition receptors，PRR）如 toll 样受体（toll-like receptors，TLR）识别病原体相关分子模式，既能通过 TNF-α、IL-1β 和 IFN-γ 诱导炎症，又能通过非 TLR 的 PRR（如甘露糖受体）和 IL-10 和 TGF-β 等信号抑制炎症。巨噬细胞是分泌 I 型干扰素的主要细胞亚群。I 型干扰素能够通过抑制 IL-12p40、IL-1α 和 IL-1β 的分泌，或诱导免疫调节剂如 IL-10 和 IL-1-R 拮抗剂，进而抑制机体抗结核效应性应答。

TLR 通常被认为是促炎症的，该受体与配体的结合可诱导 NF-κb 通路的激活。然而，TLR 也能够激活信号分子 TRIF 和 IRF，增强 IFN-β 的表达并实现抗炎功能。与单核细胞相比，肺泡巨噬细胞表达较低水平的 TLR-2、更高水平的 TLR-9 和相似水平的 TLR-4。分枝杆菌的不同抗原，甚至 DNA 激活 TLR 的能力不同，最终导致复杂又精细的免疫反应[310]。

吞噬作用和结核菌生长抑制

Swartz 等发现，不同亚型的分枝杆菌被血液中单核细胞所摄取的能力不同[38]。例如，鸟分枝杆菌能够被多数单核细胞摄取，而能够摄取结核分枝杆菌、堪萨斯分枝杆菌和其他分枝杆菌的单核细胞数量则较少。也有研究发现，血清对鸟分枝杆菌的摄取很重要，但对结核分枝杆菌摄取的影响程度很低，补体在该效应中起主要作用[38]。补体受体 1（complement receptor 1，CR1）和 CR3 共同介导了血液单核细胞对于结核菌的吞噬作用，补体 C3 成分是其结合配体[39]。最近，Schlesinger 等证明，巨噬细胞对于有毒性和非毒性结核菌株的黏附和吞噬作用水平相当，提示吞噬作用并不是菌株毒性的决定因素[40]。在结核菌吞噬中起主要作用的宿主分子是甘露糖受体和细胞表面纤维连接蛋白[41]，其配体分别为结核菌的

LAM 和细胞壁 30 kDa 抗原。

Hirsch 等[42]比较了人肺泡巨噬细胞与血液单核细胞对于结核菌的吞噬能力和生长抑制作用。结果发现，健康受试者的肺泡巨噬细胞吞噬和抑菌能力明显优于血液单核细胞。与 CR1 或 CR3 相比，肺泡巨噬细胞的吞噬作用更依赖于 CR4。此外，肺部表面活性蛋白 A 可能通过甘露糖受体而增强结核菌的吞噬能力[43]。肺泡巨噬细胞抑菌能力较强部分可归因于该细胞吞噬结核菌后 TNF-α 的表达水平增加[42]。之前也有研究证明，卡介苗和其纯化蛋白衍生物（purified protein derivative，PPD）[24]刺激后，人肺泡巨噬细胞诱导 TNF-α[44]及其调节因子 p38 MAPK[45-46]激酶的能力显著强于血液单核细胞。在这些研究中，肺泡巨噬细胞来自健康受试者，所以，该细胞对于结核菌生长的抑制能力反映了其自然抵抗力。除此之外，结核菌及其 PPD 也能够诱导产生巨噬细胞抑制性细胞因子，如 TGF-β 和 IL-10[47]。

溶酶体酶

吞噬体与含有溶酶体的酶（包括蛋白酶、溶菌酶、酸性水解酶和阳离子蛋白）的融合对于抑制结核杆菌胞内生长至关重要。兔感染模型[48]和小鼠感染模型[49]研究均显示，结核菌强毒株拥有破坏吞噬体膜并在肺泡巨噬细胞的细胞质中大量繁殖的能力，表明结核菌可以逃逸溶酶体的杀伤。Lurie 和 Dannenberg 对兔感染模型的病理研究显示，肉芽肿巨噬细胞中结核菌量和溶酶体颗粒含量负相关，提示已活化巨噬细胞中的溶酶体酶具有一定的杀菌活性[6, 33]。此外，已活化细胞含有较高水平的溶酶体，如组织蛋白酶。在另一项研究中，Armstrong 和 d'Arcy Hart 发现，只有在吞噬了无活力（非完整）的结核菌后，小鼠腹腔巨噬细胞的吞噬体才会与溶酶体融合[50]。因此，已活化巨噬细胞中的溶酶体对结核菌的消化在机体控制细菌的生长方面很重要。

自噬是一种维持宿主细胞内稳态的途径，通过自噬，细胞质片段能够被隔离成一个"自噬体"，并输送到溶酶体进行降解。Gutierrez 和 Singh 等证明，雷帕霉素等药物诱导的自噬途径可以通过促进吞噬体成熟而增强宿主对结核菌的抵抗力。事实上，在结核菌感染的巨噬细胞中，IFN-γ 诱导的 p47 GTP 酶（如 LRG-47）在结核菌感染的巨噬细胞中激活，导致具有自噬溶酶体功能的细胞器形成，是 IFN-γ 介导的活性氮和活性氧非依赖性途径发挥抗菌作用的关键步

骤[51]。同样，Yuk 等证明维生素 D_3 可通过抗菌肽驱动的自噬相关基因 *Beclin-1* 和 *Atg5* 的转录，诱导人单核细胞自噬，发挥抗分枝杆菌活性[52]。除此之外，越来越多的证据证明，自噬通路对于机体抗细菌感染和抑制组织炎症损伤方面起着重要作用，而该通路也是潜在的药物靶点之一[53]。

氧自由基

Mitchison 等发现，结核菌对过氧化氢的抗性与其毒力相关[54]。但是，也有其他研究表明，尽管过氧化氢抗性很重要，但这种抗性并非是影响毒力的关键因素，而且结核菌对过氧化损伤的敏感性与其毒力并不完全相关[55-56]。此外，Douvas 等证明，与未活化的单核细胞相比，单核细胞来源的巨噬细胞对结核菌生长抑制作用的增强与活性氧的释放无关[56]。尽管分枝杆菌对氧自由基敏感，但是氧代谢产物的清除并不会影响 IFN-γ 激活的小鼠骨髓巨噬细胞抑制牛型分枝杆菌生长的能力[51]。尽管很多结核菌的代谢产物（例如 LAM 和酚性糖脂）能够干扰氧自由基的产生；但是，活性氧中间物（reactive oxygen intermediaries，ROI）与吞噬细胞抑制结核菌生长能力的相关性尚未明确。

活性氮中间物

L- 精氨酸依赖的一氧化氮（nitric oxide，NO）和其他氮中间产物在机体控制的胞内菌（包括结核菌）感染方面很重要。活性氮中间物（reactive nitrogen intermediaries，RNI）介导的杀微生物活性在小鼠模型中已得到证实[57]。最近的研究表明，在一氧化氮合成酶（NO synthase，NOS）基因敲除小鼠中，结核菌感染能力显著增加，而诱导型一氧化氮合成酶（inducible NOS，iNOS）抑制剂可促进野生型小鼠体内结核菌的生长[58]。结核菌感染可诱导人肺泡巨噬细胞（而非单核细胞）产生 NO。不同受试者肺泡巨噬细胞产生的 NO 水平不同，与其胞内结核菌的生长负相关[311]。

中性粒细胞

研究发现，将分枝杆菌或其代谢产物注射到动物的组织或胸膜腔中会诱导一系列炎症反应，在最初阶段由中性粒细胞主导，可持续 48 小时[59]。中性粒细胞是首批招募至结核菌感染部位的细胞亚型，但对其研究相对较少。目前的研究认为，在结核菌感染的早期阶段（<1 周），中性粒细胞具有保护作用，而在结核菌已建立感染的阶段，中性粒细胞往往与较差的预后和肺组织病灶增多相关，是免疫失衡的标志之一。例如，在结核菌急性感染大鼠模型中，脂多糖能够将中性粒细胞招募至肺的部位，并降低其结核菌的荷菌量[60]。在气管感染之前降低小鼠粒细胞的含量，会导致荷菌量增加[61]。然而，在慢性结核感染中，能看到与之相反的效果：中性粒细胞的单克隆耗竭抗体 NIMP-R14 的加入，降低了结核菌的荷菌量[62]；此外，研究发现中性粒细胞驱动 IFN 诱导的全血转录组特征与结核病的严重程度相关，证实了中性粒细胞在加重结核病相关组织病理损伤中的作用[63]。

中性粒细胞募集到感染部位后可诱导结核菌的内化。Brown 等证实，健康人的中性粒细胞能够在体外杀死结核菌[64]。然而，中性粒细胞杀伤结核菌的机制尚不清楚。May 等发现，结核菌可诱导中性粒细胞的呼吸暴发[65]。但是，也有研究发现，慢性肉芽肿疾病患者和健康志愿者体内中性粒细胞的杀菌能力类似，提示非氧化机制参与了杀菌过程[64]。此外，氧自由基抑制剂并不能中和中性粒细胞对结核菌的杀伤作用[66]，因此，氧自由基并非是中性粒细胞杀伤结核菌的关键因素。人中性粒细胞肽（human neutrophil peptides，HNP）作为 α- 防御素家族的成员，存在于中性粒细胞的嗜苯胺蓝颗粒中，通过破坏质膜和 DNA 来抑制结核菌复制，这一机制逐渐受到认可。HNP 在结核菌感染区域的浓度较高，可能在单核吞噬细胞和 T 细胞的趋化性、T 细胞 /B 细胞相互作用、抗体介导的杀伤和细胞因子分泌中起着不可或缺的作用[67]。抗菌肽是一种存在于中性粒细胞颗粒中的 19 kDa 蛋白质，是一种有效的巨噬细胞趋化剂，可通过增强自噬来提高细胞杀伤结核菌的能力[52]。

综上所述，中性粒细胞在宿主对抗结核菌感染中的具体作用取决于感染的阶段。虽然中性粒细胞对于结核菌胞内 / 胞外杀伤的贡献程度尚不明确，但是，在结核菌感染后，该细胞亚型可通过血液被招募至感染区域（通常是肺），并释放趋化因子、细胞因子和颗粒产物等，参与机体抗结核菌感染的免疫应答。

NK 细胞

小鼠模型和人来源细胞的体外研究模型均证实了 NK 细胞在机体抗结核菌感染免疫应答中的作用。该细胞亚群可通过分泌产生 IFN-γ 来激活感染结核菌的吞噬细胞并发挥抑菌作用，或直接杀伤感染细胞。Yoneda 等证明，在抑制结核菌的胞内生长方面，NK 细胞和 CD4 细胞发挥了同样重要的作用[68]。

在经典免疫学中，NK 细胞隶属固有免疫细胞。但最近的研究表明，NK 细胞也能够特异性识别抗原，在分枝杆菌感染后，记忆性 NK 细胞可快速扩增并发挥抑菌作用[69]。事实上，接种过卡介苗的小鼠和结核潜伏性感染人群再次感染结核菌后，一种记忆性 NK 细胞亚群（CD3-NKp46$^+$CD27$^+$KLRG1$^+$）会迅速扩增并杀伤感染细胞[70]。

Band T 细胞

带有 γ 或 δ 型 T 细胞受体（T-cell receptors，TCR）的 T 细胞（占循环 T 细胞的 5%）也能够通过分泌 IFN-γ 来杀伤被结核菌感染的细胞。δ 细胞不需要主要组织相容性复合体（major histocompatibility complex，MHC）提呈抗原即可发挥效应功能。小鼠模型和人来源细胞的体外模型均表明，γδ T 细胞是机体抗结核菌感染免疫应答的重要组成部分。由于 γδ T 细胞通常存在于肺和上皮细胞中，因此，它们也是抵御病原体感染的第一道屏障。在感染结核菌后，淋巴结和肺中的 γδ T 细胞大量扩增[71-72]。Havlir 等发现，活的结核菌能够被单核细胞捕获并选择性诱导人外周血中的 γδ T 细胞扩增，而热灭活的结核菌不能诱导此效应[73]。其他感染性病原体（如沙门菌、李斯特菌和金黄色葡萄球菌）等的相关研究也表明，γδ T 细胞在机体应对病原体感染的初级免疫反应中普遍发挥作用[74]。该细胞亚群对于机体抗结核菌感染免疫应答的重要程度尚待进一步确认。

黏膜相关不变 T 细胞

黏膜相关不变 T（mucosal-associated invariant T，MAIT）细胞是一种广泛分布于血液和黏膜部位的固有免疫样 T 细胞亚群，MR1 限制性 MAIT 细胞已被证明有助于控制牛分枝杆菌（卡介苗）的感染[75-76]。结核病患者外周血的 MAIT 通常在感染过程中耗竭[77-79]，并在治疗成功后恢复[80]。

结核病的免疫遗传学

近期，大量研究结果已证实宿主基因构成在结核

菌感染易感性中的作用。总的来说，在结核菌感染期间，免疫遗传学可能有以下三种影响。尽管存在明显的相互依赖性，但这些现象可以被视为影响结核分枝杆菌感染结果的独立因素：①对结核分枝杆菌感染的易感性；②对结核病发病的易感性；③结核病的临床表现。

约 20% 长期接触结核菌的个体不会产生 TST 免疫反应，表明人类对结核菌感染具有一定程度的天然抗性。Cobat 等在南非一个高流行地区对 TST 反应性相关基因位点进行了全基因组测序分析，结果发现，染色体区域 11p14 与 TST1 结果相关（lod 评分 = 3.81，$P = 1.4 \times 10^{-5}$）；而染色体区域 5p15 与 TST2 结果相关（lod 评分 = 4.00，$P = 9 \times 10^{-6}$）[81]。随后，研究人员对比了 BCG 加 IFN-γ 刺激和仅 BCG 刺激的血细胞，发现 TST1 某基因位点控制了 TNF（结核病主要调控分子之一，参与巨噬细胞激活）分泌[82]。这种免疫遗传学研究提示，可能存在一种 TNF 介导的机体对结核菌感染的天然抗性。

在 BCG 感染的小鼠模型中，已发现的抗性基因是 Nrama1（natural resistance-associated macrophage protein）[83]，该基因也与 MTB 感染抗性相关[83]。另外，该基因缺失的小鼠对其他胞内病原体同样易感，如沙门菌和利什曼原虫等。该基因是巨噬细胞胞质小泡的膜成分，在吞噬后转移到吞噬体[84]。该基因曾被认为是小鼠对 MTB 易感的原因，然而，在最近的研究中，North 等证明，Nramp1 在小鼠抗结核菌感染抗性中的作用并不关键[85]。人类 Nramp1 的同系基因位于染色体 2q35 上，其多态性与麻风易感性相关[86]。在结核病患者中，该基因对结核菌感染的抗性仅有微弱作用[87]。一项对巴西人群中 Nramp1 多态性的研究则未观察到该基因对结核病易感性的影响[88]。由于这两份研究的遗传分析方法和 Nramp1 研究位点不同，无法进行相互比较。

近期，通过队列研究，已发现了遗传易感性与致命分枝杆菌感染相关的证据。研究发现，严重复发型非典型分枝杆菌或沙门菌感染患者的 IFN-γ 或 IL-12 受体基因发生突变[89-91]。而早期研究也显示，黑种人比白种人在环境中接触结核病后，TST 转阳率更高[92]。同样，在有结核病的家庭中，同卵双胞胎或有血缘关系的亲属分别与非同卵双胞胎或无血缘关系的亲属相比，更有可能在感染结果或疾病进程中上保持一致[93]。此外，在印度，患有结核病的兄弟姐妹表现出相似的单倍型[94]。

目前，已有一些研究证实，人类白细胞抗原（human leukocyte antigen，HLA）表型与结核病之间存在关联性，研究结果不尽相同。例如，某些 HLA-B 和 HLA-DR2 抗原在不同人群中的表达与结核病的发病情况相关，这些抗原包括 B8、Bw15、Bw35、B27 和 DR2[95-100]。在另外一些队列中，也发现了其他 I 类和 II 类 MHC 表型与结核病有关[100-104]。但是，这些研究对象都是互不相关的受试者，另外，这些研究没有一个先验假设，即某个特定 HLA 类型与结核病相关，其统计分析均有不足之处，且未考虑研究中涉及的复等位基因。在差异巨大的不同队列之中发现的不同与结核感染相关的表型本身也是有研究价值的，因为 HLA 基因可能与决定结核病易感性的一个或几个基因存在连锁不平衡，所以，后续研究需要在有无结核病或有无结核感染的多个家族成员之间进行 HLA 表型连锁研究，以进一步证实人类对结核分枝杆菌的遗传易感性。

Cox 等评估了一组墨西哥裔美国人中结核病患者的 HLA-DR[105]，结果显示，II 类分子基因座与疾病进展或 TST 反应无关。但是，他们却发现 HLA-DR 和 PPD 体外刺激后淋巴细胞的免疫应答水平相关，而 HLA-B14-DR1 单倍型则与 T 细胞无反应性相关。已有研究证明，这种单倍型导致非经典肾上腺 21 羟化酶缺乏[106]，该异常基因定位于 MHC II 类分子的第 6 号染色体，与 HLA-DR1 表达改变有关，该基因的异常通常导致无法激活同种异体反应性或 MHC II 类分子限制性 T 细胞应答。

病理学研究表明，结核病在黑种人中是一种更具侵袭性的疾病。据报道，黑种人罹患结核病比白种人更难治疗[107-110]。在英国，亚裔人群的发病率也高于白人[111]。然而，流行病学和临床观察到的不同种族人群对结核病易感性差异的机制尚不清楚。Crowle 和 Elkins 等比较了来自黑种人和白种人单核细胞和巨噬细胞中结核菌的生长情况，发现黑种人的单核细胞和巨噬细胞在吞噬结核菌后反而杀菌能力更强，但是，在此后的培养过程中，其杀菌能力显著降低，尤其是存在黑种人来源血清的情况下[112]。此外，与白种人相比，巨噬细胞激活因子 1,25-（OH）- 维生素 D_3 对黑人巨噬细胞中结核杆菌生长的抑制能力较弱。尽管这些数据提示黑种人对于结核病有基因易感性，但还需要更大规模的研究来证实这一观察结果，以更全面地了解结核病易感性的分子机制。

在英国，亚裔人种的结核发病率比白种人高，

Davies 在研究这一现象时提出，遗传因素和环境因素与种族易感性相关[111]。维生素 D 的代谢产物能够激活巨噬细胞并杀死 MTB，但英国的传统食品中往往不含维生素 D。因此，饮食中缺乏维生素 D 可能会诱发结核病。有研究证实，维生素 D 受体基因多态性与人群对于结核病的易感性有关，尤其是在食物中缺乏维生素 D 的情况下（Wilkinson RJ 的未发表数据）。因此，这些研究提示，遗传因素和环境因素在结核病易感性中占据了重要作用。

一项英国印第安人的队列研究发现，IL-1 受体拮抗剂（IL1 receptor antagonist，IL-1Ra）的多态性与结核病的临床表现相关；在 IL-1Ra 等位基因 A2 阳性人群中，胸膜结核和腹膜结核的发病率较低，且 PPD 皮试反应性也低。然而，在结核病患者及其健康家庭接触者中，该基因的多态性相似[113]，由此推断其对结核发病无影响。然而 Zhang 等发现 IL-1β 启动子基因（产生高 IL-1β 的 rs1143627T 等位基因）的多态性与中国人群中结核病的病程进展和疾病严重程度相关。肺中 IL-1β 驱动的 IFN-γ/IL-17 依赖性中性粒细胞炎症可能与结核病治疗前的组织病理情况以及治疗后的永久性肺损伤和功能下降相关[114]。因此，结核病的临床表现形式受到遗传免疫学影响。

目前的研究认为，宿主遗传因素在结核分枝杆菌从感染到发病的过程中起着重要作用[115-116]。关于双胞胎的早期研究表明，结核病具有高度遗传性，遗传力估计值（h2）接近 70%。免疫功能方面的遗传性疾病会增加结核病的易感性[117]。这些免疫缺陷遗传疾病包括罕见蛋白质破坏性变异，并显示出 IL-12/IFN-γ 免疫级联中基因和转录因子的失调与活动性疾病的发展之间的联系。此外，已通过全基因组关联研究（genome wide association studies，GWAS）鉴定出许多结核病易感位点，比如 HLA II 类分子、11p13、18q11、ASP1 和 PTX3[121][118]。这些基因/位点与 IFN-γ 分泌通路相关，因此，IFN-γ 通路是调控结核病易感性的主要免疫通路之一。

近期，一项关于坦桑尼亚和乌干达结核感染抗性人群的 GWAS 研究发现，IL12B 基因下游 100 kb 的 5q33.3 染色体上有一个基因座与转录增强子有序列重叠，而该增强子对结核感染的保护率为 70%（OR：0.23）[119]。这一发现进一步验证了近期完成的另外一项研究，该研究发现 IL-12B 罕见蛋白质破坏性变异的隐形遗传性疾病增加了该人群对于结核菌的易

感性[120]。

抗结核菌感染的获得性免疫应答

获得性免疫应答

适应性免疫反应是巨噬细胞激活后产生的免疫应答，致敏 T 淋巴细胞会分泌细胞因子如 IFN-γ。一般来说，细胞免疫反应的起始阶段是外源抗原呈递，外源抗原被抗原提呈细胞（例如巨噬细胞和树突状细胞）所吸收、裂解并呈递于细胞表面，等待下游 T 细胞识别。

T 细胞通过 HLA 分子识别抗原提呈细胞表面的外源抗原，随后诱导 T 细胞的激活和增殖，炎症因子 / 细胞因子例如 IL-17 和 IL-6，往往对该过程起加强作用。CD4 辅助性 T 细胞识别 HLA II 类分子，而 CD8 细胞毒性 T 细胞识别 HLA I 类分子。外源抗原、T 细胞和抗原提呈细胞的相互作用不仅能够在急性感染期迅速激活 T 细胞增殖并分泌细胞因子，也能够诱导产生记忆性 T 细胞，这部分记忆细胞能够在二次感染后的 1 ~ 2 天内快速启动免疫应答。另外，细胞毒性 T 细胞能够裂解被病原体感染的巨噬细胞。

关于机体抗结核感染细胞介导的免疫反应研究最初由动物模型开始，研究发现，特异性抗血清的过继免疫不能增强机体对于分枝杆菌感染的免疫保护，而 T 细胞的过继则显著提高了保护效力[121-124]。在过去二十年中，流行病学研究发现，HIV 感染者（CD4 细胞受损）罹患结核病的程度更严重，进一步证实了细胞介导的免疫反应对于机体抗结核菌感染免疫应答的重要性。

著名生物学家罗伯特科赫于 1891 年报道，豚鼠感染结核分枝杆菌 4 ~ 6 周后，皮内注射少量结核菌毒株，48 小时内皮肤接种部位出现局部硬化和坏死[125]，该现象称为科赫现象，也称结核菌素迟发型超敏反应（delayed-type hypersensitivity，DTH）。半个世纪后，Chase 证明 DTH 是由淋巴细胞所介导的[126]。动物模型研究发现，不同 T 细胞亚群分别介导细胞免疫应答（保护性）和 DTH，这两种效应可同时发生[127]。因此，保护性细胞免疫应答和 DTH 是两种不同的效应性 T 细胞反应且不会相互干扰，比如，动物可以在不失去免疫保护的情况下脱敏；也可以发生超敏反应，但不会增加保护效力；部分结核

杆菌会产生抗性，而不会出现皮肤超敏反应[128]。此外，Orme 和 Collins 在小鼠模型中证明，DTH 和抗结核保护性免疫是由不同 T 淋巴细胞亚群所介导的（Ly-1 代表 DTH，Ly-2 代表保护性免疫）[127]。不过，在结核病患者队列研究中，保护性免疫和 DTH 在流行病学上有一定的相关性，即 TST 阳性受试者对外源性再感染有相对抗性[129]。

关于保护性免疫和 DTH 的关系，Rook 总结的比较到位，他认为，保护性免疫和 DTH 之间具备一定程度的复杂性联系[130]。保护性细胞免疫和 DTH 互不相同但具有部分重叠效应，两种效应有一定关联的原因是，免疫细胞既能表达抑制性 / 有害性细胞因子，也能分泌保护性细胞因子，且具有一定的相互调控能力。越来越多的证据表明，不同组织中调控细胞免疫的机制不同，这使得具体情况更加复杂。以下各节旨在总结各种细胞亚群及其产物在机体抗结核菌感染免疫应答中的作用。

保护性免疫与 T 淋巴细胞依赖性巨噬细胞活化

动物模型研究

将免疫过卡介苗小鼠的脾淋巴细胞过继至野生型小鼠体内，受体小鼠能够获得抗结核菌感染的免疫保护；另外，仅免疫活的卡介苗才能产生免疫保护，而免疫灭活菌株无法产生。不仅如此，热灭活菌株免疫小鼠的脾淋巴细胞的过继还能诱导产生 DTH[131]。这些数据提示，活的分枝杆菌的代谢产物可能对于诱导抗结核菌感染免疫保护非常重要。Cooper 等证明，结核菌气雾攻击后，免疫记忆的产生比较缓慢，且对于再次感染无法提供有效的保护[132]。

CD4 和 CD8 细胞亚群

在静脉感染结核菌的过程中，最早在脾诱导产生的保护性淋巴细胞是 CD4 细胞，该细胞亚群大量分泌 IFN-γ 以清除感染；而细胞毒性 T 细胞诱导时间较晚，且与免疫保护无明显相关性[133]。不过，在小鼠中使用抗 CD4 或 CD8 耗竭性单克隆抗体以清除相应细胞亚群的实验结果表明，CD4[133-135] 和 CD8[135] T 淋巴细胞均参与了机体抗分枝杆菌感染的免疫保护。其中，CD4 淋巴细胞可分为分泌 IFN-γ 细胞因子的 TH-1 型和分泌 IL-4（和 IL-5、IL-10、IL-13）细胞因子的 TH-2 型亚群，两种细胞亚群可相互调控且诱导的保护力不同[136]。在小鼠模型中，机体抗胞

内菌（包括 MTB）感染的免疫保护主要由 TH-1 型 CD4 细胞所介导。

虽然 CD4 和 CD8 细胞参与机体抗结核菌感染免疫保护的机制尚不完全明确，但是，目前的研究表明，至少存在两种可能的保护机制：第一，这两种淋巴细胞能够分泌 IFN-γ 等细胞因子以激活巨噬细胞，也能够分泌粒细胞 - 巨噬细胞集落刺激因子等直接增强巨噬细胞杀伤结核菌的能力。IFN-γ 基因缺陷小鼠抗结核菌感染能力显著下降，进一步证实了 TH-1 型细胞因子的保护性作用[137-138]。第二，T 细胞对于感染结核菌的巨噬细胞具有细胞毒性作用。研究显示，MHC Ⅰ 类分子功能失调小鼠更容易受到结核菌感染[139]。不过，穿孔素（一种参与 CD8 细胞毒性的分子）基因失调的小鼠并未表现出对结核菌感染敏感性的增强[140]。目前，领域内公认，IFN-γ/IL-12 信号通路轴对机体抗结核菌感染的免疫保护至关重要。IL-12 在感染早期由抗原提呈细胞产生，并促进辅助性 T 细胞的分化和 IFN-γ 的分泌。IFN-γ 进一步激活巨噬细胞产生 TNF-α 和其他保护性细胞因子，促进结核菌的胞内杀伤。

结核菌感染诱导初始 T 细胞分化为效应 T 细胞并在宿主体内大量扩增。CD4 T 细胞分化为 TH-1 和 TH-2 型细胞，CD8 T 细胞分化为细胞毒性 T 细胞。作为适应性免疫反应的关键细胞，CD4 和 CD8 效应细胞协同作用以清除感染。随着感染清除，效应 T 细胞（effector T cells，TE）发生大规模凋亡以恢复该细胞的宿主内稳态。同时，少量抗原特异性 T 细胞会转化为相对较短寿命的效应记忆性 T 细胞（effector memory T cells，TEM）或较长寿命的中央记忆性 T 细胞（central memory T cells，TCM）[141]。

研究显示，TE、TEM 和 TCM 三类 T 细胞亚群在生化、表型和功能上区别很大。例如，李斯特菌感染后，可分别通过转录因子 T-bet 和 eomesodermin 的表达来区分效应性 T 细胞和记忆性 T 细胞[142]。尽管其潜在机制尚不清楚，但与记忆性细胞相比，效应性 T 细胞的凋亡水平较高。而两种记忆性细胞亚群，即 TEM 和 TCM 之间的一个关键区别是，前者在感染后会迅速迁移至炎症组织并立即发挥效应功能，而后者则位于次级淋巴器官，感染早期几乎没有效应功能，但是，感染后能够迅速增殖并转化为效应 T 细胞。在适当的刺激条件下，CD4 TEM 能够维持其 TH-1 和 TH-2 表型并迅速分泌相应的细胞因子，而 CD8 TEM 可大量表达穿孔素。相反，TCM 则类似初始 T 细胞，

需要经过抗原提呈和分化过程，才能转变为 TH-1 或 TH-2 表型[143]。与之相符的是，细胞因子编码基因的启动子组蛋白乙酰化分析表明，TEM 和 TE 之间染色质重构的模式和水平相似，而 TCM 更类似于初始 T 细胞[119]。此外，与 TEM 相比，TCM 的激活过程对共刺激的依赖性更小。人的 TCM 细胞亚群为 CD45RO$^+$，并高表达 CCR7 和 CD62L。相反，TEM 不表达 CCR7 和 CD62L。效应性 CD8 T 细胞的特征则是高表达 CD38、HLA-DR、CD27 和 Ki-67，低水平表达 BCL-2 和 CCR7。另外，记忆性 T 细胞也可分为记忆性干细胞、过渡记忆性细胞和 T 效应记忆再表达细胞等。不同记忆细胞亚群可通过表面标志物 CD45RA、CD45RO、CCR7、CD27 和 CD95 等区分[144-146]。

人类样本研究

健康人群的 T 细胞反应

结核感染人群的临床诊断标准之一是 PPD 皮试阳性。如前所述，感染过结核菌的人群在血液和组织中存在一定水平的保护性 T 细胞，所以对于二次外源感染有一定的抗性。由于血液是最容易获得的人体生物标本之一，所以关于结核分枝杆菌特异性 T 细胞的研究多使用血液标本。总的来说，这些研究证实，T 细胞对于细胞因子尤其是 IFN-γ 分泌，以及对结核分枝杆菌感染吞噬细胞的细胞毒性方面非常重要[147]。不过，由于结核菌的抗原和其他类型的分枝杆菌，包括环境分枝杆菌和卡介苗等，有一定同源性，所以在使用结核分枝杆菌感染受试者样本进行体外研究的时候，需要考虑到其他分枝杆菌感染的情况。因此，活动性结核病患者的家庭密切接触者是比较合适的受试者人选。通过这些受试者，可以根据流行病学特征来分析结核菌感染 T 细胞反应的抗原谱。其中一项研究证明，PPD 皮试结果与抗原特异性 T 细胞的 IFN-γ 应答有相关性，这些抗原包括 ESAT-6、CFP-10、16 kDa、19 kDa、MPT64、Ag85B、38 kDa、hsp65、PPD 和 BCG[148]。然而，迄今为止，PPD 皮试阳性家庭接触者 T 细胞反应的研究仅局限在少数结核菌抗原上（详见"T 细胞对结核菌反应的抗原靶点"）。

研究人员可以使用支气管肺泡灌洗液样本来研究感染部位的免疫细胞。另外，结核病患者的健康家庭接触者的肺的细胞样本有助于进一步了解抗结核菌感染保护性细胞免疫机制。近期，Tan 等证明，在结核

菌感染肺泡巨噬细胞的裂解方面，支气管肺泡淋巴细胞发挥了重要作用[149]。

胸膜结核

胸膜结核通常是一种自限性疾病，因此，机体针对于这种少菌性疾病的免疫反应具有高度保护作用[150]。然而，60% 的胸膜结核患者会出现复发情况，提示这种保护免疫仅存在于胸膜腔中。与血细胞相比，胸膜结核患者的胸膜液含有更多的结核菌特异性 CD4 T 淋巴细胞[150-151]，这些细胞的表型主要是 $CD4^+CDw29^+$，被认为是一种记忆性 T 细胞[152]。Fujiwara 等已经证明，胸膜结核患者血液中抗原反应性淋巴细胞比例正常，而胸膜液中比例增加[153]。因此，胸膜液抗原反应性 CD4 T 细胞增加可能是原位扩增的结果，而并非是从血液循环系统中招募的。尽管体内存在较高水平的抗原反应性 T 细胞，但是，1/3 的胸膜结核病患者其血液中 PPD 特异性 T 细胞应答的水平低于健康皮试阳性受试者，也低于自身胸膜液 T 细胞反应[154]。造成这种现象的原因在于，血液中存在抑制性单核细胞（详见"单核细胞和调节性 T 细胞的抑制作用"），而胸膜液中没有。与强烈且有效的局部免疫反应一致，胸膜液中的 IFN-γ、TNF-α 和 1,25- 二羟基胆钙化醇（维生素 D）水平也比血清高出数倍[155]。

尽管系统性免疫应答保护效果不足，但是，感染局部的免疫应答在抑制胸膜感染方面有效果，因此，Wallis 等尝试利用胸膜液中的细胞来筛选保护性抗原[156]。在感染 Epstein Barr 病毒后，两名胸膜结核患者的胸膜液 B 淋巴细胞自发形成免疫球蛋白（immunoglobulins，Igs）。在这两名受试者中，结核菌反应性克隆的比例分别为 54% 和 9%。大多数克隆（83%）分泌 IgM 抗体，其余克隆分泌 IgG 抗体。使用这些抗体进行 Western blot 分析，确定了对结核菌培养液有反应的条带大小为 31.5 kDa 左右。而 30 kDa α- 抗原（抗原 6）是一种分泌型分枝杆菌蛋白，已被证明具有保护作用（详见"单核细胞刺激性抗原的调节"）。

保护性免疫的"第二十二条军规 / 悖论式困境"是，只有在一种疫苗非常有效的情况下才能通过该疫苗来系统性地研究免疫保护的内在机制。矛盾之处在于，要想开发出有效的疫苗，就需要免疫保护相关标志物确定临床试验早期疗效的终点。最近的结核疫苗临床试验中得到较好保护效果的有两项：卡介苗复种可在一定程度上降低 IGRA 的阳转率[157]；而亚单位疫苗 M72 和佐剂可提供 53% 的免疫保护，在阻断结核潜伏感染进展为结核病方面有一定作用[158]。

T 细胞对结核菌反应的抗原靶点

通过结核菌素反应阳性人群，已鉴定得到能够刺激 T 细胞应答的多个分枝杆菌相关抗原。由于结核菌感染的宿主免疫反应的异质性，能够诱导保护性免疫反应的抗原尚不清楚。在结核菌感染的不同阶段，宿主免疫反应针对的抗原也有所不同，并诱导不同水平的抗结核菌感染免疫应答[159]。T 细胞识别抗原的异质性也在一定程度上反映了 T 细胞亚群和功能的多样性。

一开始，研究人员发现细菌和真核生物高度保守的热休克蛋白能够诱导人类细胞产生免疫应答，例如结核菌的 65 kDa 和 71 kDa 蛋白。人血液 T 细胞针对于这些抗原的免疫反应在一些研究中已有报道[160-161]。但是，动物研究实验结果证实，这些抗原并不是保护性 T 细胞反应的主要靶点[156]。小鼠结核菌感染的保护性 T 细胞并不会识别这些抗原，因此，它们可能更多的是人类体细胞抗原。但是，热休克蛋白可能参与了针对分枝杆菌和人类共有肽的自体免疫，从而造成了结核菌感染的组织病变。卡介苗的 65 kDa 热休克蛋白是 CD4 毒性 T 细胞的靶点之一，该蛋白也能反过来诱导 CD4 细胞裂解自体单核细胞[160]。不过，卡介苗接种者中对 65 kDa 蛋白有反应的仅 20%。

另一种鉴定能够诱导 T 细胞反应的结核菌抗原的办法是使用物理化学技术，即分离结核菌的裂解物和过滤液，评估 T 细胞对分离组分的相对反应性。这些研究结果表明，人类针对于结核菌的 T 细胞反应靶点存在异质性。例如，笔者发现，来自结核菌素阳性受试者的 T 细胞对 30 kDa、37 kDa、44 kDa、57 kDa、71 kDa 和 88 kDa 的 H37Rv 结核菌株培养滤液表现出反应性峰值[162]。Western blot 结果显示，其中可能包含三个之前已鉴定的抗原（30 kDa、64 kDa 和 71 kDa）。不过，这项技术只能粗略估算大小，无法确定在相应的组分条带中具体抗原靶点。Schoel 等发现，对结核菌裂解物进行双向凝胶电泳分离的 400 个组分，其诱导的反应有很大差异，再次证实人类 T 细胞识别分枝杆菌抗原靶点的广泛异质性[163]。

由于仅活的结核菌才能诱导保护性免疫应答，因此，对保护性抗原的研究主要集中在分泌型抗原而不是菌体抗原上。在已鉴定的多种分泌型分枝杆菌蛋白中[164]，结核分枝杆菌第 85 号复合物是研究热点之一。该复合物包含三个不同基因编码的胞外抗原，由活跃增殖的结核菌所分泌[165-169]。其中两个抗原，即 Ag85A 和 Ag85B，分子量为 30 ～ 32 kDa，能够与纤维连接蛋白结合。Ag85B 与之前发现的抗原 6（也称 α-抗原）相同[170]，其基因由 Matsuo 等克隆[171]。此蛋白（此处称为 30 kDa）包含特异性和交叉反应性决定因子，刺激健康受试者 T 细胞增殖和 IFN-γ 分泌，并刺激致敏豚鼠产生 DTH。用第 85 号复合物相关蛋白进行免疫可保护豚鼠耐受结核菌的呼吸道感染[172]。此外，结核菌素阳性受试者人群能够产生针对 30 kDa 和 32 kDa 抗原的 T 细胞反应，而活动性结核病患者则无法产生[173]。另外，30 kDa 抗原也可能参与调控毒力[174]和（或）免疫抑制通路[47]。最近，30 kDa 即 α-抗原被鉴定为是一种结核菌溶菌转移酶[175]。

抗结核菌感染相关细胞因子和结核病免疫病理学

结核菌及其组分能够有效诱导单核细胞 / 巨噬细胞分泌细胞因子。研究表明，PPD 可直接刺激单核细胞产生 IL-1[176]、TNF-α[44]、IL-2R[177] 和 TGF-β[178]。此外，结核菌培养滤液中纯化的蛋白质，如 58 kDa 抗原（结核菌谷氨酰胺合成酶[179-180]）能够有效诱导 TNF-α 的产生。而 30 kDa 抗原与纤维连接蛋白的结合可增强单核细胞分泌细胞因子的能力[174]。在感染局部，结核菌与宿主的相互作用可能导致细胞因子分泌的进一步增强。此外，30 kDa 抗原也能够诱导抑制性细胞因子，例如 IL-10[47] 和 TGF-β[46]。结核菌及其细胞壁成分 LAM 也能够诱导 TGF-β[27]。因此，在结核性病灶中，含有分枝杆菌及其成分的微环境可能会导致 TGF-β 的过量表达。事实上，未经治疗的结核病患者体内肉芽肿的朗格汉斯巨细胞和上皮样细胞，表达 TGF-β 的水平都很高[181]。

TNF 和 TGF 对结核菌、肉芽肿形成和组织损伤的抑制

1983 年，Rook 首次提出，单核 - 吞噬细胞的分泌产物可能诱发结核病的典型症状（发热、体重减轻）和组织坏死[182]。这些产物主要包括 TNF-α 和 TGF-β[183]。这两种细胞因子可能参与了组织损伤过程，已有报道证明，成纤维细胞能够刺激胶原酶生成，TNF-α 能够激活内皮细胞，而 TGF-β 则抑制内皮细

胞生长。此外，TGF-β 可促进纤维化[184]，TGF-β 过表达也是纤维化相关疾病的发病机制之一[185]。

TNF-α 可能产生有益或有害的影响。TNF-α 可抑制人单核细胞和单核细胞衍生的巨噬细胞中鸟分枝杆菌的生长。TNF-α 可通过增强 ROI 和 RNI 来激活巨噬细胞[186]。Bermudez 等证明，体内注射 TNF-α（无论有无 IL-2）可抑制鸟分枝杆菌生长[187]。不过，TNF-α 在单核 - 吞噬细胞抑制结核菌胞内生长中的作用尚不完全清楚。据报道，IFN-γ、骨化三醇和 TNF-α 协同作用，降低了结核菌在血液单核细胞中的生长[188]。TNF-α 也是人肺泡巨噬细胞抑制结核菌生长的重要因子[42]。在结核菌感染的早期阶段，肺泡巨噬细胞可通过提高 TNF-α 表达量[45] 和降低 TGF-β 分泌[189] 来抑制结核菌的复制能力。由于 IFN-γ 既能够提高 TNF-α 的表达，又能够增强其作用，在细胞免疫反应启动后，IFN-γ 和 TNF-α 的协同作用能够更好地抑制结核菌生长。相反，TGF-β 预处理人血液单核细胞可增加胞内菌的生长。如前所述，结核菌也可以在感染部位主动诱导 TGF-β 以削弱机体的免疫杀伤[46]。

此外，在 BCG 感染小鼠模型中，感染局部 TNF-α 分泌参与了肉芽肿的形成，而 TNF-α 抗体的注射则减少了肉芽肿的数量、大小以及上皮样细胞的发育，从而增强了 BCG 的复制能力[190]。目前的研究认为，肉芽肿的形成有助于控制分枝杆菌的复制和播散。TGF-β 对肉芽肿形成的作用尚不清楚。不过，由于 TGF-β 能够抑制趋化因子的产生，所以该细胞因子或许能够改变肉芽肿的细胞结构。总而言之，激活 / 灭活细胞因子以及肉芽肿细胞组分或产物免疫内稳态平衡的改变能够影响结核菌的感染状态，并最终改变疾病的病程进展。

IFN-γ 在结核菌感染部位激活巨噬细胞

细胞因子 IFN-γ 能够增强小鼠腹腔巨噬细胞和小鼠骨髓来源巨噬细胞控制结核菌感染的能力，对于不同菌株的保护效力不同[191-192]。与动物感染模型的研究结果不同，人细胞来源的体外实验结果有争议。Douvas 等的报道显示，IFN-γ 不仅不会增强人血液单核细胞来源的巨噬细胞对于结核菌感染的抑制能力，反而会促进结核菌的生长[193]。而 Rook 等发现，尽管 IFN-γ 对人血液单核细胞结核菌感染的抑制作用较弱，但它能够显著增强单核细胞来源巨噬细胞的抗感染能力[194]。笔者发现，IFN-γ 能够在

一定程度上提高人单核细胞抗结核菌感染的保护能力[195]。IFN-γ 激活巨噬细胞杀菌活性的机制之一是，该细胞因子能够诱导 25-羟基维生素 D_3 转化为维生素 D 活性代谢物，即 1,25-二羟维生素 D_3 所需的酶[188]。该代谢物反过来诱导单核细胞分化为巨噬细胞，从而增强抑菌能力。此外，IFN-γ 能够诱导 RNI 的产生，而 RNI 可以杀伤结核菌[57]。Bermudez 证明，TGF-β 能够在单核细胞感染鸟分枝杆菌后，阻断 IFN-γ 的活性[196]。另外，TGF-β 也能够抑制 IFN-γ 受体的表达或直接降低 IFN-γ 介导的免疫应答。在感染结核菌的人单核细胞中，TGF-β 削弱了 TNF-α 和 IFN-γ 的杀菌活性[195]，而 TGF-β 的中和则增强了抑菌能力[197]。TGF-β 直接抑制巨噬细胞杀菌活性的机制之一是，该细胞因子能够通过抑制 iNOS 来减少 NO 的产生[198]。此外，TGF-β 能够抑制 T 细胞针对于结核菌感染而特异性分泌 IFN-γ 的能力[199]，机制可能是通过降低 TH-1 型免疫促进因子 IL-12 的分泌水平，而 IL-12 分泌是 IFN-γ 诱导表达的必经过程。

结核菌感染巨噬细胞会诱导细胞凋亡（结核菌活性降低且宿主免疫反应增强）或细胞坏死（结核菌感染扩散），细胞死亡的不同类型导致感染结果不同。细胞死亡的类型由二十烷烃脂质介质、前列腺素 E2（prostaglandin E2，PGE2，促凋亡）和脂氧素 A4（Lipoxin A4，LXA4，促坏死）所调控；后者往往由毒性较强的菌株所诱导[200]。花生四烯酸衍生物白三烯、PGE2 和 LXA4 在分枝杆菌免疫应答调控中的作用相反。PGE2 通过诱导巨噬细胞凋亡的方式限制结核菌的生长，而 LXA4 则破坏了 PGE2 在巨噬细胞中的保护作用，导致细胞坏死。近期，Mayer-Barber 等概述了 IL-1 诱导的二十烷烃在小鼠 I 型干扰素负向调控中的作用。二十烷烃失衡（前列腺素减少和白三烯增加）会导致 IL-1 表达能力受损和（或）I 型干扰素的过量表达，与严重病理损伤和组织坏死相关[201]。IL-1β 能够增强 PGE2 的表达水平，而 I 型干扰素则有抑制作用。此外，IL-10 能够通过促进 I 型干扰素的产生并抑制 IL-1β 表达而导致 PGE2 表达减少，从而诱导细胞坏死并提高结核菌的生存能力。这些研究结果表明，可以通过调节 I 型干扰素的表达水平来调控细胞因子介导的巨噬细胞抗结核菌感染能力。

因此，二十烷烃是宿主导向疗法的一个重要靶点，旨在增强宿主免疫力并降低慢性结核感染造成的并发症。

MHC Ⅱ类限制性细胞毒性：在免疫保护和病理损伤中的作用

如前所述，在动物感染模型中，已发现细胞毒性 T 淋巴细胞（cytolytic T lymphocytes，CTL）参与了机体抗结核菌感染免疫应答[135]。尽管多数证实 CTL 效应功能的研究都使用了体外感染模型，但是，也有使用体内来源细胞的研究发现，来自结核分枝杆菌或麻风分枝杆菌感染患者的血液 T 淋巴细胞对携带分枝杆菌抗原的单核细胞具有细胞毒性。除了 CD8 细胞外，细胞毒性也是 CD4 T 细胞的一种特性。最近，Boom 等证明，来自 PPD 阳性人群的 CD4 T 细胞对携带分枝杆菌抗原或已感染结核菌的单核细胞具有细胞毒性[202]，并且，细胞毒性与细胞因子（IL-2 与 IL-4）的分泌无关，是这些 T 细胞本身的特性。

另外，BCG 接种人群的血液 CD4 细胞对携带分枝杆菌抗原的单核细胞具有细胞毒性[203]。不仅如此，细胞毒性 CD4 细胞还能够抑制 BCG 特异性 T 细胞的增殖。不过，目前还不清楚，细胞毒性 CD4 细胞对抗原特异性 T 细胞的抑制，究竟是因为杀伤了抗原提呈细胞而导致抗原呈递水平降低？还是直接抑制了 T 细胞功能？CTL 反应的靶细胞是已摄入结核菌或菌体可溶性产物（如 PPD）的巨噬细胞[160,203]。最近的研究表明，通过 IL-2 和 PPD 体外刺激而扩增的人肺泡淋巴细胞，对携带结核菌的靶细胞表现出了 MHC Ⅰ类和Ⅱ类介导的细胞毒性作用。

多数人认为，CD4 细胞介导的细胞毒性可能是免疫系统的一种既定机制，通过该机制，机体的免疫系统将结核菌从过度荷载且功能失活的效应细胞中释放出来，然后，新鲜的单核细胞将释放的结核菌重新捕获并将其杀伤。不过，CTL 也能够裂解宿主细胞，导致组织病理损伤。因此，CTL 的两种效应也能够导致不同的感染结果，后续研究需通过动物实验进一步探索。

抗结核菌感染的体液免疫应答的作用

尽管抗结核菌感染免疫反应的研究主要集中在细胞介导的免疫应答[204]，也有研究证明，B 细胞介导的体液免疫反应也是宿主抗结核菌感染免疫保护的重要组成部分[205]。Seibert 等首次系统性研究了免接种 BCG 后，对结核分枝杆菌蛋白和多糖（比如 LAM）的抗体反应。他们发现，与仅产生抗 MTB 蛋白抗体的兔相比，既能诱导抗 MTB 蛋白抗体又能诱导抗 LAM 抗体反应的兔子其免疫保护能力更强。并且，无法产生 LAM 抗体反应的兔子死亡率更高[206]。B 细胞功能和体液免疫缺陷也与人类对结核病的易感性增加有关，包括儿童和 HIV 感染者[207]。通过小鼠模型的研究发现，使用抗分枝杆菌多糖（比如阿拉伯甘露聚糖和 LAM）和分枝杆菌蛋白（比如 16 kDa α-Acr、MPB83 和肝素结合血凝素）的单克隆抗体治疗感染小鼠，不仅会降低死亡率，还能够降低体内菌量，更好地清除抗原并控制结核菌在体内的播散，进一步确认了体液免疫在抗结核菌感染方面具有重要作用[205-206]。

体液反应可通过多种机制参与抗结核菌感染的免疫保护。比如，抗体介导的调理素作用可通过吞噬溶酶体融合、巨噬细胞钙离子内流和氧爆作用的增强，来诱导胞内杀伤[205, 207]。此外，体液免疫还能够促进 TH-1 激活、细胞因子驱动的免疫调节、补体激活和直接抗菌活性，来提高机体抗结核菌感染的免疫应答[207-208]。

小鼠[209]、非人灵长类动物（non-human primate，NHP）和人类样本队列研究[210-212]表明，B 细胞和抗体反应参与了机体抗结核菌感染免疫应答的调控。在体外诱导巨噬细胞抗结核效应方面，潜伏性结核感染者（latent TB infection，LTBI）的血清 IgG 优于活动性结核病患者[211]。来自 LTBI 血清的单克隆 IgA 能够抑制上皮细胞感染结核菌，而来自活动性结核病患者的单克隆 IgG 则能够促进感染[212]。长期接触结核病患者但从未感染的医护人员的血清能够以抗体依赖性的方式抵抗结核菌感染，表明通过抗体介导的先天抵抗力可能在结核病控制中发挥作用[210]。而笔者发现，未感染小鼠、NHP 和人类血液和（或）支气管肺泡灌洗液（bronchoalveolar lavage fluid，BALF）含有 Ig（IgM/IgG），能够识别包括碳水化合物在内的结核菌抗原，表明 IgM、IgG 和 IgA 等天然抗体能够调控抗结核分枝杆菌的免疫反应并影响病程进展。B 细胞和 Ig 是以下过程所必需的：①抗结核菌感染的肉芽肿反应[209]、肺中性粒细胞浸润调控、IL-10 产生和免疫病理；②Fcγ 受体缺陷的小鼠对结核菌更易感，而缺乏抑制性 Fcγ 受体ⅡB 的小鼠更具抵抗力，表明 Ig 可以通过将 Fcγ 受体与抗原 - 抗体复合物结合在抗原提呈细胞上来调控抗结核免疫应答[209]；③BCG 诱导的抗结核菌 TH-1 型反应需要 B 细胞参与[209]，而 B 细胞也参与调控记忆性 T 细胞的形成[209]，表明 B 细胞在疫苗诱导的抗结核菌免疫保护中发挥作用。

尽管 B 细胞和体液免疫参与机体抗结核分枝杆菌免疫保护的具体贡献度尚未确定，但是，越来越多的证据已表明，能够诱导抗体反应的结核疫苗更有效。

微生物组

越来越多的证据表明，肠道菌群能够影响全身的免疫反应。比如，一种驻留在肠道的丝状细菌的引入能够诱导 TH-17 细胞的产生并迅速催生自身免疫性关节炎[213]。而肠道菌群失调则能够促进 PGE2 的全身释放，并在肺分化和招募 M2 型巨噬细胞。未消化膳食纤维及其发酵产物，特别是短链脂肪酸（short chain fatty acids，SCFA）的正向调控作用也被证实[214]。SCFA，尤其是醋酸盐、丙酸盐和丁酸盐，可以调控 B 细胞抗体反应和 T 细胞效应功能[214]。近期，吲哚 -3- 丙酸，一种由产孢梭菌和其他肠道共生菌产生的代谢物，具有一定的抗分枝杆菌活性[215]。然而，另一项研究却发现，厌氧型 SCFA 能够通过诱导调节性 T 细胞（regulatory T cells，Treg）阻断 IFN-γ 和 IL-17A 的分泌，从而增加结核病的易感性[216]。这些研究均证实了肠道菌群及其代谢物在影响系统性疾病转归方面的作用。

人患结核病的免疫反应

皮试无反应性

17% ～ 25% 的活动性结核病患者对 PPD 皮试无反应[217-219]。在最近的一项队列研究中，刚引入结核病的社区，其发病率和死亡率都较高，且高达 50% 的患者对皮试无反应[220]。这些数据提示，人群中皮试无反应性取决于暴露于结核菌的时间长短。在肺结核患者中，皮试无反应性与结核病的病程进展相关，晚期疾病患者皮试无反应性发生率较高。皮试无反应性也与 T 细胞反应的体外检测结果相关（见"T 细胞反应"部分）。

T 细胞反应

约 40% 活动性结核病患者（包括多数皮试无反应者和部分反应者）的血液 T 细胞对 PPD 的体外刺激无反应[221-225]。不同国家和地区均有对分枝杆菌抗原无反应性的报道，证明其与 BCG 疫苗的接种政策无关。一些研究发现，这些无反应者对于非结核分枝杆菌刺激和丝裂原的非特异性刺激均有应答，表明其 T 细胞功能没有异常，而是有针对性地抑制了针对结核菌抗原的免疫反应[221-224, 226, 236, 312]。结核病患者单个核细胞反应性降低的机制是，在发病期间，TH-1 型细胞因子、IL-2 及其受体的表达受到功能性抑制[225, 228]。而包括 CD4 和 CD8 细胞在内的主要 T 细胞亚群的相对数量则没有变化[222, 228]。此外，结核病患者 PPD 体外刺激阳性 T 细胞应答并不会明显低于皮试阳性的健康人群[229]。最近的一项研究发现，结核病患者发病期间，其血液单个核细胞分泌 IFN-γ 的能力降低，但经过抗结核治疗后有所恢复[230]。重要的是，抑制结核菌特异性 IFN-γ 的产生与肺结核的严重程度相关[231]。最近，Rakotosamimanana 等证明，与东非 - 印度菌株等"古老"菌株相比，北京株和中亚株等"现代"菌株倾向于诱导外周血单个核细胞（peripheral blood mononuclear cells，PBMC）产生较低水平的 IFN-γ[232]。类似地，与药物敏感型结核菌株相比，耐多药菌株诱导 IFN-γ、IL-10、IL-8 和 IL-12 的能力明显降低[233]。这些研究发现令人担忧，提示致病性更强的结核菌株发生了进化以更好地适应宿主。

与 LTBI 人群相比，活动性结核病患者特异性 IFN-γ+CD4+T 细胞表面表达免疫激活标志物 CD38 和 HLA-DR、细胞增殖标志物 Ki-67[234] 以及 caspase-3[235] 的比例明显更高。在细菌感染过程中，caspase-3 在抗 CD3 介导的 TCR 激活后由 CD4 T 细胞表达，并调控细胞凋亡。在结核菌特异性 IFN-γ+ CD4+T 细胞亚群中，表达 caspase-3 的细胞激活程度更高[187]。此外，抗结核治疗后，caspase-3+IFN-γ+CD4+T 细胞的比例降低。

三项研究中的两项均发现，结核病患者 IL-2 分泌能力降低[225, 231, 236]，可能与其受体即 IL-2R 的低表达有关[225]，或者存在某些因素影响了 IL-2 和 IL-2R 的相互作用（见"单核细胞和调节性 T 细胞的抑制作用"）。同样，也有研究表明，结核病患者在结核菌抗原刺激诱导 IFN-γ 分泌方面存在缺陷[231-235, 237-239]。总体而言，这些体外实验的结果表明，在结核菌抗原刺激后，结核病患者的 CD4 T 细胞表达 TH-1 型细胞因子（IL-2 和 IFN-γ）的能力被抑制。

TH-2 型细胞因子参与免疫反应调控的证据来自麻风病动物感染研究[240-241]。TH-2 型细胞因子 IL-4 和 IL-10 因能够抑制 TH-1 型分化并增强抗体产生能力，具有交叉调节的能力[242]。这两种细胞因子也具有灭活巨噬细胞的作用[243-244]。结核病患者分泌 IL-4 的 T 细胞比例增加[245]。但是，没有证据证明该细胞因子与结核菌抗原刺激低反应性或 IFN-γ 的分泌相关。Hirsch 等还发现，与皮试阳性的家庭接触者相比，PPD 或 30 kDa α-抗原特异性体外刺激结核病患者的 PBMC，可诱导更高的 TGF-β 分泌水平，而 TNF-α 或 IL-10 无明显差异。

单核细胞和调节性 T 细胞的抑制作用

数项针对结核病患者免疫反应的研究表明，血液单核细胞在抑制 T 细胞反应中起着主要作用。结核病患者 PBMC 去除贴壁的单核细胞后，可增强 T 细胞应答[221]，包括 IL-2[225] 和 IFN-γ[246] 的分泌。相反，少量单核细胞（T 细胞数量的 2%）加入 T 细胞培养物中可抑制 T 细胞产生 IL-2[224]。血液单核细胞增多症是活动性结核病的一个典型特征。DNA 标记实验表明，结核病患者单核细胞的成熟度不如健康受试者[247]。此外，结核病患者的单核细胞自发表达 IL-2R，并在体外培养时释放 IL-2R[176]。笔者证明，从活动性结核病患者体内分离的单核细胞，其 NF-κB 通路已被激活[248]。对单核细胞的细胞因子表达谱的研究也证实，结核病患者的单核细胞已经在体内被激活。经 PPD 或脂多糖体外刺激后，与健康受试者的单核细胞相比，结核病患者的单核细胞分泌促炎因子 TNF-α[91]、IL-1[34] 和 IL-6[60] 的水平更高。如前所述，IL-2R 的表达同样增加[176]。在 NF-κB 激活后，这些促炎因子编码基因启动子中的结合基序表达上调，以提高转录因子的表达水平。

单核细胞抑制结核病患者 T 细胞反应的机制已经部分阐明。如前所述，肺结核患者的单核细胞表达少量 IL-2R 并在体外培养时分泌 IL-2R。结核病患者的单核细胞与外源性 IL-2 的共培养过程中，培养上清中的 IL-2 能够被单核细胞所消耗[176]。然而，单核细胞对 IL-2 的消耗不足以解释 T 细胞反应的降低[225]。其他研究表明，活动性结核病患者的单核细胞含有具备免疫活性的 TGF-β；在未刺激和结核菌特异性刺激单核细胞的培养上清中，活动性结核病患者单核细胞分泌 TGF-β 的水平高于皮试阳性的健康受试者[181]。重要的是，TGF-β 的中和能够增强结核病患者 PBMC 针对于 PPD 的 T 细胞应答和 IFN-γ 产生。总的来说，单核细胞过量表达 TGF-β 可能是结核病患者体外 T 细胞反应低的主要原因。不过，细胞毒性 CD4 淋巴细胞[160] 和 Fcγ 受体阳性 T 细胞[222] 也能够抑制结核病患者的 T 细胞反应。

一个关键但尚未得到答案的问题是，结核病患者体内特异性 T 细胞应答的抑制对于感染有多大意义？T 细胞应答的抑制可能是结核病再复燃发病机制中的重要因素，也可能仅仅是活动性结核病的典型特征之一。此外，血液中 T 细胞应答的抑制与感染局部免疫反应之间的相互调控关系也亟待研究。

抗结核感染 TH-1 型效应性 T 细胞应答的维持受到其他 CD4+ T 细胞亚群的负向调控，即上文提到的 Tregs。Tregs 的分子标志物是组成型表达 CD25（IL-2 受体）和 FoxP3（转录因子）以及低水平表达 CD127（IL-7 受体），该细胞亚群能够抑制效应性 T 细胞的增殖和细胞因子的分泌[226]。Tregs 主要通过表达 IL-10 和 TGF-β 来发挥抑制作用，是炎症调控系统的重要组成部分。有文献显示，结核菌感染后 Tregs 数量会增加以抑制 IFN-γ 的产生[227]，但也有文献不支持这一结论。抗体阻断实验证明，通过 β-趋化因子受体 CCR5 以及负向调节分子 PD-L1，Tregs 能够降低 HLA-DR+ 效应性 T 细胞的功能，而 CCR5 和 PD-L1 均能增强 Tregs 的抑制作用[249]。HLA-DR+ 效应性 T 细胞也能够通过分泌高水平 TH-1/TH-17 型细胞因子（IFN-γ、IL-17 和 IL-22），对 Tregs 进行负向调节。

单核细胞刺激性抗原的调节

结核病抑制抗原特异性免疫反应的机制已经得到阐明。如前所述，PPD 可直接刺激单核细胞产生 IL-1[171]、TNF-α[44]、IL-2R[177] 和 TGF-β[175]。多糖、LAM 和分枝杆菌的蛋白质产物能够刺激单核细胞产生 TGF-β[46]。结核菌的 30 kDa α-抗原也有能力刺激单核细胞表达 TNF-α、TGF-β 和 IL-10。因此，结核菌与单核吞噬细胞相互作用创造的细胞因子微环境，既有利于潜伏感染的免疫保护，又能够在活动性结核病发病期间对结核菌进行免疫抑制。而结核菌成分对宿主单核吞噬细胞的刺激作用很可能是造成结核病患者组织损伤的原因之一。

肺结核的免疫发病机制：支气管肺泡灌洗细胞

研究表明，肺泡细胞及其功能反映了肺间质的细胞状态。肺细胞和血液细胞在表型和功能上有所不同。最初，Lenzini 等分析了患有肺部疾病的患者

BALF 的细胞模式[250]。研究结果显示，一位急性肺结核病患者的 BALF 中，淋巴细胞比例为 53%，肺泡巨噬细胞比例为 45%（正常情况下，淋巴细胞的比例为 6%～10%，巨噬细胞的比例为 90%～95%）。一位慢性结核病患者的 BALF 中，淋巴细胞比例为 20%，巨噬细胞比例为 80%。最近的研究也证实了淋巴细胞性肺泡炎[251-256]。Schwander 等发现结核病患者肺泡炎的特点是，BALF 含有大量未成熟巨噬细胞（20%～25%）和肺泡淋巴细胞，而记忆性（CD45RO+）肺泡淋巴细胞的存在和激活状态没有显著变化[256]。

Schwander 等还发现，结核病患者的肺泡炎增强了对 PPD、30 kDa 抗原和 LAM 的 T 细胞应答，PPD 诱导 IFN-γ 分泌细胞的比例有所增加[257]，但 IL-4 和 IL-10 分泌细胞的比例没有变化。也有其他研究发现，结核病患者肺泡炎增强了 IFN-γ 和 IL-12 的表达水平[258]。

近年来，转录组学的发展为结核病的研究提供了大量新信息[259-260]。转录组学相关研究证实，TNF-α、IFN-γ 和 TH-1 相关信号通路对小鼠和人类抗结核感染的免疫保护很重要。活动性结核病发病期的主要分子特征是，干扰素诱导基因、补体相关基因、髓系功能和炎症相关基因上调表达，而 B 细胞和 T 细胞应答的信号降低[261]。中性粒细胞和单核细胞是 I 型干扰素的主要来源。此外，接触者进展为活动性结核病的早期阶段，IFN 反应相关基因表达上调，包括 STAT1、IFITs、GBPs、MX1、OAS1 和 IRF1 等。体外研究表明，在结核菌感染期间，分枝杆菌中有多个基因和信号通路参与了 I 型干扰素的诱导。由于强毒株具有分枝杆菌毒力因子 ESX-1 蛋白分泌系统，所以强毒株能够诱导高水平 I 型干扰素。目前，已发现 I 型干扰素在结核病致病过程中的几种机制：分别通过诱导 IL-10 分泌、下调 IL-12/IFN-γ 和 IL-1β/PGE2 信号通路轴来调控宿主保护性免疫应答。尽管高水平的 I 型干扰素在结核分枝杆菌感染过程中对机体的免疫杀伤是一种负向调控作用，但低水平的 I 型干扰素在低结核菌负荷情况下能够增强宿主保护性免疫反应。

艾滋病和结核病的发病机理

HIV 感染阳性结核病患者

HIV 是结核潜伏感染再激活[262-263] 以及接触感

染源后进展为原发性结核病的最大已知风险[263]。HIV 对结核病的影响主要发生在 HIV 感染和结核病流行率很高的发展中国家。结核病确诊时 CD4 计数的中位数范围差异很大[264]，主要包括正常和低数值。在美国，结核病的发病往往发生在 HIV 感染的相对早期；在 50% ～ 67% 的病例中，在获得性免疫缺陷综合征（acquired immunodeficiency syndrome，AIDS）典型临床表现出现之前 6 ～ 9 个月，结核感染开始发病[265]。HIV 感染者中结核病发病较早，进一步证实了结核菌的高毒性，并表明机体对抗结核菌感染需要高水平细胞介导的免疫反应的参与。由于 HIV 感染者 CD4 细胞数量减少，所以 HIV 感染增加了结核菌感染者皮试阴性的概率[266]。

尽管 T 细胞无反应性在 HIV 感染中很常见，但是，HIV 感染的结核病患者对 PPD 的皮肤 DTH 反应多数是阳性的。感染 HIV 的活动性肺结核患者，如果没有出现典型艾滋病症状，超过 2/3 都是结核菌素反应阳性；而一旦出现典型症状，只有 1/3 患者反应呈阳性[267]。一项母婴队列研究发现，结核菌诱导的 T 细胞增殖和细胞因子（IFN-γ 和 TNF-α）分泌能力，在有无结核病症状的 TST 阳性 HIV 感染女性人群中均有所增加[268]。因此，即使存在 HIV 介导的免疫抑制，活动性结核病的 T 细胞反应依然会增强。但是，细胞介导的免疫反应的细微缺陷却足以增加对 TB 的易感性。HIV 感染对宿主抵抗力的抑制也可能是 HIV 感染者结核病易感性增加的原因，T 细胞和单核吞噬细胞功能的异常与此相关。

HIV 感染者的免疫抑制使得该人群结核病的诊断效率较低。目前已发现数个生物标志物可以在 HIV 感染人群中准确地区分活动性肺结核和其他肺部疾病[269-273]。而活化的 Fcγ 受体即 FcGR1A 基因的表达能够区分活动性肺结核和潜伏感染，且不受 HIV 感染状态或遗传背景的影响[274]。BATF2 基因的表达在诊断活动性结核感染者方面具有很高的阴性预测价值[275]。事实上，最近 Verma 等表明，除了 IFN-γ 和 CXCL10 的血浆蛋白水平外，检测 FcGR1A 和 BATF2 的基因表达情况能够在 HIV 患者中成功鉴别出活动性肺结核病患者，包括 CD4 计数 < 100 个细胞 / 微升的晚期 HIV 患者[276]。

在开始接受抗反转录病毒治疗（Anti-retroviral therapy，ART）的 HIV 患者中，由于结核相关症状出现矛盾性恶化以及结核感染的暴露，经常出现结核病相关的免疫重建综合征（TB-associated immune reconstitution syndrome，TB-IRIS），其特征是炎症反应增强。CD4 基线水平低（50 ～ 100 个细胞 / 微升）、启动 ART 治疗的时间和结核病治疗开始时间的间隔短，及播散性结核病，都是 TB-IRIS 发生的主要风险因素[277]。TB-IRIS 的免疫病理学尚不明确。目前的研究认为，结核菌 PPD 刺激特异性分泌 IFN-γ 的 TH-1 细胞[278]、NK 细胞激活水平增强[279]和中性粒细胞及其诱导剂（如 S100A8/S100A9[280]）与 TB-IRIS 相关。Tran 等发现，出现 TB-IRIS 的 HIV-TB 共感染者在开始 ART 之前，往往会出现补体系统失调以及效应物 C1Q 与其抑制剂 C1-INH 失衡[281]。并且，单核细胞基因表达水平也出现异常[282]。Narendran 等在一项前瞻性队列研究中显示，HIV 感染患者 IL-6 和 C 反应蛋白的基线水平升高，可能对 TB-IRIS 有预测作用[283]。皮质激素是 TB-IRIS 治疗的主要手段，可迅速改善症状并减少住院率[284]。一项双盲随机、安慰剂对照研究证明，对 CD4 细胞数 < 100 个细胞 / 微升的 TB-HIV 感染者（排除了利福平耐药、乙肝和卡波西肉瘤），在 ART 中使用肾上腺皮质激素能够将 TB-IRIS 的风险降低 30%，可作为一种预防策略使用[285]。在资源匮乏的国家，TB-IRIS 的发病率和死亡率较高，因此，急需研发更有效的诊断方法、判断预后的生物标志物和新型治疗干预措施。

T 淋巴细胞

在 HIV 感染期间，CD4 T 辅助细胞逐渐减少，其增殖能力和分泌 TH-1 型细胞因子能力受损[286]。HIV 和结核菌诱导的协同免疫应答导致感染 HIV 的 CD4 T 细胞凋亡，甚至能够影响未感染的 CD4 和 CD8 T 淋巴细胞，导致细胞数目减少[287]。相反，B 淋巴细胞的活性能够在 HIV 感染期间增强，并可能导致多克隆高球蛋白血症。渐进性 T 细胞功能紊乱的机制包括记忆性 T 细胞的选择性失活和功能损伤、单核吞噬细胞免疫调节功能障碍、HIV 产物（如 gp120 和 tat）的主动免疫抑制，以及抑制性细胞因子的过量表达[288]。这些因素均可能影响到 HIV 感染者对结核病的易感性。在 HIV 感染中，抑制性细胞因子的产生对于结核病可能非常重要。在一个超过 100 名 HIV 阳性者的研究队列中，抗原刺激记忆性应答（包括 IL-2 和 IFN-γ 分泌）的抑制与植物血凝素诱导的 IL-4 和 IL-10 的增加相关[263]，表明在 HIV 感染期间，TH-1 功能下降伴随着 TH-2 功能增强。然而，

Zhang 等的研究表明，尽管 TH-1 反应低，但 HIV 感染和未感染的结核病患者，其 IL-4 和 IL-10 表达水平相当[289]。因此，HIV 感染过程中，TH-1 向 TH-2 的转变并不是 HIV 感染者对结核病易感性增加的唯一原因。

单核吞噬细胞

单核吞噬细胞，包括血液单核细胞和组织巨噬细胞，在体外和体内都能够被 HIV 所感染[290]。由于结核菌是一种胞内菌，HIV 和结核菌的双重感染对单核吞噬细胞的影响较大。不过，很多研究证明，单核细胞的数量、IL-1 和 TNF-α 等细胞因子的表达、氧自由基的产生、表面标志物如 MHC Ⅱ/CR1/CR3 的表达，及对几种病原体的杀微生物活性等，均不会因为 HIV-TB 共感染而导致功能丧失[290-291]。尽管共感染者单核细胞的抗原呈递能力降低，但是 T 细胞对有丝分裂原刺激的细胞反应正常[292]。比如，AIDS 患者的肺泡巨噬细胞对弓形虫和鹦鹉螺衣原体的杀菌活性正常，且 IFN-γ 可提高其杀伤力[293]。但是，HIV 感染晚期的免疫状态对于结核菌感染的影响并不完全清楚。

HIV 感染者体内肺泡巨噬细胞的免疫和效应功能有所增强，包括活化标志物的表达[294]和细胞因子的分泌水平，例如 IL-1[295]、IL-6[296]和 TNF-α[297]。这种增强效应是否与合并感染者结核病的免疫发病机制相关尚无明显证据。此外，HIV 感染者肺部的 CD8 淋巴细胞数目增多。如前所述，CD8 T 细胞以 MHC Ⅰ类分子限制性的方式裂解携带抗原的肺泡巨噬细胞[298]。CD8 T 细胞对结核菌感染肺泡巨噬细胞的细胞毒性在共感染者中是否会减弱和（或）导致组织病理的变化尚不清楚。

结核病对 HIV 感染的影响

结核病能够改变 HIV 感染的发病进程。到目前为止，这种影响在非洲最明显：全球 1500 万 HIV-TB 合并感染者，有 1200 万来自非洲[299]。HIV 阳性结核病患者对结核药物的反应与 HIV 阴性结核病患者相似，所以合并感染者发病率[300]和死亡率[300-301]的增加往往并不是因为结核病的耐药，而是由于 HIV 疾病的恶化。例如，在乌干达，HIV 感染者的肺结核死亡率为 30%，高于肺结核病患者的正常死亡率；死亡率高的原因主要是由于共感染导致 HIV 疾病进展

加快，而与结核病的病程进展关系不大[302]。血清中 β_2 微球蛋白水平是 HIV 疾病进展的标志物之一，一项在乌干达进行的研究发现，该蛋白水平在 HIV-TB 共感染者中比 HIV 感染的非结核病患者和 HIV 未感染的肺结核患者高两倍[268]。一项在美国进行的研究发现，HIV-TB 共感染者的生存率降低，而机会性感染更多，且 CD4 计数下降更显著[300]。事实上，肺结核病程的进展和免疫反应的激活能够在一定程度上诱导 HIV 病毒的复制，导致血浆中 HIV 的 RNA 增加[303]。这种效应在 CD4 计数较高的 HIV-TB 共感染者和结核感染部位尤为明显[304]。

HIV 在体外和体内（淋巴细胞和单核细胞）的复制需要各种刺激物的激活，例如抗原、有丝分裂原、生长因子和细胞因子（TNF-α、IL-1 和 IL-6 等）。这些刺激物能够在一定程度上通过 NF-κB 激活来启动病毒的复制，而 NF-κB 也能够通过与 HIV 启动子区域的长端重复区相结合，进一步刺激病毒转录。最近的研究表明，MAP 激酶通路，尤其是 p38 MAP 激酶通路的激活，是 HIV-1 复制过程的关键步骤[304]。结核病患者的血液单核细胞在受到刺激时释放出更多的 TNF-α、IL-1 和 IL-6[46]，并自发性激活 NF-κB 和 p38 MAP 激酶[248]。此外，结核菌及其蛋白质和多糖成分能够增强潜伏感染细胞系[305]和 HIV 感染者单核细胞[304]中 HIV 的复制能力。另外，结核菌及其 PPD 能够在 HIV 感染者的肺泡巨噬细胞中诱导 HIV 的复制[306]。研究发现，肺结核病患者的单核细胞比健康人更容易在体外感染 HIV[307]，且易感性的增加与病毒进入、反转录或感染细胞的数量无关，表明病毒融合或病毒转录水平上调是其感染能力增强的原因。单核细胞相关细胞因子在结核病患者 HIV 复制增强中的作用研究正在进行中。已有报道发现，结核菌感染产生的细胞因子微环境（TNF-α、IL-6 和 IL-2）增强了 HIV 对淋巴细胞的感染能力[308]。综上所述，这些数据表明，与机体抗结核菌感染有关的细胞因子对 HIV 感染者可能是有害的，HIV-TB 共感染者进行抗结核治疗和抗细胞因子治疗或许能够有效地限制 HIV 复制，从而改进治疗效果。

近期，我们已经表明，在抗反转录病毒治疗开始之前发生的结核病，会导致 HIV 潜伏病毒库减少[309]。其内在机制尚不清楚。不过，该发现在一定程度上证明了结核菌诱导的免疫激活有助于清除 HIV 潜伏病毒库。

参考文献

1. World Health Organization (WHO). Global Tuberculosis Report 2018. Geneva: WHO; 2018. https://www.who.int/tb/publications/global_report/tb18_ExecSum_web_4Oct18.pdf?ua=1.
2. Wells WF, Wells MW, and Wilder TS. The environmental control of epidemic contagion: I. An epidemiologic study of radiant disinfection of air in day schools. *Am J Hyg.* 1942;35:97.
3. Riley RL, Mills CC, O'Grady F, Sultan LU, Wittstadt F, and Shivpuri DN. Infectiousness of air from a tuberculosis ward. Ultraviolet irradiation of infectiousness of different patients. *Am Rev Respir Dis.* 1962;85:511.
4. Smith DW, McMurray DN, Wiegeshaus EH, Grover AA, and Harding GE. Host–parasite relationships in experimental airborne tuberculosis. IV. Early events in the course of infection in vaccinated and nonvaccinated guinea pigs. *Am Rev Respir Dis.* 1970;102:937.
5. Lurie MB. *Resistance to Tuberculosis: Experimental Studies in Native and Acquired Defensive Mechanisms.* Cambridge, MA: Harvard University Press, 1964.
6. Lurie MB and Dannenberg AM, Jr. Macrophage function in infectious disease with inbred rabbits. *Bacteriol Rev.* 1965;29(466).
7. Meylan PR, Richman DD, and Kornbluth RS. Reduced intracellular growth of mycobacteria human macrophages cultivated at physiologic oxygen pressure. *Am Rev Respir Dis.* 1992;145:947.
8. Wayne LG and Hayes LG. An *in vitro* model for sequential study of shiftdown of *Mycobacterium tuberculosis* through two stages of nonreplicating persistence. *Infect Immun.* 1996;64:2062.
9. Dannenberg AM. Immune mechanisms in the pathogenesis of pulmonary tuberculosis. *Rev Infect Dis.* 1989;52:369.
10. North RJ. T-cell dependence of macrophage activation and mobilization during infection with *Mycobacterium tuberculosis. Infect Immun.* 1974;10:66.
11. Medlar EM. The behavior of pulmonary tuberculous lesions: A pathological study. *Am Rev Tuberc.* 1955;71:1.
12. Yamamura Y, Ogawa Y, Maeda H, and Yamamura Y. Prevention of tuberculous cavity formation by desensitization with tuberculin-active peptide. *Am Rev Respir Dis.* 1974;109:594.
13. Noll H. The chemistry of cord factor, a toxic glycolipid of *M. tuberculosis. Adv Tuberc Res.* 1956;7:149.
14. Hunter RL, Olsen MR, Jagannath C, and Actor JK. Multiple roles of cord factor in the pathogenesis of primary, secondary, and cavitary tuberculosis, including a revised description of the pathology of secondary disease. *Ann Clin Lab Sci.* 2006;36(4).
15. Artman M, Bekierkunst A, and Goldenberg I. Tissue metabolism in infection: Biochemical changes in mice treated with cord factor. *Arch Biochem Biophys.* 1964;105:80.
16. Kato M. Site II-specific inhibition of mitochondrial oxidative phosphorylation by trehalose-6,6′-dimycolate (cord factor) of *Mycobacterium tuberculosis. Arch Biochem Biophys.* 1970;140:379.
17. Hunter RL, Venkataprasad N, and Olsen MR. The role of trehalose dimycolate (cord factor) on morphology of virulent *M. tuberculosis in vitro. Tuberculosis (Edinburgh).* 2006;86:349–56.
18. Gordon AH, D'Arcy Hart P, and Young MR. Ammonia inhibits phagosome–lysosome fusion in macrophages. *Nature (London).* 1980;286:79.
19. Smith DW, Randall HM, Gaastambide-Odier MD, and Koevoet AL. Mycosides: A new class of type-specific glycolipids of mycobacteria. *Ann NY Acad Sci.* 1960;69:145.
20. Goren MB. Sulfolipid I of *Mycobacterium tuberculosis* strain H37Rv. II. Structural studies. *Biochem Biophys Acta.* 1970;210:127.
21. Kato M and Goren MB. Synergistic action of cord factor and mycobacterial sulfatides on mitochondria. *Infect Immun.* 1974;10:733.
22. Mishra AK, Driessen NN, Appelmelk BJ, and Besra GS. Lipoarabinomannan and related glycoconjugates: Structure, biogenesis and role in *Mycobacterium tuberculosis* physiology and host–pathogen interaction. *FEMS Microbiol Rev.* 1 November 2011;35(6):1126–57, https://doi.org/10.1111/j.1574–6976.2011.00276.x
23. Goren MB, D'Arcy Hart P, Young WR, and Armstrong JA. Prevention of phagosome-lysosome fusion in cultured macrophages by sulfatides of *Mycobacterium tuberculosis. Proc Nat Acad Sci USA.* 1976;73:2510.
24. Brennan PJ, Hunter SW, McNeil M, Chatterjee D, and Daffe M. Reappraisal of the chemistry of mycobacterial cell walls, with a view to understanding the roles of individual entities in disease processes. In: Ayoub EM, Cassell GH, Branch WC, Jr., and Henry TJ, (eds). *Microbial Determinants of Virulence and Host Response.* Washington, D.C.: American Society for Microbiology, 1990.
25. Daffe M, Lacave C, Lanelle M-A, Gillois M, and Lanelle G. Polyphthinenacyl trehalose, glycolipids specific for virulent strains of the tubercle bacillus. *Eur J Biochem.* 1988;112:579.
26. Rastogi N. Recent observations concerning structure and function relationships in the mycobacterial cell envelope: Elaboration of a model in terms of mycobacterial pathogenicity, virulence and drug resistance, *Res Microbiol.* 1991;142:464.
27. Chan J, Fan XD, Hunter SW, Brennan PJ, and Bloom R. Lipoarabinomannan, a possible virulence factor involved in persistence of *Mycobacterium tuberculosis* within macrophages. *Infect Immun.* May 1991;59(5):1755–61.
28. Gaur RL et al. LprG-mediated surface expression of lipoarabinomannan is essential for virulence of *Mycobacterium tuberculosis. PLoS Pathog.* 2014;10(9):e1004376. https://doi.org/10.1371/journal.ppat.1004376
29. Parrish N and Bishai WR. Mechanisms of latency in *Mycobacterium tuberculosis. Trends Microbiol.* 1998;6:107.
30. Gomez JE, Chen, J-M., and Bishai WR. Sigma factors of *Mycobacterium tuberculosis. Tuberc Lung Dis.* 1997;78:175.
31. Yuan Y, Crane DD, Simpson RM, Zhu YQ, Hickey MJ, Sherman DR, and Barry CE III. The 16-kDa alpha-crystallin (Acr) protein of *Mycobacterium tuberculosis* is required for growth in macrophages. *Proc Natl Acad Sci.* 1998;95:9578.
32. Folkvardsen DB, Norman A, Andersen AB, Rasmussen EM, Lillebaek T, and Jelsbak L. A major *Mycobacterium tuberculosis* outbreak caused by one specific genotype in a low prevalence country: Exploring gene profile virulence explanations. *Sci Rep.* 2018;8:118669.
33. Dannenberg AM, Jr. Delayed-type hypersensitivity and cell mediated immunity in the pathogenesis of tuberculosis. *Immunol Today.* 1991;12:228.
34. Orme I and Collins FM. Mouse model of tuberculosis. In: Bloom B (ed). *Tuberculosis, Pathogenesis, Protection, and Control.* Materials Park, OH: ASM Press 1994.
35. Rhoades ER, Frank AA, and Orme IM. Progression of chronic pulmonary tuberculosis in miceaerogenically infected with virulent *Mycobacterium tuberculosis. Tuberc Lung Dis.* 1997;78:57.
36. Smith DW, McMurray DN, Wiegeshaus EH, Grover AA, and Harding GE. Host–parasite relationships in experimental airborne tuberculosis. IV. Early events in the course of infection in vaccinated and nonvaccinated guinea pigs. *Am Rev Resp Dis.* 1970;102:937.
37. Aiyaza, M, Bipina C, and Pantulwara V. Whole genome response in guinea pigs infected with the high virulence strain *Mycobacterium tuberculosis* TT372. *Tuberculosis (Edinburgh).* 2014 December;94(6):606–15.
38. Swartz RP, Naal D, Vogel, C-W, and Yeager H, Jr. Differences in uptake of mycobacteria by human monocytes: A role for complement. *Infect Immun.* 1988;56:2223.
39. Schlessinger L, Bellinger-Kawahara CG, Payne NR, and Horwitz MA. Phagocytosis of *Mycobacterium tuberculosis* is mediated by human monocyte complement receptors and complement component C3. *J Immunol.* 1990;144:2771.
40. Schlesinger LS, Kaufman TM, Iyer S, Hull SR, and Marchiando LK. Differences in mannose receptor-mediated uptake of lipoarabinomannan from virulent and attenuated strains of *Mycobacterium tuberculosis* by human macrophages. *J Immunol.* 1996;157:4568.
41. Schlesinger LS. Entry of *Mycobacterium tuberculosis* into mononuclear phagocytes. *Curr Top Microbiol Immunol.* 1996;215:71.
42. Hirsch CS, Ellner JJ, Russell DG, and Rich EA. Complement receptor mediated uptake and tumor necrosis-α-mediated growth inhibition of *Mycobacterium tuberculosis* by human alveolar macrophages. *J Immunol.* 1994;152:743.
43. Gaynor CD, McCormack FX, Voelker DR, McGowan SE, and Schlesinger LS. Pulmonary surfactant protein A mediates enhanced phagocytosis of *Mycobacterium tuberculosis* by a direct interaction with human macrophages. *J Immunol.* 1995;55:5343.
44. Valone SE, Rich EA, Wallis RR, and Ellner JJ. Expression of tumor necrosis factor *in vitro* by human mononuclear phagocytes stimulated with BCF and mycobacterial antigens. *Infect Immun.* 1988;56:3313.
45. Rich EA, Panuska JR, Wallis RS, Wolf CB, and Ellner JJ. Dyscoordinate expression of tumor necrosis factor-alpha by human blood monocytes and alveolar macrophages. *Am Rev Respir Dis.* 1989;139:1010.
46. Surewicz K, Aung H, Kanost RA, Jones L, Hejal R, and Toossi Z. The differential interaction of p38 MAP kinase and tumor necrosis factor-α in human alveolar macrophages and monocytes induced by *Mycobacterium tuberculosis. Cell Immunol.* 2004;228:34–41.
47. Torres M, Herrera T, Villareal H, Rich EA, and Sada E. Cytokine profiles for peripheral blood lymphocytes from patients with active pulmonary tuberculosis and healthy household contacts in response to the 30-kilodalton antigen of *Mycobacterium tuberculosis. Infect Immun.* 1998;66:176.
48. Myrvik QN, Leake EE, and Wright MJ. Disruption of phagosomal membranes of normal alveolar macrophages by the H37Rv strain of *Mycobacterium tuberculosis*: A correlate of virulence. *Am Rev Respir Dis.* 1984;129:322.
49. McDonough KA, Kress Y, and Bloom BR. Interaction of *Mycobacterium tuberculosis* with macrophages. *Infect Immun.* 1993;61:2763.
50. Armstrong JA and d'Arcy Hart P. Phagosome-lysosome interactions in cultured macrophages infected with virulent tubercle bacilli. Reversal of the usual nonfusion pattern and observations on bacterial survival. *J Exp Med.* 1975;142:1.
51. Gutierrez, MG et al. Autophagy is a defense mechanism inhibiting BCG and *Mycobacterium tuberculosis* survival in infected macrophages. *Cell.* 2004;119(6), 753–66
52. Yuk JM, Shin DM, Lee HM, Yang CS, Jin HS, Kim KK, Lee ZW, Lee SH, Kim JM, and Jo EK. Vitamin D3 induces autophagy in human monocytes/macrophages via cathelicidin. *Cell Host Microbe.* 2009;6: 231–43.
53. Castillo EF et al. Autophagy protects against active tuberculosis by suppressing bacterial burden and inflammation. *Proc Natl Acad Sci U S A.* 2012 Nov 13;109(46):E3168–76. doi: 10.1073/pnas.1210500109. Epub 2012 Oct 23.
54. Mitchison DA, Selkon JB, and Lloyd J. Virulence in the guinea-pig, susceptibility to hydrogen peroxide, and catalase activity of isoniazid-sensitive tubercle bacilli from South Indian and British patients. *J Pathol Bacteriol.* 1963;86:377.
55. Jackett PS, Aber VR, and Lowrie DB. Virulence of *Mycobacterium tuberculosis* and susceptibility of peroxidative killing systems. *J Gen Microbiol.* 1978;106:273.
56. Douvas GS, Berger EM, Repine JE, and Crowle AJ. Natural mycobacteriostatic activity inhuman monocyte-derived adherent cells. *Am Rev Respir Dis.* 1986;134:44.
57. Chan J, Tanaka D, Caroll D, Flynn KJ, and Bloom BR. Effects of nitric oxide synthase inhibitors on murine infection with *Mycobacterium tuberculosis. Infect Immun.* 1995;63:736.
58. Macmicking AD, North RJ, La Course R, Mudgett JS, Shah SK, and Nathan CF. Identification of nitric oxide synthase as a protective locus against tuberculous. *Proc Natl Acad Sci.* 1997;94:5243.
59. Martin SP, Pierce CH, Middlebrook G, and Dubos RJ. The effect of tubercle bacilli on the polymorphonuclear leukocytes of normal animals. *J Exp Med.* 1950;91:381.
60. Sugawara I et al. Rat neutrophils prevent the development of tuberculosis. *Infect Immun.* 2004;72:1804–6.
61. Barrios-Payan J et al. Neutrophil participation in early control and immune activation during experimental pulmonary tuberculosis. *Gac Med Mex.* 2006;142:273–81.
62. Zhang X et al. Coactivation of Syk kinase and MyD88 adaptor protein pathways by bacteria promotes regulatory properties of neutrophils. *Immunity.* 2009;31:761–71.
63. Brown AE, Holzer TJ, and Andersen BR. Capacity of human neutrophils to kill *Mycobacterium tuberculosis. J Infect Dis.* 1987;156:985.
64. Berry MP et al. An interferon-inducible neutrophil-driven blood transcriptional signature in human tuberculosis. *Nature.* 2010;466:973–7.
65. May ME and Spagnuolo PJ. Evidence for activation of a respiratory burst in the interaction of human neutrophils with *Mycobacterium tuberculosis. Infect Immun.* 1987;55:2304.
66. Jones GS, Amirault HJ, and Andersen BR. Killing of *Mycobacterium tuberculosis* by neutrophils: A nonoxidative process. *J Infect Dis.* 1990;162:700.
67. Fu LM. The potential of human neutrophil peptides in tuberculosis therapy. *Int J Tuberc Lung Dis.* 2003;7:1027–32.
68. Yoneda T and Ellner JJ. CD4(+) T cell and natural killer cell-dependent killing of *Mycobacterium tuberculosis* by human monocytes, *Am J Respir Crit Care Med.* 1998;158:395.
69. Cheekatla SS et al. NK-CD11c^{+} cell crosstalk in diabetes enhances IL-6-mediated inflammation during *Mycobacterium tuberculosis* infection. *PLoS Pathog.* 2016;21:e1005972.
70. Venkatasubramanian S, Cheekatla S, Paidipally P, Tripathi D, Welch E, Tvinnereim AR, Nurieva R, and Vankayalapati R. IL-21-dependent expansion of mem-

ory-like NK cells enhances protective immune responses against *Mycobacterium tuberculosis*. *Mucosal Immunol.* 2017;10:1031.
71. Janis EM, Kaufmann SHE, Schwartz RH, and Pardoll DM. Activation of γδ T-cells in the primary immune response to *Mycobacterium tuberculosis*. *Science* 1989;244:2754.
72. Augustin A, Kubo RT, and Sim G. Resident pulmonary lymphocytes expressing the γδ T-cell receptor. *Nature* 1989;340:239.
73. Havlir DV, Ellner JJ, Chervenak KA, and Boom WH. Selective expansion of human γδ T-cells by monocytes infected by live *Mycobacterium tuberculosis*. *J Clin Invest.* 1991;87:729.
74. Munk ME, Gatrill AJ, and Kaufman SHE. Target cell lysis and IL-2 secretion by γδ T-lymphocytes after activation with bacteria. *J Immunol.* 1990;145:2434.
75. Chua WJ, Truscott SM, Eickhoff CS, Blazevic A, Hoft DF, and Hansen TH. Polyclonal mucosa-associated invariant T cells have unique innate functions in bacterial infection. *Infect Immun.* 2012;80:3256.
76. Sakala IG et al. Functional heterogeneity and antimycobacterial effects of mouse mucosal-associated invariant T cells specific for riboflavin metabolites. *J Immunol.* 2015;195:587.
77. Gold MC et al. Human mucosal associated invariant T cells detect bacterially infected cells. *PLoS Biol.* 2010;8:e1000407.
78. Le Bourhis L et al. Antimicrobial activity of mucosal-associated invariant T cells. *Nat Immunol.* 2010;11:701.
79. Kwon YS et al. Mucosal-associated invariant T cells are numerically and functionally deficient in patients with mycobacterial infection and reflect disease activity. *Tuberculosis (Edinburgh).* 2015;95:267
80. Wong EB et al. Low levels of peripheral CD161^{++}CD8^{+} mucosal associated invariant T (MAIT) cells are found in HIV and HIV/TB co-infection. *PLOS ONE.* 2013;8:e83474.
81. Cobat A et al. Two loci control tuberculin skin test reactivity in an area hyperendemic for tuberculosis. *J Exp Med.* 2009;206:2583–91. doi:10.1084/jem.20090892
82. Cobat A et al. Identification of a major locus, *TNF1*, that controls BCG-triggered tumor necrosis factor production by leukocytes in an area hyperendemic for tuberculosis. *Clin Infect Dis.* 2013;57:963–70.
83. Skamene E. Genetic control of susceptibility to mycobacterial infections. *Rev Infect Dis.* 1989;2(Suppl. 1):S394.
84. Vidal SM, Pinner E, Lepage P, Gauthier S, and Gros P. Natural resistance to intracellular infections: Nramp1 encodes a membrane phosphoglycoprotein absent in macrophages from susceptible mice. *J Immunol.* 1996;157:3559.
85. North RJ and Medina E. How important is Nramp1 in tuberculosis? *Trends Microbiol.* 1998;6:441.
86. Abel L, Sanchez FO, Oberti J, Thuc NV, Hoa LV, Lap VD, Skamene E, Lagrange PH, and Schurr E. Susceptibility to leprosy is linked to the human Nramp1 gene. *J Infect Dis.* 1998;177:133.
87. Bellamy R, Ruwende C, Corrah T, McAdam KP, Whittle HC, and Hill AV. Variations in the NRAMP1 gene and susceptibility to tuberculosis in West Africans. *N Engl J Med.* 1998;338:640.
88. Shaw MA et al. Evidence that genetic susceptibility to *Mycobacterium tuberculosis* in a Brazilian population is under oligogenic control: Linkage study of the candidate genes NRAMP1 and TNFA. *Tuberc Lung Dis.* 1997;78:35.
89. Newport MJ, Huxley CM, Huston S, Hawrylowicz CM, Oostra BA, Williamson R, and Levin M. A mutation in the interferon-γ receptor gene and susceptibility to mycobacterial infection. *N Engl J Med.* 1996;335:1941.
90. Jong R et al. Severe mycobacterial and salmonella infections in interleukin-12 receptor-deficient patients. *Science.* 1998;280:1435.
91. Altare F et al. Impairment of mycobacterial immunity in human interleukin-12 receptor deficiency. *Science.* 1998;280:1432.
92. Stead WW. Racial differences in susceptibility to infection by *Mycobacterial tuberculosis*. *N Engl J Med.* 1990;322:422.
93. Comstock GW. Tuberculosis in twins: A re-analysis of the prophit survey. *Am Rev Respir Dis.* 1978;117:621.
94. Singh SPN, Mehra NK, Dingley HB, Pande JN, and Vaidya MC. HLA haplotype segregation study in multiple case families of pulmonary tuberculosis. *Tissue Antigens* 1984;23:84.
95. Selby R, Barnard JM, Buehler SK, Crumley J, Larsen B, and Marshall WH. Tuberculosis associated with HLA-B8, BfS in a Newfoundland community study. *Tissue Antigens* 1978;11:403.
96. Al-Arif LI, Goldstein RA, Affronti LF, and Janicki JW. HLA Bw15 and tuberculosis in a North American black population. *Am Rev Respir Dis.* 1979;120:1275.
97. Jian ZF, An JB, Sun YP, Mittal KK, and Lee TD. Association of HLA-BW35 with tuberculosis in the Chinese. *Tissue Antigens.* 1983;22:86.
98. Khomenko AG, Litvinov VI, Chukanova VP, and Pospelov LE. Tuberculosis in patients with various HLA phenotypes. *Tubercle.* 1990;71:187.
99. Bothamley GH, Beck JS, Schreuder GMTh, D'Amaro J, deVries RRP, Kardjito T, and Ivanyi J. Association of tuberculosis and MTB-specific antibody levels with HLA. *J Infect Dis.* 1989;159:549.
100. Hwange CH, Khan S, Ende N, Mangura BT, Reichman LB, and Chou J. The HLA-A, -B, and -DR phenotypes and tuberculosis, *Am Rev Respir Dis.* 1985;132:382.
101. Hafez M, El-Salab SH, El-Shennawy F, and Bassiony MR. HLA-antigens and tuberculosis in the Egyptian population. *Tubercle.* 1985;66:35.
102. Zervas J, Castantopoulos C, Toubis M, Anagnostopoulos D, and Cotsovoulou V. HLA-A and B antigens and pulmonary tuberculosis in Greeks. *Br J Dis Chest.* 1987;81:147.
103. Cox RA, Arnold DR, Cook D, and Lundberg DI. HLA phenotypes in Mexican Americans with tuberculosis. *Am Rev Respir Dis.* 1982;126:653.
104. Singh SPN, Mehra NK, Dingley HB, Pande JN, and Vaidya MC. HLA-A, -B, -C, and -DR antigen profile in pulmonary tuberculosis in North India. *Tissue Antigens.* 1983;21:380.
105. Cox RA, Downs M, Neimes RE, Ognibene AJ, Yamashita TS, and Ellner JJ. Immunogenetic analysis of human tuberculosis. *J Infect Dis.* 1988;158:1302.
106. Davis JE, Rich RR, Van M, Le MV, Pollach MS, and Cook RG. Defective antigen presentation and novel structural properties of DR1 from an HLA haplotype associated with 21 hydroxylase deficiency. *J Clin Invest.* 1987;80:898.
107. Centers for Disease Control. A strategic plan for the elimination of tuberculosis in the United States. *J Am Med Assoc.* 1989;261:2929.
108. Rook GAW. The role of vitamin D in tuberculosis. *Am Rev Respir Dis.* 1988;138:768.
109. Snider DE. Reorientation of tuberculosis control programs in the USA. *Bull Int Union Tuberc.* 1989;64:25.
110. Snider DE and Hutton MD. Tuberculosis in correctional institutions. *J Am Med Assoc.* 1989;261:436.
111. Davies PDO. A possible link between vitamin D deficiency and impaired host defence to *Mycobacterium tuberculosis*. *Tubercle.* 1985;66:301.
112. Crowle A and Elkines N. Relative permissiveness of macrophages from black and white people for virulent tubercle bacilli. *Infect Immun.* 1990;58:632.
113. Wilkinson R, Patel P, Llewlyn M, Hirsh CS, Passoval G, Snounou G, Davidson RN, and Toossi Z. Influence of polymorphism in the genes for Interleukin (IL)-1 beta and IL-1 receptor antagonist on tuberculosis. *J Exp Med.* 1999;189:1863.
114. Zhang G et al. Allele-specific induction of IL-1β expression by C/EBPβ and PU.1 contributes to increased tuberculosis susceptibility. *PLoS Pathog.* 2014;10(10):e1004426. https://doi.org/10.1371/journal.ppat.1004426
115. Raghavan S, Alagarasu K, and Selvaraj P. Immunogenetics of HIV and HIV-associated tuberculosis. *Tuberculosis (Edinburgh).* 2012;92:18.
116. Kinnear C, Hoal EG, Schurz H, van Helden PD, and Moller M. The role of human host genetics in tuberculosis resistance. *Expert Rev Respir Med.* 2017;11:72.
117. Cottle LE. Mendelian susceptibility to mycobacterial disease. *Clin Genet.* 2011;79:17.
118. Olesen RM et al. DC-SIGN (CD209), pentraxin 3 and vitamin D receptor gene variants associate with pulmonary tuberculosis risk in West Africans. *Genes Immun.* 2007;8:456.
119. Sobota RS et al. A locus at 5q33.3 confers resistance to tuberculosis in highly susceptible individuals. *Am J Hum Genet.* 2016;98(3):514–24.
120. Remus N, El Baghdadi J, Fieschi C, Feinberg J, Quintin T, Chentoufi M, Schurr E, Benslimane A, Casanova JL, and Abel L. Association of IL12RB1 polymorphisms with pulmonary tuberculosis in adults in Morocco. *J Infect Dis.* 2004 Aug 1;190(3):580–7. Epub 2004 Jul 6.
121. North RJ. Importance of thymus-derived lymphocytes in cell-mediated immunity to infection. *Cell Immunol.* 1973;7:166.
122. Lefford MJ. Transfer of adoptive immunity to tuberculosis in mice. *Infect Immun.* 1975;11:1174.
123. Orme IM and Collins FM. Passive transfer of tuberculin sensitivity from anergic mice. *Infect Immun.* 1984;46:850.
124. Orme IM and Collins FM. Protection against *Mycobacterium tuberculosis* infection by adoptive immunotherapy. *J Exp Med.* 1983;158:74.
125. Koch R. Weitere mitteilungen uber ein heilmittel gegen tuberculose. *Dtsch Med Wschr.* 1891;17:101.
126. Chase MW. The cellular transfer of cutaneous hypersensitivity to tuberculin. *Proc Soc Exp Biol Med.* 1945;59:134.
127. Orme IM and Collins FM. Adoptive protection of the *Mycobacterium tuberculosis*-infected lung; dissociation between cells that passively transfer protective immunity and those that transfer delayed type hypersensitivity to tuberculin. *Cell Immunol.* 1984;84:113.
128. Boom WH, Wallis RS, and Chervenak KA. Human MTB-reactive CD4^{+} T-cell clones: Heterogeneity in antigen recognition, cytokine production, and cytotoxicity for mononuclear phagocytes. *Infect Immun.* 1991;59:2737.
129. Lanier LL, Ruitenberg JJ, and Phillips JH. Human CD3^{+} T-lymphocytes that express neither CD4^{+} nor CD8^{+} antigens. *J Exp Med.* 1986;164:339.
130. Rook GAW. Immunity and hypersensitivity. *Practitioner.* 1983;227:iv.
131. Orme IM. Induction of nonspecific acquired resistance and delayed type hypersensitivity, but not specific acquired resistance, in mice inoculated with killed mycobacterial vaccines. *Infect Immun.* 1988;56:3310.
132. Cooper AM, Callahan JE, Keen M, Belisle JT, and Orme IM. Expression of memory immunity in the lung following re-exposure to *Mycobacterium tuberculosis*. *Tuberc Lung Dis.* 1997;78:67.
133. Orme IM, Miller ES, Roberts AD, Furney SK, Griffin JP, Dobos EM, Chi D, Rivoire B, and Brennan PJ. T-lymphocytes mediating protection and cellular cytolysis during the course of *Mycobacterium tuberculosis*. *J Immunol.* 1992;148:189.
134. Orme IM. Characteristics and specificity of acquired immunologic memory to MTB infection. *J Immunol.* 1988;140:3589.
135. Muller I, Cobbold S, Waldmann H, and Kaufmann SME. Impaired resistance to MTB after selective *in vivo* depletion of L3T4^{+} and Lyt -2^{+} T-cells. *Infect Immun.* 1987;55:2037.
136. Fiorentino DF, Bond MW, and Mosmann TR. Two types of mouse T helper cell IV. TH-2 clones secrete a factor that inhibits cytokine production by TH-1 clones. *J Exp Med.* 1989;170:2081.
137. Cooper MA, Dalton DK, Stewart TA, Griffin JP, Russell DG, and Orme IM. Disseminated tuberculosis in interferon-γ gene-disrupted mice. *J Exp Med.* 1993;178:2243.
138. Flynn JL, Chan J, Triebold KJ, Dalton DK, Stewart TA, and Bloom BR. An essential role for interferon-γ in resistance to *Mycobacterium tuberculosis*. *J Exp Med.* 1993;178:2249.
139. Flynn JL, Goldstein MM, Triebold KJ, Koller B, and Bloom BR. Major histocompatibility complex class I-restricted T cells are required for resistance to *Mycobacterium tuberculosis* infection. *Proc Natl Acad Sci USA.* 1992;89:12013.
140. Cooper AM, D'Souza C, Frank AA, and Orme IM. The course of *Mycobacterium tuberculosis* infection in the lungs of mice lacking expression of either perforin- or granzyme-mediated cytolytic mechanisms. *Infect Immun.* 1997;65:1317.
141. Kaech SM, and Wherry EJ. Heterogeneity and cell-fate decisions in effector and memory CD8^{+} T cell differentiation during viral infection. *Immunity* 2007;27:39.
142. Takemoto N, Intlekofer AM, Northrup JT, Wherry EJ, and Reiner SL. Cutting edge: IL-12 inversely regulates T-bet and eomesodermin expression during pathogen-induced CD8^{+} T cell differentiation. *J Immunol.* 2006;177:755.
143. Sallusto F, Geginat J, and Lanzavecchia A. Central memory and effector memory T cell subsets: Function, generation, and maintenance. *Annu Rev Immunol.* 2004;22:745.
144. Sallusto F, Lenig D, Forster R, Lipp M, and Lanzavecchia A. Two subsets of memory T lymphocytes with distinct homing potentials and effector functions Nature. 1999;401:708–12.
145. Fritsch RD, Shen X, Sims GP, Hathcock KS, Hodes RJ, and Lipsky PE. Stepwise differentiation of CD4 memory T cells defined by expression of CCR7 and CD27. *J Immunol.* 2005;175:6489.
146. Gattinoni L et al. A human memory T cell subset with stem cell-like properties. *Nat Med.* 2011 Sep 18;17(10):1290–7. doi: 10.1038/nm.2446.
147. Boom WH, Wallis RS, and Chervenak KA. Human MTB-reactive CD4^{+} T-cell clones: Heterogeneity in antigen recognition, cytokine production, and cytotoxicity for mononuclear phagocytes. *Infect Immun.* 1991;59:2737.
148. Vilaplana C, Ruiz-Manzano J, Gil O, Cuchillo F, Montané E, Singh M, Spallek R, Ausina V, and Cardona PJ. The tuberculin skin test increases the responses measured by T cell interferon-gamma release assays. *Scand J Immunol.* 2008;67:610–7.
149. Tan JS, Canaday DH, Boom WH, Balaji KN, Schwander SK, and Rich EA. Human alveolar T lymphocyte responses to *Mycobacterium tuberculosis* antigens. *J Immunol.* 1997;159:290.
150. Berger HW and Mejia E. Tuberculous pleurisy. *Chest.* 1973;63:88.
151. Fujiwara H, Okuda Y, Fukukawa T, and Tsuyuguchi I. *In vitro* tuberculin reactivity of lymphocytes from patients with tuberculous pleurisy, *Infect Immun.* 1982;35:402.
152. Barnes PF, Mistry SD, Cooper CL, Pirmez C, Rea TH, and Modlin RL. Compartmentalization of a CD4^{+} T-lymphocyte subpopulation in tuberculous pleuritis. *J Immunol.* 1989;142:1114.

153. Fujiwara H and Tsuyuguchi I. Frequency of tuberculin-reactive T-lymphocytes in pleural fluid and blood from patients with tuberculous pleurisy. *Chest* 1984;89:530.
154. Ellner JJ. Pleural fluid and peripheral blood lymphocyte function in tuberculosis, *Ann Int Med*. 1978;89:932.
155. Barnes PF, Fong SJ, Brennan PJ, Twomey PE, Mazumder A, and Modlin RL. Local production of tumor necrosis factor and interferon-g in tuberculous pleuritis. *J Immunol*. 1990;145:149.
156. Wallis RS, Alde SL, Havlir DV, Amir-Tahmasseb H, Daniel TM, and Ellner JJ. Identification of antigens of *Mycobacterium tuberculosis* using human monoclonal antibodies. *J Clin Invest*. 1989;84:214.
157. Nemes E et al. C-040-404 Study Team. Prevention of *M. tuberculosis* infection with H4:IC31 vaccine or BCG revaccination. *N Engl J Med*. 2018;379:138.
158. Van Der Meeren O et al. Phase 2b controlled trial of M72/$AS01_E$ vaccine to prevent tuberculosis. *N Engl J Med*. 2018.
159. Anderseen P. Host responses and antigens involved in protective immunity to *Mycobacterium tuberculosis*. *Scand J Immunol*. 1997;45:115.
160. Ottenhoff THM, Kale B, van Embden JDA, Thole JER, and Kiessling R. The recombinant 65 kD heat shock protein of *Mycobacterium bovis* Bacillus Calmette-Guérin/MTB is a target molecule for $CD4^+$ cytotoxic T-lymphocytes that lyse human monocytes. *J Exp Med*. 1988;168:1947.
161. Munk ME, Schoel B, and Kaufmann SHE. T cell responses of normal individuals towards recombinant protein antigens of MTB. *Eur J Immunol*. 1988;18:1835.
162. Havlir DV, Wallis RS, Boom WH, Daniel TM, Chervenak K, and Ellner JJ. Human immune response to MTB antigens. *Infect Immun*. 1991;59:665.
163. Schoel B, Gulle M, and Kaufmann SHE. Heterogeneity of the repertoire of T cells of tuberculosis patients and healthy contacts to MTB antigens separated by high resolution techniques. *Infect Immun*. 1992;60:1717.
164. Young DB, Kaufmann SHE, Hermans PWM, and Thole JER. Mycobacterial proteins, a compilation. *Mol Microbiol*. 1992;6:133.
165. Wiker HG, Sletten K, Nagai S, and Harboe M. Evidence for three separate genes encoding the proteins of the mycobacterial antigen 85 complex. *Infect Immun*. 1990;58:272.
166. Rambukkhan A, Das PK, Chand A, Baas JG, Grothuis DG, and Kold AHJ. Subcellular distribution of monoclonal antibody-defined epitopes on immunuo dominant 33-kilodalton proteins of MTB: Identification and localization of 29/33 kilodalton doublet proteins in mycobacterial cell walls. *Scand J Immunol*. 1991;33:763.
167. Abou-Zeid C, Ratliff TL, Wiker HG, Harboe M, Bennedsen J, and Rook GAW. Characterization of fibronectin-binding antigens released by MTB and *M. bovis* BCG. *Infect Immun*. 1988;56:3046.
168. Abou-Zeid C, Smith I, Grange JM, Ratliff TL, Steele J, and Rook GAW. The secreted antigens of MTB and their relationship to those recognized by the available antibodies. *J Gen Microbiol*. 1988;134:531.
169. Wiker HG, Harboe M, and Lea TE. Purification and characterization of two protein antigens from the heterogeneous BCG 85 complex in *M. bovis* BCG. *Int Arch Allerg Appl Immunol*. 1986;81:298.
170. Salata RA, Sanson AJ, Malhotra IJ, Wiker HG, Harboe HG, Phillips NB, and Daniel TM. Purification and characterization of the 30,000 dalton native antigen of *Mycobacterium tuberculosis* and characterization of six monoclonal antibodies reactive with a major epitope of this antigen. *J Lab Clin Med*. 1991;118:589.
171. Matsuo K, Yamaguchi R, Yamakazi A, Tasaka H, and Yamada T. Cloning and expression of the *M. bovis* BCG gene for extracellular alpha antigen. *J Bacteriol*. 1988;160:3847.
172. Pal PG and Horowitz MA. Immunization with extracellular proteins of *M. tuberculosis* induces cell-mediated immune responses with substantial protective immunity in a guinea pig model of pulmonary tuberculosis. *Infect Immun*. 1992;60:4782.
173. Huygen K, van Vooren JP, Turneer M, Bosmans R, Dierckx P, and De Bruyn J. Specific lymphoproliferation, gamma interferon production, and serum immunoglobulin G directed against a purified 32 kDA mycobacterial protein antigen (P32) in patients with active tuberculosis. *Scand J Immunol*. 1988;27:187.
174. Abou-Zeid C, Ratliff TL, Wiker HG, Harboe M, Bennedsen J, and Rook GAW. Characterization of fibronectin-binding antigens released by MTB and *M. bovis* BCG. *Infect Immun*. 1988;56:3046.
175. Yuan Y, Lee RE, Besra GS, Belisle JT, and Barry CE, III. Identification of a gene involved in the biosynthesis of cyclopropanated mycolic acids in *Mycobacterium tuberculosis*. *Proc Natl Acad Sci USA*. 1995;92:6630.
176. Wallis RS, Fujiwara H, and Ellner JJ. Direct stimulation of monocyte release of interleukin-1 by mycobacterial protein antigens. *J Immunol*. 1986;36:193.
177. Toossi Z, Lapurga JP, Ondash R, Sedor JR, and Ellner JJ. Expression of functional interleukin-2 receptors by peripheral blood monocytes from patients with active pulmonary tuberculosis. *J Clin Invest*. 1990;85:1777.
178. Toossi Z, Young TG, Averill LE, Hamilton BD, Shiratsuchi H, and Ellner JJ. Induction of transforming growth factor-β (TGF-β) by purified protein derivative (PPD) of *Mycobacterium tuberculosis*. *Infect Immun*. 1995;63:224.
179. Harth G, Clemens DL, and Horwitz MA. Glutamine synthetase of *Mycobacterium tuberculosis*: Extracellular release and characterization of its enzymatic activity. *Proc Natl Acad Sci USA*. 1994;91:9342.
180. Wallis RS, Raranjape R, and Phillips M. Identification of 2-D gel electrophoresis of a 58 kD TNF-α-reducing protein of MTB. *J Immun*. 1993;61:627.
181. Toossi Z, Gogate P, Shiratsuchi H, Young T, and Ellner JJ. Enhanced production of TGF-β by blood monocytes from patients with active tuberculosis and presence of TGF-β in tuberculosis granulomatous lung lesions. *J Immunol*. 1995;154:465.
182. Rook GAW. Importance of recent advances in our understanding of antimicrobial cell-mediated immunity to the International Union for the Prevention of Tuberculosis. *Bull Int Union Tuberc*. 1983;58:60.
183. Zugmaier G et al. Transforming growth factor β1 induces cachexia and systemic fibrosis without an antitumor effect in nude mice. *Cancer Res*. 1991;51:3590.
184. Broekelmann TJ, Limper AH, Colby TV, and McDonald JA. Transforming growth factor β is present at sites of extracellular matrix gene expression in human pulmonary fibrosis. *Proc Natl Acad Sci USA*. 1991;88:6642.
185. Border WA and Noble NA. Transforming growth factor β in tissue fibrosis. *N Engl J Med*. 1994;331:1286.
186. Denis M. Tumor necrosis factor and granulocyte macrophage-colony stimulating factor stimulates human macrophages to restrict growth of virulent *Mycobacterium avium* and to kill avirulent *M. avium*. Killing effector mechanism depends on the generation of reactive nitrogen intermediates. *J Leuk Biol*. 1991;49:380.
187. Bermudez LE M. and Young LS. Tumor necrosis factor alone or in combination with IL-2 but not IFN-gamma, is associated with macrophage killing of *Mycobacterium avium* complex. *J Immunol*. 1988;140:3006.
188. Rook GAW, Steele J, Fraber L, Barker S, Karmali R, O'Riordan J, and Standford J. Vitamin D3, gamma interferon and control of proliferation of *Mycobacterium tuberculosis* by human monocytes. *Immunology* 1986;56:159.
189. Toossi Z, Hirsch CS, Hamilton BD, Kunuth CK, Friedlander MA, and Rich EA. Decreased production of transforming growth factor β1 (TGF-β1) in human alveolar macrophages. *J Immunol*. 1996;156:3461.
190. Kindler V, Sappino AP, Grau GE, Piquet PI, and Vassali P. The reducing role of tumor necrosis factor in the development of bactericidal granulomas during BCG infection. *Cell* 1989;56:731.
191. Flesch I and Kaufmann SH E. Mycobacterial growth inhibition by interferon-gamma activated bone marrow macrophages and differential susceptibility among strains of MTB. *J Immunol*. 1987;138:4408.
192. Flesch IE and Kaufmann SH E. Mechanisms involved in mycobacterial growth inhibition by gamma interferon-activated bone marrow macrophages: Role of reactive nitrogen intermediates. *Infect Immun*. 1991;59:3213.
193. Douvas GS, Looker DL, Vatter AE, and Crowle AJ. Gamma interferon activates human macrophages to become tumoricidal and leishmanicidal but enhances replication of macrophage associated mycobacteria. *Infect Immun*. 1985;50:1.
194. Rook GAW, Steele J, Fraher L, Barker S, Karmali R, O'Riordan J, and Stanfor J. Vitamin D3, gamma interferon, and control of proliferation of *Mycobacterium tuberculosis* by human monocytes. *Immunology* 1986;57:159.
195. Hirsch CS, Yoneda T, Ellner JJ, Averill LE, and Toossi Z. Enhancement of intracellulargrowth of *M. tuberculosis* in human monocytes by transforming growth factor beta. *J Infect Dis*. 1994;170:1229.
196. Bermudez LE. Production of transforming growth factor-β by *Mycobacterium avium*-infected human macrophages is associated with unresponsiveness to IFN-γ. *J Immunol*. 1993;150:1838.
197. Hirsch CS, Jerrold JE, Blinkhorn R, and Toossi Z. *In vitro* restoration of T-cell responses in tuberculosis and augmentation of monocyte effector function against *Mycobacterium tuberculosis* by natural inhibitors of transforming growth factor-β. *Proc. Natl. Acad. Sci. USA* 1997;94:3926.
198. Ding A, Nathan C, and Srimal S. Macrophage deactivating factor and TGF-β inhibit of macrophage nitrogen oxide synthesis by IFN-γ. *J Immunol*. 1990;145:940.
199. Toossi Z, Mincek M, Seeholtzer E, Fulton SA, Hamilton BD, and Hirsch CS. Modulation of IL-12 by transforming growth factor-β (TGF-β) in *Mycobacterium tuberculosis*-infected mononuclear phagocytes and in patients with active tuberculosis. *J Clin Lab Immunol*. 1997;49:59.
200. O'Garra A, Redford PS, McNab FW, Bloom CI, Wilkinson RJ, and Berry MPR. The immune response in tuberculosis. *Annu Rev Immunol*. 2013;31(1):475–527
201. Mayer-Barber KD et al. Host-directed therapy of tuberculosis based on interleukin-1 and type I interferon crosstalk. *Nature* 03 July 2014;**511**:99–103, doi:10.1038/nature13489
202. Boom WH, Wallis RS, and Chervenak KA. Human MTB-reactive $CD4^+$ T-cell clones: Heterogeneity in antigen recognition, cytokine production, and cytotoxicity for mononuclear phagocytes. *Infect Immun*. 1991;59:2737.
203. Mustafa AS and Godal T. BCG-induced $CD4^+$ cytotoxic T cells from BCG vaccinated healthy subjects: Relation between cytotoxicity and suppression *in vitro*. *Clin Exp Immunol*. 1987;69:255.
204. Orme I, Andersen P, and Boom WH. T-cell responses to *Mycobacterium tuberculosis*. *J Infect Dis*. 1993;167:1481.
205. Chan J, Mehta S, Bharrhan S, Chen Y, Achkar JM, Casadevall A, and Flynn J. The role of B cells and humoral immunity in *Mycobacterium tuberculosis* infection. *Semin Immunol*. 2014;26(6):588–600. http://doi.org/10.1016/j.smim.2014.10.005
206. Glatman-Freedman A. The role of antibody-mediated immunity in defense against *Mycobacterium tuberculosis*: Advances toward a novel vaccine strategy. *Tuberculosis (Edinburgh)* 2006;86:191–7. [PubMed: 16584923]
207. Achkar JM, Chan J, and Casadevall A. Role of B cells and antibodies in acquired immunity against *Mycobacterium tuberculosis*. *Cold Spring Harb Perspect Med*. 2015;5(3):a018432. http://doi.org/10.1101/cshperspect.a018432
208. Maglione PJ, and Chan J. How B cells shape the immune response against *Mycobacterium tuberculosis*. *Eur J Immunol*. 2009;39:676–86.
209. Chan J, Mehta S, Bharrhan S, Chen Y, Achkar JM, Casadevall A, and Flynn J. The role of B cells and humoral immunity in *Mycobacterium tuberculosis* infection. *Semin Immunol*. 2014;26:588.
210. Li H, Wang XX, Wang B, Fu L, Liu G, Lu Y, Cao M, Huang H, and Javid B. Latently and uninfected healthcare workers exposed to TB make protective antibodies against *Mycobacterium tuberculosis*. *Proc Natl Acad Sci U S A*. 2017;114:5023.
211. Lu LL et al. A functional role for antibodies in tuberculosis. *Cell* 2016;167:433.
212. Zimmermann N et al. Human isotype-dependent inhibitory antibody responses against *Mycobacterium tuberculosis*. *EMBO Mol Med*. 2016;8:1325.
213. Wu HJ, Ivanov II, Darce J, Hattori K, Shima T, Umesaki Y, Littman DR, Benoist C, and Mathis D. Gut-residing segmented filamentous bacteria drive autoimmune arthritis via T helper 17 cells. *Immunity* 2010;32:817.
214. Trompette A, Gollwitzer ES, Pattaroni C, Lopez-Mejia IC, Riva E, Pernot J, Ubags N, Fajas L, Nicod LP, and Marsland BJ, Dietary fiber confers protection against flu by shaping $Ly6c^-$ patrolling monocyte hematopoiesis and $CD8^+$ T cell metabolism. *J Immunity*. 2018;4:992.
215. Negatu DA, Liu JJJ, Zimmerman M, Kaya F, Dartois V, Aldrich CC, Gengenbacher M, and Dick T. Whole-cell screen of fragment library identifies gut microbiota metabolite indole propionic acid as antitubercular. *Antimicrob Agents Chemother*. 2018;62:31.
216. Segal LN et al. Anaerobic bacterial fermentation products increase tuberculosis risk in antiretroviral-drug-treated HIV patients. *Cell Host Microbe*. 2017;21:530.
217. Daniel TM, Oxtoby MJ, Pinto E, and Moreno E. The immune spectrum in patients with pulmonary tuberculosis. *Am Rev Respir Dis*. 1981;123:556.
218. Nash DR and Douglass JE. Anergy in pulmonary tuberculosis: Comparison between positive and negative reactors and an evaluation of 5TU and 250 TU skin test doses, *Chest*, 1980;77:32.
219. Rooney JJ, Crocco JA, Kramer S, and Lyons HA. Further observations on tuberculin reactions in tuberculosis. *Am J Med*. 1976;60:517.
220. Sousa AO, Salem JI, Lee FK, Vercosa MC, Cruad P, Bloom BR, Lagrange PH, and David HL. An epidemic of tuberculosis with a high rate of tuberculin anergy among a population previously unexposed to tuberculosis, the Yanomami Indians of the Brazilian Amazon. *Proc Natl Acad Sci USA*. 1997;94:13227.
221. Ellner JJ. Suppressor adherent cells in human tuberculosis. *J Immunol*. 1978;121:2573.

222. Kleinhenz ME and Ellner JJ. Antigen responsiveness during tuberculosis: Regulatory interaction of T-cell subpopulations and adherent cells. *J Lab Clin Med*. 1987;110:31.
223. Kleinhenz ME and Ellner JJ. Immunoregulatory adherent cells in human tuberculosis: Radiation sensitive antigen-specific suppression by monocytes. *J Infect Dis*. 1985;152:171.
224. Toossi Z, Edmonds KL, Tomford WJ, and Ellner JJ. Suppression of PPD-induced interleukin2 production by interaction of Leu-22 (CD16) lymphocytes and adherent mononuclear cells in tuberculosis. *J Infect Dis*. 1989;159:352.
225. Toossi Z, Kleinhenz ME, and Ellner JJ. Defective interleukin-2 production and responsiveness in human pulmonary tuberculosis. *J Exp Med*. 1986;163:1162.
226. Josefowicz SZ, Lu LF, and Rudensky AY. Regulatory T cells: Mechanisms of differentiation and function. *Annu Rev Immunol*. 2012;30:531–64. https://doi.org/10.1146/annurev.immunol.25.022106.141623
227. Ribeiro-Rodrigues R, Resende Co T, Rojas R, Toossi Z, Dietze R, Boom WH, Maciel E, and Hirsch CS. A role for $CD4^+CD25^+$ T cells in regulation of the immune response during human tuberculosis. *Clin Exp Immunol*. 2006 Apr;144(1):25–34.
228. Vanham G et al. Generalized immune activation in pulmonary tuberculosis: Co-activation with HIV infection. *Clin Exp Immunol*. 1996;103:30.
229. Fujiwara H and Tsuyuguchi I. Frequency of tuberculin-reactive T-lymphocytes in pleural fluid and blood from patients with tuberculous pleuritis. *Chest* 1984;89:530.
230. Carlucci S, Beschin A, Tuosto L, Ameglio F, Gandolfo G, Cocito C, Fiorucci F, Saltini C, and Piccolella E. Mycobacterial antigen complex A60-specific T-cell repertoire during the course of pulmonary tuberculosis, *Infect Immun*. 1993;61:439.
231. Hirsch CS, Hussain R, Toossi Z, Dawood G, Shahid F, and Ellner JJ. Cross modulation by transforming growth factor β in human tuberculosis: Suppression of antigen-driven blastogenesis and interferon γ production. *Proc Natl Acad Sci (USA)*. 1995;93:3193.
232. Rakotosamimanana N et al. Variation in gamma interferon responses to different infecting strains of *Mycobacterium tuberculosis* in acid-fast bacillus smear-positive patients and household contacts in Antananarivo, Madagascar. *Clin Vaccine Immunol*. 2010;**17**:1094–103.
233. Lee J-S et al. Profiles of IFN-γ and its regulatory cytokines (IL-12, IL-18 and IL-10) in peripheral blood mononuclear cells from patients with multidrug-resistant tuberculosis. *Clin Exp Immunol*. 2002;128(3):516–24.
234. Adekambi T, Ibegbu CC, Cagle S, Kalokhe, AS, Wang YF, Hu Y, Day CL, Ray SM, and Rengarajan J. Biomarkers on patient T cells diagnose active tuberculosis and monitor treatment response. *J Clin Invest*. 2015;125:1827.
235. Adekambi T, Ibegbu CC, Cagle S, Ray SM, and Rengarajan J. High Frequencies of caspase-3 expressing *Mycobacterium tuberculosis*-specific $cD4^+$ T cells are associated with active tuberculosis. *Front Immunol*. 2018;25:1481.
236. Andrade-Arzabe R, Machado IV, Fernandez B, Blanca I, Ramirez R, and Bianco NE. Cellular immunity in current active pulmonary tuberculosis. *Am Rev Respir Dis*. 1991;143:496.
237. Shiratsuchi H, Okuda Y, and Tsuyuguchi I. Recombinant human interleukin-2 reverses *in vitro* deficient cell-mediated immune responses to tuberculin purified protein derivative by lymphocytes of tuberculous patients. *Infect Immun*. 1987;55:2126.
238. Huygen K, van Vooren JP, Turneer M, Bosmans R, Dierckx P, and De Bruyn J. Specific lymphoproliferation, gamma interferon production, and serum immunoglobulin G directed against a purified 32 kDA mycobacterial protein antigen (P32) in patients with active tuberculosis. *Scand J Immunol*. 1988;27:187.
239. Vilcek J, Klion A, Henriksen-DeStefano D, Zemtsov A, Davidson DM, Davidson M, and Friedman-Kien A. Defective gamma-interferon production in peripheral blood leukocytes of patients with acute tuberculosis. *J Clin Immunol*. 1986;6:146.
240. Gazzinelli RT, Hieny S, Wynn TA, Wolf S, and Sher A. Interleukin 12 is required for the T-lymphocyte-independent induction of interferon γ by an intracellular parasite and induces resistance in T-cell-deficient hosts. *Proc Natl Acad Sci*. 1993;90:6115.
241. Sieling PA, Abrams JS, Yamamura M, Salgame P, Bloom BR, Rea TH, and Modlin RL. Immunosuppressive roles for IL-10 and IL-4 in human infection. *J Immunol*. 1993;150:5501.
242. Street NE and Mossman TR. Functional diversity of T lymphocytes due to secretion of different cytokine patterns, *FASB J*. 1991;5:171.
243. Bogdan C, Vodovotz Y, and Nathan C. Macrophage deactivation by interleukin 10. *J Exp Med*. 1991;174:1549.
244. Lehn MW, Weisner WY, Engelhorn S, Gillis S, and Remold HG. IL-4 inhibits H_2O_2 production and antileishmanial capacity of human cultured monocytes mediated by IFN gamma. *J Immunol*. 1989;143:3020.
245. Sucrel HM, Tory-Blomberg M, Paulie S, Anderson G, Moreno C, Pasvol G, and Ivanyi J. TH-1/TH-2 profiles in tuberculosis, based on the proliferation and cytokine response of blood lymphocytes to mycobacterial antigens. *Immunology* 1994;81:171.
246. Hirsch CS, Toossi Z, Hussain R, and Ellner JJ. Suppression of T-cell responses by TGF-β in tuberculosis. *J Invest Med*. 1995;43:365A.
247. Schmitt E, Meuret G, and Stix L. Monocyte recruitment in tuberculosis and sarcoidosis. *Brit J Hematol*. 1977;35:11.
248. Toossi Z, Hamilton BD, Phillips MH, Averill LE, Ellner JJ, and Salvekar A. Regulation of nuclear factor-kB and its inhibitor IkB-a/ MAD-3 in monocytes by *Mycobacterium tuberculosis* and during human tuberculosis. *J Immunol*. 1997;159:4109.
249. Ahmed A, Adiga V, Nayak S, Uday Kumar JAJ, Dhar C, Sahoo PN, Sundararaj BN, Souza GD, and Vyakarnam A. Circulating HLA-DR^+CD4^+ effector memory T cells resistant to CCR5 and PD-L1 mediated suppression compromise regulatory T cell function in tuberculosis. *PLoS Pathog*. 2018;14(9):e1007289. https://doi.org/10.1371/journal.ppat.1007289
250. Lenzini L, Heather CJ, Rottoli L, and Rottoli P. Studies on bronchoalveolar cells in humans. I. Preliminary morphological studies in various respiratory diseases. *Respiration* 1978;36:145.
251. Venet A, Niaudet P, Bach JF, and Even P. Study of alveolar lymphocytes obtained by bronchoalveolar lavage. *Ann Anesthesiol Fr*. 1980;6:634.
252. Sharma SK, Pande JN, and Verma K. Bronchoalveolar lavage (BAL) in miliary tuberculosis. *Tubercle* 1988;69:175.
253. Dhank R, De A, Ganguly NK, Gupta N, Jaswal S, Malik SK, and Kohli KK. Factors influencing the cellular response in bronchoalveolar lavage and peripheral blood of patients with pulmonary tuberculosis. *Tubercle* 1988;69:161.
254. Baughman RP, Dohn MN, Loudon RG, and Trame PT. Bronchoscopy with bronchoalveolar lavage in tuberculosis and fungal infections. *Chest* 1991;99:92.
255. Ozaki T, Nakahira S, Tani K, Ogushi F, Yasuoka S, and Ogura T. Differential cell analysis in bronchoalveolar lavage fluid from pulmonary lesions of patients with tuberculosis. *Chest* 1992;102:54.
256. Schwander SK, Sada E, Torres M, Escobedo D, Sierra JG, Alt S, and Rich EA. T lymphocytic and immature macrophage alveolitis in active pulmonary tuberculosis. *J Infect Dis*. 1996;176:1267.
257. Schwander SK, Torres M, Sada E, Carranza C, Ramos E, Tary-Lehmann M, Wallis RS, Sierra J, and Rich EA. Enhanced responses to *Mycobacterium tuberculosis* antigens by human alveolar lymphocytes during active pulmonary tuberculosis. *J Infect Dis*. 1998;178:1434.
258. Taha RA, Kotsimbos TC, Song, Y-L., Menzies D, and Hamid Q. IFN-γ and IL-12 are increased in active compared with inactive tuberculosis. *Am J Respir Crit Care Med*. 1997;155:1135.
259. Berry MPR et al. An interferon-inducible, neutrophil-driven, blood transcriptional signature in tuberculosis. *Nature*. 2010;466:973.
260. Cliff JM, Kaufmann SHE, McShane H, and van Helden P. The human immune response to tuberculosis and its treatment; a view from the blood. *Immunol Rev*. 2015;264:88.
261. Moreira-Teixeira T, Mayer-Barber K, Sher A, and O'Garra A. Type 1 interferons in tuberculosis: Foe and occasionally friend. *J Exp Med*. 2018.
262. Reider HL, Cauthen GM, Bloch AB, Cole CH, Holtzman D, Snider DE, Bigler WJ, and Witte JJ. Tuberculosis and AIDS: Florida. *Arch Intern Med*. 1989;149:1268.
263. Daley CL, Small GF, Schecter GK, Schoolnik GK, McAdam RA, Jacobs WR, and Hopewell PC. An outbreak of tuberculosis with accelerated progression among persons infected with HIV. *N Engl J Med*. 1992;326:2131.
264. Lucas S and Nelson AM. Pathogenesis of tuberculosis in human immunodeficiency virus-infected people. In: Bloom B. (ed.). *Tuberculosis Pathogenesis, Protection, and Control*. ASM Press: Materials Park, OH, 1994.
265. Ellner JJ. [Editorial] Tuberculosis in the time of AIDS: The facts and the message. *Chest* 1990;98:1051.
266. Okwera A, Eriki PP, Guay LA, Ball P, and Daniel TM. Tuberculin reactions in HIV-seropositive and HIV-seronegative healthy women in Uganda. *MMWR*. 1990;39:638.
267. Johnson JL et al. Impact of human immunodeficiency virus type 1 infection on the initial bacteriologic and radiographic manifestations of pulmonary tuberculosis in Uganda (Makerere University-Case Western Reserve Research Collaboration). *Int J Tuberc Lung Dis*. 1998;2:397.
268. Wallis RS, Vjecha M, Amir-Tahmasseb M, Okwera A, Byekwaso F, Nyole J, Kabengera J, Mugerwa RD, and Ellner JJ. Influence of tuberculosis on HIV: Enhanced cytokine expression and elevated B2 microglobulin in HIV-1 associated tuberculosis. *J Infect Dis*. 1992;167:43.
269. Kaforou M et al. Detection of tuberculosis in HIV-infected and -uninfected African adults using whole blood RNA expression signatures: A case-control study. *PLoS Med*. 2013;10(10):e1001538.
270. Dawany N, Showe LC, Kossenkov AV, Chang C, Ive P, Conradie F, Stevens W, Sanne I, Azzoni L, and Montaner LJ. Identification of a 251 gene expression signature that can accurately detect *M. tuberculosis* in patients with and without HIV co-infection. *PLOS ONE* 2014;9(2):e89925.
271. Maertzdorf J, McEwen G, Weiner J 3rd, Tian S, Lader E, Schriek U, Mayanja-Kizza H, Ota M, Kenneth J, and Kaufmann SH. Concise gene signature for point-of-care classification of tuberculosis. *EMBO Mol Med*. 2016;8(2):86–95.
272. Laux da Costa L, Delcroix M, Dalla Costa ER, Prestes IV, Milano M, Francis SS, Unis G, Silva DR, Riley LW, and Rossetti ML. A real-time PCR signature to discriminate between tuberculosis and other pulmonary diseases. *Tuberculosis (Edinburgh)* 2015;95(4):421–5.
273. Sweeney TE, Braviak L, Tato CM, and Khatri P. Genome-wide expression for diagnosis of pulmonary tuberculosis: A multicohort analysis. *Lancet Respir Med*. 2016;4(3):213–24.
274. Sutherland JS et al. Differential gene expression of activating Fcgamma receptor classifies active tuberculosis regardless of human immunodeficiency virus status or ethnicity. *Clin Microbiol Infect*. 2014;20(4):O230–8.
275. Roe JK et al. Blood transcriptomic diagnosis of pulmonary and extrapulmonary tuberculosis. *JCI Insight* 2016;1(16):e87238.
276. Verma S et al. Tuberculosis in advanced HIV infection is associated with increased expression of IFNγ and its downstream targets. *BMC Infect Dis*. 2018;18(1):220. Published 2018 May 15. doi:10.1186/s12879-018-3127-4
277. Lai RP, Nakiwala JK, Meintjes G, and Wilkinson RJ. The immunopathogenesis of the HIV tuberculosis immune reconstitution inflammatory syndrome. *Eur J Immunol* 2013;43:1995–2002.
278. Meintjes G et al. Type 1 helper T cells and FoxP3-positive T cells in HIV–tuberculosis-associated immune reconstitution inflammatory syndrome. *Am J Respir Crit Care Med*. 2008;178(10):1083–9.
279. Conradie F et al. Natural killer cell activation distinguishes *Mycobacterium tuberculosis*-mediated immune reconstitution syndrome from chronic HIV and HIV/MTB coinfection. *J Acquired Immune Defic Syndr*. 2011;58(3):309–18.
280. Jinmin Ma J et al. Zinc finger and interferon-stimulated genes play a vital role in TB-IRIS following HAART in AIDS. *Per Med*. 2018;15(4):251–69.
281. Tran HTT et al. Geert for the TB-IRIS study group. Modulation of the complement system in monocytes contributes to tuberculosis-associated immune reconstitution inflammatory syndrome. *AIDS* July 17th, 2013; 27(11):1725–34.
282. Tran HTT, Van der Bergh R, Vu TN, Laukens K, Worodria W, Loembe MM, Colebunders R, Kestens L, De Baetselier P, Raes G for the TB-IRIS Study Group. The role of monocytes in the development of tuberculosis-associated immune reconstitution inflammatory syndrome. *Immunobiology* January 2014;219(1):37–44.
283. Narendran G et al. Paradoxical tuberculosis immune reconstitution inflammatory syndrome (TB-IRIS) in HIV patients with culture confirmed pulmonary tuberculosis in India and the potential role of IL-6 in prediction. *PLOS ONE* 2013;8(5):e63541. https://doi.org/10.1371/journal.pone.0063541
284. Meintjes G et al. Randomized placebo-controlled trial of prednisone for paradoxical tuberculosis-associated immune reconstitution inflammatory syndrome. *AIDS* 2010;24(15):2381–90.
285. Meintjes G et al. PredART Trial Team. Prednisone for the prevention of paradoxical tuberculosis-associated IRIS. *N Engl J Med*. 2018 Nov 15;379(20):1915–25. doi: 10.1056/NEJMoa1800762.
286. Cohen OJ, Kinter A, and Fauci AS. Host factors in the pathogenesis of HIV disease, *Immunol Rev*. 1997;159:31.
287. Lawn SD, Butera ST, and Shinnick TM. Tuberculosis unleashed: The impact of human immunodeficiency virus infection on the host granulomatous response to *Mycobacterium tuberculosis*. *Microbes Infect* 2002;4:635e46.
288. Clerici M, and Shearer GM. A TH-1/TH-2 switch is a critical step in the etiology of HIV infection. *Immunol Today* 1993;14:107.
289. Zhang M, Gong J, Iyer D, Jones BE, Modlin RL, and Barnes PF. T-cell cytokine responses in persons with tuberculosis and human immunodeficiency virus infection. *J Clin Invest*. 1994;94:2435.

290. Orenstein JM, Fox C, and Wahl MS. Macrophages as a source of HIV during opportunistic infections, *Science* 1997;276:1857.

291. Meltzer MS, Skillman DR, Gomatos PJ, Kalter DC, and Gendelman HE. Role of mononuclear phagocytes in the pathogenesis of human immunodeficiency virus infection. *Ann Rev Immunol.* 1990;8:169.

292. Twigg HL, Lipscomb MF, Yoffe B, Barbaro DJ, and Weissler JC. Enhanced accessory cell function by alveolar macrophages from patients infected with the human immunodeficiency virus: Potential role for depletion of CD4+ cells in the lung. *Am J Respir Cell Mol Biol.* 1989;1:391.

293. Murray HW, Gellene RA, Libby DM, Roth E, Armmel CD, and Rubin BY. Activation of tissue macrophages from AIDS patients: *in vitro* responses of AIDS alveolar macrophages to lymphokines and interferon-γ. *J Immunol.* 1985; 135:2374.

294. Buhl R, Jaffe HA, Holroyd KJ, Borok Z, Roum JH, Mastrangeli A, Wells FB, Kirby M, Saltini C, and Crystal RG. Activation of alveolar macrophages in asymptomatic HIV-infected individuals. *J Immunol.* 1993;150:1019.

295. Twigg HL, Iwamoto GK, and Soliman DM. Role of cytokines in alveolar macrophage accessory cell function in HIV-infected individuals. *J Immunol.* 1992;149:1462.

296. Trentin L, Barbisa S, Zambello R, Agostini C, Caenazzo C, di Francesco C, Cipriani A, Francavalla E, and Semenzato G. Spontaneous production of IL-6 by alveolar macrophages form human immunodeficiency virus type 1-infected patients. *J Infect Dis.* 1992;166:731.

297. Agostini C et al. Alveolar macrophages from patients with AIDS and AIDS-related complex constitutively synthesize and release tumor necrosis factor alpha. *Am Rev Respir Dis.* 1991;144:195.

298. Plata F, Autran B, Pedroza Martins L, Wain-Hobson S, Raphael M, Mayaud C, Denis M, Guillon JM, and Debre P. AIDS virus-specific cytotoxic T-lymphocytes in lung disorders. *Nature (London)* 1987;328:348.

299. De Cock KM, Soro B, Coulibaly IM, and Lucas SB. Tuberculosis and HIV infection in sub-Saharan Africa. *JAMA* 1992;268:1581.

300. Whalen C, Horsburgh CR, Hom D, Lahart C, Simberkoff M, and Ellner JJ. Accelerated course of human immunodeficiency virus infection after tuberculosis. *Am J Respir Crit Care Med.* 1995;151:129.

301. Braun MM, Nsanga B, and Ryder RW. A retrospective cohort study of the risks of tuberculosis among women of childbearing age with HIV infection in Zaire. *Am Rev Respir Dis.* 1991;143:501.

302. Vjecha M et al. Predictors of mortality and drug toxicity in HIV-infected patients from Uganda treated for pulmonary tuberculosis, *8th International Conference on AIDS/3rd STD World Congress*, Amsterdam, Netherlands, July 1992.

303. Goletti D, Weissman D, Jackson RW, Graham NM, Vlahov D, Klein RS, Munsiff SS, Ortona L, Cauda R, and Fauci AS. Effect of *Mycobacterium tuberculosis* on HIV replication: Role of immune activation. *J Immunol.* 1996;157:1271.

304. Toossi Z. Virological and immunological impact of tuberculosis on human immunodeficiency virus type 1 disease. *J Infect Dis.* 15 October 2003;188(8):1146–55, https://doi.org/10.1086/378676

305. Lederman MM, Georges DL, Kusner DJ, Mudido P, Giam, C-Z, and Toossi Z. *Mycobacterium tuberculosis* and its purified protein derivative activate expression of the human immunodeficiency virus. *J Acquired Immune Defic Syndr.* 1994;7:727.

306. Toossi Z, Nicolacakis K, Xia L, Ferrari NA, and Rich EA. Activation of latent HIV-1 by *Mycobacterium tuberculosis* and its purified protein derivative in alveolar macrophages from HIV infected individuals *in vitro. J Acquired Immune Defic Syndr Hum Retrovirol.* 1997;15:325.

307. Toossi Z, Sierra-Madero JG, Blinkhorn RA, Mettler MA, and Rich EA. Enhanced susceptibility of blood monocytes from patients with pulmonary tuberculosis to productive infection with human immunodeficiency virus-1 (HIV-1). *J Exp Med.* 1993;177:1511.

308. Garrait CJ, Esvant H, Henry I, Morinet P, Mayaud C, and Israel-Biet D. Tuberculosis generates a microenvironment enhancing the productive infection of local lymphocytes by HIV. *J Immunol.* 1997;159:2824.

309. Olson A, Ragan EJ, Nakiyingi L, Lin N, Jacobson KR, Ellner JJ, Manabe YC, and Sagar M. Pulmonary tuberculosis is associated with persistent systemic inflammation and decreased HIV-1 reservoir markers in co-infected Ugandans. *J Acquired Immune Defic Syndr.* 2018 Jul 26. doi: 10.1097/QAI.0000000000001823. [Epub ahead of print]

310. Murugesan VS, Bin N, Dodd CE, and Schesinger LS. Macrophage immunoregulatory pathways in tuberculosis. *Semin Immunol.* 2014;26:471.

311. Rich EA, Torres M, Sada E, Finegan CK, Hamilton BD, and Toossi Z. Mycobacterium tuberculosis (MTB)-stimulated production of nitric oxide by human alveolar macrophages and relationship of nitric oxide production to growth inhibition of MTB. *Tuberc Lung Dis* 1997;78:247.

312. Hussain R, Dawood G, Obaid M, Toossi Z, Wallis RS, Minai A, Dojki M, Sturm AW, and Ellner JJ. Depressed cellular and augmented humoral responses in patients with active tuberculosis from Pakistan. *Clin Diag Lab Immunol.* 1995;2:726.

第三部分

结核病传播

第 5 章
基因分型和分子监测在结核病传播研究中的应用

SARAH TALARICO · LAURA F. ANDERSON · BENJAMIN J. SILK

（晏博　袁媛　高谦　译　卢水华　审校）

引言

结核病（tuberculosis，TB）控制项目是通过识别和治疗活动性肺结核病例，并确保活动性结核病的密切接触者也被当作活动性结核病或潜伏结核病来识别、筛查和治疗，从而防止结核分枝杆菌的传播。基因分型和分子监测方法可以识别基因相似的聚集性病例，这些聚集性病例往往与近期感染有关。通过将 DNA 测序和系统发育树分析技术与临床和流行病学信息相结合，极大地促进了研究结核病传播的公共卫生的工具的发展。针对疫情大爆发的调查是一个首要任务，因为它可以确定患者之间的流行病学联系，并在持续传播的人群和情况下直接采取预防措施。本章总结了基因分型技术在结核病传播研究中的应用，以及基因分型方法如何应用于传播动力学、菌种分型、结核病复发、混合感染和实验室污染。

基因分型的方法

结核分枝杆菌的基因分型方法主要分为两大类：①传统的基因分型方法，它只检测结核分枝杆菌一小部分基因组的变异；②全基因组测序（whole-genome sequencing，WGS），它对结核分枝杆菌的大部分基因组进行核苷酸水平上的检测。最常用的三种常规基因分型方法是限制性片段长度多态性（restriction fragment length polymorphism，RFLP）、间隔区寡核苷酸分型（spoligotyping）和分枝杆菌散布重复单位 - 可变数目串联重复序列（mycobacterial interspersed repetitive units-variable number tandem repeats，MIRU-VNTR）。这些方法都是基于在细菌基因组（插入序列）或特定位点上发现的重复 DNA 序列。这些重复 DNA 序列的变化代表了整个基因组中

发生的遗传多样性。然而，随着 DNA 测序技术的进步，WGS 正在取代用于公共卫生目的的传统基因分型方法，以提供核苷酸水平上的系统发育关系的直接分析。

基于重复序列的传统方法

结核分枝杆菌的 RFLP 分型基于 1.3 kbp 的重复插入序列 IS6110，这是结核分枝杆菌复合体（MTBC）所特有的[1]。IS6110 的多样性体现在它的拷贝数可以从 0 ～ 25 个菌株不等，同时也体现在其在基因组中的插入位点的差异[2]。这些变异产生了高度多样化的杂交模式，用于区分不同的菌株（图 5.1）。在 20 世纪 90 年代，由于 IS6110 具有高分辨力和稳定性，使得其成为结核分枝杆菌基因分型的金标准。IS6110 的半衰期约为 3.2 年（即杂交模式改变所需的时间）[3]。IS6110-RFLP 的缺点是耗时长、技术要求高、缺乏实验室的可重复性，并且需要专门的软件来分析结果，这些使得其结果很难在不同的实验室之间及不同的时间段之间进行比较。此外，对于没有 IS6110 拷贝的菌株和拷贝数较低（<6）的菌株，如牛分枝杆菌，其鉴别能力很差。

Spoligotyping 原理是基于散布在 36 个碱基对序列之间的 43 个独特的 DNA"间隔区"序列[4-5]。结果由二进制数据组成，缺失间隔区序列的数量和位置可以在不同菌株之间进行比较（图 5.2）。结果是可重复的、容易解释的，并且可以二进制或八进制格式记录，以便于实验室内比较。这一过程速度很快，只需要少量的 DNA，这意味着它可以在不能存活的生物体上进行。分型的一个缺点是辨别力较低[6-7]，有一部分原因是分型只集中在直接重复区域。间隔区基因分型可用于检测以间隔区缺失为特征的谱系，例如北京菌株已丢失 34 个间隔区序列[8]。与其他基因分型方法相结合，间隔区基因分型可提供高度准确的判别系统[6,9]。

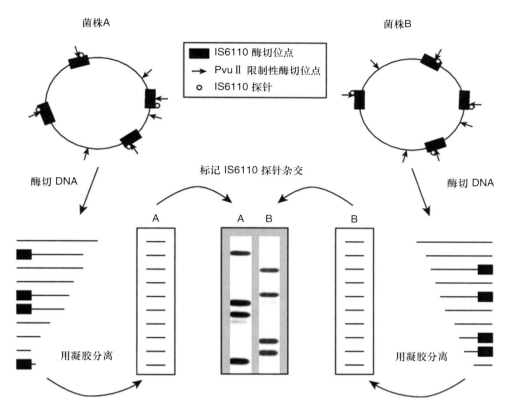

图 5.1　基于 IS*6110* 的 RFLP 分析。以两株结核分枝杆菌的 DNA 为例说明。首先提取结核分枝杆菌 DNA（这一步骤没有详细介绍），然后使用限制性内切酶 Pvu Ⅱ 酶切 DNA（箭头所示为 Pvu Ⅱ 的酶切位点，Pvu Ⅱ 在结核分枝杆菌基因组上有多个酶切位点，特别是在 IS*6110* 片段上有 1 个酶切位点），产生多个 DNA 片段，酶切的 DNA 片段通过凝胶电泳方法根据分子量大小分离开来；染色后凝胶上出现多条 DNA 条带，很难解读。DNA 条带通过与 IS*6110* 探针杂交，只有那些含有 IS*6110* 的片段在凝胶上可见。在这个例子中，这两个菌株各有四个 IS*6110* 拷贝，但它们在凝胶上的位置不同

　　MIRU-VNTR 分型检测基因组中多个位点的串联重复数（图 5.3）。MIRU-VNTR 的鉴别力与所包含的位点数成正比[10-12]。它不仅检测快速且菌株 DNA 用量少，可以使用非常早期的培养物，在实验室之间也表现出极好的重复性[13-14]，而且比其他分型方法便宜。结果是以数字串的形式产生的，所以当以相同的顺序报告位点时，可以很容易地在国家和国际层面上对它们进行比较。拟议的国际标准是 24 个 MIRU-VNTR 位点[10]，并已在美国[9, 15]、荷兰和英国[16]用于公共卫生领域。研究表明，MIRU-VNTR 分型在菌株的分辨率略低于 IS*6110*-RFLP[10, 17]，但对于低 IS*6110* 拷贝的菌株则具有高分辨率[18-20]。MIRU-VNTR 的分辨率高于 spoligotyping[9, 21-23]，但如果两种方法联合使用，其分辨率则与 IS*6110*-RFLP 相当，可以用于结核病低发病率[9, 21-22, 24]和高[11, 25]发病率的地区。

全基因组测序

　　结核分枝杆菌基因组于 1998 年首次使用双脱氧链终止法进行测序[26]，然而，出于时间和成本的考虑，无法对结核分枝杆菌分离株进行大规模的 WGS 用于分子监测。第二代测序技术使结核分枝杆菌分离株的 WGS 变得更加快速和更加低廉。与只检查一小部分（～ 1%）结核分枝杆菌基因组的基因分型方法不同，WGS 分析检查了约 90% 的基因组。剩余的大约 10% 的结核分枝杆菌基因组由 PE 和 PPE 基因组成；这个大基因家族成员之间的同源性很高，使得对这些基因很难进行准确分析。通过扩大基因组覆盖范围和在核苷酸水平上检测变异，WGS 分析捕获了更多结核分枝杆菌分离株之间的遗传多样性，具有更高的分辨率，可用于区分不同菌株之间的差异。

　　WGS 数据可用于进行单核苷酸多态性（single nucleotide polymorphism，SNP）分析。使用 SNP 数据，可以生成系统发育树，显示分析中分离株之间相对于最近共同祖先（most recent common ancestor，MRCA）的进化关系（即遗传变化的方向）。MRCA 是一种假想的基因组类型，树上的所有分枝都是从

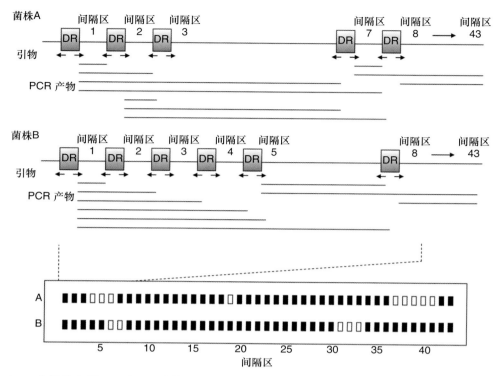

图5.2　Spoligotyping。在图的上部，显示了两种结核分枝杆菌的直接重复序列（DR）区域。在本例中，仅详细说明了间隔物1-8。菌株A缺少间隔区4-6，菌株B缺少间隔区6-7（其他间隔区缺失，但未在图中突出显示）。使用箭头所示的两组引物对保守的DR基因座进行聚合酶链式反应（PCR）扩增。所得PCR产物被杂交到包含与43个间隔区中的每一个相对应的共价结合的寡核苷酸的膜上。每种结核分枝杆菌菌株在每个间隔区位置都会产生阳性（黑色）或阴性（白色）信号。在本例中，菌株A缺少8个间隔区，菌株B缺少5个间隔区。所得到的基因型模式可以被转换成二进制码，以便于数据共享

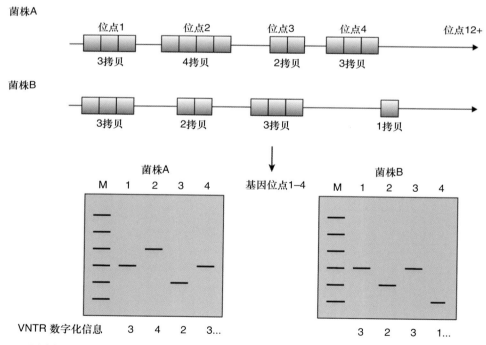

图5.3　MIRU-VNTR。图中描绘了两种假想的结核分枝杆菌菌株的DNA片段。标准的24个位点中只有4个被画出。在这个例子中，菌株A和B在位点1有三个重复拷贝，而菌株A在位点2有四个拷贝，菌株B只有两个拷贝。在图的下半部分，凝胶顶部的1、23、4代表不同的位点。每个凝胶的左侧都有一个分子量标准（M）。不同位点的DNA片段根据分子量大小从上向下移动，顶部的DNA片段比底部的DNA片段包含更多的重复拷贝数。这些信息可以被数字化，以提供一种在实验室之间共享信息的简单方式。例如，菌株A将被赋予标识符3423，菌株B将被赋予标识符3231

它进化而来的，并作为检查 SNP 积累方向的参考点（图 5.4）。作为参考，Walker 等估计了结核分枝杆菌 DNA 的变化率，每个基因组每年大约有 0.5 个 SNP（95% CI 0.3 ～ 0.7），在 3 年的时间里，变化速率很少超过 5 个 SNP[27]。其他研究也产生了显著类似的结果的"分子时钟"估计（例如每个基因组每年 0.3 或 0.4 个 SNP）[29-30]。因此，研究人员可以通过检查集群中个体分离株之间 SNP 差异的数量来评估最近是否发生了传播。然而，由于没有标准的单核苷酸多态性分析方法，评估最近传播的单核苷酸多态性阈值会有所不同（例如，≤ 5 或≤ 12 SNP），这使得很难在不同的研究中对它们进行比较。此外，由于潜伏感染期间的突变率可能较低[31]，密切相关的分离株也可能是由遥远过去的传播事件重新激活的病例造成的。根据美国的经验，相对较大的 SNP 差异可以排除从明显的集群分离出来的可能性，因为它们不太可能与近期传播相关。相反，密切相关的分离株可能通过最近的传播而有亲缘关系，但这些菌株不能仅基于 WGS 数据与内源性复燃的病例的菌株区分开。此外，系统发育树可以为合理的传播链的研究提供一些思路，但它们与传播图不同。这一限制是由于许多因素造成的，包括宿主内的遗传多样性、传播和样本采集的不同，以及一些涉及传播的病例在系统发育分析中缺失。由于这些原因，只有当用流行病学和临床数据进行辅助对传播的方向性作出推论时，系统发育树才能得到最好的诠释。

英国和美国为了后续分子监测的目的，最近都将所有结核分枝杆菌临床分离株进行了的 WGS，这将有利于开展基于人群的监测研究。此外，基于全基因组测序的多位点序列分型（multilocus sequence typing，MLST）提供了标准化分类方案的机会。在一个例子中，Kohl 等使用这种逐个基因的等位基因编号的方法开发了核心基因组 MLST（core genome MLST，cgMLST）方案，该方案以与全基因组 SNP 分析法具有相当的分辨率区分临床菌株[32]。除了用于流行病学调查之外，WGS 还具有物种鉴定和检测耐药突变的优势。虽然目前结核分枝杆菌的 WGS 方法仍然需要菌液培养，但直接从患者样本中进行测序的方法正在开发中，这种方法将极大地缩短患者从样本收集到分子流行病学和抗生素敏感性检测结果的时间[33-34]。

近期传播

在过去的几十年时间里，基因分型使流行病学家能够估计社区中由于近期传播造成的结核病数量，并确定相关的风险因素。大多数研究都衡量了聚集性病例在人群中的比例，其中许多研究是在低发病率、高收入国家进行的。在这些国家，可以从培养阳性的确诊病例中对大多数结核病患者的菌株进行基因分型。通过检测和监测传播，结核病控制计划可以评估针对高危人群的干预措施的有效性。针对疫情调查的主要目标就是通过紧密合作将基因分型数据与不同来源的临床、流行病学和计划性数据结合起来，以引导研究人员得出最准确的结论和采取正确的公共卫生行动，以控制近期传播。

近期传播的聚类和危险因素

通过研究特定时期内聚集性病例在人群中的比例，我们可以把它作为近期传播的指标。一个簇包

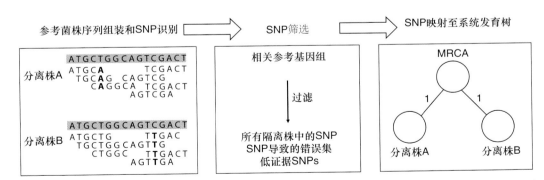

图 5.4　全基因组单核苷酸多态性（wgSNP）分析。分析的第一步是基于参考菌株的序列组装和 SNP 识别（图左侧）。分离序列读数首先与参考基因组（以灰色显示）进行比对，并识别与参考基因组相关的 SNP（粗体）。分离株 A 有 T → A 单核苷酸多态性，B 有 C → T 单核苷酸多态性。然后对 SNP 进行筛选，以生成信息量大、质量高的 SNP 列表（图中）。然后，可以将高质量的 SNP 映射到系统发育树上，以绘制与 MRCA 相关的遗传变化方向。MRCA 是一种假想的基因组类型，树上的所有分离物都是从它进化而来的。分离株 A 和 B 有两个 SNP 不同，每个都从 MRCA 中分离出一个 SNP（图右）

括两个或更多具有相同基因型的患者；其余基因型不匹配的病例被认为具有独特性。该方法的关键假设是成簇病例都处于相同的传播链中，而独特病例是由于在远期感染的菌株重新激活所致（内源性复燃）[35-36]。成簇病例的比例可以通过"n 方法"来估计，该方法计算在所有具有基因型的培养阳性病例中成簇病例的比例；或者用"$n-1$ 方法"，假设指示病例是作为内源性复燃的病例出现；因此，从每个成簇病例减去一个病例。传播模型预测表明，使用 $n-1$ 方法计算的成簇比例低估了高发病率国家近期传播，在这些国家，每年感染的风险随着时间的推移保持稳定[37]。这是因为大多数病例是由于近期感染引起的，而不是假设第一个病例是由内源性复燃引起的。

过去在欧洲、北美和南非进行的许多研究都使用了传统的基因分型方法，并发现成簇结核病病例的比例差异很大（11%～72%）[35, 38-50]。Fok 等的 meta 分析发现，成簇病例比例的差异相似（7%～72%）。不管不同地区的发病率如何，成簇病例的人口统计学和临床危险因素有本地人、流浪者、患有肺部、痰涂片阳性疾病。男性、年轻人以及具有社会风险因素者，如酒精和药物使用，也经常与成簇有关[36, 41-42, 45, 47, 51-54]。年轻患者和成簇之间的关联可能是由于相似年龄的社交互动增加，而拥有独特基因型的老年患者是内源性复燃的可能性更高，或者两者兼而有之。耐多药结核病（MDR TB）成簇与细菌学因素之间的关系也已有报道[55]。

分子监测研究使研究人员能够确定与成簇大小相关的患者因素。由于患者从感染到发病的时间各不相同，通常需要 2 年以上的监测期才能准确估计成簇率[56-57]。例如，De Vries 等进行的一项聚类分析发现，鹿特丹 52% 的与指示病例有关联的患者在 1 年内患上结核病，19% 在第 2 年、29% 在随后的 2～5 年内发展成结核病[58]。如果只进行一年的研究，几乎会漏掉一半的继发性病例。在另一项荷兰研究中，Kik 等[46] 发现，在两年的时间里，所有聚集性病例中有 9% 是大聚集性病例的一部分，其余 91% 是小聚集性病例的一部分。作者比较了小簇和大簇病例中前两名患者的特征，发现如果两名患者都生活在城市地区或出生在撒哈拉以南非洲，以及如果第一例和第二例确诊之间的时间不到 3 个月，则处于大簇中的独立预测因素较小。同样，在伦敦前两个病例相隔 3 个月内的报告与较大的簇病例相关[44, 59]。在不列颠哥伦比亚

省，大的簇病例更多地发生在加拿大出生的患者、农村地区的居民、报告吸毒的人以及结核分枝杆菌的欧美谱系中[60]。在法国和美国，无家可归的患者往往是较大的聚集性和暴发的一部分[42, 61]。因为这些研究展示了如何识别有聚集性增长和暴发风险的特定人群，结核病控制方案可以优先考虑某些聚集性，以供进一步调查和公共卫生干预。

然而，结核病传播发生在人口聚集的环境和社区[62]。研究使用了地理空间软件［例如地理信息系统（geographic information systems，GIS）］来确定病例是否按居住地聚集。如果是，则确定在哪里传播。研究人员确定了中国[63]和巴西[64]的结核病传播热点，以及摩尔多瓦[65]和秘鲁[66]的耐多药结核病热点。为了评估解决社区传播的影响，在里约热内卢的一项研究使用了稳态间隔传播模型[67]。他们发现，当 6% 的居民居住在一个热点地区时，假设热点地区的每一例活动性结核病病例都会导致社区内 0.5 例继发病例，那么针对热点地区的个人进行结核病控制干预对降低结核病发病率的效果与针对整个社区的效果相同。这表明，以特定传播环境为目标的干预措施在减少传播方面可能比以全体人口为目标的方法更有效率和成本效益。虽然结核病病例分布的空间分析很常见，但它们在方法和结果上是不同的[68]。

使用基因型分类来估计近期传播的核心问题在于，聚集性病例不一定属于同一传播链。当一种地方性菌株在人群中传播时（即一种常见的基因型），病例可能具有相同的基因型，但实际上并没有流行病学联系。在低发病率国家，从同一国家或地区来的移民可能会携带当地的优势菌株，导致特定菌株的输入；这种迁移模式会导致分子成簇，实际上也许反映在国外的传播，或恰巧是相同基因型患者的复燃，或者两者兼而有之。为了帮助检测美国地方性聚集性疾病中可能爆发的疫情，Althomsons 等开发了一种统计方法来识别意外的增长[69]。除匹配的基因型以外，还根据地理上的接近程度来定义群集，通常可以作为近期传播的更好的替代。美国对近期传播的研究进展就是例证。美国 Moonan 等发现，基于不受人为政治边界限制的地理空间集中度的聚类，给出了针对最近传播的最保守的估计值（25%）[70]。France 等开发了一种似是而非的病例来源方法，除了在时间和空间上接近的病例的基因型匹配聚集性外，该方法还使用临床和人口统计标准进一步改进了对近期传播的估计[71]。应用这种方法，Yuen 等估计美国有 14% 的病例是由

近期传播所致[72]。与过去对聚集性的研究相似，传播与本地人、无家可归和属于少数族裔有关。由于分子聚类是基因分型方法的辨别力的函数，另一种策略是改进该方法本身。事实上，研究的进展与使用 12 ～ 24 个位点的 MIRU-VNTR 进行基因分型和 SPOGO 分型相结合的过渡是一致的[73]。因此，基于 WGS 的区分能力增强，在美国，向未来的 WGS 进行分子监测的过渡预计将进一步降低近期传播估计。

　　另一个重要的问题是，只有培养阳性的病例才有结核分枝杆菌分离株可用于基因分型。即使在拥有强大监测系统的国家，也有较大一部分病例无法通过培养确诊（例如，2017 年美国有 22%）[74]。临床诊断病例的漏诊可能导致低估近期传播，并可能妨碍及时识别传播链。在簇病例中包含儿童或肺外结核病例的情况下，尤其容易受到影响，因为这些病例更多时候痰培养是阴性的[75]。De Vries 等报道了荷兰的痰培养阴性病例经常与肺部病例有接触，这表明它们很可能是近期传播链的一部分[40]。

聚集性和暴发调查

　　国家和地区的结核病控制项目可以设计分子监测系统，以前瞻性地检测聚集性的结核病病例，作为传播和可能疫情爆发的早期指标，否则可能无法检测到。然而，这些系统需要几个必要的要求才能有效地发挥公共卫生干预的作用，这意味着在规划时需要照顾到一个系统的方方面面。这些要求包括公共卫生实验室要对每个培养确诊病例的分离株进行基因分型，及时提交基因分型结果，并将基因分型结果与病例报告数据（即具有基本临床、人口和风险因素信息的监测数据）联系起来，在地理上精确定位病例，以及建立一个信息系统，以便有效传播和调查与群集相关的数据。出于群集检测、警报和调查的目的，程序可以利用监视数据库来应用标准化的分类方案，该方案基于传统基因分型或 MLST 的独特结果指定新的菌株，并识别与现有结果的匹配。例如，美国疾病控制和预防中心（the U.S. Centers for Disease Control and Prevention，CDC）赞助了结核病基因分型信息管理系统（TB Genotyping Information Management System，TB GIMS），该系统检测地理空间集中的基因型匹配群集[76]。该系统每周自动地向州和地方结核病项目工作人员发送预警报告，以便确定集群的优先顺序和可能的公共卫生行动[77]。同样，MIRU-VNTR 菌株分型数据被整合到英国基于网络的国家结核病监测系统中，以便进行集群检测和调查[78]。尽管普遍的基因分型服务和信息系统需要大量投资，但低发病率国家可以考虑建立这些服务和信息系统，以帮助在消除结核病方面取得进展。项目也可以选择性地应用回顾性基因分型，以帮助确定如果进行常规培养并可以获得分离株，明显聚集性的病例是否可能属于同一传播链的一部分。回溯性基因分型结果仍可让项目在知情的情况下决定是否需要采取进一步的公共卫生行动，但信息延迟可能会导致不必要的支出（例如，延长接触者追踪和筛查）。

　　当对分子监测数据的审查表明应优先采取进一步行动时，流行病学调查可帮助确定报告病例中的传播是否是近期和在当地发生的[79]。21 世纪初的例子说明了确定传播事件是否被调查遗漏，或者基因分型不准确是否错误地检测到不代表实际传播的病例，这是一项特殊的挑战。例如，使用 IS6110-RFLP，调查发现德国和荷兰不到一半的聚集性病例存在流行病学联系[48, 80]。加拿大和英国的研究表明，具有相同的 MIRU-VNTR 基因分型模式的分离株可以通过 WGS 进一步区分，这表明 MIRU-VNTR 高估了近期传播[27, 81]。瑞士的一项研究使用 WGS 表明，基于 MIRU-VNTR 的聚类分析会根据出生地的不同而错误地估计近期传播。WGS 证实，3/4 的簇病例涉及瑞士出生的患者，但只有 1/4 的簇病例涉及非本土患者[82]。另一方面，Walker 等发现一些分离株有一个 MIRU-VNTR 位点差异的病例在流行病学上是相关的，并被 WGS 认为处于同一传播链中，这意味着基于所有 24 个位点相同的 MIRU-VNTR 分型的簇病例也可能低估了近期传播。然而，有 24 个位点的 MIRU-VNTR 图谱中有 1 个以上位点不匹配的病例大多没有密切的遗传关系或流行病学联系（图 5.5）[27]。

　　几项已发表的研究也评估了 WGS 用于研究特定谱系的聚集性和传播性。Jamieson 等报道了 WGS 为区分马尼拉亚系的分离株提供了更高的分辨率，对于马尼拉亚系的分离株，传统的基因分型方法导致了没有流行病学意义的簇病例[83]。在夏威夷（北京和马尼拉谱系占优势），结核病聚集性调查的基因组流行病学研究得出结论，WGS 是必要的，因为 MIRU-VNTR 用于聚集性鉴定的特异性相对较低[84]。Gurjav 等对澳大利亚东非和北京分离株的 SNP 分析得出了类似的结论，这些分离株由 24 个 MIRU-VNTR 位点错误聚类[85]。在格陵兰岛的一项基于人群的基因分

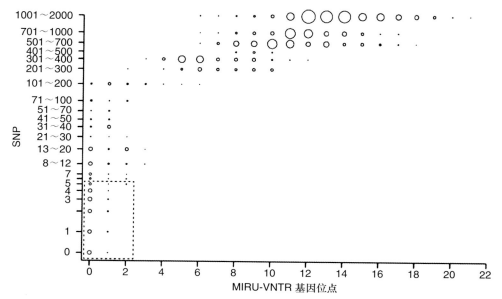

图 5.5　对所有具有完整 24 位点 MIRU-VNTR 图谱的分离株进行了比较。将每个分离株与其他分离株进行比较，记录它们的 SNP 和 MIRU-VNTR 基因座的数量。结果按对数比例绘制。圆的大小与由特定数量的位点和 SNP 分开的配对的数量成比例。虚线框包括相差 5 个或更少 SNP 的分离株。SNP ＝单核苷酸多态性；MIRU-VNTR ＝分枝杆菌散布重复单位 - 可变数目串联重复（Adapted from Walker TM et al. *Lancet Infect Dis*. 2013；13（2）：137-146.）

型比较显示，SNP 分析将 5 个 MIRU-VNTR 克隆复合体（≤ 2 位点差异）中的 182 个欧美谱系的菌株分为 4 个基因组簇，并且通过系统发育分支和亚谱系分配可以进一步描述其多样性[86]。

WGS 分析所带来的分辨率提高为现在近期传播的调查提供了一个更强大的公共卫生工具。2018 年在刚果民主共和国金沙萨进行的一项贝叶斯系统动力学分析定量评估了不同的基因分型方法对从结核病治疗诊所收集的菌株的表现[87]。WGS 允许在 10 年的时间内（例如，使用 5 个 SNP 阈值）辨别近期传播，而基于 24 个位点 MIRU-VNTR（几十年）和分型（数百年）的聚类时间跨度要长得多。虽然与 WGS 密切相关的分离株可能有助于提供近期传播的有价值的证据，但通常需要其他类型的数据才能将近期传播与内源性复燃的分离株区分开来。此外，由于前面描述的原因，代表 SNP 积累方向性的系统发育树不等同于描述传播方向性的网络可视化（见全基因组测序）。例如，在伦敦对异烟肼（isoniazid，INH）耐药结核病的大规模暴发调查中，Casali 等的研究结果显示，在 14 年的时间内几乎所有的 344 个菌株都分离自被确认的病例，都是密切相关或难以区分的（≤ 5 SNP）[88]。研究人员注意到，在没有 SNP 积累的情况下，发生了多个传播事件，并且在大多数情况下无法推断传播的方向性。这种限制在封闭人口和传播仍在进行的环境中可能特别具有挑战性[89]，例如孤立的社区和聚集设施（例如无家可归者收容所和监狱）。较新的数学方法有希望解决依赖非标准化 SNP 数据和阈值的一些限制[90-91]，例如纳入详细的临床和时间数据，但尚未广泛应用于实践。

将 WGS 数据与不同来源的临床、计算的数据和流行病学数据相结合是疫情调查的公共卫生实践标准。通过在这些其他数据的背景下解释 WGS 数据，结核病控制项目可以做出任何单一数据源都不可能做出的推断。有关肺部感染的时间和程度的基本临床数据（例如，痰涂片阳性和分级、胸片上的空洞），或仅限于肺外和儿科的缺乏传染性的基本临床数据都是有价值的。对密切接触者调查的潜伏结核感染筛查结果有助于确定最近是否发生了传播（例如结核菌素皮试或干扰素 -γ 释放试验的转阳率）。这一策略是有利的，因为在高收入国家的许多地方，结核病控制项目通常确保对确诊病例的密切接触者进行识别、筛查和治疗，以发现活动性患者和潜伏感染者。聚集性病例的图形表示可用于可视化流行病学联系、WGS 分析结果、常见的风险因素以及与确定传播特征相关的环境特征（图 5.6）。尽管如此，对 WGS 分析结果应尽快进行审查以排除遗传距离较远的分离株，并排除不太可能与近期传播相关的聚集性病例。一个

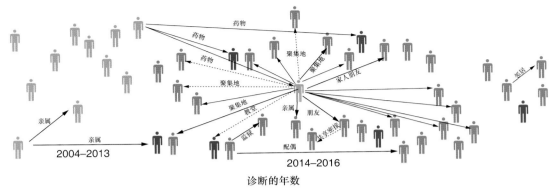

图 5.6 合理的传播网络显示了大量基因型匹配分离株患者的 wgSNP、临床和流行病学综合数据。疫情前时期（2004—2013 年）的患者以灰色显示。疫情调查期（2014—2016 年）的患者以颜色编码，分别为橙色（wgSNP 分析密切相关）、蓝色（wgSNP 分析距离较远）和黄色（高度传染性，从大多数继发病例推定来源病例）。实线表示明确的流行病学联系；虚线和点线表示极有可能和可能存在流行病学联系。社会关系和共同的风险因素以及假定的传播环境被覆盖

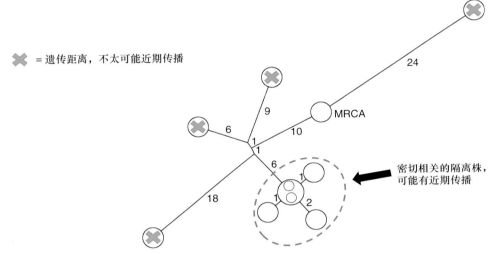

图 5.7 显示一组假想的基因型匹配分离株的 wgSNP 分析结果的系统发育树。将 SNP 绘制成与 MRCA 相关的基因变化方向图。在这个例子中，密切相关的 5 个菌株（0 ～ 2 个 SNP）的病例可能属于近期传播。其余 4 个遗传距离较远的分离株不太可能属于近期传播的病例（也就是说，可以排除它们）

明显的群集通常可以重新定义为一个或多个子群集（图 5.7），这可能会缩小或细化调查的范围、重点和目标。这一战略可以节省大量的时间和资源，以便随后寻找流行病学联系。荷兰对 535 个由 MIRU-VNTR 和 WGS 分析的分离物进行基因分型后证实，WGS 分析对效率提高的估计是令人信服的[92]。WGS 分析将聚类减少了 50%，并将随后确定的流行病学联系的比例增加了一倍。在英国牛津郡，Walker 等的结果显示，在 WGS 定义的簇病例内的 26 个"传播事件"中，研究人员确定的传播事件从 42% 提高到 69%[93]。

使用流行病学联系来研究疾病传播是有问题的，因为它们不一定等同于传播事件[94-95]。在挪威，对社区爆发的 14 例结核病病例的调查中发现，这些患者都有在教堂的社会接触史，但确定了 6 种不同的基因型[96]。事实上，多项研究显示，与结核病有接触的人，即使居住在同一个家庭，也不一定与指示患者具有相同的基因型[97-99]。在感染风险较高的高发环境中，这种情况似乎更为常见。在南非开普敦，发现不到一半的继发性病例与家庭中的其他结核病病例具有相同的基因型[99]。Glynn 等使用 WGS 的数据显示，马拉维农村地区只有不到 10% 的结核病病例可归因于密切接触[100]。另一个问题是，即使进行了严格的调查，在结核病被污名化或患者不愿透露接触者的名字或不愿提供有关他们的社会活动和关系的信息的社区，流行病学联系也可能难以捉摸。由于许多因素，患者可能不愿意提供信息，例如提问的方式、问题本身、面试技巧培训不足、语言障碍和缺乏

信任。然而，通过识别高危人群、社会网络和社区环境能够有助于有针对性地采取公共卫生行动来预防传播，因此已经开发了使用基因分型数据的各种策略。Sintchenko 等研究发现，对基因型难以区分的患者进行第二次访谈在检测近期继发病例方面比其他方法更有效[101]。Jackson 等有效地利用了基因分型结果和社交网络问卷的组合，该问卷由与结核病病因和了解传播有关的开放式问题和主题组成[102]。Gardy 等使用带有开放式问题的 WGS 结果和社交网络调查问卷，从而识别了传播发生的环境[81]。

总之，基因分型结果应与临床、规划和流行病学数据一起用于检测和调查结核病传播。WGS 可以减少对实际上不代表传播的簇病例的估计，并有助于避免识别虚假的流行病学联系。然而，WGS 数据也有局限性，包括无法确定痰培养阴性病例的相关性。因此，最明智的策略是利用现有的基因分型数据及早发现疫情暴发，并努力结合其他数据来源，帮助确保充分收集流行病学信息，以确定传播风险因素和场所。

临床和公共卫生方面的应用

结核菌株的分型、结核病的疾病严重程度和传播

2002 年，Fleischmann 等首次报道了两个结核分枝杆菌分离株的全基因组序列的比较，发现了长序列多态性（long sequence polymorphisms，LSP）和单核苷酸多态性（SNP）形式的遗传变异[103]。2006 年，Gagneux 等提出利用 LSP 将结核分枝杆菌分成 6 个主要谱系和 15 个亚系，发现谱系与世界地区之间存在显著的相关性[104]。此外，研究发现在旧金山随机抽取的结核病病例样本中，菌株的分型与出生地和种族有关。例如，东亚最常见的东亚型，在中国、菲律宾和越南出生的患者以及美国出生的中国或菲律宾裔公民中发现。Gagneux 及其同事定义的谱系地理分布得到了其他研究的支持[105-113]，SNP 分析与 MIRU-VNTR 分型[114]、spoligotyping[115-116] 和 IS6110-RFLP[117] 之间的谱系分配总体上有很好的一致性。基于网络的免费生物信息学工具有助于将结核菌株基于 spoligotyping 或 MIRU-VNTR 分型。其中包括 MIRU-VNTR-plus[118]（http://www.miru-vntrplus.org）、SpolDB4[116]（http://www.pasteur-guadeloupe.

fr）和 TB-Insight[119]（http://tbinsight.cs.rpi.edu/run_tb_lineage.html）。

结核分枝杆菌系统发育树框架的确定使得研究菌株分型对结核病传播和严重程度的影响成为可能。多项研究表明，北京/东亚毒株（也称为谱系 2）可能比其他谱系的毒株传播性更强、毒力更强。北京/东亚株占全球所有结核病分离株的 13%，是世界上传播最广泛的菌株[116]。一项针对来自 99 个国家的 4987 个北京/东亚型菌株，使用 MIRU-VNTR 分型和 WGS 相结合的分析结果表明，这个谱系起源于远东，并已多次扩展到世界其他地区[120]。与其他谱系相比，北京/东亚谱系与肺部疾病和痰涂片阳性以及分子成簇率增加有关[121-124]。北京/东亚分离株的毒力归因于产生一种能够调节宿主免疫反应的酚醛糖脂（phenolic glycolipid，PGL）[125]。北京/东亚分离株之所以能够产生 PGL，是因为它们具有完整的聚酮合成酶基因（pks1-15），但该基因在其他谱系中被破坏。然而，PGL 在北京/东亚毒株中的表达有所不同，PGL 对宿主免疫应答的影响似乎取决于该毒株的基因组环境[126]。

根据基因组缺失区（regions of difference，RD）或 SNP 分析，还可以进一步将北京/东亚谱系的毒株划分为亚系。在流行病学研究中，现代北京亚系与古老北京亚系相比，具有更强的分子成簇性和致病能力[127-128]。这种差异在动物模型中也很明显，现代北京/东亚毒株亚系诱导了较低的促炎反应，并导致小鼠死亡率比古老北京亚系高[129-131]。

相反，也有证据表明，非东亚型与肺外结核相关，或传染性较低，或两者兼而有之。例如，东非-印度型是印度次大陆的主要谱系，与其他谱系相比，东非-印度谱系的传播率较低，导致的结核病病情较轻[132-133]。已发现印度-大洋洲和东非-印度谱系仅与肺外疾病有关，即使在控制宿主因素的情况下也是如此[122]。Guerra-Assuncao 等使用 WGS 对马拉维的聚集性和传播率进行了基于人群的分析，发现印度洋菌株的传播率最低[134]。此外，还发现欧美亚系的传播率不同，RD145 亚系的新感染率最高，RD219 亚系的新感染率最低[135]。另一方面，Lee 及其同事得出结论，在魁北克省努纳维克，欧美型结核分枝杆菌的成功传播很可能是由环境和社会因素（即，不是菌株特征）驱动的[136]。

考虑到菌株分型和地理区域之间的联系，人群中菌株分型的分布变化趋势很可能是由于人口或移

民模式的改变，或者是外来菌株的引入取代了不太容易传播的本地菌株而导致的[41]。因此，应该监测这些菌株在人群中的流行情况，因为这可能对结核病控制战略产生重要影响。例如，北京型的流行增加可能会导致更多迅速增长的疫情；积极发现病例以确保对继发性病例和接触者进行早期诊断和治疗，对于控制传播和防止新增病例可能非常重要。相反，如果流行菌株更有可能导致肺外疾病，那么提高医护人员对非典型疾病表现的认识可能更重要，以确保及时诊断。

耐药结核病的传播

全球耐药结核病病例数量继续增加[137]。要预测未来趋势，重要的是了解耐药结核病的传播动态。耐药菌株的传播将取决于它们与敏感菌株相比的相对适应度，这是通过它们的繁殖和传播能力来衡量的。对抗生素产生抗药性的突变通常发生在对细菌生长至关重要的基因中，因此可能导致细菌的"适应成本"，导致它们具有较低的传播率或繁殖率（reproductive rate，R_0）[138]。为了弥补这种突变，细菌群体可以获得二次突变，以恢复原来的适应性水平[139]。如果耐药菌株的传播性较差，那么大多数耐药结核病病例预计都是由获得性耐药引起的[140]。然而，利用分子和流行病学数据和模型进行的研究表明，耐药菌株的初次传播是全球多药耐药（multidrug-resistant，MDR）结核病发病率上升的主要驱动因素[141-142]。

有一些实验证据表明与敏感菌株相比，耐药菌株的适应性降低，但流行病学研究发现了相互矛盾的结果。利用动物模型，20 世纪 50 年代的实验表明，异烟肼抗性菌株的毒力低于敏感菌株[143-144]。然而，最近的研究发现，katG 基因中最常见的突变 S315T，它赋予异烟肼抗性并不影响细菌的适应性[145-146]。这一发现得到了几项流行病学研究的支持。荷兰的一项大型研究表明，与敏感菌株相比，异烟肼耐药菌株的成簇率没有差异，并且与具有其他突变的异烟肼耐药菌株相比，具有 S315T 突变的分离株的成簇率更高[147]。在中国农村，携带 S315T 突变的异烟肼耐药株也显示出比敏感株更高的成簇率[148]。在旧金山，发现只有携带 S315T 突变的异烟肼耐药患者才会导致继发病例[149]。同样，rpoB 基因的 S531L 突变是临床分离株中最常见的利福平耐药相关突变，在竞争性适应性测试中，它的适应成本是所有实验衍生的 rpoB 突变中最低的。此外，与同一患者的利福平敏感祖先分离株相比，具有该突变的临床分离株没有显示出可衡量的适应性成本[150]。

耐多药结核病的传播性耐药在高发病率和低发病率国家都有记录[121, 151-154]。对于估算传播性耐药与获得性耐药性对耐多药和广泛耐药（extensively drug-resistant，XDR）结核病总体负担的相对贡献可能很困难，因为耐药性可能在同一菌株中独立多次出现。因此，估算将取决于所使用的基因分型方法的区分能力[155]。此外，根据患者具有治疗史排除传播性耐药可能会高估获得性耐药性起到的作用。一项针对中国上海有治疗史患者进行的研究发现，59% 的耐药性增加患者是由外源性再感染引起的[156]。耐多药和广泛耐药结核病传播的许多流行病学研究都是在南非进行的，南非是全球负担最高的国家之一。在夸祖鲁 - 纳塔尔省，结核病和艾滋病病毒的混合感染率很高，大多数广泛耐药结核病病例可能是由传播引起的[157]。这些病例的流行病学联系表明，当地医院通常对感染的控制措施较差，是重要的传播环境。这表明，耐多药结核病和广泛耐药结核病在促进传播的环境中很容易传播，特别是在如艾滋病和其他导致结核病快速发展的高危人群中。

全球多地均有发现，耐多药结核病与北京型之间有所关联[106-107, 158-162]。据推测这种联系可能是由生物机制造成的，与其他谱系相比，北京型菌株可能有更高的突变率，但一项比较不同谱系之间突变率的体外研究却发现差异其实并不存在[163]。也有观点认为，耐多药结核病与北京型之间的关联只是一种巧合，因为在世界上由于结核病治疗和控制计划不力而出现耐多药结核病的地区，北京型更常见。此外，如果北京型菌株比其他谱系更容易传播，那么在耐多药结核病高发地区，它们似乎更容易获得突变[127]。事实上，流行病学研究已经提供了一些证据表明，北京型耐多药结核病菌株比非北京型耐多药结核病菌株更容易传播[124, 162]。如果耐多药结核病和北京型菌株的结合确实是南非更高的传播率背后的原因[164]，那么南非出现的北京型菌株以及最近发现的与广泛耐药结核病有关的情况令人担忧[152]。

目前的证据表明，耐药菌株的适应度可能取决于特定的突变或谱系。然而，与地理区域、宿主因素和传播环境相关的因素似乎也在预测耐药菌株传播和爆发的可能性方面发挥着重要作用。需要结合临床、社会风险因素和人口学数据与分子信息、接触者追踪和筛查结果进行大规模流行病学研究，以进一步调查耐药菌株的传播性。

再激活与再感染

同一患者结核病的复发可能是由于先前治疗不完全，其体内的结核菌株重新激活而导致，或者是由于再次感染新的菌株所致[165]。由于需要不同的干预措施，区别这两类复发人群对结核病控制具有重要意义。由于治疗失败导致的结核病复发需要加强治疗以确保治疗效果，可以通过更多地关注依从性、更长的疗程或关注药物的选择和剂量。而由于再感染导致的复发表明结核病的传播仍在进行。为了帮助鉴定复发，一些项目可能会增加治疗时间，以确保完全治疗或治愈（例如，痰培养转为阴性）所需的时间。例如，美国国家结核病监测系统（the U.S. National TB Surveillance System，NTSS）统计全国发病率时，在结核病治疗的最后一次临床就诊 12 个月后，仅报告 1 例复发的结核病病例[166]。由于大多数复发发生在治疗结束后的一年内[167]，NTSS 所定义的复发有时被描述为"晚期复发"[168]。NTSS 也收集 12 个月内复发病例的信息；但这些病例不在国家发病率监测范围内。

结核病控制项目可以使用传统的基因分型和 WGS 数据来帮助区分复燃和再感染，前提是可以从同一患者获取上一次治疗时的菌株。对于因复燃而复发的结核病例，其前后两次发病时菌株的基因分型结果应该是相同或非常相似的；而对于再次感染新菌株的患者，其菌株基因分型结果应该会有所不同。使用传统的基因分型方法，许多研究发现由再感染导致的复发在结核病发病率较高的国家很常见[169-172]，可能是因为被再次感染的可能性很高。此外，艾滋病病毒合并感染与再感染后结核病复发与易感性增加有关（即由于未经治疗的晚期艾滋病病毒造成的免疫缺陷）。最近，使用来自马来西亚、南非和泰国的临床试验数据的研究表明，用 WGS 数据的 SNP 分析在区分复燃和再感染方面优于 MIRU-VNTR 方法[173-174]。使用 WGS 进行的基于人群的研究将使人们能够精确估计由再感染引起的结核病患者的比例。例如在马拉维的卡隆加农村，WGS 或 IS6110 RFLP 配对数据的 75 例复发中有 20 例（27%）是由于再感染[175]。再感染与 HIV 合并感染有关；研究还表明，北京型菌株在再感染病例中的比例高。相反，MIRU-VNTR 和 WGS 在对临床菌株亲缘关系近的加拿大努纳武特（Nunavut）的结核病爆发研究中只确

认了 2 例再感染患者[89]。在澳大利亚、芬兰和美国等低发病率国家，几项使用 MIRU-VNTR 和 WGS 的研究表明，有一定比例（13% ～ 15%）的结核病复发是由再感染引起的[165, 176-177]。Cohen 等使用网络模型研究发现即使在低发病率的情况下，在属于紧密社交网络（即非随机混合）的个人之间传播也会导致某些个人多次感染[176]。这一发现与 Interrante 等的发现一致，表明最近从非洲（50%）和墨西哥（60%）来的美国移民中，大多数复发的结核病病例是由再感染引起的[165]。

然而，往往由于没有保留患者过去的菌株而无法用于基因分型。此外，即使有完整的基因分型数据，区分外源性再感染和复燃也取决于这样一个假设，即再感染更有可能是由于新的结核分枝杆菌菌株（即与上一次发病不同的基因型）的传播所致。在单一毒株占主导地位的地理区域或传播环境中，个体有可能反复再次感染同一毒株。这些反复出现的病例可能被错误地归类为复燃，这可能导致低估最近的传播。因此，其他数据来源对于描述复发性疾病很重要。根据临床试验数据，治疗失败或复发的预测因素包括治疗结束 2 个月时的空洞病和痰涂片阳性[178-179]。美国的监测数据表明，对于非美国出生的患者（HIV 感染和痰涂片阳性）和在美国出生的患者（年龄 25 ～ 44 岁，药物使用和卫生部门监督的治疗），晚期复发的风险因素是不同的[168]。这些风险因素也可能是反复发作期间观察到的较高死亡率的诱因[166]。重要的是，不管具有传染性的结核病患者是由初次感染、复燃或外源性再感染引起的，都应启动积极的密切接触者追踪程序。

结核菌在宿主体内的多样性

大多数关于结核病传播的研究都是基于一个宿主只感染一种结核分枝杆菌菌株的假设。然而，单个宿主中结核分枝杆菌的遗传多样性的出现，可能是由于宿主同时感染了两个不同的菌株（所谓的混合感染）或单个菌株的微进化造成的。

传统的基因分型方法能够检测到同一结核病患者体内两种不同菌株。与 RFLP 或 spoligotyping 分型相比，MIRU-VNTR 分型在检测混合感染方面显示出更高的敏感性[180]。从人体内的不同部位[181]和肺部[182]都已经分离得到不同的基因型菌株。在结核病高发地区，结核病混合感染病例的比例在 1% ～ 19%[183-191]。在结核病高发区上海[185]和开普

敦[190]进行的研究表明，与新发病例相比，混合感染在复治患者中更常见。这一发现突出了外源性再感染在结核病反复发作中的重要性。相反，Huyen 等的研究表明，在结核病发病率较低的南越农村，4.8% 的初治结核病病例有混合感染[180]。

宿主内的遗传多样性也可以是由单个菌株的微进化产生。虽然传统的 IS6110 RFLP 和 MIRU-VNTR 基因分型方法已被用于检测微进化[3, 192]，但由于这些方法只检测了一小部分基因组，可能会大大低估遗传多样性的程度。相比之下，WGS 极大地提高了检测单个宿主内结核分枝杆菌遗传多样性的能力。在检查单个样本、同一患者体内不同部位的样本以及随时间从同一患者身上收集的样本时，可以反映患者体内结核分枝杆菌的微进化。对结核分枝杆菌分离株单个菌落的 WGS 数据进行比较，发现结核分枝杆菌分离株中存在具有独特 SNP 的细菌亚群[155]。Liu 等的一项研究报道了一例耐多药结核病患者在肺部有 6 个解剖上不同的病变，对治疗的反应不同[156]。连续分离株的 WGS 发现结核分枝杆菌的 3 个主要亚群相差 10～14 个 SNP，其中包括已知的耐药突变。Walker 等对相同患者的肺和肺外分离株进行 WGS 分析[27]。在 48 例患者中，37 例的肺和肺外部位的分离株经 WGS 分析一致，11 例分离株的 SNP 相差 1～11 个，表明这些患者存在单一菌株内部的遗传多样性。同一研究还检查了从相同患者身上收集的不同时间的分离株，间隔时间从 6 个月到 102 个月不等；28 名患者中有 17 人的分离株存在 1～10 个 SNP 差异。

宿主体内与抗生素耐药相关突变的遗传多样性可能会对患者的治疗产生严重影响。如果一名患者感染了具有不同耐药突变的结核分枝杆菌亚群，特别是当大多数细菌菌群是敏感菌株，在诊断时可能无法检测到耐药菌群[193]。在没有重复药敏检测的情况下，个体内随后出现的耐药菌株可能会导致治疗失败，同时还会将耐药菌株传播给其他人[183, 194-195]。WGS 可用于在治疗开始时识别混合了耐药和敏感结核分枝杆菌的患者，这些患者可能有较高的治疗失败风险。而且，在整个治疗过程中这样的患者需要受到更密切的监测，并根据药敏结果修改他们的治疗方案，以提高他们的治疗成功率。

培养假阳性与交叉污染

结核分枝杆菌培养是诊断活动性肺结核的金标准。欧洲和美国在 20 世纪 90 年代和 21 世纪头 10 年使用传统基因分型进行的多项研究表明，假阳性率可能高达 4%[196-202]。假阳性结果对于鉴别和防止误诊很重要，误诊可能导致不必要的患者隔离、治疗、住院、病耻和费用，以及错误的成簇和误导公共卫生行动[202-205]。如果患者住在同一医院病房，未能检测到假阳性结果也可能导致错误的推断，即发生了院内感染。假阳性结果的原因可能包括文书错误（例如，贴错标签）、医疗器械和设备的污染（例如，支气管镜），以及当结核分枝杆菌无意中接种到不含细菌的样本中时，实验室样本的交叉污染[204]。污染通常更容易发生在同一天批量处理样品过程中[206]。要确定实验室如何发生交叉污染是一个很复杂的工作，需要将临床样本和菌株从医疗现场转至商业实验室和参比实验室进行额外检测。

实验室和结核病控制项目工作人员可以使用基因分型方法监测和检测潜在的假阳性培养结果。在普及基因分型服务的国家，结核分枝杆菌菌株的基因分型有助于检测交叉污染。如果有可能，当怀疑样本受到污染时，可以将在不同日期收集的样本中的菌株进行重复基因分型，以确定患者的第一次和第二次菌株的基因分型结果是否相同。不寻常的基因分型结果，如与用于质量控制的参考菌株（例如，H37Rv）的基因型相同，可能表明结果为假阳性，或由实验室暴露造成的。如果出现同样耐药突变的菌株的异常增加或培养阳性结果的意外增加，而且没有其他解释时，也应该审查菌株基因分型结果，以排除菌株污染。

假阳性调查是一项多学科的工作，实验室、临床医生和其他结核病项目工作人员均应参与。假阳性的临床指标包括为新患者收集的多个样本中的单一阳性培养、出现较晚生长的潜伏期延长（液体培养基）或生长稀少（固体培养基）、缺乏与结核病一致的临床或放射学结果，以及另一种与患者临床表现相一致的确诊。当出现难以区别的基因型（相同基因型）结果时为鉴别假阳性提供了证据，如来自不同患者的菌株或参考菌株最近在同一实验室进行处理，或者不同患者的样本最近在同一机构收集等情况。参比实验室可以对临床菌株成簇性进行常规监测。许多实验室还制订了政策和程序，以最大限度地减少和检测结核分枝杆菌交叉污染。

参考文献

1. Thierry D, Matsiota-Bernard P, Pitsouni E, Costopoulos C, and Guesdon JL. Use of the insertion element IS6110 for DNA fingerprinting of *Mycobacterium tuberculosis* isolates presenting various profiles of drug susceptibility. *FEMS Immunol Med Microbiol.* 1993;6(4):287–97.
2. Schurch AC, and van Soolingen D. DNA fingerprinting of *Mycobacterium tuberculosis*: From phage typing to whole-genome sequencing. *Infect Genet Evol.* 2012;12(4):602–9.
3. de Boer AS, Borgdorff MW, de Haas PE, Nagelkerke NJ, van Embden JD, and van Soolingen D. Analysis of rate of change of IS6110 RFLP patterns of *Mycobacterium tuberculosis* based on serial patient isolates. *J Infect Dis.* 1999;180(4):1238–44.
4. Groenen PM, Bunschoten AE, van Soolingen D, and van Embden JD. Nature of DNA polymorphism in the direct repeat cluster of *Mycobacterium tuberculosis*; application for strain differentiation by a novel typing method. *Mol Microbiol.* 1993;10(5):1057–65.
5. Kamerbeek J et al. Simultaneous detection and strain differentiation of *Mycobacterium tuberculosis* for diagnosis and epidemiology. *J Clin Microbiol.* 1997;35(4):907–14.
6. Kremer K et al. Comparison of methods based on different molecular epidemiological markers for typing of *Mycobacterium tuberculosis* complex strains: Interlaboratory study of discriminatory power and reproducibility. *J Clin Microbiol.* 1999;37(8):2607–18.
7. Goyal M, Saunders NA, van Embden JD, Young DB, and Shaw RJ. Differentiation of *Mycobacterium tuberculosis* isolates by spoligotyping and IS6110 restriction fragment length polymorphism. *J Clin Microbiol.* 1997;35(3):647–51.
8. Tsolaki AG et al. Genomic deletions classify the Beijing/W strains as a distinct genetic lineage of *Mycobacterium tuberculosis*. *J Clin Microbiol.* 2005;43(7):3185–91.
9. Cowan LS et al. Evaluation of a two-step approach for large-scale, prospective genotyping of *Mycobacterium tuberculosis* isolates in the United States. *J Clin Microbiol.* 2005;43(2):688–95.
10. Supply P et al. Proposal for standardization of optimized mycobacterial interspersed repetitive unit-variable-number tandem repeat typing of *Mycobacterium tuberculosis*. *J Clin Microbiol.* 2006;44(12):4498–510.
11. Maes M, Kremer K, van Soolingen D, Takiff H, and de Waard JH. 24-locus MIRU-VNTR genotyping is a useful tool to study the molecular epidemiology of tuberculosis among Warao Amerindians in Venezuela. *Tuberculosis.* 2008;88(5):490–4.
12. Christianson S et al. Evaluation of 24 locus MIRU-VNTR genotyping of *Mycobacterium tuberculosis* isolates in Canada. *Tuberculosis.* 2010;90(1):31–8.
13. de Beer JL, Kremer K, Kodmon C, Supply P, van Soolingen D, and Global Network for the Molecular Surveillance of T. First worldwide proficiency study on variable-number tandem-repeat typing of *Mycobacterium tuberculosis* complex strains. *J Clin Microbiol.* 2012;50(3):662–9.
14. Cowan LS et al. Evaluation of mycobacterial interspersed repetitive-unit-variable-number tandem-repeat genotyping as performed in laboratories in Canada, France, and the United States. *J Clin Microbiol.* 2012;50(5):1830–1.
15. National TB Controllers Association/CDC Advisory Group on Tuberculosis Genotyping. *Guide to the Application of Genotyping to Tuberculosis Prevention and Control.* Atlanta, GA: US Department of Health and Human Services, CDC; June 2004. Available at: https://www.cdc.gov/tb/programs/genotyping/manual.htm.
16. Anderson L et al. The national strain typing service. *Tuberculosis in the UK: annual report on tuberculosis surveillance in the UK 2010.* 2010:28–30.
17. Gopaul KK, Brown TJ, Gibson AL, Yates MD, and Drobniewski FA. Progression toward an improved DNA amplification-based typing technique in the study of *Mycobacterium tuberculosis* epidemiology. *J Clin Microbiol.* 2006;44(7):2492–8.
18. Cowan LS, Mosher L, Diem L, Massey JP, and Crawford JT. Variable-number tandem repeat typing of *Mycobacterium tuberculosis* isolates with low copy numbers of IS6110 by using mycobacterial interspersed repetitive units. *J Clin Microbiol.* 2002;40(5):1592–602.
19. Valcheva V, Mokrousov I, Narvskaya O, Rastogi N, and Markova N. Utility of new 24-locus variable-number tandem-repeat typing for discriminating *Mycobacterium tuberculosis* clinical isolates collected in Bulgaria. *J Clin Microbiol.* 2008;46(9):3005–11.
20. Barlow RE, Gascoyne-Binzi DM, Gillespie SH, Dickens A, Qamer S, and Hawkey PM. Comparison of variable number tandem repeat and IS6110-restriction fragment length polymorphism analyses for discrimination of high- and low-copy-number IS6110 *Mycobacterium tuberculosis* isolates. *J Clin Microbiol.* 2001;39(7):2453–7.
21. Allix-Beguec C, Fauville-Dufaux M, and Supply P. Three-year population-based evaluation of standardized mycobacterial interspersed repetitive-unit-variable-number tandem-repeat typing of *Mycobacterium tuberculosis*. *J Clin Microbiol.* 2008;46(4):1398–406.
22. Bidovec-Stojkovic U, Zolnir-Dovc M, and Supply P. One year nationwide evaluation of 24-locus MIRU-VNTR genotyping on Slovenian *Mycobacterium tuberculosis* isolates. *Respir Med.* 2011;105 Suppl 1:S67–73.
23. Sola C et al. Genotyping of the *Mycobacterium tuberculosis* complex using MIRUs: Association with VNTR and spoligotyping for molecular epidemiology and evolutionary genetics. *Infect Genet Evol.* 2003;3(2):125–33.
24. Oelemann MC et al. Assessment of an optimized mycobacterial interspersed repetitive-unit-variable-number tandem-repeat typing system combined with spoligotyping for population-based molecular epidemiology studies of tuberculosis. *J Clin Microbiol.* 2007;45(3):691–7.
25. Vadwai V, Shetty A, Supply P, and Rodrigues C. Evaluation of 24-locus MIRU-VNTR in extrapulmonary specimens: Study from a tertiary centre in Mumbai. *Tuberculosis.* 2012;92(3):264–72.
26. Cole ST, and Barrell BG. Analysis of the genome of *Mycobacterium tuberculosis* H37Rv. *Novartis Found Symp.* 1998;217:160–72; discussion 72-7.
27. Walker TM et al. Whole-genome sequencing to delineate *Mycobacterium tuberculosis* outbreaks: A retrospective observational study. *Lancet Infect Dis.* 2013;13(2):137–46.
28. Bryant JM et al. Inferring patient to patient transmission of *Mycobacterium tuberculosis* from whole genome sequencing data. *BMC Infect Dis.* 2013;13:110.
29. Ford CB et al. Use of whole genome sequencing to estimate the mutation rate of *Mycobacterium tuberculosis* during latent infection. *Nat Genet.* 2011;43(5):482–6.
30. Roetzer A et al. Whole genome sequencing versus traditional genotyping for investigation of a *Mycobacterium tuberculosis* outbreak: A longitudinal molecular epidemiological study. *PLoS Med.* 2013;10(2):e1001387.
31. Colangeli R et al. Whole genome sequencing of *Mycobacterium tuberculosis* reveals slow growth and low mutation rates during latent infections in humans. *PLOS ONE.* 2014;9(3):e91024.
32. Kohl TA et al. Whole-genome-based *Mycobacterium tuberculosis* surveillance: A standardized, portable, and expandable approach. *J Clin Microbiol.* 2014;52(7):2479–86.
33. Brown AC et al. Rapid whole-genome sequencing of *Mycobacterium tuberculosis* isolates directly from clinical samples. *J Clin Microbiol.* 2015;53(7):2230–7.
34. Votintseva AA et al. Same-day diagnostic and surveillance data for tuberculosis via whole-genome sequencing of direct respiratory samples. *J Clin Microbiol.* 2017;55(5):1285–98.
35. Alland D et al. Transmission of tuberculosis in New York City. An analysis by DNA fingerprinting and conventional epidemiologic methods. *N Engl J Med.* 1994;330(24):1710–6.
36. Small PM et al. The epidemiology of tuberculosis in San Francisco. A population-based study using conventional and molecular methods. *N Engl J Med.* 1994;330(24):1703–9.
37. Vynnycky E, Borgdorff MW, van Soolingen D, and Fine PE. Annual *Mycobacterium tuberculosis* infection risk and interpretation of clustering statistics. *Emerg Infect Dis.* 2003;9(2):176–83.
38. Dahle UR, Sandven P, Heldal E, and Caugant DA. Molecular epidemiology of *Mycobacterium tuberculosis* in Norway. *J Clin Microbiol.* 2001;39(5):1802–7.
39. Dahle UR, Sandven P, Heldal E, and Caugant DA. Continued low rates of transmission of *Mycobacterium tuberculosis* in Norway. *J Clin Microbiol.* 2003;41(7):2968–73.
40. de Vries G, Baars HW, Sebek MM, van Hest NA, and Richardus JH. Transmission classification model to determine place and time of infection of tuberculosis cases in an urban area. *J Clin Microbiol.* 2008;46(12):3924–30.
41. Fenner L et al. *Mycobacterium tuberculosis* transmission in a country with low tuberculosis incidence: Role of immigration and HIV infection. *J Clin Microbiol.* 2012;50(2):388–95.
42. Gutierrez MC et al. Molecular fingerprinting of *Mycobacterium tuberculosis* and risk factors for tuberculosis transmission in Paris, France, and surrounding area. *J Clin Microbiol.* 1998;36(2):486–92.
43. Heldal E, Docker H, Caugant DA, and Tverdal A. Pulmonary tuberculosis in Norwegian patients. The role of reactivation, reinfection and primary infection assessed by previous mass screening data and restriction fragment length polymorphism analysis. *Int J Tuberc Lung Dis.* 2000;4(4):300–7.
44. Hernandez-Garduno E et al. Predictors of clustering of tuberculosis in Greater Vancouver: A molecular epidemiologic study. *CMAJ.* 2002;167(4):349–52.
45. Kamper-Jorgensen Z et al. Clustered tuberculosis in a low-burden country: Nationwide genotyping through 15 years. *J Clin Microbiol.* 2012;50(8):2660–7.
46. Kik SV et al. Tuberculosis outbreaks predicted by characteristics of first patients in a DNA fingerprint cluster. *Am J Respir Crit Care Med.* 2008;178(1):96–104.
47. van Deutekom H, Gerritsen JJ, van Soolingen D, van Ameijden EJ, van Embden JD, and Coutinho RA. A molecular epidemiological approach to studying the transmission of tuberculosis in Amsterdam. *Clin Infect Dis.* 1997;25(5):1071–7.
48. van Deutekom H et al. Clustered tuberculosis cases: Do they represent recent transmission and can they be detected earlier? *Am J Respir Crit Care Med.* 2004;169(7):806–10.
49. Vanhomwegen J et al. Impact of immigration on the molecular epidemiology of tuberculosis in Rhode Island. *J Clin Microbiol.* 2011;49(3):834–44.
50. Verver S et al. Transmission of tuberculosis in a high incidence urban community in South Africa. *Int J Epidemiol.* 2004;33(2):351–7.
51. Fok A, Numata Y, Schulzer M, and FitzGerald MJ. Risk factors for clustering of tuberculosis cases: A systematic review of population-based molecular epidemiology studies. *Int J Tuberc Lung Dis.* 2008;12(5):480–92.
52. Borgdorff MW, Nagelkerke NJ, van Soolingen D, and Broekmans JF. Transmission of tuberculosis between people of different ages in The Netherlands: An analysis using DNA fingerprinting. *Int J Tuberc Lung Dis.* 1999;3(3):202–6.
53. Heldal E et al. Risk factors for recent transmission of *Mycobacterium tuberculosis*. *Eur Respir J.* 2003;22(4):637–42.
54. Maguire H et al. Molecular epidemiology of tuberculosis in London 1995–7 showing low rate of active transmission. *Thorax.* 2002;57(7):617–22.
55. Feng JY et al. Clinical and bacteriological characteristics associated with clustering of multidrug-resistant tuberculosis. *Int J Tuberc Lung Dis.* 2017;21(7):766–73.
56. Glynn JR, Vynnycky E, and Fine PE. Influence of sampling on estimates of clustering and recent transmission of *Mycobacterium tuberculosis* derived from DNA fingerprinting techniques. *Am J Epidemiol.* 1999;149(4):366–71.
57. Vynnycky E, Nagelkerke N, Borgdorff MW, van Soolingen D, van Embden JD, and Fine PE. The effect of age and study duration on the relationship between 'clustering' of DNA fingerprint patterns and the proportion of tuberculosis disease attributable to recent transmission. *Epidemiol Infect.* 2001;126(1):43–62.
58. de Vries G, van Hest NA, Burdo CC, van Soolingen D, and Richardus JH. A *Mycobacterium tuberculosis* cluster demonstrating the use of genotyping in urban tuberculosis control. *BMC Infect Dis.* 2009;9(151).
59. Hamblion EL et al. Recent TB transmission, clustering and predictors of large clusters in London, 2010–2012: Results from first 3 years of universal MIRU-VNTR strain typing. *Thorax.* 2016;71(8):749–56.
60. Guthrie JL et al. Molecular epidemiology of tuberculosis in British Columbia, Canada: A 10-year retrospective study. *Clin Infect Dis.* 2018;66(6):849–56.
61. Powell KM et al. Outbreak of drug-resistant *Mycobacterium tuberculosis* among homeless people in Atlanta, Georgia, 2008–2015. *Public Health Rep.* 2017;132(2):231–40.
62. Noppert GA, Yang Z, Clarke P, Ye W, Davidson P, and Wilson ML. Individual- and neighborhood-level contextual factors are associated with *Mycobacterium tuberculosis* transmission: Genotypic clustering of cases in Michigan, 2004–2012. *Ann Epidemiol.* 2017;27(6):371–6 e5.
63. Wang T, Xue F, Chen Y, Ma Y, and Liu Y. The spatial epidemiology of tuberculosis in Linyi City, China, 2005–2010. *BMC Public Health.* 2012;12:885.
64. Ribeiro FK et al. Genotypic and spatial analysis of *Mycobacterium tuberculosis* transmission in a high-incidence urban setting. *Clin Infect Dis.* 2015;61(5):758–66.
65. Jenkins HE et al. Assessing spatial heterogeneity of multidrug-resistant tuberculosis in a high-burden country. *Eur Respir J.* 2013;42(5):1291–301.
66. Lin HH, Shin SS, Contreras C, Asencios L, Paciorek CJ, and Cohen T. Use of spatial information to predict multidrug resistance in tuberculosis patients, Peru. *Emerg Infect Dis.* 2012;18(5):811–13.
67. Dowdy DW, Golub JE, Chaisson RE, and Saraceni V. Heterogeneity in tuberculosis transmission and the role of geographic hotspots in propagating epidemics. *Proc Natl Acad Sci USA.* 2012;109(24):9557–62.
68. Shaweno D et al. Methods used in the spatial analysis of tuberculosis epidemiology: A systematic review. *BMC Med.* 2018;16(1):193.
69. Althomsons SP et al. Statistical method to detect tuberculosis outbreaks among endemic clusters in a low-incidence setting. *Emerg Infect Dis.* 2018;24(3):573–5.
70. Moonan PK, Ghosh S, Oeltmann JE, Kammerer JS, Cowan LS, and Navin TR. Using genotyping and geospatial scanning to estimate recent *Mycobacterium tuberculosis* transmission, United States. *Emerg Infect Dis.* 2012;18(3):458–65.
71. France AM, Grant J, Kammerer JS, and Navin TR. A field-validated approach using surveillance and genotyping data to estimate tuberculosis attributable to recent transmission in the United States. *Am J Epidemiol.* 2015;182(9):799–807.
72. Yuen CM, Kammerer JS, Marks K, Navin TR, and France AM. Recent transmission of tuberculosis—United States, 2011–2014. *PLOS ONE.* 2016;11(4):e0153728.
73. Teeter LD et al. Evaluation of 24-locus MIRU-VNTR genotyping in *Mycobacterium tuberculosis* cluster investigations in four jurisdictions in the United States, 2006–2010. *Tuberculosis.* 2017;106:9–15.
74. Centers for Disease Control and Prevention. *Reported Tuberculosis in the United States*, 2017. Available at: https://www.cdc.gov/tb/statistics/reports/2017/2017_Surveillance_FullReport.pdf.
75. Bothamley GH. Strain typing and contact tracing—A clinician's viewpoint. *Tuberculosis.* 2007;87(3):173–5.
76. Ghosh S, Moonan PK, Cowan L, Grant J, Kammerer S, and Navin TR. Tuberculosis genotyping information management system: Enhancing tuberculosis surveillance in the United States. *Infect Genet Evol.* 2012;12(4):782–8.
77. Centers for Disease Control and Prevention. Prioritizing tuberculosis genotype clusters for further investigation and public health action [updated 2017]. Available at: https://www.cdc.gov/tb/programs/genotyping/Prioritizing_Tuberculosis_Genotype_Clusters_August2017.pdf.
78. Davidson JA, Anderson LF, Adebisi V, de Jongh L, Burkitt A, and Lalor MK. Creating a web-based electronic tool to aid tuberculosis (TB) cluster investigation: Data integration in TB surveillance activities in the United Kingdom, 2013 to 2016. *Euro Surveill.* 2018;23(44).
79. Hamblion EL et al. Public health outcome of Tuberculosis Cluster Investigations, England 2010–2013. *J Infect.* 2019;78(4):269–74.
80. Diel R, Rusch-Gerdes S, and Niemann S. Molecular epidemiology of tuberculosis among immigrants in Hamburg, Germany. *J Clin*

Microbiol. 2004;42(7):2952–60.

81. Gardy JL et al. Whole-genome sequencing and social-network analysis of a tuberculosis outbreak. *N Engl J Med.* 2011;364(8):730–9.

82. Stucki D et al. Standard genotyping overestimates transmission of *Mycobacterium tuberculosis* among immigrants in a low-incidence country. *J Clin Microbiol.* 2016;54(7):1862–70.

83. Jamieson FB, Teatero S, Guthrie JL, Neemuchwala A, Fittipaldi N, and Mehaffy C. Whole-genome sequencing of the *Mycobacterium tuberculosis* Manila sublineage results in less clustering and better resolution than mycobacterial interspersed repetitive-unit-variable-number tandem-repeat (MIRU-VNTR) typing and spoligotyping. *J Clin Microbiol.* 2014;52(10):3795–8.

84. Koster KJ et al. Genomic sequencing is required for identification of tuberculosis transmission in Hawaii. *BMC Infect Dis.* 2018;18(1):608.

85. Gurjav U et al. Whole genome sequencing demonstrates limited transmission within identified *Mycobacterium tuberculosis* clusters in New South Wales, Australia. *PLOS ONE.* 2016;11(10):e0163612.

86. Bjorn-Mortensen K et al. Tracing *Mycobacterium tuberculosis* transmission by whole genome sequencing in a high incidence setting: A retrospective population-based study in East Greenland. *Sci Rep.* 2016;6:33180.

87. Meehan CJ et al. The relationship between transmission time and clustering methods in *Mycobacterium tuberculosis* epidemiology. *EBioMedicine.* 2018;37:410–6.

88. Casali N, Broda A, Harris SR, Parkhill J, Brown T, and Drobniewski F. Whole genome sequence analysis of a large isoniazid-resistant tuberculosis outbreak in London: A Retrospective Observational Study. *PLoS Med.* 2016;13(10):e1002137.

89. Tyler AD et al. Application of whole genome sequence analysis to the study of *Mycobacterium tuberculosis* in Nunavut, Canada. *PLOS ONE.* 2017;12(10):e0185656.

90. Didelot X, Gardy J, and Colijn C. Bayesian inference of infectious disease transmission from whole-genome sequence data. *Mol Biol Evol.* 2014;31(7):1869–79.

91. Stimson J, Gardy J, Mathema B, Crudu V, Cohen T, and Colijn C. Beyond the SNP threshold: Identifying outbreak clusters using inferred transmissions. *Mol Biol Evol.* 2019;36(3):587–603.

92. Jajou R et al. Epidemiological links between tuberculosis cases identified twice as efficiently by whole genome sequencing than conventional molecular typing: A population-based study. *PLOS ONE.* 2018;13(4):e0195413.

93. Walker TM et al. Assessment of *Mycobacterium tuberculosis* transmission in Oxfordshire, UK, 2007–12, with whole pathogen genome sequences: An observational study. *Lancet Respir Med.* 2014;2(4):285–92.

94. Lalor MK et al. The use of whole-genome sequencing in cluster investigation of a multidrug-resistant tuberculosis outbreak. *Eur Respir J.* 2018;51(6).

95. Teeter LD et al. Validation of genotype cluster investigations for *Mycobacterium tuberculosis*: Application results for 44 clusters from four heterogeneous United States jurisdictions. *BMC Infect Dis.* 2016;16(1):594.

96. Dahle UR et al. Tuberculosis in contacts need not indicate disease transmission. *Thorax.* 2005;60(2):136–7.

97. Bennett DE et al. DNA fingerprinting of *Mycobacterium tuberculosis* isolates from epidemiologically linked case pairs. *Emerg Infect Dis.* 2002;8(11):1224–9.

98. Borrell S et al. Factors associated with differences between conventional contact tracing and molecular epidemiology in study of tuberculosis transmission and analysis in the city of Barcelona, Spain. *J Clin Microbiol.* 2009;47(1):198–204.

99. Verver S et al. Proportion of tuberculosis transmission that takes place in households in a high-incidence area. *Lancet.* 2004;363(9404):212–4.

100. Glynn JR et al. Whole genome sequencing shows a low proportion of tuberculosis disease is attributable to known close contacts in rural Malawi. *PLOS ONE.* 2015;10(7):e0132840.

101. Sintchenko V, and Gilbert GL. Utility of genotyping of *Mycobacterium tuberculosis* in the contact investigation: A decision analysis. *Tuberculosis.* 2007;87(3):176–84.

102. Jackson AD et al. Characterising transmission of a tuberculosis genotype in Scotland: A qualitative approach to social network enquiry. *Int J Tuberc Lung Dis.* 2009;13(4):486–93.

103. Fleischmann RD et al. Whole-genome comparison of *Mycobacterium tuberculosis* clinical and laboratory strains. *J Bacteriol.* 2002;184(19):5479–90.

104. Gagneux S et al. Variable host-pathogen compatibility in *Mycobacterium tuberculosis.* *Proc Natl Acad Sci USA.* 2006;103(8):2869–73.

105. Kato-Maeda M et al. Strain classification of *Mycobacterium tuberculosis*: Congruence between large sequence polymorphisms and spoligotypes. *Int J Tuberc Lung Dis.* 2011;15(1):131–3.

106. Brown T, Nikolayevskyy V, Velji P, and Drobniewski F. Associations between *Mycobacterium tuberculosis* strains and phenotypes. *Emerg Infect Dis.* 2010;16(2):272–80.

107. Ghebremichael S et al. Drug resistant *Mycobacterium tuberculosis* of the Beijing genotype does not spread in Sweden. *PLOS ONE.* 2010;5(5):e10893.

108. Phyu S, Stavrum R, Lwin T, Svendsen OS, Ti T, and Grewal HM. Predominance of *Mycobacterium tuberculosis* EAI and Beijing lineages in Yangon, Myanmar. *J Clin Microbiol.* 2009;47(2):335–44.

109. Coscolla M, and Gagneux S. Does *M. tuberculosis* genomic diversity explain disease diversity? *Drug Discov Today Dis Mech.* 2010;7(1):e43–59.

110. Hershberg R et al. High functional diversity in *Mycobacterium*

tuberculosis driven by genetic drift and human demography. *PLoS Biol.* 2008;6(12):e311.

111. Huang SF et al. Association of *Mycobacterium tuberculosis* genotypes and clinical and epidemiological features—A multi-center study in Taiwan. *Infect Genet Evol.* 2012;12(1):28–37.

112. Arora J et al. Characterization of predominant *Mycobacterium tuberculosis* strains from different subpopulations of India. *Infect Genet Evol.* 2009;9(5):832–9.

113. Lahlou O et al. The genotypic population structure of *Mycobacterium tuberculosis* complex from Moroccan patients reveals a predominance of Euro-American lineages. *PLOS ONE.* 2012;7(10):e47113.

114. Gibson A, Brown T, Baker L, and Drobniewski F. Can 15-locus mycobacterial interspersed repetitive unit-variable-number tandem repeat analysis provide insight into the evolution of *Mycobacterium tuberculosis*? *Appl Environ Microbiol.* 2005;71(12):8207–13.

115. Filliol I et al. Global distribution of *Mycobacterium tuberculosis* spoligotypes. *Emerg Infect Dis.* 2002;8(11):1347–9.

116. Brudey K et al. *Mycobacterium tuberculosis* complex genetic diversity: Mining the fourth international spoligotyping database (SpolDB4) for classification, population genetics and epidemiology. *BMC Microbiol.* 2006;6:23.

117. Gutacker MM et al. Single-nucleotide polymorphism-based population genetic analysis of *Mycobacterium tuberculosis* strains from 4 geographic sites. *J Infect Dis.* 2006;193(1):121–8.

118. Weniger T, Krawczyk J, Supply P, Niemann S, and Harmsen D. MIRU-VNTRplus: A web tool for polyphasic genotyping of *Mycobacterium tuberculosis* complex bacteria. *Nucleic Acids Res.* 2010;38:W326–31.

119. Shabbeer A et al. TB-Lineage: An online tool for classification and analysis of strains of *Mycobacterium tuberculosis* complex. *Infect Genet Evol.* 2012;12(4):789–97.

120. Merker M et al. Evolutionary history and global spread of the *Mycobacterium tuberculosis* Beijing lineage. *Nat Genet.* 2015;47(3):242–9.

121. Metcalfe JZ et al. Determinants of multidrug-resistant tuberculosis clusters, California, USA, 2004–2007. *Emerg Infect Dis.* 2010;16(9):1403–9.

122. Click ES, Moonan PK, Winston CA, Cowan LS, and Oeltmann JE. Relationship between *Mycobacterium tuberculosis* phylogenetic lineage and clinical site of tuberculosis. *Clin Infect Dis.* 2012;54(2):211–9.

123. Pareek M et al. Ethnicity and mycobacterial lineage as determinants of tuberculosis disease phenotype. *Thorax.* 2013;68(3):221–9.

124. van der Spuy GD et al. Changing *Mycobacterium tuberculosis* population highlights clade-specific pathogenic characteristics. *Tuberculosis.* 2009;89(2):120–5.

125. Reed MB et al. A glycolipid of hypervirulent tuberculosis strains that inhibits the innate immune response. *Nature.* 2004;431(7004):84–7.

126. Sinsimer D et al. The phenolic glycolipid of *Mycobacterium tuberculosis* differentially modulates the early host cytokine response but does not in itself confer hypervirulence. *Infect Immun.* 2008;76(7):3027–36.

127. Hanekom M, Gey van Pittius NC, McEvoy C, Victor TC, Van Helden PD, and Warren RM. *Mycobacterium tuberculosis* Beijing genotype: A template for success. *Tuberculosis.* 2011;91(6):510–23.

128. Yang C et al. *Mycobacterium tuberculosis* Beijing strains favor transmission but not drug resistance in China. *Clin Infect Dis.* 2012;55(9):1179–87.

129. Ribeiro SC et al. *Mycobacterium tuberculosis* strains of the modern sublineage of the Beijing family are more likely to display increased virulence than strains of the ancient sublineage. *J Clin Microbiol.* 2014;52(7):2615–24.

130. van Laarhoven A et al. Low induction of proinflammatory cytokines parallels evolutionary success of modern strains within the *Mycobacterium tuberculosis* Beijing genotype. *Infect Immun.* 2013;81(10):3750–6.

131. Chen YY et al. The pattern of cytokine production *in vitro* induced by ancient and modern Beijing *Mycobacterium tuberculosis* strains. *PLOS ONE.* 2014;9(4):e94296.

132. Albanna AS et al. Reduced transmissibility of East African Indian strains of *Mycobacterium tuberculosis.* *PLOS ONE.* 2011;6(9):e25075.

133. Nebenzahl-Guimaraes H, Verhagen LM, Borgdorff MW, and van Soolingen D. Transmission and progression to disease of *Mycobacterium tuberculosis* phylogenetic lineages in the Netherlands. *J Clin Microbiol.* 2015;53(10):3264–71.

134. Guerra-Assuncao JA et al. Large-scale whole genome sequencing of *M. tuberculosis* provides insights into transmission in a high prevalence area. *Elife.* 2015;4.

135. Feng JY et al. Impact of Euro-American sublineages of *Mycobacterium tuberculosis* on new infections among named contacts. *Int J Tuberc Lung Dis.* 2017;21(5):509–16.

136. Lee RS et al. Population genomics of *Mycobacterium tuberculosis* in the Inuit. *Proc Natl Acad Sci USA.* 2015;112(44):13609–14.

137. World Health Organization. *Global tuberculosis report 2017*, 2017. Available at: http://www.whoint/tb/publications/global_report/en/.

138. Dye C, Williams BG, Espinal MA, and Raviglione MC. Erasing the world's slow stain: Strategies to beat multidrug-resistant tuberculosis. *Science.* 2002;295(5562):2042–6.

139. Borrell S, and Gagneux S. Infectiousness, reproductive fitness and evolution of drug-resistant *Mycobacterium tuberculosis. Int J Tuberc Lung Dis.* 2009;13(12):1456–66.

140. Cohen T, Sommers B, and Murray M. The effect of drug resistance on the fitness of *Mycobacterium tuberculosis. Lancet Infect Dis.*

2003;3(1):13–21.

141. Fox GJ, Schaaf HS, Mandalakas A, Chiappini E, Zumla A, and Marais BJ. Preventing the spread of multidrug-resistant tuberculosis and protecting contacts of infectious cases. *Clin Microbiol Infect.* 2017;23(3):147–53.

142. Kendall EA, Fofana MO, and Dowdy DW. Burden of transmitted multidrug resistance in epidemics of tuberculosis: A transmission modelling analysis. *Lancet Respir Med.* 2015;3(12):963–72.

143. Middlebrook G, and Cohn ML. Some observations on the pathogenicity of isoniazid-resistant variants of tubercle bacilli. *Science.* 1953;118(3063):297–9.

144. Mitchison DA. Tubercle bacilli resistant to isoniazid; virulence and response to treatment with isoniazid in guinea-pigs. *Br Med J.* 1954;1(4854):128–30.

145. Pym AS, Saint-Joanis B, and Cole ST. Effect of katG mutations on the virulence of *Mycobacterium tuberculosis* and the implication for transmission in humans. *Infect Immun.* 2002;70(9):4955–60.

146. Ordway DJ, Sonnenberg MG, Donahue SA, Belisle JT, and Orme IM. Drug-resistant strains of *Mycobacterium tuberculosis* exhibit a range of virulence for mice. *Infect Immun.* 1995;63(2):741–3.

147. van Soolingen D, de Haas PE, van Doorn HR, Kuijper E, Rinder H, and Borgdorff MW. Mutations at amino acid position 315 of the katG gene are associated with high-level resistance to isoniazid, other drug resistance, and successful transmission of *Mycobacterium tuberculosis* in the Netherlands. *J Infect Dis.* 2000;182(6):1788–90.

148. Hu Y, Mathema B, Jiang W, Kreiswirth B, Wang W, and Xu B. Transmission pattern of drug-resistant tuberculosis and its implication for tuberculosis control in eastern rural China. *PLOS ONE.* 2011;6(5):e19548.

149. Gagneux S et al. Impact of bacterial genetics on the transmission of isoniazid-resistant *Mycobacterium tuberculosis. PLoS Pathog.* 2006;2(6):e61.

150. Gagneux S, Long CD, Small PM, Van T, Schoolnik GK, and Bohannan BJ. The competitive cost of antibiotic resistance in *Mycobacterium tuberculosis. Science.* 2006;312(5782):1944–6.

151. Gilpin CM et al. Evidence of primary transmission of multidrug-resistant tuberculosis in the Western Province of Papua New Guinea. *Med J Aust.* 2008;188(3):148–52.

152. Streicher EM et al. Emergence and treatment of multidrug resistant (MDR) and extensively drug-resistant (XDR) tuberculosis in South Africa. *Infect Genet Evol.* 2012;12(4):686–94.

153. Leung EC et al. Transmission of multidrug-resistant and extensively drug-resistant tuberculosis in a metropolitan city. *Eur Respir J.* 2013;41(4):901–8.

154. Senghore M et al. Whole-genome sequencing illuminates the evolution and spread of multidrug-resistant tuberculosis in Southwest Nigeria. *PLOS ONE.* 2017;12(9):e0184510.

155. Black PA et al. Whole genome sequencing reveals genomic heterogeneity and antibiotic purification in *Mycobacterium tuberculosis* isolates. *BMC Genomics.* 2015;16:857.

156. Nsofor CA et al. Transmission is a noticeable cause of resistance among treated tuberculosis patients in Shanghai, China. *Sci Rep.* 2017;7(1):7691.

157. Shah NS et al. Transmission of extensively drug-resistant tuberculosis in South Africa. *N Engl J Med.* 2017;376(3):243–53.

158. Drobniewski F et al. Rifampin- and multidrug-resistant tuberculosis in Russian civilians and prison inmates: Dominance of the Beijing strain family. *Emerg Infect Dis.* 2002;8(11):1320–6.

159. Tanveer M et al. Genotyping and drug resistance patterns of *M. tuberculosis* strains in Pakistan. *BMC Infect Dis.* 2008;8:171.

160. Niemann S, Diel R, Khechinashvili G, Gegia M, Mdivani N, and Tang YW. *Mycobacterium tuberculosis* Beijing lineage favors the spread of multidrug-resistant tuberculosis in the Republic of Georgia. *J Clin Microbiol.* 2010;48(10):3544–50.

161. Kubica T et al. The Beijing genotype is a major cause of drug-resistant tuberculosis in Kazakhstan. *Int J Tuberc Lung Dis.* 2005;9(6):646–53.

162. Sun YJ et al. Genotype and phenotype relationships and transmission analysis of drug-resistant tuberculosis in Singapore. *Int J Tuberc Lung Dis.* 2007;11(4):436–42.

163. Werngren J, and Hoffner SE. Drug-susceptible *Mycobacterium tuberculosis* Beijing genotype does not develop mutation-conferred resistance to rifampin at an elevated rate. *J Clin Microbiol.* 2003;41(4):1520–4.

164. Cowley D et al. Recent and rapid emergence of W-Beijing strains of *Mycobacterium tuberculosis* in Cape Town, South Africa. *Clin Infect Dis.* 2008;47(10):1252–9.

165. Interrante JD, Haddad MB, Kim L, and Gandhi NR. Exogenous reinfection as a cause of late recurrent tuberculosis in the United States. *Ann Am Thorac Soc.* 2015;12(11):1619–26.

166. Kim L, Moonan PK, Yelk Woodruff RS, Kammerer JS, and Haddad MB. Epidemiology of recurrent tuberculosis in the United States, 1993–2010. *Int J Tuberc Lung Dis.* 2013;17(3):357–60.

167. Nunn AJ, Phillips PP, and Mitchison DA. Timing of relapse in short-course chemotherapy trials for tuberculosis. *Int J Tuberc Lung Dis.* 2010;14(2):241–2.

168. Kim L, Moonan PK, Heilig CM, Yelk Woodruff RS, Kammerer JS, and Haddad MB. Factors associated with recurrent tuberculosis more than 12 months after treatment completion. *Int J Tuberc Lung Dis.* 2016;20(1):49–56.

169. Cohen T et al. Multiple introductions of multidrug-resistant tuberculosis into households, Lima, Peru. *Emerg Infect Dis.* 2011;17(6):969–75.

170. Sonnenberg P, Murray J, Glynn JR, Shearer S, Kambashi B, and Godfrey-Faussett P. HIV-1 and recurrence, relapse, and reinfec-

tion of tuberculosis after cure: A cohort study in South African mineworkers. *Lancet.* 2001;358(9294):1687–93.

171. van Rie A et al. Exogenous reinfection as a cause of recurrent tuberculosis after curative treatment. *N Engl J Med.* 1999;341(16):1174–9.

172. Verver S et al. Rate of reinfection tuberculosis after successful treatment is higher than rate of new tuberculosis. *Am J Respir Crit Care Med.* 2005;171(12):1430–5.

173. Bryant JM et al. Whole-genome sequencing to establish relapse or re-infection with *Mycobacterium tuberculosis*: A retrospective observational study. *Lancet Respir Med.* 2013;1(10):786–92.

174. Witney AA et al. Use of whole-genome sequencing to distinguish relapse from reinfection in a completed tuberculosis clinical trial. *BMC Med.* 2017;15(1):71.

175. Guerra-Assuncao JA et al. Recurrence due to relapse or reinfection with *Mycobacterium tuberculosis*: A whole-genome sequencing approach in a large, population-based cohort with a high HIV infection prevalence and active follow-up. *J Infect Dis.* 2015;211(7):1154–63.

176. Korhonen V, Soini H, Vasankari T, Ollgren J, Smit PW, and Ruutu P. Recurrent tuberculosis in Finland 1995–2013: A clinical and epidemiological cohort study. *BMC Infect Dis.* 2017;17(1):721.

177. Parvaresh L, Crighton T, Martinez E, Bustamante A, Chen S, and Sintchenko V. Recurrence of tuberculosis in a low-incidence setting: A retrospective cross-sectional study augmented by whole genome sequencing. *BMC Infect Dis.* 2018;18(1):265.

178. Benator D et al. Rifapentine and isoniazid once a week versus rifampicin and isoniazid twice a week for treatment of drug-susceptible pulmonary tuberculosis in HIV-negative patients: A randomised clinical trial. *Lancet.* 2002;360(9332):528–34.

179. Romanowski K et al. Predicting tuberculosis relapse in patients treated with the standard 6-month regimen: An individual patient data meta-analysis. *Thorax.* 2019;74(3):291–7.

180. Huyen MN et al. Mixed tuberculosis infections in rural South Vietnam. *J Clin Microbiol.* 2012;50(5):1586–92.

181. Garcia de Viedma D, Marin M, Ruiz Serrano MJ, Alcala L, and Bouza E. Polyclonal and compartmentalized infection by *Mycobacterium tuberculosis* in patients with both respiratory and extrarespiratory involvement. *J Infect Dis.* 2003;187(4):695–9.

182. Kaplan G et al. *Mycobacterium tuberculosis* growth at the cavity surface: A microenvironment with failed immunity. *Infect Immun.* 2003;71(12):7099–108.

183. Baldeviano-Vidalon GC, Quispe-Torres N, Bonilla-Asalde C, Gastiaburu-Rodriguez D, Pro-Cuba JE, and Llanos-Zavalaga F. Multiple infection with resistant and sensitive *M. tuberculosis* strains during treatment of pulmonary tuberculosis patients. *Int J Tuberc Lung Dis.* 2005;9(10):1155–60.

184. Das S et al. Simultaneous infection with multiple strains of *Mycobacterium tuberculosis* identified by restriction fragment length polymorphism analysis. *Int J Tuberc Lung Dis.* 2004;8(2):267–70.

185. Fang R et al. Mixed infections of *Mycobacterium tuberculosis* in tuberculosis patients in Shanghai, China. *Tuberculosis.* 2008;88(5):469–73.

186. Lazzarini LC et al. Discovery of a novel *Mycobacterium tuberculosis* lineage that is a major cause of tuberculosis in Rio de Janeiro, Brazil. *J Clin Microbiol.* 2007;45(12):3891–902.

187. Richardson M et al. Multiple *Mycobacterium tuberculosis* strains in early cultures from patients in a high-incidence community setting. *J Clin Microbiol.* 2002;40(8):2750–4.

188. Shamputa IC et al. Genotypic and phenotypic heterogeneity among *Mycobacterium tuberculosis* isolates from pulmonary tuberculosis patients. *J Clin Microbiol.* 2004;42(12):5528–36.

189. Stavrum R et al. High diversity of *Mycobacterium tuberculosis* genotypes in South Africa and preponderance of mixed infections among ST53 isolates. *J Clin Microbiol.* 2009;47(6):1848–56.

190. Warren RM et al. Patients with active tuberculosis often have different strains in the same sputum specimen. *Am J Respir Crit Care Med.* 2004;169(5):610–4.

191. Yeh RW, Hopewell PC, and Daley CL. Simultaneous infection with two strains of *Mycobacterium tuberculosis* identified by restriction fragment length polymorphism analysis. *Int J Tuberc Lung Dis.* 1999;3(6):537–9.

192. Cohen T et al. Within-host heterogeneity of *Mycobacterium tuberculosis* infection is associated with poor early treatment response: A prospective Cohort Study. *J Infect Dis.* 2016;213(11):1796–9.

193. van Rie A et al. Reinfection and mixed infection cause changing *Mycobacterium tuberculosis* drug-resistance patterns. *Am J Respir Crit Care Med.* 2005;172(5):636–42.

194. Theisen A et al. Mixed-strain infection with a drug-sensitive and multidrug-resistant strain of *Mycobacterium tuberculosis. Lancet.* 1995;345(8963):1512.

195. Niemann S, Richter E, Rusch-Gerdes S, Schlaak M, and Greinert U.

Double infection with a resistant and a multidrug-resistant strain of *Mycobacterium tuberculosis. Emerg Infect Dis.* 2000;6(5):548–51.

196. Bauer J, Thomsen VO, Poulsen S, and Andersen AB. False-positive results from cultures of *Mycobacterium tuberculosis* due to laboratory cross-contamination confirmed by restriction fragment length polymorphism. *J Clin Microbiol.* 1997;35(4):988–91.

197. Bhattacharya M et al. Cross-contamination of specimens with *Mycobacterium tuberculosis*: Clinical significance, causes, and prevention. *Am J Clin Pathol.* 1998;109(3):324–30.

198. Braden CR, Templeton GL, Stead WW, Bates JH, Cave MD, and Valway SE. Retrospective detection of laboratory cross-contamination of *Mycobacterium tuberculosis* cultures with use of DNA fingerprint analysis. *Clin Infect Dis.* 1997;24(1):35–40.

199. Frieden TR, Woodley CL, Crawford JT, Lew D, and Dooley SM. The molecular epidemiology of tuberculosis in New York City: The importance of nosocomial transmission and laboratory error. *Tuber Lung Dis.* 1996;77(5):407–13.

200. Jasmer RM et al. A prospective, multicenter study of laboratory cross-contamination of *Mycobacterium tuberculosis* cultures. *Emerg Infect Dis.* 2002;8(11):1260–3.

201. Small PM, McClenny NB, Singh SP, Schoolnik GK, Tompkins LS, and Mickelsen PA. Molecular strain typing of *Mycobacterium tuberculosis* to confirm cross-contamination in the mycobacteriology laboratory and modification of procedures to minimize occurrence of false-positive cultures. *J Clin Microbiol.* 1993;31(7):1677–82.

202. Ruddy M et al. Estimation of the rate of unrecognized cross-contamination with *Mycobacterium tuberculosis* in London microbiology laboratories. *J Clin Microbiol.* 2002;40(11):4100–4.

203. Lai CC et al. Molecular evidence of false-positive cultures for *Mycobacterium tuberculosis* in a Taiwanese hospital with a high incidence of TB. *Chest.* 2010;137(5):1065–70.

204. Burman WJ, and Reves RR. Review of false-positive cultures for *Mycobacterium tuberculosis* and recommendations for avoiding unnecessary treatment. *Clin Infect Dis.* 2000;31(6):1390–5.

205. Northrup JM et al. Estimated costs of false laboratory diagnoses of tuberculosis in three patients. *Emerg Infect Dis.* 2002;8(11):1264–70.

206. Lee MR et al. Epidemiologic surveillance to detect false-positive *Mycobacterium tuberculosis* cultures. *Diagn Microbiol Infect Dis.* 2012;73(4):343–9.

第 6 章
结核病传播控制

EDWARD A. NARDELL

（方木通　袁媛　李卫民　译　卢水华　审校）

引言

在全球结核病高负担地区中，与远期潜伏感染再激活相比，近期传播（包括再感染）占结核病临床病例的大多数[1]。因此，持续的传播正在促进结核病的流行，尤其是在聚集性环境中[2]。然而，在人际传播并不常见的结核病低负担地区，潜伏感染的再激活相对更为重要，潜伏感染的治疗一直是消除结核病的策略[3]。有人认为，即使在低负担环境中，大多数结核病也是在一年内传播造成的，既往感染再激活的风险可能被高估[1]。

未确诊病例或未确诊的耐药病例的重要性

本章将回顾目前对结核分枝杆菌（mycobacterium tuberculosis，Mtb）传播及其控制的认识，重点是强调未被怀疑为结核病或耐药结核病的患者（未接受有效抗结核治疗）在传播上的重要性[5]。尽管有效治疗会迅速降低传染性，传统的结核病感染控制往往针对已知的结核病患者，他们中的大多数人正在接受有效治疗，不太可能成为传染源[6-7]。指南和实践工作重点，需要从关注已在接收治疗的病例转向从聚集性环境中主动筛查发现未知病例，通过快速分子诊断和药物敏感性检查，从而实现及时、有效的治疗[8]。这种重新聚焦、强化的结核病传播控制管理方式被概括为一个简单易记的首字母缩写词 FAST（find，actively，separate，treat），即：基于快速分子药敏试验的病例主动发现、暂时性隔离和有效的治疗[8]。FAST 强调需要缩短从症状报告到进行有效治疗的时间。然而，在拥挤的聚集性环境中，例如登记区和流动诊所，对未被怀疑为结核病的患者进行有效的筛查不可行。在聚集性环境中，通过管理措施（分流、预约）减少人员聚集，以及通过加强自然通风和安装上层房间的杀菌灯进行空气消毒是重要的干预措施[9-10]。同样，医护人员的呼吸防护在遇到正在接受有效治疗的结核病患者时也不那么重要（这是最常用的治疗方法），而在遇到未诊断出结核病或未诊断出耐药性的高危患者时则可能更有效[11]。例如在急诊室诊疗未确诊的呼吸道感染患者，或在肺结核流行地区对有肺浸润病变的患者进行支气管镜检查。

空气传播

和一些呼吸道病毒一样，结核菌几乎完全通过空气传播，这是引起人类疾病的众多病原体中相对不常见的传播途径[12]。经空气传播感染 Mtb 需要宿主对极微量的 Mtb 的易感性，Mtb 通过飞沫核携带的形式（1～5 μm 的飞沫干燥残留物）能够穿过上呼吸道的结构障碍到达肺泡巨噬细胞（pulmonary alveolar macrophages，PAM）所在的外周肺[13]。PAM 既是固有免疫的第一道防线，但同时它也是 Mtb 最初进行复制的目标细胞。为此，Mtb 进化出了的特定机制阻止 PAM 对其进行胞内杀灭。Mtb 独特的较厚的疏水细胞壁可能有利于空气传播，能够优先保护细胞内病原体免受气溶胶、室内空气脱水、运输和在新宿主潮湿的呼吸道中再水化[14]。Barer 描述了一种"胖而懒惰"的孢子样表型，可能为气溶胶化做准备[15]。究竟哪些微生物基因表达特征是促进空气传播所必需的在很大程度上仍然未知，但阐明它们非常重要。例如，本章稍后讨论的有效治疗对传播的快速影响早在痰涂片和培养转阴之前，可能是由于药物对特定微生物适应机制的干扰[16]。

被吸入肺部深处的颗粒，小到足以在静止空气中非常缓慢地沉淀，并且可以无限期地悬浮在有人居住的房间中，在这些房间里，由于体温、空气渗透和其他因素，空气很少完全停滞不流动[17]。

1～5 μm 的传染性飞沫核本身不是由生物体大小（0.5×1.0 μm）决定的，而是由包含一个或至多几个（2～3个）Mtb 病原体的整个颗粒的大小来决定的，也包括在呼吸道黏膜液体中发现的干溶质、黏液和细胞碎片[18]。咳嗽和其他强迫性呼吸动作在相对狭窄的上呼吸道和气管中产生的高速气流会打散相对较大的液滴，这些液滴排出后迅速蒸发成飞沫核，具体取决于流体黏性和环境湿度[17]。较薄的肺黏膜液可能比黏稠的痰液更容易气溶胶化。安静的呼吸也可以在肺泡随吸入打开时产生飞沫核，但这种机制对结核病传播的作用尚不清楚[19]。慢性结核病的一个标志是肺部空洞，这是肉芽肿干酪样坏死后破入气道并排出的结果。由于腔内估计含有 10^8 个 Mtb 病原体，咳出的痰液每毫升可能含有数万个可检测到的 Mtb 病原体，其生存能力和传染性各不相同。通过咳嗽和其他呼吸动作排到室内空气中的飞沫会形成各种呼吸道飞沫和飞沫核——据信其中大部分含有受损、死亡或垂死的微生物体，包括来自 Mtb、其他微生物和呼吸道黏膜细胞的 DNA 片段。对传染性结核病患者所居住的不通风的小房间中的空气样本进行分子检测，发现 Mtb DNA 拷贝数比实际到达肺泡并导致持续感染的存活且具有传染性的飞沫核的估计数量多几个数量级[20-21]。因此，从产生的大量颗粒（其中许多已经死亡或濒临死亡）到能够到达远端肺并保持活性和传染性以至于持续感染的颗粒数越来越少，这就形成一个级联反应[20]。

由于无法确定引起宿主感染而必须吸入的传染性飞沫核的数量，Wells 应用了"量子"这一通用术语，指的是几乎任何事物的最小量——即最低感染剂量。对于单个个体感染，Mtb 的最低感染剂量（或量）不能少于一个完整的、活的、具有传染性的 Mtb 病原体，但也不能超过与单次空气传播就能有效感染的传染性飞沫核数量。与多灶性点源组织胞浆菌病感染不同，例如，初始（原发性）结核病感染（人和自然感染的实验动物）很少有超过单个肺部病灶的——通常发生在通气较好的肺（下部）区域，这强烈提示了是由单个传染性飞沫核造成的。根据定义，通过 X 线或尸检发现的临床感染病灶可能仅代表从病原体角度来看成功的宿主 - 病原体相互作用，并导致持续感染，表现为可检测到的适应性炎症反应。宿主和病原体之间发生的相互作用的数量是未知的，因为巨噬细胞接触并清除病原体后，几乎没有留下任何可检测的感染或固有免疫反应证据（通过当前方法），更缺乏证据表明适应性免疫反应的停止[22-23]。

Wells 了解到吸入颗粒是概率性的，因此引入 Poisson 小概率定律并定义基于人群的 TB 感染"量子"——即感染 63% 人群所需的平均剂量——其余暴露的易感宿主偶然逃脱了感染。来自人类暴发和人感染豚鼠实验的估计源强度（参见"源因素"小节和图6.8），范围从每小时 1.25 个传染量子（quanta per hour，qph）到传染性办公室工作人员的 13 qph，到喉结核病例的 60 qph，用支气管镜检查的结核病例约 250 qph[24-26]。

室内空气中传染性量子的浓度随着室内容积的稀释和通风以及随时间病原体的死亡而变化，但 Riley 经典的长达 2 年人感染豚鼠的研究估计值为，低至 11 000 立方英尺（311 立方米）的空气中仅需 1 个传染性量子[27-28]。然而，这些低水平的传染性足以解释在化疗前时代，实习护士在医院结核病病房被感染的概率[29]。经空气传播的特定病原体对特定宿主的感染性越强，机会感染所起的作用就越小，例如最初接触麻疹几乎总是会导致人类感染。

感染的测量

结核病常规通过涂片显微镜检查、培养和 Mtb 的分子检测进行诊断。涂片显微镜检测阳性率大概为培养法的一半，最新的分子方法检测阳性率与液体培养大致相同。然而，由于大量快速生长的环境竞争性生物体数量庞大，因此不可能从室内环境空气中直接取样在选择性培养基上培养出 Mtb。如前所述，虽然分子方法可以检测核酸，但它们的活性和传染性仍然未知。咳嗽到消毒的空气采样筒中，直接放置在琼脂表面或液体介质中［咳嗽气溶胶取样系统，（cough aerosol sampling system，CASS）］，结合宿主咳嗽和产生气溶胶的能力，已经能对感染源强度进行量化，目前已经证明，与单独涂片或培养相比，感染源强度与家庭 Mtb 传播之间的相关性更好[30]。因为在技术上具有挑战性，所以 CASS 仍然是一种研究工具。在低负担环境中，准确估计源病例的传染性需要通过结核菌素皮肤试验或 IGRA 来检测接触者的感染情况。然而，在高负担环境下，疫苗接种或先前分枝杆菌感染导致已经存在结核菌素超敏反应，限制了其对接触者追踪的作用。由于变量要少得多，出于研究目的，测量人类传染性的金标准仍然是定量动物研究，让数百只高度易感的豚鼠呼吸来自试验性结核病病房的废气，并每月接受新感染测试[22, 26, 31]。

尽管人与动物之间的传播实验可以追溯到 19 世纪后期，但第一个定量的人感染豚鼠（humanto-guinea-pig，H-GP）传播研究是由 Wells 设想并由 Riley 在 20 世纪 50 年代末和 20 世纪 60 年代初期实施的，毫无疑问地证明 Mtb 主要通过空气传播，患者之间的传染性差异很大，有效的治疗对传播产生了即时而重大的影响[26]。最近，Escombe 在秘鲁进行了类似的研究，重点是 HIV 合并 MTB 感染的患者群体，并证明了上层杀菌紫外线（germicidal UV，GUV）在空气消毒的有效性（见图 6.1 和"上层 GUV"部分）[32]。在南非，Nardell、Stoltz 及其同事已经使用相同的模型超过 14 年（图 6.1）。主要发现包括：对耐多药（multi-drug resistant，MDR）和广泛性耐药（extensively drug-resistant，XDR）结核病的有效治疗及新方案的应用能快速降低传染性，外科口罩对患者的有效性，上层房间紫外线空气消毒（剂量规范）的有效性，选择的房间空气净化（过滤）设备的无效性，以及重要的是对豚鼠模型中早期感染事件的新见解，表明存在频繁的瞬时感染，伴有自发性清除以及再感染。对这些发现将在下面进一步讨论[6, 22, 33-34]。

如上所述，结核原发感染（和再感染）发生在吸入足够小（1 ～ 5 μm）的含有存活及具有传染性的 Mtb 的飞沫核后，飞沫核到达并接触到有肺泡巨噬细胞进驻的外周肺[13]。巨噬细胞对 Mtb 的识别和吞噬作用触发了一系列宿主先天和代谢防御机制以杀死病原体，并在必要时启动适应性免疫应答。但吞噬作用也触发了 Mtb 一系列逃避宿主防御的微生物毒力因子（参见"感染：暂时和持续"和"宿主因素"部分），并且使得病原体能在细胞外复制而不是在细胞内死亡[13]。细胞内巨噬细胞信号传导的刺激也会影响细胞因子环境，从而改变适应性免疫的强度，随着时间的推移，导致 Mtb 能够存活和耐受（肉芽肿形成、坏死、潜伏期）。因此，早期宿主对 Mtb 的固有免疫反应对于预防持续的结核病感染以及在感染持续存在时形成有效的适应性免疫至关重要[23, 35]。

因此，活动性（临床）结核病的发展代表了宿主防御在几个层面上的失败，但至关重要的是，最早的防御反应未能防止来自相对较少的、含单个 Mtb 的飞沫核的持续感染。鉴于宿主固有免疫和微生物毒力的自然变异性，一系列宿主病原体结果是不可避免的，但关于结核病的文献很少。文献中没有很好地描述，一过性结核感染发生的最好例子是卡介苗的接种，由于微生物剂量极大，通常在感染的最早阶段机体没能

完全清除。尽管有明确的证据表明注射部位存在对活菌的局部反应，但在完全清除该减毒菌株后，可测量的全身性超敏反应几乎总是短暂的（数月至数年）[36]。

暂时和持续的感染

尽管已清楚地了解，最初的引发固有免疫反应的感染只需要一个或最多几个 Mtb 菌能够到达同一个病灶的肺泡，但大多数实验室气溶胶攻击模型仍采用短暂（10 ～ 20 分钟）暴露于 10 ～ 50 CFU 的培养生物以确保感染的发生和疾病进展。在这些模型中，关键的早期宿主与病原体相互作用完全被掩盖[37]。相比之下，人 - 豚鼠传播研究提供了一个独特的模型，即由数百只未免疫的豚鼠暴露于南非结核病病房排出的空气中（图 6.1），该模型通常显示出由长期传播（数月）产生的最早的、通常是短暂的、局灶性的宿主 - 病原体相互作用的明确证据。使用该模型，我们定期测量开始触发适应性免疫（TST 和 T 细胞刺激反应）的早期固有免疫反应，这些反应经常被中止，有时会发展为持续感染和疾病进展。这些短暂的 TST 反应是由活的、传染性的、而不是死的 Mtb 或环境细菌引起的证据，观察结果表明，在没有暴露于结核病患者的废气的情况下，这些反应根本不会发生，并且如果患者排出的废气接受紫外线照射也可以得到预防[38-40]。据推测，还有其他早期宿主 - 病原体相互作用会随着微生物死亡而消退，但不会刺激可测量的 TST 反应。这就引出了一个问题，究竟什么是感染？虽然不假设在此回答这个问题，但我们建议，如果潜伏的 Mtb（通常持续存在但不会发展为疾病——仅通过适应性免疫反应表现出来）被称为"潜伏感染"，那么特异性的免疫反应不会持续存在，反映早期的宿主固有免疫 - 病原体相互作用，也应该被称为感染，尽管是短暂的感染。尽管在近 70 年前的 H-GP 模型中观察到这一现象，但并没有得到更好的认识，这是因为很难在很少进行 TST 或 IGRA 测试的暴露人群中测量这些可重复的事件，以及在动物模型中不存在一过性感染，使用非自然的高剂量气溶胶化的实验室结核分枝杆菌菌株，目的是感染大多数动物并导致疾病。

再次感染

Smith 提出的理论认为，再感染是地方流行病条件下结核病发病机制的一个组成部分，当全身血行播散被适应性免疫阻断时，结核菌播散定植至脆弱的肺尖部（图 6.2 和图 6.3）[41]。肺尖部定植是重新激

活和形成空洞的有利部位，也是空气传播的关键部位（图6.2）。除此之外，可以认为再感染是另一种次要的结核菌到达肺尖的方式。因为单个空气传播的飞沫核可以包含相对较少的病原体，仍然可以通过空气传播，而且由于并非所有在巨噬细胞中的感染都能持续下去，因此反复吸入和再感染会增加一些"命中"成为持续性感染的可能性，即使许多并没有。Grzybowski 在对不列颠哥伦比亚省传染病病例的家庭接触者进行的一项研究显示，在感染的情况下，痰涂片阳性病例家庭中的儿童比痰涂片阴性但培养阳性的家庭中的儿童更有可能发展为结核病，表明源病例的细菌负担较低[42]。痰涂片阳性病例家庭中的儿童可能有多次吸入含有 Mtb 的飞沫核，并且至少有一次发展为结核病的可能性更大。

传播的决定因素

讨论传播和潜在干预的决定因素的一种便捷方法是通过 Wells-Riley 方程（方程6.1），这是一种理想化的稳态模型，已广泛用于更好地理解因素之间的理论关系[43]。为此，它作为一个准确预测感染风险的方程的重要性不如作为一个单独的地方来考虑主要 Mtb 传播因素的重要性。

感染人数＝易感宿主人数 × 不被感染的机会

$$C = S\left(1 - e^{-Iqpt/Q}\right) \qquad (6.1)$$

公式6.1 是用于评价空气传播的 Wells-Riley 质量平衡方程——在文本中有解释[43]。

在这个模型中，C 代表感染人数；S 是在给定的

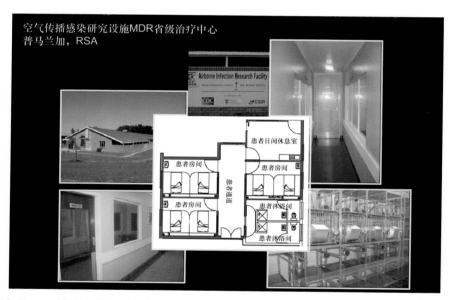

图 6.1　南非姆普马兰加的 AIR 设施由美国和南非的几家机构合作完成，资金来自 NIOSH、美国国际开发署、NIH 以及比尔和梅琳达·盖茨基金会。从标牌照片顺时针方向看，图像显示了两个相同的豚鼠暴露室、一个暴露室中的笼子、三名患者两卧室房间之一以及设施的外部。中间是病房的示意图。从三个病房、走廊和病房中抽取空气样本

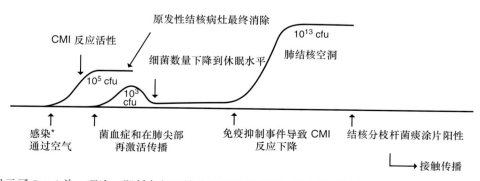

图 6.2　Smith 图显示了 Stead 单一理论，即低负担环境中的活动性疾病，其中活动性疾病几乎总是代表生命早期感染的重新激活（From Smith D et al. *Rev Infect Dis*. 1989;11: S385-S393.）

时间段（*t*）内暴露于一个或多个传染源（*I*）、以特定的生成速率（*q*）产生的、污染空气中的易感人群数量。感染率（*C/S*）与在稀释空气中以飞沫核形式吸入感染剂量的 Mtb 的一般低概率直接相关——因此使用 Poisson 分布（偶发事件），用自然对数（e）表示。*C/S* 与感染剂量的产生率（*I×q*）直接相关。*t* 表示暴露的持续时间。*P* 代表宿主肺通气量，是基于以上关系目的的一个物种特定常数。在稳态条件下，*C/S* 仅与一个因素成反比——建筑物或房间的室外通风率（*Q*）。

在非稳态、非充分混合的条件下，例如，室外空气倍数稀释是无限大的，并且随着传染性飞沫核的分散而变化，因此不适用该方程。这种关系比等式所暗示的要简单。例如，源强度加倍会使感染率加倍，通风率加倍会使感染率减半。重要的是，再次加倍通风，再次将风险降低一半。像所有一级动力学过程（目标理论）一样，作用的强度取决于目标污染物浓度，随着污染物浓度（Mtb）的下降，进一步净化空气变得越来越困难和昂贵。换句话说，在混合良好的条件下，第一次换气可以去除大约 63% 的污染空气，第二次换气可以去除大约 63% 的残留空气，依此类推，随着通风次数的每一次增加，保护的增量逐渐减少（图 6.4）。正如稍后所讨论的，房间上部空气

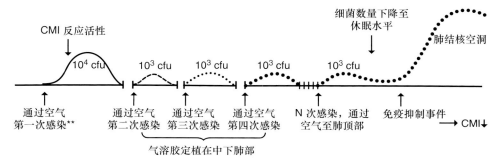

图 6.3 Smith 将再感染作为空洞病的替代途径的概念，特别是对于先前接种疫苗或分枝杆菌感染导致免疫力增强的人（From Smith D et al. *Rev Infect Dis*. 1989; 11:S385-S393.）

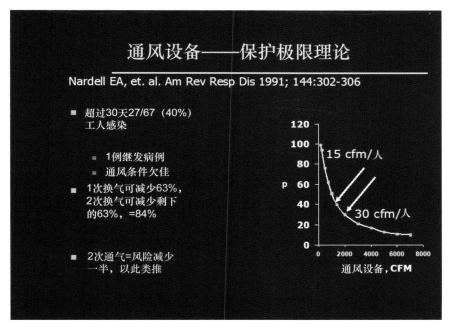

图 6.4 使用 Well-Riley 方程来估计源强度和改变房间通风对感染率的影响的示例。该图以立方英尺／分钟为单位，说明了感染概率与通风的关系。参见下面的通风讨论。在办公楼的一次结核病暴露中，一名工人在 1 个月内暴露在 67 名已知的 TST 阴性同事中，导致 27 名确认的 TST 转阳和 1 个继发性病例。Well-Riley 方程估计，源病例每小时产生大约 13 个传染性量子（剂量）。进一步估计，将每人 15 cfm 的估计通风率增加到每人 30 cfm，会将感染率从 40% 降低到 20%，这是一个符合普遍规则的例子，即室外通风加倍可将传播率降低一半（From Nardell EA et al. *Am Respir Dis*. 1991;144:302-306. Reprinted with permission of the American Thoracic Society. Copyright © 2020 American Thoracic Society）

消毒也适用于一级动力学，可以比较 GUV 实现的等效换气量［每小时 1Eq 换气量（air changes per hour，ACH）＝风险降低 63%］与通过通风方式实现的换气量（图 6.5）。

从图 6.6 中可以明显看出，Wells-Riley 方程中没有包括其他的传播因素，例如决定源强度的因素（详述如下）。对于病原体，该模型假设其具有一致的毒力和生存力。而对于宿主的抵抗力，尽管其可能进行了免疫接种或先前感染过结核分枝杆菌，但它假设了

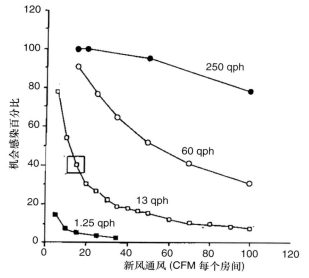

图 6.5 通风对传播的影响——基于之前引用的办公楼暴露的建模练习的结果。请注意，虽然增加通风总是会减少传播，但保护是源强度的函数，即每小时产生的感染量（qph）。在非常高的感染量产生率的情况下，即使应用高通风率，房间居住者也无法得到充分保护[4]

宿主一致的易感性。并且假设没有干预措施，例如呼吸保护。鉴于几个不切实际的假设和未知数，基本的 Wells-Riley 主要用于理解因素之间的一般关系，但不适用于精确预测，并且可能不需要对方程进行更复杂的数学改进[44]。

传染源因素

人与人之间的 Mtb 传播需要存在传染源（或来源，I）和易感宿主共享相同的呼吸空间（共享空气）。传染性飞沫核以一定速率（q）产生并以一定速率从空气中清除（或被易感宿主吸入）。已知增加源强度的因素包括：①未经治疗的（通常是未知的）传染源病例的数量；②非免疫功能低下的传染源患者肺部存在空洞（HIV 患者不太可能发生空洞，但可能藏有大量病原体）；③咳嗽和产生气溶胶的能力（也与痰液黏度有关）；④未经有效治疗；⑤存在耐药性（通常是未知的）；⑥咳嗽卫生和外科口罩的使用；⑦隔离或隔离传染源病例。

微生物因素

众所周知，不同 Mtb 菌株的毒力（感染和引起疾病的能力）各不相同，最引人注目的例子是牛分枝杆菌疫苗株，牛分枝杆菌和实验室菌株 H37Ra，它们的突变导致对具有免疫功能正常的宿主丧失毒力，在接种 BCG 的情况下至多产生一过性感染[45]。临床流行毒株的毒力似乎也有所不同，众所周知，北京毒株的毒力是较强的。其他菌株，例如 CDC 1551，怀疑

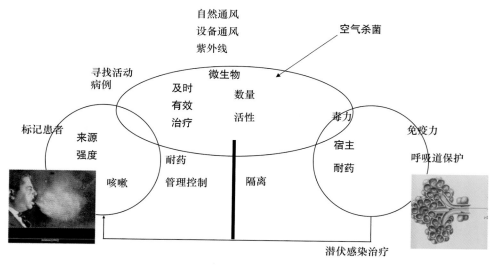

图 6.6 文中讨论的空气传播关键因素和主要干预地点示意图

其具有超强毒力，因为在大规模爆发中接触者之间产生了大量的皮肤试验超敏反应，但这似乎恰恰相反，一种刺激机体产生更强大的免疫反应的菌株（尽管观有更广泛的传播）可能更少导致疾病[46]。

环境因素

目前，人们对特定环境条件如何影响 Mtb 生存能力知之甚少。人与人之间 Mtb 的传播在炎热和潮湿的气候以及干燥、寒冷的气候中都会发生。尽管发生传播的拥挤、通风不良的室内条件可能是潮湿的，而室外条件是干燥、寒冷的。与传播相关的主要室内因素是拥挤和缺乏通风，导致再呼吸受污染空气的机会增大。Rudnick 和 Milton 认为，考虑到房间内的传染源，室内 CO_2 水平可能是再呼吸空气指数的一个很好的替代指标，这是一个重要的传播风险决定因素[47]。环境 CO_2 受到拥挤、稀释和室外（非再循环）通风的影响。过高的空气污染可能是由于过度拥挤、通风不足或这两种因素结合造成的。Wood 和同事们监测了每个学生白天遇到的环境 CO_2 水平，以估计学生们在哪些地方的再呼吸空气比例最大。他们得出结论，学校和小型公共汽车可能是南非结核病传播的重要场所[32, 48]。我们使用相同的方法监测在南非开普敦地区的两家结构稍有不同的医院工作的护士的再呼吸空气的过程，发现相对于在那种微风气候中的居所而言，两者的通风都相当好，在拥挤的茶室里出现了最高的 CO_2 水平，那里不太可能发生传染性结核病病例——但在那里工作人员中的流感更容易在人与人之间传播。

随着全球变暖和印度特大城市和其他炎热气候的气温飙升，空调的使用急剧增加，由于窗户关闭，使得空气传播的风险立即增加。类似的情况存在于长期紧闭窗户和靠辐射供暖的寒冷气候中，均导致高传播率，尤其是耐药结核病，再加上住院时间延长和耐药性诊断延迟。这些均需要行政管理和环境控制策略来解决。

宿主因素

基于遗传性固有免疫、表观遗传修饰和适应性免疫，再加上年龄、药物和其他风险因素，如吸烟、空气污染、糖尿病和 HIV 感染等，使得人类对 Mtb 感染、再感染和疾病进展的抵抗力差异很大。以前暴露于分枝杆菌和相关生物，例如 BCG 疫苗接种、环境分枝杆菌、Mtb 和麻风分枝杆菌，与对 Mtb 感染、再感染和（或）疾病进展的更强耐药性有关。长期以来

归因于适应性免疫，越来越多的证据表明获得性固有免疫源自骨髓水平介导的表观遗传暴露[49-52]。此外，人群在与结核病感染共同进化的程度方面差异很大，反映在群体耐药性的选择压力上。例如，Stead 和 Bates 认为，直到最近几个世纪，中非人口才暴露在西欧和美洲肆虐的结核病流行中，导致阿肯色州养老院的黑人居民与白人居民相比对感染的遗传抵抗力降低。然而，一旦被感染，疾病进展的风险相似，但两个人群的疾病临床表现不同[53]。黑人的疾病往往更加急性，而白人的疾病更缓慢和慢性。他们认为，这些差异不是天生的种族差异，而是与人群进化过程中结核分枝杆菌的暴露情况密切相关。北美和太平洋岛屿的原居民同样几乎没有对 Mtb 的遗传抵抗力，当这些易感的人群遇到欧洲定居者时，会产生毁灭性的后果[53]。

干预措施

加强传染源的干预：有效治疗对传播的快速影响

长期以来的证据表明，在聚集环境中 Mtb 传播的主要来源是未接受治疗的隐匿性结核病患者，或已知结核病但未知耐药性及未接受有效治疗的患者。尽管如此，大多数结核病传播控制干预措施几乎只关注正在接受有效治疗的已知或疑似病例。医院专注于结核病病房，对已知或疑似病例进行隔离。即使在治疗开始后，医护人员在照顾已知或疑似患者时也会注重呼吸防护措施。这一问题的部分原因是缺乏对证据的了解，这些证据表明，一旦开始有效治疗，传播就会迅速停止。如果被问到，许多医护人员会引用"2 周规则"——可以假设传播在有效治疗 2 周后停止（图 6.5）。两周规则从何而来，是否有效？

在 20 世纪 50 年代初期引入有效的化疗后，结核病的长期住院治疗变得没有必要，但关于门诊治疗的安全性，即是否引起家庭及社区传播成为一个问题。马德拉斯（Madras）研究通过对照临床试验（任何干预措施的第一个试验之一）证明了门诊治疗的疗效，表明患者在家庭接受治疗与在医院接受治疗时的细菌阴转率没有差异[54]。基于几项家庭传播的研究，1976 年 Rouillion 及其同事得出结论，当时的化疗（仅异烟肼、链霉素和对氨基水杨酸）可能使患者传染性在不到 2 周时间就很快消失，但这只是共识而非科学结论[7]。该结论并未纳入 Riley 及其同事十多

年前发表的人感染豚鼠的研究，如下所示，表明患者在开始接受治疗后（不是2周前）对豚鼠的传染性降低了98%（表6.1）[39]。豚鼠被认为比正常人更容易感染人类Mtb，因此这些惊人的结果强烈表明有效的治疗，即使治疗效果不如目前的方案有效，也能迅速阻断人与人之间的传播。

正如Riley所说，"接受治疗的患者在开始治疗时就住进了病房，通常情况下，在痰菌完全转阴之前出院。因此，传染性的降低先于痰中病原菌的清除，这表明效果是迅速和显著的。"[39]这是迄今为止最明确的证据，即有效治疗对病原体的传染性几乎立即产生影响，但活菌仍然存在，在培养基上可生长，并能感染新宿主。根据我们最近在南非进行的人感染豚鼠的研究证据表明，即使是耐多药结核病患者也能通过有效的化疗迅速降低传染性，使豚鼠不会被感染，但一些未被诊断的广泛性耐药（XDR）结核病患者被无意中（无效）当做一般的耐多药结核病治疗而造成结核病继续传播[6]。此外，在11天的时间里，在失败的耐多药方案中加入贝达喹啉和利奈唑胺并没有减少对豚鼠的传染性，但这些药物都需要延长使用时间才能达到最佳治疗效果。然而，包含作用更快的普瑞玛尼（一种类似德拉马尼的药物）的NIX方案能迅速阻止XDR的传播（Anton Stoltz教授，2018年，个人交流）。

FAST：基于快速分子诊断技术的病例主动发现、隔离及有效治疗

人们重新认识到有效治疗对结核病传播的快速

表6.1　人-豚鼠Mtb传播研究的结果，显示有效治疗对敏感和耐药结核病传播的快速影响

敏感结核病患者	被感染的豚鼠数量	相对感染率 a（%）
未治疗组	29	100
治疗组	1	2
耐药结核病患者		
未治疗	14	28
治疗	6	5

资料来源：From Riley et al. *Am Rev Resp Dis* 1962;85:511-525. Reprinted with permission of the American Thoracic Society. Copyright © 2020 American Thoracic Society.

注：当时可用的药物只有异烟肼、链霉素和对氨基水杨酸，因此耐药患者，通常至少对异烟肼耐药，治疗选择很少

a：所有痰涂片阳性患者，相对于在病房花费的时间

影响，再加上广泛实施结核病快速分子诊断检测，使我们重新调整了称之为"FAST"的管理控制策略[8]。病例主动发现部分（A）承认长期以来的信念，即传播最常发生于未被怀疑为结核病或未被怀疑有耐药性的结核病患者。这有多常见？相关研究很少。Willingham及其同事在一年的时间里对秘鲁利马一家繁忙的综合医院的大型女性内科病房收治的250名患者进行了结核病筛查[5]。他们发现了40名痰结核分枝杆菌培养阳性的患者，包括26名（65%）涂片阳性和13名（33%）未被怀疑的结核病患者。在40例培养阳性病例中，8例患有耐多药结核病（6例未被怀疑，包括3例涂片阳性病例）。没有及时识别Mtb和耐药性及随后进行有效治疗导致结核病继续传播。其他筛查工作，例如在赞比亚，也取得了类似的结果[11]。此类调查具有重要意义，因为结果显示FAST方法在美国等低负担环境中是没有价值的。在那些地区筛查的人群中，大多数咳嗽和上叶胸部X线检查结果均可能与结核病无关。

FAST战略试图将结核病监测和有效治疗作为减少机构结核病传播的最重要方法。截至目前，FAST已在孟加拉国、越南、南非和俄罗斯有选择地实施，并列举几个早期采用者[55-56]。值得注意的是俄罗斯的研究结果虽然有限，但对预防耐多药结核病延迟诊断有深远影响[57]。在介绍这些结果之前，东欧和中亚特殊MTB传播情况也值得讨论。

耐多药结核病在东欧和中亚的过度传播

Kendall及其同事最近发表了一个模型，用来估计全球和某些高耐多药结核病和低耐多药结核病风险国家中因传播造成和因治疗不当造成的耐多药结核病的比例[58]。总体而言，他们的模型表明，世界卫生组织（WHO）估算全球的耐多药结核病在新发病例中为3.5%，在复发病例中为20.5%，这意味着在所有新发病例中传播率为96%，在复发病例中传播率为61%。因此，除了低耐多药率孟加拉国之外，在所研究的国家中大多数耐多药结核病是由传播引起的，而不是治疗不当。在2016年WHO报告中，白俄罗斯、哈萨克斯坦、吉尔吉斯斯坦、摩尔多瓦、俄罗斯、塔吉克斯坦和乌克兰的新发耐多药结核病百分比分别为38%、26%、27%、26%、27%、22%和27%[59]。显然，这些较高的耐多药结核病发病率代表了过度传播——我们认为，这是由于东欧和中亚普遍寒冷的气候条件下住院时间延长、耐药结核

病诊断延迟以及通风不良的综合作用造成的。然而，随着入院时通用快速分子药物敏感检测方法的引入，以上情况可能会发生巨大变化[57]。以下来自西伯利亚托木斯克的情景提供了对为什么在东欧和中亚发生超级传播的见解。

住院治疗的作用

俄罗斯托木斯克州耐多药结核病危险因素的回顾性研究发现，与门诊患者相比，药物敏感性结核病患者初始治疗期间住院依从性是发生耐多药结核病的主要危险因素（OR > 6）[60]。以前接受过治疗的病例通常会被归类为获得性耐药性而不是原发性耐多药结核病（MDR-TB），但显然情况并非如此。在许多前苏联（former Soviet Union，FSU）国家，患者基于涂片或胸片结果被推断为药物敏感性结核（drug susceptible TB，DS TB）而入院接受治疗，但痰培养结果待定。直到数月临床治疗失败后才完成药物敏感性测试，而当 MDR-TB 被诊断出来并得到有效治疗时，仍需要数月的时间。在此期间，其他患者也被收治住进通风不良的病房，许多患有 DS TB 的人会再次感染耐药菌（drug-resistant TB，DR TB）。基于快速分子检测的及时诊断和有效治疗可以阻止过度传播和再感染，如下文所述。

成功的干预

例如，在俄罗斯的沃罗涅日和彼得罗扎沃茨克，研究人员在两家结核病医院实施了一种有针对性的 FAST，以减少来自未知的耐多药结核病患者的疾病传播。实施前住院时间较实施后延长——实施前平均 20.7 周，实施后平均 20.0 周。对 800 个床位和 120 个床位设施的所有入院患者进行通用 Xpert 测试，然后对药物敏感和利福平耐药结核病进行（< 48 小时）Xpert 指导下的快速治疗。而在实施通用 Xpert 检测之前，平均需要 76.5 天的时间才能诊断出耐多药结核病并让患者开始接受有效治疗[57]。他们随后将与住院相关的耐多药结核病发生率与 FAST 前的基线率进行了比较。在实施前总共 450 名药物敏感结核病患者中，12.2% 在完成治疗后的 12 个月内被诊断出患有耐多药结核病。在实施通用分子检测和及时有效治疗后的 259 名药物敏感结核病患者中，只有 3.1% 在完成治疗后的 12 个月内被诊断出患有耐多药结核病——通过在医院及时有效地治疗耐多药结核病患者来阻断传播，使患耐多药结核病的概率降低 78%[57]。

环境因素

气候变化

无论是在温暖的气候还是寒冷的气候，传播和再次感染都在促进疫情的蔓延。由于没有比较原始分离株和复发分离株的分子指纹图谱（很少有），因此没有针对再感染的特异性检测方法，也很少有人讨论。如前所述，再感染是一个不同的重要的发病机制，因为它通常意味着近期传播，而再激活则并非如此[61-62]。例如，在南非乡村，广泛宣传的关于迅速致命的 XDR-TB 的病例报告呼吁全世界关注在资源有限地区常见的多床病房中，存在着从一个或多个未知的 XDR-TB 病例迅速传播到 HIV 感染者的可能性[63-65]。最初报告的 53 个病例中有 55% 过去没有接受过抗结核治疗，但有 2/3 病例曾经住过院，85% 的病例具有相同基因型的分离株，强烈表明在先前感染的成年人中传播并主要可能是再感染。此外，随着气候变化和温度湿度的飙升，无管（分体式）空调正被广泛采用，例如在印度，导致窗户关闭和传播风险增加[66]。尽管快速诊断和有效治疗对于阻止敏感和耐多药结核病的传播是必不可少的，但阻止广泛性耐药结核病传播可能更多地依赖隔离和空气消毒，因为快速的治疗效果证据有限。同样，对于病例主动发现、药物敏感性测试和快速有效的治疗在不久的将来也是难以实现的。

环境控制干预措施

即使广泛实施了病例主动发现工作，一些室内情况作为预防传播的管理方法仍会妨碍及时诊断和有效治疗。在世界各地，拥挤、通风不良的走廊继续作为门诊中心的候诊室（图 6.7）。患者和家属通常需要等待数小时才得到看诊，这可能会使其接触未确诊的传染性结核病患者。然而，基于症状或筛查测试进行有效分诊的后勤保障、所需的资源和时间，以及缺乏真正简便、快速的"纳入"或"排除"测试，都使"FAST"作为这些设施中结核病传播控制的主要方法并不可行。使用室外等候区（在气候允许的情况下），创造性地安排患者以及采用预约系统来减少室内拥挤的其他管理方法很重要，但由于传统、经济因素和简单的惰性，很少能实施。

例如，在巴基斯坦卡拉奇的一个新的耐多药结核病诊所，建筑师在这个多风的地方为建筑设施设计了自然通风，而且还计划让患者在室外阳光下等候（见图6.8，右图），少数患者按预约时间进入诊所，以减少室内拥挤。通过这种方式，无论是在通风良好的室外，还是在人数较少的室内，都会减少传播风险。

自然通风的重要性和局限性

卡拉奇的例子说明了自然通风的两个最佳用途：室外等候区和旨在确保良好气流模式的建筑物。然而，许多建筑物并未经过优化设计、选址、定位或运行，以实现全天候、每天和所有季节的最佳自然通风。即使在常年温暖的气候中，为了安全或迷信，晚上也经常关闭窗户以防止冷空气进入，并防止害虫。室外条件在白天和黑夜之间，随着季节的变化而变化，风速和风向会不断变化，可能导致前一秒房间出现交叉污染，下一秒又能防止。也就是说，在有利的气候下，例如秘鲁利马、巴基斯坦卡拉奇和南非开普敦，天气条件非常一致，大多数时候只需打开窗户即可实现良好的空气消毒[9]。但例如在南非约翰内斯堡的高海拔地区，夜间关闭窗户几乎肯定会使空气停滞。再比如在东欧、俄罗斯和中亚非常寒冷的气候中，自然通风是一种罕见的可靠空气消毒手段。此外，为了提高散热器和空间加热器的加热效率，窗户通常是防漏的，甚至可以减少外部空气的自然渗透。

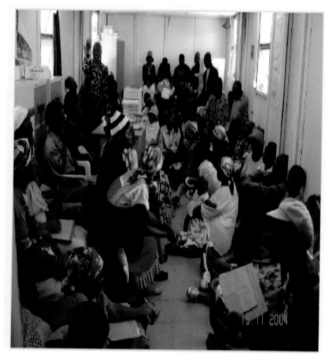

图 6.7　典型的过度拥挤的等候区的走廊。至少在图中的环境中，走廊两边都有窗户。通常两边都有通往诊室的门

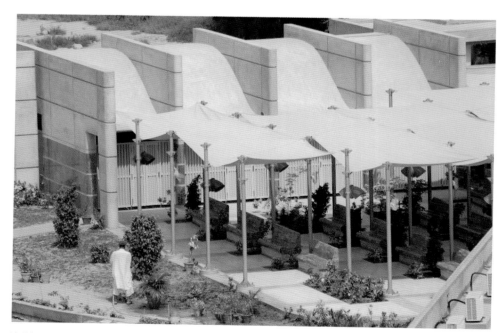

图 6.8　MDR-TB 诊所，巴基斯坦卡拉奇，建筑师 Tarique Alexander Qaiser。注意，主楼的风斗设计和有盖的室外等候区，以减少拥挤

机械通气

结核病高负担环境中的一些建筑物配备有机械通风系统,但除非签订维护合同,否则维护是一个持续存在的问题。即使运行正常,机械系统通常主要是再循环空气,每小时很少更换室外空气(changes per hour, ACH)。建筑物内的再循环空气有助于稀释和重新分布,但不会去除传染性飞沫核。传染源附近的风险可能会降低,但只要飞沫核保持传染性,供暖/通风系统所服务的建筑物其他地方的风险就会更高。

根据入住率的不同,较低的室外空气通风可能是可测量的,因为室内 CO_2 水平相对较高(高于室外水平),表明重复呼吸空气增加[47]。如上所述,典型的一天中对环境 CO_2 水平的个人监测正在被用于评估,易感人群在家中、学校、公共汽车或其他聚集环境中重复呼吸空气比例最高[32, 48]。如前所述,作为研究工具,我们正在使用同样的方法,从空气传播感染风险的角度评估建筑物及其使用情况。例如,在通风不良的急诊科工作的护士是否比在另一栋楼从事类似工作的护士经历更高的平均重复呼吸空气分数?环境 CO_2 反映了建筑物的通风和使用情况,居住者的个人平均环境 CO_2 水平也反映了个人或群体对建筑物的使用情况。

如前所述,通过加倍通风将室内 CO_2 水平降低一半会使传播风险降低一半。同样,将 CO_2 水平再次降低一半,需要再次加倍通风,这会变得越来越困难且成本高昂。文献中已经讨论了机械通风保护的理论限制[4]。高水平自然通风可以克服这些限制,但如前所述,它本质上是不一致的,需要注意建筑设计、位置和操作。还需要注意到,在寒冷气候中经常发现的通风减少现象在炎热气候中越来越普遍,在炎热气候中的无管道冷却系统通常被用于应对气候变化。当自然通风和机械通风都不完全可靠或不具有保护作用时,还有哪些替代策略可用呢?

上层房间 GUV 空气消毒:自然通风的唯一实用替代方案

上述说法可能是极端的,但我们考虑的是替代方案。自然通风和机械通风都需要进行外部空气交换以进行有效的空气消毒,从而增加了与加热和冷却室外空气以获得舒适感相关的能源成本。带有空气混合装置的上层房间 GUV 空气消毒的工作原理是灭活经空气传播的病原体,而不会因将空气排出室外而造成能

量损失,也不需要加热、冷却和除湿室外空气。使用上层房间 GUV 时,室内空气仅仅需要感到舒适,例如,为了控制气味。在此,我们简要讨论了上层房间 GUV 的一般理论和应用,请读者参阅已发布的指南和评论以了解详细信息[67-68]。

GUV 是指短波紫外线(UV-C,波长 254 ～ 270 nm)。上层房间 GUV 灯已经使用了 70 多年,它通常配备空气混合风扇,以对整个房间空气中经空气传播的病原体进行快速消毒。最常见的是将 GUV 固定装置安装在墙上,如图 6.9 所示。

当前上层房间 GUV 使用的汞基荧光灯与通常用于荧光室照明的灯几乎相同。GUV 有两个不同之处:①利用透紫外线的石英或 Vicor® 玻璃使紫外线从灯中透过,以及② GUV 灯的内表面没有涂层,在荧光灯中会产生受紫外线照射后的可见光。优质汞灯产生 254 nm 的窄尖峰紫外线,接近 265 ～ 270 nm 的杀菌峰值作用光谱,但对皮肤和外眼结构的穿透性较低[69-71]。较新的 LED GUV 可能更接近 265 ～ 270 nm,杀菌作用更强,但也稍微更具穿透性和潜在的刺激性。出于安全原因,上层房间 GUV 装置旨在将紫外线辐照

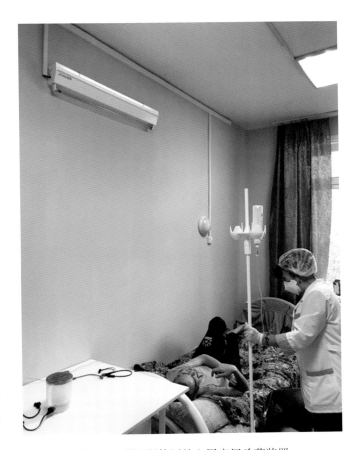

图 6.9　俄罗斯使用的上层房间杀菌装置

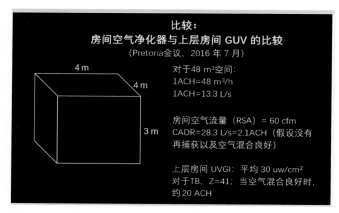

图 6.10 室内空气净化器与上层房间 GUV 的比较。假设在一个体积为 48 立方米的小房间中，一台具有指定清洁空气输送率的空气净化器将仅产生 2.1 EqACH，而 GUV 可轻松产生超过 20 EqACH

限制在人们头顶上方的空间。尽管眼睛和皮肤过度直接暴露（或被反射到）于 254 ～ 270 nm 紫外线会引起暂时性刺激，但正确使用杀菌紫外线不会导致皮肤癌或白内障，因为它比阳光中发现的较长波长的紫外线 A 和 B 的穿透性要低得多。关于 GUV 安全性的完整讨论已经发表[72]。

尽管反复证明了 GUV 的安全性和有效性，但当需要自然通风以外的空气消毒措施时，上层房间 GUV 并没有像机械通风那样成为常规干预措施，尽管它显然更有效、更便宜，并且更容易适应现有建筑物而无须大量的安装成本。对紫外线过度照射的恐惧和难以证明其功效可能是使用受限的部分原因，也可能是因为缺乏规划和维护 GUV 系统的专业知识。需要有 GUV 空气消毒方面受过培训的专业工程师，但 GUV 和医院的许多其他设备的维护仍然是一个问题。控制结核病倡议组织以英文、西班牙文和俄文出版了一份关于上层房间 GUV 的维护手册（http：//www.stoptb.org/wg/ett/assets/documents/MaintenanceManual.pdf）。

在两个截然不同的医院环境中，已对使用空气混合的上层房间 GUV 的空气消毒效果测量了三次：秘鲁的 HIV 病房，主要是敏感结核病，以及南非的耐多药结核病医院，那里的大多数患者同时感染 HIV[10, 31]。最近发表的研究显示大约 80% 的疗效，或相当于在病房现有 6 次机械换气的基础上增加约 24 次换气。总房间体积中 GUV 固定装置输出的有效剂量是 17 mW/m³，由于空气在房间内充分混合，相关的剂量体积是整个房间，而不仅仅是辐射体积。在

该研究中，计算出的平均紫外线通量（来自多个来源的辐照度）为 6 μW/cm²。一项尚未发表的重复研究使用了较少的 GUV 剂量（12 mW/m³），同样具有良好的空气消毒效果。根据这些研究，我们建议使用较低的 GUV 剂量，即 12 mW/m³ 的总房间容积。

在确定上层房间 GUV 可能最佳的位置后，资深的 GUV 顾问需要确定优质的 GUV 灯具，其输出功率已通过角辐射测量法或积分球专业测量法测定，这是测量总灯具输出功率的两种实验室方法。在不知道总灯具输出功率情况下，不可能合理地制订上层房间 GUV 剂量，理想情况下，要知道总方向输出，即角辐射测量[67, 73]。许多最好的 GUV 灯具制造商都有自己的灯具输出功率测量光学实验室。了解风险区域、房间体积和配置后，顾问确定安装固定装置的具体位置。

与提供足够的上层房间 GUV 能量（通量）一样重要的是，还需要足够的室内空气混合。我们建议低速吊扇的空气周转率为每小时 25 次。气流方向向上或向下对 GUV 效果几乎没有影响，因为两个方向都会产生通过上层房间的气流。风扇速度通常也不是关键因素。这是因为在较高的风扇转速时，空气传播的传染性飞沫核更频繁、更快地通过上层房间，或者在较低的风扇转速时更少、但更长时间地暴露在上层房间，最后接受到的杀菌剂量大致相同。理想情况下，到达上部辐照区的病原体将在一次通过时 100% 被灭活，但在下部房间的残留暴露仍显著降低了居住者的风险。

与新建筑一样，在 GUV 系统完全激活之前，需要对其进行调试，即在居住者暴露之前，在真实条件下测试其安全性和有效性。测试 GUV 系统需要在高（上房间）和低（下房间）检测范围内都灵敏的高质量光度计。GUV 系统应每 3 ～ 6 个月重新检查一次灯输出功率和安全性。输出降低的主要原因是灰尘堆积、灯管故障或镇流器故障。尽管可以培训医院工作人员正确使用光度计，但更好的选择（如果有）是聘请顾问，使用经常校准的具有正确规格的仪表，并接受培训以进行准确、可重复的测量。有关仪表选择和使用的详细信息，请参阅上文引用的最近出版的 GUV 维护手册。

室内空气净化器：理论上可行，但在实际应用中很少见效

面对不可靠的自然通风，无论白天黑夜、季节更

替，以及寒冷的气候，一些设施管理者购买了房间空气净化器，这是企业宣传的一种简单、相对便宜的空气消毒解决方案。它们通常没有宣传的有效。这些设备的销售代表通常会提供数据，显示被污染的空气进入设备，而出来的几乎是 100% 的净化空气。他们很少透露的是清洁空气输送率（clean air delivery rate, CADR），本质上是通过机器的空气流量。虽然使用空气过滤、辐照甚至更奇特的静电或等离子技术对设备中的空气进行净化并不困难，但很难使足够的空气通过设备以产生足够的每小时换气次数（6 ～ 12 Eq ACH）来达到空气消毒的要求[74]。更糟糕的是，许多室内空气净化器必须使它们的进气口和出气口彼此靠近，导致净化空气被重新吸入（短路），其有效空气消毒率甚至低于 CADR 计算的每小时等效换气率。不考虑空气短路的负面影响，如果在南非推广的室内空气净化器的 CADR 为 28.3 lps，并且放置在体积 48 m³（4 m×4 m，3 m 高天花板）的小型医院隔离室中，将产生仅 2.1 的等效 ACH——如果有任何实质性净化空气重新吸入（短路）发生（图 6.10），则实际效果会更差。相比之下，根据前面讨论的研究，只要一个 0.5 W 的上层房间 GUV 灯具和吊扇，就可以提供大约 20 Eq ACH。换句话说，如果没有空气固有的短路，则需要 10 个室内空气净化器才能达到仅一个上层 GUV 固定装置和吊扇的空气消毒效果。当然，可以使用更大的室内空气净化设备，其 CADR 高得多。为获得最佳性能而选择的五个这样的装置产生了大约 16 个 Eq ACH，并在南非空气传播感染研究所进行了两次测试，同时对上层房间 GUV 也进行了两次完全相同的测试，并使用相同的吊扇使其具有可比性。但结果（未发表）出人意料地令人失望——室内空气净化设备仅产生大约 20% 的保护作用，而上层房间 GUV 产生 80% 的保护。南非科学与工业研究委员会（Council for Scientific and Industrial Research，CSIR）对导致这些不良结果的可能原因进行了彻底且独立的调查。重新检查 CADR 后发现结果是正确的。同时发现 HEPA 过滤器周围有一些泄漏，但这不足以解释如此糟糕的结果。计算机流体动力学（computerized fluid dynamic，CFD）研究未能表明室内空气净化器与空气设施的机械通风系统之间存在相互竞争的相互作用。如前所述，重复研究证实了糟糕的结果。长期使用多种设计的室内空气净化器的经验使空气消毒专家确信，对于大多数医院和诊所，它们并不是实用的解决方案。它们偶尔适用于天

花板太低（＜ 8 m）的小房间，无法用于上层房间的 UVGI。在使用时，CADR 应产生 6 ～ 12 Eq ACH，具体取决于它们的应用。

呼吸防护、呼吸器和外科口罩

根据最近医学文献中的定义，口罩是指旨在保护手术区域的外科口罩。保护医护人员的类似面罩被称为呼吸器。外科口罩可以阻止从口腔或鼻腔排出的大颗粒，并且可以宽松地贴合。为了控制结核病，具有潜在传染性的患者经常佩戴口罩以减少空气中传染性飞沫核的产生。外科口罩的这种应用相当于一种咳嗽卫生措施，就像用手或纸巾捂住鼻子或嘴巴。我们使用人 - 豚鼠传播测试设备测试了简单外科口罩在减少 Mtb 传播方面的有效性，发现在研究条件下只有 56% 的有效性[33]。我们没有为此目的的测试密闭性更好的呼吸器，因为它们作为简单的呼吸屏障使用太昂贵，并且可能并不有效。咳嗽时外科口罩周围的泄漏是主要限制因素，呼吸器不太可能阻止咳嗽。外科口罩有时也用于保护佩戴者免受主要是飞沫传播的疾病感染，如流感——作为一个简单的提醒，不要用受污染的手指触摸你的嘴。但对于真正的经空气传播的疾病如 Mtb，口罩对佩戴者几乎没有保护作用。

为了保护医护人员免受 Mtb 和其他经空气传播疾病的感染，需要使用呼吸器而不是口罩[73-76]。呼吸器可以是一次性的，用于有限的重复使用，或带有可更换过滤器的可重复使用的"弹性"呼吸器，主要用于工业——尽管与用于医疗保健应用的一次性口罩相比，它们可以更经济。呼吸器与外科口罩的不同之处在于佩戴时紧密贴合，通常设计有两条弹性带而不是一条，其设计旨在保证面部的密闭性。与外科口罩不同，面部密闭性对于保护佩戴者免受感染至关重要。人的脸型多种多样，没有任何一种样式或尺寸的呼吸器能与所有的脸型充分贴合。由于面部密封性泄漏是呼吸保护失效的主要原因，因此需要在为每位佩戴者选择呼吸器之前进行适合性测试——在头罩内使用独特的挥发性测试物质（例如，苦味材料或香蕉油）。可以使用商用呼吸器适合性测试套件，并且可以在高负担环境中轻松实施呼吸器适合性测试计划[75]。鉴于一次性呼吸器的高成本和感染 TB 的危险，有效的呼吸计划必须包括适合性测试和提供各种型号和尺寸的呼吸器，以确保提供足够的保护。

除了面部密封泄漏之外，呼吸保护装置的主要限

制是，由于舒适性的问题不能整天佩戴，并且与未知的结核病患者一起相处时可能没有佩戴。对于进行支气管镜检查、尸检、诱导痰和其他咳嗽产生气溶胶的高危操作的操作者它们提供的呼吸道保护至关重要。如上所述，对于那些已经开始接受有效治疗并迅速变得不具传染性的患者来说，它们的重要性要小得多。由于这些限制，呼吸保护被认为是传统的空气传播控制层级中的第三个优先事项——行政、环境（工程）和呼吸保护。在本章中，我们将 FAST 作为一种重新聚焦的方法来加强管理结核病传播控制，并将自然通风和上层房间的 GUV 作为环境控制。有许多更全面的指南和更多的细节，如下所列。

更全面的循证指南

最近发布了修订后的 WHO 结核病传播控制政策，正在制订配套的实施指南[76]。该政策文件受限于确凿证据较少而由专家意见建议补充，而实施指南的限制则较少，根据经验，该指南提供额外的实际应用建议。

例如，我们提供了一些支持 FAST 和 GUV 的实验证据，但在高负担环境中想要证明大多数公认的干

预措施预防 Mtb 感染或发病的有效性是困难的。Mtb 感染源在社区中很常见，结核菌素反应在医护人员和社区中很常见；并且会被卡介苗免疫接种混淆。较新的 γ 干扰素释放试验旨在鉴别接种 BCG 的影响，但测试昂贵且复杂，迄今为止在高负荷环境中常规应用有限[77]。对空气中的 Mtb 污染无法进行常规测量，对传染性进行量化更加困难。与药物试验不同，针对结核病预防策略的随机对照临床试验很少。简而言之，在医疗机构中预防结核病传播的大多数干预措施能否减少感染或发病率，并没有得到最高水平证据的支持。

在卫生保健工作者中潜伏结核的治疗

潜伏感染的治疗将在本书其他部分讨论。医护人员的传播和疾病进展风险增加，应考虑进行化学预防——尽管在撰写本文时，这在高负担环境中并不常见。它是在低负担环境中完成的，理想情况下是为了针对反映新近感染的测试转换进行的。目前，有时会针对结核菌素皮肤试验反应和 IGRA 结果的微小变化提供治疗，这些变化可能无法反映真实、持续的感染。

参考文献

1. Behr MA, Edelstein PH, and Ramakrishnan L. Revisiting the time-table of tuberculosis. *BMJ*. 2018;362:k2738.
2. Yates TA et al. The transmission of *Mycobacterium tuberculosis* in high burden settings. *Lancet Infect Dis*. 2016;16:227–38.
3. American Thoracic Society. Targeted tuberculin testing and treatment of latent tuberculosis infection. *MMWR Recomm Rep*. 2000;49:1–51.
4. Nardell EA, Keegan J, Cheney SA, and Etkind SC. Airborne infection. Theoretical limits of protection achievable by building ventilation. *Am Rev Respir Dis*. 1991;144:302–6.
5. Willingham FF et al. Hospital control and multidrug-resistant pulmonary tuberculosis in female patients, Lima, Peru. *Emerg Infect Dis*. 2001;7:123–7.
6. Dharmadhikari AS et al. Rapid impact of effective treatment on transmission of multidrug-resistant tuberculosis. *Int J Tuberc Lung Dis*. 2014;18:1019–25.
7. Rouillion A PS, and Parrot R. Transmission of tubercle bacilli: The effects of chemotherapy. *Tubercle*. 57:275–99.
8. Barrera E, Livchits V, and Nardell E. F-A-S-T: A refocused, intensified, administrative tuberculosis transmission control strategy. *Int J Tuber Lung Dis*. 2015;19:381–4.
9. Escombe AR et al. Natural ventilation for the prevention of airborne contagion. *PLoS Med*. 2007;4:e68.
10. Mphaphlele M et al. Institutional tuberculosis transmission. Controlled trial of upper room ultraviolet air disinfection: A basis for new dosing guidelines. *Am J Respir Crit Care Med*. 2015;192:477–84.
11. Bates M et al. Evaluation of the burden of unsuspected pulmonary tuberculosis and co-morbidity with non-communicable diseases in sputum producing adult inpatients. *PLOS ONE*. 2012;7:e40774.
12. Nardell E, and Macher J. *Respiratory Infections*. In: Macher J, (ed.) Cincinnati: ACGIH, 1999, 1–13.
13. Queval CJ, Brosch R, and Simeone R. The macrophage: A disputed fortress in the battle against *Mycobacterium tuberculosis*. *Front Microbiol*. 2017;8:2284.
14. Brennan PJ. Structure, function, and biogenesis of the cell wall of *Mycobacterium tuberculosis*. *Tuberculosis (Edinb)*. 2003;83:91–7.
15. Garton NJ et al. Cytological and transcript analyses reveal fat and lazy persister-like bacilli in tuberculous sputum. *PLoS Med*. 2008;5:e75.
16. Warner DF, and Mizrahi V. Tuberculosis chemotherapy: The influ-

ence of bacillary stress and damage response pathways on drug efficacy. *Clin Microbiol Rev*. 2006;19:558–70.
17. Wells W. (ed.) *Airborne Contagion and Air Hygiene*. Cambridge: Harvard University Press, 1955.
18. Wells W, Ratcliff H, and Crumb C. On the mechanism of droplet nuclei infection II: Quantitative experimental airborne infection in rabbits. *Am J Hyg*. 1948;47:11.
19. Edwards DA et al. Inhaling to mitigate exhaled bioaerosols. *Proc Natl Acad Sci USA*. 2004;101:17383–8.
20. Nardell EA. Air sampling for tuberculosis—Homage to the lowly guinea pig. *Chest*. 1999;116:1143–5.
21. Nardell E. Wells revisited: Infectious particles vs quanta of *Mycobacterial tuberculosis* infection—Don't get them confused. *Mycobact Dis*. 2016;6.
22. Dharmadhikari AS et al. Natural infection of guinea pigs exposed to patients with highly drug-resistant tuberculosis. *Tuberculosis (Edinb)*. 2011;91(4):329–38.
23. Lerner TR, Borel S, and Gutierrez MG. The innate immune response in human tuberculosis. *Cell Microbiol*. 2015;17:1277–85.
24. Sultan L, Nyka C, Mills C, O'Grady F, and Riley R. Tuberculosis disseminators—A study of variability of aerial infectivity of tuberculosis patients. *Am Rev Respir Dis*. 1960;82:358–69.
25. Catanzaro A. Nosocomial tuberculosis. *Am Rev Respir Dis*. 1982;125:559–62.
26. Riley RL MC et al. Aerial dissemination of pulmonary tuberculosis: A two-year study of contagion in a tuberculosis ward: 1959. *Am J Epidemiol*. 1995;142:3–14.
27. Riley RL. The contagiosity of tuberculosis. *Schweiz Med Wochenschr*. 1983;113:75–9.
28. Riley R, and Permutt S. Room air disinfection by ultraviolet irradiation of upper air—Air mixing and germicidal effectiveness. *Arch Environ Health*. 1971;22:208–19.
29. Riley R. Aerial dissemination of pulmonary tuberculosis—The Burns Amberson Lecture. *Am Rev Tuberc Pulmon Dis*. 1957;76:931–41.
30. Fennelly KP, Martyny JW, Fulton KE, Orme IM, Cave DM, and Heifets LB. Cough-generated aerosols of *Mycobacterium tuberculosis*: A new method to study infectiousness. *Am J Respir Crit Care Med*. 2004;169:604–9.
31. Escombe AR et al. Upper-room ultraviolet light and negative air ionization to prevent tuberculosis transmission. *PLoS Med*. 2009;6:e43.

32. Andrews JR, Morrow C, Walensky RP, and Wood R. Integrating social contact and environmental data in evaluating tuberculosis transmission in a South African township. *J Infect Dis*. 2014;210:597–603.
33. Dharmadhikari AS et al. Surgical face masks worn by patients with multidrug-resistant tuberculosis: Impact on infectivity of air on a hospital ward. *Am J Respir Crit Care Med*. 2012;185:1104–9.
34. Dharmadhikari AS, and Nardell EA. What animal models teach humans about tuberculosis. *Am J Respir Cell Mol Biol*. 2008;39:503–8.
35. Khan N, Vidyarthi A, Javed S, and Agrewala JN. Innate immunity holding the flanks until reinforced by adaptive immunity against *Mycobacterium tuberculosis* infection. *Front Microbiol*. 2016;7:328.
36. Nardell EA, and Wallis RS. Here today—Gone tomorrow: The case for transient acute tuberculosis infection. *Am J Respir Crit Care Med*. 2006;174:734–5.
37. Orme IM, and Ordway DJ. Mouse and guinea pig models of tuberculosis. *Microbiol Spectr*. 2016;4.
38. Escombe AR et al. The detection of airborne transmission of tuberculosis from HIV-infected patients, using an *in vivo* air sampling model. *Clin Infect Dis*. 2007;44:1349–57.
39. Riley RL, Mills CC, O'grady F, Sultan LU, Wittstadt F, and Shivpuri DN. Infectiousness of air from a tuberculosis ward. Ultraviolet irradiation of infected air: Comparative infectiousness of different patients. *Am Rev Respir Dis*. 1962;85:511–25.
40. Mphahlele MDA et al. Highly effective upper room ultraviolet germicidal air disinfection (UVGI) on an MDR-TB ward in Sub-Saharan Africa. 2009.
41. Smith D, and Wiengeshaus E. What animal models can teach us about the pathogenesis of tuberculosis in humans. *Rev Infect Dis*. 1989;11:S385–S93.
42. Grzybowski S, Barnett G, and Styblo K. Contacts of cases of active pulmonary tuberculosis. *Select Papers Roy Netherlands Tuber Assoc*. 1975;16:90–9.
43. Riley E, Murphy G, and Riley R. Airborne spread of measles in a suburban elementary school. *Am J Epidemiol*. 1978;107:421–32.
44. Gammaitoni L, and Nucci MC. Using a mathematical model to evaluate the efficacy of TB control measures. *Emerg Infect Dis*. 1997;3:335–42.
45. Forrellad MA et al. Virulence factors of the *Mycobacterium tuberculosis* complex. *Virulence*. 2013;4:3–66.
46. Manca C et al. *Mycobacterium tuberculosis* CDC1551 induces a

more vigorous host response *in vivo* and *in vitro*, but is not more virulent than other clinical isolates. *J Immunol.* 1999;162:6740–6.

47. Rudnick SN, and Milton DK. Risk of indoor airborne infection transmission estimated from carbon dioxide concentration. *Indoor Air.* 2003;13:237–45.

48. Andrews JR, Morrow C, and Wood R. Modeling the role of public transportation in sustaining tuberculosis transmission in South Africa. *Am J Epidemiol.* 2013;177:556–61.

49. Joosten SA et al. Mycobacterial growth inhibition is associated with trained innate immunity. *J Clin Invest.* 2018;128:1837–51.

50. Kaufmann E et al. BCG educates hematopoietic stem cells to generate protective innate immunity against tuberculosis. *Cell.* 2018;172:176–90 e19.

51. Brighenti S, and Joosten SA. Friends and foes of tuberculosis: Modulation of protective immunity. *J Intern Med.* 2018. doi: 10.1111/joim.12778.

52. Arts RJW et al. Immunometabolic pathways in BCG-induced trained immunity. *Cell Rep.* 2016;17:2562–71.

53. Stead WW, Senner JW, Reddick WT, and Lofgren JP. Racial differences in susceptibility to infection by *Mycobacterium tuberculosis* [see comments]. *N Engl J Med.* 1990;322:422–7.

54. Andrews RH, Devadatta S, Fox W, Radhakrishna S, Ramakrishnan CV, and Velu S. Prevalence of tuberculosis among close family contacts of tuberculous patients in South India, and influence of segregation of the patient on early attack rate. *Bull World Health Organ.* 1960;23:463–510.

55. Le H et al. Process measure of FAST tuberculosis infection control demonstrates delay in likely effective treatment. *Int J Tuberc Lung Dis.* 2019;23:140–6.

56. Nathavitharana RR et al. FAST implementation in Bangladesh: High frequency of unsuspected tuberculosis justifies challenges of scale-up. *Int J Tuberc Lung Dis.* 2017;21:1020–5.

57. Miller AC et al. Turning off the tap: Using the FAST approach to stop the spread of drug-resistant tuberculosis in Russian Federation. *J Infect Dis.* 2018;218(4):654–58.

58. Kendall EA, Fofana MO, and Dowdy DW. Burden of transmitted multidrug resistance in epidemics of tuberculosis: A transmission modelling analysis. *Lancet Respir Med.* 2015;3:963–72.

59. WHO. Global Tuberculosis Report. In: Department ST, (ed.) Geneva: WHO, 2016.

60. Gelmanova IY et al. Non-adherence, default, and the acquisition of multidrug resistance in a tuberculosis treatment program in Tomsk, Siberia. (submitted for publication - to be resolved or listed as personal communication before publication).

61. Andrews JR et al. Exogenous reinfection as a cause of multidrug-resistant and extensively drug-resistant tuberculosis in rural South Africa. *J Infect Dis.* 2008;198:1582–9.

62. Andrews JR, Noubary F, Walensky RP, Cerda R, Losina E, and Horsburgh CR. Risk of progression to active tuberculosis following reinfection with *Mycobacterium tuberculosis*. *Clin Infect Dis.* 2012;54:784–91.

63. Moodley P et al. Spread of extensively drug-resistant tuberculosis in KwaZulu-Natal province, South Africa. *PLOS ONE.* 2011;6:e17513.

64. Lim JR et al. Incidence and geographic distribution of extensively drug-resistant tuberculosis in KwaZulu-Natal Province, South Africa. *PLOS ONE.* 2015;10:e0132076.

65. Gandhi NR et al. Extensively drug-resistant tuberculosis as a cause of death in patients co-infected with tuberculosis and HIV in a rural area of South Africa. *Lancet.* 2006;368:1575–80.

66. Davis LW, and Gertler PJ. Contribution of air conditioning adoption to future energy use under global warming. *Proc Natl Acad Sci USA.* 2015;112:5962–7.

67. Nardell E, Vincent R, and Sliney DH. Upper-room ultraviolet germicidal irradiation (UVGI) for air disinfection: A symposium in print. *Photochem Photobiol.* 2013;89:764–9.

68. Nardell EA. Environmental infection control of tuberculosis. *Semin Respir Infect.* 2003;18:307–19.

69. Brickner PW, Vincent RL, First M, Nardell E, Murray M, and Kaufman W. The application of ultraviolet germicidal irradiation to control transmission of airborne disease: Bioterrorism countermeasure. *Public Health Rep.* 2003;118:99–114.

70. First M, Nardell E, Chaisson W, and Riley R. Guidelines for the application of upper-room ultraviolet germicidal irradiation for preventing transmission of airborne contagion—Part II: Design and operations guidance. *ASHRAE Trans.* 1999;105:877–87.

71. First M, Nardell E, Chaisson W, and Riley R. Guidelines for the application of upper-room ultraviolet germicidal irradiation for preventing transmission of airborne contagion—Part I: Basic principles. *ASHRAE Trans.* 1999;105:869–76.

72. Nardell EA et al. Safety of upper-room ultraviolet germicidal air disinfection for room occupants: Results from the Tuberculosis Ultraviolet Shelter Study. *Public Health Rep.* 2008;123:52–60.

73. Zhang J et al. A radiometry protocol for UVGI fixtures using a moving-mirror type gonioradiometer. *J Occup Environ Hyg.* 2012;9:140–8.

74. Miller-Leiden S, Lobascio C, Nazaroff WW, and Macher JM. Effectiveness of in-room air filtration and dilution ventilation for tuberculosis infection control. *J Air Waste Manag Assoc.* 1996;46:869–82.

75. Campbell DL, Coffey CC, Jensen PA, and Zhuang Z. Reducing respirator fit test errors: A multi-donning approach. *J Occup Environ Hyg.* 2005;2:391–99.

76. *WHO Guidelines on Tuberculosis Infection Prevention and control: 2019 Update.* Geneva: 2019.

77. Pollock NR et al. Interferon gamma-release assays for diagnosis of latent tuberculosis in healthcare workers in low-incidence settings: Pros and cons. *Clin Chem.* 2014;60:714–8.

第四部分

活动性疾病与潜伏感染的诊断

第7章
活动性肺结核的诊断

J.LUCIAN DAVIS

（付亮　韩婷婷　袁媛　译　卢水华　审校）

公共卫生中的肺结核诊断

2018年，全球估计有1000万人患上结核病（tuberculosis，TB），但其中近30%的患者从未向公共卫生当局报告[1]。这些人被称为"失踪的300万人"，他们要么因没有症状或没有途径而从未寻求医疗服务，或就诊但未被诊断为结核病；要么被诊断为结核病但从未向国家结核病主管部门上报[2]。结核病漏诊导致严重的发病率和死亡率，且和结核病在社区内持续传播有关，这些事实促使我们改进结核病诊断技术，这是世界范围内控制和消除结核病的首要事项[3]。而且，为了提高诊断有效性，新的检测方法必须有助于启动早期治疗，以最大限度减少个体并发症和防止结核病在社区内进一步传播。同样需要注意的是，无论诊断结果如何，结核病检测本身往往是耗时和昂贵的。因此，结核病诊断评估的主要目标应该是：最大化获得及时、准确诊断和治疗的患者比例；尽量减少因误诊、延误诊断、过度检查和过度治疗而受到伤害的患者比例；防止个人和家庭遭受灾难性的经济损失。

世界卫生组织（the World Health Organization，WHO）关于全球和地方结核病流行病学的年度报告为理解全球结核病诊断实践提供了重要参考。评估诊断性能的关键指标被称为"结核病治疗覆盖率"，代表的是每年上报的结核病病例与估计的年结核病发病病例的比率。这一指标的准确性可能受到以下因素影响：结核病确诊病例的漏报，特别是私营和非政府部门的结核病确诊病例漏报，以及从特定国家的数学模型得出的结核病估计数量的不确定性。尽管如此，该指标仍然是有价值的，能够跟踪国家趋势，能比较国家结核病规划在发现和启动结核病患者治疗方面的相对质量和有效性。不同国家之间结核病治疗覆盖率的

广泛差异表明国家间的结核病诊断服务质量存在很大差异。世界上未获得诊断的结核病患者大多数存在于高发病率、低收入地区，在这些地区，患者在获得卫生保健服务方面受到很大的限制，这些服务设施也难以提供高质量的结核病诊断服务，导致结核病病例检出率低和漏诊病例死亡率高。相反，在低发病率、高收入国家，尽管临床医生有更高水平的诊断能力，但他们较少遇到结核病患者，因此仍会由于误诊导致高发病率和死亡率。在世界范围内，艾滋病病毒感染者（persons living with HIV，PLWH）约占所有结核病患者的10%，但占所有死亡人数的25%以上[4]。虽然PLWH中结核病患病率和发病率正在下降，但PLWH在诊断方面面临着独特难题。例如，PLWH的贫困程度和病耻感更高，这使他们获得医疗服务变得更加困难，而且他们的病程进展往往更快并且很大一部分是少菌型结核病。这些因素结合在一起，使得PLWH的结核病诊断敏感性下降和临床疗效下降[5]。最后，耐药结核病患者的治疗覆盖率特别低，尽管每年至少有50万新发患者，但大约只有1/3的人接受治疗[1]。结核病的诊断存在多重障碍，而且不同环境之间差别很大，因此结核病的诊断过程必须以当地流行病学特点为基础[4]。

近年来，结核病的检测技术有多项进展，应用广泛的、低成本的技术总有一天会清除早期准确诊断的障碍。这一过程始于WHO新的诊断策略，该策略减少了痰涂片镜检所需的样本数量，简化了镜检结果的解释，并批准了几种低成本培养方法[6-8]。此外，WHO首次发布了阴性诊断建议（negative diagnostic recommendation），反对使用不准确的商业化结核病血清学诊断检测，这一建议突显了未经验证的商业化诊断方法的危害[9]。在过去十年中，WHO的新策略在中低收入国家开启了分子诊断的新时代，批准了用

于诊断耐药结核病的线性探针分析以及用于敏感和耐药结核病的半自动核酸扩增分析。全基因组测序现在是几个高收入国家公共卫生实验室的标准检测方法，有望进一步改变耐药结核病的诊断和管理。2015 年，WHO 批准了首个非痰的、即时的检测技术：尿液阿拉伯甘露糖脂（lipoarabinomannan，LAM）检测。此项技术以及后续产品代表了结核病即时诊断技术的重要发展[10]。

新诊断方法的快速进展受到大家的欢迎，其敏感性和出结果时间均得到改善，但它们对患者治疗结局的影响尚不清楚。不幸的是，监管机构在审批过程中并不需要这样的信息，而且很少有研究报告评估患者方面的衡量标准[11-12]。如果没有新进展来支持综合战略，包括降低结核病发病率、结核病死亡率和结核病灾难性支出，那么就很难推进更大的"终结结核病战略"目标，即到 2035 年消除结核病这一公共卫生威胁[13]。现在比以往任何时候都更需要在现实环境中进行转化研究，以产生能够跨越当前资源限制、吸引患者和生产商参与的下一代诊断方法[14]。

在本章中，我们将重点关注支持高质量肺结核评估的原则、工具和实践。首先，我们概述了结核病诊断评估的关键原则、临床病史和体格检查在筛查活动性肺结核患者中的作用；其次，我们讨论诊断检测的样本采集；最后，回顾当前和新兴的结核病诊断检测，重点介绍这些新技术背后的原理，并从常规临床和公共卫生实践中最常见的检测中提取例子。表 7.1 总结了活动性肺结核常规诊断检测的敏感性和特异性，包括临床症状、胸部影像学和其他常用检测。

结核病诊断评价的指导原则

全面和准确的结核病诊断评估要求临床医生使用正式或非正式的可能方法，将包含不同检测策略性能的临床评估数据进行整合[15]。和其他疾病诊断检测相比，结核病诊断检测的基本特点是在不同环境下的敏感性差别很大，在对诊断检测准确性的系统评价

表 7.1　结核病常规诊断检测的敏感性和特异性

试验	敏感性（95% CI）	特异性（95% CI）	参考标准[f]	研究数量	患者数量	引用
长时间咳嗽[a]	35%（24～46）	95%（93～97）	显微镜和（或）培养	8	223 402	[21, 24]
任一结核病症状[b]	77%（68～86）	68%（50～85）	显微镜和（或）培养	8	218 476	[21, 24]
PLWH ART- 初始	89%（83～94）	28%（19～40）		16	8 664	[25]
PLWH 抗反转录病毒治疗	51%（28～73）	71%（48～86）		7	4 640	[25]
胸部 X 线						
任何异常情况	98%（95～100）	75%（72～79）	显微镜，培养	3	72 065	[21, 24]
结核病相关异常情况	87%（79～95）	89%（87～92）	显微镜，培养	5	163 646	
显微镜检查						
直接（LED FM）	73%（61～85）	97%（97～100）	培养	23	19 797	[117]
处理[c]	＋12%（CI 1～22）	98%（92～100）[d]	培养	4	3 609	[59]
尿液 LAM						
HIV 感染人群[e]	59%（43～77）	78%（64～88）	培养或 NAAT	6	2 402	[118]
GeneXpert						
MTB/RIF	85%（82～88）	98%（97～98）	培养	70	37 237	[77]
其他	88%（85～91）	96%（94～97）	培养	1	1 439	[103]

ART：抗反转录病毒治疗；CI：置信区间；NAAT：核酸扩增试验；PLWH：艾滋病病毒携带者；结核病：肺结核
a：长时间咳嗽定义为持续咳嗽（≥）2～3 周
b：任一症状包括任何持续时间的咳嗽、发热、发冷、盗汗和（或）体重减轻
c：浓缩 N- 乙酰半胱氨酸（NALC）- 氢氧化钠（NaOH）处理方法和聚碳酸酯膜过滤次氯酸钠（NaOCl）处理方法的 3 个研究
d：范围，而不是括号中报告的 95% CI
e：在 6 项研究中 CD4 计数的中位数在 71～210 之间
f：对痰液进行的所有参考标准检测

中，几乎都报告了统计学异质性[16]。这里值得注意的是诊断性能变化的常见原因。首先，诊断性检测的预测价值取决于疾病的先验概率，而先验概率是由一般人群或患者所属的特定社区或人群中的疾病局部流行情况决定的。其次，诊断试验的准确性取决于被评估人群中疾病的严重程度或谱系，如结核分枝杆菌的负担和分布和（或）宿主反应。例如，较严重的疾病通常会增加结核病的临床病史、体格检查结果和炎症标志物的敏感性，通常是以降低特异性为代价的。相反，免疫抑制的患者患病时细菌负担较低，更常见的是出现肺外症状，从而降低了痰微生物检测结核病的敏感性。最后，检测性能取决于执行检测的质量。因此自动化、内部控制和外部质量保证计划是提高准确性和可重复性的重要策略。

结核病诊断的第二个重要原则是，考虑到肯定存在的表现和性能的异质性，尚没有一种诊断检测被确定为适用于所有环境。如果能保证准确性和质量，最好将检测移到更接近医疗护理点的地方，因为这可能使结核病诊断评估更加以患者为中心。要做到这一点，理想的测试应该是简单、可负担、可靠、可重复、快速、灵敏、特异的，其结果不需要依靠供电、持续维护或额外的供应或设备就能交付的[14]。最好能同时检测出药物敏感性结核病和耐药结核病，并提供有关疾病严重程度和预后的信息。因为没有一种单一的检测具有上述所有特征，所以根据检测方法适用的标准诊断路径来制订不同的检测组合是很有价值的[17]。因此，WHO 确定了四种优先发展的检测类型，并为每种类型创建了目标产品特征（target product profiles，TPP）[18]。第一种是基于社区的分诊或转诊检测，通过减少需要使用昂贵的参考标准化验（即核酸扩增检测或分枝杆菌培养）进行确诊检测的人数，从而改善结核病筛查效率。根据 WHO 推荐，一项有用的分诊测试应该对活动性结核病的诊断具有高敏感性（≥ 90%）和中等特异性（≥ 70%），且应具有低成本（< 2 美元）和较短的出结果时间（< 30 分钟）的特点。第二种是一种快速（< 1 小时）的痰检测方法，用于在初级保健环境中检测结核病，其敏感性和特异性应与中成本（< 6 美元）的涂片镜检相似或更高。第三种是快速（< 1 小时）、基于生物标志物的非痰检测，应该与涂片镜检一样准确，同时也应该能够发现肺外结核病和儿童结核病。非痰检测也应该便宜（< 6 美元）且足够简单，可以在临床和社区环境中应用，而不需要痰检测所要求的

生物安全流程。第四种，在耐药性发病率高的地区，需要在初级和更高级医疗保健环境里部署一种快速（< 2 小时）的下一代药物敏感性检测。对于通过其他方法确诊为活动性结核病的个体，该检测将作为补充检测。

病史和体格检查

病史和体格检查是活动性结核病诊断评价的重要起点。有能力的临床医生的仔细评估是现有的最快速和成本最低的筛查测试之一，识别结核病的多种临床表现对下一步进行确诊试验至关重要。此外，良好的病史询问和体格检查有助于核实后续的实验室检测结果，解读患者的临床表现和流行病学情况[19]。

肺结核典型症状可以通过详细的病史询问来发现。应该询问患者是否有咳嗽及其持续时间；是否咳痰及其体征；发热、寒战、盗汗和体重减轻的存在和持续时间。对于儿童，应该注意有无身高和体重不能正常增加的现象，因为这可能是先于体重减轻而存在。全面的病史和查体还应包括任何其他身体不适或异常。这些可能提示存在肺外结核病，并可能为结核病的确定诊断提供额外的机会（例如，对可扪及的淋巴结进行针吸活检）。因此，全面的病史应该探查患者主诉的任何身体不适或异常。例如，头痛、神志不清、颈部僵硬或四肢无力等可能提示中枢神经系统结核；眼疼痛、视物模糊或畏光等，需关注是否有葡萄膜炎；背痛可能涉及脊柱结核；呼吸急促可能提示肺部、心包或胸膜结核。

症状筛查是结核病最常用的分诊检测。国际结核病关怀标准（the International Standards of TB Care）建议以咳嗽持续 2 ～ 3 周为标准作为筛查提问，以确定哪些人需要进一步评估是否患有结核病[20]。应该对该咳嗽持续时间作进一步评估，因为咳嗽在不同的临床环境和世界不同地区具有不同的表现特征。WHO 进行了系统回顾，为全球活动性结核病的筛查政策提供信息。在亚洲艾滋病病毒流行率低的地区，发现长时间咳嗽的诊断性能具有 25% 的敏感性和 96% 的特异性；在撒哈拉沙漠以南艾滋病病毒流行率高的非洲地区，具有 49% 的敏感性和 92% 的特异性，尽管这些估计存在宽泛的置信区间[21]。在艾滋病病毒流行率很高的赞比亚和南非这种大型的社区的社区集群随机试验中，咳嗽单一指标的敏感性仅为 25%，而综合考虑任意持续时长的咳嗽、发热、寒战、盗

汗、体重减轻等指标后的检测敏感性为 40%[22]。在 WHO 委托进行的系统回顾中，存在任意一种上述症状对活动性结核的敏感性为 77%、特异性为 68%，同样具有宽泛的估算精度。一个局限性是，几乎所有的纳入研究都是基于社区的流行病学研究，因此可能低估了在卫生机构接受评估的患者的敏感性，并且高估了症状的特异性。

PLWH 是症状特别敏感的人群之一。所谓的"四症状原则"，即主诉任何持续时间的咳嗽、发热、盗汗或体重减轻至少 3 公斤，在 PLWH 中对活动性结核病的敏感性高达 99%，尽管特异性只有 30%。这种症状组合是通过对许多不同症状组合的表现和产生情况进行系统回顾确定的，并且在 2011 年，WHO 建议将其作为筛查所有 PLWH 的标准[23]。WHO 在 2011 年开展了类似的证据回顾程序，为未感染艾滋病病毒的个人提供结核病筛查建议[24]。2018 年对该系统回顾的更新中强调了一项重要发现，即比较纳入接受抗反转录病毒治疗人群和未接受抗反转录病毒治疗人群的研究，四症状原则的敏感性显著降低（51% vs. 89%），特异性显著提高（71% vs. 28%）[25]。作者的结论是，应该纳入除症状外的其他筛查检测到接受抗反转录病毒治疗 PLWH 的诊断检测算法模型中去。

除了按各个身体系统详细回顾临床病史外，详细的病史还应询问活动性结核病的既往病史；与确诊或可能有活动性肺结核患者的密切接触；或既往结核感染史（经结核菌素皮肤试验阳性或 γ 干扰素释放试验阳性确定）。在以前接触过结核病或潜伏感染的情况下，需要特别关注从潜伏期结核病进展到活动性结核病的某些危险因素，如艾滋病病毒感染、药物治疗、糖尿病和慢性肾疾病引起的免疫抑制等[26]。

体格检查通常应重点关注临床病史，并对发现的情况进行随访。然而，如果有肺外结核病的风险因素，如患有 PLWH 和（或）报告呼吸系统外的局部症状，建议进行更全面的查体。对于有肺结核病史的患者，查体应该评估受肺外结核病影响最常见或最严重的特定器官系统：全面的神经系统检查，以筛查脑膜炎、脊椎结核（Pott's 病）或结核性椎间盘炎；检查颈部、腋窝或腹股沟淋巴结病变，但无触痛、皮肤温暖或红斑；检查呼吸音异常、发声频率降低和声音迟钝，提示胸腔积液；心音遥远和（或）交替脉提示心包积液；腹水提示腹膜结核；和（或）大的、离散的、坚硬的、红色的、突起的皮肤结节，其胫前分布与结节性红斑一致。

胸部影像学

胸部影像学是筛查肺结核最广泛使用的检查方法之一。在能进行胸部影像学检查的情况下，它要么作为结核病诊断评估的常规部分进行，要么在资源有限的情况下，作为对不能产生痰或痰的快速微生物检查（例如，通过涂片镜检或 NAAT）呈阴性的个人的后续检查。其他强烈建议使用胸部影像学检查的人群是 PLWH 患者，以及胸部影像学检查可能影响额外的诊断评估（如体格检查提示胸腔积液）或治疗（如有严重咯血的患者，可能需要支气管镜检查或其他干预）。在社区环境中筛查活动性病例（患者主要为无症状和临床前期疾病），胸部 X 线检查可能会极大地提高结核病诊断的数量。高收入国家在化疗初期进行大规模影像检查的经验以及许多国家最近进行的结核病患病率调查都证实了这一点[21]。这一经验使人们对新兴的、低成本的、可携带的、计算机辅助解读的数字放射影像技术产生了极大兴趣。

肺结核的影像学表现取决于感染和疾病的阶段。在原发性结核病中，肉芽肿的形成可能导致局灶性瘢痕或持续性实质结节，称为 Ghon 病变，偶尔可见肺门和（或）纵隔的钙化淋巴结，这些合并在一起被称为 Ranke 复合体[27]。在相当大的一部分个体中，这些影像学异常将持续表现为瘢痕或增厚，伴或不伴钙化，其临床意义是它们在胸片或计算机断层扫描（computed tomography，CT）中终生可见。未能控制原发性结核感染的个体可能发展为结核瘤，或局灶性或叶性浸润；多达 25% 的人可能患有多灶性疾病[27]。结核病最常见和最独特的影像学表现是空洞，经常在上肺野被发现。另一种独特但罕见的结核病的放射学表现是弥漫性和随机出现的小结节，这对播散性（也称为粟粒性）结核病具有高度特异性。曾经有人认为原发性肺结核表现为中、下肺区浸润，只有继发性肺结核才表现为上肺叶浸润，空洞也代表着继发性肺结核。但用分子流行病学来区分近期传播和远期传播感染的研究并不支持这种观点[28]。在艾滋病病毒感染者中，通常表现为非典型性的单纯肺部浸润，随着 CD4 计数下降，PLWH 的表现更不典型[29-30]。尽管在抗反转录病毒治疗开始后由于免疫重建，浸润可能会增多，但相当一部分人的胸部影像学显示正常[31-32]。

虽然一小部分早期肺结核患者的胸部影像学可能呈阴性，但胸部影像学的敏感性一般较高；其更大的局限性是特异性差，特别是在晚期 HIV、已有慢性肺病和其他急性肺部感染的患者中。在 2013 年 WHO资助的一项系统回顾中，胸片上的任何异常有 98%的敏感性和 75% 的特异性。当仅考虑与结核病一致的异常时，敏感性为 87%，特异性为 89%[21]。在使用 PLWH 的四症状原则进行筛查时，胸部影像学显著提高了结核病诊断的敏感性，主要是在那些接受抗反转录病毒治疗的患者（从 51% 到 85%），尽管特异性严重下降（从 71% 到 30%）。对于未接受抗反转录病毒治疗的患者，在症状筛查之外增加胸部影像学所获得的敏感性增加要小得多（从 89% 到 94%），但特异性的损失也减少（从 28% 到 20%）[25]。

鉴于结核病的影像学多变性和胸部影像学检查性能的异质性，研究人员试图开发标准化的评分系统，使解释变得更简单和更具可重复性。最近的一项系统回顾发现，评分系统提供了高敏感性（中位数 96%），但特异性较低（中位数 46%）[33]。另一种方法涉及使用计算机辅助诊断（computer-aided detection，CAD），不仅为了标准化，而且还可以减少放射科医生、技术人员和筛查人员的工作量，这也是用放射学方法主动筛查活动结核病例的特别方法。迄今为止，检验 CAD 性能的少数高质量研究表明，它可以提供高度的敏感性和适度的特异性，可以与专业人员给出的评分系统结果相媲美[34]。这项技术在大规模筛查中使用时，可能有助于减少需要进一步确认性检测的患者数量[35]。

标本采集方法

咳痰

使用涂片镜检、NAAT 或分枝杆菌培养检查下呼吸道标本（最常见的是咳痰、诱导痰或支气管镜检查中获得的标本）是检测肺结核的基本初始步骤。获得高质量的痰标本很重要，但可能并不容易。根据专家意见和长期实践，标本的质量应根据足够的痰液量（如 ≥ 0.5 ml）和肉眼外观（即痰液，而不是唾液）来判断，尽管几乎没有公开发表的证据支持这一条款[36-37]。

用于检查的痰可以通过咳痰或诱导痰获得。获得高质量的痰液需要注重采集方法。应由训练有素、经

验丰富的卫生工作者来获取痰液。WHO 关于涂片镜检的取痰指南建议卫生工作者遵循三个步骤指导患者如何排出优质痰：①在收集前立即做三次深呼吸；②用力咳嗽；③产生痰液而不是唾液，并使用视觉辅助工具向咳痰者展示痰液外观[38]。在巴基斯坦的一项研究中，咳痰前的指导与女性痰检阳性率增加了 63%有关，尽管在男性中没有增加[39]。一项随机对照实验评估了坦桑尼亚一段痰液指导视频的影响，结果显示，检测呈阳性的男性和女性比例均增加了两倍多，痰液量增加，唾液样本比例下降[40]。目前的指南建议最佳的、检查可用的标本，需要正确地贴上适当的患者标识符标签，并正确地包装在密封良好的容器中[38]。虽然以前的做法是拒绝对唾液样本进行显微镜检查，但唾液样的标本涂片镜检仍可提供阳性微生物诊断，至少有一项大型研究表明，当使用 NAAT检查时，唾液痰可能比其他类型的痰具有更高的敏感性[41]。因此，建议对所有提交到实验室的呼吸道标本进行检查，特别是在无法获得其他标本时。任何对样本质量及其对结果影响的担忧都应在书写报告时加以解释，作为对结果的注释，以便临床医生可以正确解读。

痰液检查的另一个重要方面是与标本采集的数量、时间和周期有关。自 2007 年以来，WHO 建议对每个患者只采集两份痰标本进行涂片镜检[6]。2012 年，WHO 批准了一种名为同日镜检（same-day microscopy）的痰收集新方法[42]：基于高质量的研究数据，同日相隔 1 小时采集的两个样本的检查提供了与不同日期收集的两个标本相似的诊断结果，并降低了随访的初始失访率[43]。长期以来，人们一直建议在清晨采集痰液，以最大限度地提高痰涂片检查的阳性率，但要求患者后续返回医疗机构的流程与诊断过程的高退出率密切相关。最近的两项高质量研究[44]，包括对 23 项研究的系统综述，纳入 8967 名正在接受活动性结核病评估的人[45]。研究发现，清晨取痰与随机时间的"现场"取痰相比，在诊断率方面没有统计学上的显著提高。即使是夜间收集痰，也没有比由卫生工作者直接指导患者如何产生高质量痰样本的现场收集有更高的阳性率[46]。在一次就诊中完成痰液评估，对患者、医疗服务人员和公共卫生都有很多好处，包括更早的诊断、更方便的治疗和降低患者的成本；减少医疗服务人员的工作和公共卫生方面的失访[47-49]。

用于结核病诊断的痰液采集有一些操作上的局

限性。最重要的是感染控制问题，因为咳痰会产生咳嗽气溶胶，这可能会导致结核病在医院内传播。因此，卫生工作者应穿戴 N95 口罩等个人防护装备，并在资源允许的情况下，在配备负压通风和高效微粒排气系统的房间收集痰和呼吸道样本；在完成痰液采集后，使用紫外线杀菌照射（ultraviolet germicidal irradiation，UVGI）对空气进行消毒，以此增加额外的保护措施[50]。如果没有这样的设施，应该远离其他患者，并在有足够自然通风和充足阳光的地方收集标本。其次，并不是所有的患者都能排痰，尤其是年幼的孩子。应收集至少 1 ～ 5 ml 质量好的、非唾液的痰液，但应从中选择最佳样本进行分析[38]。对于不能在初次要求和指导下排痰的人，在进行诱导痰或支气管镜检查之前，再提出第二次咳痰要求是有价值的。

诱导痰

对于咳嗽后不能获取痰液的患者，诱导痰是一种成熟的诱导咳嗽和咳痰的方法，可收集下呼吸道标本。用超声喷雾器或气动压缩机雾化高渗盐水并通过高流量空气送至患者口部，这一过程通常持续 15 分钟。通常以 3% ～ 7% 浓度的 NaCl 给药，雾化盐水在中央气道沉降，促进间质液渗透性流入呼吸道。这种额外的液体似乎通过气道感受器引发咳嗽，患者在卫生工作者的鼓励下，咳出带或不带黏液的稀薄液体，将这些液体送检进行微生物学检查[51]。如果是诱导标本，应在实验室申请书上知会实验室工作人员，以防止其作为唾液样本而被拒绝接收。感染控制是诱导痰的一个特殊问题，因为要求患者在几分钟内反复咳嗽，故而应仔细注意感染控制措施。

支气管镜检查

纤维支气管镜检查是一种半侵入性检查，可检查中央气道和收集位置较低的标本，通过支气管冲洗、支气管肺泡灌洗（bronchoalveolar lavage，BAL）、支气管内刷检、支气管内活检，对邻近的气管旁、纵隔和肺门肿大淋巴结（有或无超声引导）进行经支气管针吸活检，和（或）经支气管肺活检等方法。样品常被送去进行细胞计数、细胞学染色和（或）流式细胞术以及微生物检查，包括抗酸杆菌涂片镜、核酸扩增检测（nucleic acid amplification testing，NAAT）和分枝杆菌培养。气道检查很少用于识别支气管内黏膜的肉芽肿性病变，经支气管抽吸和活检可能偶尔会发现确认活动性结核病的组织，或确认其他诊断，如由非结核分枝杆菌或真菌感染引起的感染、炎症性疾病（如结节病）或恶性肿瘤。在某些临床情况下，例如当免疫功能低下的患者在接受评估时，可能需要支气管镜检查获取标本以诊断其他感染。在这种情况下，该过程通常由胸部 CT 引导，以识别疾病的影像学模式和位置，这可能为鉴别诊断和确认要收集的标本类型提供信息。在上述场景中，支气管镜检查可能获得浓缩盐水冲洗液，这可以减少确诊结核病或其他感染所需的时间，并改善后续管理[52-53]。在其他场景中，评估其他可导致肺部浸润、空洞或结节疾病（如疑似肺癌）时，结核病可能会被意外诊断。支气管镜检查可能受益的一个特殊人群是胸部影像学显示为"粟粒状"模式的患者，其特征是随机分布的弥漫性 2 ～ 3 mm 结节状阴影；据说它们类似于小米种子，代表着通过血液播散的分枝杆菌。鉴于细菌多在血管中的广泛分布，痰标本往往细菌较少，微生物学检查敏感性低；但支气管内刷检、经支气管活检和（或）支气管肺泡灌洗可确认一半以上的粟粒性肺结核患者的诊断[54]。除了这些特定场景外，在免疫功能正常和免疫功能低下的患者中进行的研究发现，无论是通过涂片镜检还是通过分枝杆菌培养检查，诱导痰和 BAL 的诊断率都没有差异[55-56]。

某些临床和操作方面的考虑会影响支气管镜检查的可行性，尤其是患者的呼吸状况。对于自主呼吸的患者，支气管镜检查需要对上、下气道进行表面麻醉，大多数患者还需要使用苯二氮䓬类和阿片类药物进行镇静，以缓解焦虑，控制呼吸困难、不适和咳嗽，所有这些情况都会使患者感到不适，从而增加操作难度。考虑到过度镇静和呼吸衰竭的潜在风险，支气管镜检查应在有监测的环境下进行。严重呼吸窘迫的患者可能需要插管和机械通气以确保安全，必须权衡临床并发症的风险，包括气胸（如经支气管活检）和不断恶化的低氧血症，以及在没有确诊的情况下继续治疗操作的风险。

当前的痰液检测

涂片镜检

痰涂片镜检可以追溯到 1882 年罗伯特·科赫（Robert Koch）对结核分枝杆菌的开创性发现，至今仍是结核病最常见的诊断检测方法。该测试通常在痰液上进行，包括直接将一小块诊断材料（痰液、细针吸出物或其他体液）涂抹在一次性玻璃载玻片上，通过加热将材料固定在玻片上，并使用针对分枝杆菌和少量其他细菌［包括诺卡氏菌（Nocardia）和红球菌（Rhodococcus）］的化学染料。经典的碳氟化合物染色（carbol-fuchsin stains）利用分枝杆菌细胞壁的独特特性，使其能够吸收明亮的紫红色染料。即使使用亚甲基蓝底色和随后的酸性酒精脱色程序后，它们仍能保持这种着色。光学显微镜下，在蓝色背景下可以很容易地看到深粉红色的杆菌，并可算作细菌载量的半定量测量。该技术的局限性在于，它要求技术人员在 10 分钟内观看 1000 倍物镜下的至少一个 2 cm 长的载玻片，以便排除痰涂片阳性结核病[38, 57]。使用持久、低成本 LED 灯泡的新型显微镜已被用于显示分枝杆菌细胞质的荧光染色，它允许在 200 倍下观察，并大大减少了读取幻灯片所需的时间[58]。然而，痰涂片镜检敏感性较低，只能发现 50% ～ 70% 的活动性肺结核患者。此外，虽然该技术在结核病患病率高的环境中具有高度的特异性，但在结核病患病率低的环境中，以及在既往有结核病病史的患者中，其特异性和阳性预测值显著降低。已证实在处理前使用黏液溶解剂和离心可使涂片镜检的敏感性平均提高 13%[59]。还描述了不需要离心的加工方法（例如漂白剂消化），但其与特异性的降低相关[60]。

分枝杆菌培养

在固体或液体培养基上对 2 ～ 3 份呼吸道样本进行分枝杆菌培养被认为是诊断肺结核的参考标准检测。但是，分枝杆菌培养需要大量的技术人员和实验室基础设施，包括 3 级生物安全保护，因为培养物中高浓度的结核分枝杆菌增加了传播给实验室工作人员的风险。因此，分枝杆菌培养通常只在集中化的商业或公共卫生实验室提供，而不会在大多数低收入国家提供。

与标本采集和处理有关的几个因素对分枝杆菌培养的敏感性和特异性有重要影响。例如，即使在同一研究对象中，不同标本的细菌数量也可能不同，如果资源允许，至少应该送三个标本进行培养。口腔共生菌在排痰过程中会污染痰，并可能在几天内在培养基上过度生长，从而阻止分枝杆菌的生长。为了限制这一点，实验室在接种培养物之前使用氢氧化钠（浓度 1% ～ 4%）净化痰液，但这可能会消除标本中多达 1/3 的分枝杆菌。与显微镜检查一样，用 N- 乙酰半

胱氨酸等黏液溶解剂处理，并通过离心浓缩，有助于最大限度地增加接种分枝杆菌的数量[36]。尽管采取了这些措施，但由于污染，所有用于分枝杆菌培养的痰中约有 5% 会产生不确定的结果。为了减少污染的可能性，送去培养的痰应该通过冷链储存和运输，并在到达实验室后尽快进行处理。或者，痰可以用诸如十六烷基氯化吡啶和其他新的商业制剂来处理，这些制剂旨在稳定和保护分枝杆菌细胞不受过度生长的影响，而不需要冷链[61]。

对培养基有许多不同的选择，每一个都有各自的优点和缺点。包括 Lowenstein-Jensen 和 Ogawa 在内的固体培养基都是低成本、基于鸡蛋的培养基，通常在实验室现场制备，特别是在低收入国家。较新的基于琼脂的商业培养基包括米德尔布鲁克（Middlebrook）7H10 和 7H11 培养基。较新的液体培养基系统通常与自动化的管内比色读数相结合，包括米德尔布鲁克 7H9 培养基，现在通常由比色系统即分枝杆菌生长指示管（mycobacterial growth indicator tubes，MGIT）提供，可以手动测量或使用自动化系统进行早期检测和报告。除了使用甘油和其他无机化合物作为主要营养源外，液体培养基中还添加了油酸 - 白蛋白 - 葡萄糖 - 过氧化氢酶（oleic acid-albumin-dextrose-catalase，OADC）和抗生素多黏菌素 B、两性霉素 B、萘啶酮酸、甲氧苄氨嘧啶、阿洛西林（PANTA），以对抗生长更迅速的细菌。与固体培养相比，液体培养更有利于分枝杆菌的生长。达到阳性的中位时间是 13 天，如果在 42 天的监测后没有检测到细菌，则认为培养结果为阴性[62]。相比之下，固体培养基上的培养阳性中位数时间是 26 天后，而培养 56 天后没有检测到则认为是阴性的。液体培养基为检测分枝杆菌提供了更高的敏感性和更短的出结果时间，尽管代价是更频繁地被细菌和非结核分枝杆菌污染。固体培养的成本较低，而且由于分离的分枝杆菌菌落的可视化，也可以在同一标本中鉴定多个物种或菌株。MGIT 液体培养基的总体敏感性为 88%，特异性为 99.6%，而固体培养基的敏感性为 76%，特异性为 99.9%[62]。

有趣的是，似乎所有培养基都有不同的优缺点，如果资源允许，每个标本至少应在一种固体培养基和一种液体培养基上进行培养，以减少培养基选择和污染所带来的差别[63]。一旦发现培养物呈阳性，就必须进行菌株种类检测和药敏试验。传统上选择培养和生化检测来鉴定分枝杆菌的种类，但现在越来越多地

采用核酸扩增、结核分枝杆菌抗原 MPT 64 和高效液相色谱来鉴定分枝杆菌。

核酸扩增检测（NAAT）

20 世纪 90 年代初，随着针对 IS6110 序列的商业化分析方法的引进，实验室首次广泛使用 NAAT 进行结核病诊断[46]。虽然得到了公共卫生当局的广泛认可[64-65]，但由于各种临床和操作原因，第一代检测从未得到广泛采用[67]。尽管有许多高质量的诊断准确性研究表明，NAAT 对结核病具有高度敏感性和特异性[66]，以及成熟的临床和公共卫生指南指导如何整合检测结果与临床决策[19, 68]，但很少有研究证明 NAAT 能产生重要的临床影响[69]。此外，来自美国[70]和英国[71]的研究表明，临床医生对于阳性结果乐于开始治疗，但很少在阴性结果的情况下拒绝进行治疗。在操作上，这些分析很复杂，需要专职实验室技术人员耗费长达 8 小时的时间和复杂的多房间单向工作流程。因为这些化验的开管性质使它们容易受到实验室的交叉污染，故而假阳性结果屡见不鲜[72]。考虑到它们的敏感性并不完美，也有人担心假阴性结果，CDC 当时的指南建议，如果考虑活动性结核病的临床概率仍然很高，则应重复检测[68]。由于临床医生对第一代 NAAT 的需求较低，且实验室负责人担心无法负担这些检测费用，所以在高收入国家，检测供应不足、出结果时间较长[73]。在低收入国家，由于高昂成本和密集劳动力需求，它们从未被常规地引入临床应用。

2010 年，有报告提供了关于下一代 NAAT 的首批临床数据，开启了结核病诊断的新时代[74-76]。与以往的 NAAT 不同，这些检测是专门开发的，目的是通过公私合营的新机制，满足低收入和中等收入国家对快速、低成本检测的需求，以取代涂片镜检。GeneXpert MTB/RIF 在这些检测方法中居于首位，它在 NAAT 中有几个主要的技术进步：①使用一种新的、扩增相容的黏液溶解试剂和超声细胞裂解来优化目标核酸的提取；②采用半嵌套核酸扩增提高敏感性；③以结核分枝杆菌基因组高度保守的 81bp 区域 rpoB 为靶点，同时提供有关结核病诊断和利福霉素耐药性的信息；④在封闭的一次性试管内进行扩增，并使用短的、重叠的分子信标探针以提高特异性；以及⑤微流控扩增自动化，减少人工需求和出结果时间。多项临床研究表明，在高负担和低负担国家的大多数环境中，Xpert MTB/RIF 几乎可以检测到所有痰涂片阳性

结核病患者和大多数痰涂片阴性患者。在 Cochrane 系统综述中收录的 70 项关于 37 237 名疑似结核病患者的研究中，Xpert MTB/RIF 的合并敏感性为 85%，合并特异性为 98%；在 48 项共招募 8020 名参与者的研究中，利福平耐药性的合并敏感性为 96%，特异性为 98%[77]。

2011 年经 WHO 批准后[78]，Xpert MTB/RIF 在低收入国家被广泛采用。虽然它最初针对的是艾滋病病毒携带者和具有耐多药结核病风险因素的人，但随着捐助者扩大补贴，这一检测价格非常优惠，WHO 随后更新了政策，建议将 Xpert 作为包括儿童在内的所有个人、所有形式结核病的一线的、替代涂片镜检的检测[79]。几项使用实施后半随机设计（post-implementation studies using quasi-randomized designs）的研究表明，Xpert 可以增加微生物学确诊的个体比例，缩短开始治疗的时间。然而，那些检查了发病率和死亡率等更重要结局结果的研究，发现其在常规临床实践中并没有显示出重要的影响[80-82]。例如，TB-NEAT 试验，这是一项多国家、个体随机试验，将护士实施的 Xpert MTB/RIF 与标准痰镜检进行比较，在南非的几个国家显示，结核病相关发病率没有变化[82]。同样，XTEND 研究是一项平行分组的整群随机试验，共有 4656 名患者参加了 Xpert MTB/RIF 在南非 20 家诊所的全国推广。该研究显示，6 个月的死亡率没有差异，Xpert 阳性结核病患者中有相当大一部分（16%）从未收到检测结果或开始治疗[83]。这些发现在对 5 项随机试验的个体患者 meta 分析（individual patient data meta-analysis，IPD meta-analysis）中得到证实；尽管在 HIV 携带者中，Xpert 阳性者的死亡率在统计上显著降低了 24%[84]。

关于 Xpert 未能显著影响接受结核病诊断评估患者的临床重要治疗结局，有几种可能的解释。方法学专家已经注意到，诊断方面的改进很少大到足以影响下游的临床治疗结局（如死亡率），特别是对于像结核病这样高概率可治愈的情况[85]。其他促成因素可能包括：在这些试验的对照组中，对痰涂片阴性个体的经验性治疗率很高。观察性研究描述了如下现象：①由于中心实验室难以将结果反馈给患者，被分配到 Xpert 检测的个体中初始失访率较高；②经常未能推荐所有疑似结核病患者进行 Xpert 检测并确保检测完成；③临床医生对 Xpert 结果的解释混乱，尤其是对耐药的解释；④检测本身和检测平台的技术故障。这些故障可能是由恶劣的现场条件引起的，灰尘、热

量、停电、电涌、不定期供应以及缺乏定期维护和维修服务等，可能会减少检测的可用性或增加不确定结果的频率[86-87]。这些观察现象表明，设计更小、更简单的 Xpert 机器，并将它们放在显微镜设备中，可能是一种成本更低、更有效的策略，可以提高诊断水平，并更有效地使这些患者与医疗关怀建立起联系[119]。因此，计划对 Xpert 测试盒和平台进行多种修改，包括将每个设备的模块数量减少到一个，并集成一个太阳能电池。

已证明 Xpert MTB/RIF 在低负担环境下提供与 FDA 注册研究（在美国招募了大多数患者）相似的诊断准确性结果[88]。这项研究支持批准 Xpert MTB/RIF 用于结核病的诊断和传染性结核病的排除[89-90]。此外，在美国进行了传统涂片镜检和 Xpert MTB/RIF 的一系列探索性试验表明，Xpert MTB/RIF 在各种环境下对临床和卫生系统治疗结局有重大影响。在城市结核病控制项目的门诊患者中，这些好处包括可能减少对活动性结核病的不必要的经验性治疗、不必要的接触调查和不必要的从聚集场所被驱逐[91]。在接受疑似的活动性肺结核评估的同时接受呼吸隔离的住院患者中，研究预测在隔离室和医院的住院时间显著缩短[92-95]，在卫生系统负担评价研究中也是如此[96-97]。最近，在一家安全网医院（safety-net hospital）的大型前瞻性、实用性、自身前后对照性研究（a large prospective, pragmatic, before-and-after study）中，Xpert 的安全性、有效性和成本效益得到证实[98]。尽管疾控中心长期以来建议对所有可能的结核病患者进行核酸检测，但只有不到一半的患者被评估为符合这一质量标准[65, 99-100]。目前的指南指出，疑似的结核病患者可在两次 Xpert 阴性结果后停止隔离，这些用于 Xpert 的痰或诱导痰收集的时间间隔至少为 8 小时[101]。

2017 年，WHO 批准了 GeneXpert Ultra，这是一种对活动性肺结核敏感性更高的更新的 NAAT，预计将在低收入和中等收入国家逐步取代 Xpert MTB/RIF。Xpert Ultra 通过在原来的 Xpert 检测方法上的几个技术创新提高了敏感性。这些措施包括针对结核分枝杆菌基因组 IS6110 和 IS1081 序列与 rpoB 靶标一起进行扩增；将 rpoB 和 IS6110 检测转换为完全嵌套的扩增检测；以及将进入扩增室的处理痰的起始体积增加一倍[102]。此外，为了提供更准确的利福霉素耐药结果，该方法已被修改为分子信标探针和熔解曲线分析。在一项多中心诊断准确性研究

中，所有参与者都提供了痰，通过 Xpert 试验和系列分枝杆菌培养进行检测，Xpert Ultra 的敏感性比 Xpert MTB/RIF 高 17%（95% CI 10% ～ 24%），特异性低 2.7%（95% CI 1.7% ～ 3.9%），检测利福霉素耐药性的效果与 Xpert MTB/RIF 相似[103]。在事后分析中，两个亚组解释了几乎所有的假阳性结果：有结核病病史的患者和 Xpert Ultra 检测结果为微量阳性的个人。与 Xpert MTB/RIF 相比，对微量阳性结果个体的重复检测消除了特异性差异；WHO 的最终声明建议采用这种方法。能够多路复用 Ultra 分析靶点的试剂盒创新也促进了异烟肼、氟喹诺酮和阿米卡星耐药试剂盒的开发，作为 Pre-XDR/XDR TB 的结果反映。

另一种新一代结核病分子检测方法是环介导等温扩增试验（the loop-mediated isothermal amplification test for TB，TB LAMP），WHO 于 2016 年批准将其用作缺乏基因专业检测基础设施的外围中心的显微镜替代检测。TB LAMP 是一种快速、手动、封闭管的反应，只需要一个加热块、试管和试剂，可以用肉眼读取，所有这些都使它比 Xpert MTB/RIF 便宜约 25%。虽然与显微镜相比，TB LAMP 有几个潜在的优势，包括提高敏感性，但它需要一个手动的、多步骤的过程，比 GeneXpert 的工作强度更大，而且不提供关于耐药性的信息。此外，关于其性能的数据是基于包括 PLWH 在内的关键人群的非常低质量的数据。

正在开发大量其他的 NAAT 检测，其中许多具有非结核分枝杆菌和结核分枝杆菌的多分析检测能力。其中许多已获得欧洲和美国（FDA）监管当局的批准，少数计划由 WHO 审查。这些技术在《联合援助国际药品采购机制结核病诊断概况报告》中得到了全面描述，该报告在过去几年中不断更新[104]。

其他耐药分子诊断

除了 GeneXpert 平台之外，还有越来越多的其他技术可用于或正在开发用于分子药物敏感性测试（drug susceptibility testing，DST）。总之，这些技术为降低诊断耐药结核病的成本和出结果时间提供了希望[104]。这些方法面临的一个共同挑战是，关于表型 DST、基因型 DST 和临床结果之间相关性的数据有限。因此，专家指南鼓励在报告分子 DST 时包括关于特定突变与临床结果之间相关性的证据，以指导解

释[105]。WHO 也继续建议所有患者进行基于培养的表型药敏试验作为参考试验[1]。

线探针分析（line probe assays，LPA）使用一种通用技术，利用一次性试纸上的荧光杂交探针来检测预先扩增的结核分枝杆菌序列[106-107]。结果很容易用肉眼解释。它们已被用于各种目的，包括结核病诊断、鉴定培养物中不同种类的分枝杆菌，以及对耐药突变进行有针对性的基因分型。这要求它们在具有提取和扩增 DNA 的基础设施和人力资源能力的先进实验室中进行。这些检测是在涂片镜检阳性或分枝杆菌培养表明存在足够量的模板 DNA 用于扩增后作为附加试验进行的。LPA 在筛选一线药物（即异烟肼和利福平）和二线药物（即二线注射药物和氟喹诺酮）的耐药性方面取得了最大的效果。WHO 于 2008 年首次推荐，并于 2016 年发布了最新建议[106-107]，LPA 作为南非标准公共卫生检测算法的一部分，在全国范围内定期可用[104]。在许多耐药负担高的国家，它们为更早、更低成本诊断耐多药结核、广泛耐药结核和全耐药结核做出了重大贡献。LPA 的局限性在于，每个探针只能针对一个耐药突变，并且每条只能容纳有限数量的探针。因此，可能需要多条探针来检测二线耐药性，LPA 对于检测具有多个耐药性等位基因的耐药性的敏感性可能有限，并且可能无法检测稀有等位基因的耐药性。

测序涉及一套不同的高通量方法，与其他可用的方法相比，这些方法能够以更高的敏感性和特异性扩增 DNA。这种较高的分辨率可能有助于识别罕见或不寻常的序列变异，这些变异可能对临床上的各种适应证具有重要意义，包括识别罕见或沉默的耐药突变；诊断与不同分枝杆菌菌种或不同结核分枝杆菌菌株（包括具有不同耐药模式的菌株）的混合感染；以及揭示传播环节及其方向性。测序方法的主要限制是目前的成本高、复杂且缺乏标准化的过程，这不仅需要实验室的熟练程度，还需要对生物信息学的深入了解来比对和将序列标准化。尽管如此，随着成本的迅速下降和方法的日益标准化，高收入国家的许多公共卫生项目现在都提供例行公事的测序服务，包括美国疾病控制中心、许多国家的公共卫生实验室和英国公共卫生实验室。至少有一项分析表明，与传统的分枝杆菌培养、菌种鉴定和表型药敏试验方法相比，结核的全基因组测序可能具有很高的成本效益[108]。

非痰检查

尽管有许多可用于结核病诊断的痰检测方法，但对不需要痰的结核检测仍有持续的需求。许多的商业检测方法正在开发中，血液和尿液通常被认为是痰替代品，有各种不同的靶点。呼出气是一种新的标本类型，许多研究小组也在使用各种目标对其进行探索，但与血液和尿液相比，它还处于早期发展阶段。以抗原和抗体为靶点的商业血清学检测早已广泛使用，特别是在亚洲和非洲的私营部门[109]。WHO 特别建议不要使用它们[9]，因为许多高质量的数据表明，这些检测方法的敏感性和特异性较差[110-111]。目前，许多研究小组正在进行研究，以开发下一代血清学检测方法[112-113]，但迄今尚未有临床研究准备投入商业使用。干扰素释放试验是商业上可用于潜伏性结核病感染的检测方法。许多研究评估了它们对活动性肺结核外周血的作用，发现它们对活动性肺结核的敏感或特异性均不高[114-115]。最近的两项研究报道了基于人类 RNA 标志物全血扩增的基因表达谱的使用，这些研究的大部分数据来自儿童[116]。唯一一种商业上可用并已批准的非痰液结核病检测方法是 LAM 抗原检测。

LAM 检测

基于抗原的 LAM 检测是 WHO 批准的一种检测晚期艾滋病毒患者结核病的方法，包括 CD4 计数低于 100 个 / 微升的患者和患有严重疾病的患者，无论 CD4 计数如何（定义为存在四种危险迹象中的任何一种，包括呼吸频率 > 30 次 / 分钟，温度 > 39 ℃，心率 > 120 次 / 分钟，或不能独立行走）[10]。LAM 是一种从分枝杆菌细胞壁释放的脂多糖，在晚期 HIV 感染者的尿液中发现其高浓度。该分析采用横向流动格式，读数可使用自动光学读取设备或肉眼进行解释，在读卡器间和读卡器内具有非常好的一致性。这可能是因为播散性结核病（包括肾结核）在这些人群中的患病率较高，以及患有严重疾病的人肾小球的 LAM 清除率较高。在对 2402 名艾滋病病毒携带者（中位 CD4 71 ～ 210）进行结核病症状评估的 6 项研究中，合并敏感性为 59%（95% CrI 43 ～ 77），合并特异度为 78%（95% CrI 64 ～ 88）。在 5 项 859 例 PLWH（CD4 ≤ 100）的研究中，合并敏感性为 56%（95% CrI 41 ～ 70），合并特异性为 90%（95% CrI 81 ～ 95）。该检测的特异性较差，可能反映出 LAM

也在其他分枝杆菌中发现，而诊断准确性研究中使用的基于痰培养和临床评估的标准可能无法涵盖一些播散型结核病（例如粟粒型结核病）患者。WHO 建议不要使用 LAM 作为筛查试验，但表示 LAM 可用于诊断患有 CD4 ≤ 200 的 PLWH 或严重疾病的个体[10]。尽管尿 LAM 的诊断准确率并不理想，但利用尿抗原诊断结核的方法因其简单性和相对生物安全性而成为该领域的一项重要突破。目前正在进行大量的研究，以提高 LAM 的捕获，并开发对 PLWH 和其他患者具有更高分析敏感性的方法[104]。例如，最近一种使用单克隆抗体和一种新的银基显影技术的新的尿液 LAM 分析方法显示了在 PLWH 中对结核的敏感性和相似的特异性[120]。

结论

诊断结核病仍然是医学上最艰巨的挑战之一，这既是因为这种疾病通常是惰性的，也是因为一个多世纪以来在改进检测方面没有取得进展。经过一个多世纪在结核病诊断方面进展甚微的情况下，过去十年在科学、宣传和实施新的检测和战略方面取得了巨大的进步。世界各地仍有 300 多万人患有结核病，他们自己或公共卫生当局仍不知情，要接触到这些人，还有更多的工作要做。利用新的科学突破，并在高质量个体化评估和以患者为中心的医疗护理的既定原则基础上，通过加倍倡导增加资金和政策管理来应对这一疾病，有望大幅缩小并在某一天消除结核病的诊断差距。

参考文献

1. World Health Organization. *Global Tuberculosis Control: WHO Report 2019.* Geneva: World Health Organization, 2019.
2. *Implementing the WHO Stop TB Strategy: A Handbook for National Tuberculosis Control Programmes.* Geneva: World Health Organization, 2008.
3. Keeler E et al. Reducing the global burden of tuberculosis: The contribution of improved diagnostics. *Nature.* 2006;444(Suppl 1):49–57.
4. World Health Organization. *Global Tuberculosis Control: WHO Report 2017.* Geneva: World Health Organization, 2017.
5. Perkins MD, Cunningham J. Facing the crisis: Improving the diagnosis of tuberculosis in the HIV era. *J Infect Dis.* 2007;196(Suppl 1):S15–27.
6. World Health Organization. *Policy statement: Reduction of Number of Smears for Pulmonary Tuberculosis.* Geneva: World Health Organization, 2007.
7. World Health Organization. *Policy Statement: The Use of Liquid Medium for Culture and DST in Low- and Middle-Income Country Settings.* Geneva: World Health Organization, 2007.
8. World Health Organization. *Policy Statement: Noncommercial Culture and Drug-Susceptibility Testing Methods for Screening Patients at Risk for Multidrug-Resistant Tuberculosis.* Geneva: World Health Organization, 2011.
9. World Health Organization. *Commercial Serodiagnostic Tests for Diagnosis of Tuberculosis: Policy Statement.* Geneva: World Health Organization, 2011.
10. World Health Organization. *Lateral flow urine lipoarabinomannan assay (LF-LAM) for the diagnosis of active tuberculosis in people living with HIV, 2019 Update.* Geneva: World Health Organization, 2019.
11. Brunet L, Minion J, Lienhardt C, and Pai M. Mapping the landscape of tuberculosis diagnostic research. *Am J Respir Crit Care Med.* 2010;296:A2255.
12. Lessells RJ, Cooke GS, Newell M-L, and Godfrey-Faussett P. Evaluation of tuberculosis diagnostics: Establishing an evidence base around the public health impact. *J Infect Dis.* 2011; 204(suppl_4):S187–S95.
13. World Health Organization. *The End TB Strategy.* Geneva: World Health Organization, 2015.
14. Stop TB Partnership. Pathways to better diagnostics for tuberculosis: A blueprint for the development of TB diagnostics. In: New Diagnostics Working Group, Dacombe R (ed.). Geneva: World Health Organization, 2009.
15. Pauker SG, and Kassirer JP. The threshold approach to clinical decision making. *N Engl J Med.* 1980;302(20):1109–17.
16. Leeflang MM, Deeks JJ, Gatsonis C, and Bossuyt PM. Systematic reviews of diagnostic test accuracy. *Ann Intern Med.* 2008;149(12):889–97.
17. Bossuyt PM, Irwig L, Craig J, and Glasziou P. Comparative accuracy: Assessing new tests against existing diagnostic pathways. *BMJ.* 2006;332(7549):1089–92.
18. World Health Organization. *High-Priority Target Product Profiles for New Tuberculosis Diagnostics: Report of a Consensus Meeting.* Geneva: World Health Organization, 2014.
19. Catanzaro A et al. The role of clinical suspicion in evaluating a new diagnostic test for active tuberculosis: Results of a multicenter prospective trial. *JAMA.* 2000;283(5):639–45.
20. TB CARE I. *International Standards for Tuberculosis Care.* 3rd ed. The Hague, 2014.
21. van't Hoog AH et al. *A Systematic Review of the Sensitivity and Specificity of Symptom- and Chest-Radiography Screening for Active Pulmonary Tuberculosis in HIV-Negative Persons and Persons with Unknown HIV Status.* Geneva: World Health Organization, 2013.
22. Claassens MM, van Schalkwyk C, Floyd S, Ayles H, and Beyers N. Symptom screening rules to identify active pulmonary tuberculosis: Findings from the Zambian South African Tuberculosis and HIV/AIDS Reduction (ZAMSTAR) trial prevalence surveys. *PLOS ONE.* 2017;12(3):e0172881.
23. World Health Organization. *Guidelines for Intensified Tuberculosis Case-Finding and Isoniazid Preventive Therapy for People Living with HIV in Resource-Constrained Settings.* Geneva: World Health Organization, 2011.
24. World Health Organization. Systematic screening for active tuberculosis: Principles and recommendations. In: Lonnroth K (ed.). Geneva: World Health Organization, 2013.
25. Hamada Y, Lujan J, Schenkel K, Ford N, and Getahun H. Sensitivity and specificity of WHO's recommended four-symptom screening rule for tuberculosis in people living with HIV: A systematic review and meta-analysis. *Lancet HIV.* 2018;5(9):e515–e23.
26. Lienhardt C. From exposure to disease: The role of environmental factors in susceptibility to and development of tuberculosis. *Epidemiol Rev.* 2001;23(2):288–301.
27. Skoura E, Zumla A, Bomanji J. Imaging in tuberculosis. *Int J Infect Dis.* 2015;32:87–93.
28. Geng E, Kreiswirth B, Burzynski J, Schluger NW. Clinical and radiographic correlates of primary and reactivation tuberculosis: A molecular epidemiology study. *JAMA.* 2005;293(22):2740–5.
29. Saks AM, Posner R. Tuberculosis in HIV positive patients in South Africa: A comparative radiological study with HIV negative patients. *Clin Radiol.* 1992;46(6):387–90.
30. Greenberg SD, Frager D, Suster B, Walker S, Stavropoulos C, and Rothpearl A. Active pulmonary tuberculosis in patients with AIDS: Spectrum of radiographic findings (including a normal appearance). *Radiology.* 1994;193(1):115–9.
31. Yoo SD et al. Clinical significance of normal chest radiographs among HIV-seropositive patients with suspected tuberculosis in Uganda. *Respirology.* 2011;16(5):836–41.
32. Worodria W et al. Clinical spectrum, risk factors and outcome of immune reconstitution inflammatory syndrome in patients with tuberculosis-HIV coinfection. *Antivir Ther.* 2012;17(5):841–8.
33. Pinto LM, Pai M, Dheda K, Schwartzman K, Menzies D, and Steingart KR. Scoring systems using smear radiographic features for the diagnosis of pulmonary tuberculosis in adults: A systematic review. *Eur Respir J.* 2013;42(2):480–94.
34. Pande T, Cohen C, Pai M, and Ahmad Khan F. Computer-aided detection of pulmonary tuberculosis on digital chest radiographs: A systematic review. *Int J Tuberculosis Lung Dis.* 2016;20(9):1226–30.
35. Zaidi SMA et al. Evaluation of the diagnostic accuracy of computer-aided detection of tuberculosis on chest radiography among private sector patients in Pakistan. *Sci Rep.* 2018;8(1):12339.
36. Kent PT, Kubica GP. *Public Health Mycobacteriology: A guide for the Level III Laboratory.* Atlanta: Centers for Disease Control, 1985.
37. Ho J, Marks GB, and Fox GJ. The impact of sputum quality on tuberculosis diagnosis: A systematic review. *Int J Tuberc Lung Dis.* 2015;19(5):537–44.
38. Stop TB Partnership. Laboratory diagnosis of tuberculosis by sputum microscopy. In: Global Laboratory Initiative, Lump R et al. (eds.) Adelaide, Australia: SA Pathology, 2013.
39. Khan MS, Dar O, Sismanidis C, Shah K, and Godfrey-Faussett P. Improvement of tuberculosis case detection and reduction of discrepancies between men and women by simple sputum-submission instructions: A pragmatic randomised controlled trial. *Lancet.* 2007;369(9577):1955–60.
40. Mhalu G et al. Do instructional videos on sputum submission result in increased tuberculosis case detection? A randomized controlled trial. *PLOS ONE.* 2015;10(9):e0138413.
41. Meyer AJ et al. Sputum quality and diagnostic performance of GeneXpert MTB/RIF among smear-negative adults with presumed tuberculosis in Uganda. *PLOS ONE.* 2017;12(7):e0180572.
42. World Health Organization. *Same-Day Diagnosis of Tuberculosis: Policy Statement.* Geneva: World Health Organization, 2011.
43. Davis JL, Cattamanchi A, Cuevas LE, Hopewell PC, and Steingart KR. Diagnostic accuracy of same-day microscopy versus standard microscopy for pulmonary tuberculosis: A systematic review and meta-analysis. *Lancet Infect Dis.* 2013;13(2):147–54.
44. Murphy ME et al. Spot sputum samples are at least as good as early morning samples for identifying *Mycobacterium tuberculosis. BMC Med.* 2017;15(1):192.
45. Datta S, Shah L, Gilman RH, and Evans CA. Comparison of sputum collection methods for tuberculosis diagnosis: A systematic review and pairwise and network meta-analysis. *Lancet Global Health.* 2017;5(8):e760–e71.
46. Eisenach KD, Sifford MD, Cave MD, Bates JH, Crawford JT. Detection of mycobacterium tuberculosis in sputum samples using a polymerase chain reaction. *Am Rev Respir Dis.* 1991;144(5):1160–3.
47. Kemp JR, Mann G, Simwaka BN, Salaniponi FM, and Squire SB. Can Malawi's poor afford free tuberculosis services? Patient and household costs associated with a tuberculosis diagnosis in Lilongwe. *Bull WHO.* 2007;85(8):580–5.
48. Davis JL, Dowdy DW, den Boon S, Walter ND, Katamba A, and Cattamanchi A. Test and treat: A new standard for smear-positive tuberculosis. *J Acquir Immune Defic Syndr.* 2012;61(1):e6–8.
49. Davis JL. Bringing patient-centered tuberculosis diagnosis into the light of day. *BMC Med.* 2017;15(1):210.
50. Jensen PA, Lambert LA, Iademarco MF, Ridzon R. Guidelines for preventing the transmission of *Mycobacterium tuberculosis* in health-care settings, 2005. *MMWR Recomm Rep.* 2005;54(RR-17):1–141.
51. Gonzalez-Angulo Y et al. Sputum induction for the diagnosis of pulmonary tuberculosis: A systematic review and meta-analysis. *Eur J Clin Microbiol Infect Dis.* 2011.
52. Dunagan D, Baker A, Hurd D, and Haponik E. Bronchoscopic evaluation of pulmonary infiltrates following bone marrow transplantation. *Chest.* 1997;111(1):135–41.
53. Rano A et al. Pulmonary infiltrates in non-HIV immunocompromised patients: A diagnostic approach using non-invasive and bronchoscopic procedures. *Thorax.* 2001;56(5):379–87.
54. Sharma SK, Mohan A, Sharma A, Mitra DK. Miliary tuberculosis: New insights into an old disease. *Lancet Infect Dis.* 2005;5(7):415–30.
55. Anderson C, Inhaber N, and Menzies D. Comparison of sputum induction with fiber-optic bronchoscopy in the diagnosis of tuberculosis. *Am J Respir Crit Care Med.* 1995;152(5 Pt 1):1570–4.
56. Conde MB et al. Comparison of sputum induction with fiberoptic bronchoscopy in the diagnosis of tuberculosis: Experience at an acquired immune deficiency syndrome reference center in Rio de Janeiro, Brazil. *Am J Respir Crit Care Med.* 2000;162(6):2238–40.

57. Cambanis A, Ramsay A, Wirkom V, Tata E, and Cuevas LE. Investing time in microscopy: An opportunity to optimise smear-based case detection of tuberculosis. *Int J Tuberculosis Lung Dis.* 2007;11(1):40–5.
58. Hanscheid T. The future looks bright: Low-cost fluorescent microscopes for detection of *Mycobacterium tuberculosis* and Coccidiae. *Trans R Soc Trop Med Hyg.* 2008;102(6):520–1.
59. Steingart KR et al. Sputum processing methods to improve the sensitivity of smear microscopy for tuberculosis: A systematic review. *Lancet Infect Dis.* 2006;6(10):664–74.
60. Cattamanchi A, Davis JL, Pai M, Huang L, Hopewell PC, and Steingart KR. Does bleach processing increase the accuracy of sputum smear microscopy for diagnosing pulmonary tuberculosis? *J Clin Microbiol.* 2010;48(7):2433–9.
61. Hiza H et al. Preservation of sputum samples with cetylpyridinium chloride (CPC) for tuberculosis cultures and Xpert MTB/RIF in a low-income country. *BMC Infect Dis.* 2017;17.
62. Cruciani M, Scarparo C, Malena M, Bosco O, Serpelloni G, and Mengoli C. Meta-analysis of BACTEC MGIT 960 and BACTEC 460 TB, with or without solid media, for detection of mycobacteria. *J Clin Microbiol.* 2004;42(5):2321–5.
63. Joloba ML et al. What is the most reliable solid culture medium for tuberculosis treatment trials? *Tuberculosis (Edinb).* 2014;94(3):311–6.
64. Nucleic acid amplification tests for tuberculosis: Guidelines from the Centers for Disease Control & Prevention. *MMWR Morb Mortal Wkly Rep* 1996;45(43):950–2.
65. Centers for Disease Control and Prevention. Updated guidelines for the use of nucleic acid amplification tests in the diagnosis of tuberculosis. *MMWR Morb Mortal Wkly Rep* 2009;58(1):7–10.
66. Greco S, Girardi E, Navarra A, Saltini C. Current evidence on diagnostic accuracy of commercially based nucleic acid amplification tests for the diagnosis of pulmonary tuberculosis. *Thorax.* 2006;61(9):783–90.
67. Dorman SE. Editorial commentary: Coming of age of nucleic acid amplification tests for the diagnosis of tuberculosis. *Clin Infect Dis* 2009;49(1):55–7.
68. Rapid Diagnostic Tests for Tuberculosis: What is the appropriate use? American Thoracic Society Workshop. *Am J Respir Crit Care Med* 1997;155(5):1804–14.
69. Taegtmeyer M et al. The clinical impact of nucleic acid amplification tests on the diagnosis and management of tuberculosis in a British hospital. *Thorax.* 2008;63(4):317–21.
70. Guerra RL et al. Use of the amplified *Mycobacterium tuberculosis* Direct test in a public health laboratory: Test performance and impact on clinical care. *Chest.* 2007;132(3):946–51.
71. Conaty SJ, Claxton AP, Enoch DA, Hayward AC, Lipman MC, and Gillespie SH. The interpretation of nucleic acid amplification tests for tuberculosis: Do rapid tests change treatment decisions? *J Infect.* 2005;50(3):187–92.
72. Thomsen VO. Diagnosis of pulmonary tuberculosis. Application of Gen-Probe amplified *Mycobacterium tuberculosis* direct test. *APMIS: Acta Pathol, Microbiol Immunol Scand.* 1998;106(7):699–703.
73. Dylewski J. Nucleic acid amplification testing for the diagnosis of tuberculosis: Not for all. *Clin Infect Dis.* 2009;49(9):1456–7.
74. Boehme CC et al. Rapid molecular detection of tuberculosis and rifampin resistance. *N Engl J Med.* 2010;363(11):1005–15.
75. Small PM, and Pai M. Tuberculosis diagnosis—Time for a game change. *N Engl J Med.* 2010;363(11):1070–1.
76. Boehme CC et al. Feasibility, diagnostic accuracy, and effectiveness of decentralised use of the Xpert MTB/RIF test for diagnosis of tuberculosis and multidrug resistance: A multicentre implementation study. *Lancet.* 2011;377(9776):1495–505.
77. Horne DJ et al. Xpert MTB/RIF and Xpert MTB/RIF Ultra for pulmonary tuberculosis and rifampicin resistance in adults. *Cochrane Database Syst Rev.* 2019;6(6):CD009593.
78. World Health Organization. *Automated Real-Time Nucleic Acid Amplification Technology for Rapid and Simultaneous Detection of Tuberculosis and Rifampicin Resistance: Xpert MTB/RIF System: Policy Statement.* Geneva: World Health Organization, 2011.
79. World Health Organization. *Automated Real-Time Nucleic Acid Amplification Technology for Rapid and Simultaneous Detection of Tuberculosis and Rifampicin Resistance: Xpert MTB/RIF System for the Diagnosis of Pulmonary and Extrapulmonary TB in Adults and Children: Updated Policy Statement.* Geneva: World Health Organization, 2013.
80. Cox HS et al. Impact of Xpert MTB/RIF for TB diagnosis in a primary care clinic with high TB and HIV prevalence in South Africa: A pragmatic randomised trial. *PLoS Med.* 2014;11(11):e1001760.
81. Lessells RJ, Cooke GS, McGrath N, Nicol MP, Newell ML, and Godfrey-Faussett P. Impact of point-of-care Xpert MTB/RIF on tuberculosis treatment initiation. A cluster-randomized trial. *Am J Respir Crit Care Med.* 2017;196(7):901–10.
82. Theron G et al. Feasibility, accuracy, and clinical effect of point-of-care Xpert MTB/RIF testing for tuberculosis in primary-care settings in Africa: a multicentre, randomised, controlled trial. *Lancet.* 2014;383(9915):424–35.
83. Churchyard GJ et al. Xpert MTB/RIF versus sputum microscopy as the initial diagnostic test for tuberculosis: A cluster-randomised trial embedded in South African roll-out of Xpert MTB/RIF. *Lancet Global Health.* 2015;3(8):e450–7.
84. Di Tanna GL et al. Effect of Xpert MTB/RIF on clinical outcomes in routine care settings: individual patient data meta-analysis. *Lancet Glob Health* 2019;7(2):e191–e9.
85. Bossuyt PM, Lijmer JG, and Mol BW. Randomised comparisons of medical tests: Sometimes invalid, not always efficient. *Lancet.* 2000;356(9244):1844–7.
86. Hanrahan CF et al. Implementation of Xpert MTB/RIF in Uganda: Missed opportunities to improve diagnosis of tuberculosis. *Open Forum Infect Dis.* 2016;3(2).
87. Creswell J et al. Results from early programmatic implementation of Xpert MTB/RIF testing in nine countries. *BMC Infect Dis.* 2014;14:2.
88. Luetkemeyer AF et al. Evaluation of Xpert MTB/RIF versus AFB smear and culture to identify pulmonary tuberculosis in patients with suspected tuberculosis from low and higher prevalence settings. *Clin Infect Dis.* 2016;62(9):1081–8.
89. U.S. Food and Drug Administration. FDA permits marketing of first U.S. test labeled for simultaneous detection of tuberculosis bacteria and resistance to the antibiotic rifampin July 25, 2013. Available from: http://www.fda.gov/NewsEvents/Newsroom/PressAnnouncements/ucm362602.htm.
90. Revised device labeling for the Cepheid Xpert MTB/RIF assay for detecting *Mycobacterium tuberculosis. MMWR Morb Mortal Wkly Rep.* 2015;64(7):193.
91. Davis JL et al. Impact of GeneXpert MTB/RIF on patients and tuberculosis programs in a low-burden setting. A hypothetical trial. *Am J Respir Crit Care Med.* 2014;189(12):1551–9.
92. Lippincott CK, Miller MB, Popowitch EB, Hanrahan CF, and Van Rie A. Xpert MTB/RIF assay shortens airborne isolation for hospitalized patients with presumptive tuberculosis in the United States. *Clin Infect Dis.* 2014;59(2):186–92.
93. Chaisson LH et al. Impact of GeneXpert MTB/RIF assay on triage of respiratory isolation rooms for inpatients with presumed tuberculosis: A hypothetical trial. *Clin Infect Dis.* 2014;59(10):1353–60.
94. Cowan JF et al. Clinical impact and cost-effectiveness of Xpert MTB/RIF testing in hospitalized patients with presumptive pulmonary tuberculosis in the United States. *Clin Infect Dis.* 2017;64(4):482–9.
95. Poonawala H et al. Use of a single Xpert MTB/RIF assay to determine the duration of airborne isolation in hospitalized patients with suspected pulmonary tuberculosis. *Infect Control Hosp Epidemiol.* 2018:1–6.
96. Choi HW, Miele K, Dowdy D, and Shah M. Cost-effectiveness of Xpert® MTB/RIF for diagnosing pulmonary tuberculosis in the United States. *Int J Tuberc Lung Dis.* 2013;17(10):1328–35.
97. Millman AJ et al. Rapid molecular testing for TB to guide respiratory isolation in the U.S.: A cost-benefit analysis. *PLOS ONE.* 2013;8(11):e79669.
98. Chaisson LH et al. Association of rapid molecular testing with duration of respiratory isolation for patients with possible tuberculosis in a US hospital. *JAMA Intern Med.* 2018;178(10):1380–8.
99. Institute of Medicine (U.S.). *Committee on Leading Health Indicators for Healthy People 2020. Leading health indicators for healthy people 2020: Letter report.* Washington, D.C.: National Academies Press, 2011.
100. Salfinger M. Molecular assay testing to rule out tuberculosis—be that early adopter. *JAMA Int Med.* 2018;178(10):1388–9.
101. Consensus statement on the use of Cepheid Xpert MTB/RIF® assay in making decisions to discontinue airborne infection isolation in healthcare settings. National TB Controllers Association and the Association of Public Health Laboratories, 2015.
102. Chakravorty S et al. The new Xpert MTB/RIF ultra: Improving detection of *Mycobacterium tuberculosis* and resistance to rifampin in an assay suitable for point-of-care testing. *MBio.* 2017;8(4).
103. Dorman SE et al. Xpert MTB/RIF Ultra for detection of *Mycobacterium tuberculosis* and rifampicin resistance: A prospective multicentre diagnostic accuracy study. *Lancet Infect Dis.* 2018;18(1):76–84.
104. Boyle D. UNITAID. *Tuberculosis: Diagnostics Technology Landscape.* 5th ed. Geneva: World Health Organization, 2017.
105. Dominguez J et al. Clinical implications of molecular drug resistance testing for *Mycobacterium tuberculosis*: A TBNET/RESIST-TB consensus statement. *Int J Tuberc Lung Dis.* 2016;20(1):24–42.
106. World Health Organization. *The use of molecular line probe assays for the detection of resistance to isoniazid and rifampicin.* Geneva: World Health Organization, 2016.
107. World Health Organization. The use of molecular line probe assays for the detection of resistance to second-line anti-tuberculosis drugs: Policy Guidance. *Geneva: World Health Organization*; 2016.
108. Pankhurst LJ et al. Rapid, comprehensive, and affordable mycobacterial diagnosis with whole-genome sequencing: A prospective study. *Lancet Respir Med* 2016;4(1):49–58.
109. Grenier J et al. Widespread use of serological tests for tuberculosis: Data from 22 high-burden countries. *Eur Respir J.* 2012;39(2):502–5.
110. Steingart KR et al. Performance of purified antigens for serodiagnosis of pulmonary tuberculosis: A meta-analysis. *Clin Vaccine Immunol.* 2008;16(2):260–76.
111. Dowdy DW, Steingart KR, and Pai M. Serological testing versus other strategies for diagnosis of active tuberculosis in India: A cost-effectiveness analysis. *PLoS Med.* 2011;8(8):e1001074.
112. Chegou NN et al. Diagnostic performance of a seven-marker serum protein biosignature for the diagnosis of active TB disease in African primary healthcare clinic attendees with signs and symptoms suggestive of TB. *Thorax.* 2016;71(9):785–94.
113. Shete PB et al. Evaluation of antibody responses to panels of *M. tuberculosis* antigens as a screening tool for active tuberculosis in Uganda. *PLOS ONE.* 2017;12(8):e0180122.
114. Metcalfe JZ et al. Interferon-gamma release assays for active pulmonary tuberculosis diagnosis in adults in low- and middle-income countries: Systematic review and meta-analysis. *J Infect Dis.* 2011;204(Suppl 4):S1120–9.
115. Sester M et al. Interferon-gamma release assays for the diagnosis of active tuberculosis: A systematic review and meta-analysis. *Eur Respir J.* 2011;37(1):100–11.
116. Anderson ST et al. Diagnosis of childhood tuberculosis and host RNA expression in Africa. *N Engl J Med.* 2014;370(18):1712–23.
117. Steingart KR et al. Fluorescence versus conventional sputum smear microscopy for tuberculosis: A systematic review. *Lancet Infect Dis.* 2006;6(9):570–81.
118. Shah M et al. Lateral flow urine lipoarabinomannan assay for detecting active tuberculosis in HIV-positive adults. *Cochrane Database Syst Rev.* 2016;(5).
119. Reza TF et al. Study protocol: A cluster randomized trial to evaluate the effectiveness and implementation of onsite GeneXpert testing at community health centers in Uganda (XPEL-TB). *Implement Sci.* 2020 Apr 21;15(1):24.
120. Broger T et al. Novel lipoarabinomannan point-of-care tuberculosis test for people with HIV: A diagnostic accuracy study. *Lancet Infect Dis.* 2019;19(8):852–61.

第 8 章
分枝杆菌病的放射学研究

ANNE McB. CURTIS

（施裕新　夏露　王瑾　译　卢水华　审校）

原发性肺结核

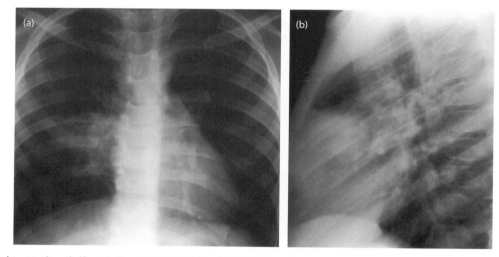

图 8.1 （a，b）女，12 岁，发热、咳嗽，其祖母患有活动性肺结核。右肺中叶高密度影和肺门淋巴结肿大，为原发性肺结核的 X 线典型表现

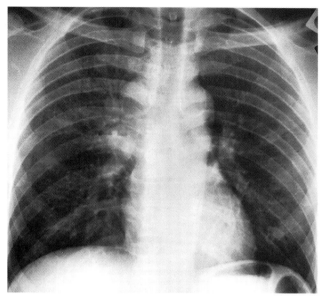

图 8.2　男，43 岁，腕管综合征患者，X 线表现为右侧气管旁淋巴结和肺门淋巴结肿大。因腕管综合征手术时发现干酪样肉芽肿而确诊。在非人类免疫缺陷病毒（HIV）阳性的儿童和非高加索成人中，淋巴结肿大很常见，尤其是非裔美国人和来自印度的人群。虽然非对称性淋巴结肿大在结节病中不常见，但结核性淋巴结肿大的模式也可以与结节病和淋巴瘤十分相似

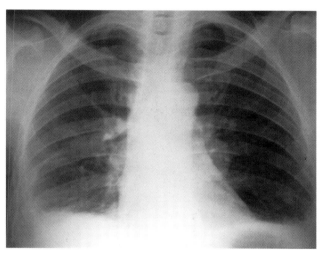

图 8.3　男，25 岁，发热伴体重减轻。X 线表现为胸腔积液和淋巴结肿大，是原发性肺结核的特征性表现

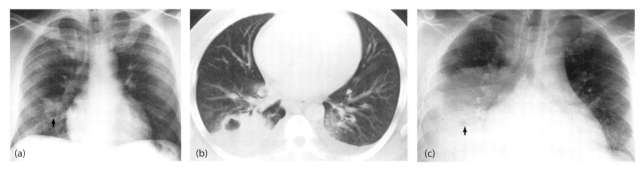

图 8.4　（a～c）男，40 岁，糖尿病患者，发热、寒战和咳嗽 3 周。入院时 X 线片（a）（箭头）显示边缘模糊的高密度影伴空洞，在 CT（b）上更易于显示，并出现结核性胸腔积液（c）。患者入院时并未考虑结核，直到支气管镜检查涂片阳性初步诊断，然后患者回想起几个月前一个朋友患了肺结核（图 8.11 显示了此人的影像）

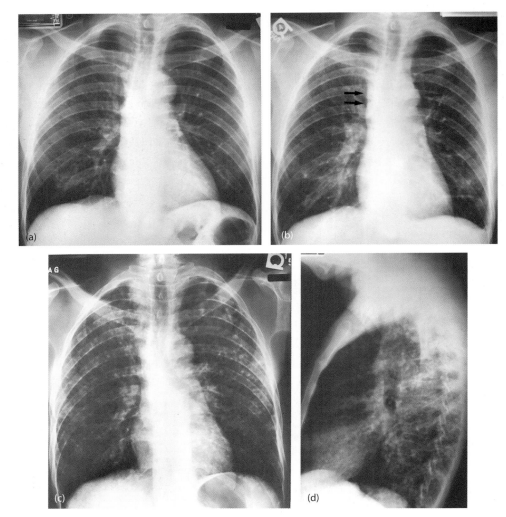

图 8.5（a～d） 男，25 岁，咳嗽、发热。X 线显示右侧气管旁、右肺门和主肺动脉窗淋巴结肿大，以及左侧胸腔积液（b）。对比 4 个月前的胸片（a）显示，这些表现是新发的，所有这些表现均支持原发性感染。该患者之后失访，直至 2 个月后因持续发热、体重减轻 30 磅复诊，X 线胸片显示淋巴结肿大和胸腔积液吸收，但两肺有弥漫性结节（c，d）；痰抗酸杆菌（acid-fast bacilli，AFB）阳性，没有明显的空洞病灶，并且结节大于 3 mm，不能认为是粟粒性结节。据推测，该患者很可能为亚急性血行播散型肺结核或原发进展性肺结核病

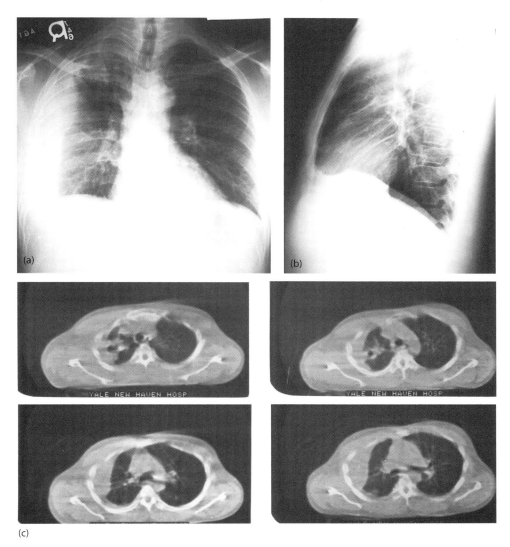

图 8.6（a～c） 男，32 岁，无症状，后前位和侧位常规胸片检查左侧大量积液，未发现肺实质病变（a，b）。胸部 CT 显示肺尖的实质病变（c），胸膜活检及细菌培养发现结核分枝杆菌。在胸腔积液的病例中，通常在 CT 上发现的胸膜腔积液是由肺实质病变破裂进入胸膜腔产生。这种积液在原发性感染中更常见

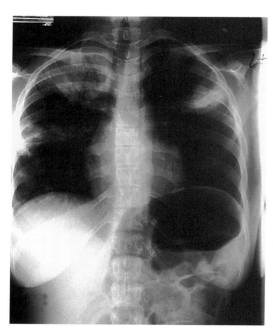

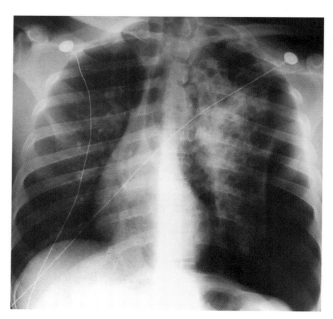

图 8.7　女，23 岁，产后 7 周，发热。X 线片显示两肺上叶出现空洞，结核菌素皮肤试验阴性，临床怀疑是脓毒性栓子，血管造影结果为阴性。肺活检提示结核分枝杆菌，入院后 6 周结核菌素皮肤试验转阳性

图 8.8　男，32 岁，在其姐姐活动性肺结核治疗出院后当天，出现胸痛、发热，发现体重减轻 20 磅。X 线片显示左肺多个空洞，气胸，左肺部分塌陷。气胸可能是由于肺实质内坏死病灶破裂进入胸膜腔所致。涂片及结核分枝杆菌培养阳性

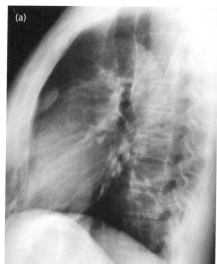

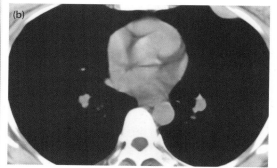

图 8.9　（a，b）残留胸膜病灶。女，45 岁，7 年前有发热、胸膜炎病史，在中国行链霉素、异烟肼、青霉素治疗 3 个月。侧位胸片和 CT 显示基于胸膜的软组织肿块，未见骨质破坏，未见明显的肺实质病变或淋巴结肿大，穿刺活检为阴性。而在手术时发现干酪样肉芽肿，培养提示结核分枝杆菌。鉴别诊断包括胸膜良性和恶性肿瘤

继发性肺结核

肺内继发性肺结核

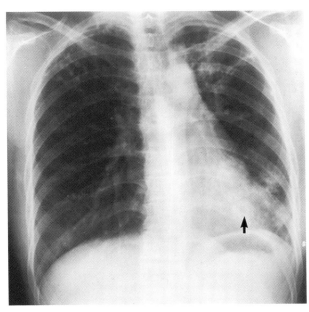

图 8.10　28 岁，实验室工作人员，慢性咳嗽。X 线片可见两肺上叶体积缩小伴大小不等的结节影，左肺下叶见边界不清的高密度结节影，其内有中心透亮的空洞影（箭头）。这是一个支气管播散的病例

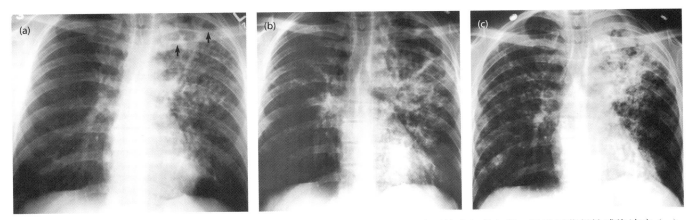

图 8.11（a～c）　支气管播散。男，31 岁，发热伴咳嗽，最初未观察到左肺尖（箭头）的空洞，以社区获得性感染治疗（a），后进展形成空洞伴支气管两肺播散（b，c）。痰涂片结核分枝杆菌强阳性。该患者是图 8.4 的接触者

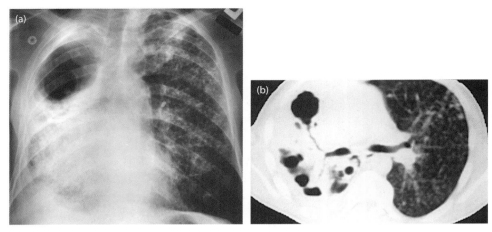

图 8.12（a，b） 多发空洞伴沿支气管播散。男，52 岁，有酗酒史，伴有咳嗽和体重减轻，痰涂片结核分枝杆菌强阳性。右肺上叶广泛破坏伴右肺其余部分实变，经支气管扩散至左肺（a）。CT 显示右肺更广泛的毁损，伴多个不规则空洞，以及左肺上叶的树芽征，这是支气管播散的特征性表现（b）

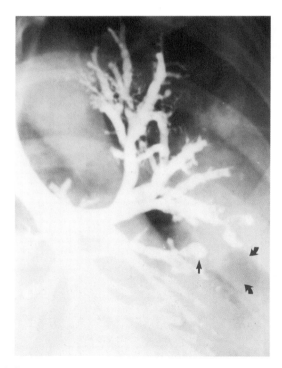

图 8.13 支气管造影。支气管广泛扩张伴小空洞形成（箭头）。请注意外周的透亮区，代表支气管造影时未填充的空腔（弯曲箭头）。痰涂片结核分枝杆菌强阳性

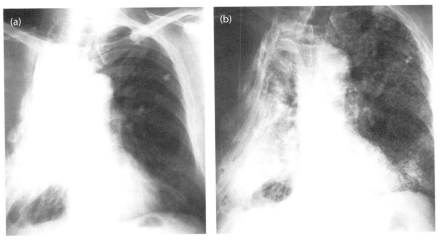

图 8.14（a，b）　男，60 岁，30 年前因肺结核接受胸廓成形术（a）。患者出现发热，胸片显示粟粒性播散病灶（b）

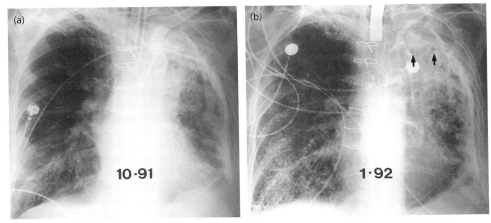

图 8.15（a，b）　女，55 岁，糖尿病患者，1944 年因肺结核接受气胸治疗。1991 年 10 月冠状动脉搭桥术后出现多种并发症（a）。1992 年 1 月患者出现持续发热，痰结核分枝杆菌阳性。1992 年 1 月（b）的 X 线片显示左肺上叶的透亮坏死灶，伴有支气管源性播散（箭头）

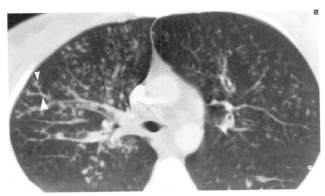

图 8.16　树芽征。女，31 岁，咳嗽、发热、结核分枝杆菌涂片阳性。芽或簇（小箭头）代表小叶细支气管和肺泡管的阻塞，而茎代表次级肺小叶末级支气管中的阻塞（大箭头）

肺外继发性肺结核

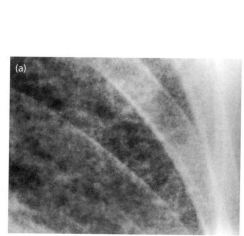
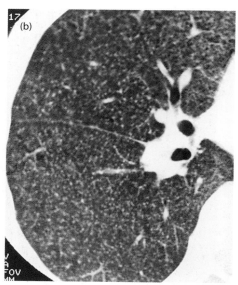

图8.17（a，b） 男，43岁，因枪伤导致多发性腹腔瘘和脓肿。伤后1年，患者肺部出现粟粒样病变，支气管镜检查显示干酪样肉芽肿，肺内查出结核分枝杆菌，腹部可见多个脓肿。在胸片上可见粟粒性病变（a），在CT上成像更佳（b）

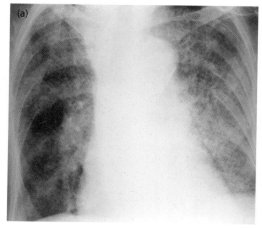
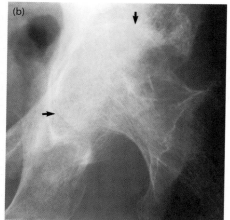

图8.18（a，b） 女，50岁，充血性心力衰竭，因髋关节疼痛接受类固醇治疗。最初胸片提示充血性心力衰竭（a）。然而，双肺均可见典型的粟粒样病变。这种粟粒性播散既可发生于原发性肺结核，也可发生于继发性肺结核。左髋关节X线片显示关节间隙狭窄和破坏（箭头）（b），常伴有关节边缘虫蚀样改变。髋关节穿刺抽吸提示结核分枝杆菌，推测是类固醇治疗导致原结核灶破裂播散所致

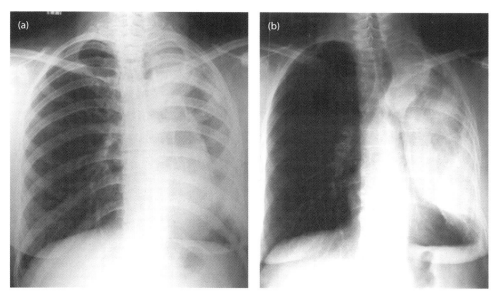

图 8.19（a,b） 进行性纤维胸。结核性脓胸导致的纤维胸是 26 年左侧胸膜腔的进行性收缩和钙化的结果。CT 有时可以显示"纤维胸"内有积液，可能存在活菌导致继发活动病灶。呼吸用力过度可导致液气胸（b）

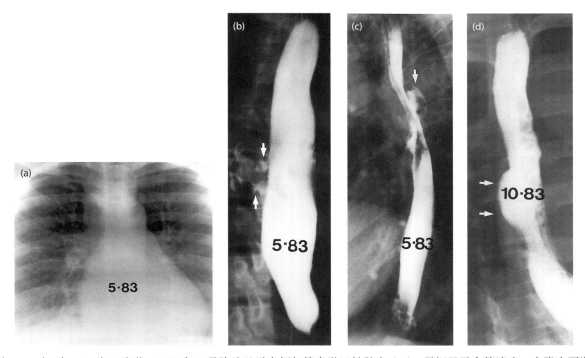

图 8.20（a～d） 女，35 岁，咳嗽。1983 年 5 月胸片显示右侧气管旁淋巴结肿大（a）。吞钡显示食管溃疡，在隆突下淋巴结水平造影剂渗入气管支气管树（箭头）（b，c）。10 月，随访显示病变愈合伴残余食管憩室（箭头）（d）。大致病理机制是结核病灶侵蚀右肺中叶支气管并导致狭窄，这也是右肺中叶综合征即肺不张的原因

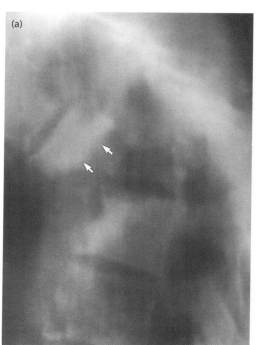

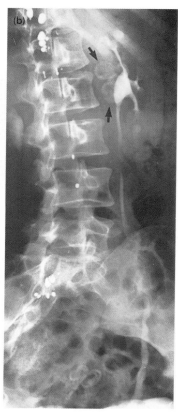

图 8.21（a，b） 脊柱结核和肾空洞型结核。该患者上胸椎椎体下部破坏和下胸椎椎体完全破坏导致驼背畸形（a）。最初的感染通常由血行播散引起，从一个椎体扩散到下一个椎体可通过横跨椎间隙或前后纵韧带下方途径。肾中的空洞病灶（箭头）中充满碎屑（b），愈合时可能导致肾盂输尿管狭窄，有必要进行静脉肾盂造影，密切随访以避免梗阻发生（Photo courtesy of Arthur Rosenfield，MD.）

康复

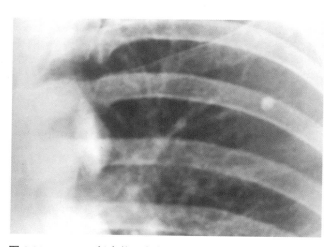

图 8.22 Rhanke 复合物，与钙化纵隔淋巴结相关的钙化结节

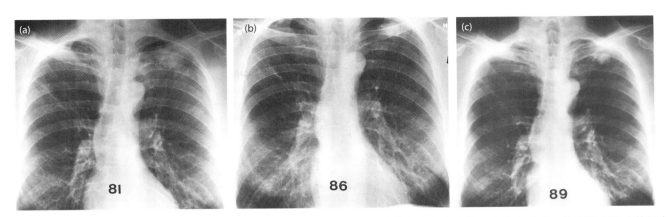

图 8.23（a～c） 结核瘤，男，40 岁。1981 年的 X 线片显示左肺上叶边缘模糊的高密度影，右肺上叶有一些瘢痕病灶（数年内稳定）（a），痰结核分枝杆菌阳性。1986 年（b）和 1989 年（c）的 X 线片显示左肺上叶结节影缩小，密度增高，形成边缘光滑的分叶状肿块，即典型的结核瘤。尸检时，结核瘤中可能存在活菌

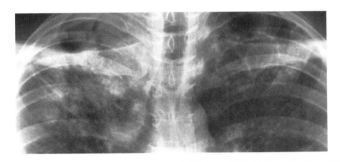

图 8.24 男，39 岁，有酗酒史。X 线片表现为双侧肺尖空洞和结节。治疗 1 年后病灶完全消退

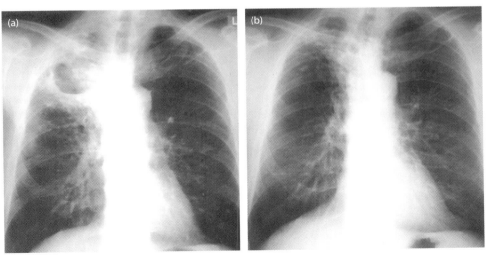

图 8.25（a，b） 空洞闭合愈合。10 个月 X 线胸片显示右肺上叶较大的空洞伴气液平面（a），左肺门周围区域钙化结节。治疗 12 个月后，空洞闭合，右肺上叶体积缩小，肺尖残留结节影（b）。在结核性空洞中，气液平面并不常见，但可发生；空洞可完全闭合，也可不完全闭合。必须有 6 个月以上稳定的影像学记录才能证实"非活动性"结核病

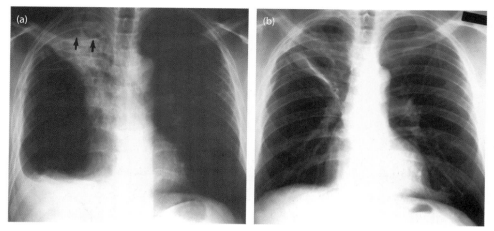

图 8.26（a，b） 未完全空洞闭合。X 线片显示右肺上叶实变、体积缩小和多个透亮的空洞以及胸腔积液（a）。在治疗 6 个月后，胸腔积液吸收，右肺上叶体积缩小和含气空腔（b），重复培养结果为阴性。原有的空腔可能与空洞病变类似，后者可发生社区获得性肺炎（图 8.27）

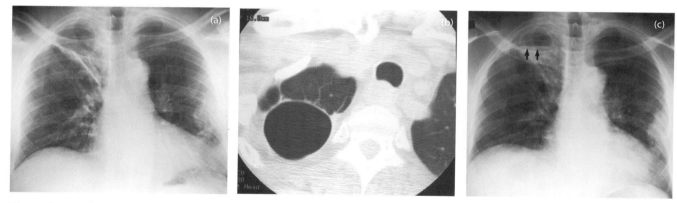

图 8.27（a～c） 男，55 岁，有酗酒史，1982 年 10 月诊断为空洞型结核（a），1983 年 4 月治愈康复，病变体积伴残留囊腔（b）。1992 年 12 月因无力、癫痫、呕吐就诊，右肺上叶出现气液平面病灶（c）。虽然怀疑是肺结核，但在支气管镜检查时未证实，而经非结核抗生素治疗后空洞愈合。这表明气液平面可能发生在既存空腔中，不一定提示空洞相关的坏死和活动性结核

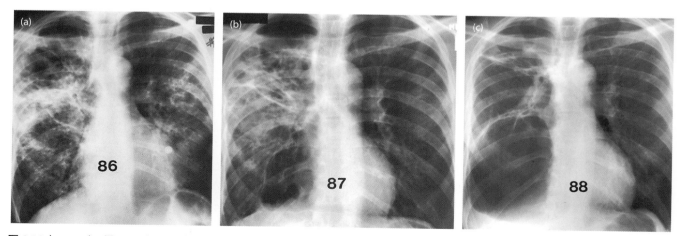

图 8.28（a～c） 男，32 岁，活动性肺结核患者，痰涂片阳性。在 2 年间，右肺实质进行性破坏和广泛肺大疱形成，左肺微小结节影，病变治愈康复

肺结核与肺癌鉴别诊断

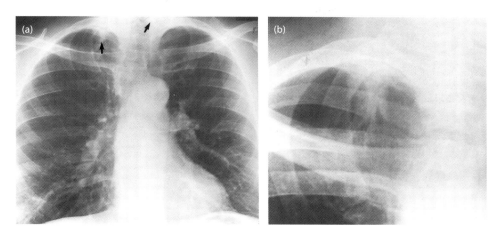

图 8.29（a,b） 男,60 岁，有吸烟史,50 包 / 年。X 线显示右肺尖高密度影，皮试为阴性，没有前片对比。该病灶的边缘不规则，高度提示肿瘤性病变，但切除后证实病灶为结核

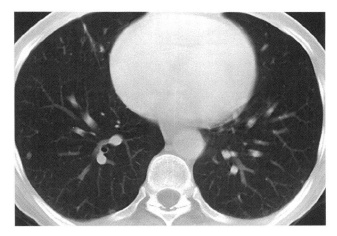

图 8.30 男,54 岁，无吸烟史。CT 检查显示两肺门未见明显异常，两肺下叶外基底段可见结节影。手术时发现胸膜下多发结节，为非坏死性肉芽肿，同时切除的淋巴结，结核分枝杆菌培养为阳性

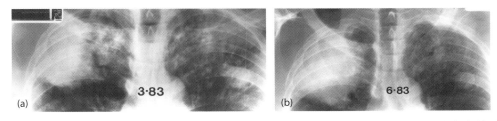

图 8.31（a，b） 男，50 岁，咳嗽和体重减轻，痰结核分枝杆菌培养阳性（a）。尽管左肺上叶结核治疗有效（b），但右肺上叶肿块增大，活检证实为腺癌

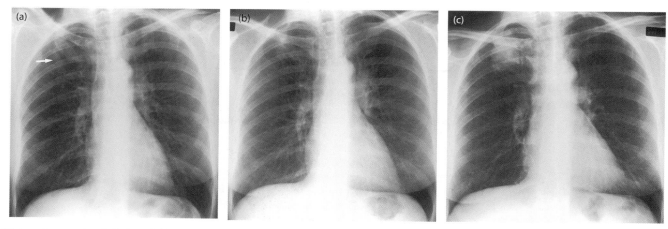

图 8.32（a ～ c） 白种人，女性，44 岁，有结核病不完全治疗史。对患者随访数年，肿块增大，切除后证实为腺癌，在标本中还观察到多发肉芽肿。该患者有 40 包 / 年的吸烟史，在就医 6 年前戒烟。腺癌是最常见的结核相关"瘢痕"癌，但其他类型也有报道。当对比前片时，比较时间间隔比较长的图像非常重要（例如 2 年）（如果有），较短的时间间隔（例如，3 ～ 6 个月）难以发现微小的进行性变化，正如该患者在 6 年间随访的情况

肺结核与非 HIV 相关免疫抑制

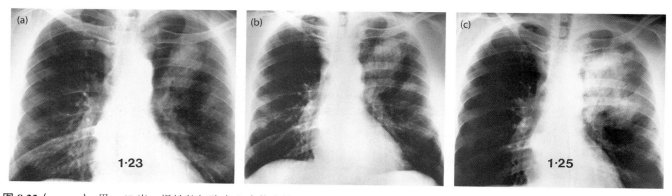

图 8.33（a ～ c） 男，67 岁，慢性粒细胞白血病伴发热。在 3 天内，观察到左肺上叶出现快速进展的病变，痰涂片及培养结核分枝杆菌阳性。该患者的病情快速进展可能与其免疫抑制有关

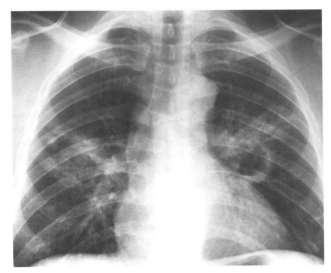

图 8.34　男，50 岁，发热和鼻塞，患肉芽肿病伴多血管炎（Wegener 肉芽肿病），环磷酰胺治疗 1 年。在接受全剂量化疗的患者中，完全缓解后，Wegener 肉芽肿病不会再复发。在这种情况下，出现新的病变，应除外复发可能后，寻找其他引起空洞性病变的原因。虽然肺结核在 Wegener 肉芽肿病的患者中非常罕见，但在该患者支气管镜检查时发现了结核分枝杆菌

HIV 相关肺结核

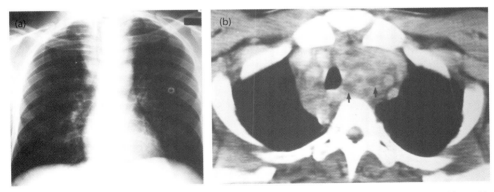

图 8.35（a，b）　HIV 阳性患者，有静脉吸毒史，发热 3 个月和颈部肿块。胸片（a）可见纵隔增宽延伸至颈部，气管向右偏移。CT 显示多发淋巴结肿大伴中央低密度（箭头）（b）。纵隔镜检查检出结核分枝杆菌。纵隔淋巴结肿大不是艾滋病（AIDS）相关典型表现，出现淋巴结肿大时应寻找感染或肿瘤的病因

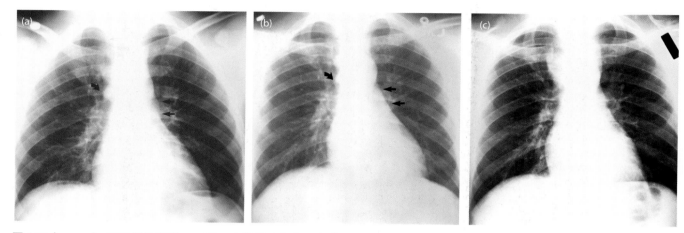

图 8.36（a～c）　HIV 阴性患者，27 岁，有静脉吸毒史，腹膜透析 1 年，发热。初始胸片（a）显示腹腔内游离气体以及奇静脉弓（弯箭头）和主肺动脉窗淋巴结肿大，肺动脉干流出道边缘突出（直箭头）。结核分枝杆菌经验性治疗 6 周，当培养结果为阴性时停止治疗。治疗 6 周后的胸片显示主肺动脉窗和奇静脉弓的肿大淋巴结变小（箭头）（b）。7 个月后的胸片显示纵隔肿块，并发现患者 HIV 阳性（c），开胸手术时纵隔淋巴结检出结核分枝杆菌。淋巴结肿大在 HIV 阳性的结核病患者中远比 HIV 阴性的结核病患者中更常见，必须与基线 X 线片（如有）进行仔细比较，因为淋巴结肿大可能并不明显。而肺结核可能是艾滋病的首发表现（照片由 Ernest Moritz，MD 提供）

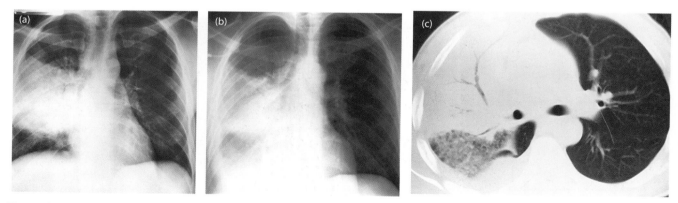

图 8.37（a～c）　男，37 岁，HIV 阳性，有静脉吸毒史，发热和咳嗽。入院 6 个月前曾被诊断为肺结核，但 4 个月后自行停药。胸片表现为右肺上叶实变伴右肺斜裂下沉，以及右侧气管旁淋巴结肿大（a），5 天后出现右侧胸腔积液（b）。CT 显示右肺实变伴右侧肺间裂牵拉移位、胸腔积液、病变扩散至右肺下叶（c），痰液结核分枝杆菌为阳性。肺结核在免疫缺陷患者中侵袭性非常强，特别是 CD4 计数较低的患者。右肺上叶实变伴右侧肺间裂牵拉移位是反映葡萄球菌和革兰阴性微生物侵袭性感染的典型特征

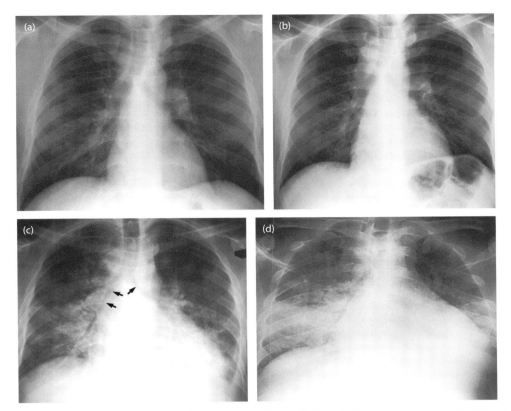

图 8.38（a～d） 艾滋病患者，29 岁，有静脉吸毒史，CD4 计数 53，发热和咳嗽。初次检查显示肺门淋巴结肿大（a），1 个月后检查显示进展为右侧气管旁淋巴结肿大（b）。两周后，纵隔和肺门淋巴结肿显著增大，中间段支气管以及左主支气管变窄（箭头）（c）。迅速进展成弥漫性肺实变（d）。12 天后入院，痰培养结果提示结核分枝杆菌阳性。当肺实质出现高密度影后，痰涂片阳性，而治疗 2 周后可迅速转阴。这是免疫功能低下患者淋巴结肿大和肺实质实变迅速进展的一个病例。这位患者代表了曾经被称为"奔马痨"的疾病进展模式

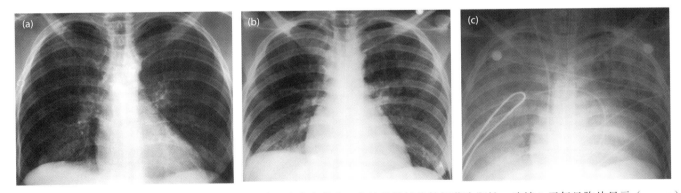

图 8.39（a～c） 女，28 岁，HIV 阳性，咳嗽、发热、腹痛和背痛。血培养结核分枝杆菌为阳性，连续 3 天每日胸片显示（a～c）先出现粟粒性播散，随后出现急性呼吸窘迫综合征（acute respiratory distress syndrome，ARDS）。插管后支气管镜检查涂片检出抗酸杆菌（acid-fast bacillus，AFB）。虽然不常见，但肺结核是 ARDS 一个熟知的原因

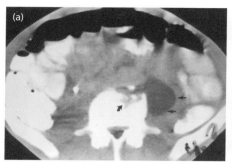
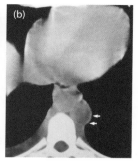
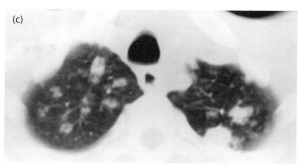

图 8.40（a～c） 男，HIV 阳性，32 岁，有静脉吸毒史，腹痛，发现十二指肠溃疡穿孔。CT 显示椎体破坏（弯曲箭头），伴脊柱旁积液（箭头）（a）。在腹部其他部位观察到相似的积液，脊柱旁积液引流检出结核分枝杆菌。纵隔 CT 显示椎旁肿块从腹部向上延伸，为结核性脓肿（箭头）（b）。胸部 CT 显示肺实质病变（c）

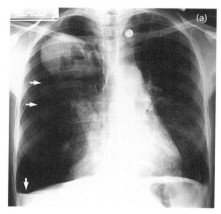
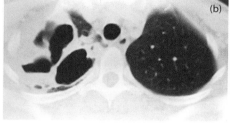
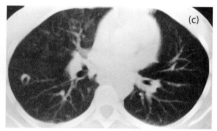

图 8.41（a～c） 女，27 岁，HIV 阳性，有静脉吸毒史，咳嗽和发热 1 个月，突发右侧胸痛。胸片显示液气胸（箭头）（a），右肺上叶（a）可见边缘清晰的肿块伴多个气液平面。CT 显示右上肺广泛的空洞化病变（b）和多个小的空洞病变（c）。脓肿切除后银染显示卡氏肺囊虫，培养出结核分枝杆菌、鸟分枝杆菌复合群（MAC）、克雷伯菌和肠杆菌属生长。切除的一部分肋骨显示骨髓坏死性肉芽肿。该患者对治疗反应良好，但 3 个月后死于重度电解质紊乱。住院期间的胸片未显示新发病变，并且结核分枝杆菌为阴性

HIV 与非 HIV 相关的非典型分枝杆菌病

HIV 相关

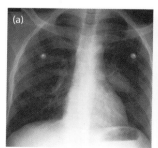
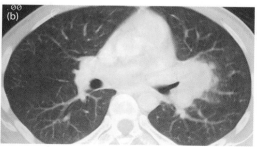
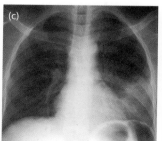
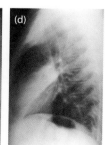

图 8.42（a～d） 男，36 岁，HIV 阳性。胸片（a）和 CT（b）可见左肺门淋巴结肿大，伴左肺上叶舌段实变（c，d）。支气管镜检查时，发现支气管内肿块堵塞了舌段支气管。涂片 AFB 阳性，培养出鸟分枝杆菌复合群

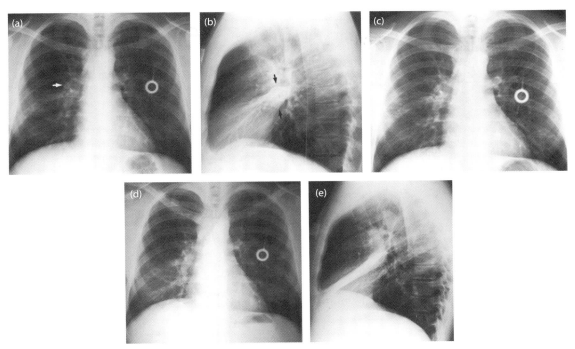

图 8.43（a～e）　男，33 岁，HIV 阳性，胸片显示进行性中叶实变（a～c），导致中叶完全塌陷（d,e），可见淋巴结肿大（箭头）（a，b）。支气管镜检查提示比 MAC 罕见的堪萨斯分枝杆菌。实变伴肺不张应提示支气管内疾病，而在 HIV 人群中应高度怀疑分枝杆菌病

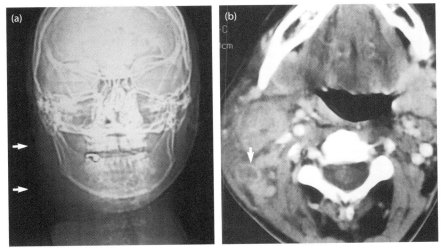

图 8.44（a，b）　男，37 岁，AIDS 患者，CD4 计数 16，发热和颈部肿胀。数字化 X 线片显示右颈部明显肿胀（a），CT 显示较大结节伴中心低密度的典型结核性淋巴结炎（箭头）(b)。淋巴结活检培养 MAC 阳性

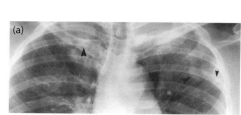
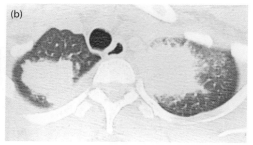

图 8.45（a，b） HIV 感染后免疫重建。女，35 岁，非裔美国人，2 个月前诊断为 AIDS。抗病毒治疗 6 周后，患者出现咳嗽和咯血，CD4 计数从 34 上升至 490，纯化蛋白衍生物（purified protein derivative，PPD）转为阳性，胸片也是如此，肺活检证实 MAC。胸片（a）显示两肺尖胸膜下多发边缘模糊的斑片影（大箭头）以及伴有空洞的结节（小箭头）。胸部 CT 显示边界不清的胸膜基底肺实质肿块（b）。随后腹部 CT 显示坏死淋巴结，与 MAC 感染符合

非 HIV 相关

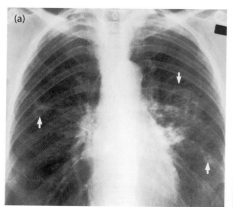
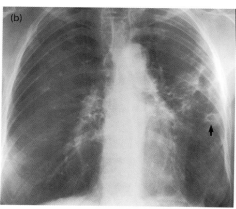
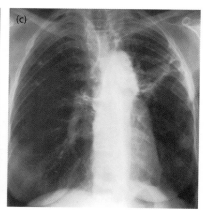

图 8.46（a ～ c） 女，71 岁，幼时有百日咳病史，随后多次发生肺炎。1977 年支气管造影诊断为支气管扩张，需要间歇性给予抗生素治疗感染。1986 年，随着咯血的发生，MAC 在痰液中的浓度增加。胸片显示两肺有大小不等的空洞性病变（a）。2 年来，左侧最大的空洞收缩，并在其下方观察到一个新的空洞（箭头）（b）。药物治疗 4 年后，痰检最终变为阴性，胸片趋于稳定（c）。支气管扩张可能是非典型分枝杆菌感染的易感因素

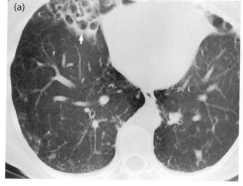
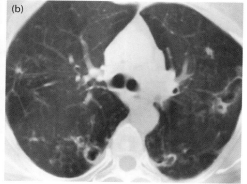

图 8.47（a，b） 女，54 岁，幼时百日咳发作后有反复肺炎病史。患者出现轻度咯血，PPD 阳性。1992 年，她的痰液 AFB 阳性，最初通过探针诊断为结核分枝杆菌，然后生化检查提示蟾蜍分枝杆菌，最后鉴定为海氏分枝杆菌。CT 显示右肺中叶囊状支气管扩张（箭头）（a），余两肺多发大小不等的空洞，部分形状不规则（b）。7 年前 CT 检查即发现更小的空洞性病变

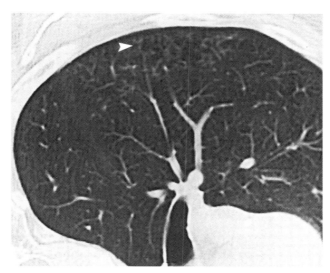

图 8.48　树芽征。女，57 岁，有数次咯血发作史，诊断为 MAC 感染。肺外周带分支和结节状阴影（箭头）代表树芽征。树芽征可见于多种肺部感染以及囊性纤维变性、过敏性支气管肺曲霉病、哮喘、闭塞性支气管炎、细支气管炎等

相似影像表现

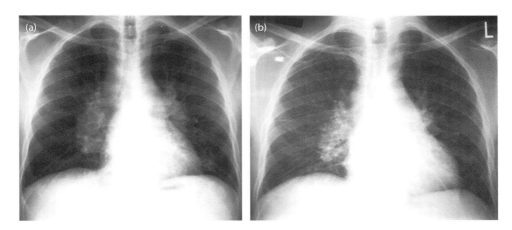

图 8.49（a,b）　男，48 岁，HIV 阳性，有静脉吸毒史，患有脓毒性腹股沟炎。胸片显示两侧肺门和气管旁广泛性淋巴结肿大（a）。2 年前的胸片提示淋巴结肿大稳定（b）。稳定的淋巴结肿大不是结核性淋巴结肿大或 HIV 相关的疾病特征，经支气管活检显示与结节病相符的非干酪样肉芽肿

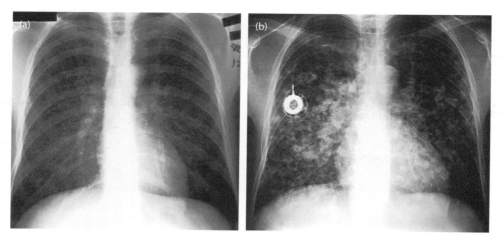

图 8.50（a，b）　男性，24 岁，波多黎各人，HIV 阳性，发热。1987 年 10 月的胸片显示典型的粟粒性病变，结果是组织胞浆菌病而并非肺结核（a）。组织胞浆菌病在波多黎各呈地方性流行，该 X 线片提示内源性再感染的表现，患者对抗真菌治疗有一过性反应，但最终复发（b）

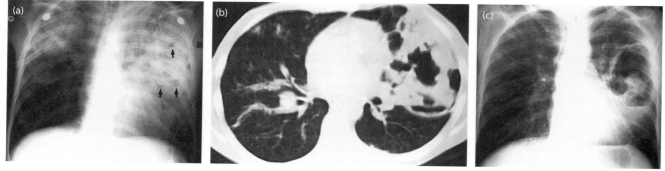

图 8.51（a ～ c）　男，53 岁，HIV 阳性，发热。胸片显示两肺实变，但左肺实变内有透亮区（箭头），表明有空洞和坏死（a）。CT 显示广泛性空洞形成伴左侧肺实质液化坏死（b）。7 月 8 日的胸片显示一个大的空洞和空洞内肿块（c），代表病变逐渐吸收，提示肺坏疽。在这种情况下，检出肺炎链球菌。坏疽最常由克雷伯杆菌引起，由肺炎链球菌感染引起较少见，偶尔结核病会产生类似的表现

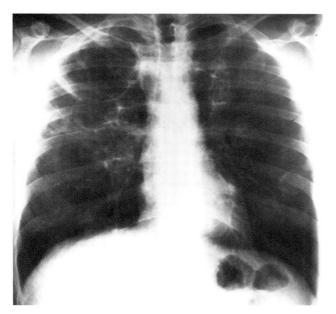

图 **8.52**　胸片显示多个薄壁囊腔，是既往卡氏肺囊虫感染的后遗表现。这些囊腔可破裂产生气胸。该囊壁相当光滑，不应与分枝杆菌病的空洞相混淆

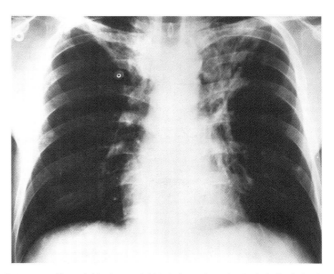

图 **8.53**　使用喷他脒吸入剂的患者，发生卡氏肺囊虫肺炎时，其病灶分布常不典型。由于其好发于上叶，这种表现可能酷似结核病，但有预防性喷他脒应用史的患者应考虑卡氏肺囊虫肺炎的可能性

致谢

感谢 Michael Brown 提供图像和 Louise Leader 对手稿进行的编写。

第 9 章
结核潜伏感染的诊断

AJIT LALVANI · CLEMENTINE FRASER · MANISH PAREEK

（付亮　陈秋奇　王瑾　译　卢水华　审校）

引言

据估计，世界上约有 17 亿人感染结核分枝杆菌（mycobacterium tuberculosis，M.tb）[1]，约占世界人口的 1/4。

如此之多的感染人群已经成为活动性结核病（active tuberculosis，ATB）的巨大隐患。世界卫生组织（World Health Organization，WHO）提出终止结核病（tuberculosis，TB）战略，计划在 2035 年使结核病发病率降低 90%。为实现这一目标，诊断并治疗结核潜伏感染（latent tuberculosis infection，LTBI）至关重要。

细菌毒力、环境、暴露程度和宿主免疫状态等复杂因素相互作用，影响 M.tb 在人体的最终结局，包括结核菌被人体清除、细菌隐匿形成 LTBI 或者细菌活动形成 ATB。

据研究显示，大约 10% 的 LTBI 者会进展为 ATB。近期感染者的再激活和发病风险明显增加，特别是在感染 M.tb 后的前两年[2]，这些人群约占全球人口的 0.8%，高达 5.55 千万的人群是结核病高危人群[1]。LTBI 进展为 ATB 的危险因素与免疫缺陷相关，相关危险因素详见表 9.1。

目前结核病的免疫学诊断方法主要包括体液和细胞介导的免疫试验，其中应用最广泛的是结核菌素皮肤试验（tuberculin skin test，TST）和 γ 干扰

表 9.1　LTBI 进展为 ATB 的危险因素

类别	危险因素
共病	艾滋病，慢性肾病，糖尿病
药物	TNF-α 抑制剂生物治疗，炎症性疾病的免疫调节剂，移植患者的免疫抑制治疗
社会因素	流浪人群，吸毒和酗酒，营养不良

表 9.2　结核病常用的免疫学诊断方法

免疫学诊断方法分类	示例
基于体液免疫的检测	血清学 淋巴细胞上清液中的抗体
基于 T 细胞免疫的检测	IGRA 新一代 IGRA（附加新抗原） C-TB 皮肤试验 TST 多细胞因子和多趋化因子的分析
宿主反应的检测	转录组学 蛋白质组学

素（interferon-gamma，IFN-γ）释放试验（interferon-gamma release assays，IGRA），以及其他依靠宿主反应进行诊断的方法包括转录组学和蛋白质组学（表 9.2）。

LTBI 并不会出现明确的结核感染症状和体征，组织病理学也难以诊断，目前尚无诊断的金标准。在这种背景下，宿主反应被当做结核感染的标志物之一。

常用的免疫学诊断方法

细胞介导的免疫试验

细胞介导的免疫性（cell-mediated immunity，CMI）反应对诊断 M.tb 感染具有重要意义。目前的商业平台正在开发 LTBI 的检测方法，在 LTBI 者中，即便细菌载量非常低，也会对 M.tb 的抗原产生强烈的 CMI 反应。TST 是基于 CMI 反应的最古老的检测方法，IGRA 是第一个基于 T 细胞抗原特异性进行检测的方法。C-TB 皮肤试验是最近新发现的一种检测方法，具有低成本和高度特异性的特点，为 LTBI 的诊断带来了希望。

TST

TST 使用结核菌素纯蛋白衍生物（purified protein derivative，PPD）进行皮下注射，如果人体既往曾被 M.tb 感染或接种过卡介苗（Bacillus Calmette-Guérin，BCG），就会引起Ⅳ型超敏反应。TST 和胸片是 20 世纪 LTBI 诊断的主要方法，至今仍被广泛应用。虽然 TST 有其局限性，但是在结核病负担较高的低收入国家中仍广泛使用，本章后续会继续讨论 TST 的不足之处。TST 具有价格较低、检测方便的特点，再加上医务工作者多年的使用经验，使它成为临床常见的诊断工具。来自非洲最新的一项大型研究表明，在人类免疫缺陷病毒（human immunodeficiency virus，HIV）感染和结核病双重感染的人群中，根据 TST 结果实施预防性抗结核治疗有显著临床获益，这支持了 TST 的临床应用[3]。

IGRA

行 IGRA 检查需要从患者血液中提取白细胞，加入 M.tb 中特定的抗原过夜反应，再检测抗原刺激后致敏 T 淋巴细胞中 INF-γ 的释放，属于体外试验。由于所用抗原与卡介苗抗原不同，所以检测结果不受卡介苗接种的影响。IGRA 可以对 IFN-γ 进行定量检测，有助于通过特异性的免疫反应对感染情况作出判断。在最近的十几年里，有大量研究表明 IGRA 可以有效判断人体是否感染 M.tb。简单地说，如果人体曾经感染过 M.tb，M.tb 抗原会刺激 T 细胞产生特异性的效应 T 细胞，在再次遇到 M.tb 抗原时，致敏的 T 细胞可以对其进行识别并分泌 IFN-γ。IGRA 有两类常用的方法，第一类是酶联免疫吸附试验（enzyme-linked immunosorbent assay，ELISA），可以通过检测 IFN-γ 浓度进行判断，常用的试剂盒是 Quanti-feron-TB Gold In-Tube（QFI-GIT，Cellestis，Qiagen，NL），以及最近新出的 QuantiFERON-TB Gold Plus（QFT-Plus，Cellestis，Qiagen，NL）。第二类是酶联免疫斑点法（enzyme-linked immunospot assay，ELISpot），用于测定产生 INF-γ 的斑点形成细胞（spot-forming cells，SFC）数量，常用的试剂盒是 T-cell enzyme-linked immunospot assay（T-SPOT.TB，Oxford Immunotec，Abingdon，UK），详细见表 9.3。

在过去的 3～4 年里，研究人员对传统的 ELISA 和 ELISpot 方法进行了改进，可以在同一样本中测定多个常规化学检测项目，目前 QFT-GIT 已被 QFT-Plus 所取代。QFT-Plus 试验包含 TB1 和 TB2 两个试管，TB1 包括来自 ESAT-6 和 CFP-10 的长肽，TB2 包括诱导 CD4 和 CD8 T 细胞产生 IFN-γ 的肽段（在 QFT-GIT 中存在的 TB7.7 已被移除）。越来越多的证据表明，ATB 患者中特异性 CD8$^+$ T 细胞的检出率比 LTBI 者（或近期有结核病暴露史的人群）检出率高，在接受抗结核治疗后开始下降，这是纳入这些新的 CD8 特异性多肽的原因之一。欧洲一项多中心研究的初步数据表明，QFT-Plus 的敏感度与 QFT-GIT 相似，但是目前尚无大型试验证实其优效性[4-7]。

目前，这两种方法都使用了 M.tb 特异性抗原、早期分泌抗原 -6（early-secreted antigen-6，ESAT-6）和培养滤液蛋白 -10（culture filtrate protein-10，CFP-10），QFT-GIT 还包括第三种抗原 Rv2654 或 TB7.7。这些抗原使 IGRA 与 TST 相比具有高度的特异性。TST 是采用 PPD 为抗原的一种试验，PPD 是从 M.tb 中粗提的非特异性抗原混合物，包含 200 多种蛋白，其中很多是非结核分枝杆菌及卡介苗的共同抗原成分，这是导致卡介苗接种者 TST 易出现假阳性的原因。

ESAT-6 和 CFP-10 是 M.tb 基因所编码的蛋白质，其编码基因所在的区域被称为 RD-1 区（region of difference-1）。Calmette 和 Guérin 从牛体中分离出强毒株（M.bovis），在牛胆汁中反复传代最后获得减毒株，并制成了卡介苗。随着 20 世纪后期对 M.tb 基因组学的不断研究，发现在传代的过程中 RD-1 区有多个毒力编码基因出现缺失，所以卡介苗中不会出现毒力因子。通过 ESAT-6 和 CFP-10 可以很好地理解异源二聚体的形成和分泌，是Ⅶ型分泌系统的组成部分[8-9]。随后的研究发现它们具有高度的免疫优势性，因此成为了结核病血液检测极具潜力的候选抗原[10-11]。只有 4 种环境分枝杆菌［堪萨斯

表 9.3　IGRA 的特点

- IGRA 的原理是检测抗结核细胞因子干扰素（IFN-γ）的体外释放
- IGRA 与 TST 相比更具特异性，不受卡介苗接种的影响
- IGRA 的敏感性不劣于 TST
- 在预测 LTBI 进展为 ATB 的能力方面，IGRA 与 TST 相似
- 目前 IGRA 既不能诊断也不能排除 ATB
- 越来越多的国家将 IGRA 纳入国家指南
- IGRA 无法区分 LTBI 和 ATB
- IGRA 不可以用于抗结核治疗后疗效的评价

（Mycobacterium kansasii）、苏尔加（M. szulgai）、海 M. marinum 和利雅得（M. riyadhense）]具有与 RD-1 相似的区域，可能会导致小概率的假阳性。ESAT - 6 和 CFP - 10 的使用诞生了第一代 IGRA。随着多年来对 RD-1 编码区和 RD-1 分泌的毒力因子的研究，ESAT - 6 和 CFP - 10 被认为是 M.tb 中具有高度特异性的抗原，同时也是刺激 M.tb 感染者体内特异性 T 细胞分泌 IFN-γ 的重要抗原[12-13]。

结核潜伏感染

LTBI 以前被认为在人体内保持一种平衡状态。然而，随着研究的不断深入，发现 LTBI 的感染谱很宽，其感染程度和发生发展取决于结核菌的数量、毒力，以及宿主免疫状态和免疫反应的强弱[14]。在初始暴露后，M.tb 可能被机体清除，可能激活形成结核病，也可能潜伏于人体内形成 LTBI。LTBI 与结核病的重要区别点是，虽然机体被 M.tb 抗原刺激产生持续性的免疫反应，但是患者并没有结核病的相关症状和体征。

防控 LTBI 是 WHO 根除结核病战略的一部分，已有大量科学家投入 LTBI 的自然发展史和生物学研究之中。流行病学研究表明，LTBI 的激活大多数会出现在感染后的 3～9 个月，而且几乎全是在 2 年内发生[2]。

LTBI 的诊断流程应从询问患者是否有结核病暴露史开始，接着对其进行结核病的相关检查，确定患者是否存在 ATB 的相关临床证据（诊断 LTBI 最关键的部分）。如果患者存在结核病的相关临床证据，应按照 ATB 的相关诊断及治疗流程对其进行评估。

使用 IGRA 诊断 LTBI

近年来，随着各国和国际上关于终结结核病的相关指南的发布，人们对 LTBI 的认识也不断增加，特别是在诊断和治疗方面[15-19]。在筛查 LTBI 者时，应该重视结果为阳性、需要进行预防性抗结核治疗的高风险人群。

循证医学证据表明，在免疫功能正常的人群中，临床应用 IGRA 诊断 LTBI 的检测效能最佳。LTBI 诊断目前缺乏"金标准"，TST 的结果只是一种参考，也难以对新型诊断工具（如 IGRA）的敏感性及特异性进行准确评估，这对 IGRA 证据基础的建立来说是一种挑战。因此，为了评估 IGRA 诊断 LTBI 的效能，

研究人员采取了多种替代 LTBI 的方法，比如 ATB 以及 M.tb 感染程度。但是，最佳的新型金标准应该将 IGRA 免疫反应和后续的疾病发生发展相联系。为了评估 IGRA 的特异性，有研究对低结核病流行地区并且接种卡介苗的人群进行分析，发现其 IGRA 为阴性。

免疫功能正常的成年人

以 ATB 作为 LTBI 的替代标志物

众多的 meta 分析和系统综述认为 IGRA 的敏感性优于 TST。在几个队列研究中，T-spot 的敏感性始终高于其他 IGRA 或 TST（ELISpot 67%～89% vs. ELISA 61%～84% vs. TST 65%～77%）[20-24]。基于已发表的 meta 分析，在低结核病风险地区 IGRA 诊断 LTBI 的特异性 > 95%，且不受卡介苗接种的影响[20, 23, 25]，新型 QFT-Plus 的相关数据较少。用 ATB 作为 LTBI 的替代标志物时，其检测性能与 QFT-GIT 相当，总体灵敏度为 87.9%[7]。

以结核感染暴露作为 LTBI 的替代标志物

暴露研究的研究对象可以采纳直接接触暴露或假设来自结核病流行国家的人群均存在暴露。使用有结核病暴露的免疫正常成年人作为 LTBI 者的替代标志物的现有数据，大多来源于有精确源病例的点源暴发和追踪调查的研究。这种暴露替代方法最早的研究之一，考察了英国结核病患者的成年家庭密接者情况，结果表明，IGRA 的反应强弱与接触强度呈显著相关（比 TST 的结果明显），并且不受卡介苗接种的影响[10]。这一结论随后从一项针对英国新移民的多因素分析中得到了重复验证，该研究发现 IGRA 检测阳性率与结核病感染的危险因素（原籍国的结核病发病率和患者年龄）独立相关[26]。最近的一项大型前瞻性研究招募了 10 740 名美国 LTBI 的高风险人群（包括儿童、成人和免疫抑制患者），发现 TST 的特异性低于 IGRA，特别是在外国出生的人群（TST 70.0% vs. QFT-GIT 98.5% vs. T-SPOT 99.3%），所以对于在外国出生的人员，建议首选 IGRA 进行筛查[27]。

免疫缺陷受试者和其他特殊人群

以 ATB 作为替代标志物

总的来说，HIV 阳性患者 LTBI 人群的 IGRA 相关研究较少。有证据表明，在这一人群中，IGRA 优

于 TST，在 IGRA 中，T-SPOT 优于 QFT-GIT。

赞比亚和南非的早期工作发现，对 HIV 阳性的患者来说，T-SPOT 的敏感性高于 TST[28-30]。在低结核风险地区对该人群的相关研究较少，但研究者仍发现 IGRA 的敏感性大于 TST[27, 31-33]。赞比亚、坦桑尼亚和意大利研究发现，在 HIV 阳性患者中 QFT-GIT 敏感性高于 TST，但是仍然明显低于 HIV 阴性的人群[33-35]。

近期有两项系统性综述和 meta 分析对 HIV 阳性患者 IGRA 的敏感性数据进行了分析，Cattamanchi 对合并 ATB 的 HIV 阳性患者进行了一项评估，发现 QFT-GIT 敏感性为 61%（95% CI：47% ～ 75%），T-SPOT 敏感性为 72%（95% CI：62 ～ 81）[21]。在高收入国家其敏感性更高，比如：T-SPOT 的敏感性为 94%（95% CI：73% ～ 100%），QFT-GIT 的敏感性为 67%（95% CI：47% ～ 83%）[21]。相比之下，Santin 等发现 QFT-GIT 和 T-SPOT 的敏感性分别为 61% 和 65%[36]。Ayubi 等发现，在 HIV 患者中，常常会出现 TST 检查呈阴性、但 QFT-GIT 呈阳性的不一致现象，这提示 TST 对 HIV 阳性患者敏感性较低[37]。

CD4 细胞计数对 IGRA 性能的影响尚无定论。有证据表明，CD4 计数下降会对 QFT-GIT 产生不利的影响[35]。然而，Clark 等的一项大型研究中发现，在低结核病负担国家中，T-SPOT 的结果与 HIV 阳性患者的 CD4 细胞计数大小无关[31]。

赞比亚近期对 TB/HIV 感染者展开一项研究，发现其 QFT-Plus 总体敏感性为 83%，这一结果提示 QFT-Plus 的敏感性并不会因患者处于 HIV 感染状态而呈现显著的差异，但是当患者 CD4 细胞计数 < 100 时阳性结果会偏低，这表明当机体处于免疫抑制状态时会影响 QFT-Plus 的检测结果[38]。最近一项系统性回顾研究以 4856 名 HIV 阳性患者为研究对象，发现 TST 和 IGRA（T.SPOT 和 QFT-GIT）的敏感性相似，但在某些研究中，两种检测结果的一致性差异较大，需要进一步研究[39]。

从上述多项研究以及 meta 分析得出了如下共识，在 HIV 阳性患者中选择 IGRA，和 TST 的诊断效能一样或比 TST 更有利于诊断 LTBI；但是在 HIV 阴性人群中，IGRA 敏感性会随着 CD4 细胞计数的下降而降低，其诊断效能欠佳。

在诊断妊娠期 LTBI 方面，IGRA 比 TST 更敏感[40]。有研究对 HIV 阳性的妊娠患者展开 LTBI 调查，发现 IGRA 的诊断病例是 TST 的 2 倍[41]。即使是没有感染 HIV 的高结核病负担国家的妊娠期患者，IGRA 的敏感性也高于 TST[42]，这提示 TST 在孕妇和围产期妇女中敏感性较差，难以检测出 LTBI。

IGRA 在其他特殊人群中也得到了更多的研究，特别是在使用免疫抑制剂的高危人群中，如免疫介导炎症性疾病（immune-mediated inflammatory diseases，IMID）[43]。这些研究大多数是横断面研究，主要关注点是 TST 和 IGRA 之间的一致性，以及 IGRA 与 LTBI 危险因素之间的相关性[44]。

有研究根据 IMID 人群中 T-SPOT 的反应，发现 IGRA 和 TST 之间的一致性处于中差水平[45-46]。在美国一项针对 200 例类风湿性关节炎患者的研究中则发现，T-SPOT 和 TST 的一致性较差，而且 T-SPOT 与（经 TST 诊断）LTBI 的危险因素无显著相关[47]。部分证据表明，ELISpot（非 TST）与结核病暴露程度呈显著相关[48-50]。在 IMID 人群中，与 T-SPOT 相似，QIF-GIT 和 TST 的一致性也处于中差水平[51-53]。与此相反的是，意大利的一项研究提示 QIF-GIT 和 TST 之间有高度的一致性，其原因可能是该研究中接种卡介苗的人口比例较低，减少了卡介苗对 TST 的影响[54]。来自瑞士和爱尔兰的两项独立研究，对接受抗肿瘤前坏死因子（pre-anti-tumor necrosis factor，TNF）的 IMID 患者进行 LTBI 筛查，发现 ELISA 试验阳性率与 LTBI 的危险因素显著相关[48, 55]。

虽然在终末期肾衰竭患者领域尚没有正规的 meta 分析，但是其 IGRA 的研究发现，T-SPOT、QFT-GIT 和 TST 都与 LTBI 的临床危险因素显著相关[56]。

儿童

儿童在原发感染 M.tb 后容易直接发展为 ATB，尤其在年龄 < 2 岁和 < 5 岁人群中较易出现。在感染后 12 个月内较容易发病，且无明显症状，但病情较重[57]。

以 ATB 作为 LTBI 的替代标志物

在儿童身上发现的证据是相互矛盾的。一般来说，IGRA 在高收入、低结核病负担国家中的表现更好；而 TST 在低收入、高结核病负担国家中的表现类似于或轻度优于 IGRA。然而，其结果会因使用的平台、临床环境和纳入标准而有所不同[58-62]。Sollai 等报道了一项大型 meta 分析，评估了在高收入国家进行的 37 项研究，发现在高收入国家中，QFT-GIT（79%）的敏感性优于 T-SPOT（67%）和 TST。然而，在低收入国家中，尽管 T-SPOT 优于 QFT-GIT，但两种 IGRA 的表现并没有优于 TST[58]。在 2011 年的一项 meta 分析中，在高收入国家（而不是中低收入国家）中，两种 IGRA 的敏感性都高于 TST，IGRA 的表现优于 TST（QFT-GIT 和 T-SPOT 的敏感性分别为 83% 和 84%）[59]。意大利的一项 meta 分析发现，QFT-GIT 敏感性高于 T-SPOT；然而，TST 的敏感性优于两种 IGRA[62]。基于 TST 和 IGRA 的综合阳性结果，经细菌培养确诊，超过 90% 的结核病儿童被正确识别[62]。

以结核病暴露作为 LTBI 的替代标志物

在以结核病暴露替代 LTBI 的首次大规模研究中，使用 T-SPOT 对 535 名学生组成的大型学校暴发进行调查[63]，该人群普遍接受卡介苗接种。该研究对 TST 和 T-SPOT（尚未商业化）进行对比分析，发现两者具有较高的一致性（一致性为 89%，κ = 0.72），但 T-SPOT 和暴露风险［基于源病例（index case）的接近程度和暴露时间］的相关性优于 TST[63]。来自其他环境的类似研究也证实了 T-SPOT 与结核病暴露程度呈显著相关[64-69]。QIF 和 QIF-GIT 也与结核暴露程度相关，且不受卡介苗状态的影响[70-74]。在其他高结核病负担国家[73-74] 以及低结核病负担国家[27, 75] 中也有相似的研究结论。也有研究与这些结果相矛盾，其中南非的一项研究显示，LTBI 高危儿童的暴露水平与 QIF-GIT 阳性率之间没有显著关系[76]。研究人员在澳大利亚和西班牙（低结核病负担国家）未接种卡介苗的儿童中发现，TST 阳性的儿童中 QIF-GIT 仍然大部分呈阴性，这表明在诊断儿童的 LTBI 的敏感性方面，QIF-GIT 低于 TST[69, 71]。

在接种卡介苗的儿童中，IGRA 和 TST 之间的一致性水平较低，这是可以预估的，因为 TST 易被卡介苗所影响[63, 65, 69, 77]。

IGRA 诊断 LTBI 的特异性

IGRA 的特异性（如 T-SPOT 和 QIF-GIT）是在 M.tb 超低感染风险（缺乏 M.tb 暴露的流行病学危险因素）下通过研究接种卡介苗的个体计算得出的。在最近的系统综述和 meta 分析中，QIF-GIT 的特异性范围在 96% ~ 99%，T-SPOT 为 86% ~ 93%[23, 78]。

在 LTBI 的免疫诊断方法中，这两种 IGRA 都比 TST 具有更高的特异性，特别是在卡介苗接种人群中。已发现 QFT-Plus 的特异性与 QFT-GIT 相当，但是证据有限[79]。

IGRA 预测 LTBI 进展为 ATB 的能力

当 IGRA 阳性患者其 LTBI 进展为 ATB 的风险比 IGRA 阴性患者高时，使用化学药物预防性抗结核治疗 LTBI 才会有临床获益。LTBI 的金标准标志物应该和 LTBI 进展为 ATB 风险相关联。在免疫力正常的人群中，只有小部分（5% ~ 10%）的 LTBI 者会进展为 ATB，其进展几乎都发生在接触后 2 年内[2]。在大多数 LTBI 者从未出现 ATB 的背景下，如果对所有的 LTBI 者采用预防性抗结核治疗，会浪费大量医疗资源，并且可能会出现药物不良反应，增加 M.tb 耐药的可能性。其次，预防性抗结核治疗并不完全有效，有研究表明，作为 LTBI 的化学预防最经典、临床疗效证据最丰富的 6 ~ 12 个月异烟肼方案，在正确使用时仅具有 60% 的保护作用[80]。预防性抗结核治疗的启用率和完成率往往不理想，在不同人群中差异很大[81]。

寻找更有效的检查方法，根据不同 LTBI 进展风险对患者进行分层管理，将使预防性治疗的效益大大提高。

低结核病负担国家

免疫力正常的成年人

在 2008 年的两项大型纵向队列研究中，首次提出两种 IGRA 检测方法对 LTBI 的进展都具有预测能力，在此之后其他研究也证实了该研究结果[22, 82]。但是直至目前，与 TST 相比，IGRA 的预测能力大小尚未明确。一项系统性综述对 15 项共计 26 680 人的研究进行分析，发现 IGRA 和 TST 的预测能力相当，都比较低[83]。而另一项综述对共计大于 3 万人的 28 个研究进行分析，发现 IGRA 比 TST 更具预测性[84]。一般来说，纳入的研究数量较少，LTBI 进展为 ATB 的病例数量也较少。类似地，一项来自 10 个不同欧洲国家的 26 个中心的研究，用 T-SPOT 和 QFT-GIT 对结核病的可疑接触人员进行检测。发现在未接受化学预防的对照组中，494 例 IGRA 为阳性，其中 16 人进展为 ATB（QFT-GIT 14/421，3.3%；

T-SPOT 2/73，2.7%），中位随访时间为 2.5 年[85]。直到目前，与此相关的研究在规模上较小，且大多数只测试了两种策略[83-84，86-89]。

2018 年 UK PREDICT TB 研究发表了关于结核病预测的相关数据，探讨 IGRA 和 TST 在预测暴露于 M.tb 后结核病进展方面的价值，是该领域内规模最大的研究。该研究对最近 5 年内从结核病高负担国家来到英国，或是经常前往结核病高负担国家的人展开调查，直接比较两种 IGRA 和 TST 对 LTBI 进展为结核病的预测能力。英国这项多中心、前瞻性研究以 9610 名结核病接触者（一半为接触者，一半为新近移民）为研究对象，前瞻性地比较了 TST、QFTGIT 和 T-SPOT 中的预测价值，其中约 20% 的接触者在登记时根据 IGRA 和 TST 结果被认定为患有 LTBI。TST 阳性的判定阈值定义为：未接种卡介苗时，TST-5 mm 被认为是阳性；接种过卡介苗，TST-15 mm 被认为是阳性。在随访期间，出现 97 例结核病发病病例。在完成所有三项检测和随访后，77/6380 名患者进展为 ATB；其中 47/77（61%）为 QIF-GIT 阳性，52/77（68%）为 T-SPOT 阳性，57/77（74%）TST-15 阳性，64/77（83%）为 TST-5 阳性。为了确定最适合的筛查试验以评估疾病进展，有如下措施：高比例个体检测为阴性，因此不需要进一步监测；检测阴性的人发展为结核病的比率应该较低，这表明该检测有较好的正确排除病例的能力。所有检测均有良好的阴性预测值（negative predictive value，NPV）：T-SPOT（99.5%）、TST-15（99.5%）和 QFT（99.4%）。研究人员发现，T-SPOT 检测呈阳性的患者结核病发病率最高，其次是 TST（卡介苗接种者使用 15 mm 值），然后是 QFT-GIT，三者的阳性预测值（positive predictive value，PPV）分别为 4.2%、3.5% 和 3.3%。经统计，共有 1235 人出现 T-SPOT 阳性，其中 52 人进展为 ATB。这意味着每预防 1 例结核病需治疗（the number needed to treat，NNT）24 例 T-SPOT 阳性的患者，TST 为 29 例，QFT-GIT 为 31 例。所有这三种测试都比使用较低的 TST 临界值（5 mm 和 10 mm）能显著更好地预测 LTBI 的进展[90]。如果在评估后发现检测阳性的患者具有 LTBI 进展的高危因素（例如，在涂片阳性肺结核患者的家庭接触者中），应该以 TST-5 mm 为标准（目前美国疾病控制和预防中心指南的建议）[91]。尽管我们能找出大多数会进展为 ATB 的 LTBI 者，但是在检测阳性的 LTBI 者中仍然有很大一部分不会进展为结核病。

PREDICT 研究是首个在低结核病负担国家用 3 种不同检测策略进行头对头比较的大规模研究。很明显，在免疫能力正常的成年人中，当检测呈阴性时，IGRA 是一种良好的排除 LTBI 进展的检测方法，但 IGRA 在预测未来结核病的发展方面仍然能力有限。需要更高的 PPV 才能对结核病控制和预防产生阶跃变化。因此，如何增强 IGRA 的预测能力，寻找额外的生物标志物或临床风险评分以减少 NNT，防止 LTBI 进展为 ATB，是 WHO 强调的急需优先研究的难题[19，92]。

HIV 感染者

在免疫功能低下的个体中，特别是在患有 HIV 感染的患者中，免疫诊断试验的 NPV 结果不足以排除进展为结核病的可能。

有系统综述探索了 IGRA 在免疫受损人群中的预测能力，发现大多数进展为 ATB 的免疫受损人群都呈 HIV 阳性，因此，需要预防性抗结核治疗的 HIV 阳性感染者人数较少（范围 14.0%～25.5%），仅在持续检测到病毒载量的患者中发现结核病[93]。虽然需要抗结核治疗的人很少，但结核病仍出现在检测结果为阴性的个体中，特别是 HIV 感染患者。在所有纳入 meta 分析的研究中，两种 IGRA 的 NPV 均＞99%[85，93-94]。

一项来自欧洲的大型研究从 17 家欧洲医疗机构招募了免疫功能低下的患者，选出 768 名符合要求的 HIV 阳性患者，其中有 10 名发展为 ATB，TST 或 IGRA 对此难以预测[93]。

在奥地利的一项前瞻性纵向研究中，830 名 HIV-1 感染患者接受了 QFT-GIT 检测，每隔 3 个月进行一次回访，以监测是否出现 ATB，中位随访时间 19 个月，最后在 QFT-GIT 检测结果阳性的患者中出现 3 例 ATB，发生率为 3/37（8.1%）[95]。

儿童

目前还没有大型研究表明使用 IGRA 可以预测低结核病负担国家儿童 ATB 的进展。鉴于儿童是 LTBI 出现进展的高危因素，当儿童 IGRA 呈阳性时应该提供预防性抗结核治疗，但是支持的证据非常有限。

其他高危人群

免疫功能低下的患者 LTBI 进展的情况不一，需要依赖更多的临床检查和开发生化标志物。

最近，一项综述以 IGRA 在免疫功能低下患者（慢性肾衰竭、实体器官移植、干细胞移植和类风湿关节炎）中的预测能力为研究点，表明在 IGRA（$n = 1537$）阳性时，预防 1 例结核病的 NNT 大约为 $50 \sim 80$ 例。但是大多数结核病发生在 HIV 阳性队列中。在慢性肾衰竭、类风湿关节炎、干细胞或实体器官移植受者的患者中，没有患者进展为 ATB[93, 96]。

TST 和商业化 IGRA 对晚期慢性肾病（chronic kidney disease，CKD）的 ATB 预测价值方面较差，并具有很大的局限性。也有研究分析了检测呈阳性的 LTBI 者的危险因素，探讨了 TST 和 IGRA 的诊断准确性[56, 97]。在诊断糖尿病患者是否患有 LTBI 方面，IGRA 的表现优于 TST[98]。在进行免疫抑制治疗的患者中，IGRA 并不那么准确，如使用抗 TNF-α[44]、移植和类风湿关节炎患者[93]。

在三项大规模职业研究中，没有医护人员出现 LTBI 进展为 ATB（以 IGRA 阳性为准）。因此这一群体不再是低结核病发病率国家的高危群体[99-101]。

高结核病负担国家

关于 IGRA 和 TST 对高负担国家结核病进展的预测价值的相关研究较少。在不同高危地区的研究中，IGRA 与传统的 TST 检查相比在预测 ATB 方面是否有改进，这方面产生了相互矛盾的结果。

免疫力正常的成年人

在最近的一项印度研究中，Sharma 等招募了一大批肺结核患者的家庭接触者（包括成人和儿童）。使用 QFT-GIT 检测和 TST 进行基线检测后，对这些接触者进行了活动性结核病发展的 2 年前瞻性随访研究，观察 LTBI 是否进展为 ATB，最后发现 1511 名家庭密切接触者中有 76 人患有 ATB，基线 TST 和 QFT-GIT 检测结果与随后 ATB 的发展没有显著相关性[102]。

在一项大型 meta 分析中，Rangaka 等研究了 IGRA 的预测能力，该研究包括 15 项纵向研究，主要发生在高结核病负担国家中，总样本量为 26 680 例，共有 66/601 例患者 QIF-GIT 阳性，其中 6/41 例患者在研究期间未接受化学预防而发展为 ATB，PPV 为 14.6%，而 QIF-GIT 阴性的患者没有发展为 ATB[83]。

冈比亚是高结核病负担国家中第一批进行研究的国家之一，以结核病密切接触者为研究对象，探索 T-SPOT vs. TST 的预测价值。它包括一个复杂的人群（儿童、成人和艾滋病病毒阳性 / 阴性）。在 ATB 患者中，初始 T-SPOT 和 TST 分别仅仅在一半多点的患者中呈阳性（71% 患者在一种或其他检测中呈阳性），结论是 TST 和 T-SPOT 在这种情况下都不能有效预测疾病进展[103]。

HIV 阳性感染者

结核感染是世界范围内导致艾滋病患者死亡的最常见原因，尽管在抗反转录病毒治疗方面取得了长足的进展[104]。在 2016 年，结核病导致约 40 万名艾滋病病毒感染者死亡（占所有艾滋病病毒死亡人数的 1/3）[15]。

韩国一项以艾滋病病毒感染者为研究对象的研究中（结核病率 110/10 万），在 238 人中有 11 名患者在一年内出现 ATB，其中 T-SPOT 阳性反应的患者结核病发病率较高，但是并没有统计学意义 [20% (6/30) vs. 6.02% (5/83)，$P = 0.052$]。其次研究发现，结核病进展相关的独立危险因素是低 CD4 T 细胞计数、既往结核病治疗史和 T-SPOT 阳性结果。韩国作为结核病中度流行地区，晚期艾滋病患者在出现 T-SPOT 呈阳性时，其发展为结核病的比率更高[105]。

南非的一项研究对未接受化学预防的艾滋病病毒人群进行研究，在 IGRA 阴性组和阳性组之间结核病进展率没有显著差异（阳性 3.3/100 人年，阴性 3.9/100 人年）[106]。

WHO 目前指出，LTBI 检测呈阳性的 HIV 感染者与 LTBI 检测呈阴性的人相比，前者从预防性抗结核治疗中获益更多，在可行的情况下建议尽可能进行 LTBI 筛查。但实际上，对艾滋病病毒携带者或 5 岁以下的家庭密切接触者（LTBI 筛查方法在 < 5 岁儿童人群中结果不太可靠），可不经 LTBI 检测而给予预防性抗结核治疗[15]。

妊娠和艾滋病病毒感染

关于高结核病负担国家的艾滋病病毒感染、妊娠和 LTBI 进展的数据比较有限。印度一项研究共纳入 252 例 HIV 感染的孕妇进行横断面 / 纵向研究：QFT-GIT 阳性 71 例（28%），TST 阳性 27 例（10%，$P < 0.005$）；5/252（2%）的妇女出现 ATB，均发生在产后 1 年内，所有 5 例患者的 QFT-GIT 均呈阳性，但只有 1 例患者的 TST 呈阳性。由此可见，QFT-

GIT 对产后结核病发生的敏感性为 100%，特异性为 27%，PPV 仅为 7%。在患有 ATB 的妇女中，有 3 名妇女妊娠和分娩时的样本显示 IFN-γ 下降了 2.9 倍[40]，提示妊娠期间 T 细胞介导的免疫反应减弱，增加了妊娠晚期和产后出现 ATB 的风险[107]。

肯尼亚的一项研究纳入 327 名无结核病的艾滋病病毒孕妇，并探讨 T-SPOT 的预测价值，发现 9 例孕妇在分娩后的 1 年内发展成结核病。研究人员量化了 T-SPOT 对 IFN-γ 斑形成细胞（spot forming cells，SFC）数量的阳性分类，IFN-γ ≥ 6 SFC，其敏感性为 78%，特异性为 55%，PPV 为 5.9%。在 CD4 < 250 cells/μl 的女性中，IFN-γ ≥ 6 SFC，敏感性为 89%，特异性为 63%，PPV 为 19.2%。本研究受限于 ATB 病例较少，缺乏 TST 进行比较，以及缺乏结核病诊断确认[108]。

以上研究规模较小，还需要精心设计大规模的前瞻性研究进行验证。

儿童

高结核病负担地区南非有大型研究对 IGRA 及其预测价值进行探索，该研究纳入 5244 名 12 ～ 18 岁青少年，平均随访时间为 2.4 年，经微生物学证实进展为结核病后，TST 和 QFT-GIT 试验阳性是中等敏感预测因子，各检查方法之间的预测能力无显著性差异。

在来自南非结核病流行地区的幼儿中（感染 HIV 的 2512 名 18 ～ 24 周儿童），研究发现该人群 QFT-GIT 转阳率高，结核病发病率也高。使用制造商制订的临界值 0.35 IU/ml，PPV 和 NPV 分别为 8% 和 99%。他们发现有记录 IFN-γ 值的人在 QFT-GIT 转阳后患结核病的风险是增加的（IFN-γ 值 > 4.00 IU/ml，是无 QFT-GIT 转阳者的 40 倍以上；IFN-γ 值在 0.35 ～ 4.00 IU/ml，是 QFT 转阳者的 11 倍）；然而，这错过了很大一部分继续发展为活动性肺结核的人[109]。

LTBI 相关诊断方法的局限性

TST

TST 有几个缺点：在卡介苗接种人群中特异性较差，在非结核分枝杆菌患者呈假阳性[110]，并且对免疫抑制者和幼儿的敏感性有限。除此之外，需要进行两次临床随访（第二次查看皮试结果）的流程让其困难增加。

TST 结果中另一个混杂因素是增强现象（the phenomenon of potentiation or boosting），这种情况常常发生在重复 TST 时，由于渐进性敏化而导致放大反应，使 TST 结果的解读更加复杂化，可能导致假阳性的出现。

IGRA

尽管两种 IGRA 都比 TST 有显著的优势，但 IGRA 也有局限性，这促使研发下一代 IGRA、探索 T 细胞信号和新的生物标志物等。IGRA 的出现代表了 20 世纪技术的重大进步，但仍存在局限性，还需进一步的研究以提高我们诊断和治疗结核病的能力。

尽管在许多人群中，IGRA 提高了诊断的敏感性和特异性，但并不是检测 LTBI 的"金标准"，IGRA 既不能诊断也不能排除 LTBI 和 ATB。迄今为止，IFN-γ 反应的大小似乎并不能反映细菌载量或疾病活动性。因此，IGRA 不能用于区分 ATB 和 LTBI，不能作为监测治疗反应的工具或作为抗结核治疗完成后的治愈标准。

IGRA 在 ATB 诊断中的应用超出了本章的讨论范围，然而，在这方面普遍存在相互矛盾的信息。最近发表的大规模研究已经明确证明，目前 IGRA 在常规临床实践中并不能作为排除标准[111]。

IGRA 和 TST 一样，反映了机体免疫启动并可持续阳性、维持终身（由于长时记忆 T 细胞的存在）。因此，在既往有 ATB 病史和既往曾进行预防性抗结核治疗的受试者中，难以对 IGRA 阳性结果进行恰当解释。

正如目前广泛讨论的，IGRA 可以作为未来 ATB 发展的排除试验，但缺乏足够的 PPV[90]。

时间对 IGRA 的反应动力学影响

转换

当应用于 TST 和 IGRA 时，转换（conversion）的定义为：在新的感染后进展为阳性结果[112]。没有大规模研究的证据将在时间和地点精确定义的点源暴露后与 TST 的转换时间进行比较。小型研究表明，个体之间的转换时间有很大差异，大多数接触者会在暴露后的 2 ～ 7 周内发生[113]，也可能会在 3 个月后发生。TST 和 IGRA 结果的一致性研究表明，在这个窗口期后两者的一致性更好[114]。临床指南假定

TST 和 IGRA 转换发生在相似的时间段。然而，有趣的是，最近有一些证据表明，对某些抗原的反应比 ESAT-6/CFP-10 发展得更快，这开启了检测 M.tb 感染超早期反应的可能性[115]。如果使用 IGRA 来筛查结核病患者的密切接触者，则必须考虑这些因素。

自发逆转（spontaneous reversion）

逆转（reversion）是指先前呈阳性的检测结果变为阴性的过程。关于 IGRA，在未经治疗的暴露个体中，基线阳性检测的逆转可能是由于急性消退性 M.tb 感染（an acute resolving M.tb infection），这一现象是最近才被描述的[116-117]。在英国的一项研究中，作者观察到 TST 阳性（给予化学预防）和 TST 阴性受试者的 RD-1 特异性 T 细胞反应也有类似的下降[116]。考虑到 TST 阴性的受试者没有接受化学预防，这些未经治疗的接触者中的细菌载量可能已经自发地下降，并导致 RD-1 反应的下降[116]。自发的 IGRA 逆转几乎只发生在 TST 阴性暴露的接触者中，约 50% 的此类接触者会发生逆转[118-119]，这一数字也在 HIV 队列中重现[120]。然而，必须指出的是，QFT-GIT 逆转患者（1.47 例 /100 人年）的结核病发病率是 QFT-GIT 持续阴性患者（0.18/100 人年）的 8 倍（$P = 0.011$），尽管两组的病例数量都很少[121]。

考虑到当前证据的观察性质，除了细菌清除外，对 IGRA 逆转的其他解释不能被忽视。外周 T 细胞可能随着时间的推移迁移到疾病部位而在血液 IGRA 中无法检测到。或者，尽管持续存在感染，它们的频率可能会低于检测阈值。随着时间的推移，确定这些个体的疾病风险将有助于我们理解它所反映的潜在的宿主 - 病原体状态。在抗生素前时代未经抗结核治疗的结核病幸存者中，IFN-γ 阳性和阴性反应均存在，表明至少在某些患者中是存在细菌清除的[122]。

IGRA 反应随时间自发波动

目前缺乏数据对使用 IGRA 进行系列检测进行分析。现有的小规模研究都显示，IGRA 的转阳率和复阴率有很大差异[123]。对于系列检测的界值，目前还没有得出确切的结论。有病例报告提出在 LTBI 者进展为 ATB 之前，或在重新激活时，IGRA 反应会增大[124]。然而，没有大规模研究的有效证据支持利用纵向系列 IGRA 波动来监测 LTBI 者，以便对早期活动性肺结核抢先进行抗结核治疗。

治疗引起 IGRA 反应的变化

IGRA 的一个可能的用武之地是结核病治疗监测，如果连续的 IGRA 检测能反映疾病活动性或细菌载量，或两者兼而有之，那么 IGRA 就有可能提示治愈，这在检测新的抗菌药物的有效性时尤其有用。在大多数接受抗结核治疗成年人中 IGRA 转阴的证据已经很充分，包括 ATB 的抗结核治疗和 LTBI 的预防性治疗[125]。然而，这一比例不足以推断出真正的因果关系，而且在儿童中发现的转阴率非常低[126-127]。此外，一项系统综述研究 IGRA 反应的量化改变与抗结核治疗之间的关系，发现在 IGRA 下降率方面存在广泛的个体间差异（IGRA 反应实际上在一些患者中增加），至关重要的是，这些变化与临床结局（如治疗反应或未来复发等指标）无相关性[128]。总之，目前的 IGRA 不能用于治疗监测或成为治愈标准。

基于 IGRA 研究重新评价 LTBI 的自然病史

纵向研究提供了 IGRA 自发转阴的第一个证据（换言之是感染的自发清除）[116]，加深了我们对 LTBI 自然病史的认识。

IGRA 可以区分 BCG 接种和 M.tb 感染，使人们重新评估 BCG 在疾病保护中的作用。卡介苗预防儿童重症结核病（包括脑膜炎和粟粒性结核病）的疗效已得到公认[129]。对它对成人的保护能力更有争议[130-131]，但通常认为至少能够遏制既有感染[132]。来自几个不同环境的结核病接触者调查，表明卡介苗接种也可以保护密接者免于 M.tb 感染[2, 64]。

LTBI 的筛查

建议进行 LTBI 筛查的患者有两组：因结核病暴露而有新发感染的高危个体，或因宿主因素（如年龄、基础疾病、药物和社会风险因素）而有高感染风险和高发病风险的个体。

尽管在历史上对进入英国的新移民进行结核病筛查一直是为了在他们到达英国时识别 ATB 疾病，但数据已经清楚地表明，移民中 ATB 的患病率较低[133-134]。在低结核病负担国家中，由于 LTBI 的再激活对结核病流行病学的确定起着至关重要的作用，因此针对包括流动人口和结核病接触者在内的高危人群进行 LTBI 的筛查很可能有益处。

在过去几年中，英国引入了一项系统的 LTBI 筛查计划，最初是在结核病高发（≥ 20/10 万人）或高结核病病例负担的高危地区。目前正在对来自或定期访问高发国家的 16 ～ 35 岁的人群进行筛查。2017 年 和 2018 年，进行了 15 102 例 IGRA 检测，其中16.6%（2507/15 102）为阳性，64%（1605/2507）开始了治疗，69%（1107/1605）完成了治疗（PHE，未发表的数据）。

由于缺乏经验数据，对选择哪些成年移民进行筛查一直存在争议。2006 年 NICE 指南建议对结核病发病率＞ 500/10 万的国家和撒哈拉以南非洲国家的成年人进行筛查。然而，Pareek 等强调，这些指南没有得到严格遵守，也没有利用多中心筛查数据、健康经济分析和数据进行分析。根据 2006 年 NICE 指南的筛查将错过大多数患有 LTBI 的移民，并且使用单步（single-step）IGRA 在中间阈值（发病率150 ～ 250/10 万）人群进行筛查将最具成本效益[26, 68]。正是这个阈值在英国最近的结核病合作战略中得到了应用[135]。

IGRA 的使用指南和相关政策

随着时间的推移，IGRA 在英国和其他地方变得越来越常用。随着临床经验和已发表数据的积累，关于如何使用 IGRA 的具体指南及建议已经逐渐演变。虽然目标群体保持不变（最近来自高结核病负担国家的移民、痰涂片阳性患者和免疫系统受损的个人），但是 IGRA 的作用得到了进一步的深入了解。

WHO 建 议 可 以 使 用 TST 或 IGRA 来 诊 断 LTBI[15]。单位成本（unit costs）提示在资源有限的环境中，TST 将优先于 IGRA 被选用。顺应 WHO 的立场声明变化，包括美国、加拿大和英国在内的其他国家也建议使用 IGRA 或 TST 来诊断 LTBI。然而，需要强调的是，英国的指南因接受筛查的人口特点而有不同措施[18]。尽管 2016 年英国 NICE 指南主要建议使用 TST 来识别大多数高危群体（密切接触者和卫生保健工作者）中的 LTBI，但 IGRA 是作为国家潜伏结核病筛查计划的一部分对接受筛查的移民进行筛查的推荐筛查工具。

在 HIV 阳性个体中，不同国家之间甚至在国家内部的 LTBI 筛查指南不尽相同。英国艾滋病病毒协会最近更新了其指导方针：之前建议了一种复杂的筛查算法，要求临床医生在考虑到患者的来源国家、抗反转录病毒治疗的持续时间和 CD4 细胞计数后使用单步 IGRA[136]。然而，有证据表明遵守这一指导并

不是最佳的选择[137]。新的指南建议，对来自中、高结核病负担国家或来自低结核病负担国家的结核病高危人群应使用单步 IGRA 来筛查[136]。有趣的是，2016 年英国 NICE 指南建议，严重免疫抑制的 HIV 阳性患者（CD4 计数＜ 200 个细胞 / 立方毫米）应该同时进行 TST 和 IGRA 检测，而所有其他人群都应该单独使用 IGRA 或同时使用 TST 和 IGRA 进行检测[18]。这也得到了欧洲疾病预防中心、WHO 指南和美国指南的认可[15-17, 138]，尽管如此，WHO 的指南指出，对 HIV 阳性个体可以不进行 TST 或 IGRA 筛查而直接开始异烟肼预防治疗[15]。

对于医源性免疫抑制的 IMID 患者，尽管大多数国家建议进行 LTBI 筛查，但指南中不包括具体的筛查试验方法及相关策略（单步 IGRA、TST 单独或TST 和 IGRA 同时进行）；然而，考虑到这些患者的高风险属性，应该广泛使用双重检测，目的是尽量减少假阴性结果[21]。在英国，NICE 的国家指南建议同时使用单步 IGRA 或同时 IGRA 和 TST 检测[18]。相比之下，美国风湿病学会建议使用 TST 或 IGRA 来诊断 LTBI[139-140]。

关于如何在儿童中更好地实施 IGRA 筛查策略，相关的研究证据十分有限。英国指南推荐对年龄进行分层，其中包括采用 TST 和 IGRA 混合方法，TST 为主要的筛查工具[18]。同样，美国的指南建议，5 岁以下的儿童应优先接受 TST 检查，而不是IGRA[138]。

LTBI 的诊断方法目前尚未能满足临床需求

2017 年，WHO 发布了目标产品概况（target product profile，TPP）文件，以便研发具有理想检测特性的新诊断产品。首先，为了使这种试验在高结核病负担和低收入环境中有效，理想情况下应以比痰液更容易获得的样本类型为基础，具备能反映从感染进展到 ATB 的较高的 PPV[92]。

很明显，推荐用于诊断 LTBI 的 TST 和 IGRA对预测结核病发展的 PPV 都很低，因此，目前它们不足以用于确定哪些 LTBI 者将发展为活动性疾病[85, 88, 90]。因此，人们广泛关注于尝试改进已有技术，以及探索其他生物标志物、检测方法和临床风险评分方法。

IGRA 在低资源环境中的局限性

IGRA 需要专业实验室设施，但在高结核病负担国家中并不完全普及。出于这个原因，有人研发和 IGRA 类似的其他检测方法，这将在低资源的、实地环境中更实用。C-TB 皮肤试验已被开发为 TST 的替代品，它使用了与 IGRA 中相同的 RD-1 抗原（ESAT-6 和 CFP-10），但重要的是这是皮肤试验，从而绕过了昂贵的实验室处理的需要。它在特异性方面与 IGRA 相似，在 M.tb 接触水平较高的患者中，阳性率较高，且结果不受卡介苗状态的影响[141]。在 ATB 患者这一亚组中，C-TB 检测敏感性（67%）低于 QFT-GIT 和 T-SPOT[141]。C-TB 在 CD4 计数 < 100 的 HIV 感染者中，敏感性显著降低[142]。还需要进一步的工作来了解该检测在不同人群中的表现及其对从 LTBI 进展为活动性 TB 疾病的预测能力，同时还必须记住该检测需要患者复诊以读取硬结大小[143]。

IGRA 在低发病率结核环境中的局限性

有许多方法尝试和改进现有的技术，包括量化 QFT-GIT 的 IFN-γ 或 T-SPOT 中 IFN-γ SFC 的计数，额外的抗原和额外的分泌标记，如细胞因子和趋化因子，这些都将在后面章节讨论。

增加 IGRA 的敏感性

其他细胞因子

虽然 IFN-γ 是抗 M.tb 免疫反应中的一个基本细胞因子，但人们对可提高诊断敏感性和提高区分活动性 TB 和 LTBI 的能力的替代和额外分泌的标记物感兴趣。有研究提示，不同的细胞因子谱与结核感染的不同临床阶段相关[122, 144-148]。

IFN-γ 激活的巨噬细胞分泌的单核细胞趋化蛋白 10（inducible protein, IP-10）、单核细胞趋化蛋白 -2 和单因子诱导蛋白具有特别的研究意义[149]。人们认为，由于它们是 IFN-γ 诱导的下游趋化因子，可能作为比 IFN-γ 本身更放大的读数，从而产生更高的敏感性[149]。

IP-10 由多种不同的免疫细胞分泌，当释放时起到炎症细胞的趋化作用[150]。一项对 IP-10 的综述得出结论，IP-10 总体上与 IFN-γ 相似，但提高了幼儿或 HIV 感染后 CD4 计数较低的儿童的敏感性[151]。研究表明，活动性结核患者的 IP-10 水平升高，该试验单独或联合 IFN-γ 的敏感性均可提高诊断准确率。

除 IP-10 和 IFN-γ 外，TNF-α、白介素（interleukin, IL）-1ra、IL-2、IL-13、巨噬细胞炎症蛋白 1β 在 LTBI 和 ATB 中均高于未感染结核病的儿童[152]。

然而，必须再次指出的是，这些研究的患者数量较少，尚未在大型研究中得到证实，也没有用于常规临床评估。

虽然这些细胞因子不是特异性的单核细胞 / 淋巴细胞比例分泌标志物，但是一种容易获得的生物标志物已经在撒哈拉以南非洲孕妇和婴儿的一些前瞻性队列研究得到证实。研究表明，单核细胞 / 淋巴细胞比例的升高与出现症状前发生结核病的风险增加有关[153-155]。

其他抗原

研究其他抗原不仅有望提高 IGRA 的敏感性，而且还可以区分 LTBI 与活动性结核病，区分近期和远端 LTBI，并预测 LTBI 向活动性结核病的进展。

其他抗原通过改善 IFN-γ 的体外检测来提高 IGRA 的敏感性[12]。在首批补充抗原研究中，有一项研究提示，与标准 T-SPOT 相比，添加新抗原（Rv3879c）提高了检测敏感性；在确诊和高可能性病例中，结合下一代检测（the next-generation assay）和 TST，进一步使敏感性提升为 99%[12]。当加入一种新的抗原（Rv2645），用 QFT-GIT 进行检查也观察到类似的改善[156]。

最近，一项大型前瞻性多中心研究表明，结合 Rv3615c、ESAT-6 和 CFP-10 的第二代 IGRA 的诊断敏感性显著高于 T-SPOT.TB 和 QFT-GIT（针对疑似 ATB 患者）。研究发现，与检测结果相比，阴性检测结果将检测后结核病的概率降低了 7.7 倍，因此作为结核病中低风险临床环境中诊断结核病的排除试验，这可能非常有用[111]。第二代 IGRA 灵敏度提高的趋势被称为"自 IGRA 引入以来，这一领域的首次进步"[157]，其敏感性符合 WHO 在高优 TPP 中描述的分诊测试的要求[92]。

一般来说，新抗原预测 LTBI 进展的相关研究较少。然而，发现 Rv3873 和 Rv3879c 有助于预测疾病进展。Rv3873 和 Rv3879c 在 TST 转化前呈阳性，这表明它们是最近接触家庭结核病患者的儿童进展为 ATB 的早期标志物[115]。

肝素结合血凝素抗原（heparin-binding hemagglutinin antigen, HBHA）是一种能维持潜伏期的抗原，它位于分枝杆菌的表面，有助于与宿主上皮细胞结合[158]，诱导受感染细胞凋亡，增加毒力、繁殖和促进感染[159-160]。最近的一篇综述对大量的研究展开分析[161]，其中 LTBI 与 HBHA 特异性的更大的 T 细胞反应相关，这在 ATB 和对照组中通常不存在[162-165]。这些发现也可以在 HIV 感染者中观察到[164, 166]。HBHA 在维持潜伏期方面起着关键作用，并与未进展为 ATB 的保护相关。

抗原反应也成功地区分了近期和远期 LTBI。与近期 LTBI、ATB 和对照组相比，远期获得性 LTBI 者对 M.tb 潜伏期抗原 Rv2628 的全血 IFN-γ 反应水平更高。远期 LTBI 对 M.tb 潜伏期抗原 Rv2628 的 IFN-γ 反应比最近感染的个体增加了 5 倍（$P <$ 0.003）[167]。与潜伏期有关的最有潜能的抗原列表和研究的主要结果，见表 9.4。

这些抗原的特点表明了未来开发更好检测方法的巨大前景，但需要注意的是，这些研究在很大程度上是小规模的，因此还不能对其在常规实践中的临床效用得出任何确切的结论。

增加 IGRA 的特异性

目前，IGRA 并不能区分 LTBI 和活动性结核病，因此人们越来越关注新的细胞因子谱和抗原，这可能有助于区分活动性结核病和 LTBI（见表 9.4）。

细胞因子

TNF-α/IL-1ra 和 TNF-α/IL-10 的组合分别可使 95.5% 和 100% 的病例得到正确分类[152]，IFN-γ 联合 CXCL10 可使 ATB 和 LTBI 得到鉴别，其敏感性为 89.6%，特异性为 71.1%[168]。

抗原

有研究强调不同抗原具有不同反应，比如 RV0081、RV1737、RV0867c、Rv2389c 和 Rv1886c，但相关研究较少，距离临床应用还有很长的路要走（详见表 9.4）[169-173]。

增加 IGRA 的 PPV

量化 IGRA 反应

有研究探讨了使用 QFT-GIT 中 IFN-γ 的数量和 T-SPOT 中 IFN-γ SFC 的数量来定义的阳性结果，是否能预测结核病。该研究的假设是：IGRA 阳性数值越大，就越有可能进展为 ATB。

挪威最近的一项研究探讨了在低结核病发病率背景下量化 QFT-GIT 中 IFN-γ 水平应答的预测价值[174]，对其 IGRA 结果进行前瞻性分析，QFT 的结果可分为低度阳性（IFN-γ 0.35 至 < 1.0）、中度阳性（IFN-γ 1.0 至 < 4.0）和高度阳性（IFN-γ > 4.0 IU/ml）。研究纳入 44 875 名患者，有 257 人报告结核病，其中 219/257（85%）QFT-GIT 提示阳性[低 17/219（8%），中 46/219（21%），高 156/219（71%）]，IGRA 阴性患者为 33/257（13%），不确定结果者为 5/257（2%）。

同样，欧洲 10 个不同国家进行的一项研究探讨了以 QFT-GIT 中 IFN-γ 的数量和 T-SPOT 中 SFC 的数量定义的阳性检测结果是否能预测结核病。QFT-GIT 检测结果低于 0.35 IU/ml IFN-γ 的发生率（incidence ratio，IR）为 0.001，表明当前阳性临界值是进展的最佳预测因素，T-SPOT 中小于 5 SFC/250 000，IR 为 0.003。在使用不同水平的临界值时，尽管两种 IGRA 的 NNT 均下降，但有相当比例的结核病患者的 SFC/IFN-γ 数量较低[85]。

最近来自英国 PREDICT 队列的数据也探讨了 IGRA 反应的量化，每个 IGRA-QFT-GIT 和 T-SPOT 都有四个层级，IGRA 的阳性定义为较高定量时与较高的结核病发病率密切相关；然而，使用更高的阈值来帮助预测 ATB 的进展，会导致整体敏感性的显著下降，因为如果阈值增加，大多数结核病事件将被遗漏。即使在最高层级中，PPV 也仅为 < 5%。所有阳性组的 NPV 均 > 99%[175]。这些研究突出了目前可用的 IGRA 技术的固有局限性。

改进 PPV 需要新技术

T 细胞信号

我们对 M.tb 免疫反应的深入理解有助于分析 T 淋巴细胞的细胞因子功能，将结核暴露者按感染的不同临床阶段进行分层。

与测量 IFN-γ 反应的 IGRA 相比，最近的一项研究将 CD4 T 细胞分为三个主要亚群：效应 T 细胞（仅 IFN-γ）、效应记忆 T 细胞（包括 IFN-γ 和 IL-2）和中央记忆 T 细胞（IL-2）[144, 186]。

许多研究表明，T 细胞活化标记物的表达增强和结核病发展风险有相关性。在最近的研究中，在那些患上结核病的婴儿和青少年中，激活的 HLA-DR CD4 T 细胞更高[187]。这些婴儿是疫苗试验的一部分受试者，基线 IGRA 阴性。相反，在同一项研究中，高水平的 Ag85A 抗体和高频率的 IFN-γ 特异性 T 细胞与疾病风险的降低相关[187-188]。

表 9.4　潜伏期抗原研究结果总结

抗原	参考文献	
潜伏结核感染	**相关抗原**	**主要研究成果**
Rv0081	Chegou et al. [169]	在 HHC vs. ATB 中 IFN-γ 水平较高
	Chegou et al. [170]	在 ATB 和 HHC 中 IL-12、IP-10、IL-10 和 TNF-α 水平较高
Rv1733c	Chegou et al. [170]	在 ATB 和 HHC 中 IL-12、IP-10、IL-10 和 TNF-α 水平较高
	Commandeur et al. [171]	在 LTBI vs. ATB 中 CD8 产生的 IFN-γ/TNF-α 较多
Rv1737c	Arroyo et al. [176]	在 LTBI vs. ATB 中 CD4 和 CD8 T 细胞产生 IFN-γ 和（或）TNF-α 的比例较高
Rv2029c	Araujo et al. [177]	LTBI vs. ATB 和健康对照组的 IFN-γ 水平较高
	Bai et al. [178]	LTBI vs. ATB 和 HC 中 IFN-γ 较高
	Commandeur et al. [171]	在 LTBI vs. HC 中 CD8 产生的 IFN-γ/TNF-α 水平较高
	Hozumi et al. [179]	LTBI 比 ATB 诱导更强的 IFN-γ T 细胞反应
Rv2031c	Araujo et al. [177]	LTBI vs. ATB 和 HC 中 IFN-γ 水平较高
	Belay et al. [180]	LTBI vs. ATB 和 HC 中 IFN-γ、TNF-α 和 IL-10 水平较高
	Commandeur et al. [171]	LTBI vs. HC 中 CD8 产生的 IFN-γ/TNF-α 较多
Rv2645	Harada et al. [156]	在 QFT-GIT 中加入 Rv2645（TB7.7）提高了 ATB 中 QFT-GIT 试验的灵敏度
Rv2628	Araujo et al. [177]	LTBI vs. ATB 和 HC 中 IFN-γ 水平较高
	Bai et al. [178]	LTBI vs. ATB 和 HC 中较高的 IFN-γ
	Goletti et al. [167]	在远期 LTBI、近期 LTBI，ATB 和 HC 中 IFN-γ 较高。远期获得的 LTBI5 倍高于近期获得的 LTBI
HBHA	Chiacchio et al. [166]	在 ATB 和 LTBI HIV-ve vs. HIV＋ve 中 IFN-γ 水平较高
	Delogu et al. [164]	在 LTBI vs. ATB 中 IFN-γ 水平较高
	Delogu et al. [181]	在 HIV-LTBI 和 HIV-TB 中观察到较低的 IFN-γ 应答，6 例 HIV-LTBI 都没有对 HBHA 发展为结核病做出反应
	Dreesman et al. [182]	在 LTBI vs. ATB 中，HBHA 诱导 CD4⁺ T 淋巴细胞产生 IL-17 的相关保护作用提高了 3 年
	Hougardy et al. [163]	在 LTBI vs. ATB 中 IFN-γ 浓度较高
	Loxton et al. [162]	在 HHC（LTBI）中诱导 IFN-γ、IL-2 和 IL-17 共表达 CD4⁺ T 细胞，但是在 ATB 中不诱导表达
	Wyndam-Thomas et al. [165]	LTBI vs. ATB 和 HC 中，CD4⁺ T 淋巴细胞分泌的较高 IFN-γ
	Wyndam-Thomas et al. [183]	HIV 阳性 LTBI 和 ATB 患者 IFN-γ 升高
复苏	**促进因子**	**Rpfs**
Rv0867c	Chegou et al. [169]	在 HHC vs. ATB 中 IFN-γ 处于高水平
Rv2389c	Chegou et al. [169]	在 HHC vs. ATB 中 IFN-γ 处于高水平
	Arroyo et al. [176]	LTBI vs. ATB 中 IFN-γ 和（或）TNF-α 产生 CD4 和 CD8 T 细胞的比例更高
	Chegou et al. [170]	在 ATB 和 HHC 中有较高水平的 IL-12、IP-10、IL-10 和 TNF-α
其他		
Rv1131	Chegou et al. [170]	HHC vs. ATB 中 IFN-γ 水平较高
Ag85（Rv1886c）	Alvarez-Corrales et al. [173]	暴露史 vs. ATB 中有较高浓度的 IFN-γ 和 Il-17
	Schwander et al. [184]	HHC 来源的 BAC 分泌 Ag85 的 IFN-γ 产生细胞比例高于 HC 来源的 BAC
Rv3615c	Li et al. [185]	Rv3615c 作为 IGRA 的附加刺激，提高了 ATB 的诊断效率。无 LTBI 组
	Millington et al. [13]	Rv3615c 在 ATB 和 LTBI 中至少与 ESAT-6 和 CFP-10 一样具有免疫优势
	Whitworth et al. [111]	将 Rv3615c 与 ESAT-6、CFP-10 联合使用，诊断敏感性明显高于 T-SPOT. Tb 和 Qft-GIT
Rv3873	Dosanjh et al. [12]	在有近期暴露的儿童中，HHC 增加 IFN-γ 对 RV3873 的应答，预示着 LTBI 进展为 ATB
Rv3879c	Dosanjh et al. [12]	在有近期暴露的儿童中，HHC 增加 IFN-γ 对 Rv3879 的应答，预示着 LTBI 进展为 ATB

缩写：HC，健康对照组；HHC，家庭密接者；aTB，活动性肺结核；BAC，支气管肺泡细胞

其他学者则报道了 CD27-IFN-γ$^+$CD4$^+$辅助性 T 细胞作为结核病疾病的预测标志物[189-191]。CD27 在幼稚 T 细胞和早期效应淋巴细胞上表达，并随着感染发展为 ATB 而减少；这种规律也适用于 HIV 阳性人群[192]。

Pollock 等发现了分泌 TNF-α 的 CD4$^+$T 细胞可以准确地区分 ATB 和 LTBI[193]。Rozot 等发现结合结核特异性 CD4 TNF-α T 细胞和结核特异性 CD8 T 细胞是区分 ATB 和 LTBI 的潜在工具。来自南非的研究也表明，HLA-DR 的表达能够区分 HIV 高负担环境下的 ATB 和潜伏性结核病（表 9.5）[194]。

据报道，近期的密切接触者发展为 ATB 的风险更高，而这是免疫能力强的个体发展为结核病的最大危险因素[195-196]。目前，IGRA 和 TST 都无法区分近期感染和远期感染，确定近期感染者的方法将继续依赖于流行病学危险因素，除非有更准确的检测方法。

TNF-α-only T$_{EFF}$ 是唯一已被证明在近期获得的 LTBI 者中显著高于远期获得的 LTBI 者，前者的信号与活动期疾病患者相似。这项研究能够以高灵敏度和特异性区分这些群体[197]。那些具有发展为 ATB 风险的 LTBI 者被称为亚临床炎症和（或）免疫激活，其 TNF-α-only T$_{EFF}$ 可能具有转化为具备敏感性和特异性检测方法的潜力。这可能对那些 IGRA 阳性的患者进行风险分层和更好地指导化疗有很大的帮助。

转录组学

虽然前一章的大部分内容都集中在基于 T 细胞的免疫诊断上，但转录组学和蛋白质组学这一 LTBI 的诊断工具越来越受到关注。

目前，转录组学分析与转录组相关的基因表达变化，并已用于区分活动、潜伏和复发性结核病患者的研究[198]。相比之下，蛋白质组学评估了由特定组织和细胞产生的蛋白质的变化。在结核病中，这一概念已被用于识别 ATB 患者血清中的蛋白质[199]。

在过去的几年里，一些研究人员发表了全血转录组学研究，这些研究主要集中在高结核病负担国家中，用以描述宿主对 M.tb 感染的免疫反应[200-203]。研究人员已经能够证明，LTBI 和 ATB 个体的转录组特征是不同的[201, 203]，这提示了治疗反应的相关信息[204-205]。值得注意的是，这些研究高度依赖于患者准确的临床表型，宿主生物标志物可能是区域 / 国家 / 菌株特异性的。识别宿主血液生物标志物无疑具有临床实用价值，结核病控制的一个关键发展将是识别出 LTBI 者在未来发生 ATB 的风险。南非最近的一项研究已经能够识别出一种基因特征，该基因特征可以预测未来患结核病的风险，尽管该基因特征仅在感染后 18 个月内具有预测能力。两个独立队列的总体敏感性分别为 53.7% 和 66.1%[200]。进一步的研究确定了一种基于聚合酶链反应（polymerase chain reaction，PCR）的转录组特征 "RISK4"，它已被证明可以对不同非洲队列中近期家庭接触者（来自三个撒哈拉以南地区的、不同基因背景的、不同结核病流行病学特点和不同流行 M.tb 株的四个队列人群）预测其发展为 ATB 的风险。然而，值得注意的是，它在埃塞俄比亚组中表现不佳[201]。人们越来越关注以这种方式（即基于 PCR 的已发表的转录标志物）使用转录组学，例如 Sweeney 等报告的三基因诊断标志物 "DIAG3"[206]，以及 Maertzdorf 等报告的四个基因诊断标志物 "DIAG4"[207]。

这些工具无疑是有希望的，但它们目前仍然是一种研究工具，需要进一步评估和测试才能运用在临床诊断中。转录谱分析可以改善早期结核病的检测，并有可能发展成为进展风险的筛查试验，例如运用在结核病接触者调查期间。然而，由于特异性较低，这些试验的 PPV 的增加似乎较小[200, 208]。还必须指出的是，在资源有限的情况下，实现和支持这些技术所需的基础设施也是需要解决的问题之一。

临床风险评估

在新技术获得验证、批准和商业可用之前，利用 IGRA 的高 NPV 并将临床风险分层应用于 IGRA 阳性患者是最好的方法，因此需要重点关注结核病的高危人群，并推广已有的预防战略。有证据表明，这些战略应特别关注 HIV 感染者（尤其是存在病毒复制患者），以及 ATB 患者的密切接触者。

在 HIV 阴性队列中，临床评分系统已在成人和

表 9.5　CD4$^+$T 细胞亚群与细胞因子谱的临床相关性

CD4$^+$T 细胞亚群	细胞因子谱	临床相关性
效应型	仅 IFN-γ	高抗原负担 损伤免疫系统 从 LTBI 进展 ATB
效应型	仅 TNF-α	高抗原负担 ATB
效应记忆型	IFN-γ/IL-2	持续低抗原负荷
中央记忆型	仅 IL-2	清除或治愈 LTBI

儿童的各种环境中应用，试图确定能发展为 ATB 的高危人群。秘鲁最近的一项队列研究跟踪了肺结核病例的接触者。在 10 年期间，1910 名接触者中有 65 人（3%）患上了结核病。他们发现，结核病的高危因素是：低体重指数、既往结核病史、年龄、持续暴露于源病例、源病例是男性、社区家庭中的社会经济地位低下、室内空气污染、家庭成员曾经患过结核病以及屋内每间房的窗户数较少[209]。

在儿童中，另一种简单的算法专门关注 3 个月～6 岁接触儿童的暴露情况。总分 10 分的评分表中考虑了：孕产妇结核病、母婴睡眠距离、源病例的传染性、暴露时间以及暴露于多个源病例。接触得分每增加 1 分，感染 M.tb 的概率就增加了 74%（OR：1.74，95% CI：1.42 ～ 2.12）[210]。在中国台湾研发了一套 8 分的评分系统，包括对 TST 的反应、涂片阳性度、居住在高发病地区和源病例的性别[211]。

这些研究表明，风险评分可以通过识别高危的儿童和成人接触者，为那些更有可能受益的人群提供有针对性的治疗和资助。在对所有高危接触者进行筛查、临床教育和监测之外，风险评分可以作为补充。在未来，将 IGRA 阳性组患者进行临床风险分层与转录组学相结合，进一步准确筛查高危人群，可能是有用的做法。

结论

在过去的 15 年里，结核病的免疫诊断方法迅速发展，尤其是使用 IGRA 诊断 LTBI 方面。有大量证据支持 IGRA 的特异性更好，并且有着与 TST 相似的敏感性，多个国家将其纳入结核病控制政策之中。尽管在疗效判断方面取得了很大的进展，但到目前为止还没有任何方法（包括检测、生物标志物或信号）可以对预后进行预测。正如 WHO 所概述的，该领域急需一种具备高度预测性的检测，可以帮助确定可能进展为 ATB 的高危人群，并对其进行预防性抗结核治疗。目前可用的 IGRA 存在局限性，未来的研究正在积极寻求开发下一代 IGRA、新的 T 细胞诊断方法和生物标志物，这些都可能会进一步改善结核病的免疫诊断。任何检测都需要在不同的人群、地理位置中进行验证，并在不同的结核病负担国家中确保其准确性。鉴于在资源有限的国家存在大量结核病患者，这种检测需要是切实可行的，并需要最简化的基础设施和随访流程。对数量巨大的 LTBI 者进行科学防控是实现全球终结结核病战略的唯一途径。

参考文献

1. Houben RMGJ, and Dodd PJ. The global burden of latent tuberculosis infection: A re-estimation using mathematical modelling. *PLoS Med.* 2016;13(10):1–13.
2. Behr MA, Edelstein PH, and Ramakrishnan L. Revisiting the timetable of tuberculosis. *Brit Med J* 2018;2738(August):1–10. doi: 10.1136/bmj.k2738.
3. Samandari T et al. 6-month versus 36-month isoniazid preventive treatment for tuberculosis in adults with HIV infection in Botswana: A randomised, double-blind, placebo-controlled trial. *Lancet* 2011;377(9777):1588–98.
4. Barcellini L, Borroni E, Brown J, Brunetti E, Codecasa L, and Cugnata F. First independent evaluation of QuantiFERON-TB Plus performance. *Eur Respir J.* 2016;47:1587–90.
5. Petruccioli E et al. First characterization of the CD4 and CD8 T-cell responses to QuantiFERON-TB Plus. *J Infect.* 2016;73(6):588–97.
6. Rozot V et al. Combined use of *Mycobacterium tuberculosis*-specific CD4 and CD8 T-cell responses is a powerful diagnostic tool of active tuberculosis. *Clin Infect Dis.* 2015;60(3):432–7.
7. Barcellini L et al. First evaluation of QuantiFERON-TB gold plus performance in contact screening. *Eur Respir J.* 2016;48(5):1411–9.
8. Champion P, Stanley S, Champion M, Brown E, and Cox J. C-terminal signal sequence. *Science (80-).* 2006;313(September):1632–6.
9. Hsu T et al. The primary mechanism of attenuation of bacillus Calmette–Guerin is a loss of secreted lytic function required for invasion of lung interstitial tissue. *Proc Natl Acad Sci.* 2003;100(21):12420–5.
10. Lalvani A et al. Enhanced contact tracing and spatial tracking of *Mycobacterium tuberculosis* infection by enumeration of antigen-specific T cells. *Lancet* 2001;357:2017–2.
11. Mustafa AS, Cockle PJ, Shaban F, Hewinson RG, and Vordermeier HM. Immunogenicity of *Mycobacterium tuberculosis* RD1 region gene products in infected cattle. *Clin Exp Immunol.* 2002;130(1):37–42.
12. Dosanjh DPS et al. UKPMC funders group improved diagnostic evaluation of suspected tuberculosis in routine practice. *Ann Intern Med.* 2009;148(5):325–36.
13. Millington KA et al. Rv3615c is a highly immunodominant RD1 (region of difference 1)-dependent secreted antigen specific for *Mycobacterium tuberculosis* infection. *Proc Natl Acad Sci.* 2011;108(14):5730–5.
14. Esmail H, Barry CE, Young DB, and Wilkinson RJ. The ongoing challenge of latent tuberculosis. *Philos Trans R Soc B Biol Sci.* 2014;369(1645).

15. WHO. Latent Tuberculosis Infection, 2018. Available at: http://apps.who.int/iris/bitstream/handle/10665/260233/9789241550239-eng.pdf?sequence=1.
16. European Centre for Disease Prevention and Control. *Programmatic Management of Latent Tuberculosis Infection in the European Union,* 2018.
17. European Centre for Disease Prevention and Control. *Review of Reviews and Guidelines on Target Groups, Diagnosis, Treatment and Programmatic Issues for Implementation of Latent Tuberculosis Management,* 2018.
18. NICE. Tuberculosis. 2016(January). doi: 10.1038/nrdp.2016.77.
19. WHO. *WHO End TB Strategy;* 2015. Available at: https://www.who.int/tb/post2015_strategy/en/.
20. Sester M et al. Interferon-γ release assays for the diagnosis of active tuberculosis: A systematic review and meta-analysis [*Eur Respir J* (2011) 37, (100–111)]. *Eur Respir J.* 2012;39(3):793.
21. Cattamanchi A et al. Interferon-gamma release assays for the diagnosis of latent tuberculosis infection in HIV-infected individuals: A systematic review and meta-analysis. *J Acquired Immune Defic Syndr.* 2011;56(3):230–8.
22. Diel R, Loddenkemper R, Meywald-Walter K, Niemann S, and Nienhaus A. Predictive value of a whole blood IFN-gamma assay for the development of active tuberculosis disease after recent infection with *Mycobacterium tuberculosis. Am J Respir Crit Care Med.* 2008;177(10):1164–70.
23. Pai M, Zwerling A, and Menzies D. Systematic review: T-cell-based assays for the diagnosis of latent tuberculosis infection: An update. *Ann Intern Med.* 2008;149(3):177–84.
24. Menzies D, Pai M, and Comstock G. Meta-analysis: New tests for the diagnosis of latent tuberculosis infection: Areas of uncertainty and recommendations for research. *Ann Intern Med.* 2007;146:340–54.
25. Metcalfe JZ et al. Interferon-γ release assays for active pulmonary tuberculosis diagnosis in adults in low-and middle-income countries: Systematic review and meta-analysis. *J Infect Dis.* 2011;204(2):1120–9.
26. Pareek M et al. Screening of immigrants in the UK for imported latent tuberculosis: A multicentre cohort study and cost-effectiveness analysis. *Lancet Infect Dis.* 2011;11(6):435–44.
27. Stout JE et al. Evaluating latent tuberculosis infection diagnostics using latent class analysis. *Thorax* 2018;73:1062–70.
28. Chapman ALN et al. Rapid detection of active and latent tuberculosis infection in HIV-positive individuals by enumeration of *Mycobacterium tuberculosis*-specific T cells. *AIDS*

2002;16(17):2285–93.
29. Liebeschuetz S, Bamber S, Ewer K, Deeks J, Pathan AA, and Lalvani A. Diagnosis of tuberculosis in South African children with a T-cell-based assay: A prospective cohort study. *Lancet* 2004;364(9452):2196–203.
30. Rangaka M et al. Clinical, immunological, and epidemiological importance of antituberculosis T cell responses in HIV-infected Africans. *Clin Infect Dis.* 2007;44(12):1639–46.
31. Clark SA et al. Tuberculosis antigen-specific immune responses can be detected using enzyme-linked immunospot technology in human immunodeficiency virus (HIV)-1 patients with advanced disease. *Clin Exp Immunol.* 2007;150(2):238–44.
32. Goletti D, Carrara S, Vincenti D, and Girardi E. T cell responses to commercial *Mycobacterium tuberculosis* specific antigens in HIV-infected patients. *Clin Infect Dis.* 2007;45(12):1652–1652.
33. Vincenti D et al. Response to region of difference 1 (RD1) epitopes in human immunodeficiency virus (HIV)-infected individuals enrolled with suspected active tuberculosis: A pilot study. *Clin Exp Immunol.* 2007;150(1):91–8.
34. Raby E et al. The effects of HIV on the sensitivity of a whole blood IFN-γ release assay in Zambian adults with active tuberculosis. *PLOS ONE* 2008;3(6):e2489.
35. Aabye MG et al. The impact of HIV infection and CD4 cell count on the performance of an interferon gamma release assay in patients with pulmonary tuberculosis. *PLOS ONE* 2009;4(1):e4220.
36. Santin M, Muñoz L, and Rigau D. Interferon-γ release assays for the diagnosis of tuberculosis and tuberculosis infection in HIV-infected adults: A systematic review and meta-analysis. *PLOS ONE* 2012;7(3):e32482.
37. Ayubi E, Doosti-Irani A, Moghaddam AS, Sani M, Nazarzadeh M, and Mostafavi E. The clinical usefulness of tuberculin skin test versus interferon-gamma release assays for diagnosis of latent tuberculosis in HIV patients: A meta-analysis. *PLOS ONE* 2016;11(9):e0161983. doi: 10.1371/journal.pone.0161983.
38. Telisinghe L et al. The sensitivity of the QuantiFERON®-TB Gold Plus assay in Zambian adults with active tuberculosis. *Int J Tuberc Lung Dis.* 2017;21(6):690–6.
39. Overton K, Varma R, and Post JJ. Comparison of interferon-gamma release assays and the tuberculin skin test for diagnosis of tuberculosis in human immunodeficiency virus: A systematic review. *Tuberc Respir Dis (Seoul)* 2018;81(1):59–72.
40. Mathad JS et al. Quantitative IFN-γ and IL-2 response associated with latent tuberculosis test discordance in HIV-infected pregnant

women. *Am J Respir Crit Care Med*. 2016;193(12):1421–8.
41. LaCourse SM et al. Effect of pregnancy on interferon gamma release assay and tuberculin skin test detection of latent TB infection among HIV-infected women in a high burden setting. *J Acquired Immune Defic Syndr*. 2017;75(1):128–36.
42. Mathad JS et al. Pregnancy differentially impacts performance of latent tuberculosis diagnostics in a high-burden setting. *PLOS ONE* 2014;9:e92308.
43. Zhang Z et al. Risk of tuberculosis in patients treated with TNF-α antagonists: A systematic review and meta-analysis of randomised controlled trials. *BMJ Open* 2017;7(e012567). doi: 10.1136/bmjopen-2016-012567.
44. Lalvani A, and Millington KA. Screening for tuberculosis infection prior to initiation of anti-TNF therapy. *Autoimmun Rev*. 2008;8(2):147–52.
45. Jeong DH et al. Comparison of latent tuberculosis infection screening strategies before tumor necrosis factor inhibitor treatment in inflammatory arthritis: IGRA-alone versus combination of TST and IGRA. *PLOS ONE* 2018;13. doi: 10.1371/journal.pone.0198756.
46. Kwakernaak AJ, Houtman PM, Weel JFL, Spoorenberg JPL, and Jansen TLTA. A comparison of an interferon-gamma release assay and tuberculin skin test in refractory inflammatory disease patients screened for latent tuberculosis prior to the initiation of a first tumor necrosis factor α inhibitor. *Clin Rheumatol*. 2011;30. doi: 10.1007/s10067-010-1550-z.
47. Behar SM, Shin DS, Maier A, Coblyn J, Helfgott S, and Weinblatt ME. Use of the T-SPOT.TB assay to detect latent tuberculosis infection among rheumatic disease patients on immunosuppressive therapy. *J Rheumatol*. 2009;36(3):546–51.
48. Martin J et al. Comparison of interferon γ release assays and conventional screening tests before tumour necrosis factor α blockade in patients with inflammatory arthritis. *Ann Rheum Dis*. 2010;69(1):181–5.
49. Laffitte E et al. Tuberculosis screening in patients with psoriasis before antitumour necrosis factor therapy: Comparison of an interferon-γ release assay vs. tuberculin skin test. *Br J Dermatol*. 2009;161(4):797–800.
50. Bocchino M et al. Performance of two commercial blood IFN-γ release assays for the detection of *Mycobacterium tuberculosis* infection in patient candidates for anti-TNF-α treatment. *Eur J Clin Microbiol Infect Dis*. 2008;27(10):907–13.
51. Cobanoglu N et al. Interferon-gamma assays for the diagnosis of tuberculosis infection before using tumour necrosis factor-alpha blockers. *Int J Tuberc Lung Dis*. 2007;11(11):1177–82.
52. Sellam J et al. Comparison of *in vitro*-specific blood tests with tuberculin skin test for diagnosis of latent tuberculosis before anti-TNF therapy. *Ann Rheum Dis*. 2007;66(12):1610–5.
53. Takahashi H et al. Interferon γ assay for detecting latent tuberculosis infection in rheumatoid arthritis patients during infliximab administration. *Rheumatol Int*. 2007;24(3):188–92.
54. Bartalesi F et al. QuantiFERON-TB Gold and the TST are both useful for latent tuberculosis infection screening in autoimmune diseases. *Eur Respir J*. 2009;33(3):586–93.
55. Matulis G, Jüni P, Villiger PM, and Gadola SD. Detection of latent tuberculosis in immunosuppressed patients with autoimmune diseases: Performance of a *Mycobacterium tuberculosis* antigen-specific interferon γ assay. *Ann Rheum Dis*. 2008;67(1):84–90.
56. Rogerson TE et al. Tests for latent tuberculosis in people with ESRD: A systematic review. *Am J Kidney Dis*. 2013;61:33–43.
57. Marais BJ, Gie RP, Schaaf HS, Hesseling AC, Obihara CC, and Starke JJ. The natural history of childhood intra-thoracic tuberculosis: A critical review of literature from the pre-chemotherapy era. *Int J Tuberc Lung Dis*. 2004;8(4):392–402.
58. Sollai S, Galli L, de Martino M, and Chiappini E. Systematic review and meta-analysis on the utility of Interferon-gamma release assays for the diagnosis of *Mycobacterium tuberculosis* infection in children: A 2013 update. *BMC Infect Dis*. 2014;14(Suppl 1):1–11.
59. Mandalakas AM, Detjen AK, Hesseling AC, Benedetti A, and Menzies D. Interferon-gamma release assays and childhood tuberculosis: Systematic review and meta-analysis. *Int J Tuberc Lung Dis*. 2011;15(8):1018–32.
60. Sun L et al. Interferon gamma release assay in diagnosis of pediatric tuberculosis: A meta-analysis. *FEMS Immunol Med Microbiol*. 2011;63(2):165–73.
61. Machingaidze S, Wiysonge CS, and Hussey GD. Strengthening the expanded programme on immunization in Africa: Looking beyond 2015. *PLoS Med*. 2013;10(3):e1001405.
62. Chiappini E et al. Interferon-γ release assays for the diagnosis of *Mycobacterium tuberculosis* infection in children: A systematic review and meta-analysis. *Int J Immunopathol Pharmacol*. 2012;25(2):335–43.
63. Ewer K et al. Comparison of T-cell-based assay with tuberculin skin test for diagnosis of *Mycobacterium tuberculosis* infection in a school tuberculosis outbreak. *Lancet* 2003;361(9364):1168–73.
64. Soysal A et al. Effect of BCG vaccination on risk of *Mycobacterium tuberculosis* infection in children with household tuberculosis contact: A prospective community-based study. *Lancet* 2005;366(9495):1443–51.
65. Connell TG, Ritz N, Paxton GA, Buttery JP, Curtis N, and Ranganathan SC. A three-way comparison of tuberculin skin testing, QuantiFERON-TB gold and T-SPOT.TB in children. *PLOS ONE* 2008;3(7):e2624.
66. Diel R, Loddenkemper R, Meywald-Walter K, Gottschalk R, and Nienhaus A. Comparative performance of tuberculin skin test, Quanti FERON-TB-Gold in tube assay, and T-SpotTB test in contact investigations for tuberculosis. *Chest* 2009;135(4):1010–8.
67. Nicol MP et al. Comparison of T-SPOT.TB assay and tuberculin skin test for the evaluation of young children at high risk for tuberculosis in a community setting. *Pediatrics* 2009;123(1):38–43.
68. Pareek M et al. Community-based evaluation of immigrant tuberculosis screening using interferon γ release assays and tuberculin skin testing: Observational study and economic analysis. *Thorax* 2013;68:230–9.
69. Domínguez J et al. Comparison of two commercially available gamma interferon blood tests for immunodiagnosis of tuberculosis. *Clin Vaccine Immunol*. 2008;15(1):168–71.
70. Brock I, Weldingh K, Leyten EMS, Arend SM, Ravn P, and Andersen P. Specific T-cell epitopes for immunoassay-based diagnosis of *Mycobacterium tuberculosis* infection. *J Clin Microbiol*. 2004;42(6):2379–87.
71. Connell TG, Curtis N, Rangaka MX, and Wilkinson RJ. QuantiFERON-TB Gold: State of the art for the diagnosis of tuberculosis infection? *Expert Rev Mol Diagn*. 2006;6(5):663–77.
72. Nakaoka H et al. Risk for tuberculosis among children. *Emerging Infect Dis*. 2006;12(9):1383–8.
73. Chun JK et al. The role of a whole blood interferon-γ assay for the detection of latent tuberculosis infection in Bacille Calmette–Guérin vaccinated children. *Diagn Microbiol Infect Dis*. 2008;62(4):389–94.
74. Okada K et al. Performance of an interferon-gamma release assay for diagnosing latent tuberculosis infection in children. *Epidemiol Infect*. 2008;136(9):1179–87.
75. Lighter J, Rigaud M, Huie M, Peng CH, and Pollack H. Chemokine IP-10: An adjunct marker for latent tuberculosis infection in children. *Int J Tuberc Lung Dis*. 2009;13(6):731–6.
76. Tsiouris SJ, Coetzee D, Toro PL, Austin J, Stein Z, and El-Sadr W. Sensitivity analysis and potential uses of a novel gamma interferon release assay for diagnosis of tuberculosis. *J Clin Microbiol*. 2006;44(8):2844–50.
77. Hill PC, Brookes RH, Adetifa IM, Fox A, and Jackson-Sillah DJ. Comparison of enzyme-linked immunospot assay and tuberculin skin test in healthy children exposed to *Mycobacterium tuberculosis*. *Pediatrics* 2006;117(5):1542–8.
78. Diel R, Loaddenkemper R, and Nienhaus A. Evidence-based comparison of commercial Interferon-γ release assays for detecting active TB a metaanalysis. *Chest* 2010;137(4):952–68.
79. Takasaki J et al. Sensitivity and specificity of QuantiFERON-TB Gold Plus compared with QuantiFERON-TB Gold In-Tube and T-SPOT.TB on active tuberculosis in Japan. *J Infect Chemother*. 2018;24(3):188–92.
80. Smieja M, Marchetti C, Cook D, and Fm S. Isoniazid for preventing tuberculosis in non-HIV infected persons (Review). *Cochrane Database Syst Rev*. 1999;2(1):1–28. doi: 10.1002/14651858.CD001363. Available at: https://www.cochranelibrary.com.
81. Sandgren A, Noordegraaf-schouten MV, Van Kessel F, and Stuurman A. Initiation and completion rates for latent tuberculosis infection treatment: A systematic review. *BMC Infect Dis*. 2016;16(204):1–12.
82. Bakir M et al. Prognostic value of a T-cell-based, interferon-gamma biomarker in children with tuberculosis contact. *Ann Intern Med*. 2008;149(11):777–87.
83. Rangaka M et al. Predictive value of interferon-γ release assays for incident active tuberculosis: A systematic review and meta-analysis. *Lancet Infect Dis*. 2012;12(1):45–55.
84. Diel R, Goletti D, Ferrara G, Bothamley G, Cirillo D, and Kampmann B. Interferon-c release assays for the diagnosis of latent *Mycobacterium tuberculosis* infection: A systematic review and meta-analysis. *Eur Respir J*. 2011;37(1):88–99.
85. Zellweger JP et al. Risk assessment of tuberculosis in contacts by IFN-γ release assays. A tuberculosis network European trials group study. *Am J Respir Crit Care Med*. 2015;191(10):1176–84.
86. Diel R, Loddenkemper R, and Nienhaus A. Predictive value of interferon-γ release assays and tuberculin skin testing for progression from latent TB infection to disease state: A meta-analysis. *Chest* 2012;142:63–75.
87. Altet N et al. Predicting the development of tuberculosis with the tuberculin skin test and QuantiFERON testing. *Ann Am Thorac Soc*. 2015;12(5):680–8.
88. Harstad I, Winje BA, Heldal E, Oftung F, and Jacobsen GW. Predictive values of QuantiFERON (R)-TB Gold testing in screening for tuberculosis disease in asylum seekers. *Int J Tuberc Lung Dis*. 2010;14(9):1209–11.
89. Kik SV et al. Predictive value for progression to tuberculosis by IGRA and TST in immigrant contacts. *Eur Respir J*. 2010;35(6):1346–53.
90. Abubakar I et al. Prognostic value of interferon-γ release assays and tuberculin skin test in predicting the development of active tuberculosis (UK PREDICT TB): A prospective cohort study. *Lancet Infect Dis*. 2018;18(October):1077–87.
91. CDC. *TB Elimination Targeted TB Testing and Interpreting Tuberculin Skin Test Results*, 2016. Available at: http://www.cdc.gov/tb. August.
92. WHO. *Consensus Meeting Report—Development of a Target Product Profile (TPP) and a Framework for Evaluation for a Test for Predicting Progression from Tuberculosis Infection to Active Disease*, 2017. Available at: http://apps.who.int/iris/bitstream/handle/10665/259176/WHO-HTM-TB-2017.18-eng.pdf;jsessionid=99A51E06A68227971366038B51E1C80D?sequence=1
93. Sester M et al. Risk assessment of tuberculosis in immunocompromised patients: A TBNET study. *Am J Respir Crit Care Med*. 2014;190(10):1168–76.
94. Sloot R, Van Der Loeff MFS, Kouw PM, and Borgdorff MW. Risk of tuberculosis after recent exposure: A 10-year follow-up study of contacts in Amsterdam. *Am J Respir Crit Care Med*. 2014;190(9):1044–52.
95. Aichelburg MC et al. Detection and prediction of active tuberculosis disease by a whole-blood interferon-γ release assay in HIV-1-infected individuals. *Clin Infect Dis*. 2009;48(7):954–62.
96. Sester M, Van Leth F, and Lange C. Numbers needed to treat to prevent tuberculosis. *Eur Respir J*. 2015;46:1836–8.
97. Ferguson TW et al. The diagnostic accuracy of tests for latent tuberculosis infection in hemodialysis patients: A systematic review and meta-analysis. *Transplantation* 2015;99:1084–91.
98. Walsh MC et al. The sensitivity of interferon-gamma release assays is not compromised in tuberculosis patients with diabetes. *Int J Tuberc Lung Dis*. 2011;15(2):179–84.
99. Dorman SE et al. Interferon-γ release assays and tuberculin skin testing for diagnosis of latent tuberculosis infection in healthcare workers in the United States. *Am J Respir Crit Care Med*. 2014;189(1):77–87.
100. Schablon A, Nienhaus A, Ringshausen FC, Preisser AM, and Peters C. Occupational screening for tuberculosis and the use of a borderline zone for interpretation of the IGRA in German healthcare workers. *PLOS ONE* 2014;9(12):1–16.
101. Slater ML, Welland G, Pai M, Parsonnet J, and Banaei N. Challenges with QuantiFERON-TB gold assay for large-scale, routine screening of U.S. healthcare workers. *Am J Respir Crit Care Med*. 2013;188(8):1005–10.
102. Sharma SK, Vashishtha R, Chauhan LS, Sreenivas V, and Seth D. Comparison of TST and IGRA in diagnosis of latent tuberculosis infection in a high TB-burden setting. *PLOS ONE* 2017;12(1):1–11.
103. Hill PC et al. Incidence of tuberculosis and the predictive value of ELISPOT and Mantoux tests in Gambian case contacts. *PLOS ONE* 2008;3(1). doi: 10.1371/journal.pone.0001379.
104. Whalen CC et al. Secondary attack rate of tuberculosis in urban households in Kampala, Uganda. *PLOS ONE* 2011;6(2). doi: 10.1371/journal.pone.0016137.
105. Kim YJYR, Kim S Il, Kim YJYR, Wie SH, Park YJ, and Kang MW. Predictive value of interferon-γ ELISPOT assay in HIV 1-infected patients in an intermediate tuberculosis-endemic area. *AIDS Res Hum Retroviruses*. 2012;28(9):120403080225007.
106. Rangaka M et al. Isoniazid plus antiretroviral therapy to prevent tuberculosis: A randomised double-blind placebo-controlled trial Molebogeng. *Lancet* 2014;384(9944):682–90.
107. Zenner D, Kruijshaar ME, Andrews N, and Abubakar I. Risk of tuberculosis in pregnancy: A national, primary care-based cohort and self-controlled case series study. *Am J Respir Crit Care Med*. 2012;185(7):779–84.
108. Jonnalagadda S, Brown E, Lohman Payne B, and Wamalwa D. Predictive value of interferon-gamma release assays for postpartum active tuberculosis in HIV-1 infected women. *Int J Tuberc Lung Dis*. 2013;17(12):1552–7.
109. Andrews JR et al. Serial QuantiFERON testing and tuberculosis disease risk among young children: An observational cohort study. *Lancet Respir Med*. 2017;5(4):282–90.
110. Farhat M, Greenaway C, Pai M, and Menzies D. False-positive tuberculin skin tests: What is the absolute effect of BCG and non-tuberculous mycobacteria ? *Int J Tuberc Lung Dis*. 2006;10(11):1192–204.
111. Whitworth H, Badhan A, Boaky A, Takwoingi Y, Rees-Roberts M, and Partlett C. An observational cohort study to evaluate the clinical utility of current and second-generation interferon-gamma release-assays in diagnostic evaluation of tuberculosis. *Lancet Infect Dis*. 2019;19:193–202.
112. Menzies D. Interpretation of repeated tuberculin tests: Boosting, conversion, and reversion. *Am J Respir Crit Care Med*. 1999;159(1):15–21.
113. Lee SW, Oh DK, Lee SH, and Kang HY. Time interval to conversion of interferon-c release assay after exposure to tuberculosis. *Eur Respir J*. 2011;37:1447–52.
114. Anibarro L, Trigo M, Villaverde C, Pena A, and González-Fernández Á. Tuberculin skin test and interferon-γ release assay show better correlation after the tuberculin "window period" in tuberculosis contacts. *Scand J Infect Dis*. 2011;43:424–9.
115. Dosanjh DPS et al. Novel *M. tuberculosis* antigen-specific T-cells are early markers of infection and disease progression. *PLOS ONE* 2011;6(12). doi: 10.1371/journal.pone.0028754.
116. Ewer K, Millington KA, Deeks JJ, Alvarez L, Bryant G, and Lalvani A. Dynamic antigen-specific T-cell responses after point-source exposure to *Mycobacterium tuberculosis*. *Am J Respir Crit Care Med*. 2006;174(7):831–9.
117. Nardell EA, and Wallis RS. Here today—gone tomorrow: The case for transient acute tuberculosis infection. *Am J Respir Crit Care Med*. 2006;174(7):734–5.
118. Pai M et al. Serial testing of health care workers for tuberculosis using interferon-γ assay. *Am J Respir Crit Care Med* 2006;174(3):349–55.
119. Franken WPJ et al. Interferon-gamma release assays during follow-up of tuberculin skin test-positive contacts. *Int J Tuberc Lung Dis*. 2008;12(11):1286–94.
120. Ma KC, Mathad JS, Wilkin T, and Wu X. Treat or repeat? Variability of interferon gamma release assays in the detection of latent TB infection among HIV-positive patients. *Open Forum Infect Dis*. 2015;2(Suppl 1):2015.
121. Andrews JR et al. The dynamics of QuantiFERON-TB Gold in-Tube conversion and reversion in a cohort of South African adolescents. *Am J Respir Crit Care Med*. 2015;191(158–591). doi: 10.1164/rccm.201409-1704OC.
122. Millington KAA, Gooding S, Hinks TSCSC, Reynolds DJMJM, and Lalvani A. *Mycobacterium tuberculosis*-specific cellular immune

profiles suggest bacillary persistence decades after spontaneous cure in untreated tuberculosis. *J Infect Dis.* 2010;202(11):1685–9.
123. Zwerling A, Van Den Hof S, Scholten J, Cobelens F, Menzies D, and Pai M. Interferon-gamma release assays for tuberculosis screening of healthcare workers: A systematic review. *Thorax* 2011;67:62–70.
124. Richeldi L et al. T-cell-based diagnosis of neonatal multidrug-resistant latent tuberculosis infection. *Pediatrics* 2007;119(1):1–5.
125. Chee CBE, Khinmar KW, Gan SH, Barkham TMS, Pushparani M, and Wang YT. Latent tuberculosis infection treatment and T-cell responses to *Mycobacterium tuberculosis*-specific antigens. *Am J Respir Crit Care Med.* 2007;175(3):282–7.
126. Chiappini E et al. Serial T-Spot.Tb and Quantiferon-TB-gold in-tube assays to monitor response to antitubercular treatment in Italian children with active or latent tuberculosis infection. *Pediatr Infect Dis J.* 2012;31(9):974–7.
127. Nenadić N, Kirin BK, Letoja IZ, Plavec D, Topić RZ, and Dodig S. Serial interferon-γ release assay in children with latent tuberculosis infection and children with tuberculosis. *Pediatr Pulmonol.* 2012;47(4):401–8.
128. Clifford V, He Y, Zufferey C, Connell T, and Curtis N. Interferon gamma release assays for monitoring the response to treatment for tuberculosis: A systematic review. *Tuberculosis* 2015;95(6):639–50.
129. Trunz BB, Fine P, and Dye C. Effect of BCG vaccination on childhood tuberculous meningitis and miliary tuberculosis worldwide: A meta-analysis and assessment of cost-effectiveness. *Lancet* 2006;367(9517):1173–80. doi: 10.1016/S0140-6736(06)68507-3.
130. Colditz GA et al. Efficacy of BCG vaccine in the prevention of tuberculosis: Meta-analysis of the published literature. *JAMA J Am Med Assoc.* 1994;271(9):698–702.
131. Clemens JD, Chuong JJH, and Feinstein AR. The BCG controversy: A methodological and statistical reappraisal. *JAMA J Am Med Assoc.* 1983;249(17):2362–9.
132. Sutherland I, and Lindgren I. The protective effect of BCG vaccination as indicated by autopsy studies. *Tubercle* 1979;60(4):225–31.
133. Erkens C et al. Coverage and yield of entry and follow-up screening for tuberculosis among new immigrants. *Eur Respir J.* 2008;32(1):153–61.
134. Arshad S, Bavan L, Gajari K, Paget SNJ, and Baussano I. Active screening at entry for tuberculosis among new immigrants: A systematic review and meta-analysis. *Eur Respir J.* 2010;35(6):1336–45.
135. PHE. Collaborative Tuberculosis Strategy: Commissioning Guidance. *Public Heal Engl Publ.* 2015;July(January).
136. British HIV Association. *British HIV Association Guidelines for the Management of TB/HIV Co-Infection in Adults 2017 (Consultation)*, 2017. doi: 10.1017/S0263593300008038.
137. White HA et al. Latent tuberculosis infection screening and treatment in HIV: Insights from evaluation of UK practice. *Thorax* 2017;72(2):180–2.
138. Lewinsohn DM et al. Official American Thoracic Society/Infectious Diseases Society of America/Centers for Disease Control and Prevention Clinical Practice Guidelines: Diagnosis of tuberculosis in adults and children. *Clin Infect Dis.* 2017;64:111–5.
139. Cush J, Whinthrop K, Dao K, and Chaisson RE. Screening for *Mycobacterium tuberculosis* infection: Questions and answers for clinical practice. *Drug Saf Updat.* 2010;1(2):1–4.
140. Singh JA et al. 2015 American college of rheumatology guideline for the treatment of rheumatoid arthritis. *Arthritis Care Res (Hoboken).* 2016. doi: 10.1002/acr.22783.
141. Ruhwald M et al. Safety and efficacy of the C-Tb skin test to diagnose *Mycobacterium tuberculosis* infection, compared with an interferon γ release assay and the tuberculin skin test: A phase 3, double-blind, randomised, controlled trial. *Lancet Respir Med.* 2017;5(4):259–68.
142. Hoff ST et al. Sensitivity of C-Tb: A novel RD-1-specific skin test for the diagnosis of tuberculosis infection. *Eur Respir J.* 2016;47(3):919–28.
143. Abubakar I, Jackson C, and Rangaka MX. Comment C-Tb: A latent tuberculosis skin test for the 21st century? Management of extensively drug-resistant tuberculosis. *Lancet Respir.* 2017;5(4):236–7.
144. Pantaleo G, and Harari A. Functional signatures in antiviral T-cell immunity for monitoring virus-associated diseases. *Nat Rev Immunol.* 2006;6(5):417–23.
145. Casey R et al. Enumeration of functional T-cell subsets by fluorescence-immunospot defines signatures of pathogen burden in tuberculosis. *PLOS ONE* 2010;5(12):e15619.
146. Day CL et al. Functional capacity of *Mycobacterium tuberculosis*-specific T cell responses in humans is associated with mycobacterial load. *J Immunol.* 2011;187(5):2222–32.
147. Harari A et al. Dominant TNF-α^+ *Mycobacterium tuberculosis*-specific $CD4^+$T cell responses discriminate between latent infection and active disease. *Nat Med.* 2011;17(3):372–6.
148. Sester U et al. Whole-blood flow-cytometric analysis of antigen-specific CD4 T-cell cytokine profiles distinguishes active tuberculosis from non-active states. *PLOS ONE* 2011;6(3):2–8.
149. Lalvani A, and Millington KA. T-cell interferon-γ release assays: Can we do better? *Eur Respir J.* 2008;32(6):1428–30.
150. Taub DD et al. Recombinant human interferon-inducible protein 10 is a chemoattractant for human monocytes and T lymphocytes and promotes T cell adhesion to endothelial cells. *J Exp Med.* 1993;177:1809–14.
151. Ruhwald M, Aabye MG, and Ravn P. IP-10 release assays in the diagnosis of tuberculosis infection: Current status and future directions. *Expert Rev Mol Diagn.* 2012;12(2):175–87.
152. Tebruegge M et al. Mycobacteria-specific cytokine responses detect tuberculosis infection and distinguish latent from active tuberculosis. *Am J Respir Crit Care Med.* 2015;192(4):485–99.
153. Naranbhai V et al. Ratio of monocytes to lymphocytes in peripheral HIV-infected adults initiating antiretroviral therapy. *J Infect Dis.* 2014;209(4):500–9.
154. Naranbhai V et al. The association between the ratio of monocytes: Lymphocytes at age 3 months and risk of tuberculosis (TB) in the first two years of life. *BMC Med.* 2014;12:120.
155. Rakotosamimanana N et al. Biomarkers for risk of developing active tuberculosis in contacts of TB patients: A prospective cohort study. *Eur Respir J.* 2015;46:1095–103.
156. Harada N et al. Comparison of the sensitivity and specificity of two whole blood interferon-gamma assays for *M. tuberculosis* infection. *J Infect.* 2008;56(5):348–53.
157. Arend SM, and Uzorka JW. New developments on interferon-γ release assays for tuberculosis diagnosis. *Lancet Infect Dis.* 2019;19(2):121–2.
158. Menozzi FD et al. Identification of a heparin-binding hemagglutinin present in mycobacteria. *J Exp Med.* 1996;184:993–1001.
159. Zheng Q et al. Heparin-binding hemagglutinin of *Mycobacterium tuberculosis* is an inhibitor of autophagy. *Front Cell Infect Microbiol.* 2017;7(33):1–11.
160. Pethe K et al. The heparin-binding haemagglutinin of *M. tuberculosis* is required for extrapulmonary dissemination. *Nature.* 2001;412:190–4.
161. Meier NR, Jacobsen M, Ottenhoff THM, and Ritz N. A systematic review on novel *Mycobacterium tuberculosis* antigens and their discriminatory potential for the diagnosis of latent and active tuberculosis. *Front Immunol.* 2018;9(2476). doi: 10.3389/fimmu.2018.02476.
162. Loxton AG, Black GF, Stanley K, and Walzl G. Heparin-binding hemagglutinin induces $IFN\text{-}\gamma^+IL\text{-}2^+IL\text{-}17^+$ multifunctional $CD4^+$ T cells during latent but not active tuberculosis disease. *Clin Vaccine Immunol.* 2012;19(5):746–51.
163. Hougardy JM et al. Heparin-binding-hemagglutinin-induced IFN-γ release as a diagnostic tool for latent tuberculosis. *PLOS ONE* 2007;2(10):e926.
164. Delogu G et al. Methylated HBHA produced in *M. smegmatis* discriminates between active and non-active tuberculosis disease among RD1-responders. *PLOS ONE* 2011;21. doi: 10.1371/journal.pone.0018315.
165. Wyndham-Thomas C et al. Key role of effector memory $CD4^+T$ lymphocytes in a short-incubation heparin-binding hemagglutinin gamma interferon release assay for the detection of latent tuberculosis. *Clin Vaccine Immunol.* 2014;21:321–8.
166. Chiacchio T et al. Immune characterization of the HBHA-specific response in *Mycobacterium tuberculosis*-infected patients with or without HIV infection. *PLOS ONE* 2017;12:e0183846.
167. Goletti D et al. Response to Rv2628 latency antigen associates with cured tuberculosis and remote infection. *Eur Respir J.* 2010;36(1):135–42.
168. Nonghanphithak D, Reechaipichitkul W, Namwat W, Naranbhai V, and Faksri K. Chemokines additional to IFN-γ can be used to differentiate among *Mycobacterium tuberculosis* infection possibilities and provide evidence of an early clearance phenotype. *Tuberculosis* 2017;105:28–34.
169. Chegou NN et al. Potential of novel *Mycobacterium tuberculosis* infection phase-dependent antigens in the diagnosis of TB disease in a high burden setting. *BMC Infect Dis.* 2012;12. doi: 10.1186/1471-2334-12-10.
170. Chegou NN et al. Potential of host markers produced by infection phase-dependent antigen-stimulated cells for the diagnosis of tuberculosis in a highly endemic area. *PLOS ONE* 2012;7. doi: 10.1371/journal.pone.0038501.
171. Commandeur S et al. Double- and monofunctional $CD4^+$ and $CD8^+$T-cell responses to *Mycobacterium tuberculosis* DosR antigens and peptides in long-term latently infected individuals. *Eur J Immunol.* 2011;41. doi: 10.1002/eji.201141602.
172. Arroyo L, Marín D, Franken KLMC, Ottenhoff THM, and Barrera LF. Potential of DosR and Rpf antigens from *Mycobacterium tuberculosis* to discriminate between latent and active tuberculosis in a tuberculosis endemic population of Medellin Colombia. *BMC Infect Dis.* 2018;18(1):1–9.
173. Alvarez-Corrales N et al. Differential cellular recognition pattern to *M. tuberculosis* targets defined by IFN-γ and IL-17 production in blood from TB^+ patients from Honduras as compared to health care workers: TB and immune responses in patients from Honduras. *BMC Infect Dis.* 201313;. doi: 10.1186/1471-2334-13-125.
174. Winje BA et al. Stratification by interferon-γ 3 release assay level predicts risk of incident TB. *Thorax* 2018;73(7):652–61.
175. Gupta RK et al. Quantitative interferon gamma release assays and tuberculin skin test to predict incident tuberculosis: Data from the UK PREDICT Cohort Study. *Am J Respir Crit Care Med.* 2020;201:984–91.
176. Arroyo L, Rojas M, Franken KLMC, Ottenhoff THM, and Barrera LF. Multifunctional T cell response to DosR and Rpf antigens is associated with protection in long-term *Mycobacterium tuberculosis*-infected individuals in Colombia. *Clin Vaccine Immunol.* 2016;23:813–24
177. De Araujo LS, Da Silva NDBM, Da Silva RJ, Leung JAM, Mello FCQ, and Saad MHF. Profile of interferon-gamma response to latency-associated and novel *in vivo* expressed antigens in a cohort of subjects recently exposed to *Mycobacterium tuberculosis*. *Tuberculosis* 2015;95:751–7.
178. Bai XJ et al. Potential novel markers to discriminate between active and latent tuberculosis infection in Chinese individuals. *Comp Immunol Microbiol Infect Dis.* 2016;44:8–13.
179. Hozumi H et al. Immunogenicity of dormancy-related antigens in individuals infected with *Mycobacterium tuberculosis* in Japan. *Int J Tuberc Lung Dis.* 2013;17:818–24.
180. Belay M et al. Pro- and anti-inflammatory cytokines against Rv2031 are elevated during latent tuberculosis: A study in cohorts of tuberculosis patients, household contacts and community controls in an endemic setting. *PLOS ONE* 2015;10. doi: 10.1371/journal.pone.0124134.
181. Delogu G et al. Lack of response to HBHA in HIV-infected patients with latent tuberculosis infection. *Scand J Immunol.* 2016;84:344–52.
182. Dreesman A et al. Age-stratified T cell responses in children infected with *Mycobacterium tuberculosis*. *Front Immunol.* 2017;8. doi: 10.3389/fimmu.2017.01059.
183. Wyndham-Thomas C et al. Contribution of a heparin-binding haemagglutinin interferon-gamma release assay to the detection of *Mycobacterium tuberculosis* infection in HIV-infected patients: Comparison with the tuberculin skin test and the QuantiFERON®-TB Gold In-tube. *BMC Infect Dis.* 2015;15(59). doi: 10.1186/s12879-015-0796-0.
184. Schwander SK et al. Pulmonary mononuclear cell responses to antigens of *Mycobacterium tuberculosis* in healthy household contacts of patients with active tuberculosis and healthy controls from the community. *J Immunol.* 2000;165:1479–85.
185. Li G et al. Evaluation of a new IFN-γ release assay for rapid diagnosis of active tuberculosis in a high-incidence setting. *Front Cell Infect Microbiol.* 2017;7(April):1–9.
186. Wilkinson KA, and Wilkinson RJ. Polyfunctional T cells in human tuberculosis. *Eur J Immunol.* 2010;40(8):2139–42.
187. Fletcher HA et al. T-cell activation is an immune correlate of risk in BCG vaccinated infants. *Nat Commun.* 2016;7(May). doi: 10.1038/ncomms11290.
188. Tameris MD et al. Safety and efficacy of MVA85A, a new tuberculosis vaccine, in infants previously vaccinated with BCG: A randomised, placebo-controlled phase 2b trial. *Lancet* 2013;381:1021–8. doi: 10.1016/S0140-6736(13)60177-4.
189. Petruccioli E et al. Assessment of CD27 expression as a tool for active and latent tuberculosis diagnosis. *J Infect.* 2015;71(526–533). doi: 10.1016/j.jinf.2015.07.009.
190. Portevin D et al. Assessment of the novel T-cell activation marker-tuberculosis assay for diagnosis of active tuberculosis in children: A prospective proof-of-concept study. *Lancet Infect Dis.* 2014;14:931–8.
191. Goletti D, Petruccioli E, Joosten SA, and Ottenhoff THM. Tuberculosis biomarkers: From diagnosis to protection. *Infect Dis Rep.* 2016;8:6568.
192. Schuetz A et al. Monitoring CD27 expression to evaluate *Mycobacterium tuberculosis* activity in HIV-1 infected individuals *in vivo*. *PLOS ONE* 2011;6(11):1–6.
193. Pollock KM et al. T-cell immunophenotyping distinguishes active from latent tuberculosis. *J Infect Dis.* 2013;208(6):952–68.
194. Riou C, Berkowitz N, Goliath R, Burgers WA, and Wilkinson RJ. Analysis of the phenotype of *Mycobacterium tuberculosis*-specific CD^+ T cells to discriminate latent from active tuberculosis in HIV-uninfected and HIV-infected individuals. *Front Immunol.* 2017;10(8):968.
195. Parekh MJ, and Schluger NW. Treatment of latent tuberculosis infection. *Ther Adv Respir Dis.* 2013;7(6):351–6.
196. Landry J, and Menzies D. Preventive chemotherapy. Where has it got us? Where to go next? *Int J Tuberc Lung Dis.* 2008;12(12):1352–64.
197. Halliday A et al. Stratification of latent *Mycobacterium tuberculosis* infection by cellular immune profiling. *J Infect Dis.* 2017;215(9):1480–7.
198. Mistry R et al. Gene-expression patterns in whole blood identify subjects at risk for recurrent tuberculosis. *J Infect Dis.* 2007;195(3):357–65.
199. Agranoff D et al. Identification of diagnostic markers for tuberculosis by proteomic fingerprinting of serum. *Lancet* 2006;368:1012–21.
200. Zak DED et al. A blood RNA signature for tuberculosis disease risk: A prospective cohort study. *Lancet* 2016;387(10035):2312–22.
201. Suliman S et al. Four-gene pan-African blood signature predicts progression to tuberculosis. *Am J Respir Crit Care Med.* 2018;197(9):1–4.
202. Mahomed H et al. Predictive factors for latent tuberculosis infection among adolescents in a high-burden area in South Africa. *Int J Tuberc Lung Dis.* 2011;15(3):331–6.
203. Singhania A et al. A modular transcriptional signature identifies phenotypic heterogeneity of human tuberculosis infection. *Nat Commun.* 2018;9(2308):1–17.
204. Dupnik KM et al. Blood transcriptomic markers of *Mycobacterium tuberculosis* load in sputum. *Int J Tuberc Lung Dis.* 2018;22(8):950–8.
205. Thompson EG et al. Host blood RNA signatures predict the outcome of tuberculosis treatment. *Tuberculosis* 2017;107(48–58). doi: 10.1016/j.tube.2017.08.004.
206. Sweeney TE, Braviak L, Tato CM, and Khatri P. Genome-wide expression for diagnosis of pulmonary tuberculosis: A multicohort analysis. *Lancet Respir Med.* 2016;4(3):213–24.
207. Maertzdorf J et al. Concise gene signature for point-of-care classification of tuberculosis. *EMBO Mol Med.* 2016;8(2):86–95.
208. Kik SV, Cobelens F, and Moore D. Predicting tuberculosis risk. *Lancet* 2016;388(10057):2233.
209. Saunders MJ et al. A score to predict and stratify risk of tuberculosis in adult contacts of tuberculosis index cases: A prospective derivation and external validation cohort study. *Lancet Infect Dis.* 2017;17(11):1190–9.
210. Mandalakas AM et al. Well-quantified tuberculosis exposure is a reliable surrogate measure of tuberculosis infection. *Int J Tuberc Lung Dis.* 2012;16(June):1033–9.
211. Chan PC et al. Risk for tuberculosis in child contacts: Development and validation of a predictive score. *Am J Respir Crit Care Med.* 2014;189(2):203–13.

第五部分

结核病治疗药物和疫苗

第 10 章
抗结核药临床药理学

GERRY DAVIES · CHARLES PELOQUIN

（刘国辉　王瑾　朱红　王仲元　译　卢水华　审校）

引言

　　自抗生素时代开始以来的 70 多年里，活动性结核病（tuberculosis，TB）和结核潜伏感染（latent TB infection，LTBI）的治疗稳步推进。目前有 25 种不同类型的药物在各种临床背景下常规应用。为了避免耐药和缩短疗程，需要联合用药，从而使治疗方案变得多种多样。虽然潜伏感染可以单药解决，但药物敏感性结核病的治疗通常用 4 种药强化，而多重耐药 TB（multidrug resistant TB，MDR-TB）的治疗则多达 7 种药。这种复杂性在感染性疾病的治疗中几乎独一无二，对联合方案间疗效差异的解读，以及对方案内药物相互作用、毒性和药效判断造成了严重的影响。组合配制多种具有不同理化性质的药的能力有时很具挑战，而固定的组合剂仅限于一线药。人类免疫缺陷病毒（human immunodeficiency virus，HIV）感染在结核病患者中有所流行，对这些患者应尽早开始抗反转录病毒治疗。在治疗中需要考虑药物间的相互影响，特别是联合用药导致的毒性叠加、免疫重建炎症综合征和抗病毒疗效等。

　　几十年来在结核潜伏感染和药物敏感性结核病的治疗方面已经积累了大量临床随机试验证据，但对耐多药结核病的试验才刚刚起步。尽管数以百万计的患者接受了一线方案的治疗，但关于这些方案的不良反应和药物安全性的高质量观察性研究数据稀少。中断 30 年后，结核病药物开发最近得以重启，对现有药物重新审视和重新定位的尝试引起人们对老药的临床药理学空白的关注。这些空白正逐渐被新的研究所填补。本章试图总结所有抗结核药的相关药理知识，让医生们了解这些药物的药代动力学（pharmacokinetics，PK）和药效学（pharmacodynamics，PD）进展，以便他们在未来能更好地开具处方并为患者带来新的疗效。

异烟肼

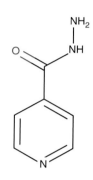

结构和活性

　　异烟肼（isoniazid，INH）是烟酰胺的合成物，易溶于水，弱酸性［油水分配系数（log P）－0.6，酸度系数（pKa）1.8/3.5/9.5，分子量（MW）137.14］。INH 是一种需要分枝杆菌过氧化物酶-过氧化氢酶 KatG 激活的前体药[1]，以 NADH 依赖的烯醇酰基载体蛋白还原酶（inhA）为靶点，干扰分枝菌酸的合成[2]。体外野生株的最低抑菌浓度（MIC_{99}）为 0.03 ～ 0.25 μg/ml[3]，自发耐药突变率约为 $1/10^8$[4]。耐药性是由 katG（高水平耐药）和（或）inhA（低水平耐药）基因突变所致[5]。

药代动力学/吸收、分布、代谢和排泄

　　INH 的口服生物利用度超过 90%，食物可以减少 12% 的吸收率，但不受抗酸剂的影响[6]。表观分布容积（volume of distribution，Vd）通常为 0.85 ～ 1.2 L/kg，血浆蛋白结合率（binding rate of plasma protein，BRPP）为 20%[7]。INH 的主要代谢途径是 N-乙酰化，由高度多态的 N-乙酰转移酶 2（NAT2）完成，主要代谢产物是乙酰异烟肼[8]。

NAT2 基因含大量单核苷酸多态性（single-nucleotide polymorphisms，SNP），降低了 NAT2 活性[9]。这些突变导致乙酰化速率明显不同，"快""中"和"慢"的不同代谢表型全球差异显著。乙酰异烟肼进一步改造成对乙酰肼和二乙酰肼。大约 40% 的 INH 以原形从尿液中排出。半衰期 1 ～ 3.5 h，血浆 C_{max} 3 ～ 5 μg/ml，曲线下面积（area under the curve，AUC）15 ～ 35（μg/ml）·h，依乙酰化状态而定[10-11]。异烟肼在肺泡上皮黏液层（1.2 ～ 3.2 倍）和肺泡巨噬细胞（约 2.1 倍）中积累[12]，在肺部病灶中的浓度与血浆相似[13]，脑脊液（cerebrospinal fluid，CSF）浓度与血浆相似[14-15]。

药效学 / 功效

单药早期杀菌活性（early bactericidal activity，EBA）评估表明，INH 是迄今最有效的抗结核药，EBA_{0-2} 为 0.5 log_{10} CFU/（ml·d），与剂量和暴露程度相关[16-17]。剂量滴定研究表明，最大杀菌活性剂量约为 5 mg/kg。在早期的 INH 单药Ⅲ期临床试验中，6 个月治愈率约为 30%，但耐药很常见。最近一些有争议的数据表明，INH 可能拮抗其他一线药，但这对长期疗效的影响尚不清楚[18-20]。

剂量

INH 推荐剂量为每日 300 mg，空腹服用。对于间歇给药，建议剂量为 15 mg/kg。对于中枢神经系统结核病、*inhA* 突变株和 MDR-TB 短程方案，可将 INH 剂量提高至 20 mg/kg。

不良反应

采用标准剂量单药预防时，严重药物性肝损伤的发生率约为 2%[21]。meta 分析发现，这与 NAT2 多态性的慢 / 中度乙酰化表型相关[22]。乙酰肼已被确认为是一种毒性代谢产物，它还可能通过 CYP2E1 途径产生额外的肝毒性。meta 分析表明，绝大多数亚洲人通过该途径发生肝毒性[23]。INH 的神经毒性被认为与腙的形成有关，后者作为辅助因子抑制了磷酸吡哆醛依赖酶。最常见的表现是周围感觉神经病，早期研究中发生率为 2% ～ 12%，多发生在较大剂量、合并 HIV 感染和慢乙酰化患者[24-25]，小剂量吡哆醇（每天 10 ～ 50 mg）可以有效预防该病。过量服用 INH 可能会发生更严重的神经毒副作用，包括脑病，当然也可以被更大剂量的吡哆醇所抵消。此外，INH

在结构上与异烟酰异丙肼（原为抗结核药，现用作治疗精神抑郁症）相似，后者是一种最早的单胺氧化酶抑制剂，极少数人会出现情感障碍。INH 也是药源性系统性红斑狼疮和铁粒幼细胞性贫血的罕见原因。

药物相互作用

INH 在体外是某些细胞色素酶（CYP）亚型（CYP1A2、CYP2A6、CYP3A4 和 CYP2C19）[26]弱或中度抑制剂，但是很少有与此相关的确诊药物与药物间作用（drug-drug interactions，DDI）临床报告。受 INH 的抑制，关键代谢途径 CYP2A6 作用放缓，可能使依法韦仑的血浆浓度明显升高[27]。CYP3A4 或 CYP2C19 的底物药包括抗惊厥药、香豆素、西酞普兰、地西泮和茶碱等的清除率可能会降低，从而产生较高的血浆浓度。对乙酰氨基酚的肝毒性可能通过不明机制增加。

特殊人群

INH 没有致畸作用。虽然动物实验有杀胚作用，但没有高质量的人体数据。然而，长期的临床经历淡化了这些风险。医生通常会为患有活动性结核病的孕妇开具 INH，或推迟对 LTBI 的化学预防。尽管母乳喂养的婴儿仅接受到相当于 1% 剂量的 INH，仍建议给婴儿补充吡哆醇[28]。根据儿童药代动力学研究，世界卫生组织（World Health Organization，WHO）推荐儿童接受更高剂量的 INH（10 mg/kg），以维持与成人相当的血浆浓度[29]。对于慢性肾衰竭患者，通常不建议改变剂量，INH 半衰期的个体差异很大，这可能因 N- 乙酰化酶的能力而非肾功能的改变[30]。血液透析清除的 INH 不到 10%[31]。肝病患者应当慎用 INH，并经常监测。

利福平

结构和活性

利福霉素 SV 是地中海拟无枝酸菌（*Amycolatopsis mediterranei*）的天然产物。利福平（rifampicin，RIF）则是利福霉素 SV 的半合成衍生物，一种中等脂溶性的两性离子化合物（log P 3.719，pKa 1.7/7.9，MW 822.94）。RIF 与分枝杆菌 DNA 依赖的 RNA 聚合酶的 β 亚单位结合，有效抑制转录[32]。野生株的体外 MIC_{99} 为 0.03 ～ 0.5 μg/ml[3]。自发耐药突变率约为 $1/10^{10}$[4]。耐药性突变集中发生在 *rpoB* 基因的 81 碱基区[5]。

药代动力学 / 吸收、分布、代谢和排泄

RIF 的口服生物利用度约为 70%，吸收受食物的影响较小，食物可使 AUC 降低 6%，不受抗酸剂的影响[33]。表观分布容积 0.5 L/kg，蛋白结合率 80%[7]。稳态时 RIF 的 $t_{1/2}$ 为 2 h，血浆 C_{max} 约为 6 μg/ml，AUC 39（μg/ml）·h[34]。RIF 是肝有机阴离子转运蛋白 SLCO1B1 的底物，但关于该基因多态性对生物利用度的临床意义的报道多相互矛盾[35-36]。RIF 由肝酯酶［可能是芳基乙酰胺脱乙酰化酶（AADAC）］代谢成初级代谢物 25-O- 去乙酰利福平和 3- 甲酰利福平[37]。这些代谢途径和许多其他代谢途径类似，包括多个细胞色素酶亚型（如 CYP3A4），都是由 RIF 诱导几个孤立核受体而激活的[38]。450 mg 达到诱导最大化，2 周后诱导完成率达 90%，稳态下每日 10 mg/kg 时 AUC 下降 45%[39]。剂量达到 40 mg/kg 时，AUC 呈非线性增加[40]。RIF 及其代谢物从胆汁中排泄，并可能进入肠 - 肝再循环，只有约 20% 的药物以原形从尿液中排出。RIF 在肺泡上皮黏液层中的浓度低于血浆浓度（约 0.2 倍），而在肺泡巨噬细胞中有一定程度的积累（约 1.2 倍）[41]。对肺部病变的穿透最初只有血浆的 0.4 倍，但重复给药后，在干酪病变中可以累积达 9 倍以上。这可能解释了其独特的杀菌活性。剂量为 10 mg/kg 时，脑脊液中的浓度非常低，通常不会超过野生株的 MIC[14-15]。

药效学 / 功效

在 EBA 研究中，活性似乎呈线性增加，直到 50 mg/kg[42]。剂量达到 35 mg/kg 时培养阴转速度更快[43]。在 III 期临床试验的 meta 分析中，RIF 被确定为无复发治愈的关键，尤其当整个地区推行现代短程化疗方案时更是不可或缺[44]。

剂量

根据体重区间空腹口服利福平 600 mg（体重 50 kg 以上）、450 mg（体重 50 kg 以下）。间歇疗法剂量不变。在肺结核和神经系统结核的临床试验中，已经探索了高达 35 mg/kg 的剂量，但不作常规推荐[43]。

不良反应

尽管在治疗的前 2 周因肝适应可能会出现胆红素和（或）转氨酶一过性升高[47]，但单用 RIF 肝毒性并不常见[45]，且与剂量似乎无关[46]。RIF 可能是一线抗结核药物中最常引起皮肤超敏反应的药[48]。间歇用药时通常会出现与利福平抗体相关的重症超敏反应[49]，似乎与间歇给药有关而非剂量。表现为产生全身炎症反应、非特异性流感样综合征和罕见的呼吸窘迫[50]。与其他利福霉素药类似，RIF 可能发生血液毒性，包括溶血性贫血、白细胞减少和严重血小板减少，后者需永久停药。

药物相互作用

在体外，RIF 是多种 CYP 亚型的强诱导剂，包括 CYP3A4、CYP2A6、CYP2B6、CYP2C9 和 CYP2C19，但不包括 CYP2D6[51]。RIF 引导代谢导致大量 DDI，因为大多数处方药经一种或多种 CYP 亚型代谢。其中特别需要注意的是，口服和注射避孕药受到影响，唑类抗真菌药、皮质醇激素、免疫抑制剂如环孢菌素和他克莫司以及阿片类药的血浆浓度降低，影响疗效。对 HIV 阳性人群，非核苷类反转录酶和整合酶抑制剂的剂量可能需要调整，不论是否受利托那韦影响，大多数蛋白酶抑制剂与 RIF 不兼容[52-53]。在健康志愿者中，增加 PI 剂量所致药物性肝损伤发生率出人意料地高，但双倍剂量的洛匹那韦 / 利托那韦在结核病患者中却可达到有效血浆浓度，而且似乎是安全的[54]。

特殊人群

大剂量 RIF 在动物模型中有致畸作用，在人体没有可靠数据。实践中，RIF 治疗孕妇结核的受益通常超过了风险。RIF 可以进入母乳，但进入婴儿的相对剂量尚未确定。RIF 可能造成维生素 K 缺乏性新生儿出血。WHO 最近将 RIF 的儿童剂量调整为 15 mg/kg，以确保与成人血浆浓度相当[29]。肾衰竭患者使用

600 mg RIF，通常不建议调整剂量。更大剂量时肝代谢途径饱和导致 RIF 蓄积，可能需要进行经验调整。RIF 一般在血液透析后服用，虽然只有 4% 的原形药被清除[31]。对于可能干扰药物代谢和胆汁分泌的肝病患者，须谨慎开药。

吡嗪酰胺

结构和活性

吡嗪酰胺（pyrazinamide，PZA）是一种人工合成的烟酰胺类似物，须由人和分枝杆菌酰胺酶激活形成吡嗪酸（pyrazinoic acid，POA）的前体药，极易溶于水，弱酸性（log P −1.88，pKa 0.5，MW 123.11），对其作用机制仍有争议，似乎由于结核分枝杆菌特异性外排机制缺陷导致质子化吡嗪酸的积累，破坏了许多重要的过程包括脂肪酸合成、反转录和能量代谢[55]。野生株的体外 $MIC_{99} \leqslant 8 \sim 64$ μg/ml[56]，自发耐药突变率为 $1/10^5$[57]。耐药与 pncA 基因突变有关，编码核糖体 S1 蛋白的 rpsA 基因的突变不常见[5]。

药代动力学 / 吸收、分布、代谢和排泄

PZA 在人体内的口服生物利用度尚未确定，但它吸收良好，不受食物或抗酸剂的影响[58]。表观分布容积约为 0.7 L/kg，蛋白质结合率为 40%[7]。PZA 通过肝微粒体脱胺酶代谢为吡嗪酸，经黄嘌呤氧化酶代谢为 5- 羟基 - 吡嗪酸[59]。只有 3% 的原形药物经尿液排出。PZA $t_{1/2}$ 是 $6 \sim 7$ h，血浆 C_{max} 为 $35 \sim 52$ μg/ml，AUC 为 $288 \sim 386$（μg/ml）· h[10-11]。PZA 在肺泡上皮黏液层（20 倍）中强烈积聚，但在肺泡巨噬细胞中无明显积聚（0.8 倍）[60]，PZA 在肺部病灶中的浓度是血浆浓度的近 0.7 倍[13, 61]。在动物模型中，POA 在皮损中的相对渗透率是 PZA 的 $2 \sim 3$ 倍[62]。脑脊液中的 PZA 浓度与血浆浓度相似[14-15]。

药效学 / 功效

EBA 研究发现，PZA 在治疗的前 14 天是 0.036 $\log_{10}$ CFU/（ml · d）[63]。PZA 缩短了敏感性结核病的治疗时间，最大效果似乎出现在治疗的最初 2 个月内[64]。而对于耐 PZA 的 MDR-TB，治疗结果更差[65]。

剂量

25 mg/kg 每日 1 次或 $50 \sim 70$ mg/kg 每周 3 次。每日高剂量（35 mg/kg）在既往的研究中被证实是安全的。

不良反应

在早期研究中，50 mg/kg 或更高剂量 PZA 单药治疗，大约 6% 的患者发生了肝毒性。现有数据表明，联合用药时低剂量 PZA 发生肝毒性的概率依然相似[66]。然而，治疗 LTBI 的 2RZ 方案以高达 50 mg/kg 的剂量间歇给药，药物性肝损伤导致的停药率超过 8%，该方案已从指南中删除[67]。尽管很难断定联合方案中哪种药是罪魁祸首，但当前的指南不建议在严重药物性肝损伤（drug-induced liver injury，DILI）后再用 PZA[68]。POA 是肾有机阴离子转运蛋白 URAT1（SLC22A12）的高亲和底物，可刺激近端肾小管对尿酸的重吸收。血浆尿酸浓度升高可能导致关节痛和瘙痒，似乎与剂量相关[66]，但很少导致临床痛风。PZA 也会引发严重的胃肠道反应。

药物相互作用

估计 PZA 不会引起临床上显著的药物相互作用，但应谨慎配伍用其他潜在肝毒性药和影响尿酸代谢药。

特殊人群

PZA 尚无妊娠期中毒数据或动物研究，实践中该药常规用于活动性结核病孕妇。PZA 在母乳中有分泌，估计婴儿的相对剂量约为 1%[69]。儿童服用 PZA 的剂量与成人相同。在慢性肾病（chronic kidney disease，CKD）4 期，PZA 应每周给药 3 次，以避免 POA 和尿酸的累积[70]。PZA 很容易通过血液透析被清除（45%）[31, 71]。所以应在血液透析后给药[72]。肝病患者应慎用 PZA，并加强肝酶监测。

乙胺丁醇

结构和活性

乙胺丁醇（ethambutol，ETH）是一种水溶性弱酸性（log P −0.14，pKa 6.35/9.35，MW 204.31）化合物。它的 D- 异构体抑制分枝杆菌细胞壁阿拉伯糖基转移酶，导致阿拉伯半乳聚糖和脂阿拉伯甘露聚糖的耗竭。体外野生株 MIC_{99} 为 0.5 ～ 4 μg/ml[3]。自发耐药突变率为 $1/10^7$[4]。耐药性主要是编码阿拉伯糖转移酶的基因 embB 突变，以及调节阿拉伯糖基转移酶活性的 embR 和 ubiA 基因突变[5]。

药代动力学 / 吸收、分布、代谢和排泄

乙胺丁醇口服生物利用度约为 80%，食物或抗酸剂的影响很小，AUC 分别降低 4% 和 10%[73]。表观分布容积为 0.5 ～ 7 L/kg，蛋白结合率为 12%[74]。经肝代谢生成 2,2′- 乙烯 - 二氨基二丁酸，但 70% 以原形经肾排出，排泄率与肾功能相关[75-76]。$t_{1/2}$ 为 2 ～ 3 h，血浆 C_{max} 为 2 ～ 6 μg/ml，AUC 为 20 ～ 40（μg/ml）· h。乙胺丁醇在肺上皮黏液层不积聚，但在肺泡巨噬细胞中聚集约 26 倍[77]。肺部病灶中也高度聚集（9 ～ 12 倍）[78]。脑脊液浓度通常比血浆浓度低 50% 或以下，通常低于野生株 MIC[14]。

药效学 / 功效

乙胺丁醇的 EBA_{0-2} 为 0.25 $\log_{10}$ CFU/（ml · d），14 天后为 0.177 $\log_{10}$ CFU/（ml · d）[79]。直到 1970 年代中期，一直被用作 INH 伴随药和耐 INH 结核的复治方案。将其添加到当前的一线药是为了防止耐药性的出现。其单独用药的疗效证据很弱。在 MDR-TB 的 meta 分析中，其对疗效的贡献并不明显。

剂量

乙胺丁醇的剂量为每日 15 ～ 25 mg/kg 或每周 3 次，每次 50 mg/kg。

不良反应

乙胺丁醇最严重的毒性是视神经炎，成年患者发生率为 0.7% ～ 1.2%[80-81]，且与剂量有关[82]。50% 的患者是永久性视力丧失。因此，治疗前的视力检查和色觉筛查至关重要。一旦怀疑，应立即停药。乙胺丁醇还可引起肝酶紊乱、瘙痒、关节痛、胃肠道紊乱、头痛和意识模糊。

药物相互作用

估计乙胺丁醇不会引起临床上显著的药物相互作用。乙胺丁醇的吸收可能会受抗酸剂的影响，应至少间隔 2 h。

特殊人群

大剂量乙胺丁醇对动物有致畸作用，并有新生儿眼异常的病例报告。实践中，在确认 INH 敏感性之前，该药通常只短期用于孕妇。乙胺丁醇有母乳分泌，婴儿的相对剂量约为 5%[83]。PK 研究表明，儿童的血浆浓度明显低于成人，但通常建议与成人剂量相同。肾衰竭时乙胺丁醇半衰期延长[84]，且透析清除率很低（< 1%）[31]。建议每周 3 次透析后给药，并进行药物监测，以确保 24 h 谷浓度小于 1 μg/ml[72]。不建议在腹膜透析时给药。对于肝病患者，在剂量或特殊警告方面没有变化。

利福布汀

结构和活性

利福布汀（rifabutin，RBT）是一种高脂溶性两性离子（log P 4.8，pKa 7.93/8.62，MW 847.005），

是合成的利福平螺哌啶衍生物。与 RIF 相似，它是分枝杆菌 DNA 依赖的 RNA 聚合酶的抑制剂。体外 $MIC_{99}s$ 为 0.008 ~ 0.064 $\mu g/ml$[85]。RIF 耐药相关的典型 *rpoB* 基因突变位点如 S531L 也与 RBT 耐药相关联。即使 RIF 罕见的 A516V 突变，其 MIC 也明显升高，超过野生株 MIC，接近 RBT 的血浆 C_{max}，表明 RBT 耐药株不可能比 RIF 更敏感[86]。

药代动力学 / 吸收、分布、代谢和排泄

RBT 的口服生物利用度仅为 20%，但 AUC 不受食物的显著影响（< 5%）[87]。表观分布容积为 8 L/kg，比 RIF 高得多，蛋白结合率较低（71%）[88]。RBT 代谢很复杂，主要代谢物是 25-O- 去乙酰 -RBT，还有其他 20 余种代谢物，包括羟基化代谢物（30-、31- 和 32-OH）[89]。只有 5% ~ 10% 以原形从尿液排出。剂量为 300 mg/d 时，RBT 的 $t_{1/2}$ 是 45 小时，血浆 C_{max} 为 0.3 $\mu g/ml$，AUC 为 6.1（$\mu g/ml$）· h[90]。没有关于 ELF、肺泡巨噬细胞或病灶渗透分布的资料。

药效学 / 功效

两个独立研究显示，每日 300 mg RBT 的最低 EBA_{0-2} [0.014 和 0.041 $\log_{10}$ CFU/（ml · d）][91-92]。而在一项 III 期临床试验中，用 RBT 替换 RIF 到一线方案，获得了与 RIF 相似的稳定治愈率[93]。

剂量

RBT 的剂量为 5 mg/kg，每日 1 次，最多每日 300 mg。但在药物监测下剂量可上调。

不良反应

与 RIF 相似，RBT 也可能引起药物性肝损伤。RBT 也可引起前葡萄膜炎，通常在每天 600 ~ 1200 mg 的剂量下才发生。这个剂量往往用于治疗 HIV 阳性患者的鸟分枝杆菌感染，并与抑制 RBT 代谢的克拉霉素联合使用[94]。RBT 相关葡萄膜炎通常在停药后几周完全消退。在剂量为 300 mg 或以下时，葡萄膜炎的报告比较罕见[93]。也有关节痛、皮肤脱色和白细胞减少的报告。

药物相互作用

尽管 RBT 的药物相互作用与 RIF 相似，但其 CYP 异构体的诱导作用较 RIF 弱[95]。通常建议替代 RIF，以减轻药物相互作用，特别是抗 HIV 的蛋白酶抑制剂[96]。然而，可能发生不可预测的双向效应，尤其使用增强的 PIs 时，将导致更高浓度的 RBT 和（或）25-O- 去乙酰代谢物[97]。建议将 RBT 的剂量减至 150 mg[90]，并建议进行经常性药物监测。

特殊人群

在动物研究中，RBT 没有致畸作用，但也没有足够的人体数据表明其适合孕妇使用。目前没有关于母乳分泌的数据。建议儿童服用剂量为 5 ~ 10 mg/kg，但也没有可靠的 PK 数据。在 CKD4（CrCl < 30 ml/min）的患者中，RBT 的剂量应减少 50%。晚期肝病患者应谨慎使用。

利福喷丁

结构和活性

利福喷丁（rifapentine，RPT）是一种高脂溶性两性离子化合物（log P 5.29，pKa 7.01/7.98，MW 877.031）。它是 RIF 的合成环戊基衍生物。与 RIF 相似，也是 DNA 依赖的 RNA 聚合酶的抑制剂。体外野生株 MIC_{90} 低于 RIF，为 0.06 ~ 0.5 $\mu g/ml$[98]。自发耐药突变率尚无数据，但与 RIF 的 *rpoB* 基因突变可能相似。

药代动力学 / 吸收、分布、代谢和排泄

RPT 的口服生物利用度为 70%，具有明显的食物效应，脂肪含量影响吸收，导致 AUC 增加 30% ~ 80%[99]。分布体积为 0.9 L/kg，血浆蛋白结合率为 98% ~ 99%[100]。RPT 主要代谢为 25- 去乙酰 -RPT，

仍具抗菌活性。随后在肠道中以非酶方式形成 3- 甲酰基和 3- 甲酰基 -25- 去乙酰代谢物，仅 1% 的药物以原形从尿液排出[101]。10 mg/kg 剂量 RPT 的 $t_{1/2}$ 为 13 h，C_{max} 为 15 μg/ml，AUC 为 320（μg/ml）· h。ELF 和 AM 中的浓度分别为 0.1 ～ 0.2 倍和 0.2 ～ 0.4 倍[102]。尽管尚无病灶渗透数据，但 RPT 在体外坏死物中的游离浓度和血浆中的一样低[103]。

药效学 / 功效

RPT 刚上市时巩固期是每周一次用药。近年来已建议将每日给药作为缩短一线治疗的路径。在小鼠模型中，RPT 可以显著缩短有效治疗时间[104]。人类 EBA（早期杀菌活性）研究结果并不支持 RIF（应是 RPT，译者注）的预期活性，这可能是由于 RPT 的高蛋白结合率和低干酪病灶穿透性[105]。一项 II 期试验显示，一线方案中以 10 mg/kg 的 RPT 替代 RIF，疗效没有任何改善[106]，而 20 mg/kg 的 RPT 则使培养转阴率大大改善，并将一线治疗方案缩短至 4 个月。III 期试验报告将于 2020 年出炉[107]。

剂量

目前注册用于治疗活动性结核病的 RPT 剂量为：强化期 600 mg 每周 2 次；巩固期 600 mg 每周 1 次。对于 LTBI 的治疗，根据体重给药，每周 1 次，最大剂量为 900 mg。

不良反应

与 RIF 相似，RPT 的不良反应为药物性肝损伤和严重的利福霉素超敏反应综合征。全血细胞减少和低血糖发生率也达 5% ～ 10%。

药物相互作用

体外研究证实，RPT 对 CYP3A4 和 ABCB1 的诱导作用不如 RIF[95]，但临床研究表明，CYP3A4 底物的 AUC 降低至少与 RIF 作用一样[108]。因此，在进一步的数据出现之前，所有 RIF 介导的 CYP 相互作用都视同于 RPT。

特殊人群

在动物模型中，RPT 可导致胚胎畸形，人体研究获得的安全数据有限，没有乳汁分泌的数据。最近的临床试验表明，儿童 20 ～ 30 mg/kg 的剂量，每周一

次治疗 LTBI 是安全的[109]。RPT 尚无慢性肾衰竭或透析的药代动力学数据，不建议对目前推荐的间歇治疗进行剂量调整。然而，对进展期肾病若每日给药，药物或其代谢物可能会累积。尽管有报道称，有肝病患者 RPT 的 AUC 高 19% ～ 25%，但并不建议做剂量调整[110]。

莫西沙星

结构和活性

莫西沙星（moxifloxacin，MFX）中度水溶性，弱酸性（log P 0.01，pKa 5.69 ～ 9.42，MW 401.43），属于第四代氟喹诺酮类合成剂，具有一个 8- 甲氧基。氟喹诺酮抑制 DNA 促旋酶和拓扑异构酶 IV（后者在结核分枝杆菌中缺乏）。这两种酶负责 DNA 的超螺旋，一旦被破坏，将导致细菌染色体的过剩堆积[5]。野生株的体外 MIC_{99}s 为 0.03 ～ 0.5 μg/ml[111]。自发耐药突变率（偶然分枝杆菌）为 4×10^{-9}[57]。gyrA 基因（特别是密码子 90 和 94）和较少见的 gyrB 基因突变导致耐药。

药代动力学 / 吸收、分布、代谢和排泄

MFX 的口服生物利用度大于 90%[112]，且几乎不受食物的影响[113]。表观分布容积为 3 L/kg，蛋白质结合率为 48%[114]。MFX 不与 CYP 系统相互作用，但它是 ABCB1 的底物。主要代谢途径是磺基转移酶 2A1 的 N- 磺基偶联作用，UGT-1A1 的葡萄糖醛酸化作用小。约 20% 以原形从尿液中排出[112]。MFX 的 $t_{1/2}$ 为 7 h，C_{max} 为 2.5 ～ 4.5 μg/ml，AUC 为 25 ～ 40（μg/ml）· h。400 mg 剂量的 MFX 在肺泡上皮黏液层（1.5 ～ 4 倍）和肺泡巨噬细胞中都有聚集（9 ～ 16 倍）[115-116]。采用微量透析（3.2×）[117] 和基质辅

助激光解吸 / 电离子飞行时间质谱仪（MALDI-ToF）成像技术（2 ～ 3×）发现，其在肺部病灶中也有聚集[13]。脑脊液渗透较少，为血浆浓度的 71% ～ 82%[118]。

药效学 / 功效

在 DS-TB 的几项 ⅡB 期研究中，每日 400 mg MFX 的 EBA_{0-2} 为 0.33 $\log_{10}$ CFU/（ml·d），轻度加速培养阴转[119-120]。然而，在两项Ⅲ期试验中，它未能将一线治疗缩短至 4 个月[121-122]。在耐多药结核病中，基于患者个体数据的 meta 分析支持氟喹诺酮类对预后有关键作用[123-124]。

剂量

MFX 的推荐剂量是每天 400 mg，但在耐多药结核病临床试验中用量已达 800 mg。

不良反应

400 mg MFX 达到 C_{max} 时，QTc 间期可延长 6.4 ～ 14.9 ms[125]，因此，对罹患病理性心律失常患者应谨慎配伍用其他延长 QTc 药。与其他氟喹诺酮类药类似，MFX 也可造成精神障碍，少数诱发癫痫和肌腱病。转氨酶升高和药物性肝损伤也有报道。

药物相互作用

MFX 引起的药物相互作用可能性较低。但有两项研究表明，当联用 RIF 时，通过硫酸结合途径的强化，MFX 的 AUC 降低了 27% ～ 32%[126-127]。通常禁止与抗心律失常药和其他引起 QTc 间期延长的药物一起使用，还应注意影响血钾平衡的药物。应避免与含有二价 / 三价碱离子的药物合用。

特殊人群

在动物模型中，氟喹诺酮类可导致软骨缺陷，但已发表的早孕期短期服药人体数据令人欣慰[128]。然而，MFX 长期使用的经验相对有限[129]。母乳中存在低浓度 MFX。建议儿童剂量为 5 mg/kg。肾衰竭仅影响少数糖基化代谢物的清除，不建议改变剂量[130]。MFX 可以通过血液透析部分清除（< 30%），应在透析后给药[131]。即使有严重的肝损伤，药代动力学也未见明显的改变，因此不需要调整剂量[132]。

左氧氟沙星

结构和活性

左氧氟沙星（levofloxacin，LFX）是一种水溶性较差的弱酸性（log P －0.02，pKa 5.45 ～ 6.2，MW 为 361.37）药物，是合成的第二代含吗啉环的氟喹诺酮类，是氧氟沙星的 S 光学异构体（氧氟沙星是一种外消旋体药）。与 MFX 相似，LFX 抑制 DNA 促旋酶。野生株 MIC 为 0.125 ～ 0.5 μg/ml[111]。自发耐药突变率（偶然分枝杆菌）是 $4×10^{-9}$[57]，gyrA 和 gyrB 突变都会耐药[5]。

药代动力学和代谢

LFX 的口服生物利用度为 99% ～ 100%，食物影响极小（AUC 降低 < 10%）[133]。表观分布容积约为 1.5 L/kg，蛋白质结合率 24% ～ 38%。总体上，87% 的药物以原形从尿液中排出。代谢物有两种，去甲基左氧氟沙星和左氧氟沙星氮氧化物[134]。1000 mg 剂量时，LFX 的 $t_{1/2}$ 为 7.4 h，C_{max} 为 15.5 μg/ml，AUC 为 129（μg/ml）·h[139]。LFX 的 ELF 浓度是血浆的 2 ～ 3 倍，肺泡巨噬细胞中更是高达 4 ～ 11 倍[135-136]。微量透析法测定 LFX 在肺内积聚约 1.33 倍[137]，MALDI-ToF 测定约为 2 倍[138]。脑脊液渗透率估计为 74%[139]。

药效学 / 功效

每天 1000 mg LFX 的 EBA_{0-2} 为 0.45 $\log_{10}$ CFU/（ml·d），略高于 MFX[119]。在 MDR-TB 的随机试验中，每日 750 mg LFX 和 MFX 的 3 个月培养转阴率相似[140]。在 2 个月时 DS-TB 强化期加入 LFX 没有提高培养转阴率[141]。个体数据 meta 分析表明，氟喹诺酮类对

MDR-TB 有效。

剂量

LFX 750 ～ 1000 mg，每日 1 次。

不良反应

1000 mg LFX 可使 QTc 间期延长 6 ms[142]。LFX 据信是氟喹诺酮类中最易导致肌腱损伤和断裂的药物，但不超过使用氟喹诺酮类人群的 0.1%。老年、肾衰竭和（或）联用皮质类固醇的患者风险最高[143]。LFX 还可引发癫痫、精神异常、周围神经病变和药物性肝损伤。它还可能导致 G-6-PD 缺乏症患者的溶血性贫血。

药物相互作用

LFX 是 CYP2C9 的弱抑制剂[144]，有可能影响华法林代谢，应谨慎与其他延长 QTc 间期的药物联合使用。

特殊人群

LFX 与其他氟喹诺酮类药相似，在动物体内可导致软骨异常。有母乳分泌，婴儿相对剂量为 0.3%[145]。儿童剂量 15 mg/kg。肌酐清除率低于 20 ml/min 时，LFX 的 $t_{1/2}$ 延长到 35 h，此时应减量。LFX 的血液透析清除率为 20% ～ 30%，应透析后给药[131]。肝功能损害时不建议调整剂量。

氨基糖苷类

链霉素

卡那霉素

阿米卡星

结构和活性

氨基糖苷类的链霉素（streptomycin，STM）、卡那霉素（kanamycin，KNM）和阿米卡星（amikacin，AMK）是高度水溶碱性药（log P −7.1 ～−8.6，pKa 9.75 ～ 12.1），MW 范围 581.87 ～ 585.6。STM 和 KNM 分别是灰海豚链霉菌（Streptomyces griseus）和卡那链霉菌（S.kanamceticus）的天然产物，而 AMK 是 KNM 的半合成衍生物。虽然 STM 和 KNM/AMK 的结合位点有所不同，但氨基糖苷类药都与原核生物核糖体 RNA30S 亚基上的 16S A 位结合[5]。结核分枝杆菌野生株的 MIC_{99}s 范围不同，STM 为 0.125 ～ 2 μg/ml，KNM 为 0.5 ～ 4 μg/ml，AMK 为 0.25 ～ 1 μg/ml[146]。耐药通常通过靶向修饰核糖体 S12 蛋白（rpsL K43R 或 K88R 与 STM 耐药相关）或 16S RNA（RRS A514C/A908C 用于 STM，A1401G 用

于 KAN/AMK 耐药）来实现的。然而，*gidB* 突变可能会改变 16S RNA 的甲基化模式，导致对 STM 的低度耐药，而分枝杆菌 *EIS* 基因编码的氨基糖苷乙酰转移酶对 KNM 亲和力最高，也会影响 AMK[5]。

药代动力学 / 吸收、分布、代谢和排泄

氨基糖苷类药物不能口服，只能通过肠胃外给药。表观分布容积约为 $0.2 \sim 0.3$ L/kg，蛋白质结合率为 20% 或以下。总的来说，95% 以上的药物以原形从尿液排出，清除率高度依赖于肾功能。三种药物 $t_{1/2}$ 都是 $2 \sim 3$ h。C_{max} 分别为 $35 \sim 45$ µg/ml（每日 15 mg/kg）和 $65 \sim 80$ µg/ml（25 mg/kg）[147-148]。氨基糖苷类药物的肺部渗透性一般较差，唯一的 AMK 肺内 PK 研究显示 ELF/ 血浆比为 $7\% \sim 9\%$[149]。没有关于病灶内药物浓度的信息。扫描隧道显微镜研究表明，脑脊液渗透率为血浆浓度的 $7\% \sim 21\%$[150]。

药效学 / 功效

与许多其他药物相比，STM 和 AMK 的 EBA 弱[分别为 0.043 和 0.052 $\log_{10}$ CFU/（ml·d）][151-152]。但氨基糖苷类药物在药物敏感性和耐多药结核病中的临床药效都有临床试验和观察数据的 meta 分析支持，显示出氨基糖苷类药物的长期疗效好。

剂量

建议每日肌内注射或静脉注射，总剂量为 15 mg/kg，STR 不宜超过 1 g，KNM 和 AMK 不宜超过 1.5 g。间歇给药建议剂量为 25 mg/kg。

不良反应

氨基糖苷类药物与肾毒性和耳毒性相关，这与总疗程有关，与剂量或间隔无关[153]。高音听力受损在 MDR-TB 的治疗中很常见[154-155]。大约 2/3 的病例是永久性的。最近的一项系统综述表明，联合应用 N-乙酰半胱氨酸会降低耳毒性风险[156]。肾毒性不太常见，通常可逆。肾小管功能障碍引起的低钾和低镁血症可能独立于 GFR 的改变而发生[157]。药物监测将有裨益[158]。神经肌肉阻滞是一种较罕见的不良反应，在麻醉状态或重症肌无力患者中最为明显。

药物相互作用

虽然不存在药物代谢的相互作用，但氨基糖苷类药物应与其他可能影响肾功能的药物谨慎联用，特别是利尿剂、钙神经素、万古霉素和两性霉素 B。

特殊人群

人体研究发现氨基糖苷类药物与胎儿耳毒性相关。有母乳分泌，婴儿相对剂量为 0.5%，但因口服生物利用度极低，被认为不太可能对婴儿造成伤害[159]。儿童每日建议剂量为 $15 \sim 20$ mg/kg。当肾功能受损时，必须根据既定的算法通过增加给药间隔或减少剂量来减少氨基糖苷类药量。氨基糖苷类药物可通过血液透析清除（> 20%），通常在透析后用药[160-161]。对晚期肝病患者不建议调整剂量，但此时应谨慎用药。

卷曲霉素

结构和活性

卷曲霉素（capreomycin，CPR），一种高水溶性的碱性药（$\log$ P -11，pKa $10.3 \sim 10.62$，MW 766.78），是卷曲霉菌（streptomyces capreolus）的大环多肽天然衍生物。CPR 与 16S RNA 上的一个独特位点结合，似乎阻断了转录的启动而非错读。野生株的 $MIC_{99}s$ $1 \sim 4$ µg/ml[146]，CPR 在体外对非增殖菌的活性强于氨基糖苷类[162]。耐药性由 *rrS*（通常为 A1401G）和 *thyA*（一种类似于 EIS 的核糖体甲基转移酶）突变引发[5]。因此，与 KNM/AMK 常有交叉耐药，而与 STM 则没有。

药代动力学 / 吸收、分布、代谢和排泄

CPR 生物利用度低，不能口服，只能注射给药。没有相关的分布容积或蛋白质结合率数据。CPR 以原形从尿液排出体外，代谢物不详。1000 mg 剂量的 CPR $t_{1/2}$ 为 5.2 h，C_{max} 为 19 ~ 44 μg/ml[163]。缺乏肺、病灶或脑脊液穿透性数据。

药效学 / 功效

没有 CPR 的 EBA 数据。其药效基于以往治疗 STR 的临床试验，在新发病例中联合 PAS 或在复治病例联合 RIF 和 ETH[164-165]。

剂量

推荐剂量为 15 mg/kg，每日最大量 1 g，或每周 3 次肌内注射，每次 15 ~ 25 mg/kg。

不良反应

与氨基糖苷类相似，肾毒性和耳毒性是 CPR 最严重的不良反应，可能也与神经肌肉阻滞有关。低钾和低镁血症比氨基糖苷类更常见[157]。每日给药有诱发嗜酸性粒细胞增多症的报道，也可发生白细胞和血小板减少症以及肝酶升高。

药物相互作用

CPR 与有肾或耳毒性的药物应谨慎合用。

特殊人群

CPR 对动物有致畸作用，但对人类数据不详。没有母乳分泌的数据。儿童每日剂量为 15 ~ 30 mg/kg，最大量 1 g。对各级 CKD 都应减量，建议进行药物监测。CPR 可透析清除，应该在透析后给药[166]。对肝病患者不建议调整剂量。

对氨基水杨酸

结构和活性

对氨基水杨酸（para-aminosalicylic acid，PAS），水溶性差，弱酸性（log P 0.83，pKa 2.19 ~ 3.68，MW 153.14），是一种人工合成的对氨基苯甲酸类似物。PAS 是由氢蝶呤和二氢叶酸合成酶激活并抑制二氢叶酸还原酶的前体药[167]，但也有人认为它可能干扰分枝杆菌摄取铁[168]。野生株的 MIC_{99} 为 0.12 ~ 4 μg/ml[169]。大约 30% 的分离株耐药来自 thyA 位点突变，体外培养则是 folC 和 ribD 位点突变[5]。

药代动力学 / 吸收、分布、代谢和排泄

绝对生物利用度尚未确定，但高脂肪食物可改善吸收（AUC 增加 50%）[170]。表观分布容积约为 1 L/kg，蛋白质结合率为 58% ~ 73%[171]。主要代谢物是 NAT1 途径代谢的 N-乙酰 1PAS 以及甘氨酸-对氨基水杨酸结合物。两者都经尿液排出。NAT1 基因是多态性的，但只有一个不常见的 SNP（*14B）对 PAS 的 PK 有重要影响[172]。在配伍用 PAS 的患者中观察到，INH 乙酰化受到抑制[173]。每日剂量 4 g（分两次），$t_{1/2}$ 为 3.9 h，中位 C_{max} 约 35 g/ml[174]。目前还没有关于肺部或病灶的分布数据，据信脑脊液渗透率不到 50%[14]。

药效学 / 功效

每日一次剂量为 15 g 时 PAS 的 EBA_{0-2} 为 0.26 log_{10} CFU/（ml · d）[79]。由于历史原因，PAS 对敏感性结核病疗效的随机试验证据稀少。后来在 IPD meta 分析中也没有将其确定为耐多药结核病的独立预测因子。

剂量

PAS 每日 8 ~ 12 g，分 2 ~ 3 次与食物一起服用。

不良反应

胃肠道耐受性是 PAS 的最大问题。尽管使用了改良制剂，临床吸收不良性严重腹泻仍可发生。PAS 也可以特异减少 B_{12} 摄取，但巨幼细胞性贫血罕见[175]。有报道大剂量 PAS 引发了甲减和甲状腺肿[176]，与硫代酰胺类配伍用会增加风险。还有报道严重药物性肝损伤并发全身超敏反应和嗜酸性粒细胞增多症。

药物相互作用

PAS 会降低异烟肼的乙酰化能力，两者合用可致异烟肼血浆浓度升高。与依非韦伦合用，PAS 的 AUC 会降低 30% 以上[174]。PAS 拮抗维生素 K，也会影响抗凝治疗效果。

特殊人群

PAS 可导致动物胚胎畸形，但可靠的人类数据非常有限。母乳有分泌，婴儿相对量是母乳的 0.01%[177]。儿童推荐量为 200 ～ 300 mg/kg，分 2 ～ 4 次口服。肾衰竭时不建议调整剂量。由于 N- 乙酰代谢物可在体内积聚，所以严重肾病时 PAS 的使用相对禁忌[178]。血液透析清除 PAS 的比例仅为 6%[179]。对晚期肝病也应慎用。

硫代酰胺类

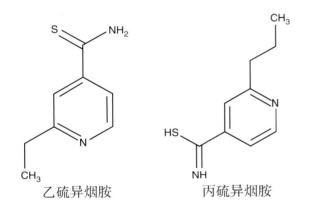

乙硫异烟胺　　　　丙硫异烟胺

结构和活性

乙硫异烟胺（ethionamide，ETM）和丙硫异烟胺（prothionamide，PTM）不溶于水，弱酸性（log P 1.33/2.22，pKa 5 ～ 11.89/7.31，MW 166.24/180.27）。ETM 是合成的烟酰胺的结构类似物，PTM 是 ETM 的正丙基衍生物，两者都是受分枝杆菌单氧化酶 EthA 激活的前体药[180]，与 INH 相同，都作用于烯醇酰基还原酶 InhA，干扰分枝菌酸合成[181]。野生的 $MIC_{99}s$ 范围 ETM 为 0.5 ～ 2 μg/ml，PTM 为 0.25 ～ 1 μg/ml[85]。尽管 *mshA* 突变在体外也会产生耐药，但是高度耐药通常由 *ethA* 或 *inha* 突变引起[5]。

药代动力学 / 吸收、分布、代谢和排泄

口服生物利用度据信近 100%[182]，并且不受食物的影响（AUC 变化率 4%）[183]。表观分布容积 3.2 L/kg，蛋白质结合率 10% ～ 30%。两者的代谢都很复杂，包括亚砜化、脱硫和脱氨基，然后是甲基化。亚砜代谢物有活性。不到 1% 的药物以原形从尿液排出。每日给药两次，每次 500 mg 时，ETM $t_{1/2}$ 是 1.9 h，预测 C_{max} 为 0.9 μg/ml，AUC 为 14.4（μg/ml）·h[184]。近期研究中，250 ～ 375 mg 每日两次给药时，PTM $t_{1/2}$ 为 2.7 h，C_{max} 2.2 μg/ml，AUC 为 11（μg/ml）·h[185]。ETM 在肺泡细胞中的浓度不足血浆浓度的 50%，但在肺泡上皮黏液层里的浓度是血浆的 9.7 倍[102]。病灶渗透情况不明。ETH 的脑脊液浓度约为血浆浓度的 80%[14]。PTM 渗透情况不详。

药效学 / 功效

没有关于 ETH 或 PTH 的 EBA 数据。疗效证据来自于新患者和未经 RIF 治疗的新复治患者随机试验结果[186-187]，以及 MDR-TB 个体数据的 meta 分析。

剂量

ETH 和 PTM 的每日剂量为 15 ～ 20 mg/kg，最大 1 g。为了提高耐受性，通常在数日内逐步加量。可以每日给药一次，但患者可能无法耐受超过 500 mg 的单次剂量，因此通常每日给药 2 次。

不良反应

ETH 和 PTH 的胃肠道耐受性差。后者发生率较低[188]。有报道中枢神经系统（central nervous system，CNS）功能紊乱和周围神经病变可以用吡哆醇预防。在接受 ETH 治疗的患者中，高达 30% 的患者可能会测出甲状腺功能异常，其临床意义不明，且停止治疗后会缓解[189-190]。还可能出现男性乳房发育，ETM 和 PTM 可引发糖尿病患者的低血糖。

药物相互作用

配伍用环丝氨酸或饮酒会增加心理 / 精神异常的风险。

特殊人群

硫代酰胺类对动物有致畸作用，但对人类依据不足。母乳浓度尚无研究。儿童推荐剂量为每日 10 ～ 20 mg/kg，分 2 ～ 3 次服用。肾功能严重损害（CrCl < 30 ml/min）时，给药间隔不宜超过每天一

次。透析不能有效清除 ETH（2%）[179]。严重肝病时禁用硫代酰胺类。

环丝氨酸和特立齐酮

环丝氨酸   特立齐酮

结构和活性

d- 环丝氨酸（cycloserine，CS）为水溶性弱酸性药物（log P −2.4，pKa 4.21 ～ 8.36，MW 102.09）。特立齐酮（terizidone，TZ）是一种前药，由两分子 CS 与对苯二甲醛缩合产生。CS 源自加氏链霉菌（Streptomyces garyphalus），是 D- 丙氨酸相似体的天然产物，竞争性抑制丙氨酸消旋酶、D- 丙氨酸与 D- 丙氨酸连接酶，干扰肽聚糖合成[191]。野生株 MIC$_{99}$为 8 ～ 32 μg/ml[85]。CS 的耐药少见，通常与 alr（丙氨酸外消旋酶）的基因突变有关[192]。

药代动力学 / 吸收、分布、代谢和排泄

口服生物利用度为 65% ～ 90%。吸收受食物影响小[193]。表观分布容积 0.35 L/kg，蛋白结合率可以忽略。有 60% ～ 70% 的药物以原形从尿液排出，代谢物不详[194]。口服 250 mg 时 CS 的 t$_{1/2}$约为 13 h，C$_{max}$为 20 μg/ml，AUC 为 264（μg/ml）· h[195]。口服 750 mg TZ 后，CS 的中位 C$_{max}$为 38 μg/ml，AUC 为 319（μg/ml）· h，半衰期 t$_{1/2}$为 14.7 h[196]。没有关于肺或病灶浓度的数据。脑膜炎时脑脊液浓度是血浆浓度的 80% ～ 100%[14]。

药效学 / 功效

目前尚无 CS/TZ 的 EBA 研究。其微弱效力证据来自 1960 年代复治结核病的联合治疗研究[197-198]。

剂量

CS 和 TZ 的起始剂量一般为 250 mg，每天 2 次。

2 周后增至最大剂量 500 mg，每天 2 次。两者都有理由每天一次给药，一些项目就这样给药。

不良反应

CS 的安全指数较低，中毒血浆浓度阈值为 30 μg/ml。神经精神不良反应很常见（约 6%），包括嗜睡、焦虑、情绪障碍、精神病和癫痫发作[199]。通常建议用 50 ～ 100 mg 的吡哆醇预防，并建议使用更大剂量（200 ～ 300 mg）治疗神经毒性[200]。据报道，服用 CS 的患者会出现维生素 B$_{12}$ 缺乏，可以产生巨幼细胞性或铁幼粒细胞性贫血。还有光敏性或过敏性皮疹的报道。

药物相互作用

CS 很少和其他药物相互影响。但应慎与其他药包括氟喹诺酮类合用，以免诱发癫痫。

特殊人群

CS 对动物无致畸作用，但对人的经验有限。有母乳分泌，婴儿相对剂量为 0.6%[159]。儿童剂量 10 ～ 20 mg/kg，分 2 次服用。严重肾衰竭时禁用 CS，轻度肾小球滤过率降低者建议监测药物浓度。该药血液透析清除率为 56%[179]，应在透析后给药。肝病患者不建议调整剂量。

利奈唑胺

结构和活性

利奈唑胺（linezolid，LZD）为水溶性、酸性（log P 0.64，pKa 0.66 ~ 14.45，MW 337.35）人工合成核糖体转录抑制剂。通过结合 23S 亚单位，阻止甲酰甲硫氨酸 tRNA 的结合，从而阻止起始复合物的形成[201]。LZD 野生株的 $MIC_{99}s$ 为 0.125 ~ 0.5 μg/ml[85]。体外耐药与 23S rRNA 肽基转移酶（*rrs* 基因）和 *rplC* 基因突变相关，后者 G2576 T 专门编码 50S 亚单位的 L3 蛋白，与临床的关系更密切[202]。

药代动力学 / 吸收、分布、代谢和排泄

口服生物利用度近 100%，不受食物影响[203]。表观分布容积为 0.6 L/kg，蛋白质结合率为 31%。吗啉环的非酶氧化生物转化产生羟乙基和氨基乙氧基乙酸代谢物，并与甘氨酸结合后从尿液清除，还有 30% 原形药从尿液中排出[204]。每日一次 600 mg 的 LZD $t_{1/2}$ 为 2.9 h，C_{max} 为 10.3 μg/ml，AUC 为 66.8（μg/ml）·h[205]。LZD 浓聚在肺泡上皮黏液层（4.1 ~ 8.4 倍），肺泡细胞中含量很少（0.14 ~ 0.70 倍）[206-207]。体外测定病灶浓度为血清浓度的 49%[208]。脑脊液浓度是血浆浓度的 57%[209]。

药效学 / 功效

600 mg LZD，每天一次和两次的 EBA_{0-2} 分别为 0.18 $\log_{10}$ CFU/（ml·d）和 0.26 $\log_{10}$ CFU/（ml·d）[210]。针对 XDR-TB 的小规模临床试验显示，单用 LZD 6 个月，培养阴转率达到 87%[211]。

剂量

通常每天一次 600 mg，临床试验采用的剂量更大。300 mg 每天 2 次疗效相似，不良反应更少[212]，但缺乏临床对比。

不良反应

LZD 抑制人类线粒体的蛋白质合成，故有明显的临床毒性反应，包括骨髓抑制、乳酸中毒以及外周和视神经损害。随着 MDR-TB 的疗程延长，尽管药量减少，仍有半数以上患者出现周围和（或）视神经损害，8% 的患者停药[211]。LZD 谷浓度与线粒体功能障碍和中毒风险相关，实时药物监测是有用的[213]。铁粒幼细胞贫血、恶心和腹泻也很常见。

药物相互作用

LZD 是单胺氧化酶弱抑制剂，有引发 5- 羟色胺综合征的报道，不宜与 MAOI、选择性 5- 羟色胺再摄取抑制剂或曲坦类药（triptans）合用，富含酪胺的食物（奶酪和腌鱼）也应该避免。LZD 在体外不与 CYP 相互作用。出乎意料的是，最近一项研究显示，合用克拉霉素时 LZD 血浆浓度增加 44%，可能与 ABCB1[214] 的相互作用有关。合用 RIF 时 LZD 的 AUC 降低 32%。

特殊人群

LZD 可能影响动物胚胎，但非致畸性。对人体影响资料不多。有母乳分泌，婴儿相对剂量为 16%[215]。尽管厂家不建议用于儿童，但儿童已有 10 mg/kg 每日 3 次的用药报道。轻中度肾病无需调整剂量，重症肾病（CrCl < 30 ml/min）应慎用，避免主要代谢物的积聚。LZD 及其代谢物的血液透析清除率为 30% ~ 50%[216]。肝病患者无需调整剂量。

氯法齐明

结构和活性

氯法齐明（clofazimine，CFZ），阳离子两性化合物，极难溶于水（log P 7.3，pKa 9.29 ~ 16.15，MW 473.40），是从斑点地衣（*Buella canescens*）中提取的天然半合成亚胺吩嗪类衍生物。假定的作用机制是竞争性抑制 NADH 的底物甲萘醌——一种醌氧化还原酶 NDH-2，干扰电子传递并产生活性氧[217]。其他机制包括抑制结核分枝杆菌和真核细胞的钾离子摄取通道干扰膜电位，这可以解释该药的部分抗炎效

果[218-219]。野生株的 $MIC_{99}s$ 为 $0.125 \sim 0.25$ μg/ml[85]。体外自发耐药突变率约 $1/10$[26]，耐药位点固定在 *rv0678*，该基因编码膜转运体 MmpS5-MmpL5 的阻遏蛋白。然而，迄今为止，在临床分离株中尚未观察到这些突变[220]。

药代动力学 / 吸收、分布、代谢和排泄

口服生物利用度为 $45\% \sim 62\%$，高脂肪膳食可提高 45%[221]。表观分布容积大于 12 L/kg，表明存在广泛的组织分布和结合，无血浆蛋白结合率数据。极少量原形药从尿中排出，主要代谢物先水解脱卤和脱氨，然后经葡萄糖醛酸氧化，最后从胆汁排出[222]。200 mg 时的 C_{max} 为 $0.13 \sim 0.37$ μg/ml，AUC 为 3.6（μg/ml）· h[221]。最初分布 $t_{1/2}$ 为 $7.8 \sim 15.9$ h，最终消除 $t_{1/2}$ 达 70 天。没有肺泡上皮黏液层或肺泡细胞分布的数据。尽管坏死物浓度与血浆浓度相似或略低，但病变边缘浓度是血浆的 10 倍[13]。

药效学 / 功效

CFZ 100 mg（3 天加至 300 mg）没有明显的 EBA_{0-2}[63]。近期 meta 分析表明，有 CFZ 参与的 9 个月 MDR-TB 方案的总治愈率为 65%[223-224]。尚无临床对比资料或对照试验支持 CFZ 的独立疗效。

剂量

CFZ 通常每天 100 mg，随食物服用。严重病例可以短期服用 200 mg。

不良反应

治疗期间的不良反应为 CFZ 结晶的全身沉淀，临床主要表现为组织、上皮和体液的变色，可能导致皮肤干燥、光敏和角膜沉积，与剂量相关。尽管变色可逆，但须经过 6 个月以上的治疗。胃肠道不适也很常见，已有胃肠道梗阻和出血的报道。最近的 meta 分析估计，CFZ 的停药率仅为 0.1%[225]。最近研究显示，CFZ 还可以显著延长 QTc 间期，平均较基线延长 40 ms[226]。

药物相互作用

CFZ 与其他药物之间无严重的代谢干扰，且临床数据很少。与其他延长 QTc 间期药物合用时应谨慎。

特殊人群

CFZ 没有致畸作用，但动物模型有胚胎异常和

死胎现象。没有明确的人类妊娠数据。该药经母乳分泌，婴儿相对浓度为 2%[227]。据报道，该药会穿过胎盘导致胎儿皮肤变色。儿童剂量为 1 mg/kg。肾衰竭或肝病无须调量，该药不能经血液透析清除[179]。

贝达喹啉

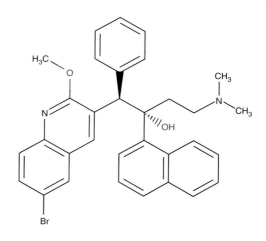

结构和活性

贝达喹啉（bedaquiline，BDQ），极难溶于水，弱碱性（log P 7.3，pKa $8.91 \sim 13.61$，MW 555.505），是人工合成的二芳基喹啉，抑制分枝杆菌 ATP 合成酶[228]。野生株的 MICs 为 $0.008 \sim 0.25$ μg/ml[229]。自发耐药突变率约 $1/10^8$[57]。体外 *atpE* 基因选择性突变与高度耐药明显相关，而 *rv0678* 基因与 SNP 相关，它负责调节 MmpL5 外排泵，有 6% 的 MDR 临床分离株在治疗前就发现了这种突变，但与 MIC 的变化不一致[230]。

药代动力学 / 吸收、分布、代谢和排泄

口服生物利用度绝对值未定，但食物将使其倍增[231]。表观分布容积大于 150 L/kg，血浆蛋白结合率 > 99%，通过 CYP3A4、CYP2C8 和 2C19 代谢成 N- 单去甲基物继而变成去甲基代谢物，随粪便排出[232]。仅不到 0.001% 的药物以原形从尿液中排出。两种代谢物都没有明显活性。稳态下每周 3 次，每次 200 mg 给药，平均 MIC 为 0.9 μg/ml，终末 $t_{1/2}$ 为 20 周[231, 233]。目前没有肺内或病灶内浓度的数据。一份病例报告显示脑脊液浓度无法测出[234]。

药效学 / 功效

BDQ 在治疗初期的 14 天表现出温和的 EBA

[$0.06 \sim 0.11$ log$_{10}$ CFU/（ml·d）]$^{[235-236]}$。MDR-TB 的 II 期试验显示，在方案中加入 BDQ 可以提高 8 周内培养转阴率$^{[233, 237]}$。

剂量

负荷量每天 400 mg 共 2 周，随后的维持量 200 mg，每周 3 次，与食物同服。

不良反应

稳态下 BDQ 可延长 QTc 间期约 12 ms$^{[237]}$，但一般不会造成严重的心律失常。它还会造成胃肠紊乱、关节痛、头痛和头晕。临床前毒性研究观察到的磷脂沉积症尚未在人体中观察到。该药目前有一个黑匣子警告，原因是临床试验中发生过不明原因的意外死亡。

药物相互作用

由于主要由 CYP3A4 代谢，酶诱导剂可以显著降低 BDQ 血浆浓度（利福霉素为 75%，RIF 和 RPT 或更多）$^{[238]}$，而酶抑制剂（利托那韦、酮康唑和克拉霉素）则增加其浓度$^{[239]}$。BDQ 应谨慎合用延长 QTc 间期药（如 MFX 和 CFZ），并应进行监测。

特殊人群

BDQ 的动物实验未发现异常，而对人体则缺乏数据，也无母乳分泌数据，目前尚无儿童用药建议。肾衰竭或肝病患者不建议调整剂量，但严重肾病或肝病患者应慎用 BDQ。

德拉马尼

结构和活性

德拉马尼（delamanid，DLD），难溶于水，弱酸性（log P 6.14，pKa 5.51，MW 534），是人工合成硝基二氢咪唑并噁唑衍生物的 R- 异构体，属于前药，被 F$_{420}$ 依赖的硝基还原酶激活。作用机制尚未明确，但可抑制分枝菌酸合成并在分枝杆菌体内释放活性氧$^{[240]}$。野生株 MICs 为 $0.001 \sim 0.05$ μg/ml$^{[241]}$。体外自发耐药突变率高达 2/10^5。F$_{420}$ 辅酶 *Rv3547*、*FGD*、*FbiA*、*FbiB* 以及 *FbiC* 基因的任一突变都会导致体外耐药$^{[242]}$。

药代动力学 / 吸收、分布、代谢和排泄

估计口服生物利用度为 25% ~ 47%，与食物同服可提高 3 ~ 4 倍。表观分布容积为 15.5 ~ 163.2 L/kg，血浆蛋白（白蛋白和脂蛋白）结合率 > 99.5%。DLD 代谢复杂：硝基经白蛋白作用被去除，随后经 CYP3A4（也许是 CYP1A1、CYP2D6 或 CYP2E1）氧化形成另外七种代谢物$^{[243-244]}$。治疗 MDR-TB 时，DLD 100 mg 每日 2 次，其 C$_{max}$ 为 0.41 μg/ml，AUC 为 7.92（μg/ml）·h，t$_{1/2}$ 为 38 h$^{[245]}$。没有肺内、病灶或脑脊液渗透的数据。

药效学 / 功效

剂量 100 mg，每日两次治疗 MDR-TB 时，DLD 的 EBA 一般，最初 14 天为 0.026 log$_{10}$ CFU/（ml·d）$^{[246]}$；但 2 个月末培养转阴率较安慰剂提高了 16%$^{[245]}$。然而，其长期疗效证据不足。

剂量

前 2 个月 DLD 的剂量为 100 mg，每日两次，然后 200 mg/d，随食物服用。

不良反应

DLD 可使 QTc 间期延长 8 ~ 12 ms，但不引起严重心律失常$^{[245]}$。低白蛋白血症者慎用。DLD 还可导致恶心、呕吐、震颤、焦虑和感觉异常。

药物相互作用

RIF 将使 DLD 的 AUC 降低 47%；而利托那韦将使其 AUC 增加 25%$^{[247]}$。这表明，DLD 也将受到 CYP3A4 的其他诱导剂和抑制剂影响。与其他延长 QTc 间期的药物应谨慎合用。

特殊人群

DLD 原药不会造成动物畸形或影响胚胎，而其代谢物可以导致死胎。该药很可能有母乳分泌，不建议母乳喂养。目前没有儿童用药建议。轻度 - 中度肾衰竭不建议调整剂量，但严重肾衰竭不建议使用 DLD。中度 - 重度肝损害者应避免使用。

克拉霉素

结构和活性

克拉霉素（clarithromycin，CLR，6-O- 甲基红霉素），水溶性差，弱碱性（log P 2.69，pKa 8.9，MW 747.95），属半合成红霉素衍生物，后者是红色糖多孢菌的天然产物。大环内酯与核糖体 50S 亚单位在肽通道出口结合，阻止 tRNA 从 A 位移向 P 位[248]。大环内酯的结合受靶位 23S rRNA 甲基化模式的影响。红霉素核糖体甲基化酶基因（erm）编码甲基化酶，靶标是残基 A2058。结核分枝杆菌复合群有一个独特的基因 ermMT（erm 37），也可以甲基化额外的相邻残基，导致原发耐药[249]。据报道，CLR 对结核分枝杆菌的 MIC 一律大于 8 μg/ml[250]。非结核分枝杆菌是在治疗过程中获得 erm 基因而诱导耐药。鸟分枝杆菌复合群、堪萨斯分枝杆菌、偶发分枝杆菌和脓肿分枝杆菌感染等均是如此[251]。由于有 erm 41，脓肿分枝杆菌复合群表现出典型的诱发耐药；而缺乏该基因的马塞利亚分枝杆菌则一律敏感。这种情况在脓肿分枝杆菌亚脓肿型中十分罕见[252]。

药代动力学 / 吸收、分布、代谢和排泄

CLR 的绝对生物利用度为 55%，且不受食物影响[253]。表观分布容积约 3.5 L/kg，血浆蛋白结合率 80%。CLR 经历饱和、广泛首过代谢主要变成 14- 羟基代谢物，部分经 CYP3A4 途径变成 N- 去甲基化代谢物[254]。只有 18% 的药物以原形经尿液排出，大部分经胆道排出[255]。连续 500 mg/d 后，C_{max} 约为 2.7 μg/ml，AUC 20（μg/ml）· h，$t_{1/2}$ 为 3.6 h[256]。与血浆浓度相比，CLR 的上皮黏液层浓度为 5 倍，肺泡细胞浓度达 90 倍。相应的，14- 羟基代谢物浓度在上述组织中分别是 6 倍和 29 倍[257-258]。

药效学 / 功效

目前没有 EBA 的研究，MDR-TB 的治疗数据也不支持 CLR 对结核分枝杆菌有效[250]。最近的 meta 分析表明，CLR 对脓肿分枝杆菌的疗效不可靠[259]，但对鸟分枝杆菌复合群则可以提高培养转阴率[260]。

剂量

对于大多数分枝杆菌感染，CLR 的剂量为每天 2 次，每次 250 ～ 500 mg。对于轻症的鸟分枝杆菌肺病，建议每周 3 次，每次 1000 mg[261]。

不良反应

与其他大环内酯类相仿，CLR 的主要不良反应是胃肠道反应、肝酶异常和味觉障碍。CLR 使 QTc 间期平均延长 3 ms，但在上市后研究中发现，其可造成尖端扭转型室速，尤其是与其他可延长 QTc 药合用时[262]。

药物相互作用

CLR 是 CYP3A4 的抑制剂[263]，可以与多种底物（包括他汀类、咪达唑仑、环孢菌素、他克莫司、卡马西平、麦角生物碱和奥美拉唑）发生严重的药物相互作用。因为 CLR 本身也是 CYP3A4 的底物，所以其血浆浓度也会受到 CYP3A4 诱导剂如利福霉素的影响。CLR 与其他延长 QT 间期的药物应谨慎合用，其他危险因素如电解质紊乱也需警惕。

特殊人群

CLR 对几种动物有胚胎毒性，但人类的数据十分有限。CLR 可以经母乳分泌，婴儿相对量为 2%[264]。儿童剂量约 8 mg/kg。严重肾衰竭（CrCl < 30 ml/min）者剂量减半。CLR 不能经血液透析清除。该药在严重肝病时应慎用，但不建议调整剂量。

氨硫脲

结构和活性

氨硫脲（thiacetazone，TCZ），中度水溶性，弱酸性（log P 1.75，pKa 5.11 ～ 5.72，MW 262.293），是一种人工合成的缩氨基硫脲。TCZ 是一种前体药，与 ETM 相似，由 ethA 激活，靶向作用于分枝菌酸合成，主要由 hadABC 操纵子编码的 FAS II β - 羟基酰基 ACP 脱氢酶作用，还有其他次要分枝菌酸修饰酶包括环丙烷分枝菌酸合酶（CmaA2 和 PcaA）以及分枝菌酸甲基转移酶（MMA）（MmaA2 和 MmaA4）[265]。其活性仅针对结核分枝杆菌和堪萨斯分枝杆菌。野生株 MIC_{99} 为 0.125 ～ 2 μg/ml[85]。ethA 或 hadABC 的自发耐药突变率约为 $1/10^7$。

药代动力学 / 吸收、分布、代谢和排泄

TCZ 的绝对生物利用度尚未确定，但口服吸收良好。TCZ 的代谢途径尚未完全证实，主要途径据信是对氨基苯甲醛和对乙酰氨基苯甲醛的羟基化，尿液排出不足 25%[266]。每日 150 mg 时 C_{max} 为 1.6 μg/ml，$t_{1/2}$ 为 15 h[267]。没有肺或病灶的分布资料。

药效学 / 功效

TCZ 的 EBA_{0-2} 较弱，约 $0.067 \log_{10} CFU/(ml \cdot d)$[79]。最初用作 INH 的辅助药，含巩固期的方案疗程 6 ～ 18 个月，无论是否合用 STM。由于顾忌 HIV 阳性患者的疗效和安全性，1990 年代逐步被淘汰[268]。MDR-TB 的使用数据很少。

剂量

TCZ 的剂量为每天 150 mg。

不良反应

TCZ 最严重的毒性是诱发严重的皮肤超敏反应和 Stevens-Johnson 综合征，HIV 阳性者发生率高达 20%[269]。其次是胃肠道反应、药物性肝损伤和血液病。

药物相互作用

TCZ 与其他药物相互作用的数据很少，没有发现重要禁忌证。

特殊人群

没有临床前毒理学或孕期使用的数据，也不清楚该药物是否有母乳分泌。儿童剂量约 3 mg/kg。目前没有建议对肾病或肝病患者进行剂量调整，也不清楚是否能经血液透析清除。

碳青霉烯类

亚胺培南

美罗培南

结构和活性

亚胺培南（imipenem，IMP）和美罗培南（meropenem，MRP），高度水溶性，弱酸性（log P −3.9 和 −4.4，pKa 3.2 和 3.47 ~ 9.39，MW 299.3 和 383.15），两者都是卡特兰链霉菌（Streptomyces cattleya）的天然产物——硫霉素的人工合成产物。碳青霉烯靶标是多种涉及细菌细胞壁合成的转肽酶（青霉素结合蛋白），包括分枝杆菌特有的 L,D- 转肽酶[270]。然而，结核分枝杆菌具有 A 级广谱 β- 内酰胺酶（BlaC），必须将其灭活才能发挥药物的体外活性[271]。克拉维酸是已获批准的对 BlaC 最有效的抑制剂[272]。对野生型 MDR 和 XDR 株，美罗培南 - 克拉维酸的 $MIC_{99}s$ 为 0.125 ~ 2 μg/ml[273]。

药代动力学 / 吸收、分布、代谢和排泄

IMP 和 MRP 水解不稳定，只能肠胃外给药。两者表观分布容积相似，约 0.2 L/kg[274]。与 IMP（20%）相比，MRP 血浆蛋白结合率较低（2%）。两者都被肾脱氢肽酶 -1（DHP-1）水解为微生物活性代谢物，约 70% 的原形药经尿液排出。IMP 对 DHP-1 的亲和力比 MRP 高，与酶抑制剂西司他丁合用可延长血浆半衰期。剂量 1000 mg 时，IMP 和 MRP 的 C_{max} 分别为 35 g/ml 和 49 g/ml，AUC 分别为 96（μg/ml）· h 和 71（μg/ml）· h。两药的 $t_{1/2}$ 约为 1 h[275]。MRP 在肺泡上皮黏液层和肺泡细胞中的浓度分别是血浆浓度的 0.15 倍和 0.09 倍[276]。而 IMP 对 ELF 的渗透性为 0.44 倍[277]。没有病灶穿透性数据。IMP 和 MRP 的脑脊液浓度为血浆浓度的 10% ~ 20%[278-279]。

药效学 / 功效

碳青霉烯 - 克拉维酸联合治疗结核病的疗效证据主要依赖临床前研究[280]。对 MDR-TB 的疗效观察进行 meta 分析发现，MRP 比 IMP 有更好的疗效，但尚无对比或临床对照研究报道[281]。

剂量

IMP 以 1000 mg/q12 h，MRP 以 1000 mg/q8 h 静脉给药，每剂辅以 125 mg 克拉维酸口服。因克拉维酸目前没有单独剂型，故通常给予阿莫西林克拉维酸钾 250/125 mg。

不良反应

IMP 和 MRP 可以产生过敏反应和注射部位局部反应。两者都可能引起肝酶异常和药物性肝损伤。对未经证实的肾衰竭患者用药会发生包括癫痫在内的中枢神经系统不良反应。MRP 还可导致嗜酸性粒细胞增多症和血小板增多症。

药物相互作用

碳青霉烯及其复方剂可降低丙戊酸钠的血浆浓度，应尽量避免。更应密切监测口服抗凝药。

特殊人群

虽然 IMP 和 MRP 都无致畸性，但前者可增加动物流产，数据太少。这两种药都经母乳分泌，婴儿的相对量应 < 1%[282]。儿童推荐剂量是 IMP 25 mg/kg，MRP 20 mg/kg。肾功能异常时（IMP < 90 ml/min，MRP < 50 ml/min）应当减少给药剂量和（或）延长给药间隔，这两种药都能通过血液透析清除（~ 50%）。肝病患者不建议调整剂量。

参考文献

1. Lei B, Wei CJ, and Tu SC. Action mechanism of antitubercular isoniazid. Activation by Mycobacterium tuberculosis KatG, isolation, and characterization of Inha inhibitor. J Biol Chem. 2000 Jan 28;275(4):2520–6.
2. Rawat R, Whitty A, and Tonge P. The isoniazid-NAD adduct is a slow, tight-binding inhibitor of InhA, the Mycobacterium tuberculosis enoyl reductase: Adduct affinity and drug resistance. Proc Natl Acad Sci USA 2003;100(24):13881–6.
3. Schön T et al. Evaluation of wild-type MIC distributions as a tool for determination of clinical breakpoints for Mycobacterium tuberculosis. J Antimicrob Chemother. 2009 Oct;64(4):786–93.
4. David H. Probability distribution of drug-resistant mutants in unselected populations of Mycobacterium tuberculosis. Appl Microbiol. 1970;20:810–4.
5. Cohen K, Bishai WR, and Pym AS. Molecular basis of drug resistance in Mycobacteria. In: Molecular Genetics of Mycobacteria. 2nd ed. American Society of Microbiology; 2014. 413–29.
6. Peloquin CA, Namdar R, Dodge AA, and Nix DE. Pharmacokinetics of isoniazid under fasting conditions, with food, and with antacids. Int J Tuberc Lung Dis. 1999 Aug;3(8):703–10.
7. Woo J, Cheung W, Chan R, Chan H, Cheng A, and Chan K. In vitro protein binding characteristics of isoniazid, rifampicin and pyrazinamide to whole plasma, albumin and a-1 acid glycoprotein. Clin Biochem. 1996;29(2):175–7.
8. Ellard G, and Gammon P. Pharmacokinetics of isoniazid metabolism in man. J Pharmacokinet Biopharm. 1976;4:83–113.
9. Sabbagh A, Langaney A, Darlu P, Gérard N, Krishnamoorthy R, and Poloni ES. Worldwide distribution of NAT2 diversity: Implications for NAT2 evolutionary history. BMC Genet. 2008;9:21.
10. van Oosterhout JJ et al. Pharmacokinetics of antituberculosis drugs in HIV-positive and HIV-negative adults in Malawi. Antimicrob Agents Chemother. 2015 Oct;59(10):6175–80.
11. McIlleron H, Wash P, Burger A, Norman J, Folb P, and Smith P. Determinants of rifampicin, isoniazid, pyrazinamide and ethambutol pharmacokinetics in a cohort of tuberculosis patients. Antimicrob Agents Chemother. 2006;50(4):1170–7.
12. Conte JE Jr et al. Effects of gender, AIDS, and acetylator status on intrapulmonary concentrations of isoniazid. Antimicrob Agents Chemother. 2002 Aug;46(8):2358–64.
13. Prideaux B et al. The association between sterilizing activity and drug distribution into tuberculosis lesions. Nat Med. 2015 Oct;21(10):1223–7.
14. Donald PR. Cerebrospinal fluid concentrations of antituberculosis agents in adults and children. Tuberc Edinb Scotl. 2010 Sep;90(5):279–92.
15. Pouplin T et al. Naïve-pooled pharmacokinetic analysis of pyrazinamide, isoniazid and rifampicin in plasma and cerebrospinal fluid of Vietnamese children with tuberculous meningitis. BMC Infect Dis. 2016 Apr 2;16:144.
16. Donald P, Sirgel F, Botha F, Seifart H, Parkin D, and Vandenplas M. The early bactericidal activity of isoniazid related to its dose size in pulmonary tuberculosis. Am J Respir Crit Care Med. 1997;156:895–900.
17. Donald P et al. The influence of human N-acetyltransferase genotype on the early bactericidal activity of isoniazid. Clin Infect Dis. 2004;39:1425–30.
18. Almeida D et al. Paradoxical effect of isoniazid on the activity of

rifampin–pyrazinamide combination in a mouse model of tuberculosis. *Antimicrob Agents Chemother.* 2009 Oct;53(10):4178–84.
19. Chigutsa E et al. Impact of nonlinear interactions of pharmacokinetics and MICs on sputum bacillary kill rates as a marker of sterilizing effect in tuberculosis. *Antimicrob Agents Chemother.* 2015 Jan;59(1):38–45.
20. Rockwood N et al. Concentration-dependent antagonism and culture conversion in pulmonary tuberculosis. *Clin Infect Dis.* 2017 May 15;64(10):1350–9.
21. Sterling TR et al. Three months of rifapentine and isoniazid for latent tuberculosis infection. *N Engl J Med.* 2011 Dec 8;365(23):2155–66.
22. Wang P-Y, Xie S-Y, Hao Q, Zhang C, and Jiang B-F. NAT2 polymorphisms and susceptibility to anti-tuberculosis drug-induced liver injury: A meta-analysis. *Int J Tuberc Lung Dis.* 2012 May;16(5):589–95.
23. Wang F-J, Wang Y, Niu T, Lu W-X, Sandford AJ, and He J-Q. Update meta-analysis of the CYP2E1 RsaI/PstI and DraI polymorphisms and risk of antituberculosis drug-induced hepatotoxicity: Evidence from 26 studies. *J Clin Pharm Ther.* 2016 Jun;41(3):334–40.
24. van der Watt JJ, Harrison TB, Benatar M, and Heckmann JM. Polyneuropathy, anti-tuberculosis treatment and the role of pyridoxine in the HIV/AIDS era: A systematic review. *Int J Tuberc Lung Dis.* 2011 Jun;15(6):722–8.
25. van der Watt JJ, Benatar MG, Harrison TB, Carrara H, and Heckmann JM. Isoniazid exposure and pyridoxine levels in human immunodeficiency virus associated distal sensory neuropathy. *Int J Tuberc Lung Dis.* 2015 Nov;19(11):1312–9.
26. Wen X, Wang J-S, Neuvonen PJ, and Backman JT. Isoniazid is a mechanism-based inhibitor of cytochrome P450 1A2, 2A6, 2C19 and 3A4 isoforms in human liver microsomes. *Eur J Clin Pharmacol.* 2002 Jan;57(11):799–804.
27. Court MH et al. Isoniazid mediates the CYP2B6*6 genotype-dependent interaction between efavirenz and antituberculosis drug therapy through mechanism-based inactivation of CYP2A6. *Antimicrob Agents Chemother.* 2014 Jul;58(7):4145–52.
28. Singh N, Golani A, Patel Z, and Maitra A. Transfer of isoniazid from circulation to breast milk in lactating women on chronic therapy for tuberculosis. *Br J Clin Pharmacol.* 2008 Mar;65(3):418–22.
29. World Health Organisation. *Guidance for National Tuberculosis Programmes on the Management of Tuberculosis in Children.* World Health Organization. 2014. Available from: http://www.who.int/tb/publications/childtb_guidelines/en/
30. Kim YG et al. Decreased acetylation of isoniazid in chronic renal failure. *Clin Pharmacol Ther.* 1993 Dec;54(6):612–20.
31. Malone R, Fish D, Spiegel D, Childs J, and Peloquin C. The effect of hemodialysis on isoniazid, rifampicin, pyrazinamide and ethambutol. *Am J Respir Crit Care Med.* 1999;159:1580–4.
32. Campbell E et al. Structural mechanism for rifampicin inhibition of bacterial RNA polymerase. *Cell* 2001;104:901–12.
33. Peloquin C, Namdar R, Singleton M, and Nix D. Pharmacokinetics of rifampin under fasting conditions with food and with antacids. *Chest* 1999;115:12–8.
34. Stott KE et al. Pharmacokinetics of rifampicin in adult TB patients and healthy volunteers: A systematic review and meta-analysis. *J Antimicrob Chemother.* 2018 Apr 26.
35. Chigutsa E et al. The SLCO1B1 rs4149032 polymorphism is highly prevalent in South Africans and is associated with reduced rifampin concentrations: Dosing implications. *Antimicrob Agents Chemother.* 2011 Sep;55(9):4122–7.
36. Sloan DJ et al. Genetic determinants of the pharmacokinetic variability of rifampin in Malawian adults with pulmonary tuberculosis. *Antimicrob Agents Chemother.* 2017;61(7).
37. Nakajima A, Fukami T, Kobayashi Y, Watanabe A, Nakajima M, and Yokoi T. Human arylacetamide deacetylase is responsible for deacetylation of rifamycins: Rifampicin, rifabutin, and rifapentine. *Biochem Pharmacol.* 2011 Dec 1;82(11):1747–56.
38. Martin P, Riley R, Back DJ, and Owen A. Comparison of the induction profile for drug disposition proteins by typical nuclear receptor activators in human hepatic and intestinal cells. *Br J Pharmacol.* 2008 Feb;153(4):805–19.
39. Chirehwa MT et al. Model-based evaluation of higher doses of rifampin using a semimechanistic model incorporating autoinduction and saturation of hepatic extraction. *Antimicrob Agents Chemother.* 2016;60(1):487–94.
40. Svensson RJ et al. A population pharmacokinetic model incorporating saturable pharmacokinetics and autoinduction for high rifampicin doses. *Clin Pharmacol Ther.* 2018 Apr;103(4):674–83.
41. Conte JE, Golden JA, Kipps JE, Lin ET, Zurlinden E. Effect of sex and AIDS status on the plasma and intrapulmonary pharmacokinetics of rifampicin. *Clin Pharmacokinet.* 2004;43(6):395–404.
42. Boeree MJ et al. A dose-ranging trial to optimize the dose of rifampin in the treatment of tuberculosis. *Am J Respir Crit Care Med.* 2015 May 1;191(9):1058–65.
43. Boeree MJ et al. High-dose rifampicin, moxifloxacin, and SQ109 for treating tuberculosis: A multi-arm, multi-stage randomised controlled trial. *Lancet Infect Dis.* 2017 Jan;17(1):39–49.
44. Khan FA et al. Treatment of active tuberculosis in HIV-coinfected patients: A systematic review and meta-analysis. *Clin Infect Dis.* 2010 May 1;50(9):1288–99.
45. Sharma SK, Sharma A, Kadhiravan T, and Tharyan P. Rifamycins (rifampicin, rifabutin and rifapentine) compared to isoniazid for preventing tuberculosis in HIV-negative people at risk of active TB. In: *The Cochrane Library.* John Wiley & Sons, *Ltd*, 2013 [cited 2018 May 8]. Available from: http://cochranelibrary-wiley.com/doi/10.1002/14651858.CD007545.pub2/full
46. Aarnoutse RE et al. Pharmacokinetics, tolerability, and Bacteriological response of rifampin administered at 600, 900, and 1,200 milligrams daily in patients with pulmonary tuberculosis. *Antimicrob Agents Chemother.* 2017 Oct 24 [cited 2018 May 8];61(11). Available from: https://www.ncbi.nlm.nih.gov/pmc/articles/PMC5655063/
47. Acocella G. Clinical pharmacokinetics of rifampicin. *Clin Pharmacokinet.* 1978;3:108–27.
48. Lehloenya RJ, Todd G, Badri M, and Dheda K. Outcomes of reintroducing anti-tuberculosis drugs following cutaneous adverse drug reactions. *Int J Tuberc Lung Dis.* 2011 Dec;15(12):1649–57.
49. Virgilio R. Rifampicin-dependent antibodies during intermittent treatment. *Scand J Respir Dis Suppl.* 1973;84:83–6.
50. Aquinas M et al. Adverse reactions to daily and intermittent rifampicin regimens for pulmonary tuberculosis in Hong Kong. *Br Med J.* 1972 Mar 25;1(5803):765–71.
51. Rae J, Johnson M, Lippmann M, and Flockhart D. Rifampin is a selective, pleiotropic inducer of drug metabolism genes in human hepatocytes: Studies with cDNA and oligonucleotide expression arrays. *J Pharmacol Exp Ther.* 2001;299(3):849–57.
52. Niemi M, Backman J, Fromm M, Neuvonen P, and Kivisto K. Pharmacokinetic interactions with rifampicin; clinical relevance. *Clin Pharmacokinet.* 2003;42(9):819–50.
53. Semvua HH, Kibiki GS, Kisanga ER, Boeree MJ, Burger DM, and Aarnoutse R. Pharmacological interactions between rifampicin and antiretroviral drugs: Challenges and research priorities for resource-limited settings. *Ther Drug Monit.* 2015 Feb;37(1):22–32.
54. Decloedt EH, Maartens G, Smith P, Merry C, Bango F, and McIlleron H. The safety, effectiveness and concentrations of adjusted lopinavir/ritonavir in HIV-infected adults on rifampicin-based antitubercular therapy. *PLOS ONE* 2012 Mar 7 [cited 2018 May 10];7(3). Available from: https://www.ncbi.nlm.nih.gov/pmc/articles/PMC3296695/
55. Zhang Y, and Mitchison D. The curious characteristics of pyrazinamide: A review. *Int J Tuberc Lung Dis.* 2003 Jan;7(1):6–21.
56. Werngren J, Sturegård E, Juréen P, Ängeby K, Hoffner S, and Schön T. Reevaluation of the critical concentration for drug susceptibility testing of *Mycobacterium tuberculosis* against pyrazinamide using wild-type MIC distributions and pncA gene sequencing. *Antimicrob Agents Chemother.* 2012 Mar;56(3):1253–7.
57. McGrath M et al. Mutation rate and the emergence of drug resistance in *Mycobacterium tuberculosis. J Antimicrob Chemother.* 2014 Feb 1;69(2):292–302.
58. Peloquin CA, Bulpitt AE, Jaresko GS, Jelliffe RW, James GT, and Nix DE. Pharmacokinetics of pyrazinamide under fasting conditions, with food, and with antacids. *Pharmacotherapy* 1998 Dec;18(6):1205–11.
59. Lacroix C et al. Pharmacokinetics of pyrazinamide and its metabolites in healthy subjects. *Eur J Clin Pharmacol.* 1989;36(4):395–400.
60. Conte J, Golden J, Duncan S, McKenna E, and Zurlinden E. Intrapulmonary concentrations of pyrazinamide. *Antimicrob Agents Chemother.* 1999;43:1329–33.
61. Kempker RR et al. Lung tissue concentrations of pyrazinamide among patients with drug-resistant pulmonary tuberculosis. *Antimicrob Agents Chemother.* 2017;61(6).
62. Via LE et al. Host-mediated bioactivation of pyrazinamide: implications for efficacy, resistance, and therapeutic alternatives. *ACS Infect Dis.* 2015 May 8;1(5):203–14.
63. Diacon AH et al. Bactericidal activity of pyrazinamide and clofazimine alone and in combinations with pretomanid and bedaquiline. *Am J Respir Crit Care Med.* 2015 Apr 15;191(8):943–53.
64. Fox W, Ellard GA, and Mitchison DA. Studies on the treatment of tuberculosis undertaken by the British Medical Research Council Tuberculosis Units 1946–1986, with subsequent relevant publications. *Int J Tuberc Lung Dis.* 1999;3(10):S231–79.
65. Yuen CM et al. Association between regimen composition and treatment response in patients with multidrug-resistant tuberculosis: A prospective cohort study. *PLoS Med.* 2015 Dec;12(12):e1001932.
66. Pasipanodya JG, and Gumbo T. Clinical and toxicodynamic evidence that high-dose pyrazinamide is not more hepatotoxic than the low doses currently used. *Antimicrob Agents Chemother.* 2010 Jul;54(7):2847–54.
67. Gao XF et al. Rifampicin plus pyrazinamide versus isoniazid for treating latent tuberculosis infection: A meta-analysis. *Int J Tuberc Lung Dis.* 2006 Oct;10(10):1080–90.
68. Mandal AK, and Mount DB. The molecular physiology of uric acid homeostasis. *Annu Rev Physiol.* 2015;77:323–45.
69. Holdiness MR. Antituberculosis drugs and breast-feeding. *Arch Intern Med.* 1984 Sep;144(9):1888.
70. Stamatakis G et al. Pyrazinamide and pyrazinoic acid pharmacokinetics in patients with chronic renal failure. *Clin Nephrol.* 1988 Oct;30(4):230–4.
71. Lacroix C et al. Haemodialysis of pyrazinamide in uraemic patients. *Eur J Clin Pharmacol.* 1989;37(3):309–11.
72. British Thoracic Society Standards of Care Committee and Joint Tuberculosis Committee. Milburn H et al. Guidelines for the prevention and management of *Mycobacterium tuberculosis* infection and disease in adult patients with chronic kidney disease. *Thorax* 2010 Jun;65(6):557–70.
73. Peloquin CA, Bulpitt AE, Jaresko GS, Jelliffe RW, Childs JM, and Nix DE. Pharmacokinetics of ethambutol under fasting conditions, with food, and with antacids. *Antimicrob Agents Chemother.* 1999 Mar;43(3):568–72.
74. Alghamdi WA, Al-Shaer MH, and Peloquin CA. Protein binding of first-line antituberculous drugs. *Antimicrob Agents Chemother.* 2018 May 7;62.
75. Peets EA, Sweeney WM, Place VA, Buyske DA. The absorption, excretion, and metabolic fate of ethambutol in man. *Am Rev Respir Dis.* 1965 Jan;91:51–8.
76. Lee CS, Brater DC, Gambertoglio JG, and Benet LZ. Disposition kinetics of ethambutol in man. *J Pharmacokinet Biopharm.* 1980 Aug;8(4):335–46.
77. Conte JE Jr, Golden JA, Kipps J, Lin ET, and Zurlinden E. Effects of AIDS and gender on steady-state plasma and intrapulmonary ethambutol concentrations. *Antimicrob Agents Chemother.* 2001 Oct;45(10):2891–6.
78. Zimmerman M et al. Ethambutol partitioning in tuberculous pulmonary lesions explains its clinical efficacy. *Antimicrob Agents Chemother.* 2017 Aug 24 [cited 2018 Apr 25];61(9). Available from: https://www.ncbi.nlm.nih.gov/pmc/articles/PMC5571334/
79. Jindani A, Aber V, Edwards E, and Mitchison D. The early bactericidal activity of drugs in patients with pulmonary tuberculosis. *Am Rev Respir Dis.* 1980;121:939–49.
80. Chen S-C, Lin M-C, and Sheu S-J. Incidence and prognostic factor of ethambutol-related optic neuropathy: 10-year experience in southern Taiwan. *Kaohsiung J Med Sci.* 2015 Jul;31(7):358–62.
81. Yang HK, Park MJ, Lee J-H, Lee C-T, Park JS, and Hwang J-M. Incidence of toxic optic neuropathy with low-dose ethambutol. *Int J Tuberc Lung Dis.* 2016 Feb;20(2):261–4.
82. Leibold JE. The ocular toxicity of ethambutol and its relation to dose. *Ann N Y Acad Sci.* 1966 Apr 20;135(2):904–9.
83. Snider DE, and Powell KE. Should women taking antituberculosis drugs breast-feed? *Arch Intern Med.* 1984 Mar;144(3):589–90.
84. Varughese A, Brater DC, Benet LZ, and Lee CS. Ethambutol kinetics in patients with impaired renal function. *Am Rev Respir Dis.* 1986 Jul;134(1):34–8.
85. Schön T et al. Wild-type distributions of seven oral second-line drugs against *Mycobacterium tuberculosis. Int J Tuberc Lung Dis.* 2011 Apr;15(4):502–9.
86. Schön T et al. Rifampicin-resistant and rifabutin-susceptible *Mycobacterium tuberculosis* strains: A breakpoint artefact? *J Antimicrob Chemother.* 2013 Sep;68(9):2074–7.
87. Narang PK, Lewis RC, and Bianchine JR. Rifabutin absorption in humans: Relative bioavailability and food effect. *Clin Pharmacol Ther.* 1992 Oct;52(4):335–41.
88. Gatti G, Di Biagio A, De Pascalis CR, Guerra M, Bassetti M, and Bassetti D. Pharmacokinetics of rifabutin in HIV-infected patients with or without wasting syndrome. *Br J Clin Pharmacol.* 2001 Dec 24;48(5):704–11.
89. Utkin I et al. Isolation and identification of major urinary metabolites of rifabutin in rats and humans. *Drug Metab Dispos Biol Fate Chem.* 1997 Aug;25(8):963–9.
90. Naiker S et al. Randomized pharmacokinetic evaluation of different rifabutin doses in African HIV-infected tuberculosis patients on lopinavir/ritonavir-based antiretroviral therapy. *BMC Pharmacol Toxicol.* 2014 Nov 19;15:61.
91. Chan SL et al. The early bactericidal activity of rifabutin measured by sputum viable counts in Hong Kong patients with pulmonary tuberculosis. *Tuber Lung Dis.* 1992 Feb;73(1):33–8.
92. Sirgel FA et al. The early bactericidal activity of rifabutin in patients with pulmonary tuberculosis measured by sputum viable counts: A new method of drug assessment. *J Antimicrob Chemother.* 1993 Dec;32(6):867–75.
93. Davies G, Cerri S, and Richeldi L. Rifabutin for treating pulmonary tuberculosis. *Cochrane Database Syst Rev Online.* 2007;(4):CD005159.
94. Tseng AL, and Walmsley SL. Rifabutin-associated uveitis. *Ann Pharmacother.* 1995 Nov;29(11):1149–55.
95. Williamson B, Dooley KE, Zhang Y, Back DJ, and Owen A. Induction of influx and efflux transporters and cytochrome P450 3A4 in primary human hepatocytes by rifampin, rifabutin, and rifapentine. *Antimicrob Agents Chemother.* 2013 Dec;57(12):6366–9.
96. Regazzi M, Carvalho AC, Villani P, and Matteelli A. Treatment optimization in patients co-infected with HIV and *Mycobacterium tuberculosis* infections: Focus on drug–drug interactions with rifamycins. *Clin Pharmacokinet.* 2014 Jun;53(6):489–507.
97. Hennig S et al. Population pharmacokinetic drug–drug interaction pooled analysis of existing data for rifabutin and HIV PIs. *J Antimicrob Chemother.* 2016 May;71(5):1330–40.
98. Bemer-Melchior P, Bryskier A, and Drugeon HB. Comparison of the *in vitro* activities of rifapentine and rifampicin against *Mycobacterium tuberculosis* complex. *J Antimicrob Chemother.* 2000 Oct;46(4):571–6.
99. Zvada SP et al. Effect of four different meals types on the population pharmacokinetics of single dose rifapentine in healthy male volunteers. *Antimicrob Agents Chemother.* 2010 Jun 1 [cited 2010 Jun 15]; Available from: http://www.ncbi.nlm.nih.gov.ezproxy.liv.ac.uk/pubmed/20516273
100. Egelund EF et al. Protein binding of rifapentine and its 25-desacetyl metabolite in patients with pulmonary tuberculosis. *Antimicrob Agents Chemother.* 2014 Aug;58(8):4904–10.
101. Reith K, Keung A, Toren P, Cheng L, Eller M, and Weir S. Disposition and metabolism of C14-rifapentine in healthy volunteers. *Drug Metab Dispos.* 1998;26(8):732–8.
102. Conte JE, Golden JA, McQuitty M, Kipps J, Lin ET, and Zurlinden E. Effects of AIDS and gender on steady state plasma and intrapulmonary ethionamide concentrations. *Antimicrob Agents Chemother.* 2000;44(5):1337–41.
103. Sarathy JP et al. Prediction of drug penetration in tuberculosis lesions. *ACS Infect Dis.* 2016 Aug 12;2(8):552–63.
104. Rosenthal IM et al. Daily dosing of rifapentine cures tuberculosis in three months or less in the murine model. *PLoS Med.* 2007 Dec;4(12):e344.
105. Sirgel FA et al. The early bactericidal activities of rifampin and rifapentine in pulmonary tuberculosis. *Am J Respir Crit Care Med.* 2005 Jul 1;172(1):128–35.
106. Dorman SE et al. Substitution of rifapentine for rifampin dur-

ing intensive phase treatment of pulmonary tuberculosis: Study 29 of the tuberculosis trials consortium. *J Infect Dis.* 2012 Oct 1;206(7):1030–40.

107. Dorman SE et al. Daily rifapentine for treatment of pulmonary tuberculosis. A randomized, dose-ranging trial. *Am J Respir Crit Care Med.* 2015 Feb 1;191(3):333–43.
108. Dooley KE et al. Safety and pharmacokinetics of escalating daily doses of the antituberculosis drug rifapentine in healthy volunteers. *Clin Pharmacol Ther.* 2012 May;91(5):881–8.
109. Weiner M et al. Rifapentine pharmacokinetics and tolerability in children and adults treated once weekly with rifapentine and isoniazid for latent tuberculosis infection. *J Pediatr Infect Dis Soc.* 2014 Jun 1;3(2):132–45.
110. Keung AC, Eller MG, and Weir SJ. Pharmacokinetics of rifapentine in patients with varying degrees of hepatic dysfunction. *J Clin Pharmacol.* 1998 Jun;38(6):517–24.
111. Angeby KA et al. Wild-type MIC distributions of four fluoroquinolones active against *Mycobacterium tuberculosis* in relation to current critical concentrations and available pharmacokinetic and pharmacodynamic data. *J Antimicrob Chemother.* 2010 May;65(5):946–52.
112. Stass H, and Kubitza D. Pharmacokinetics and elimination of moxifloxacin after oral and intravenous administration in man. *J Antimicrob Chemother.* 1999 May;43(Suppl B):83–90.
113. Lettieri J, Vargas R, Agarwal V, and Liu P. Effect of food on the pharmacokinetics of a single oral dose of moxifloxacin 400 mg in healthy male volunteers. *Clin Pharmacokinet.* 2001;40(Suppl 1):19–25.
114. Stass H, Dalhoff A, Kubitza D, and Schühly U. Pharmacokinetics, safety, and tolerability of ascending single doses of moxifloxacin, a new 8-methoxy quinolone, administered to healthy subjects. *Antimicrob Agents Chemother.* 1998 Aug;42(8):2060–5.
115. Soman A, Honeybourne D, Andrews J, Jevons G, and Wise R. Concentrations of moxifloxacin in serum and pulmonary compartments following a single 400 mg oral dose in patients undergoing fibre-optic bronchoscopy. *J Antimicrob Chemother.* 1999 Dec;44(6):835–8.
116. Capitano B et al. Steady-state intrapulmonary concentrations of moxifloxacin, levofloxacin, and azithromycin in older adults. *Chest* 2004 Mar;125(3):965–73.
117. Heinrichs MT et al. Moxifloxacin target site concentrations in patients with pulmonary TB utilizing microdialysis: A clinical pharmacokinetic study. *J Antimicrob Chemother.* 2018 Feb 1;73(2):477–83.
118. Alffenaar JWC et al. Pharmacokinetics of moxifloxacin in cerebrospinal fluid and plasma in patients with tuberculous meningitis. *Clin Infect Dis.* 2009 Oct 1;49(7):1080–2.
119. Johnson JL et al. Early and extended early bactericidal activity of levofloxacin, gatifloxacin and moxifloxacin in pulmonary tuberculosis. *Int J Tuberc Lung Dis.* 2006 Jun;10(6):605–12.
120. Ziganshina LE, Titarenko AF, and Davies GR. Fluoroquinolones for treating tuberculosis (presumed drug-sensitive). *Cochrane Database Syst Rev.* 2013;6:CD004795.
121. Gillespie SH et al. Four-month moxifloxacin-based regimens for drug-sensitive tuberculosis. *N Engl J Med.* 2014 Oct 23;371(17):1577–87.
122. Jindani A et al. High-dose rifapentine with moxifloxacin for pulmonary tuberculosis. *N Engl J Med.* 2014 Oct 23;371(17):1599–608.
123. Falzon D et al. Resistance to fluoroquinolones and second-line injectable drugs: Impact on multidrug-resistant TB outcomes. *Eur Respir J.* 2013 Jul;42(1):156–68.
124. Fox GJ, Benedetti A, Mitnick CD, Pai M, and Menzies D, Collaborative Group for meta-analysis of individual patient data in MDR-TB. Propensity score-based approaches to confounding by indication in individual patient data meta-analysis: Non-standardized treatment for multidrug resistant tuberculosis. *PLOS ONE* 2016;11(3):e0151724.
125. Florian JA, Tornøe CW, Brundage R, Parekh A, and Garnett CE. Population pharmacokinetic and concentration—QTc models for moxifloxacin: Pooled analysis of 20 thorough QT studies. *J Clin Pharmacol.* 2011 Aug;51(8):1152–62.
126. Weiner M et al. Effects of rifampin and multidrug resistance gene polymorphism on concentrations of moxifloxacin. *Antimicrob Agents Chemother.* 2007 Aug;51(8):2861–6.
127. Njiland H et al. Rifampicin reduces plasma concentrations of moxifloxacin in patients with tuberculosis. *Clin Infect Dis.* 2007;45(8):1001–7.
128. Padberg S et al. Observational cohort study of pregnancy outcome after first-trimester exposure to fluoroquinolones. *Antimicrob Agents Chemother.* 2014 Aug;58(8):4392–8.
129. Palacios E et al. Drug-resistant tuberculosis and pregnancy: Management and treatment outcomes of 38 cases in Lima, Peru. *Clin Infect Dis.* 2009 May 15;48(10):1413–9.
130. Stass H, Kubitza D, Halabi A, and Delesen H. Pharmacokinetics of moxifloxacin, a novel 8-methoxy-quinolone, in patients with renal dysfunction. *Br J Clin Pharmacol.* 2002 Mar;53(3):232–7.
131. Czock D et al. Pharmacokinetics of moxifloxacin and levofloxacin in intensive care unit patients who have acute renal failure and undergo extended daily dialysis. *Clin J Am Soc Nephrol CJASN.* 2006 Nov;1(6):1263–8.
132. Barth J, Jäger D, Mundkowski R, Drewelow B, Welte T, and Burkhardt O. Single- and multiple-dose pharmacokinetics of intravenous moxifloxacin in patients with severe hepatic impairment. *J Antimicrob Chemother.* 2008 Sep;62(3):575–8.
133. Lee LJ, Hafkin B, Lee ID, Hoh J, and Dix R. Effects of food and sucralfate on a single oral dose of 500 milligrams of levofloxacin in healthy subjects. *Antimicrob Agents Chemother.* 1997 Oct;41(10):2196–200.
134. Fish DN, and Chow AT. The clinical pharmacokinetics of levofloxacin. *Clin Pharmacokinet.* 1997 Feb;32(2):101–19.
135. Rodvold KA, Danziger LH, and Gotfried MH. Steady-state plasma and bronchopulmonary concentrations of intravenous levofloxacin and azithromycin in healthy adults. *Antimicrob Agents Chemother.* 2003 Aug;47(8):2450–7.
136. Conte JE, Golden JA, McIver M, and Zurlinden E. Intrapulmonary pharmacokinetics and pharmacodynamics of high-dose levofloxacin in healthy volunteer subjects. *Int J Antimicrob Agents.* 2006 Aug;28(2):114–21.
137. Kempker RR et al. Cavitary penetration of levofloxacin among patients with multidrug-resistant tuberculosis. *Antimicrob Agents Chemother.* 2015;59(6):3149–55.
138. Prideaux B, ElNaggar MS, Zimmerman M, Wiseman JM, Li X, and Dartois V. Mass spectrometry imaging of levofloxacin distribution in TB-infected pulmonary lesions by MALDI-MSI and continuous liquid microjunction surface sampling. *Int J Mass Spectrom.* 2015 Feb 1;377:699–708.
139. Thwaites GE et al. Randomized pharmacokinetic and pharmacodynamic comparison of fluoroquinolones for tuberculous meningitis. *Antimicrob Agents Chemother.* 2011 Jul;55(7):3244–53.
140. Koh W-J et al. Comparison of levofloxacin versus moxifloxacin for multidrug-resistant tuberculosis. *Am J Respir Crit Care Med.* 2013 Oct 1;188(7):858–64.
141 el-Sadr WM et al. Evaluation of an intensive intermittent-induction regimen and duration of short-course treatment for human immunodeficiency virus-related pulmonary tuberculosis. Terry Beirn Community Programs for Clinical Research on AIDS (CPCRA) and the AIDS Clinical Trials Group (ACTG). *Clin Infect Dis.* 1998 May;26(5):1148–58.
142. Noel GJ, Goodman DB, Chien S, Solanki B, Padmanabhan M, and Natarajan J. Measuring the effects of supratherapeutic doses of levofloxacin on healthy volunteers using four methods of QT correction and periodic and continuous ECG recordings. *J Clin Pharmacol.* 2004 May;44(5):464–73.
143. Bidell MR, and Lodise TP. Fluoroquinolone-associated tendinopathy: Does levofloxacin pose the greatest risk? *Pharmacotherapy* 2016;36(6):679–93.
144. Zhang L, Wei M, Zhao C, and Qi H. Determination of the inhibitory potential of 6 fluoroquinolones on CYP1A2 and CYP2C9 in human liver microsomes. *Acta Pharmacol Sin.* 2008 Dec;29(12):1507–14.
145. Cahill JB, Bailey EM, Chien S, and Johnson GM. Levofloxacin secretion in breast milk: A case report. *Pharmacotherapy* 2005 Jan;25(1):116–8.
146. Juréen P et al. Wild-type MIC distributions for aminoglycoside and cyclic polypeptide antibiotics used for treatment of *Mycobacterium tuberculosis* infections. *J Clin Microbiol.* 2010 May;48(5):1853–8.
147. Zhu M, Burman WJ, Jaresko GS, Berning SE, Jelliffe RW, and Peloquin CA. Population pharmacokinetics of intravenous and intramuscular streptomycin in patients with tuberculosis. *Pharmacotherapy* 2001 Sep;21(9):1037–45.
148. Dijkstra JA et al. Limited sampling strategies for therapeutic drug monitoring of amikacin and kanamycin in patients with multidrug-resistant tuberculosis. *Int J Antimicrob Agents.* 2015 Sep;46(3):332–7.
149. Najmeddin F et al. Evaluation of epithelial lining fluid concentration of amikacin in critically ill patients with ventilator-associated pneumonia. *J Intensive Care Med.* 2018 Jan 1;885066618754784.
150. Ellard GA, Humphries MJ, and Allen BW. Cerebrospinal fluid drug concentrations and the treatment of tuberculous meningitis. *Am Rev Respir Dis.* 1993 Sep;148(3):650–5.
151. Donald PR et al. The early bactericidal activity of amikacin in pulmonary tuberculosis. *Int J Tuberc Lung Dis.* 2001 Jun;5(6):533–8.
152. Donald PR et al. The early bactericidal activity of streptomycin. *Int J Tuberc Lung Dis.* 2002 Aug;6(8):693–8.
153. Peloquin CA et al. Aminoglycoside toxicity: Daily versus thrice-weekly dosing for treatment of mycobacterial diseases. *Clin Infect Dis.* 2004 Jun 1;38(11):1538–44.
154. Sturdy A et al. Multidrug-resistant tuberculosis (MDR-TB) treatment in the UK: A study of injectable use and toxicity in practice. *J Antimicrob Chemother.* 2011 Aug;66(8):1815–20.
155. Harris T, Bardien S, Schaaf HS, Petersen L, De Jong G, and Fagan JJ. Aminoglycoside-induced hearing loss in HIV-positive and HIV-negative multidrug-resistant tuberculosis patients. *South Afr Med J Suid-Afr Tydskr Vir Geneeskd.* 2012 May 8;102(6 Pt 2):363–6.
156. Kranzer K, Elamin WF, Cox H, Seddon JA, Ford N, and Drobniewski F. A systematic review and meta-analysis of the efficacy and safety of N-acetylcysteine in preventing aminoglycoside-induced ototoxicity: Implications for the treatment of multidrug-resistant TB. *Thorax* 2015 Nov;70(11):1070–7.
157. Shin S et al. Hypokalemia among patients receiving treatment for multidrug-resistant tuberculosis. *Chest* 2004 Mar;125(3):974–80.
158. Alsultan A, and Peloquin CA. Therapeutic drug monitoring in the treatment of tuberculosis: An update. *Drugs.* 2014 Jun 1;74(8):839–54.
159. Vorherr H. Drug excretion in breast milk. *Postgrad Med.* 1974 Oct;56(4):97–104.
160. Armstrong DK, Hodgman T, Visconti JA, Reilley TE, Garner WL, and Dasta JF. Hemodialysis of amikacin in critically ill patients. *Crit Care Med.* 1988 May;16(5):517–20.
161. Eschenauer GA, Lam SW, and Mueller BA. Dose timing of aminoglycosides in hemodialysis patients: A pharmacology view. *Semin Dial.* 2016;29(3):204–13.
162. Heifets L, Simon J, and Pham V. Capreomycin is active against non-replicating M tuberculosis. *Ann Clin Microbiol Antimicrob.* 2005;4(6).
163. Black HR, Griffith RS, and Peabody AM. Absorption, excretion and metabolism of capreomycin in normal and diseased states. *Ann N Y Acad Sci.* 1966 Apr 20;135(2):974–82.
164. Schwartz W. Capreomycin compared with streptomycin in original treatment of pulmonary tuberculosis. XVI. A report of the Veterans Administration-Armed Forces Cooperative. Study on the Chemotherapy of Tuberculosis. *Am Rev Respir Dis.* 1966 Dec;94(6):858–64.
165. Aquinas M, and Citron K. Rifampicin, ethambutol and capreomycin in pulmonary tuberculosis, previously treated with first and second line drugs: Results of two years treatment. *Tubercle* 1972;53(153–65).
166. Lehmann CR et al. Capreomycin kinetics in renal impairment and clearance by hemodialysis. *Am Rev Respir Dis.* 1988 Nov;138(5):1312–3.
167. Zheng J et al. Para-Aminosalicylic acid is a prodrug targeting dihydrofolate reductase in *Mycobacterium tuberculosis*. *J Biol Chem.* 2013 Aug 9;288(32):23447–56.
168. Brown KA, and Ratledge C. The effect of p-aminosalicylic acid on iron transport and assimilation in mycobacteria. *Biochim Biophys Acta.* 1975 Apr 7;385(2):207–20.
169. Mitchison DA, and Monk M. Comparison of solid and liquid medium sensitivity tests of tubercle bacilli to para-aminosalicylic acid. *J Clin Pathol.* 1955 Aug;8(3):229–36.
170. Peloquin CA, Zhu M, Adam RD, Singleton MD, and Nix DE. Pharmacokinetics of para-aminosalicylic acid granules under four dosing conditions. *Ann Pharmacother.* 2001 Nov;35(11):1332–8.
171. Donald PR, and Diacon AH. Para-aminosalicylic acid: The return of an old friend. *Lancet Infect Dis.* 2015 Sep;15(9):1091–9.
172. Hughes NC et al. Identification and characterization of variant alleles of human acetyltransferase NAT1 with defective function using p-aminosalicylate as an *in-vivo* and *in-vitro* probe. *Pharmacogenetics.* 1998 Feb;8(1):55–66.
173. Lauener H, and Favez G. The inhibition of isoniazid inactivation by means of PAS and benzoyl-PAS in man. *Am Rev Respir Dis.* 1959 Jul;80(1, Part 1):26–37.
174. de Kock L et al. Pharmacokinetics of para-aminosalicylic acid in HIV-uninfected and HIV-coinfected tuberculosis patients receiving antiretroviral therapy, managed for multidrug-resistant and extensively drug-resistant tuberculosis. *Antimicrob Agents Chemother.* 2014 Oct;58(10):6242–50.
175. Toskes PP, and Deren JJ. Selective inhibition of vitamin B 12 absorption by para-aminosalicylic acid. *Gastroenterology.* 1972 Jun;62(6):1232–7.
176. Macgregor AG, and Somner AR. The anti-thyroid action of para-aminosalicylic acid. *Lancet (Lond, Engl)* 1954 Nov 6;267(6845):931–6.
177. Tran JH, and Montakantikul P. The safety of antituberculosis medications during breastfeeding. *J Hum Lact.* 1998 Dec;14(4):337–40.
178. Held H, and Fried F. Elimination of para-aminosalicylic acid in patients with liver disease and renal insufficiency. *Chemotherapy* 1977;23(6):405–15.
179. Malone RS, Fish DN, Spiegel DM, Childs JM, and Peloquin CA. The effect of hemodialysis on cycloserine, ethionamide, para-aminosalicylate, and clofazimine. *Chest* 1999 Oct;116(4):984–90.
180. Hanoulle X et al. Selective intracellular accumulation of the major metabolite issued from the activation of the prodrug ethionamide in mycobacteria. *J Antimicrob Chemother.* 2006 Oct;58(4):768–72.
181. Wang F et al. Mechanism of thioamide drug action against tuberculosis and leprosy. *J Exp Med.* 2007 Jan 22;204(1):73–8.
182. Jenner PJ, Ellard GA, Gruer PJ, and Aber VR. A comparison of the blood levels and urinary excretion of ethionamide and prothionamide in man. *J Antimicrob Chemother.* 1984 Mar;13(3):267–77.
183. Auclair B, Nix DE, Adam RD, James GT, and Peloquin CA. Pharmacokinetics of ethionamide administered under fasting conditions or with orange juice, food, or antacids. *Antimicrob Agents Chemother.* 2001 Mar;45(3):810–4.
184. Zhu M et al. Population pharmacokinetics of ethionamide in patients with tuberculosis. *Tuberc Edinb Scotl.* 2002;82(2–3):91–6.
185. Lee HW et al. Pharmacokinetics of prothionamide in patients with multidrug-resistant tuberculosis. *Int J Tuberc Lung Dis.* 2009 Sep;13(9):1161–6.
186. Schwartz WS. Comparison of ethionamide with isoniazid in original treatment cases of pulmonary tuberculosis. XIV. A report of the Veterans Administration-Armed Forces cooperative study. *Am Rev Respir Dis.* 1966 May;93(5):685–92.
187. Comparison of the clinical usefulness of ethionamide and prothionamide in initial treatment of tuberculosis: Tenth series of controlled trials. *Tubercle* 1968 Sep;49(3):281–90.
188. Scardigli A, Caminero JA, Sotgiu G, Centis R, D'Ambrosio L, and Migliori GB. Efficacy and tolerability of ethionamide versus prothionamide: A systematic review. *Eur Respir J.* 2016;48(3):946–52.
189. Thee S, Zöllner EW, Willemse M, Hesseling AC, Magdorf K, and Schaaf HS. Abnormal thyroid function tests in children on ethionamide treatment. *Int J Tuberc Lung Dis.* 2011 Sep;15(9):1191–3.
190. Munivenkatappa S et al. Drug-induced hypothyroidism during anti-tuberculosis treatment of multidrug-resistant tuberculosis: Notes from the field. *J Tuberc Res.* 2016 Sep;4(3):105–10.
191. Bruning JB, Murillo AC, Chacon O, Barletta RG, and Sacchettini JC. Structure of the *Mycobacterium tuberculosis* D-alanine:D-alanine ligase, a target of the antituberculosis drug D-cycloserine. *Antimicrob Agents Chemother.* 2011 Jan;55(1):291–301.
192. Nakatani Y et al. Role of alanine racemase mutations in *Mycobacterium tuberculosis* D-cycloserine resistance. *Antimicrob Agents Chemother.* 2017 Dec;61(12).
193. Zhu M, Nix DE, Adam RD, Childs JM, and Peloquin CA. Pharmacokinetics of cycloserine under fasting conditions and with high-fat meal, orange juice, and antacids. *Pharmacotherapy* 2001 Aug;21(8):891–7.
194. Baron H, Epstein IG, Mulinos MG, and Nair KG. Absorption, distribution, and excretion of cycloserine in man. *Antibiot Annu.* 1955

1956;3:136–40.
195. Zhou H et al. Pharmacokinetic properties and tolerability of cycloserine following oral administration in healthy Chinese volunteers: A randomized, open-label, single- and multiple-dose 3-way cross-over study. *Clin Ther.* 2015 Jun 1;37(6):1292–300.
196. Court R et al. Steady state pharmacokinetics of cycloserine in patients on terizidone for multidrug-resistant tuberculosis. *Int J Tuberc Lung Dis.* 2018 Jan 1;22(1):30–3.
197. Bignall JR. A comparison of regimens of ethionamide, pyrazinamide and cycloserine in re-treatment of patients with pulmonary tuberculosis. *Bull Int Union Tuberc.* 1968 Dec;41:175–7.
198. Zrilić V, Mijatović M, Mirković S, and Muzikravić T. Results of clinical trials of a new antitubercular agent, terizidone (Terivalidine). *Plucne Bolesti Tuberk.* 1972 Jun;24(2):89–98.
199. Hwang TJ, Wares DF, Jafarov A, Jakubowiak W, Nunn P, and Keshavjee S. Safety of cycloserine and terizidone for the treatment of drug-resistant tuberculosis: A meta-analysis. *Int J Tuberc Lung Dis.* 2013 Oct;17(10):1257–66.
200. Cohen AC. Pyridoxine in the prevention and treatment of convulsions and neurotoxicity due to cycloserine. *Ann N Y Acad Sci.* 1969 Sep 30;166(1):346–9.
201. Ippolito JA et al. Crystal structure of the oxazolidinone antibiotic linezolid bound to the 50S ribosomal subunit. *J Med Chem.* 2008 Jun 26;51(12):3353–6.
202. Dookie N, Rambaran S, Padayatchi N, Mahomed S, and Naidoo K. Evolution of drug resistance in *Mycobacterium tuberculosis*: A review on the molecular determinants of resistance and implications for personalized care. *J Antimicrob Chemother.* 2018 May;73(5):1138–51.
203. Welshman IR, Sisson TA, Jungbluth GL, Stalker DJ, and Hopkins NK. Linezolid absolute bioavailability and the effect of food on oral bioavailability. *Biopharm Drug Dispos.* 2001 Apr;22(3):91–7.
204. Stalker DJ, and Jungbluth GL. Clinical pharmacokinetics of linezolid, a novel oxazolidinone antibacterial. *Clin Pharmacokinet.* 2003;42(13):1129–40.
205. McGee B et al. Population pharmacokinetics of linezolid in adults with pulmonary tuberculosis. *Antimicrob Agents Chemother.* 2009 Sep;53(9):3981–4.
206. Conte JE, Golden JA, Kipps J, and Zurlinden E. Intrapulmonary pharmacokinetics of linezolid. *Antimicrob Agents Chemother.* 2002 May;46(5):1475–80.
207. Honeybourne D, Tobin C, Jevons G, Andrews J, and Wise R. Intrapulmonary penetration of linezolid. *J Antimicrob Chemother.* 2003 Jun;51(6):1431–4.
208. Kempker RR et al. A comparison of linezolid lung tissue concentrations among patients with drug-resistant tuberculosis. *Eur Respir J.* 2018 Feb;51(2).
209. Viaggi B et al. Linezolid in the central nervous system: Comparison between cerebrospinal fluid and plasma pharmacokinetics. *Scand J Infect Dis.* 2011 Sep;43(9):721–7.
210. Dietze R et al. Early and extended early bactericidal activity of linezolid in pulmonary tuberculosis. *Am J Respir Crit Care Med.* 2008 Dec 1;178(11):1180–5.
211. Lee M et al. Linezolid for treatment of chronic extensively drug-resistant tuberculosis. *N Engl J Med.* 2012 Oct 18;367(16):1508–18.
212. Millard J et al. Linezolid pharmacokinetics in MDR-TB: A systematic review, meta-analysis and Monte Carlo simulation. *J Antimicrob Chemother.* 2018 Mar 23;
213. Song T et al. Linezolid trough concentrations correlate with mitochondrial toxicity-related adverse events in the treatment of chronic extensively drug-resistant tuberculosis. *EBioMedicine* 2015 Nov;2(11):1627–33.
214. Bolhuis MS et al. Clarithromycin increases linezolid exposure in multidrug-resistant tuberculosis patients. *Eur Respir J.* 2013 Dec;42(6):1614–21.
215. Rowe HE, Felkins K, Cooper SD, and Hale TW. Transfer of linezolid into breast milk. *J Hum Lact.* 2014 Nov;30(4):410–2.
216. El-Assal MI, and Helmy SA. Single-dose linezolid pharmacokinetics in critically ill patients with impaired renal function especially chronic hemodialysis patients. *Biopharm Drug Dispos.* 2014 Oct;35(7):405–16.
217. Yano T et al. Reduction of clofazimine by mycobacterial type 2 NADH:quinone oxidoreductase: A pathway for the generation of bactericidal levels of reactive oxygen species. *J Biol Chem.* 2011 Mar 25;286(12):10276–87.
218. Cholo MC et al. Effects of clofazimine on potassium uptake by a Trk-deletion mutant of *Mycobacterium tuberculosis*. *J Antimicrob Chemother.* 2006 Jan;57(1):79–84.
219. Faouzi M, Starkus J, and Penner R. State-dependent blocking mechanism of Kv 1.3 channels by the antimycobacterial drug clofazimine. *Br J Pharmacol.* 2015 Nov;172(21):5161–73.
220. Cholo MC, Mothiba MT, Fourie B, and Anderson R. Mechanisms of action and therapeutic efficacies of the lipophilic antimycobacterial agents clofazimine and bedaquiline. *J Antimicrob Chemother.* 2017 Feb 1;72(2):338–53.
221. Nix DEDE, Adam RDRD, Auclair B, Krueger TSTS, Godo PGPG, and Peloquin CACA. Pharmacokinetics and relative bioavailability of clofazimine in relation to food, orange juice and antacid. *Tuberc Edinb Scotl.* 2004;84(6):365–73.
222. Holdiness MR. Clinical pharmacokinetics of clofazimine. A review. *Clin Pharmacokinet.* 1989 Feb;16(2):74–85.
223. Gopal M, Padayatchi N, Metcalfe JZ, and O'Donnell MR. Systematic review of clofazimine for the treatment of drug-resistant tuberculosis. *Int J Tuberc Lung Dis.* 2013 Aug;17(8):1001–7.
224. Trébucq A et al. Treatment outcome with a short multidrug-resistant tuberculosis regimen in nine African countries. *Int J Tuberc Lung Dis.* 2018 Jan 1;22(1):17–25.
225. Hwang TJ et al. Safety and availability of clofazimine in the treatment of multidrug and extensively drug-resistant tuberculosis: Analysis of published guidance and meta-analysis of cohort studies. *BMJ Open.* 2014 Jan 2 [cited 2018 May 14];4(1). Available from: https://www.ncbi.nlm.nih.gov/pmc/articles/PMC3902362/
226. Yoon H-Y, Jo K-W, Nam GB, and Shim TS. Clinical significance of QT-prolonging drug use in patients with MDR-TB or NTM disease. *Int J Tuberc Lung Dis.* 2017 Sep 1;21(9):996–1001.
227. Venkatesan K, Mathur A, Girdhar A, and Girdhar BK. Excretion of clofazimine in human milk in leprosy patients. *Lepr Rev.* 1997 Sep;68(3):242–6.
228. Andries K et al. A diarylquinoline drug active on the ATP synthase of *Mycobacterium tuberculosis*. *Science* 2005 Jan 14;307(5707):223–7.
229. Torrea G et al. Bedaquiline susceptibility testing of *Mycobacterium tuberculosis* in an automated liquid culture system. *J Antimicrob Chemother.* 2015 Aug;70(8):2300–5.
230. Villellas C et al. Unexpected high prevalence of resistance-associated Rv0678 variants in MDR-TB patients without documented prior use of clofazimine or bedaquiline. *J Antimicrob Chemother.* 2017 01;72(3):684–90.
231 van Heeswijk RPG, Dannemann B, and Hoetelmans RMW. Bedaquiline: A review of human pharmacokinetics and drug–drug interactions. *J Antimicrob Chemother.* 2014 Sep;69(9):2310–8.
232. Liu K et al. Bedaquiline metabolism: Enzymes and novel metabolites. *Drug Metab Dispos.* 2014 May;42(5):863–6.
233. Diacon AH et al. The diarylquinoline TMC207 for multidrug-resistant tuberculosis. *N Engl J Med.* 2009 Jun 4;360(23):2397–405.
234. Akkerman OW et al. Pharmacokinetics of bedaquiline in cerebrospinal fluid and serum in multidrug-resistant tuberculous meningitis. *Clin Infect Dis.* 2016 Feb 15;62(4):523–4.
235. Rustomjee R et al. Early bactericidal activity and pharmacokinetics of the diarylquinoline TMC207 in treatment of pulmonary tuberculosis. *Antimicrob Agents Chemother.* 2008 Aug;52(8):2831–5.
236. Diacon AH et al. 14-day bactericidal activity of PA-824, bedaquiline, pyrazinamide, and moxifloxacin combinations: A randomised trial. *Lancet* 2012 Sep 15;380(9846):986–93.
237. Diacon AH et al. Multidrug-resistant tuberculosis and culture conversion with bedaquiline. *N Engl J Med.* 2014 Aug 21;371(8):723–32.
238. Svensson EM, Murray S, Karlsson MO, and Dooley KE. Rifampicin and rifapentine significantly reduce concentrations of bedaquiline, a new anti-TB drug. *J Antimicrob Chemother.* 2015 Apr;70(4):1106–14.
239. Svensson EM, Dooley KE, and Karlsson MO. Impact of lopinavir-ritonavir or nevirapine on bedaquiline exposures and potential implications for patients with tuberculosis-HIV coinfection. *Antimicrob Agents Chemother.* 2014 Nov;58(11):6406–12.
240. Mukherjee T, Boshoff H. Nitroimidazoles for the treatment of TB: Past, present and future. *Future Med Chem.* 2011 Sep;3(11):1427–54.
241. Stinson K et al. MIC of delamanid (OPC-67683) against *Mycobacterium tuberculosis* clinical isolates and a proposed critical concentration. *Antimicrob Agents Chemother.* 2016;60(6):3316–22.
242. Fujiwara M, Kawasaki M, Hariguchi N, Liu Y, and Matsumoto M. Mechanisms of resistance to delamanid, a drug for *Mycobacterium tuberculosis*. *Tuberculosis.* 2018 Jan 1;108:186–94.
243. Sasahara K et al. Pharmacokinetics and metabolism of delamanid, a novel anti-tuberculosis drug, in animals and humans: Importance of albumin metabolism *in vivo*. *Drug Metab Dispos Biol Fate Chem.* 2015 Aug;43(8):1267–76.
244. Shimokawa Y et al. Metabolic mechanism of delamanid, a new anti-tuberculosis drug, in human plasma. *Drug Metab Dispos Biol Fate Chem.* 2015 Aug;43(8):1277–83.
245. Gler MT et al. Delamanid for multidrug-resistant pulmonary tuberculosis. *N Engl J Med.* 2012 Jun 7;366(23):2151–60.
246. Diacon AH et al. Early bactericidal activity of delamanid (OPC-67683) in smear-positive pulmonary tuberculosis patients. *Int J Tuberc Lung Dis.* 2011 Jul;15(7):949–54.
247. Mallikaarjun S et al. Delamanid coadministered with antiretroviral drugs or antituberculosis drugs shows no clinically relevant drug-drug interactions in healthy subjects. *Antimicrob Agents Chemother.* 2016;60(10):5976–85.
248. Hansen JL, Ippolito JA, Ban N, Nissen P, Moore PB, and Steitz TA. The structures of four macrolide antibiotics bound to the large ribosomal subunit. *Mol Cell.* 2002 Jul;10(1):117–28.
249. Madsen CT, Jakobsen L, Buriánková K, Doucet-Populaire F, Pernodet J-L, and Douthwaite S. Methyltransferase Erm(37) slips on rRNA to confer atypical resistance in *Mycobacterium tuberculosis*. *J Biol Chem.* 2005 Nov 25;280(47):38942–7.
250 van der Paardt A-F et al. Evaluation of macrolides for possible use against multidrug-resistant *Mycobacterium tuberculosis*. *Eur Respir J.* 2015 Aug 1;46(2):444–55.
251. Brown-Elliott BA, Nash KA, and Wallace RJ. Antimicrobial susceptibility testing, drug resistance mechanisms, and therapy of infections with nontuberculous mycobacteria. *Clin Microbiol Rev.* 2012 Jul;25(3):545–82.
252 de Carvalho NFG, Pavan F, Sato DN, Leite CQF, Arbeit RD, and Chimara E. Genetic correlates of clarithromycin susceptibility among isolates of the *Mycobacterium abscessus* group and the potential clinical applicability of a PCR-based analysis of erm(41). *J Antimicrob Chemother.* 2018 Apr 1;73(4):862–6.
253. Chu SY, Deaton R, and Cavanaugh J. Absolute bioavailability of clarithromycin after oral administration in humans. *Antimicrob Agents Chemother.* 1992 May;36(5):1147–50.
254. Rodrigues AD, Roberts EM, Mulford DJ, Yao Y, and Ouellet D. Oxidative metabolism of clarithromycin in the presence of human liver microsomes. Major role for the cytochrome P4503A (CYP3A) subfamily. *Drug Metab Dispos Biol Fate Chem.* 1997 May;25(5):623–30.
255. Ferrero JL et al. Metabolism and disposition of clarithromycin in man. *Drug Metab Dispos Biol Fate Chem.* 1990 Aug;18(4):441–6.
256. Rodvold KA. Clinical pharmacokinetics of clarithromycin. *Clin Pharmacokinet.* 1999 Nov;37(5):385–98.
257. Honeybourne D, Kees F, Andrews JM, Baldwin D, and Wise R. The levels of clarithromycin and its 14-hydroxy metabolite in the lung. *Eur Respir J.* 1994 Jul;7(7):1275–80.
258. Fish DN, Gotfried MH, Danziger LH, and Rodvold KA. Penetration of clarithromycin into lung tissues from patients undergoing lung resection. *Antimicrob Agents Chemother.* 1994 Apr;38(4):876–8.
259. Pasipanodya JG et al. Systematic review and meta-analyses of the effect of chemotherapy on pulmonary *Mycobacterium abscessus* outcomes and disease recurrence. *Antimicrob Agents Chemother.* 2017 Nov;61(11).
260. Pasipanodya JG, Ogbonna D, Deshpande D, Srivastava S, and Gumbo T. Meta-analyses and the evidence base for microbial outcomes in the treatment of pulmonary *Mycobacterium avium-intracellular complex disease*. *J Antimicrob Chemother.* 2017 Sep 1;72(Suppl 2):i3–19.
261. Griffith DE et al. An official ATS/IDSA statement: Diagnosis, treatment, and prevention of nontuberculous mycobacterial diseases. *Am J Respir Crit Care Med.* 2007 Feb 15;175(4):367–416.
262 van Haarst AD et al. The influence of cisapride and clarithromycin on QT intervals in healthy volunteers. *Clin Pharmacol Ther.* 1998 Nov;64(5):542–6.
263. Zhou S et al. Mechanism-based inhibition of cytochrome P450 3A4 by therapeutic drugs. *Clin Pharmacokinet.* 2005;44(3):279–304.
264. Sedlmayr T, Peters F, Raasch W, and Kees F. Clarithromycin, a new macrolide antibiotic. Effectiveness in puerperal infections and pharmacokinetics in breast milk. *Geburtshilfe Frauenheilkd.* 1993 Jul;53(7):488–91.
265. Gopal P, and Dick T. The new tuberculosis drug Perchlozone® shows cross-resistance with thiacetazone. *Int J Antimicrob Agents.* 2015 Apr;45(4):430–3.
266. Holdiness MR. Clinical pharmacokinetics of the antituberculosis drugs. *Clin Pharmacokinet.* 1984 Dec;9(6):511–44.
267. Peloquin CA, Nitta AT, Berning SE, Iseman MD, and James GT. Pharmacokinetic evaluation of thiacetazone. *Pharmacotherapy* 1996 Oct;16(5):735–41.
268. Okwera A et al. Randomised trial of thiacetazone and rifampicin-containing regimens for pulmonary tuberculosis in HIV-infected Ugandans. The Makerere University-Case Western University research collaboration. *Lancet* 1994 Nov 12;344(8933):1323–8.
269. Nunn P et al. Cutaneous hypersensitivity reactions due to thiacetazone in HIV-1 seropositive patients treated for tuberculosis. *Lancet Lond Engl.* 1991 Mar 16;337(8742):627–30.
270. Cordillot M et al. *In vitro* cross-linking of *Mycobacterium tuberculosis* peptidoglycan by L,D-transpeptidases and inactivation of these enzymes by carbapenems. *Antimicrob Agents Chemother.* 2013 Dec;57(12):5940–5.
271. Hugonnet J-E, Tremblay LW, Boshoff HI, Barry CE, and Blanchard JS. Meropenem-clavulanate is effective against extensively drug-resistant *Mycobacterium tuberculosis*. *Science* 2009 Feb 27;323(5918):1215–8.
272. Hugonnet J-E, and Blanchard JS. Irreversible inhibition of the *Mycobacterium tuberculosis* beta-lactamase by clavulanate. *Biochemistry (Mosc)* 2007 Oct 30;46(43):11998–2004.
273. Davies Forsman L, Giske CG, Bruchfeld J, Schön T, Juréen P, and Ängeby K. Meropenem-clavulanate has high *in vitro* activity against multidrug-resistant *Mycobacterium tuberculosis*. *Int J Mycobacteriol.* 2015;4(Suppl 1):80–1.
274. Nilsson-Ehle I, Hutchison M, Haworth SJ, and Norrby SR. Pharmacokinetics of meropenem compared to imipenem-cilastatin in young, healthy males. *Eur J Clin Microbiol Infect Dis.* 1991 Feb;10(2):85–8.
275. Mouton JW, Touzw DJ, Horrevorts AM, and Vinks AA. Comparative pharmacokinetics of the carbapenems: Clinical implications. *Clin Pharmacokinet.* 2000 Sep;39(3):185–201.
276. Conte JE, Golden JA, Kelley MG, and Zurlinden E. Intrapulmonary pharmacokinetics and pharmacodynamics of meropenem. *Int J Antimicrob Agents* 2005 Dec;26(6):449–56.
277 van Hasselt JGC et al. Pooled population pharmacokinetic model of imipenem in plasma and the lung epithelial lining fluid. *Br J Clin Pharmacol.* 2016;81(6):1113–23.
278. Modai J, Vittecoq D, Decazes JM, and Meulemans A. Penetration of imipenem and cilastatin into cerebrospinal fluid of patients with bacterial meningitis. *J Antimicrob Chemother.* 1985 Dec;16(6):751–5.
279. Lu C et al. Population pharmacokinetics and dosing regimen optimization of meropenem in cerebrospinal fluid and plasma in patients with meningitis after neurosurgery. *Antimicrob Agents Chemother.* 2016 Oct 21;60(11):6619–25.
280. England K et al. Meropenem–Clavulanic acid shows activity against *Mycobacterium tuberculosis in vivo*. *Antimicrob Agents Chemother.* 2012 Jun;56(6):3384–7.
281. Tiberi S et al. Comparison of effectiveness and safety of imipenem/clavulanate- versus meropenem/clavulanate-containing regimens in the treatment of MDR- and XDR-TB. *Eur Respir J.* 2016;47(6):1758–66.
282. Sauberan JB, Bradley JS, Blumer J, and Stellwagen LM. Transmission of meropenem in breast milk. *Pediatr Infect Dis J.* 2012 Aug;31(8):832–4.

KEY SOURCES NOT SPECIFICALLY CITED

Drugbank, PubChem, Summaries of Product Characteristics, FDA Label, and WHO MDR-TB Companion.

第 11 章
结核病药物治疗新进展

ALEXANDER S. PYM · CAMUS NIMMO · JAMES MILLARD

（刘国辉　刘翔翔　朱红　王仲元　译　卢水华　审校）

引言

结核病（TB）短程化疗（SCC）使用四种药物（异烟肼、利福平、吡嗪酰胺和乙胺丁醇）治疗 6 个月，成本低、效率高，普遍可耐受。临床试验中，它为药物敏感性结核病提供近 95% 的可靠治愈率[1]。除了早期死亡率稍高之外，该方案联合 ART（抗反转录病毒治疗）治疗 HIV 共感染结核病 6 个月，临床效果也不错[2]。然而，在世界许多地区，治疗周期仍是 SCC 难以逾越的障碍。结核病项目的失败源自患者不能坚持治疗和方案不够优化，导致临床结局差、长期传染和选择性耐药。因此，超短程化疗成为当务之急。对低风险患者进行分级后，可以将治疗时间缩短至数周[3]，这需要更有效的新药在 SCC 初期几周内杀灭活菌（也即"杀菌"能力）。然而，SCC 面临的挑战依旧。使用氟喹诺酮缩短疗程的尝试失败了[4]，因为我们仍然不了解持留菌的生物学基础，也无法在体外或动物模型中复制持留菌。

与贸然缩短结核病疗程相比，研发治疗 MDR 和 XDR 的新型药物则更直截了当。虽然 MDR-TB 传统治疗需要时间至少 20 个月，但世界卫生组织（WHO）《2019 年耐药结核病指南》（drug-resistant TB 2019 guidelines）纳入了一个更短的 9 ～ 12 个月方案，该方案已被多个国家采用[5-7]。这些方案包括老药新用、因疗效差或毒副作用大而药物敏感结核病拒用的药物。传统 MDR 方案效果不佳，很少达到 60% 以上的预期成功率；而新的超短程方案尽管临床试验证实有效，但仍需进一步验证[6, 8]。因此，引入几种新药可能将事半功倍。事实上，随着 2012 年 12 月获得美国食品药品监督管理局（FDA）批准的贝达喹啉应用增加，另外两种抗结核新药（DprE1 和 MmpL3 抑制剂）获得首肯，现存抗分枝杆菌药（噁唑烷酮和硝基咪唑获得青睐，加上对现役药（氟喹诺酮类和利米诺吩嗪类药）的更好利用，不久的将来很有可能显著改善 MDR-TB 和广泛耐药结核病的治疗效果。本章将回顾已进入或即将进入临床试验的药物的具体进展。

寻找新药

呼吸链抑制剂

二芳基喹啉（DARQs）是一类新型抗结核合成药，它是 1996 年用耻垢分枝杆菌（一种快生长非致病分枝杆菌）替代结核分枝杆菌，从 70 000 种化合物中全方位筛选出来的[9]。DARQs 在分子结构和机制上不同于氟喹诺酮和其他喹啉类药物。后续结构-活性研究诞生了贝达喹啉[10]，它以前被称为 TMC207 和 R207910。贝达喹啉是一种高活性抗结核分枝杆菌药，最低抑菌浓度（MIC）0.03 ～ 0.12 μg/ml，对其他分枝杆菌也广泛有效[10]。其作用机制通过对耐药突变株的全基因组测序定位于 atpE 基因。该基因编码的蛋白质 F_1F_0，是 ATP 合成酶的组成部分，这是一种跨膜蛋白复合体，通过蛋白质易位产生 ATP。此后的功能研究确定了药物与 ATP 合成酶的结合位点。重要的是，人类线粒体 ATP 合成酶对该药的敏感性不足分枝杆菌的 1/10 000，这对于药物的安全性至关重要[11]。然而，在已知的耐药株中未发现任何 atpE 突变[12]，临床分离株中 atpE 很少突变。迄今为止，大多数临床分离株耐贝达喹啉与 Rv0678 基因突变相关，该基因编码 MmpL5 外排泵的负转录调节因子，可引发对贝达喹啉和氯法齐明的交叉耐药[194-195]。编码胞质多肽酶的 pepQ 基因突变导致功能缺失也被认为引起了贝达喹啉和氯法齐明的交叉耐药性，但是这在人类临床分离株中的重要性有待证实[66]。

ATP 合成酶是极具吸引力的药物靶点，因为即使细菌在持留状态下也需要 ATP[13]，贝达喹啉对繁殖和休眠细菌都有活性[14]，在体外和体内都显示出时间依赖性的杀菌活性。在小鼠模型中对贝达喹啉进行了深入研究，它已成为新药方案潜在的关键组成部分[15]。单用贝达喹啉也显示出高度抗菌活性，可替代三种一线药物中的任何一种[10, 16]；与 PZA 的协同作用很强[17]，可缩短 MDR-TB 的治疗时间[18]。为了开发通用方案，在长期小鼠模型中评估了普瑞马尼（PA-824）、氯法齐明、苏替唑胺、贝达喹啉、利福喷丁和吡嗪酰胺等各种组合对药物敏感菌和耐药菌的杀菌活性。只有含贝达喹啉的 SCC 获得成功，治疗后无复发，表明其在新方案中的重要性[15]。

2012 年 12 月，FDA 批准贝达喹林作为限制级药物用于治疗成人 MDR-TB。对未接受治疗的 MDR-TB 患者进行了两阶段 II 期临床试验（C208），受试者随机接受安慰剂或贝达喹啉，联合标准 MDR-TB 治疗。第一阶段用 2 个月的贝达喹啉（$n = 47$），第二阶段 6 个月（$n = 160$）。两个阶段贝达喹啉组的痰培养阴转时间和培养阴转率均显著改善[19]。第二阶段贝达喹啉组和安慰剂组的培养转阴中位时间分别为 12 周和 18 周，培养转阴率分别为 78.8% 和 57.6%。这种巧妙的两阶段设计还允许第一阶段进行密集的药代动力学分析，以验证较大规模的第二阶段给药方案（每天 400 mg 连续两周，然后每周三次，每次 200 mg），确保贝达喹啉（半衰期极长）不发生药物累积。

后续开放性单臂临床试验（C209）评估了更多患者的安全性（$n = 233$），证实贝达喹啉总体耐受性良好，也关注了贝达喹啉导致的 QTc 间期延长可引发严重的心律失常，是一种潜在的累积效应。与安慰剂组相比，贝达喹啉组 QTc 仅延长了约 12 ms，而氯法齐明组却延长了一倍多。其他药物如氟喹诺酮类和普瑞马尼也会增加 QTc 间期，将会限制这些药物的联合应用。在 C208 试验中，贝达喹啉组的死亡率轻度增加，但发生在贝达喹啉治疗结束后的晚些时候，且与心源性死亡无关。第三阶段研究［如 STREAM 2 期（NCT02409290）］的安全数据尚未公布，但迄今为止由于严重 QTc 延长而停用贝达喹啉十分罕见[20]。与此同时，充满期待的临床试验 Nix-TB 将贝达喹啉用于治疗广泛耐药结核病方案[21-23]，数据陆续发布[24]。

通过对 120 000 多种化合物的高通量表型筛选，发现咪唑吡啶类抗生素 telacebec（Q203）的靶点也是分枝杆菌呼吸链，通过结合分枝杆菌 QcrB 亚单位抑制细胞色素 bc1，导致其停止对细胞色素 bd 的利用，进而降低细菌的呼吸效率并使 ATP 耗竭。Telacebec 在感染的巨噬细胞内也具有抗结核分枝杆菌活性，其结核分枝杆菌 MIC 为 2.5 μg/ml（包括耐多药菌株）。以 10 mg/kg 的剂量治疗小鼠模型，28 天后的效果堪比异烟肼或贝达喹啉。与贝达喹啉相仿，小鼠模型的杀菌活性并非即刻显现，猜测其需要累积到阈值才能抑制细胞呼吸链，杀死细菌。耐药突变发生在编码细胞色素 bc1 复合物的 qcrB 基因[25-26]。该药为剂量依赖型 EBA，试验剂量最高达 300 mg，耐受性好。Telacebec 将在 STEP 临床试验 2c 阶段与各种剂量的利福平和吡嗪酰胺组合进行适应性观察。

分枝杆菌膜蛋白，大分子 3（MmpL3）抑制剂

SQ109 是一种具有新型作用模式的抗结核化合物，源自对乙胺丁醇的改造，而乙胺丁醇是 SCC 所使用的四种药物中最弱的一种[27-28]。乙胺丁醇是个不错的药，但其结构 - 活性关系尚未完全明确。早期临床试验也有证据表明，高剂量使用效果很好，但因眼部毒性而使用受限[29-30]。通过对乙胺丁醇的 1,2- 乙二胺活性基团的分析，研究人员从 60 000 多种化合物库中发现了一种二乙胺在体外对结核分枝杆菌具有很好的活性[31]。它对结核分枝杆菌的 MIC 为 0.11 ～ 0.64 μg/ml，包括耐乙胺丁醇的耐多药结核菌株；它抑制巨噬细胞中结核分枝杆菌生长的效果与异烟肼相似，强于乙胺丁醇[32]。

乙胺丁醇抑制阿拉伯半乳聚糖和脂阿拉伯甘露聚糖的合成[33]，并与三种阿拉伯糖基转移酶 EmbA、EmbB 和 EmbC 相互作用。初步研究表明，在杀灭细菌的过程中，SQ109 诱导产生了一种与乙胺丁醇不同的转录途径，表明它可能是一种不同的作用模式[34]。尽管 SQ109 耐药突变体尚未报道，但已分离出耐乙二胺化合物菌株，对 SQ109 交叉耐药，伴 mmpl3（一个常规基因）突变[35]。这是编码 RND 转运蛋白家族的基因，该转运蛋白是输出海藻糖单霉酸盐（TMM）所必需的[36]。TMM 是细胞壁的重要成分，在经 SQ109 处理的细胞中观察到了 TMM 的积累。有趣的是，其他筛选研究也各自选择了针对 MmpL3 的化合物。其中包括 AU1235（一种金刚烷胺衍生物，结构与 SQ109 相似）[36] 和另外两种结构不像 SQ109 的化合物（一种是吡咯衍生物[37-38]，另

一种是苯并咪唑[39]）。全细胞筛选并非没有偏差，也许他们会优先选择对基质金属蛋白酶 3 有活性的化合物。然而，MmpL3 的重要性及其在细胞壁组装中的关键作用意味着这种靶向为转运蛋白的化合物可能具有临床活性。最终将惊喜地看到所有 MmpL3 抑制剂与 SQ109（临床开发的唯一 MmpL3 抑制剂）的头对头比较。

SQ109 的更多表征研究表明，它有可能与多种抗结核药物联合使用。SQ109 体外亚 MIC 浓度显示出与利福平和异烟肼具有协同作用[40]。小鼠结核病模型发现 25 mg/kg SQ109 相当于 100 mg/kg 乙胺丁醇[31]。在 2 个月的治疗模型中，将 SQ109 及标准剂量乙胺丁醇分别与利福平、异烟肼和吡嗪酰胺联合，前者优于后者[41]。对小鼠的药代动力学研究表明，SQ109 的快速组织分布导致其在肺（至少比 MIC 高 40 倍）和脾中的持续高浓度，这种充满希望的表现十分重要[32]。

SQ109 还与二线抗结核药以及一些正在研发的新药有很好的结合。它在体外与多种 MDR-TB 治疗药有协同或相加作用，并且在小鼠药代动力学研究中不受莫西沙星影响[27]。体外测试表明，SQ109 与贝达喹啉联用苏替唑胺（一种新型噁唑烷酮）具有相加作用。两种药物随机组合都比各自单独使用提高了结核分枝杆菌的杀灭率[42-43]。通过全血测定发现每两药间都有叠加作用，但与普瑞马尼则有些许拮抗[44]。近期的研究初步表明，SQ109、贝达喹啉和吡嗪酰胺在结核小鼠模型中联合使用可以产生永久治愈，至少与标准方案等效[27]。

SQ109 在人类经过至少 14 天的观察表明是安全的。但在第 2 阶段，150 mg 或 300 mg 的 SQ109 并未发现显著的单药活性或对利福平有任何增强作用[45]。在利福平敏感结核病的多臂、多阶段开放随机对照临床试验中，SQ109 替代乙胺丁醇因未达到预期的疗效阈值而被提前终止[46]。然而，2b 阶段对 MDR-TB 的研究显示，6 个月培养转阴率有所提高，表明该药可能仍然是一种有用的辅助药物，至少对耐药结核病如此。

DPRE1 抑制剂

同类药的筛选集中在分枝杆菌细胞壁复杂组装的另一个关键点 DprE1 酶上，这是一种黄素酶，负责核糖向阿拉伯糖的差向异构。这一路径是构建细胞壁区块脂肪阿拉伯甘露聚糖和阿拉伯半乳聚糖所需阿拉伯糖的唯一来源。苯并噻嗪酮化合物 BTZ043 是第一个获重大进展的备选药[48]。BTZ043 在被 DprE1 酶硝化还原后与 DprE1 酶活性位点的半胱氨酸残基共价结合，使该酶永久失活[49-51]。选择性自发耐药突变位点定于 *dprE1* 基因，频率为 10^{-8} [48]。令人鼓舞的是，其 MIC 很低（对 H37Rv 为 2.3 nM），包括对 MDR 株。BTZ043 主要抑制细菌分裂，与其抑制细胞壁的作用方式吻合。对小鼠的短期研究（单药 28 天）发现其活性与利福平相似[48]。体外联合研究表明，BTZ043 与贝达喹啉具有协同抗结核活性，并且与其他一、二线抗结核药部分叠加[53]。

迄今为止，已确定 15 种具有抗分枝杆菌活性的 DprE1 酶抑制剂，包括 BTZ043 在内的 6 个化合物在 DprE1 的活性部位与半胱氨酸 387 形成共价复合物，其余 9 个为竞争性非共价抑制剂。Macozinone（以前称为 PBTZ169）是另一种共价抑制剂，是在对 BTZ043 主动优化中发现的，对 H37Rv 的 MIC 非常低，仅为 0.6 nM。与 BTZ043 一样，它与贝达喹啉[54]以及氯法齐明、德拉马尼和苏替唑胺等具有协同作用[55]。目前创新结核病药物公司（Innovate Medicines for Tuberculosis）（瑞士洛桑）在进行 Ⅰ b 期临床试验（NCT03776500）。俄罗斯的 Nearmedic Plus 公司进行了 2a 期临床试验（NCT03334734）的平行研究，因招募缓慢该试验被提前终止。该公司表示，在 7 名患者身上显示出良好的安全性和显著的早期杀菌活性（EBA），但结果尚未公布[56]。

在非共价抑制剂方面，最有希望的是 TCA1。它是在筛选结核分枝杆菌生物膜抑制剂时被发现的。它对两种酶（DprE1 和 MoEW）有生物活性，这两种酶参与含钼辅助因子的生物合成，对缺氧和一氧化氮应激反应十分重要。它对 TCA1 耐药突变体对 BTZ043 仍然敏感，表明 TCA1 有不同的 DprE1 结合位点。有趣的是，TCA1 还下调了与持留菌相关的基因 *fdxA* 的表达，而且与 BTZ 不同的是，TCA1 在体外对复制和非复制分枝杆菌都有活性[57]。

先导化合物的多样性增加了临床开发针对 DprE1 靶点药的信心。

改进现有药物

噁唑烷酮

噁唑烷酮是过去 30 年中获批的少数具有全新结

构的抗生素之一。目前只有一种噁唑烷酮获得美国FDA 许可：2000 年批准的利奈唑胺，用于治疗革兰氏阳性菌感染。自从 1978 年噁唑烷酮类首次获得专利以来，已经对多种该类化合物进行了评估[58]。利奈唑胺的成功极大促进了同类新成员的开发，目的是改善安全性或扩大抗菌谱。当前有三种具有良好抗结核活性的新药已完成 I 期试验：舒替唑胺（PNU-100480）、德帕唑胺（LCB01-100480）和泊斯唑胺（AZD5847）。

虽然利奈唑胺尚未获准用于结核病的治疗，但它已被推荐用于治疗所有耐药结核病[7]。它的作用机制与所有噁唑烷酮类药物相同，但在抗结核药物中却是独特的，可以确保不会产生交叉耐药。它通过与 50 s 核糖体亚基的 23S rRNA 结合来抑制蛋白质合成，该亚基也是导致耐药突变的位点，可能还有其他突变位点。利奈唑胺自发突变发生的频率比其他药物低。利奈唑胺有很高的口服生物利用度，对结核分枝杆菌的 MIC 为 0.125 ~ 0.5 μg/ml[59]。在小鼠实验中，以每天一次 100 mg/kg（相当于人类口服剂量 600 mg）的剂量给药，其抗菌活性很好[60]。它似乎具有抑菌或弱杀菌作用，28 天后细菌计数减少 1 ~ 1.5 log[61]。

利奈唑胺无疑具有明显的临床疗效，并且已成为一种重要的抗结核药，特别是在治疗耐药结核病方面[62-65]。最近对 12 030 名耐药结核患者的荟萃分析直接得出利奈唑胺与改善预后和降低死亡率强烈关联，可优先用于耐药结核治疗[23]。然而，利奈唑胺在结核病治疗中的应用受限于毒性。骨髓抑制和神经病变有较高的发生率[24, 65]。这种毒性被认为是累积性的，减少剂量会减少副作用的发生。因此许多场合采用低于注册的 600 mg BD 剂量，但这是否意味着疗效降低和耐药性发生不甚明确。

开放的 NIX-TB 临床试验将利奈唑胺与贝达喹啉和普瑞马尼联合使用，治疗难治性 MDR-TB 和 XDR-TB。结果证明几乎所有存活患者 6 个月内均可治愈，且治疗完成后 6 个月复发率非常之低[24]。Zenix 试验已将目标确定为 NIX-TB 方案中利奈唑胺的最佳剂量和持续时间（NCT03086486）。利奈唑胺还是药物敏感型结核病（NCT03474198）和耐药结核病（NCT02754765、NCT02454205、NCT02589782）缩短疗程试验方案的一部分。

苏替唑胺在结构上与利奈唑胺高度相似，只有一个硫原子不同，但具有超强的抗结核分枝杆菌活性[60]。对一众临床分离株的 MIC 约为利奈唑胺的 1/（2 ~ 4）[67]。在小鼠模型中的杀菌活性强于利奈唑胺[60, 68]。结合一线药能够缩短小鼠肺部培养转阴时间，证实了它的杀菌活性[69]。在小鼠模型中，苏替唑胺联合贝达喹啉、氯法齐明、普瑞马尼组成了高效低复发方案，疗程仅需 3 个月[15]。没有证据表明这些药物间存在拮抗作用，这表明噁唑烷酮可能成为新的通用方案的关键成分。苏替唑胺在 14 天的人体试验中证明了 EBA，这一结果以前利奈唑胺从未出现过，证明苏替唑胺的抗分枝杆菌活性优于利奈唑胺。苏替唑胺对线粒体抑制率可能较低，反映其临床毒性较低，但人体应用时间尚短，需要更长时间的验证[70-71]。Ⅱ b 期研究（NCT03959566）计划对剂量进行验证。

在一系列革兰氏阳性菌感染研究中，德帕唑按（LCB01-0371）显得比利奈唑胺更有效[72]，也因此有望成为治疗结核病的候选药物。尽管其体外 MIC_{90} 比利奈唑胺高 2 倍，但其抗耐药结核分枝杆菌分离株的临床活性好[73]。该药正在一项 EBA 研究中进行测试，中期结果表明该药耐受性好，具有中等 EBA[74-76]。泊斯唑按（AZD5847）似乎具有与德帕唑胺相似或更大的结核分枝杆菌 MICs 范围，但与利奈唑胺相比，其胞外尤其胞内分枝杆菌杀伤力得到提高[77-78]。在小鼠慢性感染模型中，泊斯唑胺的活性介于利奈唑胺和苏替唑胺之间[79]。然而，在非复制型结核病的小鼠模型中，它的活性是三个唑胺当中最小的[80]。近期的 EBA 研究发现，与苏替唑胺和利奈唑胺相比，泊斯唑胺的 MIC 较高，药代动力学效力较低，活性过于温和，不如以往的利奈唑胺[82]。因此，泊斯唑胺不太可能走得更远。

硝基咪唑类

目前，有两个硝基咪唑正在临床使用和临床试验：德拉马尼（OPC67683）[83]和普瑞马尼（PA-824）[84]，两者都是对现有药物结构进行化学修饰开发的药物典范[85-86]。第一个有临床活性的硝基咪唑药是 20 世纪 50 年代中期筛选抗滴虫活性药物时发现的甲硝唑（MTZ），后来发现其有广谱抗厌氧菌作用。由于结核分枝杆菌能在缺氧的肉芽肿中存活[87]，因此有理由改造硝基咪唑以试图有效抵抗分枝杆菌。MTZ 在体外厌氧条件下对结核分枝杆菌单独杀伤力最大[88]，但在动物模型中的活性很差[87, 89-91]。开发新一代硝基咪唑的早期实验因变异问题而受挫[92]。

但两家独立机构通过侧链修饰硝基咪唑的结构分别获得了成功，产生了硝基咪唑噁嗪（普瑞马尼）和硝基咪唑噁唑（德拉马尼）。这两种化合物对有氧和缺氧环境生长的结核分枝杆菌都有很好的活性，单独给药或与其他抗结核药联合使用，在结核菌感染小鼠和豚鼠模型中都有良好的抗菌活性[83-84, 93-97]。

普瑞马尼和德拉马尼都是需要硝基还原激活的前体药物。两种化合物的激活、作用和耐药机制均非常相似，都由依赖 F（420）- 脱氮黄素的硝基还原酶（DDN）激活[98-99]。普瑞马尼的活性成分是去硝基咪唑，通过生成氮类物如一氧化氮（NO）而发挥作用[100]。此外，它似乎还有阻止分枝菌酸合成的作用[84]，这大概就是需氧活性的作用机制，德拉马尼也是如此[83]。普瑞马尼的自发耐药率较高，与异烟肼相似（约 1×10^{-6}）。尽管耐药机制尚未得到充分的临床证据[101]，但合成功能性硝酸还原酶所需辅因子 F（420）基因 fgd1（一种葡萄糖 -6- 磷酸脱氢酶）、fbiA、fbiB 和 fbic（辅因子生物合成蛋白）以及编码硝酸还原酶的基因 ddn 突变已在体外普瑞马尼和德拉马尼耐药株中被证实[102-104]。有证据表明，硝基咪唑之间可能并非完全交叉耐药。涉及普瑞马尼耐药的潜在基因位点数量之多，可以部分解释其高突变率[105]。目前为止，德拉马尼表型耐药临床分离株中已经发现了 fbiA 和 fgd1 的突变[106-107]。

普瑞马尼和德拉马尼都处于临床开发阶段，但两者的境遇不同。大冢制药（https://www.otsuka.co.jp/en/）试图将德拉马尼用于治疗 MDR-TB，而全球结核病药物开发联盟（http://www.tballiance.org/）的目标是将普瑞马尼定位为于药物敏感和眼下的耐药 TB 方案的优化。

德拉马尼完成了两项 EBA 研究，但至今只发表了一项[108]。这是一项为期 14 天的剂量范围研究，单药 100～400 mg 证明了药物活性。细菌负荷的平均降幅小于参比的利福平或异烟肼[109]。

耐多药结核病患者Ⅱb 期研究结果表明，EBA 方面的这种适度活性在痰培养转阴率方面获益[110]。在一项随机的多国临床试验中，在联合世卫组织批准的耐多药结核病背景方案下，481 名耐多药结核病肺患者接受了 2 个月的德拉马尼（100 mg 或 200 mg，每日两次）或安慰剂治疗。接受德拉马尼治疗组在 2 个月时痰培养转阴的患者比例显著增加（200 mg 组为 41.9%，安慰剂组为 29.6%）。一部分患者继续接受另外 6 个月的德拉马尼开放标研究。总体而言，与

短程（≤ 2 个月）德拉马尼治疗组相比，长程（≥ 6 个月）治疗组患者的有利结局（治愈和完成治疗率总和，短程为 55%，长程为 74.5%）显著增加。在此基础上，欧洲药品管理局（EMA）建议在没有其他药物选择时，有条件地推荐耐多药结核病成人患者使用德拉马尼。期待已久的德拉马尼治疗耐多药结核病的Ⅲ期随机安慰剂对照试验的研究结果已经公布[111]。除优化的背景方案外，511 名受试者以 2：1 的比例随机分配到德拉马尼或安慰剂组。主要结局是 6 个月内痰培养转阴时间。德拉马尼组患者有更高的双侧肺部空洞率和耐药率高，导致德拉马尼组和安慰剂组之间偏倚。因此在修正的意向性治疗分析中，仅评估基线时培养阳性的受试者（64%）。即使考虑到这一点，结果也令人失望。德拉马尼组和安慰剂组在 6 个月痰培养阴转率分别为 87.6% 和 86.1%（RR 1.017；95 CI 0.927 ～ 1.115），临床治愈率或死亡率没有差异。虽然这些结果表明，基于德拉马尼的方案不能缩短耐多药结核病的治疗时间，但当对其他药物耐药或不耐受而不能组成适当的治疗方案时，可选择德拉马尼[107]。德拉马尼会导致 QTc 延长，因此未来关键问题是如何安全地在耐多药结核病患者选择联合使用贝达喹啉。一项Ⅱ期试验随机分配耐多药患者，在初始 24 周接受德拉马尼、贝达喹啉或两者联用，所有组的 QTc 较基线延长幅度不大。当两者联合应用时，QTc 延长不再叠加。该结果显示两者可以安全联合使用[11]。

与德拉马尼相比，普瑞马尼已经在小鼠结核病模型中进行了广泛的评估，以确定最佳配伍药物。初步研究表明，它在强化期和巩固期都有剂量依赖的杀菌活性，相当于利福平和异烟肼[113]，并且可以成功地取代异烟肼，但没有显示出缩短疗程的潜力[114]。然而，随后的一系列研究表明，普瑞马尼可以加入不同组合，如与莫西沙星的吡嗪酰胺（PaMZ）[115]、与贝达喹啉 - 莫西沙星沙吡嗪酰胺（BPaMZ）[116]、与贝达喹啉沙吡嗪酰胺（BPaZ）[117]、与贝达喹啉 - 星的唑胺（啉星的）[118]或与贝达喹啉 - 星的唑胺[15]均可缩短治疗时间。后一组合特别有吸引力。因为它不包含现有的一线或二线药物，所以代表了所有的敏感和耐药结核病的通用疗法。最近的研究表明，普瑞马尼加入 BPaL 或 BPaM 方案中，可独立增加杀菌活性，防止贝达喹啉耐药并缩短无复发治愈所需时间。这表明，普瑞曼尼可能是这些方案的明显效应核心[119]。

利福喷丁和氟喹诺酮类药的经历（稍后介绍）表明，小鼠模型所见到的强力杀菌活性并不一定反映到临床中，因此普瑞马尼也需要临床评估。两项不同剂量普瑞马尼单药治疗 EBA 的研究表明，每日 200 mg 以上的普瑞马尼才能达到杀菌活性顶峰[120-121]。此剂量的普瑞马尼与吡嗪酰胺和莫西沙星（PaMZ）联合，14 天后可以达到杀菌目的。鉴于患者数量少，临床意义可能并非如此[122]。在一项为期 8 周的 Ⅱ b 期研究中，PaMZ 方案与 HRZE 方案对照发现，前者对敏感菌的杀菌活性固然很好，但对 MDR-TB 的杀菌活性至少与敏感菌相当[123]。在一项 EBA 研究（NCT02193776）中，分别对敏感和耐药结核患者试用了 BPAZ 和 BPaMZ 方案[124]。经小鼠研究确认，BPaMZ 清除分枝杆菌的速度明显快于 BPAZ，两者都优于标准方案。随后进行的一项为期 8 周的 Ⅱ b 期研究，对药物敏感型患者仍使用 BPAZ（标准或每日贝达喹啉），对耐药结核病患者使用 BPAMZ。与标准治疗组相比，所有观察组的分枝杆菌清除速度明显加快，但停药率也更高[125]。PaMZ 方案被用于药物敏感和 MDR-TB 的 Ⅲ 期缩短治疗试验（NCT02342886）。然而，由于该方案出人意料的高发肝毒性，试验不得不提前停止。BPaMZ 方案目前也在进行 Ⅲ 期短程试验（NCT03338621）。两项试验的目标都是要将药物敏感和 MDR-TB 的治疗时间分别缩短至 4 个月和 6 个月。BPAL 方案在 Nix TB 研究中进行了评估（见上文），使得 FDA 已经批准了普瑞马尼的临床应用[24]，但仅限于广泛耐药结核和难治性耐多药结核[126]。

老药新用

氟喹诺酮类

喹诺酮是一类合成抗生素，最初被定义为氯喹合成中的副产品[127]。1967 年萘啶酸被引入治疗尿路感染，此后喹诺酮便得以广泛开发以改善药代动力学、拓宽抗菌谱[128]。最近的开发重点是治疗肺炎链球菌和其他病原体引起的呼吸道感染。其中一些氟喹诺酮被发现具有很好的抗结核分枝杆菌活性，被确定为 MDR-TB 治疗方案的核心药。荟萃分析发现喹诺酮的疗效一贯良好[8, 23]。它们现在是世卫组织推荐的 MDR-TB 治疗方案的核心成员[7]，不仅有出色的口服生物利用度和杀菌活性，而且与现有抗结核药无

交叉耐药性，并且具有良好的安全性，这使得它们在治疗药敏结核病方面受到好评。

8- 甲氧基氟喹诺酮类药加替沙星和莫西沙星是抗结核活性最强的两种喹诺酮类药物，它们能将耐药结核病的治疗时间从 6 个月缩短到 4 个月。与早期的氟喹诺酮类药物如环丙沙星和氧氟沙星相比，加替沙星和莫西沙星在体外具有更低的 MICs[129] 和更好的抗休眠菌活性[130]。加替沙星由于血糖代谢障碍的不良事件而于 2008 年退出市场[131]。应用临床推荐剂量，两者都有较好的生物利用度[132]，获得了优越的药效学参数，如 AUC_{24}/MIC_{90}。这促使研究人员评估氟喹诺酮类药（如莫西沙星）是否可以替换或添加到一线治疗方案中，以将治疗时间缩短 2 个月。尽管在小鼠模型上的长程实验结果很好，但在三个大型 Ⅲ 期临床试验中[133-134] 并未成功[135-137]。虽然含氟喹诺酮类药的方案在治疗 2 个月时培养转阴率很高，但在 18 个月时的不良结局率也很高，主要是复发率较高。氟喹诺酮类药对持留菌的活性似乎不足，难以将治疗缩短到 6 个月以下，目前仅用于耐一线药物结核病的治疗。当前的工作重点是对这些试验患者分层，以找出一种易于治疗的表型，能顺应 4 个月的治疗方案[3]。

氟喹诺酮类药的使用可能会弥补未来耐药性的产生。氟喹诺酮类药抑制细菌拓扑异构酶，这是一种调节 DNA 螺旋的酶。在结核分枝杆菌中，它们的作用靶标是 gyrA 和 gyrB 编码的 DNA 螺旋酶，两个基因经常发生耐药突变[138]，而药物外排也有影响[139]。目前氟喹诺酮类药广泛用于治疗呼吸道感染，这意味着那些未确诊的结核病可能正在接受氟喹诺酮单药治疗（将被选择成为耐药菌），即使用药时间很短[140]。有报道，在引入氟喹诺酮类药治疗结核杆菌不久[141]，40 个结核病或 MDR-TB 高负担国家[141] 临床分离株的氟喹诺酮耐药率便达到 20%，突显出开发分枝杆菌特效药的重要性。8- 甲氧基氟喹诺酮是很好的抗结核药，是当前治疗 MDR-TB 的核心成员，目前正在对其与其他药组合进行评估［详见《新方案》（New Regimens）章］。

利福霉素

目前正在重新评估各种利福霉素的应用，以确定其最佳用法。所有的利福霉素都靶向 RNA 聚合酶的 β 亚单位，从而阻止转录，而耐药的主要机制是编码聚合酶的 rpoB 发生突变。与作用于细胞分裂的

细胞壁抑制剂不同，转录抑制剂即使在静态下也有活性，因为细胞存活必须有一定程度的转录。利福平正是通过这种杀菌活性，有效地将结核病治疗从 18 个月缩短到 9 个月。因此，人们试图从利福霉素中获得最大收益。

就利福平而言，目前的每天 600 mg 或 10 mg/kg 最大剂量是出于安全和成本原因，并非剂量-效应曲线的限制[143]。小鼠模型证实，增加剂量可提高利福平的杀菌活性和细菌清除率，从而缩短治疗时间并防止复发[144-145]。几项临床研究推进了这些观察，试图确定利福平的优化剂量以提高疗效，并最大限度地降低额外毒性，缩短治疗时间。一项双盲、随机、安慰剂对照的 II 期临床试验 HIGHRIF 1 比较了 14 天之内 35 mg/kg 利福平的安全性和 EBA，证明毒性无差异，但大剂量利福平杀菌活性有所提高[146]。HIGHRIF 2 是双盲、随机、安慰剂对照的 II 期试验，继续评估治疗头两个月每天 600 mg、900 mg 和 1200 mg 联合其他标准剂量一线药的治疗效果[147]。它再次证明大剂量利福平是安全的，但在抗菌活性的几个指标上没有显示出统计学上的组间差异。RIFATOX 试验是一项非盲、随机 II 期试验，在治疗的前 4 个月分别服用 10 mg/kg、15 mg/kg 和 20 mg/kg 利福平联合标准剂量一线药，比较 2 个月培养转阴率，结果不良事件和疗效均没有增加[148]。HRIF 是一项随机 II 期试验，比较了 10 mg/kg、15 mg/kg 和 20 mg/kg 利福平联合标准剂量一线药前 8 周的安全性和有效性[149]。20 mg/kg 剂量组的 CFU 计数减少，有统计学意义。这是唯一一个考察利福平暴露效应而非单纯剂量[按时间-浓度曲线下面积（AUC）定义]对分枝杆菌清除的影响的研究，按此方案分析，发现随着利福平暴露的增加，细菌消除速度加快。MAMS-TB-01 试验是将 20 mg/kg 和 35 mg/kg 利福平与各种一线药、莫西沙星和 SQ109 联合使用，组间不良事件没有差别，只有 35 mg/kg 利福平组较标准治疗组培养转阴速度快（中位时间 48 天比 62 天，$P = 0.003$），尽管只用了液体培养没用固体培养基[46]。总之，这些试验证实高剂量（最高 35 mg/kg）利福平是安全的，但没有明确的证据表明此剂量的利福平可以缩短治疗时间。它提示我们此剂量仍嫌太低，而且有证据表明此剂量的暴露-反应曲线尚未达峰。的确，小鼠模型实现无复发、短疗程的最低剂量是 80 mg/kg[145]。为此，最近研究了 40 mg/kg 和 50 mg/kg 的利福平，初步报告显示 50 mg/kg 剂量的利福平不良事件发生

率奇高，这表明 40 mg/kg 可能是人类最大可耐受剂量[150]。目前正在测试 1200 mg 和 1800 mg 剂量的利福平，此非盲 III 期试验旨在将治疗时间缩短至 4 个月（NCT02581527）。更高的利福平剂量在特殊场合可能有特殊的作用，如结核性脑膜炎时脑脊液暴露利福平过高可能会降低死亡率[151]。近期的一项随机对照研究没有证实利福平的这种获益，尽管可能因为利福平剂量（15 mg/kg）太低[152-153]。大剂量利福平的潜在限制是药物间的相互作用（DDIs）。根源在于其对细胞色素 P450 的过度诱导，尤其大剂量利福平问题可能更大。

增加利福霉素暴露的另一种方法是使用利福喷丁，它的半衰期长达 14～18 小时，且对结核菌的 MIC 更低[154]，能产生更好的 AUC_{24}/MIC_{90}。在小鼠模型中对利福喷丁联合莫西沙星治疗的评估表明，无论间歇给药还是每日给药都可以缩短疗程[155-156]。然而，每周两次标准剂量利福喷丁加莫西沙星的 4 个月方案 III 期 RIFAQUIN 研究并未达到理想的治愈率，疗程也未缩短。有人评估了利福喷丁每日给药，每日利福喷丁和利福平（均为 10 mg/kg）的配对比较显示，2 个月的培养转阴率无差异[157]。与标准方案相比，每日 7.5 mg/kg 利福喷丁加莫西沙星（分别取代利福平和乙胺丁醇）减少了液体（但不是固体）培养 8 周持续转阴时间，但培养转阴率没有变化[158]。有趣的是，这项研究中莫西沙星的暴露量远低于利福喷丁间歇用药，而与利福平一样，说明利福喷丁也受制于 DDIs。这两项利福喷丁每日用药的研究都基于小鼠模型令人振奋的结果，但在人体未能得到成功转化[155-156, 159]。TBTC 研究 31 正在进行中，也将测试利福喷丁在 1200 mg 的较高剂量下联合或不联合莫西沙星的疗程，试图将治疗时间缩短到 4 个月（NCT02410772）。除了缩短疗程外，这些研究还有其重要意义，一旦成功将为开发新一代强力和可耐受的 rpoB 抑制剂提供有力的理论依据。

β-内酰胺类

β-内酰胺类抗生素是一大类抗菌药物，包括青霉素类、头孢菌素类、单胺类和碳青霉烯类。其作用方式是抑制肽聚糖层的交联（转肽）所需的转肽酶。它们与分枝杆菌治疗几乎没有关联，因为结核分枝杆菌具有一种独特的高活性 A 级 β-内酰胺酶：BlaC。这种酶能水解各种 β-内酰胺，从而产生耐药性。敲除结核菌编码 β-内酰胺酶的基因 blaC[160]，或用

β-内酰胺抑制剂克拉维酸化学抑制 BlaC 确实降低了结核菌的 MIC，但在阿莫西林和氨苄青霉素的作用下，参比菌株的 MIC 仍然较高[160]。出于这个原因，阿莫西林和克拉维酸的组合没有被世卫组织归类为抗结核药，其疗效存疑[7]。

碳青霉烯类 β-内酰胺类抗生素亚胺培南、厄他培南和美罗培南与 β-内酰胺酶抑制剂克拉维酸联合是一种较好的方案。碳青霉烯类抗生素结合大分子青霉素结合蛋白，使形成细胞壁交联[161]的 L,D-转肽酶失活，对 BlaC 的敏感性降低。例如，有报道美罗培南-克拉维酸对结核分枝杆菌药物敏感参比株的最低抑菌浓度为 0.32 ～ 1.28 μg/ml[162-163]。碳青霉烯[164]有些可喜的临床报道，但美罗培南-克拉维酸组合的小鼠研究结果却不理想[165-166]。仅在投放 300 mg/kg 碳青霉烯时小鼠体内细菌计数才有所下降。最近，体外筛选发现头孢他啶（一种较老的头孢菌素）与阿维巴坦（一种 BlaC 强力抑制剂）联合方案被确定具有抗分枝杆菌活性，随后在中空纤维系统中得到进一步评估，证明该方案在临床可用浓度下对耐药菌株具有良好的杀菌效果，并可以在替代方案受限时提供另一种选择[167]。

结构类似的化合物法罗培南已开发出口服制剂。体外试验表明，即使没有克拉维酸，它也能杀死结核分枝杆菌[168]。口服剂型更实用，不像其他药必须静脉注射。

有趣的是，无论阿莫西林还是碳青霉烯类药，在临床分离耐药株中的 MIC 差异都很大。有些菌株对阿莫西林克拉维酸的 MIC 低于 1 μg/ml[162-163]。这表明一些耐药株，包括 XDR-TB 株可能较药物敏感株对 β-内酰胺类药更敏感，因此更容易治疗。

β-内酰胺类抗生素使用广泛，意味着它们的安全性更好，适用于儿童 MDR-TB，因为儿童的药物选择远比成人有限。然而，也正是由于其抗菌谱广，有影响宿主微生物群的风险。它们在其他疾病中的广泛应用就像氟喹诺酮那样，意味着未确诊的患者可能接受了单药治疗，从而导致耐药。

氯苯吩嗪

氯法齐明是一种利敏吩嗪类药，开发于 20 世纪 50 年代，用于治疗结核分枝杆菌[164]，但后来发现了它治疗麻风病的地位。它的作用机制最近才被部分阐明但仍不完整。氧化还原系统可能是重要靶位。氯法齐明通过降低酶活性产生对细胞有毒的活性氧[169]。

此外，溶血磷脂的积累和干扰钾离子吸收导致的分枝杆菌细胞膜失稳和功能障碍可能起了重要作用。与贝达喹啉相同，耐药都是 Rv0678（导致药物外排）和潜在 pepQ 基因突变所致[170-171]。此外，Rv1979c 编码一种假性透皮酶，其基因突变可能导致氯法齐明单药耐药，与 pepQ 相似，这些突变对分离株的临床意义仍待确定[196]。氯法齐明在体外对持留菌有活性[172]，与贝达喹啉和吡嗪酰胺[15]联合，成功地以短程方案有效治疗了小鼠，且无复发。其最大特点是亲脂性，可导致脾、肝和其他器官的大量组织积聚[173]。在长期服用氯法齐明的小鼠肺部，它的组织浓度可以达到 0.5 μg/ml 的 MIC 的 100 倍以上。这种积聚部分形成晶状药物包涵体，在人类肺标本中已有发现[174]。

当孟加拉国报道了 MDR-TB 短化队列治疗成功后，人们对氯法齐明的兴趣重新聚焦在它的抗结核潜力上[5]。采用 9 个月方案，87% 的患者获得了无复发治愈。该方案中与氯法齐明联用的药包括大剂量异烟肼和加替沙星，以及其他 MDR-TB 标准药。该方案的成功可能归结于大多数患者吡嗪酰胺敏感或异烟肼低水平耐药，而非仅靠氯法齐明的活性。然而，它确实表明在某些特定患者中，即便使用现有药物，短程化疗也可以获得较高成功率。随后，对 25 个国家 12 030 名患者进行的荟萃分析（已被世卫组织指南采纳）确定了使用氯法齐明成功与失败或复发的调整风险差为 0.06（95% CI，0.01 ～ 0.10）[23]。这使得氯法齐明被重新界定为 MDR-TB 治疗的优选药。

宿主导向治疗

寻找和开发既能有效杀灭结核分枝杆菌，又能被人体安全吸收的大量新药以防止耐药性的获得和传播，这一挑战导致了人们对通过宿主导向疗法调节人类免疫反应的兴趣增加，目的是提高抗生素疗效，缩短疗程，减轻结核病相关免疫病理反应，增强免疫记忆，防止复发。

维生素 D

1849 年，通过使用鱼肝油，维生素 D 首次被确定为治疗结核病的潜在疗法[175]。最近被证明可以增强巨噬细胞对分枝杆菌的杀灭作用，并减轻结核病治疗炎症反应[176]。在两项荟萃分析中[177-178]，维生素 D 缺乏与结核病风险增加相关。但是在非洲患者和艾滋病毒感染者的亚组分析中没有发现这种关联。

对五项研究的荟萃分析[179]和随后的双盲安慰剂对照试验[180]以及八项研究的Cochrane综述中，没有任何证据表明在标准抗结核治疗中添加维生素D可以改善预后[181]。最新的一项个性化患者荟萃分析表明，补充维生素D确实可以缩短MDR-TB的痰培养转阴时间，但对药物敏感结核病无效，尽管MDR-TB数量很少，且随访仅限于8周[182]。目前，几乎没有证据表明维生素D的临床相关性和获益。

二甲双胍

二甲双胍是一种来自山羊豆属植物的双胍类合成物，20世纪50年代被引入作为治疗2型糖尿病（T2DM）的降糖药。除了其他已提出的作用机制外，它还通过激活AMP活性蛋白激酶（AMPK）抑制人类肝线粒体呼吸链，启动分解代谢途径，产生细胞ATP阻止糖异生，从而导致葡萄糖减少。特别令人感兴趣的是，T2DM既增加了结核病活动[183]的风险，又导致疗效下降[184]。

二甲双胍诱导的AMPK活化是通过促进抗炎M2巨噬细胞、T细胞调节因子和CD8记忆T细胞的形成调节细胞自噬发挥抗炎作用。这是控制胞内病原体（如结核分枝杆菌）的一个关键机制[185]。最近的研究表明，体外接触二甲双胍的巨噬细胞通过增加活性氧的产生和促进吞噬细胞溶酶体融合而增强抗分枝杆菌活性。在同一研究中，二甲双胍与异烟肼或乙胺丁醇联用治疗感染结核的小鼠减轻了肺部病理改变和慢性炎症，增强了分枝杆菌的清除率[186]。然而，另一项研究表明，当二甲双胍与全部四种一线药联合使用时，杀菌活性的增加没有统计学意义[187]。

来自接受结核病治疗的T2DM患者的回顾性队列数据表明，二甲双胍组的患者死亡率低于未服二甲双胍的独立降糖组，机制不详[188]。然而，这些回顾性数据可能令人困惑，因为二甲双胍通常作为一线药治疗T2DM，而其他药（如胰岛素）通常与二甲双胍联合而非替代二甲双胍，因为用其他药的患者通常有其他共病，如肾衰竭。

总而言之，对于T2DM和TB合并感染的患者，虽然回顾性数据表明使用二甲双胍是有益的，但在进一步的前瞻性临床研究中，仍然没有足够的数据来提出任何具体的建议。在没有糖尿病的患者中，二甲双胍可能通过免疫调节对结核病治疗有一定的附加作用，但要将其转化为临床应用，首先需要更全面地了解它在体外和小鼠模型中的作用[185]。

新方案

为了防止超长疗程中发生耐药性，针对不同代谢活性分枝杆菌亚群的治疗是以多药组合方案进行的。要么追加新药，要么用新药取代现有方案中的一种药，药物敏感结核和耐多药结核方案概莫如此。WHO已经勾勒出"理想化"的用于治疗药物敏感结核、耐多药结核的"通用"方案（或"靶方案概况"，TRPs）特征。潜在方案越来越多，但须具备下列优势：全口服、高活性、有协同作用或在现有方案中很少使用。系统评估采用体外试验、小鼠模型、14天Ⅱa期（单药或联合疗法）和8周Ⅱb期结合的临床研究方式进行。然而，由于缺乏定义清晰的最佳路径，这些临床前和临床早期研究（以及随之而来的各种抗分枝杆菌活性指标）无法预测重要的临床结局。已经提出几种解决方案以降低Ⅲ期试验失败的风险，并更高效地引领好的方案进入临床应用。人们对Ⅱc期试验兴趣日增。这些试验结果相同，样本量与其他Ⅱ期研究相似，但实验方案是按Ⅲ期试验全疗程设计的，并对治疗结束后12个月的结果进行评估。这些研究正好契合贝叶斯统计法，可以提供有实际价值的结果，预测该方案进入Ⅲ期的成功机会[189]。采取替代或潜在互补法设计多臂多阶段（multi-arm multi-stage，MAMS）试验，多个实验组同步接受评估，表现不佳的组尽早放弃，最大限度地节省时间、费用和样本量，以推进最有希望的方案。

结论

美国FDA批准贝达喹啉上市是抗结核新药开发的一个里程碑[10]。贝达喹啉高选分枝杆菌，其靶标ATP合成酶是一种重要的能量生成酶，存在于所有生命体。贝达喹啉的问世促进了针对其他临床重要细菌活性化合物的开发[190-191]，它因此代表着新型抗生素的出现。这让人想起1943年的链霉素——人类探寻到的一种抗结核药，不仅产生了第一个与异烟肼和对氨基水杨酸联合治疗结核病的有效方案，还催生出一类广泛用于感染性疾病的抗生素——氨基糖苷类抗生素[192]。人们有理由预测，贝达喹啉与其他新药或老药联合，将开创一个与20世纪50—60年代相似的结核病治疗新时代。

在 MDR-TB 方案中即便引入一种新药如贝达喹啉，也会产生重大影响。它对那些受制于药物毒性或产生新耐药的患者意义重大。正如 WHO 最新指南所提到的，它正越来越多地在全球范围内取代注射剂治疗长期 MDR-TB 和 XDR-TB。南非等国已经在短程 MDR-TB 方案中用它代替注射剂进行试验，取得了明显的成功，尽管其有效性仍有待 STEAM 试验第二阶段的确认。贝达喹啉的开发，加上其他新药和再利用的老药，如普瑞马尼、利奈唑胺和氯法齐明，已经引发了一系列旨在缩短疗程和改善耐药结核病疗效的试验，如 Zenix（NCT03086486）和 TB-PRACTECAL（NCT02589782）。

在评估药物敏感患者的新方案时，安全性审查特别重要。现有 SCC 获益高，结果好。某些方案采用新型抗结核药，在小鼠模型中表现很好，与 SCC 相比，似乎只需 3 个月就能达到无复发治愈[15, 193]。但这些方案还需要经过临床测试。利福喷丁和莫西沙星的经历表明，小鼠模型并不能预测人类的短程疗效。然而，现有的药物种类足以制订出一种潜在的“通用”方案治疗所有结核病患者，无论药物敏感性如何，都不会与现有药物交叉耐药。

参考文献

1. Lienhardt C et al. Efficacy and safety of a 4-drug fixed-dose combination regimen compared with separate drugs for treatment of pulmonary tuberculosis: The Study C randomized controlled trial. *JAMA: J Am Med Assoc.* 2011;305(14):1415–23.
2. Khan FA et al. Treatment of active tuberculosis in HIV-coinfected patients: A systematic review and meta-analysis. *Clini Infec Dis: Off Publ Infec Dis Soc Am.* 2010;50(9):1288–99.
3. Imperial MZ et al. A patient-level pooled analysis of treatment-shortening regimens for drug-susceptible pulmonary tuberculosis. *Nat Med.* 2018;24(11):1708–15.
4. Nimmo C, Lipman M, Phillips PP, McHugh T, Nunn A, and Abubakar I. Shortening treatment of tuberculosis: Lessons from fluoroquinolone trials. *Lancet Infect Dis.* 2015;15(2):141–3.
5. Van Deun A et al. Short, highly effective, and inexpensive standardized treatment of multidrug-resistant tuberculosis. *Am J Respir Crit Care Med.* 2010;182(5):684–92.
6. Nunn AJ et al. A trial of a shorter regimen for rifampin-resistant tuberculosis. *N Engl J Med.* 2019;380(13):1201–13.
7. *WHO Consolidated Guidelines on Drug-Resistant Tuberculosis Treatment.* Geneva: World Health Organization, 2019.
8. Ahuja SD et al. Multidrug resistant pulmonary tuberculosis treatment regimens and patient outcomes: An individual patient data meta-analysis of 9,153 patients. *PLoS Med.* 2012;9(8):e1001300.
9. Guillemont J, Meyer C, Poncelet A, Bourdrez X, and Andries K. Diarylquinolines, synthesis pathways and quantitative structure–activity relationship studies leading to the discovery of TMC207. *Future Med Chem.* 2011;3(11):1345–60.
10. Andries K et al. A diarylquinoline drug active on the ATP synthase of *Mycobacterium tuberculosis*. *Science.* 2005;307(5707):223–7.
11. Biukovic G et al. Variations of subunit {varepsilon} of the *Mycobacterium tuberculosis* F1Fo ATP synthase and a novel model for mechanism of action of the tuberculosis drug TMC207. *Antimicrob Agents Chemother.* 2013;57(1):168–76.
12. Huitric E, Verhasselt P, Koul A, Andries K, Hoffner S, and Andersson DI. Rates and mechanisms of resistance development in *Mycobacterium tuberculosis* to a novel diarylquinoline ATP synthase inhibitor. *Antimicrob Agents Chemother.* 2010;54(3):1022–8.
13. Rao SP, Alonso S, Rand L, Dick T, and Pethe K. The proton motive force is required for maintaining ATP homeostasis and viability of hypoxic, nonreplicating *Mycobacterium tuberculosis*. *Proc Natl Acad Sci USA.* 2008;105(33):11945–50.
14. Koul A et al. Diarylquinolines are bactericidal for dormant mycobacteria as a result of disturbed ATP homeostasis. *J Biol Chem.* 2008;283(37):25273–80.
15. Williams K et al. Sterilizing activities of novel combinations lacking first- and second-line drugs in a murine model of tuberculosis. *Antimicrob Agents Chemother.* 2012;56(6):3114–20.
16. Ibrahim M, Truffot-Pernot C, Andries K, Jarlier V, and Veziris N. Sterilizing activity of R207910 (TMC207)-containing regimens in the murine model of tuberculosis. *Am J Respir Crit Care Med.* 2009;180(6):553–7.
17. Ibrahim M et al. Synergistic activity of R207910 combined with pyrazinamide against murine tuberculosis. *Antimicrob Agents Chemother.* 2007;51(3):1011–5.
18. Veziris N, Ibrahim M, Lounis N, Andries K, and Jarlier V. Sterilizing activity of second-line regimens containing TMC207 in a murine model of tuberculosis. *PLOS ONE.* 2011;6(3):e17556.
19. Diacon AH et al. Randomized pilot trial of eight weeks of bedaquiline (TMC207) treatment for multidrug-resistant tuberculosis: Long-term outcome, tolerability, and effect on emergence of drug resistance. *Antimicrob Agents Chemother.* 2012;56(6):3271–6.
20. Cohen K, and Maartens G. A safety evaluation of bedaquiline for the treatment of multi-drug resistant tuberculosis. *Expert Opin Drug Saf.* 2019;18(10):875–82.
21. Ndjeka N et al. High treatment success rate for multidrug-resistant and extensively drug-resistant tuberculosis using a bedaquiline-containing treatment regimen. *Eur Respir J.* 2018;52(6).
22. Borisov SE et al. Effectiveness and safety of bedaquiline-containing regimens in the treatment of MDR- and XDR-TB: A multicentre study. *Eur Respir J.* 2017;49(5).
23. Collaborative Group for the Meta-Analysis of Individual Patient Data in MDRTBt, Ahmad N et al. Treatment correlates of successful outcomes in pulmonary multidrug-resistant tuberculosis: An individual patient data meta-analysis. *Lancet.* 2018;392(10150):821–34.
24. Conradie F et al. Treatment of highly drug-resistant pulmonary tuberculosis. *N Engl J Med.* 2020 Mar 5;382(10):893–902.
25. Pethe K et al. Discovery of Q203, a potent clinical candidate for the treatment of tuberculosis. *Nat Med.* 2013;19(9):1157–60.
26. Lamprecht DA et al. Turning the respiratory flexibility of *Mycobacterium tuberculosis* against itself. *Nat Commun.* 2016;7:12393.
27. Sacksteder KA, Protopopova M, Barry CE, 3rd, Andries K, and Nacy CA. Discovery and development of SQ109: A new antitubercular drug with a novel mechanism of action. *Future Microbiol.* 2012;7(7):823–37.
28. Lee RE, Protopopova M, Crooks E, Slayden RA, Terrot M, and Barry CE, 3rd. Combinatorial lead optimization of [1,2]-diamines based on ethambutol as potential antituberculosis preclinical candidates. *J Comb Chem.* 2003;5(2):172–87.
29. DeSimoni G. Preliminary observations of ethambutol in pulmonary tuberculosis. *Ann N Y Acad Sci.* 1966;135(2):846–8.
30. Donomae I, and Yamamoto K. Clinical evaluation of ethambutol in pulmonary tuberculosis. *Ann N Y Acad Sci.* 1966;135(2):849–81.
31. Protopopova M et al. Identification of a new antitubercular drug candidate, SQ109, from a combinatorial library of 1,2-ethylenediamines. *J Antimicrob Chemother.* 2005;56(5):968–74.
32. Jia L et al. Pharmacodynamics and pharmacokinetics of SQ109, a new diamine-based antitubercular drug. *Br J Pharmacol.* 2005;144(1):80–7.
33. Goude R, Amin AG, Chatterjee D, and Parish T. The arabinosyltransferase EmbC is inhibited by ethambutol in *Mycobacterium tuberculosis*. *Antimicrob Agents Chemother.* 2009;53(10):4138–46.
34. Boshoff HI, Myers TG, Copp BR, McNeil MR, Wilson MA, and Barry CE, 3rd. The transcriptional responses of *Mycobacterium tuberculosis* to inhibitors of metabolism: Novel insights into drug mechanisms of action. *J Biol Chem.* 2004;279(38):40174–84.
35. Tahlan K et al. SQ109 targets MmpL3, a membrane transporter of trehalose monomycolate involved in mycolic acid donation to the cell wall core of *Mycobacterium tuberculosis*. *Antimicrob Agents Chemother.* 2012;56(4):1797–809.
36. Grzegorzewicz AE et al. Inhibition of mycolic acid transport across the *Mycobacterium tuberculosis* plasma membrane. *Nat Chem Biol.* 2012;8(4):334–41.
37. La Rosa V et al. MmpL3 is the cellular target of the antitubercular pyrrole derivative BM212. *Antimicrob Agents Chemother.* 2012;56(1):324–31.
38. Poce G et al. Improved BM212 MmpL3 inhibitor analogue shows efficacy in acute murine model of tuberculosis infection. *PLOS ONE.* 2013;8(2):e56980.
39. Stanley SA et al. Identification of novel inhibitors of *M. tuberculosis* growth using whole cell based high-throughput screening. *ACS Chem Biol.* 2012;7(8):1377–84.
40. Chen P, Gearhart J, Protopopova M, Einck L, and Nacy CA. Synergistic interactions of SQ109, a new ethylene diamine, with front-line antitubercular drugs *in vitro*. *J Antimicrob Chemother.* 2006;58(2):332–7.
41. Nikonenko BV, Protopopova M, Samala R, Einck L, and Nacy CA. Drug therapy of experimental tuberculosis (TB): Improved outcome by combining SQ109, a new diamine antibiotic, with existing TB drugs. *Antimicrob Agents Chemother.* 2007;51(4):1563–5.
42. Reddy VM et al. SQ109 and PNU-100480 interact to kill *Mycobacterium tuberculosis in vitro*. *J Antimicrob Chemother.* 2012;67(5):1163–6.
43. Reddy VM, Einck L, Andries K, and Nacy CA. In vitro interactions between new antitubercular drug candidates SQ109 and TMC207. *Antimicrob Agents Chemother.* 2010;54(7):2840–6.
44. Wallis RS et al. Rapid evaluation in whole blood culture of regimens for XDR-TB containing PNU-100480 (sutezolid), TMC207, PA-824, SQ109, and pyrazinamide. *PLOS ONE.* 2012;7(1):e30479.
45. Heinrich N et al. Early phase evaluation of SQ109 alone and in combination with rifampicin in pulmonary TB patients. *J Antimicrob Chemother.* 2015;70(5):1558–66.
46. Boeree MJ et al. High-dose rifampicin, moxifloxacin, and SQ109 for treating tuberculosis: A multi-arm, multi-stage randomised controlled trial. *Lancet Infect Dis.* 2017;17(1):39–49.
47. Borisov SE et al. Efficiency and safety of chemotherapy regimen with sq109 in those suffering from multiple drug resistant tuberculosis. *Tuberculosis Lung Dis.* 2018;96(3).
48. Makarov V et al. Benzothiazinones kill *Mycobacterium tuberculosis* by blocking arabinan synthesis. *Science.* 2009;324(5928):801–4.
49. Trefzer C et al. Benzothiazinones: Prodrugs that covalently modify the decaprenylphosphoryl-beta-D-ribose 2'-epimerase DprE1 of *Mycobacterium tuberculosis*. *J Am Chem Soc.* 2010;132(39):13663–5.
50. Neres J et al. Structural basis for benzothiazinone-mediated killing of *Mycobacterium tuberculosis*. *Sci Trans Med.* 2012;4(150):150ra21.
51. Trefzer C et al. Benzothiazinones are suicide inhibitors of mycobacterial decaprenylphosphoryl-beta-D-ribofuranose 2'-oxidase DprE1. *J Am Chem Soc.* 2012;134(2):912–5.
52. Pasca MR et al. Clinical isolates of *Mycobacterium tuberculosis* in four European hospitals are uniformly susceptible to benzothiazinones. *Antimicrob Agents Chemother.* 2010;54(4):1616–8.
53. Lechartier B, Hartkoorn RC, and Cole ST. In vitro combination studies of Benzothiazinone lead compound BTZ043 against *Mycobacterium tuberculosis*. *Antimicrob Agents Chemother.* 2012;56(11):5790–3.
54. Makarov V et al. Towards a new combination therapy for tuberculosis with next generation benzothiazinones. *EMBO Mol Med.* 2014;6(3):372–83.
55. Lupien A et al. Optimized background regimen for treatment of active tuberculosis with the next-generation benzothiazinone macozinone (PBTZ169). *Antimicrob Agents Chemother.* 2018;62(11).
56. Macozinone | Working Group on New TB Drugs [Available from: https://www.newtbdrugs.org/pipeline/compound/macozinone-mcz-pbtz-169.
57. Wang F et al. Identification of a small molecule with activity against drug-resistant and persistent tuberculosis. *Proc Natl Acad Sci USA.* 2013;110(27):E2510–7.
58. Shaw KJ, and Barbachyn MR. The oxazolidinones: Past, present, and future. *Ann N Y Acad Sci.* 2011;1241:48–70.
59. Schon T et al. Wild-type distributions of seven oral second-line drugs against *Mycobacterium tuberculosis*. *Int J Tuberc Lung Dis.* 2011;15(4):502–9.
60. Cynamon MH, Klemens SP, Sharpe CA, and Chase S. Activities of several novel oxazolidinones against *Mycobacterium tuberculosis* in a murine model. *Antimicrob Agents Chemother.* 1999;43(5):1189–91.
61. Fattorini L et al. Activities of moxifloxacin alone and in combination with other antimicrobial agents against multidrug-resistant *Mycobacterium tuberculosis* infection in BALB/c mice. *Antimicrob Agents Chemother.* 2003;47(1):360–2.
62. Cox H, and Ford N. Linezolid for the treatment of complicated drug-resistant tuberculosis: A systematic review and meta-analysis. *Int J Tuberc Lung Dis.* 2012;16(4):447–54.
63. Sotgiu G et al. Efficacy, safety and tolerability of linezolid containing regimens in treating MDR-TB and XDR-TB: Systematic review and meta-analysis. *Eur Respir J.* 2012;40(6):1430–42.

64. Zhang X et al. Systematic review and meta-analysis of the efficacy and safety of therapy with linezolid containing regimens in the treatment of multidrug-resistant and extensively drug-resistant tuberculosis. *J Thorac Dis.* 2015;7(4):603–15.

65. Lee M et al. Linezolid for treatment of chronic extensively drug-resistant tuberculosis. *N Engl J Med.* 2012;367(16):1508–18.

66. Deepak A et al. Mutations in pepQ confer low-level resistance to bedaquiline and clofazimine in *Mycobacterium Tuberculosis*. *Antimicrob Agents Chemother.* 2016;22;60(8):4590–9.

67. Alffenaar JW et al. Susceptibility of clinical *Mycobacterium tuberculosis* isolates to a potentially less toxic derivate of linezolid, PNU-100480. *Antimicrob Agents Chemother.* 2011;55(3):1287–9.

68. Williams KN et al. Promising antituberculosis activity of the oxazolidinone PNU-100480 relative to that of linezolid in a murine model. *Antimicrob Agents Chemother.* 2009;53(4):1314–9.

69. Williams KN et al. Addition of PNU-100480 to first-line drugs shortens the time needed to cure murine tuberculosis. *Am J Respir Crit Care Med.* 2009;180(4):371–6.

70. Wallis RS et al. Mycobactericidal activity of sutezolid (PNU-100480) in sputum (EBA) and blood (WBA) of patients with pulmonary tuberculosis. *PLOS ONE.* 2014;9(4):e94462.

71. Wallis RS et al. Biomarker-assisted dose selection for safety and efficacy in early development of PNU-100480 for tuberculosis. *Antimicrob Agents Chemother.* 2011;55(2):567–74.

72. Jeong JW et al. In vitro and *in vivo* activities of LCB01-0371, a new oxazolidinone. *Antimicrob Agents Chemother.* 2010;54(12):5359–62.

73. Zong Z et al. Comparison of in vitro activity and MIC distributions between the novel oxazolidinone delpazolid and linezolid against multidrug-resistant and extensively drug-resistant *Mycobacterium tuberculosis* in China. *Antimicrob Agents Chemother.* 2018;62(8).

74. Kim TS et al. Activity of LCB01-0371, a novel oxazolidinone, against *Mycobacterium abscessus*. *Antimicrob Agents Chemother.* 2017;61(9).

75. A Phase II Clinical Study of LCB01-0371 to Evaluate the EBA, Safety and PK (NCT02836483) [Internet]. Available from: https://clinicaltrials.gov/ct2/show/NCT02836483.

76. Geiter L, ed. Trial of Delpazolid (LCB01-0371) to assess early bactericidal activity and exposure response relationships. *TB Science*; 2019; Hyderabad, India.

77. Balasubramanian V et al. Bactericidal activity and mechanism of action of AZD5847, a novel oxazolidinone for treatment of tuberculosis. *Antimicrob Agents Chemother.* 2014;58(1):495–502.

78. Werngren J et al. In vitro activity of AZD5847 against geographically diverse clinical isolates of *Mycobacterium tuberculosis*. *Antimicrob Agents Chemother.* 2014;58(7):4222–3.

79. Balasubramanian V et al. Pharmacokinetic and pharmacodynamic evaluation of AZD5847 in a mouse model of tuberculosis. *Antimicrob Agents Chemother.* 2014;58(7):4185–90.

80. Zhang M et al. *In vitro* and *in vivo* activities of three oxazolidinones against nonreplicating *Mycobacterium tuberculosis*. *Antimicrob Agents Chemother.* 2014;58(6):3217–23.

81. Alsultan A et al. Population pharmacokinetics of AZD-5847 in adults with pulmonary tuberculosis. *Antimicrob Agents Chemother.* 2017;61(10).

82. Furin JJ et al. Early bactericidal activity of AZD5847 in patients with pulmonary tuberculosis. *Antimicrob Agents Chemother.* 2016;60(11):6591–9.

83. Matsumoto M et al. OPC-67683, a nitro-dihydro-imidazooxazole derivative with promising action against tuberculosis *in vitro* and in mice. *PLoS Med.* 2006;3(11):e466.

84. Stover CK et al. A small-molecule nitroimidazopyran drug candidate for the treatment of tuberculosis. *Nature.* 2000;405(6789):962–6.

85. Mukherjee T, and Boshoff H. Nitroimidazoles for the treatment of TB: Past, present and future. *Future Med Chem.* 2011;3(11):1427–54.

86. Denny WA, and Palmer BD. The nitroimidazooxazines (PA-824 and analogs): Structure–activity relationship and mechanistic studies. *Future Med Chem.* 2010;2(8):1295–304.

87. Via LE et al. Tuberculous granulomas are hypoxic in guinea pigs, rabbits, and nonhuman primates. *Infect Immun.* 2008;76(6):2333–40.

88. Wayne LG, and Sramek HA. Metronidazole is bactericidal to dormant cells of *Mycobacterium tuberculosis*. *Antimicrob Agents Chemother.* 1994;38(9):2054–8.

89. Driver ER et al. Evaluation of a mouse model of necrotic granuloma formation using C3HeB/FeJ mice for testing of drugs against *Mycobacterium tuberculosis*. *Antimicrob Agents Chemother.* 2012;56(6):3181–95.

90. Klinkenberg LG, Sutherland LA, Bishai WR, and Karakousis PC. Metronidazole lacks activity against *Mycobacterium tuberculosis* in an in vivo hypoxic granuloma model of latency. *J Infect Dis.* 2008;198(2):275–83.

91. Lin PL et al. Metronidazole prevents reactivation of latent *Mycobacterium tuberculosis* infection in macaques. *Proc Natl Acad Sci USA.* 2012;109(35):14188–93.

92. Ashtekar DR, Costa-Perira R, Nagrajan K, Vishvanathan N, Bhatt AD, and Rittel W. In vitro and *in vivo* activities of the nitroimidazole CGI 17341 against *Mycobacterium tuberculosis*. *Antimicrob Agents Chemother.* 1993;37(2):183–6.

93. Sasaki H et al. Synthesis and antituberculosis activity of a novel series of optically active 6-nitro-2,3-dihydroimidazo[2,1-b]oxazoles. *J Med Chem.* 2006;49(26):7854–60.

94. Saliu OY, Crismale C, Schwander SK, and Wallis RS. Bactericidal activity of OPC-67683 against drug-tolerant *Mycobacterium tuberculosis*. *J Antimicrob Chemother.* 2007;60(5):994–8.

95. Lenaerts AJ et al. Preclinical testing of the nitroimidazopyran PA-824 for activity against *Mycobacterium tuberculosis* in a series

of *in vitro* and *in vivo* models. *Antimicrob Agents Chemother.* 2005;49(6):2294–301.

96. Chen X et al. Delamanid kills dormant *Mycobacteria* in vitro and in a guinea pig model of tuberculosis. *Antimicrob Agents Chemother.* 2017;61(6).

97. Stinson K et al. MIC of Delamanid (OPC-67683) against *Mycobacterium tuberculosis* clinical isolates and a proposed critical concentration. *Antimicrob Agents Chemother.* 2016;60(6):3316–22.

98. Cellitti SE et al. Structure of Ddn, the deazaflavin-dependent nitroreductase from *Mycobacterium tuberculosis* involved in bioreductive activation of PA-824. *Structure.* 2012;20(1):101–12.

99. Manjunatha UH et al. Identification of a nitroimidazo-oxazine-specific protein involved in PA-824 resistance in *Mycobacterium tuberculosis*. *Proc Natl Acad Sci USA.* 2006;103(2):431–6.

100. Singh R et al. PA-824 kills nonreplicating *Mycobacterium tuberculosis* by intracellular NO release. *Science.* 2008;322(5906):1392–5.

101. Feuerriegel S et al. Impact of Fgd1 and ddn diversity in *Mycobacterium tuberculosis* complex on *in vitro* susceptibility to PA-824. *Antimicrob Agents Chemother.* 2011;55(12):5718–22.

102. Lee BM et al. Predicting nitroimidazole antibiotic resistance mutations in *Mycobacterium tuberculosis* with protein engineering. *PLoS Pathog.* 2020;16(2):e1008287.

103. Fujiwara M, Kawasaki M, Hariguchi N, Liu Y, and Matsumoto M. Mechanisms of resistance to delamanid, a drug for *Mycobacterium tuberculosis*. *Tuberculosis (Edinb).* 2018;108:186–94.

104. Haver HL et al. Mutations in genes for the F420 biosynthetic pathway and a nitroreductase enzyme are the primary resistance determinants in spontaneous *in vitro*-selected PA-824-resistant mutants of *Mycobacterium tuberculosis*. *Antimicrob Agents Chemother.* 2015;59(9):5316–23.

105. Hurdle JG et al. A microbiological assessment of novel nitrofuranylamides as anti-tuberculosis agents. *J Antimicrob Chemother.* 2008;62(5):1037–45.

106. Acquired Resistance to Bedaquiline and Delamanid in Therapy for Tuberculosis. *N Engl J Med.* 2015;373(25):e29.

107. Hoffmann H et al. Delamanid and bedaquiline resistance in *Mycobacterium tuberculosis* ancestral Beijing genotype causing extensively drug-resistant tuberculosis in a Tibetan refugee. *Am J Respir Crit Care Med.* 2016;193(3):337–40.

108. Diacon AH et al. Early bactericidal activity of delamanid (OPC-67683) in smear-positive pulmonary tuberculosis patients. *Int J Tuberc Lung Dis.* 2011;15(7):949–54.

109. Jindani A, Dore CJ, and Mitchison DA. Bactericidal and sterilizing activities of antituberculosis drugs during the first 14 days. *Am J Respir Crit Care Med.* 2003;167(10):1348–54.

110. Gler MT et al. Delamanid for multidrug-resistant pulmonary tuberculosis. *N Engl J Med.* 2012;366(23):2151–60.

111. von Groote-Bidlingmaier F et al. Efficacy and safety of delamanid in combination with an optimised background regimen for treatment of multidrug-resistant tuberculosis: A multicentre, randomised, double-blind, placebo-controlled, parallel group phase 3 trial. *Lancet Respir Med.* 2019;7(3):249–59.

112. Dooley KE et al. QT effects of bedaquiline, delamanid or both in MDR-TB patients: The deliberate trial. *Conference on Retroviruses and Opportunistic Infections*, Seattle, Washington, USA, 2019.

113. Tyagi S et al. Bactericidal activity of the nitroimidazopyran PA-824 in a murine model of tuberculosis. *Antimicrob Agents Chemother.* 2005;49(6):2289–93.

114. Nuermberger E et al. Combination chemotherapy with the nitroimidazopyran PA-824 and first-line drugs in a murine model of tuberculosis. *Antimicrob Agents Chemother.* 2006;50(8):2621–5.

115. Nuermberger E et al. Powerful bactericidal and sterilizing activity of a regimen containing PA-824, moxifloxacin, and pyrazinamide in a murine model of tuberculosis. *Antimicrob Agents Chemother.* 2008;52(4):1522–4.

116. Li SY et al. Bactericidal and sterilizing activity of a novel regimen with bedaquiline, pretomanid, moxifloxacin, and pyrazinamide in a murine model of tuberculosis. *Antimicrob Agents Chemother.* 2017;61(9).

117. Tasneen R et al. Sterilizing activity of novel TMC207- and PA-824-containing regimens in a murine model of tuberculosis. *Antimicrob Agents Chemother.* 2011;55(12):5485–92.

118. Tasneen R et al. Contribution of oxazolidinones to the efficacy of novel regimens containing bedaquiline and pretomanid in a mouse model of tuberculosis. *Antimicrob Agents Chemother.* 2016;60(1):270–7.

119. Xu J et al. Contribution of pretomanid to novel regimens containing bedaquiline with either linezolid or moxifloxacin and pyrazinamide in murine models of tuberculosis. *Antimicrob Agents Chemother.* 2019;63(5).

120. Diacon AH et al. Early bactericidal activity and pharmacokinetics of PA-824 in smear-positive tuberculosis patients. *Antimicrob Agents Chemother.* 2010;54(8):3402–7.

121. Diacon AH et al. Phase II dose-ranging trial of the early bactericidal activity of PA-824. *Antimicrob Agents Chemother.* 2012;56(6):3027–31.

122. Diacon AH et al. 14-day bactericidal activity of PA-824, bedaquiline, pyrazinamide, and moxifloxacin combinations: A randomised trial. *Lancet.* 2012;380(9846):986–93.

123. Dawson R et al. Efficiency and safety of the combination of moxifloxacin, pretomanid (PA-824), and pyrazinamide during the first 8 weeks of antituberculosis treatment: A phase 2b, open-label, partly randomised trial in patients with drug-susceptible or drug-resistant pulmonary tuberculosis. *Lancet.*

2015;385(9979):1738–47.

124. Dawson R et al. Efficacy of bedaquiline, pretomanid, moxifloxacin & PZA (BPAMZ) against DS- & MDR-TB. *Conference on Restroviruses and Opportunistic Infections*, Seattle, Washington, USA, 2017.

125. Tweed CD et al. Bedaquiline, moxifloxacin, pretomanid, and pyrazinamide during the first 8 weeks of treatment of patients with drug-susceptible or drug-resistant pulmonary tuberculosis: A multicentre, open-label, partially randomised, phase 2b trial. *Lancet Respir Med.* 2019;7(12):1048–58.

126. FDA approves new drug for treatment-resistant forms of tuberculosis that affects the lungs: Food and Drug Administration; [Available from: https://www.fda.gov/news-events/press-announcements/fda-approves-new-drug-treatment-resistant-forms-tuberculosis-affects-lungs.

127. Lesher GY, Froelich EJ, Gruett MD, Bailey JH, and Brundage RP. 1,8-Naphthyridine derivatives. A new class of chemotherapeutic agents. *J Med Pharm Chem.* 1962;91:1063–5.

128. Andriole VT. The quinolones: Past, present, and future. *Clin Infec Dis: Off Publ Infec Dis Soc Am.* 2005;41(Suppl 2):S113–9.

129. Aubry A, Veziris N, Cambau E, Truffot-Pernot C, Jarlier V, and Fisher LM. Novel gyrase mutations in quinolone-resistant and -hypersusceptible clinical isolates of *Mycobacterium tuberculosis*: Functional analysis of mutant enzymes. *Antimicrob Agents Chemother.* 2006;50(1):104–12.

130. Hu Y, Coates AR, and Mitchison DA. Sterilizing activities of fluoroquinolones against rifampin-tolerant populations of *Mycobacterium tuberculosis*. *Antimicrob Agents Chemother.* 2003;47(2):653–7.

131. Gatifloxacin (marketed as Tequin) Information: Food and Drug Administration; [Available from: https://www.fda.gov/drugs/postmarket-drug-safety-information-patients-and-providers/gatifloxacin-marketed-tequin-information.

132. Lubasch A, Keller I, Borner K, Koeppe P, and Lode H. Comparative pharmacokinetics of ciprofloxacin, gatifloxacin, grepafloxacin, levofloxacin, trovafloxacin, and moxifloxacin after single oral administration in healthy volunteers. *Antimicrob Agents Chemother.* 2000;44(10):2600–3.

133. Nuermberger EL et al. Moxifloxacin-containing regimen greatly reduces time to culture conversion in murine tuberculosis. *Am J Respir Crit Care Med.* 2004;169(3):421–6.

134. Nuermberger EL et al. Moxifloxacin-containing regimens of reduced duration produce a stable cure in murine tuberculosis. *Am J Respir Crit Care Med.* 2004;170(10):1131–4.

135. Jindani A et al. High-dose rifapentine with moxifloxacin for pulmonary tuberculosis. *N Engl J Med.* 2014;371(17):1599–608.

136. Merle CS et al. A four-month gatifloxacin-containing regimen for treating tuberculosis. *N Engl J Med.* 2014;371(17):1588–98.

137. Gillespie SH et al. Four-month moxifloxacin-based regimens for drug-sensitive tuberculosis. *N Engl J Med.* 2014;371(17):1577–87.

138. Malik S, Willby M, Sikes D, Tsodikov OV, and Posey JE. New insights into fluoroquinolone resistance in *Mycobacterium tuberculosis*: Functional genetic analysis of gyrA and gyrB mutations. *PLOS ONE.* 2012;7(6):e39754.

139. Louw GE et al. Rifampicin reduces susceptibility to ofloxacin in rifampicin-resistant *Mycobacterium tuberculosis* through efflux. *Am J Respir Crit Care Med.* 2011;184(2):269–76.

140. Devasia RA et al. Fluoroquinolone resistance in *Mycobacterium tuberculosis*: The effect of duration and timing of fluoroquinolone exposure. *Am J Respir Crit Care Med.* 2009;180(4):365–70.

141. Grimaldo ER et al. Increased resistance to ciprofloxacin and ofloxacin in multidrug-resistant *Mycobacterium tuberculosis* isolates from patients seen at a tertiary hospital in the Philippines. *Int J Tuberc Lung Dis.* 2001;5(6):546–50.

142. *Global Tuberculosis Report.* World Health Organization, 2017.

143. Steingart KR et al. Higher-dose rifampin for the treatment of pulmonary tuberculosis: A systematic review. *Int J Tuberc Lung Dis.* 2011;15(3):305–16.

144. Hu Y, Liu A, Ortega-Muro F, Alameda-Martin L, Mitchison D, and Coates A. High-dose rifampicin kills persisters, shortens treatment duration, and reduces relapse rate *in vitro* and *in vivo*. *Front Microbiol.* 2015;6:641.

145. de Steenwinkel JE et al. Optimization of the rifampin dosage to improve the therapeutic efficacy in tuberculosis treatment using a murine model. *Am J Respir Crit Care Med.* 2013;187(10):1127–34.

146. Boeree MJ et al. A dose-ranging trial to optimize the dose of rifampin in the treatment of tuberculosis. *Am J Respir Crit Care Med.* 2015;191(9):1058–65.

147. Aarnoutse RE et al. Pharmacokinetics, tolerability, and bacteriological response of rifampin administered at 600, 900, and 1200 milligrams daily in patients with pulmonary tuberculosis. *Antimicrob Agents Chemother.* 2017;61(11).

148. Jindani A et al. A randomised Phase II trial to evaluate the toxicity of high-dose rifampicin to treat pulmonary tuberculosis. *Int J Tuberc Lung Dis.* 2016;20(6):832–8.

149. Velasquez GE et al. Efficacy and safety of high-dose rifampin in pulmonary tuberculosis. A randomized controlled trial. *Am J Respir Crit Care Med.* 2018;198(5):657–66.

150. Te Brake L. Increased Bactericidal Activity but Dose-Limiting Tolerability at 50 mg/kg Rifampicin. *TB-PK Meeting*, London, UK, September 2019.

151. Svensson EM et al. Model-based meta-analysis of rifampicin exposure and mortality in Indonesian tuberculosis meningitis trials. *Clin Infec Dis: Off Publ Infec Dis Soc Am.* 2019.

152. Ruslami R et al. Intensified regimen containing rifampicin and moxifloxacin for tuberculous meningitis: An open-label, ran-

domised controlled phase 2 trial. *Lancet Infect Dis.* 2013;13(1):27–35.

153. Heemskerk AD et al. Intensified antituberculosis therapy in adults with tuberculous meningitis. *N Engl J Med.* 2016;374(2):124–34.

154. Bemer-Melchior P, Bryskier A, and Drugeon HB. Comparison of the *in vitro* activities of rifapentine and rifampicin against *Mycobacterium tuberculosis* complex. *J Antimicrob Chemother.* 2000;46(4):571–6.

155. Rosenthal IM et al. Daily dosing of rifapentine cures tuberculosis in three months or less in the murine model. *PLoS Med.* 2007;4(12):e344.

156. Rosenthal IM, Zhang M, Almeida D, Grosset JH, and Nuermberger EL. Isoniazid or moxifloxacin in rifapentine-based regimens for experimental tuberculosis? *Am J Respir Crit Care Med.* 2008;178(9):989–93.

157. Dorman SE et al. Substitution of rifapentine for rifampin during intensive phase treatment of pulmonary tuberculosis: Study 29 of the tuberculosis trials consortium. *J Infect Dis.* 2012;206(7):1030–40.

158. Conde MB et al. A phase 2 randomized trial of a rifapentine plus moxifloxacin-based regimen for treatment of pulmonary tuberculosis. *PLOS ONE.* 2016;11(5):e0154778.

159. Rosenthal IM et al. Dose-ranging comparison of rifampin and rifapentine in two pathologically distinct murine models of tuberculosis. *Antimicrob Agents Chemother.* 2012;56(8):4331–40.

160. Flores AR, Parsons LM, and Pavelka MS, Jr. Genetic analysis of the beta-lactamases of *Mycobacterium tuberculosis* and *Mycobacterium smegmatis* and susceptibility to beta-lactam antibiotics. *Microbiology.* 2005;151(Pt 2):521–32.

161. Dubee V et al. Inactivation of *Mycobacterium tuberculosis* l,d-transpeptidase LdtMt(1) by carbapenems and cephalosporins. *Antimicrob Agents Chemother.* 2012;56(8):4189–95.

162. Hugonnet JE, Tremblay LW, Boshoff HI, Barry CE, 3rd, and Blanchard JS. Meropenem-clavulanate is effective against extensively drug-resistant *Mycobacterium tuberculosis. Science.* 2009;323(5918):1215–8.

163. Gonzalo X, and Drobniewski F. Is there a place for beta-lactams in the treatment of multidrug-resistant/extensively drug-resistant tuberculosis? Synergy between meropenem and amoxicillin/clavulanate. *J Antimicrob Chemother.* 2013;68(2):366–9.

164. Payen MC et al. Clinical use of the meropenem-clavulanate combination for extensively drug-resistant tuberculosis. *Int J Tuberc Lung Dis.* 2012;16(4):558–60.

165. Veziris N, Truffot C, Mainardi JL, and Jarlier V. Activity of carbapenems combined with clavulanate against murine tuberculosis. *Antimicrob Agents Chemother.* 2011;55(6):2597–600.

166. England K et al. Meropenem-clavulanic acid shows activity against *Mycobacterium tuberculosis* in vivo. *Antimicrob Agents Chemother.* 2012;56(6):3384–7.

167. Deshpande D et al. Ceftazidime-avibactam has potent sterilizing activity against highly drug-resistant tuberculosis. *Sci Adv.* 2017;3(8):e1701102.

168. Dhar N et al. Rapid cytolysis of *Mycobacterium tuberculosis* by faropenem, an orally bioavailable beta-lactam antibiotic. *Antimicrob Agents Chemother.* 2015;59(2):1308–19.

169. Yano T et al. Reduction of clofazimine by mycobacterial type 2 NADH:quinone oxidoreductase: A pathway for the generation of bactericidal levels of reactive oxygen species. *J Biol Chem.* 2011;286(12):10276–87.

170. De Bruyn EE, Steel HC, Van Rensburg EJ, and Anderson R. The riminophenazines, clofazimine and B669, inhibit potassium transport in gram-positive bacteria by a lysophospholipid-dependent mechanism. *J Antimicrob Chemother.* 1996;38(3):349–62.

171. Steel HC, Matlola NM, and Anderson R. Inhibition of potassium transport and growth of mycobacteria exposed to clofazimine and B669 is associated with a calcium-independent increase in microbial phospholipase A2 activity. *J Antimicrob Chemother.* 1999;44(2):209–16.

172. Grant SS, Kaufmann BB, Chand NS, Haseley N, and Hung DT. Eradication of bacterial persisters with antibiotic-generated hydroxyl radicals. *Proc Natl Acad Sci USA.* 2012;109(30):12147–52.

173. Baik J, Stringer KA, Mane G, and Rosania GR. Multiscale distribution and bioaccumulation analysis of clofazimine reveals a massive immune system-mediated xenobiotic sequestration response. *Antimicrob Agents Chemother.* 2013;57(3):1218–30.

174. Baik J, and Rosania GR. Macrophages sequester clofazimine in an intracellular liquid crystal-like supramolecular organization. *PLOS ONE.* 2012;7(10):e47494.

175. Williams CJB. On the use and administration of cod-liver oil in pulmonary consumption. *London J Med.* 1849;1:1–18.

176. Coussens AK et al. Vitamin D accelerates resolution of inflammatory responses during tuberculosis treatment. *Proc Natl Acad Sci USA.* 2012;109(38):15449–54.

177. Nnoaham KE, and Clarke A. Low serum vitamin D levels and tuberculosis: A systematic review and meta-analysis. *Int J Epidemiol.* 2008;37(1):113–9.

178. Huang SJ et al. Vitamin D deficiency and the risk of tuberculosis: A meta-analysis. *Drug Des Devel Ther.* 2017;11:91–102.

179. Xia J, Shi L, Zhao L, and Xu F. Impact of vitamin D supplementation on the outcome of tuberculosis treatment: A systematic review and meta-analysis of randomized controlled trials. *Chin Med J (Engl).* 2014;127(17):3127–34.

180. Daley P et al. Adjunctive vitamin D for treatment of active tuberculosis in India: A randomised, double-blind, placebo-controlled trial. *Lancet Infect Dis.* 2015;15(5):528–34.

181. Grobler L, Nagpal S, Sudarsanam TD, and Sinclair D. Nutritional supplements for people being treated for active tuberculosis. *Cochrane Database Syst Rev.* 2016;(6):CD006086.

182. Jolliffe DA et al. Adjunctive vitamin D in tuberculosis treatment: Meta-analysis of individual participant data. *Eur Respir J.* 2019;53(3).

183. Jeon CY, and Murray MB. Diabetes mellitus increases the risk of active tuberculosis: A systematic review of 13 observational studies. *PLoS Med.* 2008;5(7):e152.

184. Baker MA et al. The impact of diabetes on tuberculosis treatment outcomes: A systematic review. *BMC Med.* 2011;9:81.

185. Restrepo BI. Metformin: Candidate host-directed therapy for tuberculosis in diabetes and non-diabetes patients. *Tuberculosis (Edinb).* 2016;101S:S69–72.

186. Singhal A et al. Metformin as adjunct antituberculosis therapy. *Sci Transl Med.* 2014;6(263):263ra159.

187. Dutta NK, Pinn ML, and Karakousis PC. Metformin adjunctive therapy does not improve the sterilizing activity of the first-line antitubercular regimen in mice. *Antimicrob Agents Chemother.* 2017;61(8).

188. Degner NR, Wang JY, Golub JE, and Karakousis PC. Metformin use reverses the increased mortality associated with diabetes mellitus during tuberculosis treatment. *Clini Infec Dis: Off Publ Infec Dis Soc Am.* 2018;66(2):198–205.

189. Phillips PP et al. A new trial design to accelerate tuberculosis drug development: The Phase IIC Selection Trial with Extended Post-treatment follow-up (STEP). *BMC Med.* 2016;14:51.

190. Bald D, and Koul A. Respiratory ATP synthesis: The new generation of mycobacterial drug targets? *FEMS Microbiol Lett.* 2010;308(1):1–7.

191. Balemans W et al. Novel antibiotics targeting respiratory ATP synthesis in Gram-positive pathogenic bacteria. *Antimicrob Agents Chemother.* 2012;56(8):4131–9.

192. Jones D, Metzger HJ, Schatz A, and Waksman SA. Control of Gram-negative bacteria in experimental animals by streptomycin. *Science.* 1944;100(2588):103–5.

193. Tasneen R, Tyagi S, Williams K, Grosset J, and Nuermberger E. Enhanced bactericidal activity of rifampin and/or pyrazinamide when combined with PA-824 in a murine model of tuberculosis. *Antimicrob Agents Chemother.* 2008;10;9(7):e102135.

194. Koen Andries et al. Acquired resistance of *Mycobacterium Tuberculosis* to Bedaquiline. *PLoS One.* 2014;56(8):4131–9.

195. Villellas C et al. Unexpected high prevalence of resistance-associated Rv0678 variants in MDR-TB patients without documented prior use of clofazimine or bedaquiline. *J Antimicrob Chemother.* 2017;1;72(3):684–90.

196. Zhang S, Chen J, Cui P, Shi W, Zhang W, and Zhang Y. Identification of novel mutations associated with clofazimine resistance in Mycobacterium tuberculosis. *J Antimicrob Chemother.* 2015 Sep;70(9):2507–10.

第 12 章
卡介苗和其他疫苗

RACHEL TANNER & HELEN MCSHANE

（范小勇　徐进川　刘翔翔　译　卢水华　审校）

引言

　　预防性疫苗接种是控制传染病流行的最有效策略。预防性疫苗接种帮助人类消灭了天花，并显著降低了小儿麻痹症、百日咳和麻疹等其他儿童疾病的发病率和死亡率。不过，诱发潜伏感染的病原体更难根除，如结核分枝杆菌（M.tb）。除卡介苗（BCG）外，目前所有获得许可的疫苗都是基于诱导体液免疫和保护性抗体。然而，对于诸如结核病（TB）、疟疾和人类免疫缺陷病毒（HIV）这类疾病，细胞免疫也很重要，可能需要采取不同的策略。在结核病方面，目前唯一可用的疫苗，即卡介苗，在某些时候对某些人群有效，但总体上未能控制全球结核病的流行，因而我们迫切需要一种更有效的疫苗方案。在本章中，我们将回顾 BCG 的概况，以及目前提高 BCG 疫苗效力的主要方法。

卡介苗

卡介苗的发展

　　卡介苗是一种减毒活疫苗，由 Albert Calmette 和 Camille Guérin 在法国里尔的巴斯德研究所研发而来的是牛结核病的致病菌——牛分枝杆菌的持续传代培养得到的减毒株。其安全性和保护效力在动物模型中得到证明，随后在 1921 年进行了首次人类免疫接种[1]。在引进标准株之前，BCG 最初的品系广泛分布于欧洲，以满足日益增长的国际需求。进一步的培养导致了不同地方菌株的产生，有的在遗传和抗原组成上产生了较大的差异[2]。目前大约有 13 个亚株均统称为卡介苗。BCG 最初是经口服免疫，目前在世界大部分地区，在出生时或出生后不久通过肠胃外途径免疫。

卡介苗的安全性

BCG 的安全概况

　　卡介苗仍然是全球使用最广泛的疫苗之一，已经接种过 40 多亿人。卡介苗的安全性非常好，在上臂进行正确的皮内注射通常会导致小脓包的局部反应，然后形成小瘢痕。其他可能的不良事件包括区域性淋巴结炎和全身性疾病，后者几乎只与免疫抑制有关[3]。

　　作为一种活疫苗，卡介苗在包括艾滋病毒感染的成人在内的免疫抑制人群中一直是禁忌证，但直到最近才被认为在艾滋病毒感染的婴儿中是安全的。然而，最近来自南非的研究数据表明，艾滋病毒感染的婴儿中卡介苗病的风险增加，导致世界卫生组织（WHO）的建议发生了变化[4-5]。建议指出，在 HIV 流行地区应暂停常规卡介苗的接种，直到婴儿的 HIV 状态得到确认。这在 6 周龄之前是不可能完成的，因此卡介苗的接种会有很大的延迟，在此期间婴儿有可能被 M.tb 感染并患结核病。鉴于 HIV 和 TB 的流行有相当多的重叠，人们迫切需要一种可以安全接种 HIV 感染婴儿的疫苗。

　　在膀胱内灌注卡介苗作为膀胱癌的免疫疗法时，95% 的患者都能耐受，没有明显的发病率[6]。与免疫刺激有关的症状包括尿频和尿急、轻度不适和低热。肺部感染是一种罕见的并发症，发生在 0.3% ～ 0.7% 的患者中，表现为间质性肺炎或粟粒性结核[7-8]。全身性败血症或超敏反应大约发生在 15 000 名接受治疗的患者中[8]。目前使用的卡介苗菌株很多，但在 24 项试验的荟萃分析中并没有发现菌株间存在副作用的差异[9]。

卡介苗病

卡介苗淋巴结炎的特点是同侧腋窝淋巴结肿大（锁骨、颈背部和颈部淋巴结也可受累），并且最常出现在 6 个月以下的儿童身上[10-11]。非化脓性淋巴结炎可被认为是卡介苗接种的正常反应，通常采取保守治疗，并在数周至数月内自行消退[11]。在化脓性淋巴结炎的病例中，淋巴结破裂可导致窦和瘘管的形成，并可能导致其他并发症。治疗方法包括抗结核治疗、淋巴结抽吸和手术切除[12]。

全身性并发症可表现为骨炎/骨髓炎或播散性卡介苗病，但极为罕见，最常见于有潜在原发性免疫缺陷的卡介苗接种儿童。骨髓炎发病率大约在十万分之一，通常涉及长管状骨骼的骨骺[13]。在接种疫苗的儿童中，播散性卡介苗病的发病率为 2 ～ 3.4/百万，死亡率为 80% ～ 85%[12]，0.4% 的膀胱癌患者在灌注后被报道出现严重的播散性卡介苗败血症[14]。播散性卡介苗病的症状与结核病相似，包括持续发烧、盗汗和体重减轻。对患者的痰液、血液、组织或尿液进行分枝杆菌培养和 PCR 结果阴性很常见。在这种情况下，胸片或骨髓活检可以帮助诊断[15-17]。

对于系统性卡介苗病的治疗，目前还没有一致的指导原则，通常的方法包括使用糖皮质激素联合抗结核药物，但不包括吡嗪酰胺，因为 M. bovis 对吡嗪酰胺有抗性[18]。卡介苗菌株对药物的敏感性不同[19]，而且对利福平、异烟肼和乙胺丁醇的抗性已被发现[20-21]。对于卡介苗病的管理，可能需要更高的药物剂量和更长的治疗时间[10]。感染 HIV 的儿童接种卡介苗后在开始接受抗反转录病毒治疗（ART）后，或感染卡介苗的严重联合免疫缺陷患者进行造血干细胞移植后，都可能出现免疫重建炎症综合征[22-23]。

卡介苗对结核菌素皮试的影响

尽管最近开发了更具特异性的 γ - 干扰素释放试验（IGRAs），但结核菌素皮试（TST）仍被广泛用于 M.tb 感染的诊断，特别是在资源匮乏的环境中。卡介苗免疫可以导致 TST 阳性，这种阳性可能持续25 年之久，并混淆诊断[24-25]。卡介苗对 TST 反应的干扰是美国不把卡介苗接种引入常规临床应用的理由之一。理想情况下，一种新的结核病疫苗不应干扰TST 检测。

卡介苗保护作用

对结核的保护作用

对结核分枝杆菌感染的有效性

长期以来，人们认为卡介苗不能保护 M.tb 感染的建立，基于动物感染模型和尸检的研究显示，接种疫苗和未接种疫苗对象之间的肺部病灶发生率没有区别[26]。此外，尽管在结核病流行国家卡介苗接种覆盖率很高，但潜伏性结核病感染（LTBI）的发病率仍然非常高[27-28]。以前，由于交叉反应，TST 无法区分由 M.tb 或卡介苗引起的阳性反应导致 LTBI 的研究受到限制。现在，IGRAs 的出现规避了这一问题，而且一些研究已经报道了卡介苗对抗感染的效果[29-32]。在最近对 14 项回顾性病例对照研究的荟萃分析中发现，对最近暴露于 M.tb 的受试者使用IGRAs 进行了筛查，结果显示卡介苗与抗感染保护显著相关（总风险比 0.81；95% CI 0.71-0.92）[33]。

对结核病的保护作用

当出生时接种，卡介苗可以提供一致、可靠且具有成本效益的保护作用，并有效防止结核性脑膜炎和播散性结核的产生[34-36]。瑞典和前捷克斯洛伐克取消卡介苗接种与结核性脑膜炎和分枝杆菌性腺体疾病病例同时增加有关[37-38]。在一项随机对照试验的荟萃分析中，对粟粒或脑膜结核的总体保护作用为 86%（95% CI 65-95）[35]。然而，卡介苗对肺部疾病（最常见的结核病形式）的预防效果因地理位置而有很大差异[39]。英国和丹麦的学龄儿童、挪威的普通人群和阿拉斯加的美国本土居民都有高水平的保护作用（＞ 70%）[40-43]。然而，在印度南部、马拉维、美国乔治亚州和哥伦比亚进行的研究中，保护作用则可忽略不计（＜ 20%）[44-47]。一项对 14 项前瞻性试验和12 项病例对照研究的荟萃分析估计，卡介苗的总体保护效率为 50%[36]。

保护期限

在英国青少年中进行的 MRC 试验表明，卡介苗的高保护作用在接种后可持续 15 年[41]，这种持久性在观察性研究中被证实至少可持续 10 年[48]。尽管对10 项随机试验的荟萃分析估计，接种后 10 年的平均效力仅为 14%（95%CI 9-32）[49]，但在巴西和挪威的研究表明，保护作用可能超过这个期限[50-51]。一项对美国印第安人和阿拉斯加原住民的长期随访研究报道显示，保护期长达 60 年[52]。最近对 12～13 岁的儿童进行的一项病例对照研究报告称，在 12～13 岁时接种，疫苗接种后 15～20 年卡介苗的保护率为 57%（95% CI 33-72），随后 20～29 年之间保护效率减弱[53]。

BCG 疫苗复种

一些研究表明，卡介苗的复种没有带来额外的保护[54-56]。然而，最近在南非青少年中进行的一项临床 Ⅱ 期安慰剂对照的预防感染试验发现，尽管卡介苗复种在预防初始感染方面没有显示出作用，但它确实使持续的 M.tb 感染率显著降低[57]。

对其他分枝杆菌病的预防作用

由于和 BCG 保守的、免疫优势抗原存在交叉反应，接种卡介苗可能会对非结核分枝杆菌产生保护作用[58]。对由麻风杆菌引起的麻风病的保护效果估计从 20% 到 90% 不等[45, 59]。尽管一项荟萃分析表明临床试验中卡介苗的总体保护效果为 41%（95% CI 16-66），观察性研究中的保护效果为 60%（95% CI 51-70）[60]，但另一项分析报道显示仅有 26%（95% CI 14-37），并认为观察性研究中保护效果被高估了[61]。一些研究报道了卡介苗对 Buruli 溃疡病有交叉保护[62-63]，但在其他研究中却没有作用[64-65]。小鼠研究表明，卡介苗对鸟分枝杆菌和堪萨斯分枝杆菌感染有保护作用[66]。捷克的一项新生儿研究发现，与未接种卡介苗的儿童相比，接种卡介苗的新生儿中与胞内分枝杆菌相关的淋巴结炎较少[38]。

对非分枝杆菌病的保护作用

婴儿的全因死亡率

主要来自西非的观察性研究证据表明，卡介苗可能对婴儿全因死亡率有非特异性的影响[67-71]，这在女孩中最为明显[72-73]。分枝杆菌以外的保护作用可能是由异源淋巴细胞激活和先天免疫记忆促成的[74]，最近的体外研究也证实了这一点[75-76]。然而，在格陵兰和丹麦的研究并没有发现在出生时接种卡介苗的儿童因结核病以外的传染病而住院的比率降低[77-78]。这种差异可能与被认为影响免疫力和卡介苗保护效力

的地理差异有关，如后文所述。一项系统性综述发现，接种卡介苗与降低全因死亡率有关，但一些已发表的研究中存在高偏倚风险，并存在证据的不确定性[79]。如果在高质量的随机对照试验中发现非特异性的保护效果是可重复且广泛适用的，那么在评估候选卡介苗的时候必须考虑到这一点。

膀胱癌治疗

在近一个世纪前研究者就认识到了分枝杆菌与癌症之间的关系[80]。早期的动物研究表明，卡介苗感染的小鼠对肿瘤细胞的转移有抵抗力，从而发现了肿瘤坏死因子（TNF）[81-82]。膀胱灌注卡介苗疗法是现在治疗高风险、非肌肉浸润性膀胱癌的标准疗法[83-84]，显示出比其他膀胱内药物更优越的治疗效果[85-86]。虽然作用机制仍不清楚，但有人认为卡介苗可能由于肿瘤细胞的致癌畸变激活微胞饮现象而被细胞内化，从而导致免疫细胞被招募到该部位，随后对癌细胞产生细胞毒性和靶向杀伤[87]。

炎症性和自身免疫性疾病

作为一种强烈的 Th1 型免疫诱导剂，卡介苗可能对炎症和自身免疫性疾病具有疗效。这一假设已经得到了临床前研究的支持，这些研究表明卡介苗对过敏性哮喘、多发性硬化症和胰岛素依赖型糖尿病有保护作用。尽管在人类中的一些观察性或干预性研究也显示了有益的影响，但还需要强有力的前瞻性对照研究予以证实[88]。在最近对 Ⅰ 型糖尿病受试者进行的一项为期 8 年的随机前瞻性研究中，两剂卡介苗的接种使少数糖尿病受试者的血糖得到了稳定和长期的降低[89]。

卡介苗疗效变化的原因

卡介苗对结核病保护效力的变化是对结核病新疫苗开发的最大挑战。如果我们要避免新一代疫苗陷入同样的困境，了解其根本原因将是至关重要的。如下文所述，当前已经提出了一些不同的假设，并在表 12.1 中进行了总结。

BCG 品系的差异

不同地方的卡介苗菌株在遗传和抗原组成上显示出相当大的差异[2]，接种不同菌株的人外周血单核细胞（PBMCs）的体外 T 细胞反应也有所不同[90]。然而，这些变化对保护效力的影响仍不清楚。尽管一

表 12.1　卡介苗差异的潜在原因

假说	参考文献
卡介苗菌株的不同	［41,48,54,90-93］
暴露于 NTM	［44,95-100,244］
阻断假说	
掩蔽假说	
宿主人群的差异	［39,101-104,245］
基因型	
营养	
共感染（病毒，寄生虫）	
环境影响	［39,245］
阳光辐射	
冷链变化	
M. tb 菌株的差异	

些临床前研究表明，不同的卡介苗品系所赋予的保护性免疫存在差异[91]，但有其他研究表明其效力相当[92]。在人类中，用卡介苗或减毒田鼠分枝杆菌观察到类似的保护水平，这表明菌株的差异可能在不同的保护效力水平中没有发挥主要作用。此外，同一菌株的卡介苗在一些人群中有效，而在另一些人群中则无效[48, 54]。一项对动物和人类研究的评论性综述发现，有证据支持不同卡介苗菌株对结核病的保护力不同，但结论是没有足够的数据来推荐一种特定的菌株[93]。

暴露于非结核分枝杆菌

　　非结核分枝杆菌（NTM）是生活在土壤或水中的腐生生物，除对免疫抑制的个体外，一般不会引起疾病。在热带地区，接触 M.tb 和 NTM 的机会更多，一些流行病学观察表明，分枝杆菌致敏与卡介苗保护效力的地域性降低有关。在排除 TST 阳性（也就是致敏）个体的试验中，卡介苗可提供有效的保护[41-42]，而在阿拉巴马州和印度卡介苗表现不佳的人群中，分别有超过 68% 和 95% 的人在 15 ~ 20 岁时呈 TST 阳性[44, 94]。在一项比较性的免疫原性研究中，英国儿童的基线抗分枝杆菌免疫力水平很低，而在接种卡介苗后则明显提高，这与卡介苗在英国已知的高保护效力是一致的[41]。相反，在卡介苗不能提供保护的马拉维地区，儿童的基线水平很高，卡介苗并不能提高其基线水平[95]。进一步研究发现，对NTM 免疫反应较低的人对卡介苗的 IFN-γ 反应较大[96]。卡介苗对其他分枝杆菌（如麻风杆菌）提供

保护的交叉反应可能是一把双刃剑。

　　Palmer 及其同事提出，接触环境中的分枝杆菌可提供某种程度的抗结核保护性免疫力，而卡介苗对其改善作用不大。这种"掩蔽假说"得到了豚鼠实验的支持，各种 NTM 免疫的动物表现出对 M.tb 的免疫力，而随后接种卡介苗的保护效力却降低了[97]。另外，根据"阻断假说"，对各种分枝杆菌共同抗原已有的免疫力可能会阻断卡介苗的复制和诱导保护性免疫反应的能力。在一项小鼠研究中，先前接触NTM 产生了广泛的免疫反应，在接种卡介苗后迅速恢复并限制了卡介苗的繁殖，但并未产生对 M.tb 的保护性免疫，而非复制性亚单位疫苗的功效则不受影响[98]。在人体试验中，在马拉维和印度观察到皮试反应的加速减弱，表明从 NTM 或潜伏 M.tb 感染的致敏引起短暂二次反应[44, 99]。掩蔽和阻断并不相互排斥，在 NTM 高度流行地区，它们可能共同作用并干扰卡介苗的保护作用。

　　有趣的是，小鼠实验中也有一些证据表明，暴露于 NTM 可对卡介苗保护效力产生相反的影响，这取决于 NTM 的暴露途径和活力[100]。需要进一步研究可重复 NTM 暴露的临床前模型，并将 NTM 反应的定量测量与人类的卡介苗保护作用联系起来，以评估抗分枝杆菌免疫在卡介苗干扰中的作用。然而，由于缺乏足够免疫原性的 NTM 特异性抗原，这种评估受到阻碍，迄今为止的研究都是基于 NTM 和 M.tb 纯化蛋白衍生物（PPD）的不同反应[95]。

其他因素

　　卡介苗保护效力的变化也被认为是由于宿主人群之间的遗传或营养差异、环境影响（如阳光照射）、冷链保存的变化以及循环中 M.tb 菌株的差异导致的。然而，没有令人信服的证据表明这些因素发挥了主要作用；特别是发现卡介苗可以保护麻风病，但不能保护结核病，这使人们对这些假说产生了怀疑[39]。

　　最近的证据来自一项病例对照的风险相关性研究，研究者发现活化 T 细胞（部分由巨细胞病毒感染驱动的）与南非卡介苗接种婴儿的结核病风险增加有关[101]。在卡介苗特异性免疫反应的发展过程中，病毒感染可能会损害保护性免疫的发展，以前在马拉维和冈比亚的研究证实了这一点[102-103]。在热带和亚热带地区更为普遍的螺旋体感染，也可能降低卡介苗的免疫原性[104]。

对结核分枝杆菌的保护性免疫

更有效结核疫苗接种方案的合理设计依赖于对保护性免疫机制的理解。在其他疾病中，如脑膜炎球菌疾病，有效保护性免疫的存在极大地促进了疫苗的开发[105]。结核病没有明确的保护性相关指标，但我们确实对其中必要且重要的免疫反应有一些认识。

细胞免疫

由于分枝杆菌是胞内菌，细胞介导的免疫力是抵抗 M.tb 和控制感染的核心。缺少 $CD4^+$ T 细胞或 MHC Ⅱ 类分子的小鼠不能控制细菌的生长，并迅速地发病[106-107]。$CD4^+$ T 细胞的耗竭导致小鼠潜伏感染的重新激活[107]，在非人灵长类动物（NHPs）感染的前 8 周，病理学和细菌负担增加[108]。因 HIV 导致的 $CD4^+$ T 细胞数量和功能的下降使得结核病风险的增加进一步证明了这种细胞类型的关键作用[109]。$CD8^+$ T 细胞通过分泌促炎症细胞因子（如 IFN-γ）或通过颗粒酶介导的功能直接杀死 M.tb 感染的细胞来参与保护性免疫[110]。M.tb 脂质抗原也可呈现给非常规 T 细胞，如 γδT 细胞、NKT 细胞和黏膜相关固有 T 细胞（MAIT），激活效应功能[111]。

在识别 M.tb 感染的抗原呈递细胞后，$CD4^+$ T 细胞被激发为 Th1 细胞，成为分泌 IFN-γ、TNF-α 和 IL-2 的主要来源。IFN-γ 在激活巨噬细胞以杀灭细胞内分枝杆菌方面的核心作用已得到证实。小鼠实验表明，IFN-γ 敲除小鼠对 M.tb 感染极为敏感[112]，而且分枝杆菌孟德尔易感性里氏病（Mendelian susceptibility to mycobacterial disease，MSMD）的遗传学证实与 IFN-γ/IL-12 信号通路缺陷相关[113]。TNF-α 也参与激活感染巨噬细胞的杀菌活性，用 TNF 抗体治疗小鼠会重新激活顽固且致命的 M.tb 感染[114]；而使用抗 TNF 制剂治疗炎症，如类风湿关节炎，也导致了 LTBI 的重新激活[115]。IL-2 直接促进 T 细胞的扩增和存活，而粒细胞-巨噬细胞集落刺激因子（GM-CSF）则通过改变树突状细胞的功能来实现；增加 IL-12 的产生，并在细胞表面表达共刺激分子[116]。

体液免疫

B 细胞和抗体在抗 M.tb 免疫反应中的作用一直不清楚，最近的证据表明它们发挥的作用比以前认为的要大[117-118]。尽管对 B 细胞缺陷小鼠进行的 M.tb 研究结果不一[119-121]，但现在认为 B 细胞影响了

M.tb 感染期间细胞因子的产生、细菌的遏制和免疫病理的发展。B 细胞可调节 T 细胞反应，通过抗原捕获和呈递参与 T 细胞的启动[122-123]。早期血清治疗实验的不同结果导致人们认为抗体的作用很小。然而，最近针对分枝杆菌成分的特异性单克隆抗体已被证明可以保护小鼠免受 M.tb 感染[124-125]。低水平特异性免疫球蛋白 G（IgG）的儿童被发现有更大的播散性结核风险，且 Ag85 复合抗原的低抗体滴度与疾病的不良预后有关[126-127]。在南非婴儿的一项病例对照研究中，针对 Ag85A 的高滴度 IgG 与结核病发展的风险降低有关[128]。抗体介导免疫的潜在机制包括通过 FcR 介导的吞噬作用调节巨噬细胞-病原体的相互作用、增强补体诱导的杀伤作用、抗体依赖细胞介导的细胞毒性作用（ADCC）以及黏膜保护[129]。

保护性相关研究对疫苗接种提供的细胞介导免疫反应是否足够表示怀疑[130]。尽管候选疫苗 MVA85A 具有免疫原性，能诱导出强大而持久的多功能 $CD4^+$ T 细胞反应，但在最近的 Ⅱb 期临床试验中并没有显示出保护效力[131]。成功的结核病疫苗的关键可能在于综合利用体液免疫和细胞免疫。

改良结核病疫苗的目标人群

最需要保护性结核疫苗的人群是那些疾病负担最重的人群，包括婴儿、青少年和 HIV 感染的成年人，有效疫苗接种对公共卫生的影响也最大。在高负担国家，儿童占结核病患者的 20% 以上。与成人相比，他们在暴露后患结核病的风险更高，其中 2 岁以下儿童的风险最大。在南非一项关于儿童年龄相关的结核病发病率的研究中，5 岁以下儿童的结核病发病率很高（2.9%），并在 12～23 个月时达到高峰[28]。有趣的是，结核病在 5～12 岁儿童中相对不常见，但在青少年时期发病率又急剧上升[134]。涂片阳性病例的比率在青少年和年轻成人中最高，这也是传播负担所在。这个发病高峰期也恰好处于经济生产力最高的年龄段，对流行国家的经济影响很大。在高负担国家，感染 HIV 后新感染 M.tb 和潜伏性 M.tb 感染发病的风险增加了 20%[109,135]。用抗反转录病毒疗法治疗可以减少这种风险，但不能达到 HIV 阴性者的水平[136]。

在青少年和 HIV 感染人群中，有一部分人已经潜伏感染了 M.tb。因此，一种旨在防止潜伏感染激活并可能根除感染的暴露后疫苗将是非常值得期待的。目前还不清楚设计用于预防原发疾病的疫苗在这

种情况下是否也有效。疫苗也可以被设计成一种免疫疗法，作为活动性疾病患者治疗的辅助手段，特别是在耐药的情况下，目前正在开发的几个结核病候选疫苗就是为了这个目的而开发的[137-138]。

新的疫苗研发途径

鉴于卡介苗对严重和播散性结核病的保护作用[34-35]，暂停常规卡介苗接种存在重大的伦理问题。这为结核病新疫苗的保护效力试验提供了挑战，特别是那些旨在替代卡介苗的疫苗。两种主要改进卡介苗的方法包括通过基因工程方法改造卡介苗或其他分枝杆菌（包括 M.tb 本身），或采用初免 - 加强免疫策略，即在后期将新疫苗作为卡介苗的加强剂来使用。尽管在科学研究上取得了进展，目前的临床试验中有十几种候选疫苗，但很少有疫苗进展到有效性试验，在过去 5 年中也很少有新的疫苗出现。表 12.2 对目前领先的候选疫苗进行了回顾和总结。

替代 BCG

与蛋白佐剂和病毒载体亚单位疫苗相比，全细胞减毒活疫苗具有潜在的优势，即抗原种类全面，与自然感染更加相似。这种卡介苗的替代品旨在提高保护效力（尤其是在发展中国家）和安全性，允许在感染 HIV 的婴儿中使用。任何卡介苗替代物都必须证明在防止其他分枝杆菌感染（如麻风病）方面不逊于卡介苗，在降低婴儿全因死亡率方面具有潜在的非特异性效果，以及对严重结核病和肺部疾病具有保护作用。

重组 BCG

过表达免疫优势抗原和操纵抗原加工是产生基因改良卡介苗菌株的两种方法。第一种策略包括添加 BCG 低水平表达的抗原，如 rBCG30 中的 Ag85B[139]，或者添加 BCG 不表达的抗原，如 BCG：RD1-2FG 中的 RD1[140]。rBCG VPM1002 采用了第二种策略，表达来自单核细胞增生李斯特菌的李斯特溶菌素，但缺乏尿素酶 C，目的是增加吞噬体的酸化，使李斯特溶菌素的破膜活性加强，从而促进抗原的交叉致敏和诱导 MHC Ⅰ 类限制性的 $CD8^+$ T 细胞反应[141]。VPM1002 已被证明了临床安全性和免疫原性[142]，并已进入 Ⅱ 期临床试验；可评估其在 HIV 暴露婴儿中的安全性和免疫原性，并作为结核治疗成功后预防复发的疫苗（NCT02391415 和 NCT03152903）。

表12.2　目前正在临床开发的结核病候选疫苗

策略	疫苗	原理	阶段	参考文献
替代卡介苗				
重组 BCG 菌株	VPM1002	表达李斯特溶菌素且脲酶 C 缺陷的重组卡介苗	Ⅲ	142
减毒 M.tb 菌株	MTBVAC	毒力基因 phoP 和 fadD26 缺失的 M.tb 菌株	Ⅱ a	146-148
其他减毒全菌	DAR-901	M. obuense	Ⅱ b	154
分枝杆菌	RUTI	片段化 M.tb；免疫治疗	Ⅱ a	137
	MIP	热灭活 M. indicus pranii；免疫治疗	Ⅲ	138，155，156
亚单位疫苗加强卡介苗				
蛋白 / 佐剂	M72/AS01	Mtb39a 和 Mtb32a 融合蛋白 /AS01 佐剂	Ⅱ b	157，160-164
	H4/IC31（Aeras404）	Ag85B 和 TB10.4 融合蛋白	Ⅱ a	57，168，169
	H56/IC31（Aeras456）	Ag85B、ESAT-6 和 Rv2660 融合蛋白	Ⅱ b	170，171
	ID93 + GLA-SE	Rv2608，Rv3619，Rv1813 和 Rv3620 融合蛋白 /GLA-SE 佐剂	Ⅱ a	172，173
重组病毒载体	MVA85A	表达 Ag85A 的 MVA 痘病毒载体，气溶胶免疫	Ⅰ	185
	ChAdOx1.85A/ MVA85A	表达 Ag85A 的黑猩猩腺病毒 5 型载体致敏，MVA85A 加强	Ⅰ	
	Ad5Ag85A	表达 Ag85A 的人 5 型腺病毒载体	Ⅰ	174，186，187，246
	TB/FLU-04 L	表达 ESAT-6 和 Ag85A 的 A 型减毒流感病毒	Ⅱ a	

AERAS-422 的设计结合了这两种策略，过度表达 Ag85A、Ag85B 和 Rv3407，同时也表达产气荚膜梭菌溶素（目的与 VPM1002 中的李斯特菌溶血素相同）。由于在 I 期临床试验中两名受试者潜伏性水痘带状疱疹感染的重新激活，该疫苗的进一步开发被终止[143]。在已经进入 I 期试验的三种 rBCG 疫苗中（rBCG30、AERAS-422 和 VPM1002），只有 VPM1002 仍在积极开发中。

减毒 M.tb 菌株

另一种方法是使用减毒的 M.tb 菌株，相关毒力基因被删除，同时保留了主要的免疫优势抗原，如卡介苗中没有的早期分泌抗原 -6（ESAT-6）和培养滤液蛋白 -10（CFP10）。鉴于对推进 M.tb 减毒株临床评估（尤其是在免疫力低下的人群中）的安全性考虑，在世卫组织的协调下，与监管机构和疫苗开发商举行了两次国际会议，就这些疫苗的构建和临床前安全测试提出了一系列建议[144-145]。MTBVAC 包含毒力基因 phoP 和 fadD26 的两个独立缺失突变，符合日内瓦共识的安全要求，是第一个进入临床试验的该类产品。这种疫苗在豚鼠和 NHPs 中表现出比卡介苗更好的保护作用[146-147]，在最近的 I 期临床试验中被发现与卡介苗一样安全，且具有相当的免疫原性[148]。目前正在对患有和不患有潜伏感染的成人进行 I b/ II a 期临床试验（NCT02933281）。

其他减毒的全菌体分枝杆菌候选疫苗

SRL-172 是一种灭活的全菌体非结核分枝杆菌疫苗，已经在一些临床试验中被评估为与药物治疗相结合的免疫治疗剂[149]。最初根据表型被命名为牛痘分枝杆菌（Mycobacterium vaccae），但后来被确认为奥布恩斯疫苗（Mycobacterium obuense）。在芬兰和赞比亚对 HIV 感染的成年人进行的 I 期和 II 期临床研究中，SRL-172 被证明安全并具有免疫原性[150-151]。尽管南非的一项 III 期临床试验发现对初治肺结核患者没有疗效[152]，但坦桑尼亚的一项试验表明，在 HIV 感染的成年人中用 5 倍剂量的 M. vaccae 加强儿童卡介苗接种，在 HIV 感染的成人中对确诊结核病的保护率达到 39%[153]。然而，对临床诊断可能的结核病则没有保护作用，因达到播散性结核主要终点的志愿者人数不足，无法对疫苗和安慰剂组进行比较。DAR-901 是一种新的卡介苗加强型疫苗，由与 SRL-172 相同的种子菌株用一种新方法制造。在一期剂量递增临床试验中，DAR-901 在所有剂量水平上都安全且耐受性良好，并且没有导致 IGRA 转换[154]。在坦桑尼亚正在进行预防青少年感染（POI）的 II b 期临床试验（NCT02712424）。

RUTI 是一种多抗原脂质体疫苗，由脱毒的 M.tb 细胞组成，旨在改善 LTBI 和 TB 疾病的治疗效果，并减少抗生素暴露。在南非进行的一项 II a 期临床试验表明，在异烟肼治疗 1 个月后，HIV 感染者和未感染者的 LTBI 受试者具有可接受的耐受性和良好的免疫原性[137]。一项 II a 期临床试验将评估其在 MDR-TB 患者中的安全性和免疫原性。印度分枝杆菌（Mycobacterium indicus pranii，MIP，前称为 Mw）是另一个正在作为治疗剂测试的热灭活分枝杆菌菌株。尽管临床前研究很有希望[155]，但在一项 III 期临床试验中，MIP 对结核性心包炎患者没有免疫治疗效果[138]。然而，在最近的一项随机试验中，在败血症中使用 MIP 与预后改善有关[156]，这种疫苗现在已经进展到对严重败血症患者的 II b 期试验（NCT02330432）。

用亚单位疫苗加强卡介苗的作用

取代卡介苗的另一种方法是在出生时继续接种卡介苗，并开发一种疫苗在以后的时间里接种，目的是增强已致敏的免疫反应。这将使卡介苗的好处得以保留，同时提高保护效力和持久性。这种疫苗可在卡介苗接种后不久的婴儿期接种，也可在结核病发病率上升之前的青少年时期接种，或者在免疫抑制发展之前给 HIV 感染的成年人接种。加强疫苗由一种或多种 M.tb 蛋白抗原（必须在所有卡介苗菌株中表达）与佐剂或重组病毒载体递送系统组成。

蛋白质 / 佐剂候选疫苗

进展最快的蛋白 / 佐剂候选疫苗是 M72/AS01，一种 Mtb39a 和 Mtb32a 抗原的融合蛋白，与 GSK 专有的 AS01 佐剂一起使用，其中包括免疫刺激剂 MPL 和皂苷 QS21 与脂质体结合[157]。M72 与 AS02（一种含有与 AS01 相同的免疫刺激剂的角鲨烯乳液配方）一起给药，与卡介苗一起给药时，提高了 M.tb 感染豚鼠的存活率，提高了小鼠的免疫原性而非保护力，并提高了接种卡介苗的非人灵长类感染后的存活率[158-159]。临床试验发现，与 AS02 相比，AS01 对 M.tb 抗原的 Th1 型反应更强，因此这种佐剂得以推广[157]。M72/AS01 耐受性良好，在健康成人、青少年和接种卡介苗的婴儿中诱导出强大的多功能性

M72 抗原特异性 CD4$^+$ T 细胞和抗体反应[157, 160-162]。在印度的抗反转录病毒治疗和未抗反转录病毒治疗的 HIV 阳性和 HIV 阴性成人中进行的试验也证实了其安全性和免疫原性[163]。M72/AS01 最近在肯尼亚、南非和赞比亚进行了 Ⅱ b 期有效性试验，发现其对潜伏感染的成人提供了 54% 的保护，使其免受活动性结核病的影响[164]。

Hybrid 1/IC31，Hybrid 4/IC31 和 Hybrid 56/IC31 三个融合蛋白 / 佐剂候选疫苗是由哥本哈根的丹麦血清研究所（SSI）设计的。H1/IC31 含有 Ag85B 和 ESAT-6 的融合蛋白，其佐剂是抗菌肽 KLK 和合成的 Toll 样受体 9（TLR-9）激动剂（ODN1a）的组合系统。这种疫苗在健康人、陈旧性或潜伏性结核感染者和 HIV 感染的成人中是安全的，并能诱导出强大和持久的 CD4$^+$ T 细胞反应[165-167]。然而，ESAT-6 的加入可能会混淆 IGRA 诊断方法，该方法使用对 ESAT-6 和 CFP10 的 T 细胞反应作为 M.tb 感染的证据。事实上，最近的一项研究发现，接受高剂量 H1/IC31 的参与者中有 17% 对 QuantiFERON 检测产生了阳性反应[165]。H4/IC31（AERAS-404）通过用 TB10.4 代替 ESAT-6 来规避这一问题，同时在临床前模型中仍显示出不错的保护效果[168-169]。最近在南非青少年中进行的一项 Ⅱ 期试验中，H4/IC31 没有显示出对初次感染的保护作用，但有一个非统计学意义上的减少持续 M.tb 感染的趋势[57]。

H56/IC31 是该研究组的最新候选疫苗，除了 Ag85B 和 TB10.4 外，还含有潜伏相关抗原 Rv2660。这种疫苗旨在提高潜伏感染 M.tb 人群的保护性免疫，以防止重新激活并促进感染的清除。H56/IC31 在 NHP 研究中具有良好的耐受性和免疫原性，并显示出对活动性结核病和潜伏感染再激活的保护效力[170]。在没有或患有 LTBI 的健康成人中进行的 Ⅰ / Ⅱ 期试验显示了安全性和免疫原性。有趣的是，与高剂量疫苗接种相比，低剂量疫苗接种诱导了更多的多功能抗原特异性 CD4$^+$ T 细胞[171]。第二阶段的预防复发研究（NCT03512249）正在计划中。

ID93$^+$ GLA-SE 由四种抗原（Rv2608、Rv3619、Rv1813 和 Rv3620）融合蛋白和 TLR 佐剂 GLA-SE 组成。这种疫苗在小鼠和豚鼠身上表现出了保护性免疫力[172]，并且在最近对健康成年人进行的临床 Ⅰ 期剂量递增研究中展示出良好的耐受性和免疫原性[173]。递增的剂量诱导了类似的抗原特异性 CD4$^+$ T 细胞和体液反应，并在卡介苗接种的 M.tb 感染者中显示了可接受的安全性[173]。

重组病毒载体

非复制性减毒活病毒通过基因工程改装后可传递外源抗原，并有可能在不需要额外佐剂情况下激活先天免疫系统，提高细胞免疫力。大多数先进的载体结核候选疫苗都是基于重组腺病毒或痘病毒。其他新型病毒载体包括仙台病毒、慢病毒、2 型副流感病毒和流感病毒。

一种表达 Ag85A 的重组改良安卡拉痘病毒（MVA）载体是 2002 年进入临床试验的第一个亚单位新疫苗，十多年来一直是该领域领先的候选疫苗。MVA85A 在临床前动物模型中显示出不错的保护作用[147, 175-177]，并在 Ⅰ / Ⅱ a 期临床试验中显示出安全性和免疫原性[178-182]。然而，在一项针对南非婴儿的预防性暴露前 Ⅱ b 期试验中没有观察到较之卡介苗单独免疫组提高的保护作用[131]。临床前研究表明，当 Ag85A 通过鼻内或气溶胶递送时，免疫原性或保护作用得到了加强[183-184]。目前，临床试验正在评估 MVA85A 的气溶胶给药途径，目的是增强感染原发部位的局部保护性免疫反应。一项 Ⅰ 期临床试验发现，通过气溶胶给药的 MVA85A 耐受性良好，在肺部引起的免疫反应优于通过皮内给药引起的反应[185]。

经设计表达 Ag85A 的人类 5 型腺病毒（AdHu5）在临床前模型中被发现对 M.tb 感染有强大的保护作用，特别是通过鼻内途径给药时[186]。在一项 Ⅰ 期临床研究中被证明是安全且具有免疫原性的[187]。然而，一些病毒载体疫苗的局限性之一是由自然暴露引起的预存抗体的存在，这可能会削弱疫苗效力，并在给高危 HIV 感染人群接种时构成安全问题。总的来说，45% ～ 80% 的成年人对 AdHu5 有中和抗体反应，这取决于地区的不同[188-189]。克服抗 Ad 免疫的一个策略是使用复制缺陷性黑猩猩衍生的腺病毒（AdCh），因为针对这些载体的中和抗体在人类中很少发现[190]，而且免疫原性与人类腺病毒诱导的相近[191-192]。在小鼠研究中，AdCh68Ag85A 与其对应的 AdHu5 相比，能诱导出更好的 T 细胞反应和免疫保护[193]。一种表达 Ag85A 的 AdCh 载体疫苗（ChAdOx1.85A）目前正在 Ⅰ 期临床试验中与 MVA85A 一起作为加强免疫方被评估（NCT01829490）。

不太常见的 AdHu35 腺病毒抗体只在 5% ～ 15%

的成年人中检测到[189]。AERAS-402 是一种表达 Ag85A、Ag85B 和 TB10.4 融合蛋白的 AdHu35 载体疫苗，在小鼠中表现出保护性免疫反应[194]，并在健康成人、陈旧性或活动性结核病成人和 HIV 感染成人的临床试验中评估了安全性和免疫原性[195-200]。该疫苗被发现可以诱导多功能 CD4$^+$ T 细胞和强 CD8$^+$ T 细胞反应，尽管最近的分析表明多功能 T 细胞不一定能识别 M.tb 感染的目标。在卡介苗接种的婴儿中进行的一项 Ⅱb 期临床试验显示了可接受的安全性，但当预定的免疫原性目标没有达到时，该试验被修改为取消有效性的评估[199]。最近的研究集中在通过气溶胶途径施用 AERAS-402[202]，并将该疫苗与 MVA85A 一起评价初免 - 加强方案，猴子在 Ⅰ 期临床试验中已证明了可提高抗原特异性 T 细胞的数量和持久性[203-204]。

TB/FLU-04L 是一种表达 M.tb 抗原 ESAT-6 和 Ag85A 的减毒流感病毒载体疫苗，可通过鼻内途径给药。临床前研究已经证明了其安全性、免疫原性和有效性。在一项针对卡介苗接种健康志愿者的 Ⅰ 期临床试验中，该疫苗的耐受性和免疫原性良好，在接种后 5 天的鼻拭子中没有检测到感染性病毒（NCT02501421）。

最近，CMV 被确定为一种有前途的减毒活病毒载体，因为它具有自然的周期性再激活特性，导致特异性 T 细胞的间歇性再刺激和效应细胞群的维持。该 CMV/TB 候选疫苗表达了代表急性期、潜伏期和复苏期抗原类别的九个 M.tb 蛋白。在恒河猴中进行的临床前研究表明，与未接种的对照组相比，接种疫苗的动物中 M.tb 感染和疾病程度降低了 68%，34 只接种疫苗的动物中有 14 只没有结核病证据[205]。

疫苗开发的挑战

随着结核病新疫苗的临床开发之路越来越清晰，未来的挑战也越来越多。未来十年，该领域的主要问题包括缺乏有效的保护性免疫学指标、无法对候选疫苗进行下一步保护效力测试、动物模型的预测价值不确定、缺乏人类感染模型，以及缺乏进行 Ⅱb/Ⅲ 期保护性试验的能力和资金。接下来将简要讨论这些问题。

缺乏有效的保护性免疫指标

结核病疫苗开发的最大障碍之一是缺乏一个有效

的、能可靠预测疫苗保护效果的免疫相关指标。这样的生物标志物可在进入临床试验前对候选疫苗进行筛选，并为临床疾病终点提供一个替代方案，缩短试验时间，从而加快疫苗开发。由于缺乏有效的疫苗，识别保护性的相关指标极具挑战性。然而，减少疾病风险的生物标志物，例如在治疗后不复发的人或长期患有 LTBI 而保持健康的人中存在的某些因素，是保护性免疫的重要指标，可能有助于减小临床试验的规模并缩短时间。

T 细胞和 B 细胞反应

在人体试验中，IFN-γ 被广泛用作主要的免疫学指标，但近年来的研究对 "IFN-γ 越多越好" 的教条提出了挑战[206-209]。在一项对卡介苗免疫婴儿的 2 年随访研究中，分枝杆菌特异性 T 细胞的数量和细胞因子表达谱与结核病的保护没有相关性[130]。尽管其他疾病模型和临床前结核病研究取得了很好的结果[210-213]，但本研究中多功能 T 细胞也未能与保护效力相关[130]。有趣的是，在最近一项对接种卡介苗的南非婴儿的病例对照研究中，卡介苗诱导产生 IFN-γ 的 T 细胞与结核病的风险降低有关，而活化的 CD4$^+$ T 细胞（表达 HLA-DR）则与疾病风险增加有关[128]。在设计和测试结核病候选疫苗时，应考虑 T 细胞激活的原因和对疾病风险的影响。B 细胞的相关性研究不足，但发现与未接种卡介苗的人相比，接种卡介苗的人的特异性记忆 B 细胞更高[214]，而且在婴儿病例对照研究中，Ag85 特异性 IgG 浓度较高与结核病风险降低有关[128]。

功能性分枝杆菌生长抑制试验

假设驱动的预定义免疫参数检测的一种替代方法是使用无偏见的体外分枝杆菌生长抑制试验（MGIAs），这是考虑一系列免疫机制及其相互作用的功能性检测方法[215]。早期的检测使用全血接种荧光素转染的卡介苗报告菌株[216]，或将受刺激或未受刺激的淋巴细胞加入受感染的单核细胞中共同培养[217-219]。最近，一个基于 PBMC 直接感染的简化模型检测到卡介苗诱导的英国成人和婴儿对分枝杆菌生长的控制有改善。虽然在南非婴儿病例对照研究中，生长抑制与结核病风险的降低无关[128]，但最近的研究证实了其与保护人类和 NHPs 免受体内分枝杆菌感染有关[247]。这种测试也为调查潜在的免疫机制提供了可行的系统，迄今为止，直接 PBMC MGIA

对分枝杆菌生长的控制与多功能 T 细胞[221]和训练的先天免疫有关[222]。

基因表达标签

其他无偏见的方法包括全免疫、基因表达和蛋白质组分析检测。以前的系统生物学研究已经报道了将结核病与 LTBI 和其他疾病状态区分开来的特征[223-228]。一项对潜伏感染的南非青少年进行的为期 2 年的随访研究确定了一种潜在的 16 基因标签用于结核疾病风险的预测[229]。这一特征在南非和冈比亚两个独立的 LTBI 成人队列中得到验证，其中预测结核病进展的敏感性为 53.7%（95% CI 42.6-64.3），特异性为 82.8%（95% CI 76.7-86）。最近，从南非和冈比亚的样本中得出的 4 基因标签预测了盲测组样本在发病前 2 年的进展，并在 M.tb 潜伏感染的青少年群组中得到进一步验证[230]。对 5000 多名卡介苗接种婴儿进行的病例对照研究确定了针对接种的确定宿主反应，有两个主要的基因表达群显示了不同的骨髓和淋巴细胞的激活和炎症模式[231]。在未来的疫苗开发中应考虑这种多样性。

临床前动物模型的预测价值

目前，新的结核病候选疫苗是通过临床前动物模型进行评估的，通常是小鼠、豚鼠、非人灵长类（NHPs）和牛。然而，这些模型预测人类中疫苗效力的相关性尚不确切。通过 M.tb 感染研究确定在动物模型中的疫苗效力被定义为与对照组相比在疾病相关参数方面的改善，如细菌载量、病理评分或生存期限。即使器官中存在可检测的细菌或病理变化，或者一些动物不能存活，也可以认为疫苗提供了保护。然而，在人类中，疫苗效力是根据结核病预防的临床终点来定义的[232]。此外，人工气溶胶感染与人类的自然传播非常不同，而且常用的 M.tb 实验室菌株在基因上与临床分离株不同[233]，采用的感染剂量也高得多。除了实验设计上的这些基本差异外，动物的基因与人类不同，广泛使用的小鼠品系不能表现出病理性肉芽肿的形成，而这却是人类结核病的标志[234]。牛和 NHPs 被认为是更好的人类结核病模型，但它们的使用受限于成本、动物可及性及试剂。

在动物模型中观察到的疫苗效果与人类保护之间还没有确定的联系；最近，MVA85A 在临床前研究中赋予的适度保护并没有转化为对人类的保护作用[131, 147, 175-176]。只有当我们有了有效的疫苗，才有可能了解哪些动物模型可以预测在人类中的效力，使这些模型能够被优化并最好地应用于后续的疫苗发展。

缺少人类感染模型

人类感染模型的开发和利用大大加速了一系列疾病的疫苗开发，包括疟疾、霍乱和伤寒[235-237]。这种模型有可能在早期阶段对候选疫苗进行筛选，并确定保护性免疫力的相关指标。尽管从伦理上讲，用结核分枝杆菌毒株感染志愿者是不可接受的，但减毒活菌株如卡介苗可以提供一个安全的选择。应用皮内卡介苗攻毒模型和从皮肤活检中定量分枝杆菌的研究表明，能够在以前接种卡介苗的个体中检测一定程度的分枝杆菌免疫[238-239]。最近的一项试点研究评估了一种创伤性较小的模型，测量从疫苗接种部位所收集拭子标本中的细菌数量[240]。进一步的研究正在进行中，包括开发一个更能代表自然感染的气溶胶卡介苗感染模型（NCT02709278）。Fortune 及其同事正在探索相应的策略以产生一种安全的减毒菌株，这种菌株可被重复清除，却不能传播，并在体内可被检测和量化[241]。

开展 II b/ III 期有效性临床试验的能力和资金不足

实施结核病疫苗有效性测试的临床试验基地对研究者来说是一个重大挑战。这些要求包括强大的临床和实验室基础设施、成熟的现场资源、人力技能和专业知识，及可用于实验的流行病学数据[242]。目前世界上符合这些标准的场地非常少。第一个专门用于评估结核病疫苗的场所是位于南非伍斯特的南非结核病疫苗创新中心（the South African TB Vaccine Initiative，SATVI），由开普敦大学联合运营。随后，在肯尼亚医学研究所 /CDC 野外站建立了另一个站点。然而，III 期临床试验将需要扩展到非洲大陆以外的地区，并在包括亚洲的其他结核病流行地区需要新的站点，以便进行多中心试验。一旦站点建立起来，在临床试验之间必须维持专业知识、能力和资金，以确保一旦候选药物进展到这个阶段，就能毫不拖延地开始强有力的有效性测试。

可替代终点

结核病例的自然增长率是有效性临床试验规模大、持续时间长、费用高的主要原因。设计具有生物学意义的终点且其发生率高于结核发病率的替代性试验，将允许进行规模较小的概念验证试验。然后，如

表 12.3　不同临床试验终点的优缺点

终点	优点	缺点
预防发病（POD）	阻断传播对公共卫生影响巨大	需要大样本量
	TB 疫苗注册时大多广泛接受的临床终点	由于疾病终点累积缓慢导致持续时间长
	微生物学确诊作为结核病终点的金标准	成本高
		在未感染和 LTBI 个体中预防疾病的能力可能不同
		在成人 POD 研究中，预存的抗分枝杆菌免疫可能会阻断疫苗的作用
预防感染（POI）	感染率高于发病率使得试验规模更小，持续时间更短	缺乏检测结核分枝杆菌感染的金标准
	潜在的生物活性标志物和门控策略有利于 POD 临床试验的进展	POD 临床试验仍需要
	利用现有的婴儿疫苗接种计划	存在逆转现象；需要找到持续的转归参数
		仅在那些不会发展为疾病的人中预防感染的可能性
		POI 对公共卫生的影响可能比 POD 小
		评价感染终点的动物模型不足；限制 POI 候选的进展
预防疾病复发（POR）	疾病终点累积高于 POD 研究，使试验规模更小，持续时间更短	POD 试验仍需要
	潜在的生物活性标志物和门控策略有利于 POD 试验的进展	错过减少最初感染效果的风险
	可建立概念验证免疫接种作为辅助治疗	

果有积极的结果则随后加速进入经典的Ⅱb和Ⅲ期预防性临床试验。此类终点包括预防感染（POI）和预防疾病复发（POR）。如前所述，最近的研究表明，POI 原则上是可行的[33]，尽管其不足是缺乏检测 M.tb 感染的金标准。最近一项 AERAS-404 试验采用了 IGRA 转换为 POI 的主要终点，但没有证明有效性（NCT02075203）。结核病复发高频率和短时间（91% 的复发发生在完成结核病治疗后的第一年[243]）将大大减少 POR 研究的随访时间。这样的研究也为疫苗接种作为结核病治疗的辅助手段建立了概念性验证，但也许会为预防疾病的疫苗设定一个不合理的高标准，并有可能错过对初始感染的影响。使用 LTBI 或其他高风险志愿者也会加速临床开发，目前上述 M72/AS01 候选疫苗正在采取这样的一种方法来评估（NCT01755598）。表 12.3 总结了不同临床试验终点的优势和劣势。

结论

在被忽视了几十年后，结核病疫苗的开发在 2000 年代获得了动力，但近年来的进展有所放缓。人们希望在基础研究和实验医学研究方面取得的巨大进展能够为未来的疫苗改进提供思路。然而，动物模型的预测价值、保护相关指标和人类感染模型最终只能通过人类的有效性数据来验证。使用 MVA85A Ⅱb 期临床试验的样本进行的风险相关性分析结果表明，无论有效性结局如何，都可以从这些研究中学习到很多东西。如果我们要实现全球终止结核计划中规定的目标，并大幅降低这种毁灭性疾病的发病率，就必须保持精力和资金的持续投入。

参考文献

1. Calmette A. Preventive vaccination against tuberculosis with BCG. *Proc R Soc Med.* 1931;24(11):1481–90.
2. Oettinger T, Jorgensen M, Ladefoged A, Haslov K, and Andersen P. Development of the *Mycobacterium bovis* BCG vaccine: Review of the historical and biochemical evidence for a genealogical tree. *Tuber Lung Dis.* 1999;79(4):243–50.
3. Casanova J-L, Jouanguy E, Lamhamedi S, Blanche S, and Fischer A. Immunological conditions of children with BCG disseminated infection. *Lancet* 1995;346(8974):581.
4. Hesseling AC et al. Bacille Calmette–Guérin vaccine-induced disease in HIV-infected and HIV-uninfected children. *Clin Infect Dis.* 2006;42(4):548–58.
5. Talbot EA, Perkins MD, Silva SF, and Frothingham R. Disseminated bacille Calmette–Guérin disease after vaccination: Case report and review. *Clin Infect Dis.* 1997;24(6):1139–46.
6. Lamm DL et al. Incidence and treatment of complications of bacillus Calmette–Guérin intravesical therapy in superficial bladder cancer. *J Urol.* 1992;147(3):596–600.
7. Brausi M et al. Side effects of Bacillus Calmette–Guérin (BCG) in the treatment of intermediate- and high-risk Ta, T1 papillary carcinoma of the bladder: Results of the EORTC genito-urinary cancers

group randomised phase 3 study comparing one-third dose with full dose and 1 year with 3 years of maintenance BCG. *Eur Urol.* 2014;65(1):69–76.

8. Lamm DL. Efficacy and safety of Bacille Calmette–Guérin immunotherapy in superficial bladder cancer. *Clin Infect Dis.* 2000;31(Suppl 3):S86–90.
9. Sylvester RJ, van der MA, and Lamm DL. Intravesical bacillus Calmette–Guérin reduces the risk of progression in patients with superficial bladder cancer: A meta-analysis of the published results of randomized clinical trials. *J Urol.* 2002;168(5):1964–70.
10. Nicol M, Eley B, Kibel M, and Hussey G. Intradermal BCG vaccination—adverse reactions and their management. *S Afr Med J.* 2002;92(1):39–42.
11. Riordan A, Cole T, and Broomfield C. Fifteen-minute consultation: Bacillus Calmette–Guérin abscess and lymphadenitis. *Arch Dis Child Educ Pract Ed.* 2014;99(3):87–9.
12. Venkataraman A, Yusuff M, Liebeschuetz S, Riddell A, and Prendergast AJ. Management and outcome of Bacille Calmette–Guérin vaccine adverse reactions. *Vaccine* 2015;33(41):5470–4.
13. Gharehdaghi M, Hassani M, Ghodsi E, Khooei A, and Moayedpour A. Bacille Calmette–Guérin Osteomyelitis. *Arch Bone Jt Surg.* 2015;3(4):291–5.
14. Macleod LC, Ngo TC, and Gonzalgo ML. Complications of intravesical Bacillus Calmette–Guérin. *Can Urol Assoc J.* 2014;8(7–8): E540–E4.
15. Eccles SR, and Mehta R. Disseminated BCG disease: A case report. *Respir Med CME* 2011;4(3):112–3.
16. Elkabani M, Greene JN, Vincent AL, Vanhook S, and Sandin RL. Disseminated *Mycobacterium bovis* after intravesicular Bacillus Calmette–Guérin treatments for bladder cancer. *Cancer Control* 2000;7(5):476–81.
17. Kesten S, Title L, Mullen B, and Grossman R. Pulmonary disease following intravesical BCG treatment. *Thorax* 1990;45(9):709–10.
18. Wayne LG. Microbiology of tubercle bacilli. *Am Rev Respir Dis.* 1982;125(3 Pt 2):31–41.
19. Ritz N, Tebruegge M, Connell TG, Sievers A, Robins-Browne R, and Curtis N. Susceptibility of *Mycobacterium bovis* BCG vaccine strains to antituberculous antibiotics. *Antimicrob Agents Chemother.* 2009;53(1):316–8.
20. Hesseling AC et al. Resistant *Mycobacterium bovis* Bacillus Calmette–Guérin disease: Implications for management of Bacillus Calmette–Guérin disease in human immunodeficiency virus-infected children. *Pediatr Infect Dis J.* 2004;23(5).
21. Sicevic S. Generalized BCG tuberculosis with fatal course in two sisters. *Acta Paediatr Scand.* 1972;61(2):178–84.
22. Boulware DR, Callens S, and Pahwa S. Pediatric HIV immune reconstitution inflammatory syndrome. *Curr Opin HIV AIDS* 2008;3(4):461–7.
23. Smith LL, Wright BL, and Buckley RH. Successful treatment of disseminated BCG in a patient with severe combined immunodeficiency. *J Allergy Clin Immunol Pract.* 2015;3(3):438–40.
24. Miret-Cuadras P, Pina-Gutierrez JM, and Juncosa S. Tuberculin reactivity in Bacillus Calmette–Guérin vaccinated subjects. *Tuber Lung Dis.* 1996;77(1):52–8.
25. Burl S et al. The tuberculin skin test (TST) is affected by recent BCG vaccination but not by exposure to non-tuberculosis mycobacteria (NTM) during early life. *PLOS ONE* 2010;5(8):e12287.
26. Sutherland I, and Lindgren I. The protective effect of BCG vaccination as indicated by autopsy studies. *Tubercle* 1979; 60(4):225–31.
27. Mahomed H et al. The impact of a change in bacille Calmette–Guérin vaccine policy on tuberculosis incidence in children in Cape Town, South Africa. *Pediatr Infect Dis J.* 2006; 25(12):1167–72.
28. Moyo S et al. Age-related tuberculosis incidence and severity in children under 5 years of age in Cape Town, South Africa. *Int J Tuberc Lung Dis.* 2010;14(2):149–54.
29. Soysal A et al. Effect of BCG vaccination on risk of *Mycobacterium tuberculosis* infection in children with household tuberculosis contact: A prospective community-based study. *Lancet* 2005; 366(9495):1443–51.
30. Eisenhut M et al. BCG vaccination reduces risk of infection with *Mycobacterium tuberculosis* as detected by gamma interferon release assay. *Vaccine* 2009;27(44):6116–20.
31. Eriksen J et al. Protective effect of BCG vaccination in a nursery outbreak in 2009: Time to reconsider the vaccination threshold? *Thorax* 2010;65(12):1067.
32. Michelsen SW et al. The effectiveness of BCG vaccination in preventing *Mycobacterium tuberculosis* infection and disease in Greenland. *Thorax* 2014;69(9):851–6.
33. Roy A et al. Effect of BCG vaccination against *Mycobacterium tuberculosis* infection in children: Systematic review and meta-analysis. *BMJ: Br Med J.* 2014;349.
34. Trunz BB, Fine P, and Dye C. Effect of BCG vaccination on childhood tuberculous meningitis and miliary tuberculosis worldwide: A meta-analysis and assessment of cost-effectiveness. *Lancet* 2006;367(9517):1173–80.
35. Rodrigues LC, Diwan VK, and Wheeler JG. Protective effect of BCG against tuberculous meningitis and miliary tuberculosis: A meta-analysis. *Int J Epidemiol.* 1993;22(6):1154–8.
36. Colditz GA et al. Efficacy of BCG vaccine in the prevention of tuberculosis. Meta-analysis of the published literature. *JAMA* 1994;271(9):698–702.
37. Romanus V, Svensson A, and Hallander HO. The impact of changing BCG coverage on tuberculosis incidence in Swedish-born children between 1969 and 1989. *Tuber Lung Dis.* 1992;73(3):150–61.
38. Trnka L, Dankova D, and Svandova E. Six years' experience with the discontinuation of BCG vaccination. 4. Protective effect of BCG vaccination against the *Mycobacterium avium* intracellulare complex. *Tuber Lung Dis.* 1994;75(5):348–52.
39. Fine PE. Variation in protection by BCG: Implications of and for heterologous immunity. *Lancet* 1995;346(8986):1339–45.
40. Tverdal A, and Funnemark E. Protective effect of BCG vaccination in Norway 1956–73. *Tubercle* 1988;69(2):119–23.
41. Hart PD, and Sutherland I. BCG and vole bacillus vaccines in the prevention of tuberculosis in adolescence and early adult life. *Br Med J.* 1977;2(6082):293–5.
42. Aronson JD. Protective vaccination against tuberculosis, with special reference to BCG vaccine. *Minn Med.* 1948;31(12):1336.
43. Hyge TV. The efficacy of BCG-vaccination; epidemic of tuberculosis in a State School, with an observation period of 12 years. *Acta Tuberc Scand.* 1956;32(2):89–107.
44. Baily GV. Tuberculosis prevention trial, Madras. *Indian J Med Res.* 1980;72(Suppl):1–74.
45. Ponnighaus JM et al. Efficacy of BCG vaccine against leprosy and tuberculosis in northern Malawi. *Lancet* 1992;339(8794):636–9.
46. Comstock GW, Woolpert SF, and Livesay VT. Tuberculosis studies in Muscogee County, Georgia. Twenty-year evaluation of a community trial of BCG vaccination. *Public Health Rep.* 1976;91(3):276–80.
47. Shapiro C et al. A case-control study of BCG and childhood tuberculosis in Cali, Colombia. *Int J Epidemiol.* 1985;14(3):441–6.
48. Sutherland I, and Springett VH. Effectiveness of BCG vaccination in England and Wales in 1983. *Tubercle* 1987;68(2):81–92.
49. Sterne JA, Rodrigues LC, and Guedes IN. Does the efficacy of BCG decline with time since vaccination? *Int J Tuberc Lung Dis.* 1998;2(3):200–7.
50. Nguipdop-Djomo P, Heldal E, Rodrigues LC, Abubakar I, and Mangtani P. Duration of BCG protection against tuberculosis and change in effectiveness with time since vaccination in Norway: A retrospective population-based cohort study. *Lancet Infect Dis.* 2016;16(2):219–26.
51. Barreto ML et al. Neonatal BCG protection against tuberculosis lasts for 20 years in Brazil. *Int J Tuberc Lung Dis.* 2005;9(10):1171–3.
52. Aronson NE et al. Long-term efficacy of BCG vaccine in American Indians and Alaska Natives: A 60-year follow-up study. *JAMA* 2004;291(17):2086–91.
53. Mangtani P et al. The duration of protection of school-aged BCG vaccination in England: A population-based case–control study. *Int J Epidemiol.* 2018;47(1):193–201.
54. Karonga Prevention Trial Group. Randomised controlled trial of single BCG, repeated BCG, or combined BCG and killed *Mycobacterium leprae* vaccine for prevention of leprosy and tuberculosis in Malawi. *Lancet* 1996;348(9019):17–24.
55. Rodrigues LC et al. Effect of BCG revaccination on incidence of tuberculosis in school-aged children in Brazil: The BCG-REVAC cluster-randomised trial. *Lancet* 2005;366(9493):1290–5.
56. Leung CC, Tam CM, Chan SL, Chan-Yeung M, Chan CK, and Chang KC. Efficacy of the BCG revaccination programme in a cohort given BCG vaccination at birth in Hong Kong. *Int J Tuberc Lung Dis.* 2001;5(8):717–23.
57. Nemes E et al. Prevention of *M. tuberculosis* infection with H4:IC31 vaccine or BCG revaccination. *N Engl J Med.* 2018;379(2):138–49.
58. Harboe M, Mshana RN, Closs O, Kronvall G, and Axelsen NH. Cross-reactions between mycobacteria. II. Crossed immunoelectrophoretic analysis of soluble antigens of BCG and comparison with other mycobacteria. *Scand J Immunol.* 1979;9(2):115–24.
59. Lombardi C, Pedrazzani ES, Pedrazzani JC, Filho PF, and Zicker F. Protective efficacy of BCG against leprosy in Sao Paulo. *Bull Pan Am Health Organ.* 1996;30(1):24–30.
60. Merle CS, Cunha SS, and Rodrigues LC. BCG vaccination and leprosy protection: Review of current evidence and status of BCG in leprosy control. *Expert Rev Vaccines* 2010;9(2):209–22.
61. Setia MS, Steinmaus C, Ho CS, and Rutherford GW. The role of BCG in prevention of leprosy: A meta-analysis. *Lancet Infect Dis.* 2006;6(3):162–70.
62. Smith PG, Revill WD, Lukwago E, and Rykushin YP. The protective effect of BCG against *Mycobacterium ulcerans* disease: A controlled trial in an endemic area of Uganda. *Trans R Soc Trop Med Hyg.* 1976;70(5–6):449–57.
63. Noeske J et al. Buruli ulcer disease in Cameroon rediscovered. *Am J Trop Med Hyg.* 2004;70(5):520–6.
64. Nackers F et al. BCG vaccine effectiveness against Buruli ulcer: A case-control study in Benin. *Am J Trop Med Hyg.* 2006;75(4):768–74.
65. Raghunathan PL et al. Risk factors for Buruli ulcer disease (*Mycobacterium ulcerans* infection): Results from a case-control study in Ghana. *Clin Infect Dis.* 2005;40(10):1445–53.
66. Orme IM, and Collins FM. Prophylactic effect in mice of BCG vaccination against non-tuberculous mycobacterial infections. *Tubercle* 1985;66(2):117–20.
67. Vaugelade J, Pinchinat S, Guiella G, Elguero E, and Simondon F. Non-specific effects of vaccination on child survival: Prospective cohort study in Burkina Faso. *BMJ* 2004;329(7478):1309.
68. Aaby P et al. Randomized trial of BCG vaccination at birth to low-birth-weight children: Beneficial nonspecific effects in the neonatal period? *J Infect Dis.* 2011;204(2):245–52.
69. de Castro MJ, Pardo-Seco J, and Martinon-Torres F. Nonspecific (heterologous) protection of neonatal BCG vaccination against hospitalization due to respiratory infection and sepsis. *Clin Infect Dis.* 2015;60(11):1611–9.
70. Garly ML et al. BCG scar and positive tuberculin reaction associated with reduced child mortality in West Africa. A non-specific beneficial effect of BCG? *Vaccine* 2003;21(21–22):2782–90.
71. Nankabirwa V, Tumwine JK, Mugaba PM, Tylleskär T, and Sommerfelt H. Child survival and BCG vaccination: A community based prospective cohort study in Uganda. *BMC Public Health* 2015;15(1):175.
72. Roth A et al. Tuberculin reaction, BCG scar, and lower female mortality. *Epidemiology* 2006;17(5):562–8.
73. Aaby P et al. Sex differential effects of routine immunizations and childhood survival in rural Malawi. *Pediatr Infect Dis J.* 2006;25(8):721–7.
74. Goodridge HS et al. Harnessing the beneficial heterologous effects of vaccination. *Nat Rev Immunol.* 2016;16(6):392–400.
75. Kleinnijenhuis J et al. Long-lasting effects of BCG vaccination on both heterologous Th1/Th17 responses and innate trained immunity. *J Innate Immunity.* 2014;6(2):152–8.
76. Bekkering S, Blok BA, Joosten LA, Riksen NP, van Crevel R, and Netea MG. *In vitro* experimental model of trained innate immunity in human primary monocytes. *Clin Vaccine Immunol.* 2016;23(12):926–33.
77. Haahr S et al. Non-specific effects of BCG vaccination on morbidity among children in Greenland: A population-based cohort study. *Int J Epidemiol.* 2016;45(6):2122–30.
78. Stensballe LG et al. BCG vaccination at birth and early childhood hospitalisation: A randomised clinical multicentre trial. *Arch Dis Child.* 2017;102(3):224.
79. Higgins JPT et al. Association of BCG, DTP, and measles containing vaccines with childhood mortality: Systematic review. *BMJ* 2016;355.
80. Raymond P. On the pathological relations between cancer and tuberculosis. *Proc Soc Exp Biol Med.* 1928;26(1):73–5.
81. Old LJ, Clarke DA, and Benacerraf B. Effect of Bacillus Calmette–Guérin infection on transplanted tumours in the mouse. *Nature* 1959;184(Suppl 5):291–2.
82. Carswell EA, Old LJ, Kassel RL, Green S, Fiore N, and Williamson B. An endotoxin-induced serum factor that causes necrosis of tumors. *Proc Natl Acad Sci USA* 1975;72(9):3666–70.
83. Hall MC et al. Guideline for the management of nonmuscle invasive bladder cancer (stages Ta, T1, and Tis): 2007 update. *J Urol.* 2007;178(6):2314–30.
84. Babjuk M et al. EAU guidelines on non-muscle-invasive urothelial carcinoma of the bladder, the 2011 update. *Eur Urol.* 2011;59(6):997–1008.
85. de Reijke TM et al. Bacillus Calmette–Guérin versus epirubicin for primary, secondary or concurrent carcinoma *in situ* of the bladder: Results of a European Organization for the Research and Treatment of Cancer-Genito-Urinary Group Phase III Trial (30906). *J Urol.* 2005;173(2):405–9.
86. Shelley MD, Court JB, Kynaston H, Wilt TJ, Coles B, and Mason M. Intravesical bacillus Calmette–Guérin versus mitomycin C for Ta and T1 bladder cancer. *Cochrane Database Syst Rev.* 2003;(3):Cd003231.
87. Redelman-Sidi G, Glickman MS, and Bochner BH. The mechanism of action of BCG therapy for bladder cancer—a current perspective. *Nat Rev Urol.* 2014;11:153.
88. Kowalewicz-Kulbat M, and Locht C. BCG and protection against inflammatory and auto-immune diseases. *Expert Rev Vaccines* 2017;16(7):1–10.
89. Kühtreiber WM et al. Long-term reduction in hyperglycemia in advanced type 1 diabetes: The value of induced aerobic glycolysis with BCG vaccinations. *NPJ Vaccines* 2018;3(1):23.
90. Ritz N et al. The influence of bacille Calmette–Guérin vaccine strain on the immune response against tuberculosis: A randomized trial. *Am J Respir Crit Care Med.* 2012;185(2):213–22.
91. Kozak R, and Behr MA. Divergence of immunologic and protective responses of different BCG strains in a murine model. *Vaccine* 2011;29(7):1519–26.
92. Horwitz MA, Harth G, Dillon BJ, and Maslesa-Galic S. Commonly administered BCG strains including an evolutionarily early strain and evolutionarily late strains of disparate genealogy induce comparable protective immunity against tuberculosis. *Vaccine* 2009;27(3):441–5.
93. Ritz N, Hanekom WA, Robins-Browne R, Britton WJ, and Curtis N. Influence of BCG vaccine strain on the immune response and protection against tuberculosis. *FEMS Microbiol Rev.* 2008;32(5):821–41.
94. Edwards LB, Acquaviva FA, Livesay VT, Cross FW, and Palmer CE. An atlas of sensitivity to tuberculin, PPD-B, and histoplasmin in the United States. *Am Rev Respir Dis.* 1969;99(4 Suppl):1–132.
95. Black GF et al. BCG-induced increase in interferon-gamma response to mycobacterial antigens and efficacy of BCG vaccination in Malawi and the UK: Two randomised controlled studies. *Lancet* 2002;359(9315):1393–401.
96. Black GF et al. Patterns and implications of naturally acquired immune responses to environmental and tuberculous mycobacterial antigens in northern Malawi. *J Infect Dis.* 2001;184(3):322–9.
97. Palmer CE, and Long MW. Effects of infection with atypical mycobacteria on BCG vaccination and tuberculosis. *Am Rev Respir Dis.* 1966;94(4):553–68.
98. Brandt L et al. Failure of the *Mycobacterium bovis* BCG vaccine: Some species of environmental mycobacteria block multiplication of BCG and induction of protective immunity to tuberculosis. *Infect Immun.* 2002;70(2):672–8.
99. Floyd S et al. Kinetics of delayed-type hypersensitivity to tuberculin induced by Bacille Calmette–Guérin vaccination in northern Malawi. *J Infect Dis.* 2002;186(6):807–14.
100. Poyntz HC, Stylianou E, Griffiths KL, Marsay L, Checkley AM, and McShane H. Non-tuberculous mycobacteria have diverse effects on BCG efficacy against *Mycobacterium tuberculosis*. *Tuberculosis*

(Edinburgh, Scotland) 2014;94(3):226–37.

101. Muller J et al. Cytomegalovirus infection is a risk factor for TB disease in infants. *JCI Insight*. 2019;4(23):e130090.
102. Ben-Smith A et al. Differences between naive and memory T cell phenotype in Malawian and UK adolescents: A role for cytomegalovirus? *BMC Infect Dis*. 2008;8:139.
103. Miles DJC, Gadama L, Gumbi A, Nyalo F, Makanani B, and Heyderman RS. Human immunodeficiency virus (HIV) infection during pregnancy induces CD4 T-cell differentiation and modulates responses to Bacille Calmette–Guérin (BCG) vaccine in HIV-uninfected infants. *Immunology* 2010;129(3):446–54.
104. Elias D, Britton S, Aseffa A, Engers H, and Akuffo H. Poor immunogenicity of BCG in helminth infected population is associated with increased *in vitro* TGF-beta production. *Vaccine* 2008;26(31):3897–902.
105. Black S et al. Efficacy, safety and immunogenicity of heptavalent pneumococcal conjugate vaccine in children. Northern California Kaiser Permanente Vaccine Study Center Group. *Pediatr Infect Dis J*. 2000;19(3):187–95.
106. Caruso AM, Serbina N, Klein E, Triebold K, Bloom BR, and Flynn JL. Mice deficient in CD4 T cells have only transiently diminished levels of IFN-gamma, yet succumb to tuberculosis. *J Immunol*. 1999;162(9):5407–16.
107. Scanga CA et al. Depletion of CD4(+) T cells causes reactivation of murine persistent tuberculosis despite continued expression of interferon gamma and nitric oxide synthase 2. *J Exp Med*. 2000;192(3):347–58.
108. Lin PL et al. CD4 T cell depletion exacerbates acute *Mycobacterium tuberculosis* while reactivation of latent infection is dependent on severity of tissue depletion in cynomolgus macaques. *AIDS Res Hum Retroviruses* 2012;28(12):1693–702.
109. Geldmacher C, Zumla A, and Hoelscher M. Interaction between HIV and *Mycobacterium tuberculosis*: HIV-1-induced CD4 T-cell depletion and the development of active tuberculosis. *Curr Opin HIV AIDS* 2012;7(3):268–75.
110. Lin PL, and Flynn JL. CD8 T cells and *Mycobacterium tuberculosis* infection. *Semin Immunopathol*. 2015;37(3):239–49.
111. Huang S. Targeting innate-like T cells in tuberculosis. *Front Immunol*. 2016;7:594.
112. Flynn JL, Chan J, Triebold KJ, Dalton DK, Stewart TA, and Bloom BR. An essential role for interferon gamma in resistance to *Mycobacterium tuberculosis* infection. *J Exp Med*. 1993;178(6):2249–54.
113. Bustamante J, Boisson-Dupuis S, Abel L, and Casanova JL. Mendelian susceptibility to mycobacterial disease: Genetic, immunological, and clinical features of inborn errors of IFN-γ immunity. *Semin Immunol*. 2014;26(6):454–70.
114. Mohan VP et al. Effects of tumor necrosis factor alpha on host immune response in chronic persistent tuberculosis: Possible role for limiting pathology. *Infect Immun*. 2001;69(3):1847–55.
115. Lin PL, Plessner HL, Voitenok NN, and Flynn JL. Tumor necrosis factor and tuberculosis. *J Investig Dermatol Symp Proc*. 2007;12(1):22–5.
116. Nambiar JK, Ryan AA, Kong CU, Britton WJ, and Triccas JA. Modulation of pulmonary DC function by vaccine-encoded GM-CSF enhances protective immunity against *Mycobacterium tuberculosis* infection. *Eur J Immunol*. 2010;40(1):153–61.
117. Li H et al. Latently and uninfected healthcare workers exposed to TB make protective antibodies against *Mycobacterium tuberculosis*. *Proc Natl Acad Sci USA* 2017;114(19):5023–8.
118. Lu LL et al. A functional role for antibodies in tuberculosis. *Cell* 2016;167(2):433–43e14.
119. Turner J, Frank AA, Brooks JV, Gonzalez-Juarrero M, and Orme IM. The progression of chronic tuberculosis in the mouse does not require the participation of B lymphocytes or interleukin-4. *Exp Gerontol*. 2001;36(3):537–45.
120. Vordermeier HM, Venkataprasad N, Harris DP, and Ivanyi J. Increase of tuberculous infection in the organs of B cell-deficient mice. *Clin Exp Immunol*. 1996;106(2):312–6.
121. Maglione PJ, Xu J, and Chan J. B cells moderate inflammatory progression and enhance bacterial containment upon pulmonary challenge with *Mycobacterium tuberculosis*. *J Immunol*. 2007;178(11):7222–34.
122. Lund FE, and Randall TD. Effector and regulatory B cells: Modulators of CD4$^+$ T cell immunity. *Nat Rev Immunol*. 2010;10(4):236–47.
123. Kurt-Jones EA, Liano D, HayGlass KA, Benacerraf B, Sy MS, and Abbas AK. The role of antigen-presenting B cells in T cell priming *in vivo*. Studies of B cell-deficient mice. *J Immunol*. 1988;140(11):3773–8.
124. Teitelbaum R et al. A mAb recognizing a surface antigen of *Mycobacterium tuberculosis* enhances host survival. *Proc Natl Acad Sci USA* 1998;95(26):15688–93.
125. Hamasur B, Haile M, Pawlowski A, Schroder U, Kallenius G, and Svenson SB. A mycobacterial lipoarabinomannan specific monoclonal antibody and its F(ab') fragment prolong survival of mice infected with *Mycobacterium tuberculosis*. *Clin Exp Immunol*. 2004;138(1):30–8.
126. Costello AM et al. Does antibody to mycobacterial antigens, including lipoarabinomannan, limit dissemination in childhood tuberculosis? *Trans R Soc Trop Med Hyg*. 1992;86(6):686–92.
127. Sanchez-Rodriguez C et al. An IgG antibody response to the antigen 85 complex is associated with good outcome in Mexican Totonaca Indians with pulmonary tuberculosis. *Int J Tuberc Lung Dis*. 2002;6(8):706–12.
128. Fletcher HA et al. T-cell activation is an immune correlate of risk in BCG vaccinated infants. *Nat Commun*. 2016;7:11290.
129. Jacobs AJ, Mongkolsapaya J, Screaton GR, McShane H, and Wilkinson RJ. Antibodies and tuberculosis. *Tuberculosis (Edinb)* 2016;101:102–13.
130. Kagina BM et al. Specific T cell frequency and cytokine expression profile do not correlate with protection against tuberculosis after Bacillus Calmette–Guérin vaccination of newborns. *Am J Respir Crit Care Med*. 2010;182(8):1073–9.
131. Tameris MD et al. Safety and efficacy of MVA85A, a new tuberculosis vaccine, in infants previously vaccinated with BCG: A randomised, placebo-controlled phase 2b trial. *Lancet* 2013; 381(9871):1021–8.
132. Donald PR, Maher D, and Qazi S. A research agenda to promote the management of childhood tuberculosis within national tuberculosis programmes. *Int J Tuberc Lung Dis*. 2007;11(4):370–80.
133. Marais BJ et al. The natural history of childhood intra-thoracic tuberculosis: A critical review of literature from the pre-chemotherapy era. *Int J Tuberc Lung Dis*. 2004;8(4):392–402.
134. Geldenhuys H et al. Risky behaviour and psychosocial correlates in adolescents—is there a link with tuberculosis? *Afr J Psychiatry (Johannesbg)* 2011;14(5):383–7.
135. Getahun H, Gunneberg C, Granich R, and Nunn P. HIV infection-associated tuberculosis: The epidemiology and the response. *Clin Infect Dis*. 2010;50(Suppl 3):S201–7.
136. Suthar AB et al. Antiretroviral therapy for prevention of tuberculosis in adults with HIV: A systematic review and meta-analysis. *PLoS Med*. 2012;9(7):e1001270.
137. Nell AS et al. Safety, tolerability, and immunogenicity of the novel antituberculous vaccine RUTI: Randomized, placebo-controlled phase II clinical trial in patients with latent tuberculosis infection. *PLOS ONE* 2014;9(2):e89612.
138. Mayosi BM et al. Prednisolone and *Mycobacterium indicus pranii* in tuberculous pericarditis. *N Engl J Med*. 2014; 371(12):1121–30.
139. Horwitz MA, Harth G, Dillon BJ, and Maslesa-Galic S. Recombinant bacillus Calmette–Guérin (BCG) vaccines expressing the *Mycobacterium tuberculosis* 30-kDa major secretory protein induce greater protective immunity against tuberculosis than conventional BCG vaccines in a highly susceptible animal model. *Proc Natl Acad Sci USA* 2000;97(25):13853–8.
140. Pym AS et al. Recombinant BCG exporting ESAT-6 confers enhanced protection against tuberculosis. *Nat Med*. 2003;9(5):533–9.
141. Grode L et al. Increased vaccine efficacy against tuberculosis of recombinant *Mycobacterium bovis* bacille Calmette–Guérin mutants that secrete listeriolysin. *J Clin Invest*. 2005; 115(9):2472–9.
142. Grode L, Ganoza CA, Brohm C, Weiner J 3rd, Eisele B, and Kaufmann SH. Safety and immunogenicity of the recombinant BCG vaccine VPM1002 in a phase 1 open-label randomized clinical trial. *Vaccine* 2013;31(9):1340–8.
143. Kupferschmidt K. Infectious disease. Taking a new shot at a TB vaccine. *Science* 2011;334(6062):1488–90.
144. Walker KB et al. The second Geneva Consensus: Recommendations for novel live TB vaccines. *Vaccine* 2010;28(11):2259–70.
145. Kamath AT et al. New live mycobacterial vaccines: The Geneva consensus on essential steps towards clinical development. *Vaccine* 2005;23(29):3753–61.
146. Martin C et al. The live *Mycobacterium tuberculosis* phoP mutant strain is more attenuated than BCG and confers protective immunity against tuberculosis in mice and guinea pigs. *Vaccine* 2006;24(17):3408–19.
147. Verreck FA et al. MVA.85A boosting of BCG and an attenuated, phoP deficient *M. tuberculosis* vaccine both show protective efficacy against tuberculosis in rhesus macaques. *PLOS ONE* 2009;4(4):e5264.
148. Spertini F et al. Safety of human immunisation with a live-attenuated *Mycobacterium tuberculosis* vaccine: A randomised, double-blind, controlled phase I trial. *Lancet Respir Med*. 2015;3(12):953–62.
149. Stanford J, Stanford C, and Grange J. Immunotherapy with *Mycobacterium vaccae* in the treatment of tuberculosis. *Front Biosci*. 2004;9:1701–19.
150. Waddell RD et al. Safety and immunogenicity of a five-dose series of inactivated *Mycobacterium vaccae* vaccination for the prevention of HIV-associated tuberculosis. *Clin Infect Dis*. 2000;30(Suppl 3):S309–S15.
151. Vuola JM et al. Immunogenicity of an inactivated mycobacterial vaccine for the prevention of HIV-associated tuberculosis: A randomized, controlled trial. *AIDS* 2003;17(16):2351–5.
152. Durban Immunotherapy Trial Group. Immunotherapy with *Mycobacterium vaccae* in patients with newly diagnosed pulmonary tuberculosis: A randomised controlled trial. *Lancet* 1999;354(9173):116–9.
153. von Reyn CF et al. Prevention of tuberculosis in Bacille Calmette–Guérin-primed, HIV-infected adults boosted with an inactivated whole-cell mycobacterial vaccine. *AIDS* 2010;24(5):675–85.
154. von Reyn CF et al. Safety and immunogenicity of an inactivated whole cell tuberculosis vaccine booster in adults primed with BCG: A randomized, controlled trial of DAR-901. *PLOS ONE* 2017;12(5):e0175215.
155. Gupta A et al. Protective efficacy of *Mycobacterium indicus pranii* against tuberculosis and underlying local lung immune responses in guinea pig model. *Vaccine* 2012;30(43):6198–209.
156. Sehgal IS, Agarwal R, Agarwal AN, and Jindal SK. A randomized trial of *Mycobacterium* w in severe sepsis. *J Crit Care* 2015;30(1):85–9.
157. Leroux-Roels I et al. Improved CD4(+) T cell responses to *Mycobacterium tuberculosis* in PPD-negative adults by M72/AS01 as compared to the M72/AS02 and Mtb72F/AS02 tuberculosis candidate vaccine formulations: A randomized trial. *Vaccine* 2013;31(17):2196–206.
158. Brandt L et al. The protective effect of the *Mycobacterium bovis* BCG vaccine is increased by coadministration with the *Mycobacterium tuberculosis* 72-kilodalton fusion polyprotein Mtb72F in *M. tuberculosis*-infected guinea pigs. *Infect Immun*. 2004;72(11):6622–32.
159. Reed SG et al. Defined tuberculosis vaccine, Mtb72F/AS02A, evidence of protection in cynomolgus monkeys. *Proc Natl Acad Sci USA* 2009;106(7):2301–6.
160. Penn-Nicholson A et al. Safety and immunogenicity of candidate vaccine M72/AS01E in adolescents in a TB endemic setting. *Vaccine* 2015;33(32):4025–34.
161. Montoya J et al. A randomized, controlled dose-finding Phase II study of the M72/AS01 candidate tuberculosis vaccine in healthy PPD-positive adults. *J Clin Immunol*. 2013;33(8):1360–75.
162. Idoko OT et al. Safety and immunogenicity of the M72/AS01 candidate tuberculosis vaccine when given as a booster to BCG in Gambian infants: An open-label randomized controlled trial. *Tuberculosis (Edinb)* 2014;94(6):564–78.
163. Kumarasamy N et al. A randomized, controlled safety, and immunogenicity trial of the M72/AS01 candidate tuberculosis vaccine in HIV-positive Indian adults. *Medicine (Baltim)* 2016;95(3):e2459.
164. Van Der Meeren O et al. Phase 2b controlled trial of M72/AS01E vaccine to prevent tuberculosis. *N Engl J Med*. 2018;379(17):1621–34.
165. van Dissel JT et al. Ag85B-ESAT-6 adjuvanted with IC31® promotes strong and long-lived *Mycobacterium tuberculosis* specific T cell responses in volunteers with previous BCG vaccination or tuberculosis infection. *Vaccine* 2011;29(11):2100–9.
166. Reither K et al. Safety and immunogenicity of H1/IC31(R), an adjuvanted TB subunit vaccine, in HIV-infected adults with CD4$^+$ lymphocyte counts greater than 350 cells/mm^3: A phase II, multi-centre, double-blind, randomized, placebo-controlled trial. *PLOS ONE* 2014;9(12):e114602.
167. Ottenhoff TH et al. First in humans: A new molecularly defined vaccine shows excellent safety and strong induction of long-lived *Mycobacterium tuberculosis*-specific Th1-cell like responses. *Hum Vaccine* 2010;6(12):1007–15.
168. Skeiky YA et al. Non-clinical efficacy and safety of HyVac4:IC31 vaccine administered in a BCG prime-boost regimen. *Vaccine* 2010;28(4):1084–93.
169. Billeskov R, Elvang TT, Andersen PL, and Dietrich J. The HyVac4 subunit vaccine efficiently boosts BCG-primed anti-mycobacterial protective immunity. *PLOS ONE* 2012;7(6):e39909.
170. Lin PL et al. The multistage vaccine H56 boosts the effects of BCG to protect cynomolgus macaques against active tuberculosis and reactivation of latent *Mycobacterium tuberculosis* infection. *J Clin Invest*. 2012;122(1):303–14.
171. Luabeya AK et al. First-in-human trial of the post-exposure tuberculosis vaccine H56:IC31 in *Mycobacterium tuberculosis* infected and non-infected healthy adults. *Vaccine* 2015;33(33):4130–40.
172. Baldwin SL, Bertholet S, Reese VA, Ching LK, Reed SG, and Coler RN. The importance of adjuvant formulation in the development of a tuberculosis vaccine. *J Immunol*. 2012;188(5):2189–97.
173. Penn-Nicholson A et al. Safety and immunogenicity of the novel tuberculosis vaccine ID93$^+$ GLA-SE in BCG-vaccinated healthy adults in South Africa: A randomised, double-blind, placebo-controlled phase 1 trial. *Lancet Respir Med*. 2018;6(4):287–98.
174. Santosuosso M, McCormick S, Zhang X, Zganiacz A, and Xing Z. Intranasal boosting with an adenovirus-vectored vaccine markedly enhances protection by parenteral *Mycobacterium bovis* BCG immunization against pulmonary tuberculosis. *Infect Immun*. 2006;74(8):4634–43.
175. Vordermeier HM et al. Viral booster vaccines improve *Mycobacterium bovis* BCG-induced protection against bovine tuberculosis. *Infect Immun*. 2009;77(8):3364–73.
176. Goonetilleke NP, McShane H, Hannan CM, Anderson RJ, Brookes RH, and Hill AV. Enhanced immunogenicity and protective efficacy against *Mycobacterium tuberculosis* of bacille Calmette–Guérin vaccine using mucosal administration and boosting with a recombinant modified vaccinia virus Ankara. *J Immunol*. 2003;171(3):1602–9.
177. Williams A et al. Boosting with poxviruses enhances *Mycobacterium bovis* BCG efficacy against tuberculosis in guinea pigs. *Infect Immun*. 2005;73(6):3814–6.
178. McShane H et al. Recombinant modified vaccinia virus Ankara expressing antigen 85A boosts BCG-primed and naturally acquired antimycobacterial immunity in humans. *Nat Med*. 2004;10(11):1240–4.
179. Whelan KT et al. Safety and immunogenicity of boosting BCG vaccinated subjects with BCG: Comparison with boosting with a new TB vaccine, *MVA85A*. *PLOS ONE* 2009;4(6):e5934.
180. Beveridge NE et al. Immunisation with BCG and recombinant MVA85A induces long-lasting, polyfunctional *Mycobacterium tuberculosis*-specific CD4$^+$ memory T lymphocyte populations. *Eur J Immunol*. 2007;37(11):3089–100.
181. Scriba TJ et al. Dose-finding study of the novel tuberculosis vaccine, *MVA85A*, in healthy BCG-vaccinated infants. *J Infect Dis*. 2011;203(12):1832–43.
182. Scriba TJ et al. A phase IIa trial of the new tuberculosis vaccine, *MVA85A*, in HIV- and/or *Mycobacterium tuberculosis*-infected adults. *Am J Respir Crit Care Med*. 2012;185(7):769–78.
183. Tchilian E, Ahuja D, Hey A, Jiang S, and Beverley P. Immunization with different formulations of *Mycobacterium tuberculosis* antigen

85A induces immune responses with different specificity and protective efficacy. *Vaccine* 2013;31(41):4624–31.

184. White AD et al. Evaluation of the safety and immunogenicity of a candidate tuberculosis vaccine, *MVA85A*, delivered by aerosol to the lungs of macaques. *Clin Vaccine Immunol*. 2013;20(5):663–72.
185. Satti I et al. Safety and immunogenicity of a candidate tuberculosis vaccine MVA85A delivered by aerosol in BCG-vaccinated healthy adults: A phase 1, double-blind, randomised controlled trial. *Lancet Infect Dis*. 2014;14(10):939–46.
186. Wang J et al. Single mucosal, but not parenteral, immunization with recombinant adenoviral-based vaccine provides potent protection from pulmonary tuberculosis. *J Immunol*. 2004;173(10):6357–65.
187. Smaill F et al. A human type 5 adenovirus-based tuberculosis vaccine induces robust T cell responses in humans despite preexisting anti-adenovirus immunity. *Sci Transl Med*. 2013;5(205):205ra134.
188. Farina SF et al. Replication-defective vector based on a chimpanzee adenovirus. *J Virol*. 2001;75(23):11603–13.
189. Vogels R et al. Replication-deficient human adenovirus type 35 vectors for gene transfer and vaccination: Efficient human cell infection and bypass of preexisting adenovirus immunity. *J Virol*. 2003;77(15):8263–71.
190. Xiang Z et al. Chimpanzee adenovirus antibodies in humans, sub-Saharan Africa. *Emerging Infect Dis*. 2006;12(10):1596–9.
191. Quinn KM et al. Comparative analysis of the magnitude, quality, phenotype, and protective capacity of simian immunodeficiency virus gag-specific $CD8^+$ T cells following human-, simian-, and chimpanzee-derived recombinant adenoviral vector immunization. *J Immunol*. 2013;190(6):2720–35.
192. Colloca S et al. Vaccine vectors derived from a large collection of simian adenoviruses induce potent cellular immunity across multiple species. *Sci Transl Med*. 2012;4(115):115ra2.
193. Jeyanathan M et al. Novel chimpanzee adenovirus-vectored respiratory mucosal tuberculosis vaccine: Overcoming local anti-human adenovirus immunity for potent TB protection. *Mucosal Immunol*. 2015;8(6):1373–87.
194. Radosevic K et al. Protective immune responses to a recombinant adenovirus type 35 tuberculosis vaccine in two mouse strains: CD4 and CD8 T-cell epitope mapping and role of gamma interferon. *Infect Immun*. 2007;75(8):4105–15.
195. Abel B et al. The novel tuberculosis vaccine, *AERAS*-402, induces robust and polyfunctional $CD4^+$ and $CD8^+$ T cells in adults. *Am J Respir Crit Care Med*. 2010;181(12):1407–17.
196. van Zyl-Smit RN et al. Safety and immunogenicity of adenovirus 35 tuberculosis vaccine candidate in adults with active or previous tuberculosis. A randomized trial. *Am J Respir Crit Care Med*. 2017;195(9):1171–80.
197. Churchyard GJ et al. The safety and immunogenicity of an adenovirus type 35-vectored TB vaccine in HIV-infected, BCG-vaccinated adults with CD4(+) T cell counts >350 cells/mm^3. *Vaccine* 2015;33(15):1890–6.
198. Walsh DS et al. Adenovirus type 35-vectored tuberculosis vaccine has an acceptable safety and tolerability profile in healthy, BCG-vaccinated, QuantiFERON((R))-TB Gold (+) Kenyan adults without evidence of tuberculosis. *Vaccine* 2016;34(21):2430–6.
199. Tameris M et al. A double-blind, randomised, placebo-controlled, dose-finding trial of the novel tuberculosis vaccine AERAS-402, an adenovirus-vectored fusion protein, in healthy, BCG-vaccinated infants. *Vaccine* 2015;33(25):2944–54.
200. Kagina BM et al. The novel tuberculosis vaccine, AERAS-402, is safe in healthy infants previously vaccinated with BCG, and induces dose-dependent CD4 and CD8 T cell responses. *Vaccine* 2014;32(45):5908–17.
201. Nyendak M et al. Adenovirally-induced polyfunctional T cells do not necessarily recognize the infected target: Lessons from a phase I trial of the AERAS-402 vaccine. *Sci Rep*. 2016;6:36355.
202. Darrah PA et al. Aerosol vaccination with AERAS-402 elicits robust cellular immune responses in the lungs of rhesus macaques but fails to protect against high-dose *Mycobacterium tuberculosis* challenge. *J Immunol*. 2014;193(4):1799–811.
203. Hokey D et al. Heterologous prime-boost with Ad35/AERAS-402 and MVA85A elicits potent $CD8^+$ T cell immune responses in a phase I clinical trial (VAC7P.969). *J Immunol*. 2014;192(Suppl 1):141.14.
204. Sheehan S et al. A Phase I, Open-Label Trial, evaluating the safety and immunogenicity of candidate tuberculosis vaccines AERAS-402 and MVA85A, administered by prime-boost regime in BCG-vaccinated healthy adults. *PLOS ONE* 2015;10(11):e0141687.
205. Hansen SG et al. Prevention of tuberculosis in rhesus macaques by a cytomegalovirus-based vaccine. *Nat Med*. 2018;24(2):130–43.
206. Elias D, Akuffo H, and Britton S. PPD induced *in vitro* interferon gamma production is not a reliable correlate of protection against *Mycobacterium tuberculosis*. *Trans R Soc Trop Med Hyg*. 2005;99(5):363–8.
207. Mittrücker HW et al. Poor correlation between BCG vaccination-induced T cell responses and protection against tuberculosis. *Proc Natl Acad Sci USA* 2007;104(30):12434–9.
208. Lazarevic V, Nolt D, and Flynn JL. Long-term control of *Mycobacterium tuberculosis* infection is mediated by dynamic immune responses. *J Immunol*. 2005;175(2):1107–17.
209. Mattila JT, Diedrich CR, Lin PL, Phuah J, and Flynn JL. Simian immunodeficiency virus-induced changes in T cell cytokine responses in cynomolgus macaques with latent *Mycobacterium tuberculosis* infection are associated with timing of reactivation. *J Immunol*. 2011;186(6):3527–37.
210. Darrah PA et al. Multifunctional TH1 cells define a correlate of vaccine-mediated protection against *Leishmania major*. *Nat Med*. 2007;13(7):843–50.
211. Boaz MJ, Waters A, Murad S, Easterbrook PJ, and Vyakarnam A. Presence of HIV-1 Gag-specific IFN-gamma$^+$IL-2$^+$ and CD28$^+$IL-2$^+$ CD4 T cell responses is associated with nonprogression in HIV-1 infection. *J Immunol*. 2002;169(11):6376–85.
212. Lindenstrøm T et al. Tuberculosis subunit vaccination provides long-term protective immunity characterized by multifunctional CD4 memory T cells. *J Immunol*. 2009;182(12):8047–55.
213. Derrick SC, Yabe IM, Yang A, and Morris SL. Vaccine-induced anti-tuberculosis protective immunity in mice correlates with the magnitude and quality of multifunctional CD4 T cells. *Vaccine* 2011;29(16):2902–9.
214. Sebina I et al. Long-lived memory B-cell responses following BCG vaccination. *PLOS ONE* 2012;7(12):e51381.
215. Tanner R, O'Shea MK, Fletcher HA, and McShane H. *In vitro* mycobacterial growth inhibition assays: A tool for the assessment of protective immunity and evaluation of tuberculosis vaccine efficacy. *Vaccine* 2016;34(39):4656–65.
216. Kampmann B, Gaora PO, Snewin VA, Gares MP, Young DB, and Levin M. Evaluation of human antimycobacterial immunity using recombinant reporter mycobacteria. *J Infect Dis*. 2000;182(3):895–901.
217. Cheng SH et al. Demonstration of increased anti-mycobacterial activity in peripheral blood monocytes after BCG vaccination in British school children. *Clin Exp Immunol*. 1988;74(1):20–5.
218. Worku S, and Hoft DF. *In vitro* measurement of protective mycobacterial immunity: Antigen-specific expansion of T cells capable of inhibiting intracellular growth of bacille Calmette–Guérin. *Clin Infect Dis*. 2000;30(Suppl 3):S257–61.
219. Silver RF, Li Q, Boom WH, and Ellner JJ. Lymphocyte-dependent inhibition of growth of virulent *Mycobacterium tuberculosis* H37Rv within human monocytes: Requirement for $CD4^+$ T cells in purified protein derivative-positive, but not in purified protein derivative-negative subjects. *J Immunol*. 1998;160(5):2408–17.
220. Fletcher HA et al. Inhibition of mycobacterial growth *in vitro* following primary but not secondary vaccination with *Mycobacterium bovis* BCG. *Clin Vaccine Immunol*. 2013;20(11):1683–9.
221. Smith SG, Zelmer A, Blitz R, Fletcher HA, and Dockrell HM. Polyfunctional CD4 T-cells correlate with *in vitro* mycobacterial growth inhibition following *Mycobacterium bovis* BCG-vaccination of infants. *Vaccine* 2016;34(44):5298–305.
222. Joosten SA et al. Mycobacterial growth inhibition is associated with trained innate immunity. *J Clin Invest*. 2018;128(5):1837–51.
223. Berry MP et al. An interferon-inducible neutrophil-driven blood transcriptional signature in human tuberculosis. *Nature* 2010;466(7309):973–7.
224. Bloom CI et al. Transcriptional blood signatures distinguish pulmonary tuberculosis, pulmonary sarcoidosis, pneumonias and lung cancers. *PLOS ONE* 2013;8(8):e70630.
225. Cliff JM et al. Distinct phases of blood gene expression pattern through tuberculosis treatment reflect modulation of the humoral immune response. *J Infect Dis*. 2013;207(1):18–29.
226. Maertzdorf J et al. Common patterns and disease-related signatures in tuberculosis and sarcoidosis. *Proc Natl Acad Sci USA* 2012;109(20):7853–8.
227. Maertzdorf J et al. Human gene expression profiles of susceptibility and resistance in tuberculosis. *Genes Immun*. 2011;12(1):15–22.
228. Maertzdorf J et al. Functional correlations of pathogenesis-driven gene expression signatures in tuberculosis. *PLOS ONE* 2011;6(10):e26938.
229. Zak DE et al. A blood RNA signature for tuberculosis disease risk: A prospective cohort study. *Lancet* 2016;387(10035):2312–22.
230. Suliman S et al. Four-gene Pan-African blood signature predicts progression to tuberculosis. *Am J Respir Crit Care Med*. 2018;197(9):1198–208.
231. Fletcher HA et al. Human newborn bacille Calmette–Guérin vaccination and risk of tuberculosis disease: A case-control study. *BMC Med*. 2016;14:76.
232. McShane H, and Williams A. A review of preclinical animal models utilised for TB vaccine evaluation in the context of recent human efficacy data. *Tuberculosis (Edinb)* 2014;94(2):105–10.
233. Niemann S, and Supply P. Diversity and evolution of *Mycobacterium tuberculosis*: Moving to whole-genome-based approaches. *Cold Spring Harb Perspect Med*. 2014;4(12):a021188.
234. Orme IM, and Basaraba RJ. The formation of the granuloma in tuberculosis infection. *Semin Immunol*. 2014;26(6):601–9.
235. Dunachie S, Hill AV, and Fletcher HA. Profiling the host response to malaria vaccination and malaria challenge. *Vaccine* 2015;33(40):5316–20.
236. Shirley DA, and McArthur MA. The utility of human challenge studies in vaccine development: Lessons learned from cholera. *Vaccine (Auckl)* 2011;2011(1):3–13.
237. McArthur MA et al. Activation of *Salmonella* Typhi-specific regulatory T cells in typhoid disease in a wild-type *S. Typhi* challenge model. *PLoS Pathog*. 2015;11(5):e1004914.
238. Minassian AM, Satti I, Poulton ID, Meyer J, Hill AV, and McShane H. A human challenge model for *Mycobacterium tuberculosis* using *Mycobacterium bovis* bacille Calmette–Guérin. *J Infect Dis*. 2012;205(7):1035–42.
239. Harris SA et al. Evaluation of a human BCG challenge model to assess antimycobacterial immunity induced by BCG and a candidate tuberculosis vaccine, *MVA85A*, alone and in combination. *J Infect Dis*. 2014;209(8):1259–68.
240. Blazevic A, Xia M, Turan A, Tennant J, and Hoft DF. Pilot studies of a human BCG challenge model. *Tuberculosis (Edinb)* 2017;105:108–12.
241. Kaufmann SHE, Fortune S, Pepponi I, Ruhwald M, Schrager LK, and Ottenhoff THM. TB biomarkers, TB correlates and human challenge models: New tools for improving assessment of new TB vaccines. *Tuberculosis*. 2016;99:S8–S11.
242. Brennan MJ, Fruth U, Milstien J, Tiernan R, de Andrade Nishioka S, and Chocarro L. Development of new tuberculosis vaccines: A global perspective on regulatory issues. *PLoS Med*. 2007;4(8):e252.
243. Nunn AJ, Phillips PPJ, and Mitchison DA. Timing of relapse in short-course chemotherapy trials for tuberculosis. *Int J Tuberc Lung Dis*. 2010;14(2):241–2.
244. Lalor MK et al. Population differences in immune responses to Bacille Calmette–Guérin vaccination in infancy. *J Infect Dis*. 2009;199(6):795–800.
245. Wilson ME, Fineberg HV, and Colditz GA. Geographic latitude and the efficacy of Bacillus Calmette–Guérin vaccine. *Clin Infect Dis*. 1995;20(4):982–91.
246. Xing Z, and Lichty BD. Use of recombinant virus-vectored tuberculosis vaccines for respiratory mucosal immunization. *Tuberculosis (Edinb)* 2006;86(3–4):211–7.
247. Tanner R et al. Tools for assessing the protective efficacy of TB vaccines in humans: *In vitro* mycobacterial growth inhibition predicts outcome of *in vivo* mycobacterial infection. *Front. Immunol*. 2020;10:2983. doi: 10.3389/fimmu.2019.02983.

第六部分
结核病临床治疗

第 13 章
肺结核

CHARLES S.DELA CRUZ. BARBARA SEAEORTH. GRAHAM BOTHAMLEY

（杨梁梓　刘智　刘翔翔　译　卢水华　审校）

进展期原发性肺结核

流行病学

原发性结核病（TB）指对结核分枝杆菌初次免疫应答。常发生于接触过传染性病例的儿童[1-2]、HIV 感染者、使用抗 TNF 抑制剂等免疫抑制剂的成年人[3-4]，及免疫力低下的老年人[5]；也可能发生在干扰素 - γ、IL-12 及其受体和途径缺乏的罕见及非典型结核病中[6]。

发病机制（另见第 4 章）

感染性粒子是可吸入的，大小（2～4）×（0.2～0.5）μm，可到达肺泡。黏液、黏液纤毛自动系统、咳嗽等早期防御机制可能会清除较大的感染性颗粒。肺泡中，肺泡巨噬细胞吞噬在细胞质内复制的杆菌（吞噬小体 - 溶酶体融合受到抑制）[7]。细胞破裂后，其他吞噬细胞从血液中进入并吞噬细胞外的结核杆菌，这些细胞集合形成"主要作用形式"。同大多数吸入颗粒一样，60% 发生在右下叶，40% 发生在左下叶（图 13.1）。现阶段无抗原特异性免疫细胞，胸片上也无病变。可能存在非特异性炎症和免疫反应，其中 I 型干扰素与可测反应有关[8]，而溶菌酶[9]、防御素[10]、铁结核糖蛋白[11]、补体[12] 和天然抗体[13] 的作用机制尚不清楚。中性粒细胞、自然杀伤细胞和 γδ 细胞组成的非特异性细胞反应也可能参与有炎症存在的情况中。这种细胞聚集称为"早期"肉芽肿，也可见于斑马鱼等动物模型中[14]。该模型的视频片段表明，此类肉芽肿可"转移"，导致血行和淋巴播散。

来自原发病灶的分枝杆菌随后可能到达纵隔淋巴结，分枝杆菌抗原由树突状细胞呈现，参与特异性免疫。结核菌素反应实验在感染后 3～6 周才可检测到。免疫细胞循环通过趋化作用进入早期肉芽肿，特异性免疫反应进一步扩大病变或造成进一步组织损伤。原发灶和肿大的纵隔淋巴结（包含 T 和 B 细胞增殖的生发中心）称为原发（冈式病灶）复合体。胸片上可看到原发（冈式病灶）病灶和淋巴结。原发病灶边缘可能模糊；随后钙化愈合形成边缘清晰的小结节。原发性免疫应答的有效性决定是否会发生进展性原发性结核病，或者是否会在此阶段结核得到控制。

临床表现

20 世纪初关于儿童结核病的研究发现[15]，大多数结核病感染患者没有任何症状[16]。早期可出现发热，少见结节性红斑（图 13.2）和脓疱性角膜结膜炎（图 13.3）；其次是纵隔淋巴结肿大，可通过超声内镜活检进行分枝杆菌培养和组织病理学明确诊断[17]。纵隔肿大的淋巴结可压迫气道（见并发症部分），此为结核病标准治疗附加类固醇治疗的适应证。少数情况下，含有干酪性肉芽肿的淋巴结侵蚀到支气管引起结核性肺炎；一般痰涂片阳性，预后差。

胸腔积液常发生的病灶接近胸膜，发生炎症反应导致液体在胸腔聚集。胸腔积液细菌载量低（低于 10^4/ml，可在显微镜下看到杆菌[18]），结核分枝杆菌培养很少呈阳性[19]。盲法胸膜活检可将诊断阳性率从 60% 提高到 90%[20-21]。电子胸腔镜检查可显示肉芽肿的特征性外观，如已经发生结核播散，活检组织进行分枝杆菌培养可明确诊断[22]。多数情况下，胸腔积液可能会自行消退，但如果不予治疗，未来 5 年内很可能会发生继发性结核病[23-24]。

感染 12 个月未控制的血行播散会导致粟粒性肺结

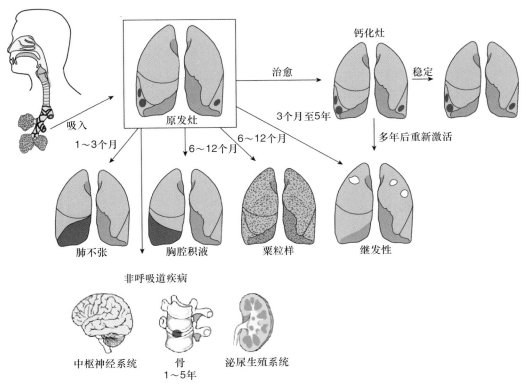

图 13.1 结核病的发展及全身播散示意图

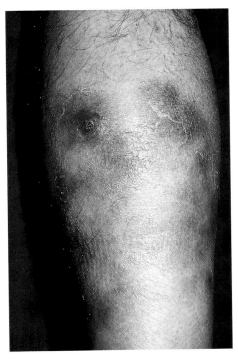

图 13.2 患者小腿可见结节性红斑

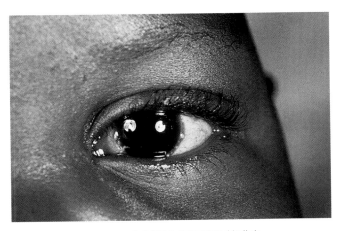

图 13.3 非洲婴儿患脓疱性结膜炎

水肿[27]。

晚期进展期的原发性结核病包括骨病（3 年内）和肾或皮肤病（＞3 年）。但大多数肺外原发性结核病无支气管浸润，所以无传染性。这也证实卡介苗接种可明显减少肺结核的发生[28]。

继发性肺结核

继发性肺结核指在疾病过程开始时即出现抗原特异性免疫反应。可能发生在自愈感染（潜伏结核感染

核和结核性脑膜炎[15]。胸片显示弥漫的 2～3 mm 大小的结节。胸片为对称性，易漏诊，需 CT 诊断[25-26]。约一半粟粒性肺结核患者发展为急性呼吸窘迫综合征（ARDS），特征是在无心力衰竭情况下出现间质性肺

或长期结核免疫 -LTBI[29]）的患者中，原因为再激活和再感染，或者初始免疫后迅速转为继发免疫。

流行病学

继发性肺结核是成人结核病中最常见的一种，也是疾病传播的主要原因。约一半继发性肺结核患者痰涂片阳性[30]。痰涂片阳性患者具有传染性，而痰涂片阴性且培养阳性的患者传染性较前者小[31]。与原发性结核病不同，继发性肺结核好发于男性[32]，年龄在 20 ～ 35 岁[33]。主要风险为飞沫传染，且结核菌存活时间长。其他危险因素与感染相似（见第 6 章），包括由于既往生活经历而具有较高患结核病风险的个人（例如生活在高负担国家或与结核病高发人群接触）。即使是痰涂片阳性患者也很少咳出传染性颗粒[34]。密切接触才是必要因素，如环境过度拥挤、社会关系剥夺和通风不良[35-36]。结核杆菌暴露于日光下（过度拥挤和缺乏自然光）和干燥环境中（在潮湿环境中传播更多）30 分钟内就会被杀灭。遗传易感因素很少（感染病例家庭成员尤其易感）[37]。

合并艾滋病毒感染患者有较高的结核发病率和死亡率，与进展期原发性结核病和较低的 CD4 细胞计数有关。目前尚无关于结核风险人群基数统计、加强 HIV 筛查诊断及 CD4 细胞计数的相关对照研究，艾滋病毒感染是否会增加痰涂片和培养阳性肺结核的风险仍然是一个悬而未决的问题[38]（见下文）。

发病机制

继发性肺结核依赖于功能性免疫反应的存在，可能是过度活跃的免疫反应（另见第 4 章）。血行传播与含有免疫细胞的"晚期"肉芽肿有关。与进展期原发性 TB 不同，肺部因其高氧环境，更易成为结核增殖的首选部位[39]。因此，肺结核好发于上叶或下叶上段[40]（参见第 8 章）。随着计算机断层扫描图像及病理学的研究增多，肺炎期和支气管期的重要性近期得到关注[41]。免疫反应强，导致肉芽肿内的细胞死亡（干酪样坏死）[42]；进而组织破坏，肉芽肿侵犯血管，导致咯血。如坏死物与肺泡相连，肺部进一步破坏导致空洞[43]。结核杆菌释放入痰液，痰涂片呈阳性。因此，即使胸部 X 线片未见空洞，痰涂片阳性仍提示空洞存在的可能。空洞愈合可伴有肺实质纤维化。

临床表现

结核病患者的健康状况非常好。所以多数患者

临床表现出现晚，感染时间较长，传播可能性大[44]。第二次世界大战后，荷兰常规筛查显示，正常胸片可能在不到 3 个月的时间内出现广泛的病灶[45]。大多数研究表明，首次出现症状的时间约为 2 个月[2, 46]。

继发性肺结核最常发生及特异性症状包括咯血、盗汗（根据定义：浸湿睡衣和床单）和不明原因的体重减轻。其他症状如咳嗽、咳痰、发热、食欲不振和全身不适是非特异性的，这些症状好发于结核病流行地区患者[47]。呼吸困难少见，见于从症状发作到开始有效治疗间隔时间较长，且主要特征为已发生纤维化的患者。炎症少见，肺炎患者肺通气灌注失衡并不是肺结核的显著特征。如不能及时治疗，会出现体重减轻和嗜睡等"消耗"症状。

肺结核体征较少。空洞常掩盖了肺实质浸润引起的实变特征表现。体格检查很少能听到湿性啰音。除巨大空洞外，叩诊、听诊很难判断空洞存在。

胸片是最有效的初步检查方法（见第 8 章），根据影像学决定是否进行痰涂片和分枝杆菌培养（见第 7 章）（图 13.4）。世卫组织建议使用 Xpert® MTB/RIFF 等分子检测对咳嗽患者进行筛查[48]，也推荐用于痰涂片阴性培养阳性的患者。全血细胞计数中性粒细胞计数正常，可排除其他细菌感染引起的胸部 X 线表现。炎症标志物（C 反应蛋白、红细胞沉降率）

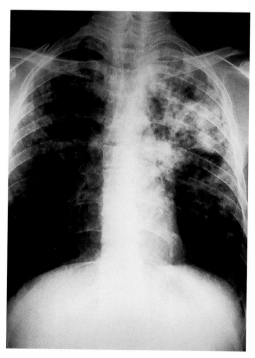

图 13.4　40 岁男性，胸片显示继发性结核病特征性改变，上肺空洞病变，左肺尤重

升高、高球蛋白和低白蛋白可提示肺结核可能性。

纤维化是肺结核晚期特征[49-50]。一篇流行病学研究综述指出，涂片阳性肺结核未经治疗，病死率为0.34%，平均病程为 3 年，10 年死亡率为 70%（范围为 58% ～ 80%）[51]。存在相当大的个体差异，即使在抗生素治疗时，持续痰涂片阳性个体也占相当大的比例（13%）[52]。

并发症

咯血

大咯血定义为咳出 150 ml 以上血液。与胃肠道失血相比，选择这种相对较小的量定义大咯血，不是因为失血，而是足以导致中央气道凝血和窒息死亡。在抗生素治疗出现之前，咯血是结核病最常见的死亡原因。

继发性结核空洞相关的组织破坏，如细支气管侵蚀邻近血管坏死[53]、Rasmussen's 动脉瘤[54-55]和继发性结核病引起的支气管扩张[56]，同曲霉菌球一样可引起大咯血（见下文）[57]。

胸部 DR 检查可确定肺部出血部位。如情况允许，尽可能行 CT 扫描替代胸片[58]。患侧卧位可更准确地定位出血部位。气管插管用于吸除主气道的血凝块，并可通过将气管内管置于隆突外来阻断出血。支气管镜检查可确定出血部位，如有窒息危险，硬质支气管镜可更有效地吸出血液凝块。冷盐水冲洗可减少出血。如果支气管镜检查未见出血点，行血管造影可确定。

支气管动脉栓塞术是保守措施后仍不能止血的首选治疗方式[59]。支气管动脉介入技术难度大且需要有经验的介入放射科医师。

如出血仍未能停止，需进行手术（见第 17 章）。肺叶切除术优于全肺切除术以减少术后并发症。如下文所述，结核后支气管扩张最常局限于右中叶，切除该肺叶的死亡率和术后发病率最低。

曲霉菌球

烟曲霉定植于肺空洞内，尤其多见于继发性肺结核相关的大空洞腔中[60]。胸片显示空洞内含真菌球（霉菌球，图 13.5）。CT 表现的特征是真菌球为基础，周围伴空气，呈新月征。大多数情况下巧合发现，且不会引起任何问题。建议使用伊曲康唑等抗真菌药物

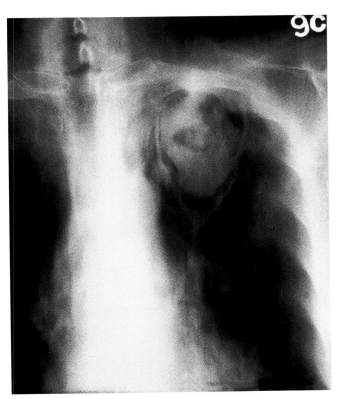

图 13.5　胸部 X 线片显示左心尖部可见曲霉瘤

进行治疗[61]。但是目前尚无用这种方法治疗和观察对比的随机对照临床试验。曲霉菌球会引起空洞壁侵蚀和大咯血[62]。

如合并咯血（如前所述），首选治疗方法是支气管动脉栓塞术[5,63]。部分是用来减少咯血的发生[64]。外科手术有显著的术后复发率（16% ～ 30%）和死亡率（1.2% ～ 3.3%）[57, 65-67]。

支气管扩张

支气管扩张初始定义为每天咳痰（超过一杯脓性痰），伴有杵状指、慢性脓毒症。后来通过脂质支气管造影技术发展，更新了与支气管扩张病理学相关的放射学定义[68]。随着 1 ～ 3 mm 薄层高分辨率 CT 扫描更加普遍，放射学定义成为标准[69]：气道直径大于伴随肺动脉，通常伴有支气管壁增厚、气液平面或黏液嵌塞，原因是支气管周围纤维化以及感染证据导致血管清晰度丧失[70]。对轻微咯血或持续咳嗽患者行 CT 检查。肺炎和肺不张会发生暂时性支气管扩张，因此一次 CT 扫描可能会过高估计支气管扩张的发病率。支气管扩张的原因可能是气道阻塞，无法排出黏液，从而导致慢性炎症循环。结核病对支气管扩张的相对影响因当地发病率不同而不同[71]。

结核性支气管扩张有多种形式。在局灶性结核中,肺炎实变区域可能伴有局部支气管扩张;研究表明这可能是暂时的,但如干酪物质长期阻塞支气管,则可发生长期的支气管扩张[72]。结核自愈后纤维化可导致牵拉性支气管扩张。纵隔淋巴结肿大阻塞气道可能妨碍感染性黏液的清除。由于右中叶开口是所有叶中最小的,并且侧支通气少,"中叶综合征"(Brock 综合征)伴肺叶支气管扩张是结核后支气管扩张的常见原因[73]。早期诊断和治疗结核病可预防该情况的发生。

气胸

气胸是由于活动性或已治愈的肺结核,伴有空洞破裂进入胸膜腔所致。如腔内有大量干酪样物质,可能会导致结核性脓胸和支气管胸膜瘘(见下文)。在特效治疗出现之前,结核病自愈被认为是气胸的最常见原因之一。在结核病高发区,结核病仍然是儿童[74]和成人[75]自发性气胸的主要原因。肺结核患者气胸治愈所需的时间比其他非结核病患者长,也可能与年龄有关[76]。如果肺叶无法复张,需考虑支气管胸膜瘘(见下文)。

在抗生素时代前,人工气胸被规定用于治疗结核病,尝试使肺"休息",通过减少氧气水平至杀灭结核分枝杆菌是可能有效的[77]。

支气管胸膜瘘

大多数支气管胸膜瘘发生在手术后(见第17章)。因为肺空洞伴积液在影像学上难以鉴别,引流这样的空洞会导致医源性支气管胸膜瘘,所以在诊断自发性支气管胸膜瘘之前,通过 CT 扫描进行解剖学重建必不可少[78]。因胸腔成形术、大网膜皮瓣和肌肉皮瓣技术成熟,相比经肋间引流治疗和抗结核治疗,持续性支气管胸膜瘘手术治疗更为有效(第17章)。通过内镜手术使用胶、线圈和密封剂是有效的,并且术后发病率更低[79]。

结核性脓胸

肺实质中结核空洞与胸膜腔间可导致气道和胸膜腔之间产生持续的脓胸。脓胸的诊断是通过胸腔积液中细胞计数。细菌感染是常见原因,需要放置肋间引流管以清除脓液,防止以后需要手术剥脱。结核性肠膜炎诊断通常在放置引流管后。与其他细菌感染不同,目前尚无研究表明,是否和原发性结

核病胸腔积液一样仅需药物抗结核治疗即可。对有些免疫缺陷和治疗反应欠佳的患者,需长时间肋间置管引流治疗[80-81]。即使在引流后,也很可能发生严重的胸膜纤维化和钙化(图 13.6)。

支气管结核和支气管狭窄

极少数情况下,由于纵隔淋巴结、邻近肺实质或与血行播散相关组织坏死,支气管镜检查中可见支气管气道干酪样病变。通过活检和分枝杆菌培养可诊断支气管结核。支气管狭窄是常见结局,建议使用皮质类固醇和标准抗结核病治疗(见治疗部分)[82]。需行支气管支架植入或袖状切除(见第17章)。

慢性阻塞性肺疾病

吸烟是慢性阻塞性肺疾病(COPD)最常见的原因,已有研究显示既往肺结核病史是 COPD 发生的独立危险因素[83]。在患结核病但未合并尘肺的南非矿工中(见下文),一秒用力呼气容积(FEV1)和用力肺活量(FVC)减少,存在限制通气和阻塞通气,并与发作次数有剂量效应[84]。在德克萨斯州,完成标准治疗 6 个月后的患者中,吸烟少且年龄小的患者

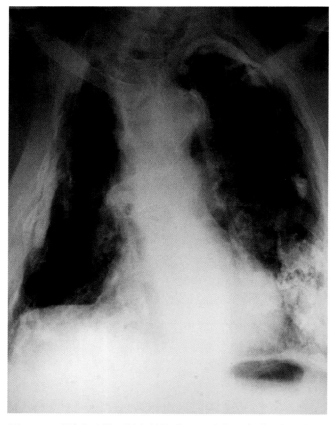

图 13.6 已治愈(陈旧性)结核病,显示广泛胸膜和实质钙化

组比潜伏感染组更易发生肺损伤[85]。在一项 COPD 患者队列研究中，既往伴有结核病病史的患者更有可能发生支气管扩张及严重肺气肿[86]。最常被忽略的变量是诊断结核病的时间，诊断延误时间越长，肺破坏越严重。单侧结核性肺毁损是慢性结核病治疗明显延迟的特征[87]。

非结核分枝杆菌病

非结核分枝杆菌病（NTMDs）的诊断标准：有相关症状，在两次或两次以上不同时间（或一次支气管肺泡灌洗液）的标本分离出同一种分枝杆菌，并有影像学依据，排除其他疾病[88]。诊断的困难在于相当一部分结核病患者还未显示影像学异常，而且大多是没有症状或没发病时就培养出非结核分枝杆菌[89]。同样，NTMD 也经常出现在结构性肺病患者中，比如支气管扩张或纤维化。16SrRNA 菌种鉴定技术无须培养即可鉴定"肺微生物群"[90]。这些技术可能会对结核治疗后是否确定合并 NTM 的方面发挥重要作用。

治疗目标

治疗肺结核病患者的资助者及项目程序计划有责任保证患者的治疗以及公共卫生取得良好结果。治疗目标是：①以个人为中心的个体化方案治疗；②通过迅速降低传染性来防止社区传播。这是对结核病治疗的资助者及项目程序计划的双重任务。

治疗方案旨在快速缓解临床症状和传染性控制，以避免肺损伤，减少死亡，并确保持久治愈。联合多药物治疗，以防止获得耐药性、治疗失败和复发[91]。

全球推荐针对所有类型药物敏感结核病的初始治疗方案包括四种药物：异烟肼（INH）、利福平（RMP）、乙胺丁醇（EMB）和吡嗪酰胺（PZA）。每种药物均有指征。INH 具有良好的早期杀菌活性，它主要对快速分裂的细菌（例如空洞壁上的细菌）具有活性。快速减少细菌量，减少传染性和获得性耐药性的风险。据报道，对 INH 敏感的分离株患者在治疗 2 天后，痰中活杆菌浓度下降大于 90%[92]。治疗 2～3 周后，传染性比原水平降至不到 1%。利福平也有相同作用[93]。利福平是一种强杀菌药物，是标准方案中的关键杀菌药物[94]。进行药敏试验前，将乙胺丁醇添加到方案中，可防止在 INH 或 RMP 耐

药时，耐药性进一步发展。乙胺丁醇几乎没有杀菌活性，但在治疗的早期几周可以预防获得性耐药[93]。PZA 针对缓慢生长或半休眠的杆菌，尤其在酸性环境中，可降低复发的风险[95]。

治疗方案

治疗包括两个阶段：初始（强化）阶段和巩固阶段。强化阶段包括 INH、RFP、EMB 和 PZA。如已知结核菌对异烟肼和利福平均敏感，方案可以不包括乙胺丁醇。初始阶段为 2 个月；巩固阶段包括 INH 和 RFP，通常持续 4 个月；总疗程共计 6 个月（另见第 21 章）[96-97]。对于所有因饮食缺乏可能存在神经病变风险的患者（糖尿病患者、孕妇、母乳喂养的婴儿、艾滋病患者、慢性肾病、酒精中毒和营养不良患者），应每日补充 25～50 mg 的维生素 B_6 进行治疗。已患以上疾病的患者，维生素 B_6 可增加至每日 100 mg[98-99]。

强化阶段后，停用 PZA，如果已知药物敏感性，亦可停用乙胺丁醇[96]。在美国，如药敏试验结果延迟，建议巩固阶段继续应用乙胺丁醇，大多专家支持在取得药敏试验结果前继续应用 PZA。这样做是为了避免对 INH 耐药性未知的患者使用利福平单药治疗的可能性，从而避免导致利福平耐药及发展为耐多药结核病。世卫组织指南推荐，新发患者如怀疑 INH 耐药或已知 / 怀疑 INH 耐药的高危人群，建议继续使用乙胺丁醇。对既往接受过治疗的患者，应进行药敏检查并在巩固阶段继续使用乙胺丁醇[97]。

疗程结束取决于患者在特定时间内接受直接观察治疗（DOT）次数。一般来说，要完成 6 个月的标准治疗方案（通常每周 5 天，周一至周五），至少有 40 次足剂量的 PZA 且总计至少 130 次足剂量的 DOT。整个 6 个月疗程应在 9 个月内完成。如依从性差，复发可能性显著增加[100]。

当 PZA 不能耐受时，药敏试验显示同时对 INH 和 RMP 都敏感的患者可以用这两种药物组成方案治疗，疗程为 9 个月。药敏试验结果明确前加用乙胺丁醇。ATS/CDC/IDSA 为大多数 70 岁及以上的人推荐这种替代方案，以避免 PZA 的毒性。

当 RMP 不能耐受或因药物相互作用而不能使用时，方案必须加用其他药物且疗程需延长至 12～18 个月，甚至更长的时间（见第 16 章）。

治疗通常总计 6 个月，但如存在空洞和（或）延

迟反应（稍后描述），应再延长 3 个月或总疗程 9 个月[96]。异烟肼耐药或不能耐受时，总疗程仍可为 6 个月，但方案需含 RMP、ETH 和 PZA，每日口服，持续 6 个月；或在方案中加入氟喹诺酮类药物，且 PZA 每日口服至少 3 ～ 4 个月[101]。

提供治疗支持

治疗往往需要和公共卫生机构之间合作。通常给患者建立档案管理，确保以患者为核心的个体化治疗。首选确保依从性[102]。DOT：观察患者服用抗结核药物的方法，是美国[96, 103-104]、欧洲[105] 和许多其他国家的标准。世界卫生组织（WHO）亦推荐DOT[97]。根据美国胸科学会（ATS）、疾病预防控制中心（CDC）和美国传染病学会（IDSA）对药物敏感的肺结核治疗指南，建议各种类型的结核病患者进行 DOT，而不是自我管理治疗（SAT）[96]。尽管系统综述中未发现 SAT 和 DOT 在死亡率、治疗完成或复发方面存在显著差异，但与 SAT 相比，DOT 与治疗成功率的提高及治疗期间痰涂片转阴率的增加显著相关[96]。资源限制可能决定某些人群应优先使用DOT，如有耐药性、广泛病灶、有药物不良反应风险、依从性差或预后不良的患者和儿童。目前没有对照研究证实，美国经验推荐每周 5 次 DOT。

应空腹服药。如果患者空腹服药有困难，服药前给予一些小点心，例如吐司、水果、茶、饼干或文化上合适的类似食物。应一次给予全部足剂量药物。每种用于治疗药物敏感性结核病的一线药物不能分次服用。如果患者不能耐受一次服用所有药物，可分开单独用药，但需要每日两次 DOT。

药物剂量

WHO 和 ATS/CDC/IDSA 指南都推荐在整个治疗期间每日给药作为首选方法[96-97]。在强化期每日给药可改善所有治疗结局。这些建议基于 2010 年WHO 指南系统回顾，并在 2017 年版本进行了更新[97, 106]。WHO 为有条件的推荐，但没有足够的替代方案。ATS/CDC/IDSA 的建议被归类为"证据充分且具有中等可信度"，但需注意的是，当因程序规定或患者因素不能每日给药时，在强化期、已每日治疗几周后以及有良好预后指标的巩固期，可考虑每周 3 次的治疗。

这些患者应具有良好的依从性、无感染 HIV、无空洞和（或）涂片阴性，并且为药物全敏感[96]。

WHO 指出，在巩固阶段每周三次间歇给药，"不得遗漏任何一次足剂量药物，否则不良结局会增加"[97]。

与已知 / 未知药物敏感的结核病患者的每日给药治疗相比，每周三次给药的治疗失败率、复发率和获得耐药性更高[107-108]。HIV 感染者的不良预后较多，特别是未接受抗反转录病毒治疗（ART）的患者和有空洞或基线耐药性的患者[109-112]。

在强化阶段或巩固阶段，不推荐每周给药 2 次。与每周给药 3 次相比，治疗失败率、复发率和获得性耐药率会增加。WHO 指出"在结核治疗的任何阶段，均不建议使用每周两次给药"[106]。

治疗疗程

结核病的最短治疗时间为 6 个月。方案的成功取决于是否应用利福平和强化阶段（初始治疗 2 个月）包含 PZA。所以患者不能耐受 INH 或耐药时，方案包含利福霉素、PZA 和乙胺丁醇并每日给药，则可6 个月内完成治疗。世卫组织最新指南建议使用 6 个月的左氧氟沙星或莫西沙星（加入 RMP、PZA 和乙胺丁醇方案中）[101]。第二代氟喹诺酮类药物治疗方案，即左氧氟沙星或莫西沙星替代乙胺丁醇或 INH，同时有或无利福喷丁替代 RMP，均存在很高的复发率[112-116]。方案中氟喹诺酮类药物的培养转阴时间较早，但无 6 个月标准方案后的长期良好结果。

一项疗程为 4 个月的研究分析表明，低风险患者可确定有良好的疗效，包括非空洞性病灶、涂片阴性和艾滋病毒阴性[100]。

当空洞性结核病患者在完成强化治疗阶段 2 个月后痰培养仍呈阳性时，建议延长治疗时间。这些同时有空洞且治疗 2 个月后仍呈阳性的患者，复发率约为 20%；而没有两种因素的患者，复发率为 2%[109-117]。建议在每日给药 INH、RMP、PZA 和 ETH 的强化阶段后，INH 和 RMP 应继续每日给药 7 个月，总治疗时间为 9 个月[105-106]。即使在治疗第二个月结束时培养转阴，如首次胸片（CXR）存在空洞仍是复发的危险因素[118]。一项 meta 分析评估 2 个月时进行痰涂片和培养对预测治疗失败或复发的敏感性相对较低[119]。

接受抗反转录病毒治疗的 HIV 感染者治疗结核病疗程的数据有限，但 ATS/CDC/ISDA 指南指出，"标准 6 个月方案是有效的，结核病治愈率与未感染HIV 患者的治愈率相当[96]"。在患者未接受抗反转录病毒治疗的情况下，巩固治疗阶段应延长至 3 个月，共计 9 个月[97]。

对患有非中枢神经系统肺外结核病或播散性结核病的成人，一般不推荐延长治疗时间。如临床评估治疗反应缓慢或延迟，特别是存在广泛病灶和其他与不良结局相关的危险因素（吸烟者、糖尿病、慢性肾病和其他免疫抑制）患者，应及时考虑延长治疗时间。与延迟反应相关的其他因素包括依从性、药物吸收不良和药物敏感性。如发现吸收不良，可能会延长治疗时间。

培养阴性的结核病

出现典型结核病症状、具有结核相关异常、CXR 表现且干扰素 γ 释放试验（IGRA）呈阳性但抗酸杆菌（AFB）涂片和核酸扩增试验（NAAT）呈阴性的患者应进行临床评估。如果排除其他诊断，则开始标准抗结核方案治疗。治疗 2 个月后，应监测评估临床症状是否改善（咳嗽减少、精力充沛、食欲增加和体重增加）和影像学是否改善。治疗 2 个月时重复进行 CXR，并与基线进行比较，是诊断培养阴性结核的关键。如果发现临床表现或影像学改善，则确认诊断。共计 4 个月疗程即可。如存在 INH 耐药性的可能，则需完整的持续 4 个月的含四种药物的方案[96]。

激素辅助治疗

尚无研究显示辅助使用皮质类固醇可降低肺结核患者的全因死亡率或提高痰转阴率[120]。对接受抗结核和抗反转录病毒药物治疗后出现免疫重建炎症综合征（IRIS）的 HIV 感染者，可考虑在抗结核治疗中增加皮质类固醇治疗。体征和症状包括高热、新发或进展的肺部和胸膜疾病、淋巴结肿大和（或）中枢神经系统表现，这些表现是由于抗反转录病毒治疗的免疫反应重建而产生的[121]。对于结核病患者，IRIS 常见于抗反转录病毒治疗早期 CD4 细胞计数低于 50/mm^3。

耐药结核病治疗失败、合并其他机会性感染或合并非传染性疾病（如淋巴瘤）时，可考虑辅助皮质类固醇治疗 IRIS 相关的结核病临床表现。对于大多数轻度 IRIS 患者，可考虑继续治疗 TB 和 HIV，同时加用非甾体抗炎药。

对于严重 IRIS 病例，建议强的松剂量 1.25 mg/（kg·d）或 50 ～ 80 mg/d。通常疗程 2 ～ 4 周，在 6 ～ 12 周或更长时间内逐渐减少剂量[96]。如纵隔淋巴结异常增大导致肺叶塌陷，且无 HIV 感染，可使用糖皮质激素预防肺功能丧失或支气管扩张和其他形式的肺外结核播散[120, 122]（见第 14 章）。

治疗期间的基线评估和监测

对新发诊断的结核病患者初步评估应包括医疗评估、确定不良结局或延迟结局的危险因素，应在基线时记录体重，并至少每月重复评估一次。如发生显著变化，可能需要改变剂量。在开始治疗前进行视力测试和 Ishihara Plates 评估，如患者服用乙胺丁醇则每月重复评估一次。应记录患者神经病变的基线评估，如使用 INH 期间，每月重复评估一次。

所有患者，包括仅肺外结核的患者，初始治疗时均需进行胸部 X 线检查。2 个月时应重复拍摄 X 线片，特别是培养阴性的患者。许多专家建议治疗结束时亦需重复胸部 X 线检查。在开始治疗前，应至少采集三个痰标本，标本间隔 8 小时，其中一份应在第一天早晨采集，诱导排痰一份和（或）督导下留痰一份[123]。三份标本均需行 AFB 涂片和培养检查，一份标本加做 NAAT。如果 NAAT 呈阳性，应进行利福平耐药检测。在治疗期间应每月收集痰行 AFB 涂片和培养检查，直到连续两次培养为阴性。如果在完成 3 个月的治疗后培养结果为阳性，则应重复进行药敏试验。如考虑有治疗失败的可能性，应尽早进行药敏试验。

初始实验室基线评估应包括 HIV 检测、全血计数（CBC）、转氨酶、总胆红素、葡萄糖和血清肌酐。如有患肝炎的风险，则需肝炎专家小组进行基线评估。如葡萄糖高，需检测基线糖化血红蛋白。基线时转氨酶异常、孕期、艾滋病毒感染、大量饮酒、有潜在肝病、其他慢性疾病或服用可能引起肝毒性药物的患者，应至少每月重复检测转氨酶。

部分专家建议对有吸收不良风险的患者进行血药物浓度检测，如感染 HIV、糖尿病控制不佳、其他胃肠道疾病和对治疗反应迟缓的患者。

应评估正在使用的其他药物与结核药物间的相互作用，大多数相互作用与 RMP 对肝中细胞色素 P450 代谢途径的影响有关。常见药物相互作用列表可在 ATS/CDC/IDSA 的指南中找到[96]。在多数情况下，当利福平导致其他药物的代谢显著增强时，可用每天 300 mg 的利福布汀替代标准方案中的利福平。

药物不良反应

皮疹是最常见的副作用，最常见的原因是利福平。首次服 PZA 后会出现潮红，但不会重复持续出现。除 Stevens-Johnson 综合征相关的皮疹外，抗组胺药通常对控制皮疹有效。

其次是胃肠道反应。对患者行相关宣教，治疗最初几周很常见，后期会有所改善。最重要的是排除药物引起的肝功能异常导致的胃肠道反应。如考虑此因素，应停止用药，直至肝酶低于正常上限 2 倍。

如有症状且转氨酶是正常上限的 3 倍，或无症状且转氨酶是正常上限的 5 倍和（或）总胆红素是正常上限的 2 倍，则应停止抗结核药物。通常最可能的是一种抗结核药物引起药物性肝炎，但需排除其他肝病因素（胆道疾病、胰腺炎、胃炎、感染性肝炎）。应加用护肝药物进行治疗，直至转氨酶恢复到正常上限的两倍以下，此时可以重新开始抗结核治疗，并监测肝功能 5 ～ 7 天[124]。90% 的患者转氨酶不会重复升高。10% 反复肝功能异常的患者，转氨酶升高原因主要与异烟肼相关；胆红素升高原因主要与利福平相关。可选择 6 个月的含 PZA 方案，或不含 PZA 方案的 9 个月疗程，患者通常更倾向于短疗程。不同指南中加用单个药物的顺序差异很大，且没有证据基础。

一旦排除胃肠道不适的原因与肝毒性反应无关，推荐以下方法。因患者通常初始用药时居家隔离，可鼓励服药后小憩。改变给药时间可能对某些患者有益。抑酸剂可能对反流患者有益（服用氟喹诺酮类药物两小时内不能服用抗酸剂；氢氧化铝降低利福平有效剂量；质子泵抑制剂可能会减少 PZA 转化为其有效代谢物吡嗪酸）。也可和某些食物同服，如不含黄油或人造黄油的吐司、饼干或一小块水果。如以上简单措施无效，可在服药前半小时给予止吐药。通常患者在几周后对药物治疗耐受性更强。PZA 是最有可能引起胃肠道反应的药物，在 PZA 治疗的强化阶段完成后症状可能会得到改善[125]。

服用乙胺丁醇的患者必须进行基线视力评估，包括双眼视力和红绿色盲测试。服用乙胺丁醇期间，每月重复一次评估。如视力变化，应停止服用乙胺丁醇，转诊眼科医生。早期识别并停用相关药物，视觉异常是可逆的。

一线药物其他常见不良反应包括 PZA 引起的关节痛、血液学异常和神经病变。库里国际结核病中心"耐药结核病：临床医生指南，第 3 版"（Drug-Resistant Tuberculosis: A Survival Guide for Clinicians, 3rd edition）第 8 章推荐了详细的评估和管理药物不良反应和药物毒性的方法[126]。

参考文献

1. Marais BJ et al. The spectrum of disease in children treated for tuberculosis in a highly endemic area. *Int J Tuberc Lung Dis.* 2006;10(7):732–8.
2. Wallgren A. The time-table of tuberculosis. *Tubercle* 1948;29:245–51.
3. Jones BE et al. Relationship of the manifestations of tuberculosis to CD4 cell counts in patients with human immunodeficiency virus infection. *Am Rev Respir Dis.* 1993;148:1292–7.
4. Keane J et al. Tuberculosis associated with infliximab, a tumor necrosis factor α-neutralizing agent. *New Engl J Med.* 2001;345(15):1098–104.
5. Perez-Guzman C et al. progressive age-related changes in pulmonary tuberculosis images and the effect of diabetes. *Am J Respir Crit Care Med.* 2000;162:1738–40.
6. Boisson-Dupuis S et al. Inherited and acquired immunodeficiencies underlying tuberculosis in childhood. *Immunol Rev.* 2015;264(1):103–20.
7. Armstrong JA, and Hart PD. Responses of cultured macrophages to *Mycobacterium tuberculosis*, with observations on fusion of lysosomes with phagosomes. *J Exp Med.* 1971;134(3 Pt 1):713–40.
8. Cliff JM et al. The human immune response to tuberculosis and its treatment: A view from the blood. *Immunol Rev.* 2015;264(1):88–102.
9. Malm S et al. In vivo virulence of *Mycobacterium tuberculosis* depends on a single homologue of the LytR-CPs-A-Psr proteins. *Sci Rep.* 2017;8(1):3936.
10. Jacobsen M et al. Candidate biomarkers for discrimination between infection and disease caused by *Mycobacterium tuberculosis*. *J Mol Med.* 2007;85(6):613–21.
11. Malhotra H et al. *Mycobacterium tuberculosis* glyceraldehyde-3-phosphate dehydrogenase (GAPDH) functions as a receptor for human lactoferrin. *Front Cell Infect Microbiol.* 2017;7:245.
12. Azad AK, Sadee W, and Schlesinger LS. Innate immune gene polymorphisms in tuberculosis. *Infect Immun.* 2012;80(10):3343–59.
13. Bardana EJ et al. Universal occurrence of antibodies to tubercle bacilli in sera from non-tuberculous and tuberculous individuals. *Clin Exp Immunol.* 1973;13:65–77.
14. Davis JM et al. Real-time visualization of mycobacterium macrophage interactions leading to initiation of granuloma formation in zebrafish embryos. *Immunity.* 2002;17(6):693–702.
15. Miller FJW. The evolution of primary infection with *Mycobacterium tuberculosis*. In: Miller FJW (ed.). *Tuberculosis in Children.* Edinburgh: Churchill Livingstone, 1981, 1–17.
16. Zak DE et al. A blood RNA signature for tuberculosis disease risk: A prospective cohort study. *Lancet.* 2016;387(10035):2312–22.
17. Tomlinson G et al. Transcriptional profiling of endobronchial ultrasound-guided lymph node samples aids diagnosis of mediastinal lymphadenopathy. *Chest.* 2016;150(1):29–44.
18. Toman K. How many bacilli are present in a sputum smear specimen found positive by smear microscopy? In: Frieden T (ed.). *Toman's Tuberculosis Case Detection, Treatment and Monitoring: Questions and Answers.* 2nd ed. Geneva: WHO, 2004, 11–3.
19. Light RW. Pleural effusion. *N Engl J Med.* 2002;346(25):1971–7.
20. Levine H et al. Diagnosis of tuberculous pleurisy by culture of pleural biopsy specimen. *Arch Intern Med.* 1970;126:269–71.
21. Scharer L, and McClement JH. Isolation of tubercle bacilli from needle biopsy specimens of the parietal pleural. *A, Rev Respir Dis.* 1968;97:466–8.
22. Sihoe AD, Shiraishi Y, and Yew YY. The current role of thoracic surgery in tuberculosis management. *Respirology.* 2009;14(7):954–68.
23. Roper WH, and Waring JJ. Primary serofibrinous pleural effusion in military personnel. *Am Rev Tuberc.* 1955;71:616–34.
24. Patiala J, and Matilla M. Effect of chemotherapy of exudative tuberculous pleurisy on the incidence of post-pleuritic tuberculosis. *Acta Tuberc Scand.* 1964;44:290–6.
25. McGuinness G et al. High resolution CT findings in miliary lung disease. *J Coumput Assist Tomogr.* 1992;16(3):384–90.
26. Sharma SK et al. Computed tomography in miliary tuberculosis: Comparison with plain films, bronchoalveolar lavage, pulmonary functions and gas exchange. *Australs Radiol.* 1996;40(2):113–8.
27. Maartens G, Willcox PA, and Benatar SR. Miliary tuberculosis: Rapid diagnosis, hematologic abnormalities, and outcome in 109 treated adults. *Am J Med.* 1990;89:291–6.
28. Colditz GA et al. Efficacy of BCG vaccine in the prevention of tuberculosis: Meta-analysis of the published literature. *JAMA.* 1994;27(9):698–702.
29. Mack U et al. LTBI: Latent tuberculosis infection or lasting tuberculosis immune responses? *Eur Resp J.* 2009;33:956–73.
30. Public Health England. *Tuberculosis in England: 2017.* London: Public Health England, 2017, 29–32.
31. Tostman A et al. Tuberculosis transmission by patients with smear-negative pulmonary tuberculosis in a large cohort in the Netherlands. *Clin Infect Dis.* 2008;47:1135–42.
32. Horton KC et al. Sex differences in tuberculosis burden and notification in low- and middle-income countries: A systematic review and meta-analysis. *PLoS Med.* 2016;13(9):e1002119.
33. Murray CJ et al. Global, regional and national incidence and mortality of HIV, tuberculosis, and malaria during 1990–2013: A systematic analysis for the Global Burden of Disease Study 2013. *Lancet.* 2014;384(9947):1005–70.
34. Riley RL et al. Aerial dissemination of pulmonary tuberculosis: A two-year study of contagion in a tuberculosis ward. *Am J Hyg.* 1959;70:185–96. (reprinted *Am J Epidemiol.* 1995; 142(1):3–14).
35. Houk VN et al. The epidemiology of tuberculosis in a closed environment. *Arch Environ Health.* 1968;16:26–35.
36. Escombe AR et al. Natural ventilation for the prevention of airborne contagion. *PLoS Med.* 2007;4(2):e68.
37. Lalor MK et al. Recent household transmission of tuberculosis in England, 2010–12: Retrospective national cohort study combining epidemiological and molecular strain typing data. *BMC Med.* 2017;15:105.
38. Mukadi Y et al. Spectrum of immunodeficiency in HIV-1 infected patients with pulmonary tuberculosis in Zaire. *Lancet.* 1993;342(8864):143–6.
39. Balusubramanian V, Wiegeshaus EH, Taylor BT, and Smith DW. Pathogenesis of tuberculosis: Pathway to apical localization. *Tubercle Lung Dis.* 1994;75:168–78.
40. Aktoğu S et al. Clinical spectrum of pulmonary and pleural tuberculosis: A report of 5,480 cases. *Eur Respir J.* 1996;9:2031–5.
41. Hunter RL. Tuberculosis, as a three-act play: A new paradigm for the pathogenesis of pulmonary tuberculosis. *Tuberculosis* 2016;97:8–17.
42. Dorhoi A, and Kaufmann SH. Pathology and immune reactivity: Understanding multidimensionality in pulmonary tuberculosis. *Semin Immunopathol.* 2016;38(2):153–66.
43. Hunter RL. Pathology of post primary tuberculosis of the lung: An illustrated critical review. *Tuberculosis* 2011;91(6):497–509.

44. Toman K. How does pulmonary tuberculosis develop and how can it be detected at an early stage. In: Frieden T (ed.). *Toman's Tuberculosis*. 2nd ed. Geneva: WHO (WHO/HTM/TB/2004.334), 2004, 66–71.
45. Rieder H. What is the role of case detection by periodic mass radiographic examination in tuberculosis control. In: Frieden T (ed.). *Toman's Tuberculosis*. 2nd ed. Geneva: WHO (WHO/HTM/TB/2004.334), 2004, 72–8.
46. Getnet F et al. Delay in diagnosis of pulmonary tuberculosis in low-and middle-income settings: Systematic review and meta-analysis. *BMC Pulm Med*. 2017;17(1):202.
47. Field SK et al. Cough due to TB and other chronic infections: CHEST guideline and expert panel report. *Chest*. 2018;153(2):467–97.
48. World Health Organization. Automated real-time nucleic acid amplification technology for rapid and simultaneous detection of tuberculosis and rifampicin resistance: Xpert MTB/RIF assay for the diagnosis of pulmonary and extrapulmonary TB in adults and children. Policy update. World Health Organization, Geneva, 2013, and The use of Xpert MTB/RIF assay for the diagnosis of TB Meeting Report 2016.
49. Meghji J, Simpson H, Squire SB, and Mortimer K. A systematic review of the prevalence and pattern of imaging post-TB lung disease. *PLOS ONE* 2016;11(8):e0161176.
50. Hatipoglu ON et al. High resolution computed tomographic findings in pulmonary tuberculosis. *Thorax*. 1996;51:397–402.
51. Tiemersma EW et al. Natural history of tuberculosis: Duration and fatality of untreated pulmonary tuberculosis in HIV negative patients: A systematic review. *PLOS ONE* 2011;6(4):e17601.
52. Mlotshwa M et al. Risk factors for tuberculosis smear non-conversion in Eden district, Western Cape, South Africa, 2007–13: A retrospective cohort study. *BMC Infect Dis*. 2016;16:365.
53. Cahill BC, and Ingbar DH. Massive hemoptysis: Assessment and management. *Clin Chest Med*. 1994;15:147–67.
54. Rasmussen V. On hemoptysis, especially when fatal, in its anatomical and clinical aspects. *Edinburgh Med J*. 1868;14:385–401.
55. Bartter T, Irwin RS, and Nash G. Aneurysms of the pulmonary arteries. *Chest*. 1988;94:1065–75.
56. Fartoukh M et al. Early prediction of in-hospital mortality of patients with hemoptysis: An approach to defining severe hemoptysis. *Respiration*. 2012;83:106–14.
57. Radchenko C, Alraiyes AH, and Shojaee S. A systematic approach to the management of massive hemoptysis. *J Thorac Dis*. 2017;9(Suppl 10):S1069–86.
58. Revel MP et al. Can CT replace bronchoscopy in the detection of the site of bleeding in patients with large or massive hemoptysis? *Am J Roentgenol*. 2002;179:1217–24.
59. Panda A, Bhalla AS, and Goyal A. bronchial artery embolization in hemoptysis: A systematic review. *Diagn Interv Radiol*. 2017;23(4):307–17.
60. Dhooria S et al. Prevalence of *Aspergillus* sensitization in pulmonary-tuberculosis-related fibrocavitary disease. *Int J Tuberc Lung Dis*. 2014;18(7):850–5.
61. Campbell JH et al. Treatment of pulmonary aspergilloma with itraconazole. *Thorax*. 1991;46:839–41.
62. Lee JK et al. Clinical course and prognostic factors of pulmonary aspergilloma. *Respirology*. 2014;19(7):1066–72.
63. He G et al. Intervention treatment on massive hemoptysis of pulmonary aspergilloma. *Exp Ther Med*. 2017;13(5):2259–62.
64. Sapienza LG, Gomes MJ, Maliska C, and Norberg AN. Hemoptysis due to fungus ball after tuberculosis: A series of 21 cases treated with hemostatic radiotherapy. *BMC Infect Dis*. 2015;15:546.
65. Brik A et al. Surgical outcome of pulmonary aspergilloma. *Eur J Cardiothorac Surg*. 2008;34(4):882–5.
66. Chen QK, Jiang GN, and Ding JA. Surgical treatment for pulmonary aspergilloma: A 35-year experience in the Chinese population. *Interact Cardiovasc Thorac Surg*. 2012;15(1):77–80.
67. Muniappan A et al. Surgical therapy of pulmonary aspergillomas: A 30-year North American experience. *Ann Thorac Surg*. 2014;97(2):432–8.
68. Sicard JA, and Forestier J. General method of radiologic exploration with iodized oil. *Bull Med Soc Hop Paris* 1922;46:463–8.
69. Heard BE et al. The morphology of emphysema, chronic bronchitis, and bronchiectasis: Definition, nomenclature, and classification. *J Clin Pathol*. 1979;32:882–92.
70. Naidich DP et al. Computed tomography of bronchiectasis. *J Comput Assist Tomogr*. 1982;6:437–44.
71. Gao Y et al. Aetiology of bronchiectasis in adults: A systematic literature review. *Respirology*. 2016;21(8):1376–83.
72. Ko JM, Kim KJ, Park SH, and Park HJ. Bronchiectasis in active tuberculosis. *Acta Radiol*. 2013;54(4):412–7.
73. Graham EA, Burford TH, and Mayer JH. Middle lobe syndrome. *Postgrad Med*. 1948;4(1):29–34.
74. Beg MH et al. Spontaneous pneumothorax in children—A review of 95 cases. *Ann Trop Paediatr*. 1988;8(1):18–21.
75. Hussain SF, Aziz A, and Fatima H. Pneumothorax: A review of 146 adult cases admitted at a university teaching hospital in Pakistan. *J Pak Med Assoc*. 1999;49(10):243–6.
76. Lee SC, and Lee DH. Influence of old pulmonary tuberculosis on the management of secondary spontaneous pneumothorax in patients over the age of 70. *J Thorac Dis*. 2016;8(10):2903–10.
77. Allinson JP, Mackay AJ, and Shah PL. AJRCCM: 100-year anniversary, special historical image section: Tuberculosis then and now. *Am J Respir Crit Care Med*. 2017;195(9):1118–23.
78. Tam JK, and Lim KS. Massive pulmonary tuberculosis cavity misdiagnosed as pneumothorax. *Respirol Case Rep*. 2013;1(2):23–5.
79. Lois M, and Noppen M. Bronchopleural fistulas: An overview of the problem with special focus on endoscopic management. *Chest*. 2005;128(6):3955–65.
80. Kundu S, Mitra S, Mukherjee S, and Das S. Adult thoracic empyema: A comparative analysis of tuberculous and nontuberculous etiology in 75 patients. *Lung India* 2010;27(4):196–201.
81. Malhotra P et al. Clinical characteristics and outcomes of empyema thoracis in 117 patients: A comparative analysis of tuberculous vs. non-tuberculous aetiologies. *Respir Med*. 2007;101(3):423–30.
82. Slow WT, and Lee P. Endobronchial tuberculosis: A clinical review. *J Thorac Dis*. 2017;9(1):E71–7.
83. Allwood BW, Myer L, and Bateman ED. A systematic review of the association between pulmonary tuberculosis and the development of chronic airflow obstruction in adults. *Respiration*. 2013;86(1):76–85.
84. Hnizdo E, Singh T, and Churchyard G. Chronic pulmonary function impairment caused by initial and recurrent pulmonary tuberculosis following treatment. *Thorax*. 2000;55:32–8.
85. Pasipanodya JG et al. Pulmonary impairment after tuberculosis. *Chest*. 2007;131(6):1817–24.
86. Jin J et al. Emphysema and bronchiectasis in COPD patients with previous tuberculosis: Computed tomography features and clinical implications. *Int J Chron Obstruct Pulmon Dis*. 2018;13:375–84.
87. Varona Porreas D et al. Radiological findings of unilateral tuberculous lung destruction. *Insights Imaging* 2017;8(2):271–7.
88. Griffith DE et al. An official ATS/IDSA statement: Diagnosis, treatment, and prevention of nontuberculous mycobacterial diseases. *Am J Respir Crit Care Med*. 2007;175:367–416.
89. Tsukamura M. Diagnosis of disease caused by *Mycobacterium avium* complex. *Chest*. 1991;99:667–9.
90. O'Dwyer D, Dickson RP, and Moore BB. The lung microbiome, immunity, and the pathogenesis of chronic lung disease. *J Immunol*. 2016;196(12):4839–47.
91. Fox W, Ellard GA, and Mitchison DA. Studies on the treatment of tuberculosis undertaken by the British Medical Research Council tuberculosis units, 1946–1986, with relevant subsequent publications. *Int J Tuberc Lung Dis*. 1999;3(10 Suppl 2):S231–79.
92. Jindani A, Aber VR, Edwards EA, and Mitchison DA. The early bactericidal activity of drugs in patients with pulmonary tuberculosis. *Am Rev Respir Dis*. 1980;121(6):939–49.
93. Jindani A, Dore CJ, and Mitchison DA. Bactericidal and sterilizing activities of antituberculosis drugs during the first 14 days. *Am J Respir Crit Care Med*. 2003;167(10):1348–54.
94. Mitchison DA. The action of antituberculosis drugs in short-course chemotherapy. *Tubercle*. 1985 Sep;66(3):219–25.
95. Mitchison DA, and Dickinson JM. Bactericidal mechanisms in short course chemotherapy. *Proceedings of the XXIV International Tuberculosis*.
96. Nahid P et al. Official American Thoracic Society/Centers for Disease Control and Prevention/Infectious Diseases Society of America Clinical Practice Guidelines: Treatment of drug-susceptible tuberculosis. *Clin Infect Dis*. 2016;63(7):e147–e95.
97. Guidelines for treatment of drug susceptible tuberculosis and patient care, 2017 update. Geneva. World Heatlh Organization, 2017. License CC B&-NC-SA 3.0 IGO: CDC, 2014.
98. Snider DE, Jr. Pyridoxine supplementation during isoniazid therapy. *Tubercle*. 1980;61(4):191–6.
99. Visser ME, Texeira-Swiegelaar C, and Maartens G. The short-term effects of anti-tuberculosis therapy on plasma pyridoxine levels in patients with pulmonary tuberculosis. *Int J Tuberc Lung Dis*. 2004;8(2):260–2.
100. Imperial MZ et al. A patient-level pooled analysis of treatment-shortening regimens for drug-susceptible pulmonary tuberculosis. *Nat Med*. 2019;24(11):1708–15.
101. Organization WH. Guidelines for INH resistant tuberculosis, Geneva. 2018.
102. Prevention CfDCa. *Managing Tuberculosis Patients and Improving Adherence*. Atlanta, GA: CDC, 2014.
103. Chaulk CP, and Kazandjian VA. Directly observed therapy for treatment completion of pulmonary tuberculosis: Consensus Statement of the Public Health Tuberculosis Guidelines Panel. *JAMA*. 1998;279(12):943–8.
104. Stop TB USA Tuberculosis Elimination Plan Committee A call for action on the tuberculosis elimination plan for the United States. Available at: http://wwwthoracicorg/advocacy/stop-tb/eliminate_TB_USApdf. 2010.
105. Migliori GB et al. European Union standards for tuberculosis care. *Eur Respir J*. 2012;39(4):807–19.
106. *Guidelines for Treatment of Tuberculosis*, 4th ed. Geneva: World Health Organization, 2010. Available at: http://who.int/tb/publications/2010/97892415478833/en/
107. Menzies D et al. Effect of duration and intermittency of rifampin on tuberculosis treatment outcomes: A systematic review and meta-analysis. *PLoS Med*. 2009;6(9):e1000146.
108. Chang KC, Leung CC, Yew WW, Chan SL, and Tam CM. Dosing schedules of 6-month regimens and relapse for pulmonary tuberculosis. *Am J Respir Crit Care Med*. 2006;174(10):1153–8.
109. Benator D et al. Rifapentine and isoniazid once a week versus rifampicin and isoniazid twice a week for treatment of drug-susceptible pulmonary tuberculosis in HIV-negative patients: A randomised clinical trial. *Lancet*. 2002;360(9332):528–34.
110. Vernon A, Burman W, Benator D, Khan A, and Bozeman L. Acquired rifamycin monoresistance in patients with HIV-related tuberculosis treated with once-weekly rifapentine and isoniazid. Tuberculosis Trials Consortium. *Lancet*. 1999;353(9167):1843–7.
111. Burman W et al. Acquired rifamycin resistance with twice-weekly treatment of HIV-related tuberculosis. *Am J Respir Crit Care Med*. 2006;173(3):350–6.
112. Narendran G et al. Acquired rifampicin resistance in thrice-weekly antituberculosis therapy: Impact of HIV and antiretroviral therapy. *Clin Infect Dis*. 2014;59(12):1798–804.
113. Gillespie SH et al. Four-month moxifloxacin-based regimens for drug-sensitive tuberculosis. *N Engl J Med*. 2014;371(17):1577–87.
114. Merle CS et al. A four-month gatifloxacin-containing regimen for treating tuberculosis. *N Engl J Med*. 2014;371(17):1588–98.
115. Jindani A et al. High-dose rifapentine with moxifloxacin for pulmonary tuberculosis. *N Engl J Med*. 2014;371(17):1599–608.
116. Jawahar MS et al. Randomized clinical trial of thrice-weekly 4-month moxifloxacin or gatifloxacin containing regimens in the treatment of new sputum positive pulmonary tuberculosis patients. *PLOS ONE* 2013;8(7):e67030.
117. Jo KW et al. Risk factors for 1-year relapse of pulmonary tuberculosis treated with a 6-month daily regimen. *Respir Med*. 2014;108(4):654–9.
118. Chang KC, Leung CC, Yew WW, Ho SC, and Tam CM. A nested case-control study on treatment-related risk factors for early relapse of tuberculosis. *Am J Respir Crit Care Med*. 2004;170(10):1124–30.
119. Horne DJ et al. Sputum monitoring during tuberculosis treatment for predicting outcome: Systematic review and meta-analysis. *Lancet Infect Dis*. 2010;10(6):387–94.
120. Critchley JA, Orton LC, and Pearson F. Adjunctive steroid therapy for managing pulmonary tuberculosis. *Cochrane Database Syst Rev*. 2014.
121. Meintjes G et al. Tuberculosis-associated immune reconstitution inflammatory syndrome: Case definitions for use in resource-limited settings. *Lancet Infect Dis*. 2008;8(8):516–23.
122. Prasad K, and Singh MB. Corticosteroids for managing tuberculous meningitis. *Cochrane Database Syst Rev*. 2008;(1):CD002244.
123. Lewinsohn DM et al. Official American Thoracic Society/Infectious Diseases Society of America/Centers for Disease Control and Prevention Clinical Practice Guidelines: Diagnosis of Tuberculosis in Adults and Children. *Clin Infect Dis*. 2017;64(2):111–5.
124. Sharma SK, Singla R, Sarda P, Mohan A, Makharia G, Jayaswal A, Sreenivas V, and Singh S. Safety of three different re-introduction regimens compared with separate drugs for treatment of pulmonary tuberculosis: A randomised controlled trial. *Clin Infect Dis*. 2010 Mar 15;50(6):833–9.
125. Saukkonen JJ et al. An official ATS statement: Hepatotoxicity of antituberculosis therapy. *Am J Respir Crit Care Med*. 2006;174(8):935–52.
126. http://wwwcurrytbcenterucsfedu/proucts/drug-resistant-tuberculosis-survival-guide-clinicians-3rd-edition/chapter-8-monitoring-case.

第 14 章
肺外结核

CHARLES L. DALEY

（杨梁梓　刘智　张亚娟　朱红　王仲元　译　卢水华　审校）

引言

结核分枝杆菌可在人体任何部位感染和发病。发生在肺以外的结核病（TB）称为肺外结核，是结核菌感染初期全身播散的结果。约 20% 的未感染 HIV 的患者仅发生肺外结核，发生率因地理环境和人群不同而异[1-2]。HIV 阳性者比 HIV 阴性者更易发生肺外结核，且肺外结核风险随 CD4 淋巴细胞计数减少而增加[3-4]。最常累及的部位是周围淋巴结和胸膜[5-6]，其次是那些血管丰富的区域，如肾、脑膜、脊柱和长骨骺端。

鉴于临床表现非特异，标本难以获取，检测的敏感性和特异性各异，肺外结核的诊断颇具挑战；肺外结核的治疗原则同肺结核，但疗程更长，某些部位的结核需适当使用糖皮质激素，如中枢神经系统（CNS）等。本章将总结常见肺外结核的临床表现、诊断和治疗。

流行病学

世界卫生组织报道称，2017 年报道的结核病例（新发和复发）中有 14% 是肺外结核[2]。不同区域和国家的肺外结核结构比差异明显，西太平洋区域 8%，东地中海区域 24%。发病率的巨大差异来自发展中国家的大量病例未确诊以及 HIV 感染率明显不同。

美国的结核病总疫情持续下降，但肺外结核占比却增加了（图 14.1）。1993—2006 年美国登记的 253 299 个结核病例中，肺外结核从 15.7%（1993 年）升至 21.0%（2006 年）。在此期间，肺结核占 73.6%，肺外结核占 18.7%；肺外结核中 40.4% 为淋巴结核，19.8% 为胸膜结核，11.3% 为肌肉骨骼结核，6.5% 为泌尿生殖系统结核，5.4% 为脑膜结核，4.9% 为腹膜结核，11.8% 未分类[6]。肺外结核与女性和国外移民相关，与 HIV 感染相同，但与耐多药结核、无家可

美国肺结核和肺外结核1993—2018

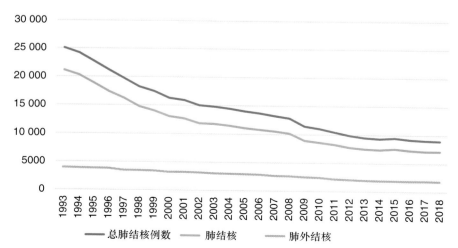

图 14.1　1993—2018 年美国肺结核和肺外结核（美国疾病预防控制中心年度结核病报道）

归和过量饮酒负相关。2017 年，美国 CDC（疾病预防控制中心）登记了 9105 个结核病例，其中肺结核 6271 例（68.9%），肺外结核 1887 例（20.7%），两者并发 933 例（10.2%）（表 14.1）[1]。各州间肺外结核比例差异显著。近期，美国 CDC 报告了 1828 例肺外结核，占全美结核病的 20.3%[7]。

2017 年欧盟和欧洲经济区登记的 55 337 个结核病例中，肺结核占 68.8%，22.6% 为肺外结核，7.8% 为两者并发[8]。8 个国家肺外结核比例超过 30%，荷兰（41.7%）、挪威（39.5%）和英国（45.0%）最高，匈牙利（3.9%）和列支敦士登（0%）最低。2002—2011 年的报道显示，肺外结核最常见的部位是胸膜（36.7%）和周围淋巴组织（20.1%）[5]。2003—2014 年欧洲另一项逾 50 万肺外结核病例报道显示，肺外结核与年龄 < 15 岁、女性、既往无结核病治疗史以及地理环境相关，来自印度次大陆或非洲的患者淋巴、骨关节和腹膜 / 消化道结核多见，年龄 < 15 岁与淋巴和中枢神经系统结核相关[9]。

在结核病高负担地区，肺外结核发生率和发生部位差异显著。中国天津 2006—2011 年报道 14 561 名成人结核病例，仅 10% 为肺外结核，其中约三分之二为胸膜结核[10]。肺外结核多见于年龄 65 岁以上的城市人群。加纳 3342 例 ≥ 15 岁的患者中，肺外结核 728 例（21.8%），最常见的是播散性（32.8%）、胸膜（21%）、脊柱（13%）和中枢神经系统（11%）结核。HIV 阳性、女性的肺外结核发病率高，老年、

HIV 阳性、中枢神经系结核的死亡率高[11]。南非的一项研究显示，2009—2013 年结核病总体下降 13%，而结核性脑膜炎和骨关节结核增多，胸膜和淋巴结核保持稳定，粟粒 / 播散性结核病减少[12]。

肺外结核在 HIV 阳性者中更常见，其风险随 CD4 计数降低而增加[3]。一项系统回顾评估了 1984—2016 年的 16 项研究（15 项横断面研究和 1 项病例对照研究）[13]：尽管缺乏总病例数，但大多数单项研究中 HIV 感染者肺外结核发生率高于单纯肺结核。对另外 19 项研究（包括 7 项病例对照和 12 项队列研究）的系统回顾发现，作者们都认为 HIV 和肺外结核之间显著相关[3]。

肺外结核的相关危险因素很多。已确认的有未经治疗的 HIV 感染、婴儿期、皮质醇激素或其他免疫抑制剂以及女性[14]。一项研究显示，10 152 个英国和 277 013 个美国肺外结核病例中，当地出生的白种人肺外结核发病率低于当地出生的非白种人，两组都低于国外出生的非白种人[14]。肺外结核与维生素 D 缺乏密切相关，与种族、性别或其他因素无关。

肺外结核对死亡率的影响各不相同，肺结核的全因病死率通常高于肺外结核[15]。英国的一项研究追踪了 571 例结核病，对治疗后 1 年的结局进行了评估[16]。诊断时的年龄及肺结核与死亡独立相关。新加坡的一项回顾性研究显示，肺结核和肺外结核共病者死亡率高于单纯肺结核患者[17]。该研究中单纯肺外结核患者的死亡率有逐渐降低趋势。在美国德克萨斯州发现，年龄 ≥ 45 岁、HIV 感染、过去 12 个月的酗酒史、终末期肾病和胸片异常是结核病治疗期间死亡的独立预测因素[18]。

很少研究关注结核病的长期死亡率。丹麦一项 1997—2008 年的全国队列研究显示，成人肺结核和肺外结核的全因死亡率和专病死亡率均高于普通人群[19]。队列共 8291 例，其中肺结核组 6402 例，肺外结核组 1889 例（22.8%）。肺结核和肺外结核组死亡率分别为 1.86% 和 1.24%。感染性疾病和糖尿病同时增加两组的死亡风险；而肺结核组死亡风险的增加还与癌症（主要是呼吸道和胃肠道）、肝病和呼吸系统疾病、嗜酒和嗑药相关。

表 14.1　美国和欧洲肺外结核百分比

疾病部位	美国 2018	欧盟，欧洲经济区（2003—2014 年）[a]
总计	20.4%	16.8%
淋巴结 / 淋巴组织	36.9%	29.5%
胸膜	16.9%	40.0%
骨和关节 / 骨关节	9.6%	8.7%
泌尿生殖系统	4.8%	6.3%
腹膜 / 消化	5.8%	2.9%
脑膜 / 中枢神经系统	3.8%	3.3%
播散性疾病	—[b]	1.3%
其他	22.1%	8.0%

来源：疾病控制与预防中心：2018 年美国结核病报告。https://www.cdc.gov/tb/statistics/reports/2018/default.htm; Sotgiu G et al. *PLOS ONE*. 2017;12(11):e0186499.

[a] 含 27 个国家
[b] 含"其他"国家

发病机制

大多数肺外结核源自结核杆菌初染时的全身血行播散。尽管这一现象十分普遍，但仅有约 20% 的患

者在肺外某一器官发生结核病[5-6, 20]。为何某个人发生肺外结核而其他人却仅发生肺结核？尽管免疫缺陷起了一定的作用，但机制仍不清楚。既往研究表明，HIV 感染者肺外结核发病率高，且随着 CD4 淋巴细胞数降低而增加[3-4]。大概由于免疫系统不成熟，婴幼儿肺外结核发病率也高[21]。

既往有肺外结核史的 HIV 阴性患者外周血单核细胞因子和 CD4 淋巴细胞数有所下降，而既往有肺结核或 LTBI 者却无此现象[22-23]。体外模型显示，前者静息状态和经结核分枝杆菌刺激后几种细胞因子［干扰素（IFN）-γ、肿瘤坏死因子（TNF）-α、白细胞介素-6（IL-6）］产量均下降，提示全身免疫缺陷影响了对结核分枝杆菌感染的应答[24]。肺外结核与维生素 D 受体（VDR）和 toll 样受体（TLR）-2 的基因多态性相关[25-26]。与既往肺结核、LTBI 和未感染的对照组相比，既往肺外结核病史者在受到结核分枝杆菌活菌刺激后，巨噬细胞的 VDR 表达上调[27]。

除经淋巴血行播散外，极少数结核菌可经皮肤播散，例如一些结核分枝杆菌通过穿刺直接种入皮肤形成"定点"疣[28]，或通过黏膜种植形成喉结核或胃肠道结核。

临床表现和诊断：一般性意见

肺外结核的诊断颇具挑战，皆因症状和体征非特异，难以获取合适的体液和组织进行检测，诊断试验的灵敏度和特异度不理想。抗酸杆菌（AFB）涂片和分枝杆菌培养仍是结核病诊断的标准，应对所有疑似肺外结核者积极检查[29]。尽管 AFB 涂片的敏感性较低（＜50%），但特异性超过 90%；分枝杆菌培养的灵敏度视病变部位不同而差异明显，泌尿生殖系结核的尿培养敏感性为 80%～90%，胸膜结核敏感性为 23%～58%[29]。某些地区结核耐药率高，培养和药敏检测至关重要。例如，印度新德里（2005—2012 年）历时 6 年的研究发现，逾 30% 的肺外结核分离株耐异烟肼，约 20% 为 MDR-TB[30]。在中国，肺外结核住院患者中的 MDR-TB 发病率从（2008 年）17.3% 升至（2017 年）35.7%[31]。

更新的快速分子检测如 Xpert MTB/RIF 可确认结核分枝杆菌及其利福平耐药性，可更快地诊断和治疗肺外结核（表 14.2）[32]，受到 WHO 的推荐。但肺外结核资料有限，收集到的体液（如胸液、脑脊液、腹水和关节液）应进行生化和常规检测[29]。凡怀疑胸膜、中枢神经系统、腹膜或心包结核者建议检测腺苷脱氨酶（ADA），怀疑胸膜或腹膜结核建议检测 INF-γ[29]。尽管积液中这些指标升高并不能明确诊断结核病，但结合临床背景有助于为治疗提供支持性证据。

治疗：一般性意见

肺结核治疗原则也适用于肺外结核，疗程因感染部位而异。两个月四种药的强化期包括异烟肼（INH）、利福平（RIF）、吡嗪酰胺（PZA）和乙胺丁醇（EMB）。此后 4 个月巩固期可以停用 PZA 和 EMB，继续用 INH 和 RIF。结核性脑膜炎、骨关节结核例外，多数专家和指南分别建议 12 个月或 6～9 个月的疗程（表 14.3）[33-36]。多数专家认为在强化期和巩固期都应每日给药[36]。对于结核性脑膜炎，除抗结核药外，建议使用类固醇激素[36]。治疗监测时，细菌学评估常因难以获得随访标本而受限。合并肺结核时应留取痰标本，否则应根据临床和影像学表现判断肺外结核的疗效。

表 14.2 Xpert MTB/RIF 对成人和儿童肺外结核和耐 RIF 结核诊断的 meta 分析

标本类型	研究、样本数量	合并敏感性中位数（95% 可信区间）	合并特异性中位数（95%CI）
淋巴结组织和引流液	14 项研究，849 份样本	84.9（72-92）	92.5（80-97）
脑脊髓液	16 项研究，709 份样本	79.5（62-90）	98.6（96-100）
胸液	17 项研究，1385 份样本	43.7（25-65）	98.1（95-99）
胃灌洗引流液	12 项研究，1258 份样本	83.8（66-93）	98.1（92-100）
其他组织	12 项研究，699 份样本	81.2（68-90）	98.1（87-100）

来源：世界卫生组织。用于快速及同时检测结核和利福平耐药的自动化实时核酸扩增技术：Xpert MTB/RIF 技术用于诊断成人和儿童结核及肺外结核。政策更新。日内瓦，2011

表 14.3 依病变部位的治疗周期和辅助性糖皮质激素

部位	治疗周期（月）		辅助糖皮质激		注释
	CDC	WHO	CDC	WHO	
骨 / 关节 / 脊柱	6 ～ 9	6	否	否	
脑膜 / 中枢神经系统	9 ～ 12	12	是	是	某些情况，必须长期使用激素
播散性	6	6	否	否	急性肺损伤患者可用
胃肠	6	6	否	否	
淋巴结核	6	6	否	否	类固醇已被用于特定的病例来减轻肿胀
心包	6	6	可以	可以	可用于炎症并发症风险较高的患者
胸膜	6	6	否	否	大量胸腔积液或疼痛明显的患者
泌尿生殖系统	6	6	否	否	

来源：Nahid P et al. Clin Infect Dis. 2016;63(7):e147-95.

肺外结核：特定部位结核病（按字母顺序排列）

骨关节结核

流行病学

在美国，骨骼结核约占肺外结核的 10%[1, 6]，英国的南亚裔移民和法国的非洲移民占比更高[37-38]。负重骨最可能受累，其他任何骨关节亦可受累。脊柱结核（或称 Pott 病）占比 50% 以上[39-42]。1996 年的一项研究报道，50% 的患者脊柱受累（50% 胸椎，25% 颈椎，25% 腰椎），12% 骨盆受累，10% 髋关节 / 股骨受累，7% 肋骨受累，2% 其他关节受累，3% 多关节受累[42]。

临床表现

多数患者表现为受累关节疼痛。< 40% 的骨结核患者出现全身症状如发热、寒战和体重减轻，诊断延迟是常态。并发的肺结核各种各样[38, 45, 47]，但发生率极低（2.7%）。典型的 X 线表现包括干骺端侵蚀、囊肿、软骨缺失和关节间隙变窄（图 14.2）。Pott 病常累及两个椎体和其间的关节间隙。感染始于椎间盘，然后沿着脊柱纵韧带和前韧带播散，累及相邻椎体上下缘（图 14.3）。在儿童，上胸椎最常受累，而在成人，下胸椎和上腰椎最常见[43, 48]。应进行 CT 和（或）MRI 检查，以更好地确定病灶类型和范围。骨转移癌的影像学表现相似，但椎间隙一般不受累，而椎体和椎弓根会受侵。

结核性关节炎通常单关节受累；但据报道，发

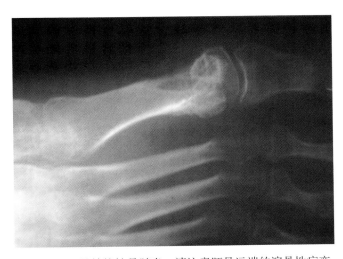

图 14.2 跖骨结核性骨髓炎。请注意跖骨远端的溶骨性病变

展中国家 10% ～ 15% 的病例多关节受累[49]。髋关节结核最常见，可表现为疼痛、肿胀和功能障碍[50]。随着疾病的进展，可能会形成窦道。结核性骨髓炎可累及任何骨骼，关节炎通常部位单一。根据感染部位和持续时间的不同，其表现也不尽相同。

诊断

尽早诊断对保护软骨和关节间隙、避免功能丧失具有重要意义。但由于亚急性过程，诊断延迟数月至数年非常常见[51]。半数患者胸片正常[52]。CT 或 MRI 较平片更易发现椎骨受累以及腰大肌和椎旁脓肿[52-54]。确诊需要抽吸关节液或关节周围脓液检测，或对受累骨或滑膜进行活检。关节液 AFB 涂片阳性率为 20% ～ 25%，培养阳性率为 60% ～ 80%[29]。骨和滑膜活检可找到肉芽肿性炎的组织病理学证据。GeneXpert 的作用尚未确定。

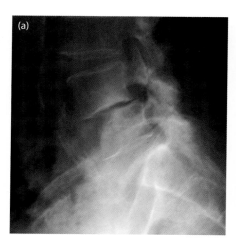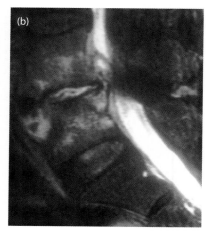

图 14.3　播散性结核病患者的腰椎结核。（a）放射线片显示椎体前部受侵；（b）MRI 显示脊髓受压

治疗

基于随机对照试验，建议对骨结核采用 6～9 个月治疗方案[36]。更长的疗程适用于重症结核或需要植骨者。含利福平的 6～9 个月方案是有效的。多项临床试验发现[55-57]，与单独药物治疗相比，外科手术联合化疗并未给脊柱结核带来额外益处[56-59]。但下列情况可考虑手术：①化疗反应不佳且证实感染持续或恶化时；②神经功能持续或反复受损者，为缓解脊髓压迫；或③脊柱失稳[36, 60]。此外，腰肌巨大脓肿也需要引流。脊柱结核并发症包括脊椎后凸畸形（驼背）、脊髓受压、"冷"脓肿、瘘管和脊髓压迫伴神经根病变和瘫痪[43, 48, 51]。

中枢神经系统结核病

流行病学

在美国，中枢神经系统结核约占 5%[6]，而脑膜炎则是其中最常见的类型。它在儿童和成人中都属重病，导致高发病率和高死亡率。在结核病高发区，结核性脑膜炎（结脑）更易发生于儿童；而在低流行区，成人结核性脑膜炎最多见。约三分之一的结核性脑膜炎有血行播散型肺结核（简称血播型结核）。易感因素包括未经治疗的 HIV 感染以及其他形式的免疫抑制，如糖皮质激素、酗酒、药物滥用和头颅外伤等[61-62]。

临床表现

结核性脑膜炎临床表现各异，通常隐匿发病。经典病程分三个期：①前驱期：2～3 周的萎靡、头痛、低热和性格改变；②脑膜炎期：有神经系统疾病的典型表现如假性脑膜炎、持续性头痛、呕吐、昏睡、意识模糊，伴有中枢神经系统定位征；③麻痹期：出现意识障碍、昏睡、昏迷、癫痫发作、偏瘫，甚至死亡[63-64]。死亡率随临床期升高而增加。在化疗前时代，第 1 期的死亡率是 45%，第 2 期是 70%，第 3 期则高达 90%[63-64]。

诊断

CT 和 MRI 可显示基底叶、脑膜炎、脑积水或结核性脓肿（图 14.4）。为明确诊断，必须留取脑脊液进行化验和培养。脑脊液蛋白通常高至 100～500 mg/dl，脊髓梗阻时更高[63, 65]。蛋白质越高预后越差，但治疗中升高不代表治疗失败[66]。多数患者脑脊液葡萄糖低于 40 mg/dl，脑脊液葡萄糖/血糖比值低于 0.5[64, 66]。白细胞计数升高至 100～1000/μl，淋巴细胞为主，早期可能以多核细胞为主[64]。10%～30% 的病例脑脊液涂片 AFB 阳性，45%～70% 培养阳性[29]。两项荟萃分析评估了脑脊液 ADA 特点，第一项（含 10 项研究）结果是脑脊液 ADA 的敏感性和特异性分别为 79% 和 91%[67]；第二项（含 13 项研究）荟萃分析则对 ADA 阈值发出质疑[68]。如采用 4 U/L 阈值，则敏感度和特异度分别 > 93% 和 < 80%。南非的回顾性研究计算出最佳阈值为 2 U/L，敏感性 86%，特异性为 78%[69]。但按此阈值有 13 例结核性脑膜炎漏诊。

世界卫生组织建议，疑似结脑时应先用 Xpert MTB/RIF 对脑脊液进行初诊，而非常规镜检和培养[32]。世卫组织总结了 16 项研究，将脑脊液 Xpert MTB/RIF 检测与培养进行了对比[32]。结果发现灵敏度差异很大，从 51% 到 100% 不等；各研究的总敏感

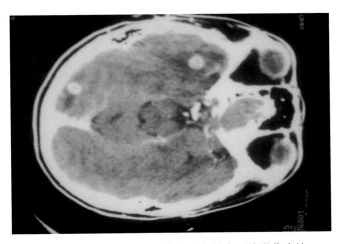

图 14.4　CT 显示血播性结核患者颅内两处强化病灶

性为 79.5%（95% CI 62.0% ～ 90.2%）。特异性为 98.6%（95% CI 95.8% ～ 99.6%），提示 Xpert MTB/RIF 在脑脊液标本中检测结核分枝杆菌表现良好[32]。

在将 Xpert MTB/RIF 与培养物作为参考标准的 16 项研究中，有 10 项在处理样品时使用了浓缩步骤。浓缩步骤似乎增加了 Xpert MTB/RIF 的灵敏度（浓缩样品为 82%；95% CI 71% ～ 93%，对比组 56%；95% CI 36% ～ 77%），尽管置信区间重叠。使用浓缩步骤不影响特异性[32]。

治疗

ATS（美国胸科学会）/IDSA（美国传染病学会）/CDC 建议采用 INH、RIF、PZA 和 EMB 进行强化治疗 2 个月[36]，治疗 2 个月后进入巩固阶段，可停用 PZA 和 EMB，再持续 7 ～ 10 个月的 INH 和 RIP[36]。美国儿科学会建议，2 个月强化阶段方案为 INH、RIF、PZA 和氨基糖苷或乙硫酰胺，然后 INH 和 RIF 巩固治疗 7 ～ 10 个月[36]。应反复进行腰椎穿刺，特别是在治疗早期，监测脑脊液细胞计数、葡萄糖和蛋白的变化[77]。

有几项研究试图通过短而强的方案改善药物敏感性结脑的预后。第一项印尼的随机、对照、开放性研究针对 14 岁以上人群实施 9 个月方案[70]。患者随机口服 RIF（450 mg）或静脉注射 RIF（600 mg）＋HZ，加莫西沙星（400 mg 或 800 mg）或不加莫西沙星。"高"剂量 RIF 方案降低了死亡率，而莫西沙星对死亡率无影响。另一项越南的研究将成年结脑随机分为两组，一组 3HR（10 mg/kg）ZE 治疗；另一组 3HR（15 mg/kg）ZE ＋左氧氟沙星（20 mg/kg），然后是 6HR 巩固治疗[71]。两组间主要结局（死亡）无

显著差异，包括 HIV 感染者。在异烟肼耐药的病例中结局似乎更好，但此研究不能完全解释此观点。

对儿童结脑的系统回顾和荟萃分析显示，儿童结核性脑膜炎的死亡风险为 19%[72]。无神经后遗症的存活概率仅 37%，神经后遗症风险率约 54%。虽然研究发现病初用乙硫异烟胺替代 EMB 的四药方案可降低死亡率，但结果有限。该研究纳入 184 例结核性脑膜炎儿童，接受四联方案包括 H（10 ～ 15 mg/kg）、R（20 mg/kg）、Z（40 mg/kg）和乙硫酰胺（20 mg/kg）6 个月，HIV 感染儿童则治疗 9 个月[73]。80% 的儿童为临床 2 ～ 3 期，总死亡率为 3.8%。1 期结核性脑膜炎儿童预后均很好，2 期 97% 预后良好，3 期 47% 预后良好。

有几项研究检验了皮质类固醇在结核性脑膜炎治疗中的辅助作用[74-86]。随机对照试验[39-43]表明，抗结核治疗的同时辅以类固醇激素，死亡率、严重残疾率和复发率均较低，且结核性脑膜炎分期增加（即疾病严重程度增加），死亡获益率随即增加。此外，接受类固醇治疗的患者不良事件和严重不良事件（包括重症肝炎）发生率较低。基于上述研究，ATS/IDSA/CDC 和 WHO 建议对结核性脑膜炎辅以地塞米松或泼尼松龙等皮质醇治疗，6 ～ 8 周内减完[36]。无论脑膜炎病情如何，都应辅以类固醇，如果神经系统症状和（或）体征复发，则应重启类固醇治疗。

血行播散性（粟粒）结核

流行病学

结核杆菌通过血流播散，形成小（1 ～ 2 mm）肉芽肿病灶，这就是血播性或粟粒性结核。"粟粒"一词由约翰·雅各布·曼盖特提出，用以描述大小和外观与小米相似的大体病理表现[87]。血播性疾病涉及两个以上互不相邻的器官或菌血症。有报道称，血播性结核在欧洲约占结核病的 1%[9]，在英格兰和威尔士占肺外结核病的 6% ～ 8%[88]，在美国占 11.2% ～ 12.2%[89]。历史上，血播性结核在婴儿和 4 岁以下儿童中更常见[90-91]，但也发生于年长人群[90]。当前有两个高峰，一个是青春期的年轻人，另一个则是 60 岁以上老年人[92]，他们往往呈"隐形"播散。男性更常见，但也有研究认为女性更多受累。危险因素包括营养不良、免疫抑制、酗酒、糖尿病和长期血液透析[93-94]。影响死亡率的因素包括老

年、淋巴细胞减少、低白蛋白血症、转氨酶升高、精神状态改变、HIV 感染和治疗延迟[95-96]。

临床表现

血播性结核通常发病隐袭，全身症状包括发热、乏力、体重减轻、疲劳和厌食。咳嗽和呼吸困难也是常见症状。脉络膜结节可为早期血播性结核诊断提供线索[90-91]。症状持续平均近 16 周，部分达 2 年以上而未确诊。值得注意的是，33% ～ 80% 的血播性结核是通过尸检诊断的，而生前未曾怀疑此病[97]。血播性结核也可急性发病，迅速进展，广泛播散，胸片显示经典的弥漫分布的"粟粒"结节。重症病例可发生急性肺损伤，引发急性呼吸窘迫综合征（ARDS）[98]。慢性或隐形播散性结核通常缺乏典型的粟粒结节影[92]。10% ～ 30% 甚至更多的成人病例合并中枢神经系统结核[87, 96, 99-100]。

诊断

胸片是诊断的第一线索，但非特异。25% ～ 50% 的患者可以发现病灶[95, 101]。CT 较胸片敏感，可发现胸内腺泡征[101]。20% ～ 25% 的病例痰涂片 AFB 阳性，痰培养阳性率可达 65%[95, 102-103]。无痰或痰涂片阴性者应考虑支气管镜术[29]。研究显示，80% 的患者通过组织病理学和（或）AFB 涂片可确诊粟粒性结核，加上培养可达到 45% ～ 100%[95, 104-105]。尿液培养阳性率 30%，肝和骨髓培养阳性率 25% ～ 67%[87]。据报道，HIV 阳性的血播性结核患者血液培养阳性率高达 40%，而 HIV 阴性者则很罕见[106-108]。

治疗

根据有限数据，建议对药物敏感播散性结核病（粟粒性肺结核或多器官）采用 6 个月短化方案[36]。虽然辅助性糖皮质激素的作用尚不清楚，但一些专家认为，糖皮质激素可用于血播性结核引起的严重呼吸衰竭或肾上腺功能不全[109-110]。即使有了好的治疗，死亡率仍高达 16% ～ 24%[95, 100, 102-103]。

消化系统（腹腔）结核

流行病学

腹腔结核在肺外结核中少见，约占全球肺外结核的 5%[50]。2017 年，美国的结核性腹膜炎占肺外结核的 6.2%[20]。腹腔结核在发展中国家更常见。虽然

结核菌可侵犯包括肝的任何腹腔脏器，但腹膜炎和肠结核最常见。1969—1973 年的一项研究显示，结核性腹膜炎发生率是其他类型腹腔结核总和的 5 倍[111]。在发展中国家，约半数腹水归咎于结核[112]。结核性腹膜炎通常发生于 30—40 岁成人[113-114]。回盲部是肠结核的最常见部位（21%），其次是结肠（20%）和乙状结肠（1%）[115]。

临床表现

腹膜结核的常见症状是腹水（93%）、腹痛（73%）和发热（58%），确诊前症状可持续数周至数月[116]。晚期约 10% 的患者可出现典型的腹部"揉面感"[117-118]。22% ～ 32% 的患者出现胸腔积液[112, 115, 119]。

肠结核的临床表现差异很大，可以急性、慢性或无症状发病[112]。回盲部最易受累，初期表现为腹痛，类似阑尾炎或肠梗阻[119]。由于其临床表现不特异，回盲部结核诊断困难，导致诊断被长期延误，直至手术发现。

肝结核可在肺结核、粟粒结核背景下发生或仅限于肝。据报道，25% 的肺结核和 50% ～ 100% 的粟粒结核患者肝会出现非坏死性肉芽肿[95, 121]。局灶性肝结核可以有发热、右上腹痛或黄疸等症状。

诊断

如疑似腹腔 TB，应进行 CT 成像和腹腔穿刺术采集腹水（图 14.5），超声波有助于穿刺定位。腹水通常为渗出性，白细胞 500 ～ 1000/mm³，淋巴细胞为主（40% ～ 92%）[122]。血清 - 腹水白蛋白梯度（SAAG）< 1.1 g/dl，腹水蛋白浓度 > 3 g/dl[117]。约 80% 的患者腹水与血液中的糖比值低于 1.0。腹水

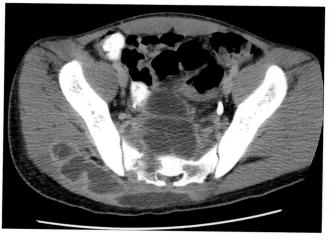

图 14.5 腹腔结核伴大量腹液，后方是骨和软组织破坏

AFB 涂片通常阴性，培养阳性率 45% ～ 69%[123]。腹水 1 L 时培养阳性率更高[119]。对 4 项研究的 meta 分析估算，腹液 ADA 升高的灵敏度和特异度分别为 100% 和 97%，阈值为 36 ～ 40 U/L[123]。γ 干扰素的灵敏度和特异度分别为 93% 和 99%[124]。

结核性腹膜炎的诊断通常需要经腹腔镜腹膜活检。一项纳入 402 例患者的系统回顾显示，腹腔镜检查诊断腹膜结核的灵敏度和特异度分别为 93% 和 98%[117]，活检标本培养阳性率 38% ～ 78%[29]。腹膜盲法活检的诊断率约 65%，但较经腹腔镜腹膜活检的并发症多。

肠结核通常需要肠镜术来确定结核病变部位和表征，如溃疡、狭窄、结节、假性息肉、瘘管和纤维化区域。通过病灶活检可以验证结核病的特征性病理表现。很不幸，AFB 涂片和分枝杆菌培养的灵敏度 < 50%[125]。培养鉴定很重要，因牛分枝杆菌也许是病原体，而该病原体抗 PZA。值得注意的是，经肠镜检查发现多达 45% 的涂阳肺结核患者伴有胃肠结核[126]。

肝结核的诊断可以经超声波引导肝活检或腹腔镜术完成，检出率分别为 70% 和 90%[127]。组织病理学表现多样，包括肉芽肿形成。50% ～ 90% 的患者 AFB 涂片阴性。

治疗

基于小型非随机研究，结核分枝杆菌[36]引起的腹膜或肠结核，推荐使用 6 个月方案[128-130]。牛分枝杆菌引起的结核应给予 9HRE 治疗。不推荐辅用皮质类固醇治疗结核性腹膜炎[131]。胃肠结核的并发症包括穿孔、粘连、肠梗阻、瘘管、脓肿和出血[122, 132-133]。一项系列研究显示，80% 的患者发生恶病质，35% 则来不及治疗便死亡[116]。腹水阳性患者通常经几周的治疗就会好转[129]，肠结核的溃疡和糜烂经 2 ～ 3 个月治疗便可完全愈合[134]。

淋巴结结核

流行病学

淋巴结结核在肺外结核中最常见，在美国占肺外结核的 40%[6]。淋巴结结核通常被认为是儿科病，但研究显示，其发病高峰在 20 ～ 40 岁[135-137]，该病的发生与性别、种族、免疫状态相关；与肺结核相反，女性与男性比例为 2∶1[138-139]；在发达国家，印第安人、亚洲人和黑种人的发病率高于白种人[135, 140-141]。淋巴结结核在 HIV 感染者中尤为常见，22% ～ 31% 的艾滋病患者合并浅表淋巴结结核[107, 142-144]。

临床表现

大多数淋巴结结核累及颈部，表现为无痛、红肿、坚硬的肿块（或多发肿块），最常累及颈前、颈后或锁骨上窝淋巴结。2009—2016 年德克萨斯州的 10 496 例结核病患者中，547 例（5.2%）为头颈部结核，其中 97% 为淋巴结结核[145]。HIV 阴性患者的淋巴结通常是单侧肿大，与对侧无关且缺乏全身症状。但双侧淋巴结肿大也可达 26%[146-147]。不足 10% 的患者可以出现明显肿胀、脓肿，伴窦道形成[135, 138, 140, 148]。在 HIV 感染者中，淋巴结结核通常是多部位的，伴有全身症状[107]。

诊断

淋巴结结核的诊断通常采用针吸活检（FNA）或淋巴结摘除活检，通过组织病理学检查、AFB 涂片和分枝杆菌培养确诊。几乎所有病理标本都有干酪性肉芽肿，而 AFB 涂片阳性仅占 25% ～ 50%，培阳率 70% ～ 80%[29]。当 FNA 未能确诊时，建议切除活检。在 47 例小样本 FNA 和切除活检的患者中，所有切除活检均得以确诊，而 FNA 的确诊率仅 62%[149]。

快速检测法如 Xpert MTB/RIF 也可用于淋巴结核的诊断。一篇对 18 项研究的系统回顾分析评价了淋巴结活检和 FNA 标本的 Xpert MTB/RIF 检测结果与结核菌培养结果的对照，结果显示前者的灵敏度和特异度分别为 83% 和 94%[150]。

无论是疑似还是确诊的淋巴结结核病例均应行胸片检查。尽管大多数淋巴结核没有肺结核[151-152]，但在结核病高发国家和 HIV 感染者中，肺结核发生率很高[153]。超声波可用于引导 FNA，CT 和 MRI 可发现淋巴结压迫的情况。

治疗

所有药物敏感的淋巴结结核均应采用 6 个月方案[36]，这是基于对 6 个月和 9 个月方案间疗效的随机对比结果[154-159]。一项随机试验对每周三次给药的标准四联 6 个月与 9 个月方案进行了对比，在治疗失败或 5 年复发方面未见差异[159]。治疗过程中，见效可能缓慢，淋巴结可能继续增大，甚至出现新包块，但没有任何细菌学复发证据[154, 156-157, 160]。23% 的 HIV 阴性者会出现这种"矛盾"反应[161-162]。而 HIV 阳性者的矛盾反应通常与抗反转录病毒治疗相关[163-164]。多数矛盾反应可自行缓解。抗炎药如非甾体类药和皮质类固醇可治疗轻度矛盾反应。

对于反应较重的患者，引流有波动感的淋巴结可能有益，除非特殊情况下，否则不应进行淋巴结切除。当进行手术切除时，建议完全切除。一项 40 例颈淋巴结结核的研究发现，22 名单纯引流者中 17 例（77%）因窦道形成而需要二次引流；而 18 例淋巴结全切者中 17 例（94%）无须二次手术[165]。

结核性心包炎

流行病学

结核心包炎是一种相对罕见的肺外结核，1% ～ 2% 的肺结核伴有心包炎[166]。发展中国家的发病率较高，尤其 HIV 高发国家[167]。20 世纪 80 年代后期，纽约的一家医院中，结核性心包炎占 AIDS 患者心包炎的首位[168]。中年是结核性心包炎的典型人群[166]，但任何年龄都可发生。

临床表现

临床表现各异，由病期决定：①纤维渗出期：积液中的白细胞多核为主，分枝杆菌量大，刚刚形成肉芽肿；②浆液渗出期：渗液中淋巴细胞为主，蛋白浓度高，分枝杆菌量少；③坏死性肉芽肿期：肉芽肿干酪化，心包膜增厚；以及④纤维缩窄期：多数患者疾病初期症状有发热和胸痛，也可能有咳嗽、体重下降、呼吸困难和端坐呼吸等；体征有心动过速、心脏扩大、颈静脉压升高，约 50% 闻及心包摩擦音[169]。胸片几乎都有心脏扩大表现[170]。EKG（心电图）可以表现为 T 波和 ST 段降低[171]。一些患者表现出心包大量积液和心包填塞的症状、体征，还有患者表现为缩窄性心包炎。肺部阴影和胸腔积液分别占 32% 和 36%[169, 172]。缩窄性心包炎的发生率约 20%，钙化率为 50%[172]。

诊断

应行心包穿刺术，以采集心包液样本。多数情况用超声波引导穿刺更安全。心包液一般呈血清色，偶呈血色[173-174]。典型结核性心包液的白细胞计数为 5000 ～ 7000/μl，淋巴细胞为主。也有白细胞计数高达 50 000/μl 的报道。

0 ～ 42% 的病例心包液涂片阳性，50% ～ 65% 的病例培养阳性，故培养结果阴性不能排除结核病诊断[29]。73% ～ 100% 的心包活检组织学证据符合分枝杆菌感染。与胸膜结核一样，ADA 和 IFN-γ 可以提供支持心包结核诊断的证据。ADA（> 35 IU/L）的灵敏度为 95.7%，特异度为 84%；而 IFN-γ（> 44 μg/ml）的灵敏度相同，特异性高达 96.3%[29]。GeneXpert MTB/RIF 的灵敏度为 63.8%，特异度 100%[175]。

治疗

对于药物敏感的心包结核，推荐 6 个月方案[36]。2003 年 ATS/IDSA/CDC 指南根据死亡率和发病率获益性的小型研究结果，建议结核病心包炎接受辅助性糖皮质激素治疗[170, 176-178]。随后的一篇 5 项临床试验的系统回顾显示，伍用类固醇在死亡率、心包缩窄和治疗依从性方面可以获益[36]。另一篇 6 项随机试验系统回顾[179]指出，对 HIV 阴性的心包结核伍用皮质醇可以减少死亡和心包重复穿刺。对 HIV 阳性患者使用皮质醇可以降低心包缩窄和住院概率。但最大规模的（1400 例）研究显示，类固醇无任何益处[180]。分组分析表明，激素有益于预防心包缩窄：该研究中 67% 的受试者 HIV 阳性，其中仅 14% 接受了 ART；而 HIV 阴性组类固醇治疗显示出死亡率有所获益。另一项 58 例 HIV 阳性的小型试验发现，类固醇可减少死亡。

虽然辅助糖皮质激素不该常规用于治疗心包结核，但可选择性用于炎性并发症风险高的患者，如心包液多、心包液炎细胞或标志物水平高，以及心包有早期缩窄迹象者[181]。

胸膜结核

流行病学

在美国，胸膜结核约占肺外结核病例的 20%[6]。它通常是原发性结核病的一种表现形式[182]。当胸膜下干酪灶破入胸腔时发病，引起迟发型变态反应，产生含大量蛋白质的胸液。在欧洲，胸膜结核的发生率较高，据报道占肺外结核的 40%[9]。胸膜结核可发生于任何年龄，但 20 ～ 40 岁年龄组最多见[183-184]。HIV 阳性者中，结核性胸膜炎占 HIV/TB 共病者的 9% ～ 20%[107, 143-144]。

临床表现

结核菌抗原释放到胸膜腔会产生渗出性胸液，约三分之二是陡然发生[183, 185]。多数患者初期表现为胸痛、发热和干咳。胸液通常为单侧，何侧不定，少量或中量[183-184]。14%～29%的原发结核有大量胸液[183]。若不治疗，胸液将在2～4个月后自行消退；但未来5～7年的复发率43%～65%[186-187]。

诊断

胸膜结核的诊断始于胸液抽样检测。早期胸液可以多核细胞为主，但几乎所有病例都是单个核细胞为主[184, 188]。白细胞计数通常为100～5000/μl，几乎都是淋巴细胞；间皮细胞和（或）嗜酸性粒细胞使得结核诊断可能性缩小。

胸液涂片AFB阳性率仅0～10%，培阳率23%～58%[29]。30%～50%的胸膜炎患者可通过诱导痰分离出结核分枝杆菌，应全员痰检[189]。胸膜活检的诊断效率最高：在获取三份以上标本的情况下，培养阳性率升至45%～85%，组织病理学阳性率达69%～97%[183-184, 190]。鉴于此，胸膜活检应首选。胸腔镜或内科胸腔镜术为胸膜结核的诊断提供了快速、安全、高效的方法。一项40例待确诊的胸液研究发现，42.5%诊断结核，效率100%[191-192]。另一项研究显示，经胸腔镜胸膜活检的效率也高达90%[192]。

其他可能有助于诊断结核性胸膜炎的检测是ADA和IFN-γ。ADA升高的灵敏度为89%～99%，特异度为88%～97%[29]。检测表现不同，部分由于ADA升高阈值不同，多数用的是40 U/L（范围10～71 U/L）。最近的荟萃分析表明，HIV阴性胸液的IFN-γ值对胸膜结核诊断的灵敏度为89%，特异度为97%[193]。

尽管Xpert MTB/RIF的敏感性较低，但仍可用于胸膜结核的诊断。17项研究（1385个样本，217个培养阳性）提供了可用于评价Xpert MTB/RIF检测胸水的敏感性和特异性的数据。总敏感性低至43.7%（95%CI 24.8%～64.7%），总特异性高达98.1%（95%CI 95.3%～99.2%）。

治疗

对药物敏感的胸膜结核推荐6个月方案[36]。虽然一些医生辅助使用皮质醇治疗结核性胸腔积液，但证据有限。在四项前瞻性、双盲、随机试验中[194-197]，使用泼尼松（或泼尼松龙）对胸膜局部增厚或预防其他长期后遗症没有带来益处。一篇6项试验的系统回顾也没能证明糖皮质激素有明显益处[198]。结核性脓胸的治疗包括引流（通常需要手术）和抗结核化疗[199]。

泌尿生殖系统结核病

流行病学

泌尿生殖系统结核占肺外结核的7%～15%，发展中国家报道的发病率更高，并可影响肾或生殖系统。该病通常发生于青壮年，男女比例为2∶1[200-201]。2%～20%的肺结核患者会发生泌尿生殖系统结核病[202-205]。

临床表现

肾结核可以有局部症状，包括排尿困难、血尿、尿频和腰部不适。但多数患者可能没有症状。单肾受累更常见。尿检可发现无菌性脓尿、血尿或两者兼有。

肾结核常并发生殖器结核。男性通常表现为精囊、前列腺或附睾慢性增大肿块。附睾是男性最常受累的生殖器官，表现为附睾肿胀或硬化。三分之一患者双侧受累。前列腺结核可在直肠指诊中偶然发现结节。阴茎结核极为罕见，最初常被误诊为性病[206]。

对于女性患者，输卵管是原发病变器官，占病例数的90%～100%[207]。典型病例通常是双侧输卵管壶腹部受累，其次是峡部。约半数患者的感染扩散到子宫内膜，往往表现为盆腔疼痛、子宫异常出血、月经不调、闭经或不孕[208-211]。生殖系统结核导致0.2%～21%的不孕率，主要发生在缺医少药环境中的女性[209, 212]。

诊断

采集三份晨尿标本进行分枝杆菌培养，分离阳性率80%～90%[29]。肺结核患者中尿培养阳性率约5%。而肾结核患者尿AFB的灵敏度约50%，特异度97%[207, 213]。尿液PCR的敏感性为56%～96%，特异性为98%[29]。静脉肾盂造影可显示肾破坏或输尿管异常如狭窄和肾盂积水。CT常表现为肾大和脓肿形成（图14.6）。86%～94%的患者超声波引导FNA能发现典型的肾结核组织病理学特征，约45%

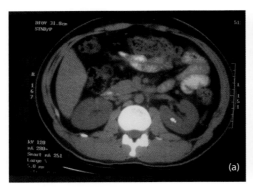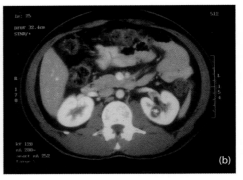

图 14.6 糖尿病合并肾结核。（a）左肾钙化灶；（b）增强扫描发现脓肿

的样本培养阳性[214]。

男性生殖系统结核通常经 FNA 或尿培养诊断，而女性生殖系统结核则通过尿培养和子宫内膜活检或刮宫术诊断。约三分之一的患者子宫内膜培养阳性，60%～70% 的患者组织病理学阳性[29, 215-216]。经血培养很少阳性。

治疗

基于有限的观察性研究，药物敏感的泌尿生殖系统结核病推荐采用 6 个月方案。[36, 217-219] 合并肾衰竭的患者，可能需要调整剂量。肾切除后复发率为6%。当肾功能很差或完全无功能，尤其高血压时，应考虑肾切除，这类患者大多可以治愈[220-221]。如果输尿管梗阻，应手术解除之。对梗阻性肾积水或肾功能不全，建议支架置入或经皮肾造瘘引流。一项 77 例输尿管狭窄的研究显示，经抗结核治疗但未接受输尿管支架置入或肾造瘘术的患者肾切除术率更高（73% vs. 34%）[222]。女性或男性生殖道结核对标准化疗反应好，手术适用于局灶性、大的输卵管卵巢脓肿。但即便治疗成功，不孕症仍很常见。

参考文献

1. *Reported Tuberculosis in the United States, 2017*. Atlanta, GA: US Department of Health and Human Services, CDC, 2018.
2. *Global Tuberculosis Report, 2018*. Geneva: World Health Organization. License CC BY-NC-SA 3.0 IGO, 2018.
3. Naing C, Mak JW, Maung M, Wong SF and Kassim AI. Meta-analysis: The association between HIV infection and extrapulmonary tuberculosis. *Lung*. 2013;191(1):27–34.
4. Jones BE, Young SM, Antoniskis D, Davidson PT, Kramer F and Barnes PF. Relationship of the manifestations of tuberculosis to CD4 cell counts in patients with human immunodeficiency virus infection. *Am Rev Respir Dis*. 1993;148(5):1292–7.
5. Sandgren A, Hollo V and van der Werf MJ. Extrapulmonary tuberculosis in the European Union and European Economic Area, 2002 to 2011. *Euro Surveill*. 2013;18(12).
6. Peto HM, Pratt RH, Harrington TA, LoBue PA and Armstrong LR. Epidemiology of extrapulmonary tuberculosis in the United States, 1993–2006. *Clin Infect Dis*. 2009;49(9):1350–7.
7. Talwar A et al. Tuberculosis—United States, 2018. *Am J Transplant*. 2019;19(5):1582–8.
8. World Health Organization. *Tuberculosis Surveillance and Monitoring in Europe 2019–2017 Data*. Copenhagen: WHO Regional Office in Europe, 2019.
9. Holow Sotgiu G et al. Determinants of site of tuberculosis disease: An analysis of European surveillance data from 2003 to 2014. *PLOS ONE*. 2017;12(11):e0186499.
10. Wang X et al. Insight to the epidemiology and risk factors of extrapulmonary tuberculosis in Tianjin, China during 2006–2011. *PLOS ONE*. 2014;9(12):e112213.
11. Ohene SA, Bakker MI, Ojo J, Toonstra A, Awudi D and Klatser P. Extra-pulmonary tuberculosis: A retrospective study of patients in Accra, Ghana. *PLOS ONE*. 2019;14(1):e0209650.
12. Hoogendoorn JC et al. Reduction in extrapulmonary tuberculosis in context of antiretroviral therapy scale-up in rural South Africa. *Epidemiol Infect*. 2017;12(11):2500–7.
13. Shivakoti R, Sharma D, Mamoon G and Pham K. Association of HIV infection with extrapulmonary tuberculosis: A systematic review. *Infection*. 2017;45(1):11–21.
14. Pareek M et al. Vitamin D deficiency and TB disease phenotype. *Thorax*. 2015;70(12):1171–80.
15. Rieder H. *Epidemiologic Basis of Tuberculosis Control*. 1st ed. Paris: Internatioa Union Against Tuberculosis and Lung Disease, 1999.
16. Anyama N, Bracebridge S, Black C, Niggebrugge A and Griffin SJ. What happens to people diagnosed with tuberculosis? A population-based cohort. *Epidemiol Infect*. 2007;135(7):1069–76.

17. Low S et al. Mortality among tuberculosis patients on treatment in Singapore. *Int J Tuberc Lung Dis*. 2009;13(3):328–34.
18. Qian X, Nguyen DT, Lyu J, Albers AE, Bi X and Graviss EA. Risk factors for extrapulmonary dissemination of tuberculosis and associated mortality during treatment for extrapulmonary tuberculosis. *Emerging Microbes Infect*. 2018;7(1):102.
19. Christensen AS, Roed C, Andersen PH, Andersen AB and Obel N. Long-term mortality in patients with pulmonary and extrapulmonary tuberculosis: A Danish nationwide cohort study. *Clin Epidemiol*. 2014;6:405–21.
20. Centers for Disease Control and Prevention. *Reported tuberculosis in the United States, 2017*. Atlanta, Georgia: Centers for Disease Control and Prevention, 2017.
21. Lewinsohn DA, Gennaro ML, Scholvinck L and Lewinsohn DM. Tuberculosis immunology in children: Diagnostic and therapeutic challenges and opportunities. *Int J Tuberc Lung Dis*. 2004;8(5):658–74.
22. Antas PR et al. Decreased CD4+ lymphocytes and innate immune responses in adults with previous tuberculosis. *J Allergy Clin Immunol*. 2006;117(4):916–23.
23. Sterling TR et al. Immune function in young children with previous pulmonary or miliary/meningeal tuberculosis and impact of BCG vaccination. *Pediatrics*. 2007;120(4):e912–21.
24. Fiske CT, de Almeida AS, Shintani AK, Kalams SA and Sterling TR. Abnormal immune responses in persons with previous extrapulmonary tuberculosis in an in vitro model that simulates in vivo infection with *Mycobacterium tuberculosis*. *Clin Vaccine Immunol*. 2012;19(8):1142–9.
25. Wilkinson RJ et al. Influence of vitamin D deficiency and vitamin D receptor polymorphisms on tuberculosis among Gujarati Asians in West London: A case-control study. *Lancet*. 2000;355(9204):618–21.
26. Motsinger-Reif AA, Antas PR, Oki NO, Levy S, Holland SM and Sterling TR. Polymorphisms in IL-1beta, vitamin D receptor Fok1, and Toll-like receptor 2 are associated with extrapulmonary tuberculosis. *BMC Med Genet*. 2010;11:37.
27. Fiske CT et al. Increased vitamin D receptor expression from macrophages after stimulation with *M. tuberculosis* among persons who have recovered from extrapulmonary tuberculosis. *BMC Infect Dis*. 2019;19(1):366.
28. Allen RK, Pierson DL and Rodman OG. Cutaneous inoculation tuberculosis: Prosector's wart occurring in a physician. *Cutis*. 1979;23(6):815–8.
29. Lewinsohn DM et al. Official American Thoracic Society/Infectious

Diseases Society of America/Centers for Disease Control and Prevention Clinical Practice Guidelines: Diagnosis of tuberculosis in adults and children. *Clin Infect Dis*. 2017;64(2):e1–e33.
30. Dusthackeer A, Sekar G, Chidambaram S, Kumar V, Mehta P and Swaminathan S. Drug resistance among extrapulmonary TB patients: Six years' experience from a supranational reference laboratory. *Indian J Med Res*. 2015;142(5):568–74.
31. Pang Y et al. Epidemiology of extrapulmonary tuberculosis among inpatients, China, 2008–2017. *Emerg Infect Dis*. 2019;25(3):457–64.
32. Automated real-time nucleic acid amplification technology for rapid and simultaneous detection of tuberculosis and rifampicin resistance: Xpert MTB/RIF assay for the diagnosis of pulmonary and extrapulmonary TB in adults and children. Policy update. Geneva, Switzerland: World Health Organization, 2011.
33. National Institute for Health and Care Excellence. Tuberculosis: Prevention, diagnosis, management and service organization (NICE guideline 33). 2016.
34. Thwaites G et al. British Infection Society guidelines for the diagnosis and treatment of tuberculosis of the central nervous system in adults and children. *J Infect*. 2009;59(3):167–87.
35. Guidelines for treatment of drug-susceptible tuberculosis and patient care, 2017 update. Geneva: World Health Organization, 2017.
36. Nahid P et al. Official American Thoracic Society/Centers for Disease Control and Prevention/Infectious Diseases Society of America Clinical Practice Guidelines: Treatment of drug-susceptible tuberculosis. *Clin Infect Dis*. 2016;63(7):e147–95.
37. National survey of tuberculosis notifications in England and Wales in 1983: Characteristics of disease. Report from the Medical Research Council Tuberculosis and Chest Diseases Unit. *Tubercle*. 1987;68(1):19–32.
38. Pertuiset E et al. Spinal tuberculosis in adults. A study of 103 cases in a developed country, 1980–1994. *Medicine (Baltim)*. 1999;78(5):309–20.
39. Vohra R, Kang HS, Dogra S, Saggar RR and Sharma R. Tuberculous osteomyelitis. *J Bone Joint Surg Br*. 1997;79(4):562–6.
40. Davies PD et al. Bone and joint tuberculosis. A survey of notifications in England and Wales. *J Bone Joint Surg Br*. 1984;66(3):326–30.
41. Hodgson SP and Ormerod LP. Ten-year experience of bone and joint tuberculosis in Blackburn 1978–1987. *J R Coll Surg Edinb*. 1990;35(4):259–62.
42. Watts HG and Lifeso RM. Tuberculosis of bones and joints. *J Bone*

Joint Surg Am. 1996;78(2):288–98.
43. Gorse GJ, Pais MJ, Kusske JA and Cesario TC. Tuberculous spondylitis. A report of six cases and a review of the literature. *Medicine (Baltim)*. 1983;62(3):178–93.
44. Fuentes Ferrer M, Gutierrez Torres L, Ayala Ramirez O, Rumayor Zarzuelo M and del Prado Gonzalez N. Tuberculosis of the spine. A systematic review of case series. *Int Orthop*. 2012;36(2):221–31.
45. Nussbaum ES, Rockswold GL, Bergman TA, Erickson DL and Seljeskog EL. Spinal tuberculosis: A diagnostic and management challenge. *J Neurosurg*. 1995;83(2):243–7.
46. Pigrau-Serrallach C and Rodriguez-Pardo D. Bone and joint tuberculosis. *Eur Spine J*. 2013;22 Suppl 4:556–66.
47. Turgut M. Spinal tuberculosis (Pott's disease): Its clinical presentation, surgical management, and outcome. A survey study on 694 patients. *Neurosurg Rev*. 2001;24(1):8–13.
48. Lifeso RM, Weaver P and Harder EH. Tuberculous spondylitis in adults. *J Bone Joint Surg Am*. 1985;67(9):1405–13.
49. Kumar K and Saxena MB. Multifocal osteoarticular tuberculosis. *Int Orthop*. 1988;12(2):135–8.
50. Sharma SK and Mohan A. Extrapulmonary tuberculosis. *Indian J Med Res*. 2004;120(4):316–53.
51. Walker GF. Failure of early recognition of skeletal tuberculosis. *Br Med J*. 1968;1(5593):682–3.
52. Omari B, Robertson JM, Nelson RJ and Chiu LC. Pott's disease. A resurgent challenge to the thoracic surgeon. *Chest*. 1989;95(1):145–50.
53. Sharif HS et al. Granulomatous spinal infections: MR imaging. *Radiology*. 1990;177(1):101–7.
54. Bell GR, Stearns KL, Bonutti PM and Boumphrey FR. MRI diagnosis of tuberculous vertebral osteomyelitis. *Spine (Phila Pa 1976)*. 1990;15(6):462–5.
55. A controlled trial of six-month and nine-month regimens of chemotherapy in patients undergoing radical surgery for tuberculosis of the spine in Hong Kong. Tenth report of the Medical Research Council Working Party on Tuberculosis of the Spine. *Tubercle*. 1986;67(4):243–59.
56. Controlled trial of short-course regimens of chemotherapy in the ambulatory treatment of spinal tuberculosis. Results at three years of a study in Korea. Twelfth report of the Medical Research Council Working Party on Tuberculosis of the Spine. *J Bone Joint Surg Br*. 1993;75(2):240–8.
57. Five-year assessment of controlled trials of short-course chemotherapy regimens of 6, 9 or 18 months' duration for spinal tuberculosis in patients ambulatory from the start or undergoing radical surgery. Fourteenth report of the Medical Research Council Working Party on Tuberculosis of the Spine. *Int Orthop*. 1999;23(2):73–81.
58. Pattisson PR. Pott's paraplegia: An account of the treatment of 89 consecutive patients. *Paraplegia*. 1986;24(2):77–91.
59. Jutte PC and Van Loenhout-Rooyackers JH. Routine surgery in addition to chemotherapy for treating spinal tuberculosis. *Cochrane Database Syst Rev*. 2006;(1):CD004532.
60. Nene A and Bhojraj S. Results of nonsurgical treatment of thoracic spinal tuberculosis in adults. *Spine J*. 2005;5(1):79–84.
61. Bishburg E, Sunderam G, Reichman LB and Kapila R. Central nervous system tuberculosis with the acquired immunodeficiency syndrome and its related complex. *Ann Intern Med*. 1986;105(2):210–3.
62. Ogawa SK, Smith MA, Brennessel DJ and Lowy FD. Tuberculous meningitis in an urban medical center. *Medicine (Baltim)*. 1987;66(4):317–26.
63. Humphries M. The management of tuberculous meningitis. *Thorax*. 1992;47(8):577–81.
64. Molavi A and LeFrock JL. Tuberculous meningitis. *Med Clin North Am* 1985;69(2):315–31.
65. Dube MP, Holtom PD and Larsen RA. Tuberculous meningitis in patients with and without human immunodeficiency virus infection. *Am J Med*. 1992;93(5):520–4.
66. Berenguer J et al. Tuberculous meningitis in patients infected with the human immunodeficiency virus. *N Engl J Med*. 1992;326(10):668–72.
67. Xu HB, Jiang RH, Li L, Sha W and Xiao HP. Diagnostic value of adenosine deaminase in cerebrospinal fluid for tuberculous meningitis: A meta-analysis. *Int J Tuberc Lung Dis*. 2010;14(11):1382–7.
68. Tuon FF et al. Adenosine deaminase and tuberculous meningitis—A systematic review with meta-analysis. *Scand J Infect Dis*. 2010;42(3):198–207.
69. Ekermans P, Duse A and George J. The dubious value of cerebrospinal fluid adenosine deaminase measurement for the diagnosis of tuberculous meningitis. *BMC Infect Dis*. 2017;17(1):104.
70. Ruslami R et al. Intensified regimen containing rifampicin and moxifloxacin for tuberculous meningitis: An open-label, randomised controlled phase 2 trial. *Lancet Infect Dis*. 2013;13(1):27–35.
71. Heemskerk AD et al. Intensified antituberculosis therapy in adults with tuberculous meningitis. *N Engl J Med*. 2016;374(2):124–34.
72. Chiang SS et al. Treatment outcomes of childhood tuberculous meningitis: A systematic review and meta-analysis. *Lancet Infect Dis*. 2014;14(10):947–57.
73. van Toorn R, Schaaf HS, Laubscher JA, van Elsland SL, Donald PR and Schoeman JF. Short intensified treatment in children with drug-susceptible tuberculous meningitis. *Pediatr Infect Dis J*. 2014;33(3):248–52.
74. Chotmongkol V, Jitpimolmard S and Thavornpitak Y. Corticosteroid in tuberculous meningitis. *J Med Assoc Thai* 1996;79(2):83–90.
75. Critchley JA, Young F, Orton L and Garner P. Corticosteroids for prevention of mortality in people with tuberculosis: A systematic review and meta-analysis. *Lancet Infect Dis*. 2013;13(3):223–37.
76. Girgis NI, Farid Z, Hanna LS, Yassin MW and Wallace CK. The use of dexamethasone in preventing ocular complications in tuberculous meningitis. *Trans R Soc Trop Med Hyg*. 1983;77(5):658–9.
77. Girgis NI, Farid Z, Kilpatrick ME, Sultan Y and Mikhail IA. Dexamethasone adjunctive treatment for tuberculous meningitis. *Pediatr Infect Dis J*. 1991;10(3):179–83.
78. Ashby M and Grant H. Tuberculous meningitis treated with cortisone. *Lancet*. 1955;268(6854):65–6.
79. O'Toole RD, Thornton GF, Mukherjee MK and Nath RL. Dexamethasone in tuberculous meningitis. Relationship of cerebrospinal fluid effects to therapeutic efficacy. *Ann Intern Med*. 1969;70(1):39–48.
80. Escobar JA, Belsey MA, Duenas A and Medina P. Mortality from tuberculous meningitis reduced by steroid therapy. *Pediatrics*. 1975;56(6):1050–5.
81. Kumarvelu S, Prasad K, Khosla A, Behari M and Ahuja GK. Randomized controlled trial of dexamethasone in tuberculous meningitis. *Tuber Lung Dis*. 1994;75(3):203–7.
82. Dooley DP, Carpenter JL and Rademacher S. Adjunctive corticosteroid therapy for tuberculosis: A critical reappraisal of the literature. *Clin Infect Dis*. 1997;25(4):872–87.
83. Schoeman JF, Van Zyl LE, Laubscher JA and Donald PR. Effect of corticosteroids on intracranial pressure, computed tomographic findings, and clinical outcome in young children with tuberculous meningitis. *Pediatrics*. 1997;99(2):226–31.
84. Thwaites GE et al. Dexamethasone for the treatment of tuberculous meningitis in adolescents and adults. *N Engl J Med*. 2004;351(17):1741–51.
85. Prasad K and Singh MB. Corticosteroids for managing tuberculous meningitis. *Cochrane Database Syst Rev*. 2008;(1):CD002244.
86. Malhotra HS, Garg RK, Singh MK, Agarwal A and Verma R. Corticosteroids (dexamethasone versus intravenous methylprednisolone) in patients with tuberculous meningitis. *Ann Trop Med Parasitol*. 2009;103(7):625–34.
87. Sharma SK and Mohan A. Miliary tuberculosis. *Microbiol Spectr*. 2017;5(2).
88. Kumar D, Watson JM, Charlett A, Nicholas S and Darbyshire JH. Tuberculosis in England and Wales in 1993: Results of a national survey. Public Health Laboratory Service/British Thoracic Society/Department of Health Collaborative Group. *Thorax*. 1997; 52(12):1060–7.
89. Centers for Disease Control and Prevention. Reported tuberculosis in the United States, 2017. Available at: https://www.cdc.gov/tb/statistics/reports/2018/default.htm. Accessed September 21.
90. Sharma SK, Mohan A, Sharma A and Mitra DK. Miliary tuberculosis: New insights into an old disease. *Lancet Infect Dis*. 2005;5(7):415–30.
91. Sahn SA and Neff TA. Miliary tuberculosis. *Am J Med*. 1974;56(4):494–505.
92. Proudfoot AT, Akhtar AJ, Douglas AC and Horne NW. Miliary tuberculosis in adults. *Br Med J*. 1969;2(5652):273–6.
93. Kaplan MH, Armstrong D and Rosen P. Tuberculosis complicating neoplastic disease. A review of 201 cases. *Cancer*. 1974; 33(3):850–8.
94. Pradhan RP, Katz LA, Nidus BD, Matalon R and Eisinger RP. Tuberculosis in dialyzed patients. *JAMA*. 1974;229(7):798–800.
95. Maartens G, Willcox PA and Benatar SR. Miliary tuberculosis: Rapid diagnosis, hematologic abnormalities, and outcome in 109 treated adults. *Am J Med*. 1990;89(3):291–6.
96. Slavin RE, Walsh TJ and Pollack AD. Late generalized tuberculosis: A clinical pathologic analysis and comparison of 100 cases in the preantibiotic and antibiotic eras. *Medicine (Baltim)*. 1980;59(5):352–66.
97. MacGee W. The frequency of unsuspected tuberculosis found postmortem in a geriatric population. *Z Gerontol*. 1989;22(6):311–4.
98. So SY and Yu D. The adult respiratory distress syndrome associated with miliary tuberculosis. *Tubercle*. 1981; 62(1):49–53.
99. Long R, O'Connor R, Palayew M, Hershfield E and Manfreda J. Disseminated tuberculosis with and without a miliary pattern on chest radiograph: A clinical-pathologic-radiologic correlation. *Int J Tuberc Lung Dis*. 1997;1(1):52–8.
100. Gelb AF, Leffler C, Brewin A, Mascatello V and Lyons HA. Miliary tuberculosis. *Am Rev Respir Dis*. 1973;108(6):1327–33.
101. McGuinness G, Naidich DP, Jagirdar J, Leitman B and McCauley DI. High resolution CT findings in miliary lung disease. *J Comput Assist Tomogr*. 1992;16(3):384–90.
102. Kim JH, Langston AA and Gallis HA. Miliary tuberculosis: Epidemiology, clinical manifestations, diagnosis, and outcome. *Rev Infect Dis*. 1990;12(4):583–90.
103. Munt PW. Miliary tuberculosis in the chemotherapy era: With a clinical review in 69 American adults. *Medicine (Baltim)*. 1972;51(2):139–55.
104. Pant K, Chawla R, Mann PS and Jaggi OP. Fiberbronchoscopy in smear-negative miliary tuberculosis. *Chest* 1989;95(5):1151–2.
105. Willcox PA, Potgieter PD, Bateman ED and Benatar SR. Rapid diagnosis of sputum negative miliary tuberculosis using the flexible fibreoptic bronchoscope. *Thorax*. 1986;41(9):681–4.
106. Saltzman BR, Motyl MR, Friedland GH, McKitrick JC and Klein RS. *Mycobacterium tuberculosis* bacteremia in the acquired immunodeficiency syndrome. *JAMA*. 1986;256(3):390–1.
107. Shafer RW, Kim DS, Weiss JP and Quale JM. Extrapulmonary tuberculosis in patients with human immunodeficiency virus infection. *Medicine (Baltim)*. 1991;70(6):384–97.
108. Kramer F, Modilevsky T, Waliany AR, Leedom JM and Barnes PF. Delayed diagnosis of tuberculosis in patients with human immunodeficiency virus infection. *Am J Med*. 1990;89(4):451–6.
109. Huseby JS and Hudson LD. Miliary tuberculosis and adult respiratory distress syndrome. *Ann Intern Med*. 1976;85(5):609–11.
110. Murray HW, Tuazon CU, Kirmani N and Sheagren JN. The adult respiratory distress syndrome associated with miliary tuberculosis. *Chest*. 1978;73(1):37–43.
111. Farer LS, Lowell AM and Meador MP. Extrapulmonary tuberculosis in the United States. *Am J Epidemiol*. 1979;109(2):205–17.
112. Fitzgerald JM, Menzies RI and Elwood RK. Abdominal tuberculosis: A critical review. *Dig Dis*. 1991;9(5):269–81.
113. Tan KK, Chen K and Sim R. The spectrum of abdominal tuberculosis in a developed country: A single institution's experience over 7 years. *J Gastrointest Surg*. 2009;13(1):142–7.
114. Chen HL, Wu MS, Chang WH, Shih SC, Chi H and Bair MJ. Abdominal tuberculosis in Southeastern Taiwan: 20 years of experience. *J Formos Med Assoc*. 2009;108(3):195–201.
115. Jakubowski A, Elwood RK and Enarson DA. Clinical features of abdominal tuberculosis. *J Infect Dis*. 1988;158(4):687–92.
116. Chow KM, Chow VC, Hung LC, Wong SM and Szeto CC. Tuberculous peritonitis-associated mortality is high among patients waiting for the results of mycobacterial cultures of ascitic fluid samples. *Clin Infect Dis*. 2002;35(4):409–13.
117. Sanai FM and Bzeizi KI. Systematic review: Tuberculous peritonitis—Presenting features, diagnostic strategies and treatment. *Aliment Pharmacol Ther*. 2005;22(8):685–700.
118. Bhargava DK, Shriniwas, Chopra P, Nijhawan S, Dasarathy S and Kushwaha AK. Peritoneal tuberculosis: Laparoscopic patterns and its diagnostic accuracy. *Am J Gastroenterol*. 1992;87(1):109–12.
119. Singh MM, Bhargava AN and Jain KP. Tuberculous peritonitis. An evaluation of pathogenetic mechanisms, diagnostic procedures and therapeutic measures. *N Engl J Med*. 1969;281(20):1091–4.
120. Bowry S, Chan CH, Weiss H, Katz S and Zimmerman HJ. Hepatic involvement in pulmonary tuberculosis. Histologic and functional characteristics. *Am Rev Respir Dis*. 1970;101(6):941–8.
121. Prout S and Benatar SR. Disseminated tuberculosis. A study of 62 cases. *S Afr Med J*. 1980;58(21):835–42.
122. Vaid U and Kane GC. Tuberculous peritonitis. *Microbiol Spectr*. 2017;5(1).
123. Riquelme A et al. Value of adenosine deaminase (ADA) in ascitic fluid for the diagnosis of tuberculous peritonitis: A meta-analysis. *J Clin Gastroenterol*. 2006;40(8):705–10.
124. Su SB, Qin SY, Guo XY, Luo W and Jiang HX. Assessment by meta-analysis of interferon-gamma for the diagnosis of tuberculous peritonitis. *World J Gastroenterol*. 2013;19(10):1645–51.
125. Veeragandham RS, Lynch FP, Canty TG, Collins DL and Danker WM. Abdominal tuberculosis in children: Review of 26 cases. *J Pediatr Surg*. 1996;31(1):170–5; discussion 5–6.
126. Pettengell KE, Larsen C, Garb M, Mayet FG, Simjee AE and Pirie D. Gastrointestinal tuberculosis in patients with pulmonary tuberculosis. *Q J Med*. 1990;74(275):303–8.
127. Harrington PT, Gutierrez JJ, Ramirez-Ronda CH, Quinones-Soto R, Bermudez RH and Chaffey J. Granulomatous hepatitis. *Rev Infect Dis* 1982;4(3):638–55.
128. Bastani B, Shariatzadeh MR and Dehdashti F. Tuberculous peritonitis—Report of 30 cases and review of the literature. *Q J Med*. 1985;56(221):549–57.
129. Demir K et al. Tuberculous peritonitis—Reports of 26 cases, detailing diagnostic and therapeutic problems. *Eur J Gastroenterol Hepatol*. 2001;13(5):581–5.
130. Singhal A, Gulati A, Frizell R and Manning AP. Abdominal tuberculosis in Bradford, UK: 1992–2002. *Eur J Gastroenterol Hepatol*. 2005;17(9):967–71.
131. Alrajhi AA, Halim MA, al-Hokail A, Alrabiah F and al-Omran K. Corticosteroid treatment of peritoneal tuberculosis. *Clin Infect Dis*. 1998;27(1):52–6.
132. Rasheed S, Zinicola R, Watson D, Bajwa A and McDonald PJ. Intra-abdominal and gastrointestinal tuberculosis. *Colorectal Dis*. 2007;9(9):773–83.
133. Khan AR et al. Tuberculous peritonitis: A surgical dilemma. *South Med J*. 2009;102(1):94–5.
134. Park YS et al. Colonoscopy evaluation after short-term anti-tuberculosis treatment in nonspecific ulcers on the ileocecal area. *World J Gastroenterol*. 2008;14(32):5051–8.
135. Kent DC. Tuberculous lymphadenitis: Not a localized disease process. *Am J Med Sci*. 1967;254(6):866–74.
136. Ord RJ and Matz GJ. Tuberculous cervical lymphadenitis. *Arch Otolaryngol*. 1974;99(5):327–9.
137. Lai KK, Stottmeier KD, Sherman IH and McCabe WR. *Mycobacterial cervical* lymphadenopathy. Relation of etiologic agents to age. *JAMA*.1984;251(10):1286–8.
138. Shikhani AH, Hadi UM, Mufarrij AA and Zaytoun GM. Mycobacterial cervical lymphadenitis. *Ear Nose Throat J*. 1989;68(9):660, 2–6, 8–72.
139. Huhti E, Brander E, Paloheimo S and Sutinen S. Tuberculosis of the cervical lymph nodes: A clinical, pathological and bacteriological study. *Tubercle*. 1975;56(1):27–36.
140. Hooper AA. Tuberculous peripheral lymphadenitis. *Br J Surg*. 1972;59(5):353–9.
141. Cantrell RW, Jensen JH and Reid D. Diagnosis and management of tuberculous cervical adenitis. *Arch Otolaryngol*. 1975;101(1):53–7.
142. Chaisson RE, Schecter GF, Theuer CP, Rutherford GW, Echenberg DF and Hopewell PC. Tuberculosis in patients with the acquired immunodeficiency syndrome. Clinical features, response to therapy, and survival. *Am Rev Respir Dis*. 1987;136(3):570–4.
143. Pitchenik AE, Burr J, Suarez M, Fertel D, Gonzalez G and Moas C. Human T-cell lymphotropic virus-III (HTLV-III) seropositivity and related disease among 71 consecutive patients in whom tuber-

culosis was diagnosed. A prospective study. *Am Rev Respir Dis*. 1987;135(4):875–9.
144. Modilevsky T, Sattler FR and Barnes PF. Mycobacterial disease in patients with human immunodeficiency virus infection. *Arch Intern Med*. 1989;149(10):2201–5.
145. Qian X et al. An eight-year epidemiologic study of head and neck tuberculosis in Texas, USA. *Tuberculosis (Edinb)*. 2019.
146. Agarwal AK, Sethi A, Sethi D, Malhotra V and Singal S. Tubercular cervical adenitis: Clinicopathologic analysis of 180 cases. *J Otolaryngol Head Neck Surg*. 2009;38(5):521–5.
147. Artenstein AW, Kim JH, Williams WJ and Chung RC. Isolated peripheral tuberculous lymphadenitis in adults: Current clinical and diagnostic issues. *Clin Infect Dis*. 1995;20(4):876–82.
148. Malik SK, Behera D and Gilhotra R. Tuberculous pleural effusion and lymphadenitis treated with rifampin-containing regimen. *Chest*. 1987;92(5):904–5.
149. Lee KC, Tami TA, Lalwani AK and Schecter G. Contemporary management of cervical tuberculosis. *Laryngoscope*. 1992;102(1):60–4.
150. Denkinger CM, Schumacher SG, Boehme CC, Dendukuri N, Pai M and Steingart KR. Xpert MTB/RIF assay for the diagnosis of extrapulmonary tuberculosis: A systematic review and meta-analysis. *Eur Respir J*. 2014;44(2):435–46.
151. Geldmacher H, Taube C, Kroeger C, Magnussen H and Kirsten DK. Assessment of lymph node tuberculosis in northern Germany: A clinical review. *Chest*. 2002;121(4):1177–82.
152. Thompson MM, Underwood MJ, Sayers RD, Dookeran KA and Bell PR. Peripheral tuberculous lymphadenopathy: A review of 67 cases. *Br J Surg*. 1992;79(8):763–4.
153. Shriner KA, Mathisen GE and Goetz MB. Comparison of mycobacterial lymphadenitis among persons infected with human immunodeficiency virus and seronegative controls. *Clin Infect Dis*. 1992;15(4):601–5.
154. Campbell IA and Dyson AJ. Lymph node tuberculosis: A comparison of treatments 18 months after completion of chemotherapy. *Tubercle*. 1979;60(2):95–8.
155. Short course chemotherapy for tuberculosis of lymph nodes: A controlled trial. British Thoracic Society Research Committee. *Br Med J (Clin Res Ed)*. 1985;290(6475):1106–8.
156. Jawahar MS et al. Short course chemotherapy for tuberculous lymphadenitis in children. *BMJ*. 1990;301(6748):359–62.
157. Six-months versus nine-months chemotherapy for tuberculosis of lymph nodes: Preliminary results. British Thoracic Society Research Committee. *Respir Med*. 1992;86(1):15–9.
158. Campbell IA, Ormerod LP, Friend JA, Jenkins PA and Prescott RJ. Six months versus nine months chemotherapy for tuberculosis of lymph nodes: Final results. *Respir Med*. 1993;87(8):621–3.
159. Yuen AP, Wong SH, Tam CM, Chan SL, Wei WI and Lau SK. Prospective randomized study of thrice weekly six-month and nine-month chemotherapy for cervical tuberculous lymphadenopathy. *Otolaryngol Head Neck Surg*. 1997;116(2):189–92.
160. Campbell IA and Dyson AJ. Lymph node tuberculosis: A comparison of various methods of treatment. *Tubercle*. 1977;58(4):171–9.
161. Cho OH et al. Paradoxical responses in non-HIV-infected patients with peripheral lymph node tuberculosis. *J Infect*. 2009;59(1):56–61.
162. Carvalho AC et al. Paradoxical reaction during tuberculosis treatment in HIV-seronegative patients. *Clin Infect Dis*. 2006;42(6):893–5.
163. Narita M, Ashkin D, Hollender ES and Pitchenik AE. Paradoxical worsening of tuberculosis following antiretroviral therapy in patients with AIDS. *Am J Respir Crit Care Med*. 1998;158(1):157–61.
164. Wendel KA, Alwood KS, Gachuhi R, Chaisson RE, Bishai WR and Sterling TR. Paradoxical worsening of tuberculosis in HIV-infected persons. *Chest*. 2001;120(1):193–7.
165. Cheung WL, Siu KF and Ng A. Tuberculous cervical abscess: Comparing the results of total excision against simple incision and drainage. *Br J Surg*. 1988;75(6):563–4.
166. Larrieu AJ, Tyers GF, Williams EH and Derrick JR. Recent experience with tuberculous pericarditis. *Ann Thorac Surg*. 1980;29(5):464–8.
167. Cegielski JP et al. Tuberculous pericarditis in Tanzanian patients with and without HIV infection. *Tuber Lung Dis*. 1994;75(6):429–34.
168. Reynolds MM, Hecht SR, Berger M, Kolokathis A and Horowitz SF. Large pericardial effusions in the acquired immunodeficiency syndrome. *Chest*. 1992;102(6):1746–7.
169. Fowler NO and Manitsas GT. Infectious pericarditis. *Prog Cardiovasc Dis*. 1973;16(3):323–36.
170. Strang JI et al. Controlled clinical trial of complete open surgical drainage and of prednisolone in treatment of tuberculous pericardial effusion in Transkei. *Lancet*. 1988;2(8614):759–64.
171. Fowler NO. The electrocardiogram in pericarditis. *Cardiovasc Clin*. 1973;5(3):255–67.
172. Rooney JJ, Crocco JA and Lyons HA. Tuberculous pericarditis. *Ann Intern Med*. 1970;72(1):73–81.
173. Fowler NO. Tuberculous pericarditis. *JAMA*. 1991;266(1):99–103.
174. Schepers GW. Tuberculous pericarditis. *Am J Cardiol*. 1962;9:248–76.
175. Pandie S et al. Diagnostic accuracy of quantitative PCR (Xpert MTB/RIF) for tuberculous pericarditis compared to adenosine deaminase and unstimulated interferon-gamma in a high burden setting: A prospective study. *BMC Med*. 2014;12:101.
176. Strang JI, Kakaza HH, Gibson DG, Girling DJ, Nunn AJ, and Fox W. Controlled trial of prednisolone as adjuvant in treatment of tuberculous constrictive pericarditis in Transkei. *Lancet*. 1987;2(8573):1418–22.
177. Hakim JG, Ternouth I, Mushangi E, Siziya S, Robertson V and Malin A. Double blind randomised placebo controlled trial of adjunctive prednisolone in the treatment of effusive tuberculous pericarditis in HIV seropositive patients. *Heart*. 2000;84(2):183–8.
178. Blumberg HM et al. American Thoracic Society/Centers for Disease Control and Prevention/Infectious Diseases Society of America: Treatment of tuberculosis. *Am J Respir Crit Care Med*. 2003;167(4):603–62.
179. Wiysonge CS et al. Interventions for treating tuberculous pericarditis. *Cochrane Database Syst Rev*. 2017;9:CD000526.
180. Mayosi BM et al. Prednisolone and *Mycobacterium indicus pranii* in tuberculous pericarditis. *N Engl J Med*. 2014;371(12):1121–30.
181. Chaisson RE and Post WS. Immunotherapy for tuberculous pericarditis. *N Engl J Med*. 2014;371(26):2535.
182. Ong A et al. A molecular epidemiological assessment of extrapulmonary tuberculosis in San Francisco. *Clin Infect Dis*. 2004;38(1):25–31.
183. Berger HW and Mejia E. Tuberculous pleurisy. *Chest*. 1973;63(1):88–92.
184. Epstein DM, Kline LR, Albelda SM and Miller WT. Tuberculous pleural effusions. *Chest*. 1987;91(1):106–9.
185. Levine H, Szanto PB and Cugell DW. Tuberculous pleurisy. An acute illness. *Arch Intern Med*. 1968;122(4):329–32.
186. Roper WH and Waring JJ. Primary serofibrinous pleural effusion in military personnel. *Am Rev Tuberc*. 1955;71(5):616–34.
187. Patiala J. Initial tuberculous pleuritis in the Finnish armed forces in 1939–1945 with special reference to eventual postpleuritic tuberculosis. *Acta Tuberc Scand Suppl*. 1954;36:1–57.
188. Seibert AF, Haynes J, Jr. Middleton R and Bass JB, Jr. Tuberculous pleural effusion. Twenty-year experience. *Chest*. 1991;99(4):883–6.
189. Conde MB et al. Yield of sputum induction in the diagnosis of pleural tuberculosis. *Am J Respir Crit Care Med*. 2003;167(5):723–5.
190. Chan CH, Arnold M, Chan CY, Mak TW and Hoheisel GB. Clinical and pathological features of tuberculous pleural effusion and its long-term consequences. *Respiration*. 1991;58(3–4):171–5.
191. Sarkar SK, Purohit SD, Sharma TN, Sharma VK, Ram M and Singh AP. Pleuroscopy in the diagnosis of pleural effusion using a fiberoptic bronchoscope. *Tubercle*. 1985;66(2):141–4.
192. Boutin C, Astoul P and Seitz B. The role of thoracoscopy in the evaluation and management of pleural effusions. *Lung*. 1990;168 Suppl:1113–21.
193. Jiang J, Shi HZ, Liang QL, Qin SM, and Qin XJ. Diagnostic value of interferon-gamma in tuberculous pleurisy. A meta-analysis. *Chest*. 2007;131:1133–41.
194. Galarza I, Canete C, Granados A, Estopa R and Manresa F. Randomised trial of corticosteroids in the treatment of tuberculous pleurisy. *Thorax*. 1995;50(12):1305–7.
195. Wyser C, Walzl G, Smedema JP, Swart F, van Schalkwyk EM and van de Wal BW. Corticosteroids in the treatment of tuberculous pleurisy. A double-blind, placebo-controlled, randomized study. *Chest*. 1996;110(2):333–8.
196. Elliott AM et al. A randomized, double-blind, placebo-controlled trial of the use of prednisolone as an adjunct to treatment in HIV-1-associated pleural tuberculosis. *J Infect Dis*. 2004;190(5):869–78.
197. Engel MEMP and Volmink J. Corticosteroids for tuberculous pleurisy. *Cochrane Database Syst Rev*. 2007;4:CD001876.
198. Ryan H, Yoo J and Darsini P. Corticosteroids for tuberculous pleurisy. *Cochrane Database Syst Rev*. 2017;3:CD001876.
199. Sahn SA and Iseman MD. Tuberculous empyema. *Semin Respir Infect*. 1999;14(1):82–7.
200. Figueiredo AA and Lucon AM. Urogenital tuberculosis: Update and review of 8961 cases from the world literature. *Rev Urol*. 2008;10(3):207–17.
201. Figueiredo AA, Lucon AM, Junior RF and Srougi M. Epidemiology of urogenital tuberculosis worldwide. *Int J Urol* 2008;15(9):827–32.
202. Psihramis KE and Donahoe PK. Primary genitourinary tuberculosis: Rapid progression and tissue destruction during treatment. *J Urol*. 1986;135(5):1033–6.
203. Alvarez S and McCabe WR. Extrapulmonary tuberculosis revisited: A review of experience at Boston City and other hospitals. *Medicine (Baltim)*. 1984;63(1):25–55.
204. Christensen WI. Genitourinary tuberculosis: Review of 102 cases. *Medicine (Baltim)*. 1974;53(5):377–90.
205. Gokalp A, Gultekin EY and Ozdamar S. Genito-urinary tuberculosis: A review of 83 cases. *Br J Clin Pract*. 1990;44(12):599–600.
206. Singal A, Pandhi D, Kataria V and Arora VK. Tuberculosis of the glans penis: An important differential diagnosis of genital ulcer disease. *Int J STD AIDS*. 2017;28(14):1453–5.
207. Abbara A, Davidson RN and Medscape. Etiology and management of genitourinary tuberculosis. *Nat Rev Urol*. 2011;8(12):678–88.
208. Figueiredo AA, Lucon AM and Srougi M. Urogenital tuberculosis. *Microbiol Spectr*. 2017;5(1).
209. Aliyu MH, Aliyu SH and Salihu HM. Female genital tuberculosis: A global review. *Int J Fertil Women's Med* 2004;49(3):123–36.
210. Parikh FR, Nadkarni SG, Kamat SA, Naik N, Soonawala SB and Parikh RM. Genital tuberculosis—A major pelvic factor causing infertility in Indian women. *Fertil Steril*. 1997;67(3):497–500.
211. Namavar Jahromi B, Parsanezhad ME and Ghane-Shirazi R. Female genital tuberculosis and infertility. *Int J Gynaecol Obstet*. 2001;75(3):269–72.
212. Mondal SK and Dutta TK. A ten year clinicopathological study of female genital tuberculosis and impact on fertility. *JNMA J Nepal Med Assoc*. 2009;48(173):52–7.
213. Mortier E, Pouchot J, Girard L, Boussougant Y and Vinceneux P. Assessment of urine analysis for the diagnosis of tuberculosis. *BMJ*. 1996;312(7022):27–8.
214. Das KM, Vaidyanathan S, Rajwanshi A and Indudhara R. Renal tuberculosis: Diagnosis with sonographically guided aspiration cytology. *AJR Am J Roentgenol*. 1992;158(3):571–3.
215. Sutherland AM. Tuberculosis of the female genital tract. *Tubercle*. 1985;66(2):79–83.
216. Falk V, Ludviksson K and Agren G. Genital tuberculosis in women. Analysis of 187 newly diagnosed cases from 47 Swedish hospitals during the ten-year period 1968 to 1977. *Am J Obstet Gynecol*. 1980;138(7 Pt 2):974–7.
217. Gow JG. Genito-urinary tuberculosis. A study of the disease in one unit over a period of 24 years. *Ann R Coll Surg Engl*. 1971;49(1):50–70.
218. Simon HB, Weinstein AJ, Pasternak MS, Swartz MN and Kunz LJ. Genitourinary tuberculosis. Clinical features in a general hospital population. *Am J Med*. 1977;63(3):410–20.
219. Skutil V, Varsa J and Obsitnik M. Six-month chemotherapy for urogenital tuberculosis. *Eur Urol*. 1985;11(3):170–6.
220. Cek M et al. EAU guidelines for the management of genitourinary tuberculosis. *Eur Urol*. 2005;48(3):353–62.
221. Fischer M and Flamm J. The value of surgical therapy in the treatment of urogenital tuberculosis. *Urol A*. 1990;29(5):261–4.
222. Shin KY, Park HJ, Lee JJ, Park HY, Woo YN and Lee TY. Role of early endourologic management of tuberculous ureteral strictures. *J Endourol*. 2002;16(10):755–8.

第 15 章
结核和人类免疫缺陷病毒共感染

CHARISSE MANDIMIKA · GERALD FRIEDLAND

（刘萍　张亚娟　朱红　王仲元　译　卢水华　审校）

引言

TB 和人类免疫缺陷病毒 / 获得性免疫缺陷综合征（HIV/AIDS）的流行意味着最古老和最新型的人类传染病之间危险而持续的碰撞。它们共同引发了严重且颇具挑战的全球性恶果。HIV/AIDS 进入 TB 高发区和结核菌感染人群，继而导致 TB 大流行和 TB 疫情巨大反转。反之，TB 也是 HIV 感染存活病例（people living with HIV，PLWH）中的常客，加速了 HIV 病情进展，是全球 HIV 死亡的主要推手。两者一经联手，即全球耐药结核疫情持续走高加上 HIV，将对近期取得的令人兴奋和有效的 TB、HIV 成果造成威胁。

我们将讨论 TB/HIV 共病的全球和地区流行状况、临床特征以及预防和治疗方面的最新进展与挑战。我们对 TB 和 HIV 一并考量，以人为本，同时应对两病对个体和社区所带来的困难和挑战，而非将传统意义上的 TB 与 HIV 分割开来。我们为改善 HIV/TB 共病的预防、诊断、关怀和治疗提供证据，也明白需要更多努力来弥补不足。要全面落实循证依据并完成 WHO 的策略，必须改善 TB 和 HIV 疗效，并使疫情逐步消除。

TB 和 HIV 共病的流行病学

全球规模和趋势

TB 已超越 HIV，成为人类第九大死因和传染病中的头号死因。两病聚集流行说明它们对临床和公共卫生领域是巨大挑战。TB 仍是全球 PLWH 的首要死因。据估算，2018 年全球有 1000 万人（900 万~ 1110 万）罹患 TB。其中 PLWH 中结核发病率为 10%。2018 年估算的 HIV 阴性 TB 死亡人数为 120 万（110 万~ 130 万，比 2000 年的 170 万减少了 27%），而 HIV 阳性 TB 死亡人数为 25.1 万（22.3 万~ 28.1 万，比 2000 年的 62 万减少 60%）[1]。

全球范围内，TB/HIV 共病风险和发病率的地区和国家间差异明显。

TB 和 TB/HIV 共病的全球各地流行病学亦有差异。

撒哈拉以南非洲的 HIV/TB 共病疫情最为严重，共病发生率和占比均为全球最高，许多地区超过 50%[1]。撒哈拉以南非洲地区 PLWH 中新发 TB 占比 72%，占全球 HIV 阳性 TB 死亡人数的 84%。南非的 TB 发病率是全球最高国家之一，目前估算为 520/10 万人，新诊断的活动性结核中 HIV 估算占 60%~ 80%[2]。在讲祖鲁语的夸祖鲁纳塔尔农村地区，TB 的诊断常伴 HIV/AIDS 的第二诊断，因此它们的关系在祖鲁语中表达为："TB 是艾滋病之母。"

与撒哈拉以南非洲相比，2018 年印度的 TB 发病率为 199/10 万，估计远低于 HIV 的发病率（6.8%）。在苏联，虽然 TB 发病率较低，但 HIV/TB 共病的比例却很高。例如，2018 年俄罗斯联邦的 TB 发病率估算为 55/10 万，而估算的 HIV 发病率却高达 11%。尽管这些估算的全球发病率较上一年有所下降[2]，但仍处于危险的高位，不稳定且颇具挑战性。在西欧，大多数国家的 TB 和 HIV 共病率要低得多。1953年，美国的 TB 发病率为 52.6/10 万，这一年国家开始监测 TB 发病率，此后发病率稳步下降；除了 20 世纪 80 年代和 90 年代随着 HIV 出现而急剧上升外，又令人满意地降至 2017 年的 2.8/10 万[3]。在 2017 年美国报告的 9093 例 TB 中，86.3% 的人查了 HIV，其中 5.6% 即 509 例为 HIV 共病[3]。

耐药 TB 和 HIV 的显现

过去二十年里，TB 和 HIV 共病在全球范围内增长，也见识了第三种流行病——耐药 TB。在许多区域，这也与 HIV 密切关联，直接影响着消灭 TB 和 HIV 的进程。

MDR-TB、XDR-TB 和 HIV

MDR-TB（multidrug-resistant TB）被定义为结核分枝杆菌分离株至少对异烟肼（INH）和利福平（RIF）耐药[4]。MDR-TB 可以通过直接传播获得，或因不规范治疗使得当初的敏感菌突变后播散而产生。这第三种流行病在苏联和东南亚国家大肆流行，人们深受其害。在撒哈拉以南非洲地区，MDR-TB 中的 HIV 感染率极高，反映出该地区 TB 的耐药水平。MDR-TB 总负担最高的三个国家是中国、印度和俄罗斯，而它们的 HIV 感染率与撒哈拉以南非洲相差甚远[1]。2011—2015 年，由于俄罗斯和苏联共病人数的急剧增加，东欧地区 MDR-TB 和 HIV 共病者存活人数占比增加了 40%。

估计全球 MDR-TB 中有 6.2% 的 XDR-TB，后者被定义为 MDR-TB 加上对任何氟喹诺酮类药物和一种二线注射剂（阿米卡星、卡那霉素或卷曲霉素）耐药[5]。2005—2006 年，在夸祖鲁纳塔尔的一家乡村医院发现了迄今最大的 XDR-TB 群，他们几乎全部都是 PLWH[6]。所有 XDR-TB 确诊病例都感染了 HIV，55% 的患者从未接受过抗结核治疗，67% 的患者既往曾住过院。这表明该病有院内感染。对分离株基因分型显示，85%（95% CI：74～95）的菌株 F15/LAM4/KZN 基因组相仿，进一步表明是院内获得的。后续研究显示，南非所有九个省和邻国都有 XDR-TB。一项更新的涉及夸祖鲁纳塔尔更多地区的 XDR-TB 病例研究显示，77% 的确诊 XDR-TB 病例合并 HIV 感染，基因分型显示 30% 的患者有标准集群株，表明有人 - 人直接传播或流行病关联性[7]。到 2016 年，123 个国家报道了 XDR-TB 病例[8]。在这些病例中，HIV 共病率差异很大：从南非的约 60% 到美国的不足 1%。

图 15.1 显示全球 TB、MDR-TB 和 HIV 三种疾

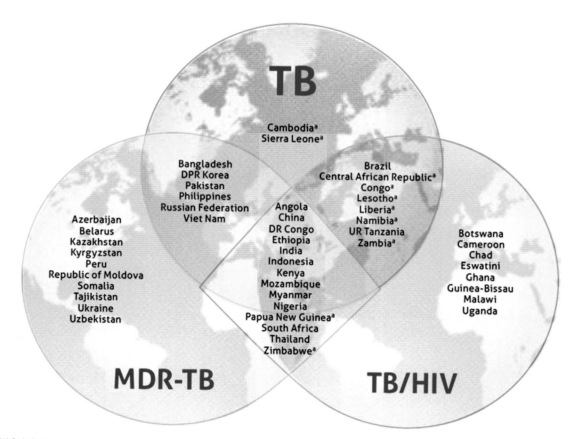

* 图显示的国家包括结核严重负担（结核发病人数每年 10 万人）国家列表中前 30 名，向前 20 名，是基于每年发病绝对数量。

图 15.1　世卫组织 2016—2020 年的 TB、TB/HIV 和 MDR-TB 高负担国家名单及其重叠区

病最高负担国家的分布和重叠情况，包括发病人数及发病率 /10 万。48 个国家至少负担一种疾病；三种疾病之间重叠明显，其中 14 个国家（中央菱形区）对所有三种疾病都是高负担。

药物敏感 TB、耐药 TB 和 HIV 流行源自结核菌潜伏感染（LTBI）的重新激活、难治性耐药突变株扩散以及敏感株和耐药株播散的结果，每个点都受到 HIV 的负面影响。何者为主依 HIV 的影响而异，与当地结核菌感染和 TB 疫情以及社区卫生条件的优劣关系密切。由于敏感性、耐药性 TB 以及 HIV 的分布全球差异极大，且地方特色鲜明，因此迫切需要将两病综合考量，因地制宜地灵活处置。

除了 PLWH 相关性耐药传播风险增加外，诸如抗结核药吸收不良[9-10]、药物代谢变化或 ART 引起的药物相互作用等因素均可影响治疗的完整性[11]，治疗依从性差或系统崩溃（即缺药或诊所瘫痪）也可导致治疗失败。尽管有诸多危险因素，但越来越多的证据表明，当前耐药 TB 的持续流行和加速与耐药株的传播相关。

无论原因如何，晚期 MDR-TB/XDR-TB 和未经治疗的 HIV 死亡率都极高。有关耐药 TB 疗效的全球监测数据以及南非 XDR-TB 的回顾性病例对照研究[12]表明，合并 HIV 的耐药结核死亡率始终高于单纯耐药结核；而且，病例对照、观察和巢式随机对照研究已经证明，早期开始和实施 ART 对大幅降低该人群死亡率十分重要[13]。

美国的耐药 TB 和艾滋病

1985—1992 年，美国多个城市发生了 MDR-TB 疫情。研究表明，MDR/XDR 在医院、拘留所、监狱、流浪收容所、艾滋病收容机构和其他有 PLWH 聚集的场所中传播。在纽约市和其他地区，许多 MDR-TB 合并 HIV，而传播应当是造成感染的主要原因。死亡率超高是因为大多数病例已达 TB 和 HIV 病的末期，且当时有效的 HIV 治疗尚未问世。

从那时起，美国的耐药 TB 发病率稳步下降，且始终保持相对低的水平，HIV 共病比也如此。2016 年，98.3% 的培阳 TB 进行了 MDR 药敏试验[3]。9256 例中仅 97 例（1.0%）MDR-TB，其中 78 例（80.4%）是原发或被传染的 MDRTB，18 例（18.6%）既往有 TB 史，1 例（1.0%）既往 TB 史不详[3]。这 97 例 MDR-TB 病例中，89 例（91.8%）来自 6355 名非美国出生的 TB 患者，占当年非美国出生 TB 的 1.4%[3]。尽管

全球 MDR-TB 和 XDR-TB 人数都在上升，但在 2016 年的美国，只报道了 1 例非美国出生 XDR-TB[3]。

结核分枝杆菌的再激活和传播

LTBI 的再激活和 HIV 的重要作用

早期对并发 LTBI 的 PLWH 研究证明了 LTBI 和 HIV 之间相互作用的程度[14]。1987 年在纽约市布朗克斯区的一个美沙酮项目中，对注射吸毒者（people who inject drugs，PWID）进行的一项有创意的研究确定了这种关系的后果。该研究评估了感染和未感染 HIV 的 LTBI 患者发生活动性 TB 的风险。对两组人群的前瞻性随访显示，以 PPD 阳性记，HIV 阳性组发生活动性 TB 的年风险是 7.9%，HIV 阴性组年风险是 0，$P < 0.002$。

如此高的年发病率与 HIV 阴性者终身 TB 激活率 5% ～ 10% 的风险形成鲜明对比。WHO 估算，PLWH 的结核发病风险是 HIV 阴性者的 20 倍以上[1-2]。值得注意的是，PLWH 年 TB 激活风险与 HIV 阴性者的终身风险相同，远超其他共病如糖尿病、矽肺和其他免疫抑制疾病的风险。这种风险程度与 HIV 引起的免疫抑制程度正相关，但与 CD4 细胞计数无关。据估算，LTBI 占全球人口的四分之一[15]。在 LTBI 高发区，注射吸毒或性行为所致 HIV 感染不可避免地增加了 TB 发病和流行。

TB 通过多种机制在 PLWH 中被优先激活。其中一种是消耗抗结核特异性 CD4$^+$记忆细胞和强化 CXCR3$^+$CCR6$^-$CCR4$^-$记忆细胞，以降低 LTBI 中的 T 细胞反应。后者对控制结核感染意义重大[16]。动物实验表明，HIV 感染时细胞因子失控，通过激活 Toll 样受体介导多种免疫反应，应对细菌或病毒的入侵。所触发的信号将导致抗病毒和抗细菌效应基因下游的转录[16-17]。HIV 也干扰巨噬细胞功能，促进了结核菌生长和播散[17]。与单纯感染 TB 菌的巨噬细胞相比，感染 HIV 的巨噬细胞还减少了 TB 菌诱导的细胞凋亡。

敏感及耐药结核菌株和 HIV 的传播

HIV 出现之前，传统观念认为药物敏感和耐药 TB 的反复发作是由于治疗不充分导致的 TB 复燃或治疗失败和（或）失访导致的 TB 复发。

进而有人认为耐药菌传播能力很弱。然而 HIV 出现后，原发、复发，及外源性的敏感和耐药 TB 超

级感染都有发生，包括社区、医疗机构[18-19]、监狱和其他拥挤且通风不良的场所[20]。

这是 TB 和 HIV 流行地区的一个重要和持续存在的问题，这些地区传染力强，不可避免地持续接触活动性 TB 病例。无论在 TB 低流行区还是高流行区，只要 HIV 感染率高的人群中，LTBI 的激活都更普遍，但后者的 TB 激活风险更高，对敏感和耐药 TB 的传播作用更显著[7]。

世卫组织终止 TB 策略和共同应对 TB 和 HIV 的必要性

2012 年，尽管在 HIV 流行的二十多年后人们尚未完全意识到它是终止 TB 的核心问题，但 WHO 提出了共同应对 TB 和 HIV 的建议。人们意识到了加强病例发现、加强 TB 预防性治疗和 ART 以及加强医疗机构和聚集场所感染控制（"三加强"）的重要性。对 HIV 筛查和咨询、对 HIV 预防性干预、对 PLWH 进行复方新诺明预防治疗、对 TB 的治疗、对 PLWH-TB 的关爱以及快速启动 ART（表 15.1），人们通过这些策略来减轻 TB 疑似和确诊患者的 HIV 负担。

表 15.1　世卫组织推荐的 2012 年 TB/HIV 合作行动

建立和加强结核和艾滋病患者的综合服务机制

1. 为 TB/HIV 活动患者建立和加强协作协调机构，在各级发挥作用
2. 确定 TB 患者中的 HIV 患病率以及在 HIV 感染人群中结核患病率
3. 开展 TB/HIV 联合规划，以整合提供 TB 和 HIV 服务
4. 监测和评价 TB/HIV 共病。

减轻 HIV 感染人群中结核病负担并启动早期抗反转录病毒治疗

"（艾滋病毒 / 结核病的三个 I）"

1. 加强结核病例发现并确保高质量的抗结核病治疗
2. 通过 INH 预防治疗和早期抗反转录病毒治疗启动结核病预防
3. 确保在卫生保健机构和聚集环境中对结核病感染进行空气传播感染控制

减少疑似或确诊 TB 患者中 HIV 负担

1. 为疑似和确诊 TB 患者提供 HIV 检测和咨询
2. 为疑似和确诊 TB 患者提供预防 HIV 治疗
3. 为结核病合并 HIV 感染者提供复方新诺明预防性治疗
4. 为结核病合并 HIV 感染者确保艾滋病毒预防干预措施、治疗和护理
5. 为感染艾滋病毒的结核病患者提供抗反转录病毒治疗

资料来源：摘自世卫组织关于结核病 / 艾滋病毒合作活动的政策；国家计划和其他利益攸关方指南，2012 年

2014 年，共同应对 HIV 和 TB 的重要性被纳入世卫组织终止 TB 策略三大支柱之第一核心要素。在消灭 TB 的前提下解决 HIV 已牢固地扎根于终止 TB 策略中，这也肯定了共同应对 TB 和 HIV 以及共同管理共病的重要性[1]。在 2014 年的世界卫生大会上，所有成员国一致通过了终止 TB 策略，2016 年开始实施，持续至 2035 年。该策略的总体目标是通过实现阶段目标来结束全球 TB 疫情。2015—2035 年的目标是将 TB 死亡人数减少 95%，新发病例减少 90%，确保没有家庭因 TB 而承担灾难性费用，并为 2020 年、2025 年和 2030 年设定了阶段性目标（https：//www.who.int/tb/post2015_strategy/en/）。这是历史上第一次为政府设定了终止 TB 目标。

更具体而宽泛地讲，《联合国 2016 抗击 TB 政治宣言》（the United Nations 2016 Political Declaration to Fight Against TB）提倡国家立法，TB 和 HIV 规划之间以及其他健康规划和部门之间协调合作，确保普遍获得综合性预防、诊断、治疗和关怀服务。其中包括对 TB 患者进行 HIV 检测、定期对所有 PLWH 和 AIDS 人群进行结核筛查、提供 TB 预防性治疗（TB preventive treatment，TPT），及消除受影响人群的相关经济负担，解决 TB 和 HIV 共同面临的社会、经济和结构性问题，解决增加 TB 发病率和死亡率、恶化治疗结局和增加耐药性的复杂生物学问题。

2018 年 9 月，联合国大会举行了有史以来最高级别的会议，以努力加快结束 TB 的全球流行，并通过预防和关爱惠及所有受累人群，包括合并 HIV 感染者[21]。会议承认，当前的努力尚有不足，但正在朝着消除 TB 的最终目标迈进；就 HIV 的具体指标进行了确认，包括在 TB 患者中 100% 记录 HIV 状态，为 90% 的 HIV 感染者提供 ART，以及为 90% 符合条件的患者提供 TPT。

自 2010 年以来，TB 和 HIV 极高负担国家的 TB 疫情下降率已超过 5%：津巴布韦——11%、莱索托——7%、肯尼亚——6.9%、埃塞俄比亚——6.9%、坦桑尼亚——6.7% 和纳米比亚——6.0%。尽管成绩令人欣慰，但重要的是要注意到，这些成就主要得益于 HIV 发病率的逐年递降、ART 的获得以及针对两病的协调一致的公共卫生努力[1]。WHO 估算，2000—2017 年，全球 TB 和 HIV 共病者的高死亡率已经下降了 44%[1]。这要归功于过去十年 TB 和 HIV 的死亡率持续稳定下降（HIV 更明显）（图 15.2），以及向 PLWH 提供 ART。结果是，TB 现已超过 HIV

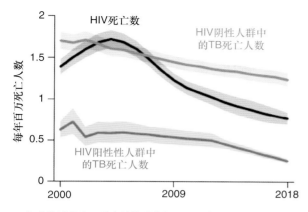

a 对于HIV/AIDS，联合国艾滋病规划署公布的2018年死亡人数的最新估计可查询 http://wwwunaids.org/en/resourc es/publications/all（2019年8月）。对于TB，2018年的估计数已在本报道中公布。

b 在国际疾病分类中，HIV阳性者的TB导致的死亡被正式归类为HIV/艾滋病导致的死亡。

图 15.2　2000—2018 年估算全球 TB 和 HIV 死亡人数（百万）趋势图。阴影代表不确定区间

成为全球传染病最大死因。

2005 年以来，通过扩大 TB 和 HIV 合作行动，估计有 660 万 PLWH 的生命得到拯救[2]。这主要归功于亚洲和非洲的 TB 高负担国家成功启动 ART 和实施现行的 HIV/TB 协同策略。

2010—2018 年，在提高 PLWH 的 ART 覆盖率、将 HIV 和 TB 共病新病例联合管理、HIV 和 TB 死亡率下降方面进展明显[1]。然而，尽管全球 ART 和 TB 治疗规模扩大，WHO 估算 2017 年基层机构里仍有近半数 HIV 相关 TB 未得到抗结核治疗，新登记 HIV 启动 TPT 者不足三分之一。此外，尽管已诊断 TB 的 PLWH 中 ART 覆盖率很高，但据估算实际上真正接受 ART 的仅 41%。这一数字在儿童和青少年中甚至更低。WHO 为 2035 年终止 TB 策略制订的下降路线要求 TB 年递降率为 17%。上述成功还远低于这一宏伟目标。目前各级机构都要应对重要挑战，落实和扩大当前 TB 和 HIV 联合服务覆盖面和提高质量，开发新方法和新策略，以保证未来十年实现 WHO 终止 TB 目标。然而，如果没有全社会对 TB 和 HIV 的成功关注，单靠医疗机构或公共卫生策略来实现这一目标是不可能的。

社会关键因素对当前 HIV/TB 疫情出现和传播的重要作用

社会经济条件包括贫困、住房拥挤和营养不良[22]，这仍是社区和个体感染 TB 和 HIV 及其各自

不良结局的关键因素。TB 和 HIV 风险以及不良结局的关键社会因素都直接或间接地与社会经济条件及人权不平等相关。在低收入和中等收入国家、HIV 流行国（感染人群＞ 5%）和全球重点人群包括注射吸毒者、被囚禁者和无家可归者，HIV 流行极大地推动了 TB 发病率攀升[20, 23]。两病的蔓延源自社会条件不公，而所有环境、政治、金融和卫生政策都在助长这种不公的发展和延续。

将 HIV 和 TB 纳入全球社会 - 经济和结构的关键因素的全面治理，可以结出疫情控制的硕果，它具有指导意义。我们列举了三种场景和人群，彼此相隔数十年和数千英里：20 世纪 80 年代的纽约市布朗克斯区，20 世纪 90 年代初南非的年轻男女，以及目前被禁锢的前苏联国家的人群。

例一，20 世纪 80 年代纽约市的 HIV/AIDS 疫情集中在 PWID 和男同性恋者（MSM）[24]。TB 的急剧增加集中在注射吸毒人群和贫困及无家可归者密集区[23, 25-27]。这些地区，以布朗克斯区为典范，是最穷的"城中村"，已被规划为"战略性放弃"或"缩减"的公共社区，导致经济重心蓄意转移和住房毁损，住房拥挤度大大增加，无家可归者已经成为 LTBI 和活动性 TB 的主流[27-28]；还政策性地蓄意取消了基本的安全服务和包括 TB 在内的卫生服务，这一切导致了 HIV/AIDS 爆发流行，TB 卷土重来，继而引起 MDR-TB 流行，两种 TB 都合并很高的 HIV 感染率。由于初期应对延迟和处置不当，TB 疫情迅速蔓延加剧，随之带来耐药 TB 增加，一些地区 TB 发病率升至 200/10 万以上[29]。在此期间，纽约市报道了 20 000 个预料之外的 TB 病例[30]。

例二，尽管相距万里，跨越二十年，人种不同，但南非错综复杂的 TB 和 HIV 疫情具有与纽约注射吸毒者 TB 和 HIV 极其相似的特征。鉴于南非的殖民主义、种族主义和种族隔离历史悠久，长期种族隔离制形成非人性化国家社会和既定的经济政策导致的传统社会消亡，为矿山和种植园提供劳动力的民工制度、乡村黑种人家园的建立以及城市黑种人向农村和乡镇的迁徙，所有这些都导致农村和城市的严重贫困和拥挤不堪。而此时的背景是潜伏和活动 TB 均已高发，TB 临床和公共卫生基础设施薄弱，功能不良[31-32]。当 20 世纪 90 年代 HIV 感染普通人群后，正如公立产前诊所描述的年轻女性那样，10 年内 HIV 感染率便从＜ 5% 激增至＞ 30%，同期的 TB 发病率也从 200/10 万猛增到近 1000/10 万[33]，随后是 MDR-/XDR-TB

的爆发[6]。对两病同步流行反应迟钝很可能极大地促进了传播，加重了疫情（图 15.3）[34]。

例三，在前苏联，伴随 HIV 大规模增加，TB、MDR-TB 及 XDR-TB 的发生令人再次想起 20 世纪 80 年代初的纽约和 20 世纪 90 年代初的南非。苏联的解体及其卫生基础设施的衰落加速了 HIV、药物敏感和耐药 TB 在俄罗斯联邦和东欧的传播。这种社会和政治的混乱严重影响了社会经济，导致失业、注射吸毒、移民和囚犯增多，而狱中的 HIV 和 TB 传播风险最高，受耐药 TB 和 HIV 共染影响的囚犯比普通人群高 24 倍[35]。

污名化的重要影响

疾病的流行以及疾病本身引发了社会污名化，它植根于社会和政治土壤，进一步加剧了社会经济相似度。上述例子和全球情况表明，这种污名化使罹患 TB 的 PLWH 本已复杂的生活雪上加霜，并使两病的斗争形势复杂化。所谓污名化就是"基于真实或感知的差异而贬低个人或群体的社会过程"[32, 36]。HIV 和 TB 背后的社会关键因素如贫困、无家可归、种族、性别和少数人群体地位以及不被认同的个人行为被污名化，导致 HIV 和 TB 双感人群经历了额外强加的"双重污名化"[37]。对两病以及罹患两病的人，污名化体现在社会的方方面面，甚至在医疗机构内也有此类问题。这种污名化强大且无孔不入，除了上述社会经济方面外，还会对预防工作、就医者以及当前医疗机构内的医疗行为产生了负面影响，进而影响了 HIV 和 TB 的进一步传播。

补救措施错综复杂且颇具挑战，需要"以人为本"的文化和系统解决方案。直接采用敏感的临床和公共卫生人道语言有助于减少污名化。在全球 HIV 策略框架内终止 TB 计划中，最基本的模式转变是"改变有关 TB 和 HIV 的思维方式、语言和对话，以减轻污名化，并将罹患一病或两病的人置于全球应对中心"[1]。一切从承认做起，谈论 TB 的语言通常会影响污名化、信仰和行为，并可以决定一个人是否能欣然接受检测或治疗。正如 HIV/AIDS 社区应避免使用诸如"AIDS 控制"或"AIDS 病例"之类用语，更多使用"HIV 存活者（PLWH）"那样，TB 社区应转向更多授权、以人为本的语言，避免使用诸如"TB 嫌疑人"和"TB 违约人"等审判用语。这些用语对患者是一种责备，将疾病和频繁的不良治疗结果归咎于他们。实际上，通常应归咎于结构和程序的缺陷而非个人[38-39]。

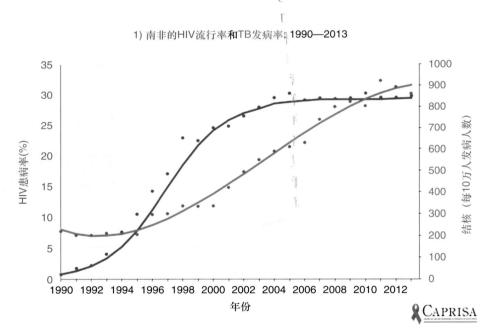

1) 南非的 HIV 流行率和 TB 发病率：1990—2013

图 15.3　表明南非新生儿公立诊所的 HIV 感染率急剧上升（从 1990 年的＜5% 到 2002 年的 30%，伴随着 TB 病例报告的急剧增加，从 1990 年的 200/10 万升至 2012 年的逾 900/10 万）。该数字由南非德班 CAPRISA 的 Salim Abdool Karim 教授提供，资料来源：南非卫生部年度报告；http：//www.tbfact.org/tb-statistics-south-africa/ 和 http：//data.worldbak.org/indicator/SH.TBS. INCD［这些连线基于 E. Gouws（HIV）和 A. Grabler（TB）开发的健康数学模型］

PLWH 的肺结核和肺外结核临床特征

尽管前面提到了有利的流行病学趋势，但所有国家无论是否感染 HIV，TB 在全球仍是一种严重的机会感染性疾病。与多数 HIV 相关机会性感染不同，TB 很容易在人与人之间传播，尤其是 HIV 感染者和医疗机构工作人员。因此，所有临床工作者，尤其是 HIV 专业医务人员，必须对预防和诊断 TB 高度警惕，了解 HIV 相关 TB 的临床表现和诊断难点，知晓和熟悉 HIV/TB 联合治疗的复杂性。

无论是否感染 HIV，肺结核症状都相似。四种主要症状包括咳嗽、发热、体重减轻和盗汗，出现其中任何一种都应做进一步的诊断评估，并应怀疑 TB。WHO 提出了一种在资源有限地区采用的简易"排除"筛查算法：四种症状均缺失预示着 PLWH 的 TB 可能性很低[40]。2010 年越南评估 TB 筛查算法发现，在 4 周内持续咳嗽、发烧或盗汗 3 周以上的 PLWH，其 TB 诊断敏感性为 93%，特异性为 36%[41]。一项 meta 分析发现该规则可靠地排除了 90%～98% 的活动性结核，其背景发病率分别是 20% 和 5%。值得注意的是，该算法对儿童和成人肺外结核（即淋巴结、骨、肝、肾、脑和血液，它们在 PLWH 和 AIDS 更常见）的适用性有限。在 TB 发病率很高的地区，亚临床 TB 发生率也高，其适用性可能更加有限。HIV/AIDS 相关 TB 症状的持续时间似乎短于 HIV 阴性 TB 的持续时间，从症状轻微到重症结核进展迅速。

LTBI 定义为结核分枝杆菌的低水平感染状态，对结核分枝杆菌抗原的刺激有持续的免疫反应，但没有活动性结核的临床证据。尽管非活动性和活动性结核符合二元分类的想法，但近期信息却支持动态和双向关系的观点。潜伏感染概念教条地将慢性肺肉芽肿认定为分枝杆菌唯一所在部位，最新证据却表明结核分枝杆菌可以在肺和肺外组织细胞内持留，并无 TB 变的组织学证据，这对旨在消除潜伏和持留菌的策略具有重要意义。结核分枝杆菌局限于巨噬细胞和其他细胞中，为免疫逃避机制提供了依据。

估计全世界 1/4～1/3 的人口或约 17 亿人呈 LTBI 状态[15]，是未来感染和发病的主要来源。LTBI 对 PLWH 中活动性 TB 的流行和人口动态具有显著影响，因为与非 HIV 感染人群相比，TB 激活率更高，进展速度更快，代表着 TB 潜在而持续传播的巨大后备来源。

亚临床 TB 是一种重要的状态，特征是 PLWH 无肺结核症状但有微生物和（或）放射学证据[42-43]。南非德班的研究发现，高达 22% 的 PLWH 在 ART 开始前痰培养筛得亚临床 TB[44]。医生在启动 ART 时应对 TB 高度警惕，特别是在 TB 高负担地区和 CD4 细胞数低的患者中。

放射影像学特征

在 PLWH 中，TB 放射学特征随免疫抑制程度的不同差别很大。CD4 计数较高时，影像学特征与 HIV 阴性的初治及复治肺结核相似，上叶肺浸润伴或不伴空洞以及肺门肿大[45]。随着 CD4 计数下降，空洞率减少，反映出细胞介导的免疫受损和形成坏死性肉芽肿的能力受损[46]。在免疫抑制严重的患者（CD4 < 200/mm³）中，无空洞的渗出和实变以弥漫性或中下叶受累或血源性（粟粒性）播散为主，而非典型的上叶受累。这一现象再次反映了免疫受损[47]。因为空洞形成意味着分枝杆菌载量极大，涂阳率更高，而 HIV 相关肺 TB 可能涂阴率更高，也更难诊断[48]。

TB 和 HIV 共病的实验室诊断

PLWH 的 TB 诊断与 HIV 阴性者相似。然而，PLWH 的 TB 诊断敏感性低，主要由于菌量少，最突出的表现就是痰分枝杆菌阳性率低。肺外 TB 在 PLWH 中更常见，病灶内菌量也少。此外，干酪样坏死和多核巨细胞构成的经典结核性肉芽肿少见，尤其是免疫受损严重的晚期 AIDS。

结核菌素皮肤试验

结核菌素皮肤试验（TST）仍被用于确定 PLWH 是否存在 LTBI 和是否需要异烟肼预防治疗（IPT）。鉴于 PLWH 中 TST 的反应性随着 CD4 细胞计数减少而下降，所以 5 mm 以上硬结便可认定阳性。在 PLWH 中，痰阳者 TST 敏感性估计在 64%～71% 之间[49]。敏感性下降接着就是无反应，定义为致敏个体缺乏迟发性超敏反应，特征是 TST < 2 mm。

γ 干扰素释放试验

目前有多种 γ 干扰素释放试验（IGRA）可用。近期荟萃分析表明，IGRAs 在 PLWH[50] 中的表现与 TST 相似，敏感性和特异性也与免疫抑制程度相关联。5 岁以下儿童和近期 TB 密接者的 IGRA 检测情况不详。尽管敏感性与 TST 相同，但 IGRAS 更适用于接种过卡介苗（BCG）的人。因为与 BCG 无交叉反应，也无须复诊取结果。

痰涂片镜检和培养

涂片镜检对 PLWH 的敏感性低，只有 43%～51%[51]，是菌量过低使然。而采用荧光显微镜可将灵敏度提升两倍[52-53]，特异性保持不变。此外，通过离心漂白和浓缩痰液可将灵敏度进一步提高 11%[54-55]。涂片镜检虽在全球仍有广泛应用，但应被快速敏感的分子检测方法取代，如 Xpert MTB/RIF 可作为初筛检测用于 HIV 关联的 TB 或 MDR-TB 的成人和儿童。

Gene Xpert MTB/RIF

Cepheid 公司（美国加利福尼亚州桑尼维尔）开发的 Gene Xpert MTB/RIF 大大提高了对 PLWH 的 TB 诊断能力[56]。它得到了 WHO 的批准，可在 2 小时内同时检测结核分枝杆菌及利福平耐药性。在 2010 年的多中心开放性前瞻性创意研究中，将 Gene Xpert MTB/RIF 与涂片镜检对比，PLWH 占 40% 的患者敏感性达 93.9%（相比之下，HIV 阴性患者为 98.4%）[57]。

2014 年对低收入和中等收入国家 27 项研究的荟萃分析发现，PLWH 中 TB 检测总敏感性为 79%，而 HIV 阴性人群为 86%。在 TB/HIV 双感者中，Xpert MTB/RIF 对涂阳者做出诊断的可能性更大，涂阳培阳者的敏感性达 97%，而涂阴培阳敏感性为 61%。与之相似，在有症状患者中比较 Xpert MTB/RIF 和 LED 荧光显微镜（LED FM），前者（2.4%）比后者（1.2%）更可能检出结核菌[58]。

Gene Xpert MTB/RIF 加强版

该产品也出自 Cepheid 公司，作为新一代快速分子检测技术推荐替代 XpertTB/RIF。优点是灵敏度更高（通过添加 IS6110 和 IS1081 两个靶标），反应空间更大；实时 PCR 让位于四种探针，将温度作用于 rpoB 基因，确定 RIF 抗性。2016 年在低收入和中等收入国家进行的多中心前瞻性研究中招募了一批患者比较 Xpert Ultra 与 Xpert[59]。对于 PLWH，Ultra 的 TB 检测灵敏度为 90%，而 Xpert 为 77%；相比之下，HIV 阴性人群分别为 91% 和 90%。Ultra 对 PLWH 的

涂阴、培阳标本也有较高灵敏度[60]。对 TB/HIV 共感高负担地区的 Ultra 建模显示，Ultra 对 PLWH 的死亡率将产生明显有益的临床影响[61]。

Gene Xpert 便携版

2015 年，Cepheid 公司宣布推出 Gene Xpert Omni，这是第一款针对 TB、HIV 和埃博拉的"便携式"即时（point-of-care POC）分子检测仪。Omni 有望补充现有的多款 Gene Xpert 仪器，包括 GeneXpert Edge^R（一种单模块电池供电的 GeneXpert 仪，通过平板设备与更多分中心或初级诊所甚至社区中同级别显微镜等连接并传输数据）。Omni 和 Edge 的开发旨在获得结核菌和利福平耐药性的快速分子检测，以及 HIV 和丙肝病毒的病毒学参数。

构建于该平台的新模块可检测氟喹诺酮、氨基糖苷和异烟肼的耐药突变。在此模块中，探针可检测 6 个基因和启动子区的约 25 种突变。最近在中国和韩国对有结核症状的成年人进行了一项使用这种模块的前瞻性研究[62]。尽管有望获得高灵敏度和特异性，但目前尚无 PLWH 的检测数据。预计到 2020 年可能会有足够的数据供 WHO 评估（http://www.whoi.nt/tb/publications/global_report/en/2019）。

Xpert 实用限性

尽管 TB 的诊断进步巨大，但 Xpert 的使用仍受到若干因素限制。在中低收入国家，未等确诊便开始基于临床症状的经验性抗 TB 治疗是常事。虽然完成测试仅需 2 小时，但并非真正的 POC 测试，从得到结果到临床决策往往会拖延许久。其结果是，治疗决策仅基于临床判断。因此，早期研究表明，在资源有限且卫生条件薄弱地区 GeneXpert 的使用不会影响死亡率，因为大批患者未等到 Xpert 结果便凭经验开始抗结核治疗。更新的便携版仪器可在床旁现场使用，提供接近 POC 的检测结果。在高流行地区的临床或筛查项目中，因 Xpert 容量有限，普及应用依然受限。采用当前版仪器，在 MDR/XDR 结核高发地区，治疗机构的延误仍有发生，因对其他药物的耐药性检测也很关键。尽管存在诸多限制，但 Xpert 已经成为重要检测方法，能为基础设施完备的地区提供及时、准确、有效的药物敏感和 MDR-TB 治疗决策。

线性探针检测

GenoType MTBDRplus（MTBDR-Plus；Hain

Lifesciences GmBH，Nehren，德国）通过检测 *rpoB*、*katG* 和 *inhA* 基因突变识别 INH 和 RIF 耐药性。一项横跨南美洲和南部非洲的七个地方多中心针对 PLWH 的研究检测到 92% 的 RIF 耐药和 71% 的 INH 耐药。涂阳标本敏感性为 97%，而涂阴标本的敏感性降至 75%[63]。然而，此项检测的实验室流程极其复杂，专业性强，难以在普通实验室完成。

阿拉伯甘露聚糖

TB- 脂阿拉伯甘露聚糖（LAM）尿试纸在资源贫困地区的晚期 AIDS 伴播散 TB 的无痰患者中显得特别实用。作为真正的 POC 测试，当常规测试缺乏或不及时时，必须对重症患者做出治疗决定的情况下是有益的。对感染控制和病房隔离也非常重要。在 PLWH 中，LAM 对晚期 AIDS 患者中度敏感（67%），高度特异（98%）。其实用性在最近的一项 LAM 与常规 TB 诊断试剂的大规模随机对照试验中已被证明，包括马拉维住院 PLWH 的 Xpert/TB RIF。尽管使用 LAM 与否对全因死亡率没有影响，但在 CD4 计数 < 100/μl 的患者（$P = 0.036$）、严重贫血（血红蛋白 < 8 g/dl，$P = 0.021$）和临床疑似患者中，LAM 检测组的死亡率明显低于标准检测组[64]。

LAM 检测在住院或免疫严重抑制的非卧床 PLWH 中诊断 TB 是可行和可接受的。这是真正的快速 POC 测试，只需要极少培训就可以推广实施。WHO 已建议扩大使用。2019 年 5 月，WHO 对侧流 LAM 测定法（LF-LAM）（Alere）诊断 PLWH 的 TB 进行了系统回顾，并召集指南制定小组（GDG）对 2015 年的指南进行了升级。2015 年指南的关键更新是强调了对有症状、体征（肺和肺外 TB）的住院 HIV 阳性患者进行 LF-LAM 测定的指征；当前建议是对所有患者进行测试，无论 CD4 计数如何。如果 CD4 计数低于 100/μl，即使没有 TB 症状，也应测试 LF-LAM。WHO 推荐的指南正在更新中（表 15.2）[65]。

表 15.2　与培养物比较的结果

诊断测试	灵敏性（%）		特异性（%）
	涂抹＋	涂抹－	
显微镜涂片	51	43	99
Gene Xpert	77	61	98
Gene Xpert Ultra	90	63	96
LAM[a]		67[a]	99
线探针分析	94 ～ 97	44 ～ 90	100

a 尿液

开发和部署快速诊断技术对活动性 TB 的早期诊断、治疗实施以及发病率和死亡率的降低至关重要，尤其在 PLWH 中。所有医疗机构和社区诊所 HIV 部门都应将 TB 症状筛查纳入 HIV 检测；同样，TB 筛查应同时进行 HIV 筛查和快速检测。

TB 和 HIV 感染及发病的综合管理

HIV/TB 预防和治疗的协同

"两种疾病，同一患者；两种疫病，同一人群"

虽然 TB 和 HIV 是共病且同步流行，但历史上大部分时间是分别处理和管理的。协同治疗符合逻辑，尽管它需要克服诸多后勤、结构和规划障碍。将两病的预防和治疗结合的主要障碍是应对和管理的文化不同（图 15.4）。

TB 是一种古老疾病，流行了几个世纪并已融入历史。已经形成、发展和实施成功的全球公共卫生"一刀切"规划性处置方案显现出标准化的程序和结果。这一巨大成果挽救了数百万人的生命。然而，在过去的数十年里，全球 TB 下降速度已经放缓，耐药 TB 冒头并增加，HIV 则增加了 TB 的严重性、复杂性和紧迫性，必须重新评估和定义 TB 的预防和管理。相反，HIV 在历史上刚刚开始流行，通过积极行动，倡导以人为本，可以迅速调整以患者为中心的个性化新策略来预防和治疗该病。

两病都是人口社会环境的产物，颇具挑战性，人们笼罩在耻辱和孤立中，造成社会、经济和政治不稳定。然而，两病的应对和管理差异一经养成就难以弥合，尤其国家级 TB 和 HIV 项目各行其是，交流沟通水平差异很大[66]。最初的 TB 和 HIV 项目、资金和人员从国家到地方具体操作完全分离。最近，经过大量努力，协同工作开始顺畅了。

随着 HIV/AIDS 蔓延，一波创新性以患者为中心的人文处置激进主义浪潮引发了政府、基金和行业的资金涌入，涌现出新设施，新药和新治疗策略爆棚；而 TB 仍面临资金不足，缺乏创新和变化。TB 卷土重来，现已超过 HIV 成为全球重要死因，也是 PLWH 的首要死因。随着耐药 TB 的涌现和全球宣传的不断增加，TB 在全球范围内重新得到密切关注。尽管两病各有明显不同的治疗方式、规划和机构，但将 HIV 和 TB 的预防、诊断和治疗启动和监测进行共同协同以改善两病结局的尝试已初见成效，现在已受到两病

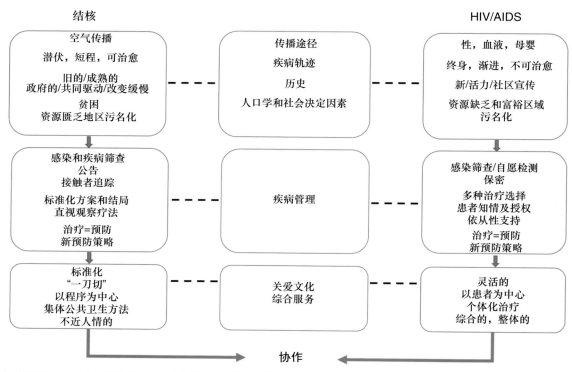

结核   HIV/AIDS

图 15.4 文化差异中 TB（左栏）和 HIV（右栏）的项目合作。(改编自 Daftary A，Calzavara L，Padayatchi N tuberculosis care. AIDS 2015）

全球组织、国家机构和规划的共同倡导[1, 3]。协同的具体措施全球仍各不相同且困难重重，但大家都认为"HIV 感染者都不该死于 TB"和"每个 TB-HIV 共病患者都应实施 ART"。

　　一直以来，WHO 和国家 TB 控制规划严重依赖被动病例发现和直接督导治疗（DOT）作为治疗实施和治疗成功的核心。该策略取得了巨大成功，主要在资源充足且能持续获得的地区，但在许多地区并未完全实施，尤其是医疗保健资源不足的薄弱地区。通过全面实施 HIV 式的社区内患者健康教育以及患者为中心的团队关爱，药物敏感和耐药 TB-HIV 患者的治疗依从性和关怀状况都将得以改善；通过教育、咨询和支持赋予患者权力，维持以权利为基础的方法，同时承认医疗保健系统负有提供全面关怀的责任；并优先考虑关键的研究差距。

　　患者为中心的个性化处置已成为 HIV 的标志，但尚未成为 TB 处置的明确组成部分。受行动主义的推动，HIV 项目强调患者教育、保密和授权，并承认和倡导反对污名化和歧视。相比之下，TB 项目传统上更加注重等级、统一和以项目为中心。患者为中心的关爱尊重个人积极参与 TB 诊断和治疗相关决策的知情权力。医学研究所将患者为中心的关爱定义为"提供充满尊重的、响应不同患者偏好、需求和价值

观的关怀，确保患者重视所有临床决策"。鉴于 TB 治疗需要多种药联用数月，患者必须以浅显易懂的方式参与治疗决策的制定、监督和整个关怀过程。最近制定的国际标准支持以患者为中心管理 TB。TB 文化、全球和地方领导人最近已经增加了这些标准的强度，通过合并和倡导 HIV/AIDS 式的以人为本的、人权的和循证的措施成功纠正了 TB 诊断、预防、治疗、关怀和支持服务方面的散乱局面[67]。WHO 强调将"人人享有患者为中心的关怀和预防"作为其终止 TB 策略三大核心支柱中的第一支柱，将 TB/HIV 合作行动和管理作为关键步骤。全球面临 TB-HIV 共病风险的人群必将从文化和规划合作中以及两病管理的循证协同中获益。

支持 TB/HIV 治疗协同策略的研究

TB 和 HIV 治疗协同早期研究

　　在 HIV 和 TB 高发地区，即使有 ART，通常也要等到 TB 治疗后进行，因担心药物相互作用、毒性、增加药物负担、依从性等挑战以及免疫重建炎症综合征（IRIS）。

　　2001 年，在南非夸祖鲁纳塔尔省和其他地区的

城市、公共 TB 诊所和农村地区对涂阳肺 TB/HIV 共病患者进行试点研究。这些研究最初旨在评估协同 HIV/TB 关怀和治疗的可接受性、可行性和有效性[69-70]。肺结核和 HIV 共病患者无论 CD4 计数如何，均接受标准的抗结核治疗和 ART。选择每日一次的 ART 方案［依非韦伦、核苷类似物和恩曲他滨（分别为 EFV、DDI 和 3TC）］，匹配每日抗结核药剂量并简化治疗依从性。两项研究都涉及患者治疗知情、居家 DOT 的家庭、社区和患者治疗支持者，还有 DOT 和社会支持策略下的自我管理疗法（self-administered therapy，SAT）。治疗依从性极好，药物不良反应极小。在上述两项研究中，经过适当和充分的治疗，HIV 和 TB 的结局都非常好，耻辱感很小。从那时起，多项大型研究，包括几项随机对照试验（RCT）已经验证了 TB 治疗期间启动 ART 与临床结局（包括死亡）的关系。协同治疗 TB 和 HIV 一贯可以降低两病死亡率和改善结局，效果令人信服[71-74]。

协同 TB 和 HIV 治疗时机的随机对照研究

在 TB 三个点开始 ART（SAPiT）（the starting antiretroviral therapy at three points in tuberculosis）研究是在南非德班的一个城市 TB 诊所进行的，比较了 TB 治疗期间开始 ART 和在标准 TB 治疗结束后序贯 ART 的发病率和死亡率[71-72]。在 SAPiT 研究中，CD4 细胞计数＜ 500/mm^3 被随机分配到三个组：早期联合治疗组在 TB 治疗开始 4 周内启动 ART；晚期联合治疗组在 TB 治疗强化期结束后 4 周内启动 ART；序贯治疗组则在结束 TB 治疗后再启动 ART。由于死亡率显著降低，序贯治疗组被提前终结（56%）。此结果为 TB 和 HIV 的联合治疗提供了强有力的证据。SAPiT Ⅱ 是对早期联合治疗组和晚期联合治疗组的二次分析[72]。研究结果提示，CD4 计数＜ 50/mm^3 的患者需早些开始联合治疗，因为它使无 AIDS 生存率提高了 68%。进而提示对 CD4 ＞ 50/mm^3 的患者应推迟 ART，但需在 TB 治疗后 8 周内启动，因为这样会降低 IRIS 和 ART 相关不良反应的风险，而不增加死亡率。

柬埔寨早期和晚期 ART 的对照研究（the Cambodian early versus late introduction of antiretrovirals，CAMELIA）在 HIV/TB 共病患者中进行，将患者随机分为抗结核治疗开始后 2 周和 8 周启动 ART[73]。结果表明，CD4 计数≤ 200/mm^3 的 PLWH 接受 TB 治疗后 2 周内开启 ART 可显著提高存活率。

AIDS 临床试验组研究（the AIDS clinical trials group study，ACTG）A5221 STRIDE 是一项多国 CRT 研究，旨在评估 TB-HIV 共病者启动 ART 时机，对 CD4 细胞＜ 250/mm^3 且以往未诊断过 AIDS 的 PLWH，分为 2 周内、8 周内和 12 周内启动 ART[74]。CD4 细胞＜ 50/mm^3 的亚组患者中早启动与晚启动 ART 相比，早启动 ART 存活率更高，进展为 AIDS 更少。

根据上述试验获得的数据和累积的临床研究数据，TB-HIV 共病患者启动 HIV 治疗时机强烈建议如下：

- 所有未接受 ART 的 PLWH 活动性 TB 都应在 TB 治疗期间以联合方式启动 ART。
- ART 的启动时机受免疫缺陷程度以及 HIV 和 TB 两病严重程度的影响。
- 如果 CD4 细胞＜ 50/mm^3，ART 应在 TB 治疗开始后 2 周内启动。
- 如果 CD4 细胞＞ 50/mm^3，ART 则应在 TB 治疗开始后 8 周内启动。
- 虽然这些 HIV 病严重程度的数值测定有强力的证据基础，且被普遍和广泛接受，简化了 ART 启动时间和联合治疗，但有时仍应具体问题具体分析。
  - 许多医生和专家赞同对个别患者启动 ART 的时机除了 CD4 细胞计数外，还应考虑涉及 HIV-TB 两病的其他临床重症，包括严重贫血、营养不良、器官衰竭，以及肺或肺外结核的程度等所有与早期死亡率相关的独立因素[12, 75]（https：//aidsinfo.nih.gov/guidelines/html/1/adult-and-adolescent-arv/27/tb-hiv）。
  - 即使 CD4 细胞计数＞ 50/mm^3，如果有临床重症表现，也应在接近 2 周或 2 周内启动 ART，并积极纠正代谢和血液系统紊乱。
  - 一个重要的例外是 HIV 并发结核性脑膜炎。由于中枢神经系统的 IRIS 风险，结脑的 ART 启动时机不定，倾向延迟。专家的意见是抗结核治疗后 2 ～ 8 周内启动 ART（CD4 细胞＜ 50/mm^3 者 2 周内，CD4 细胞＞ 50/mm^3 者 8 周内，密切监测中枢神经系统不良反应）（https：//aidsinfo.nih.gov/guidelines/html/1/adult-and-adolescent-arv/27/tb-hiv）。
- 所有 HIV 合并活动性 TB 的孕妇都应尽早启动 ART，即治疗 HIV 感染又防止垂直传播给婴儿。

选择 ART 应考虑到孕妇的有效性和安全性，以及 ART 与利福霉素间潜在的药物相互作用。

- 综上所述，这些观察和随机对照研究体现了一种认知，为当前治疗策略、ART 启动时机和联合治疗决策提供了大量信息，以期降低 HIV 和 TB 的发病率和死亡率，极大地改变和改善临床病原学诊断的 PLWH-TB 的管理和结局。

有关 HIV 和 TB 联合治疗的特殊问题，包括 IRIS、药物间相互作用和共同毒性，将在"PLWH-TB 协同治疗"部分讨论。

药物敏感和耐药 TB 治疗方案应与 HIV 治疗综合协调，依据临床状况和两病整体情况，在 TB 专病管理背景下联合 HIV 专家共同制订，关键是要确保 ART 方案选择、治疗依从、毒性监测以及 HIV 治疗结果监测到位和记录正确（参见"关怀的层级和连贯性应用"一节）。

PLWH 的 TB 协同治疗

药物敏感 TB

HIV 阳性者活动 TB 的治疗应遵循 HIV 阴性者的治疗原则[76]。标准治疗方案包括 2 个月的异烟肼（INH）、利福平（RIF）、吡嗪酰胺（PZA）和乙胺丁醇（EMB）强化期，然后是 4 个月的异烟肼和利福平巩固期。如果发现结核菌全敏感，则可以停用 EMB。该方案 35 年来始终首选不变。

TB 的多药化疗要达到以下三个目标：

1. 迅速减轻细菌负担，以降低结核发病率、死亡率和传播。

2. 清除持留菌以防复发。

3. 预防获得性耐药。

HIV 和 TB 的治疗都靠联合用药，疗程充分、剂量充足方能成功。对于 TB，其目标是治愈，而对于 HIV，目标则是终身抑制 HIV 复制和恢复免疫功能。对于 PLWH，要点是区别对待活动 TB、LTBI 以及有否 IRIS，方案和疗程、药物依从性、HIV 和 TB 药的互相干扰、药理学和药效学相互作用，及药物副作用和毒性的重叠等都要兼顾。

早期启动 ART 至少需要 HIV 和 TB 医生和诊所的密切合作，并具备选择 ART 方案和严密监测疗效、答疑解惑的专业技能。这样才能满怀信心地现场综合处置 PLWH 和 TB。

除 TB 和 HIV 的专业治疗外，应将吡哆醇（维生素 B_6）与 INH 一并用于 PLWH。复方新诺明（甲氧苄氨嘧啶 - 磺胺甲噁唑）预防用药已显示出降低新诊断 TB 的 PLWH 的细菌感染、疟疾、弓形虫病的发病率和死亡率的能力。WHO 建议将其用于所有活动性 TB 的 PLWH，不管 CD4 细胞数如何。在高收入国家，复方新诺明主要用于 CD4 < 200/μl 的 HIV 感染者。

TB 的间歇治疗（给药频率低于每天一次）包括强化/巩固期每周给药两次或三次，会增加利福平继发耐药，导致治疗失败或复发风险，尤其是 PLWH。PLWH 的药物吸收不良有据可依，整个疗程均需每日给药。因此，只推荐每日治疗。

PLWH 的 TB 疗程建议超出规定的 6 个月。尽管人们对合并 TB 的 PLWH 启动 ART 的最佳时机进行了充分研究和了解，但对 PLWH 的敏感 TB 最佳疗程尚不清楚。如果药敏试验并未发现耐药，EMB 可以在 2 个月时停用。总的来说，给予 HIV 阳性者 6 个月方案（2HREZ/4HR）结合 DOT 的疗效非常好，治愈率为 70% ~ 95%，但并非全部成功。对治疗 2 个月后痰培养仍阳性、空洞严重或有肺外播散（包括结核性脑膜炎、骨、关节和脊柱结核）的 PLWH 病例，建议将疗程延至 9 个月。

尽管"非一刀切"的个性化疗程并未彻底解决，但我们更应以人为本，充分考虑患者的临床和微生物学特征[77-78]；包括 PLWH 在内，都作为制订疗程的重要依据。如果对所有人采用相同剂量和疗程治疗，则许多轻症患者可能会治疗过度，而重症和晚期患者可能治疗不足。空洞和痰涂片 3 + 等特征意味着需要更长的治疗时间；反之，若没有这些特征，便可以缩短疗程。PLWH 通常会自动归入延长疗程之列。但若将 CD4 细胞计数分层，尤其 < 300/mm^3 时，该问题会更加微妙。ART 成功者大概会安全地缩短疗程，而其他 HIV 更重的患者，可能需要延长至 9 个月以上。基线和疗效标记可用于精准选择疗程，为全球"一刀切"模式提供切实可行的替代方案。然而，"患者分层"的医疗原则应在 TB 以及 HIV/TB 治疗的临床试验中进一步评估[77]。

治疗依从性至关重要，关系着 TB 和 HIV 治疗的成败。虽看似简单，但实际复杂，涉及生物学、行为学和社会结构诸要素[79]。在需要 TB 和 HIV 双重治疗的高负担地区 PLWH 中，单就 DOT 治疗 TB 的依从性尚待研究，更何况耐药 TB。耐药 TB/HIV 治疗需求之大令人生畏，包括短期启动大量新药的高负担、不良反应、长期治疗和耻辱感等。鉴于此，PLWH 合并 TB 应该得到一以贯之的依从性保证。尽管 DOT 理应服务于所有 HIV/TB 者，但就此议题争论激烈，因为 DOT 通常无法完全覆盖多数中低收入地区，也即无法兑现。此外，仅 DOT 服务通常无法解决需要不同方式才能解决的复杂的社会、行为和结构问题，DOT 也不足以使 ART 管理和 TB/HIV 治疗协同获得成功。最近，综合以人为本的愿景，DOT 已被归纳为几项实用而重要的服务类型之一，能在不同条件下与患者结合共同解决多专科治疗问题。许多机构并非单纯依赖 DOT，而是采用更多以患者为中心的、受 PLWH 青睐的灵活方式确保治疗依从性，加强健康教育、社会和社区服务、移动大健康以及其他方式，专门应对酗酒、药物滥用和心理健康等问题的需求[67, 80]。

依从性具有选择性，并非所有药物都有依从性问题。不良依从性常见，但往往不被认识。在高负担 TB/HIV 地区，不良依从性有待研究。PLWH 中 ART 的不良依从性已有记载[81]，但如果采用固定剂量组合（FDC）ART，则不太可能发生。众所周知，接受抗结核治疗以及最近开立的 TB 和 HIV 药，究竟谁的依从性好并未得到如实记录。电子依从性监测（Wisepill[R]）装置以及自我报告系统揭示了这一现象，并将其与 TB、HIV 或两者的治疗失败联系起来[82]。如果将 TB 和 HIV 药分别开立并由不同的临床机构监测，则不良依从性尤甚，这是两病协同治疗的强有力依据[83]。

免疫重建炎症综合征

活动性 TB 早期启动 ART 颇有争议，临床上最大的担忧是发生严重的 IRIS。IRIS 定义为一种以活动性 TB 临床症状和体征恶化为特征的 TB 炎症反应。IRIS 可以表现为两种类型：矛盾型或暴露型。矛盾型 IRIS 通常表现为发热和原有 TB 灶恶化（如 X 线片的病灶增多，肺外结核的炎症表现包括淋巴结和内脏器官）。暴露型 IRIS 是指当 ART 启动后免疫力有所恢复，同时出现新的病灶或以前未被发现的病灶。多项研究显示，严重 IRIS 的发生率从 5% 到 35% 不等，并且与启动 ART 时免疫抑制程度相关联。IRIS 发生的可能性与 CD4 细胞计数呈负相关，是免疫抑制程度的晴雨表，CD4 细胞计数越低则 IRIS 越重。IRIS 症状通常出现在 ART 启动后 1 ～ 4 周。

IRIS 只有临床诊断，没有特定的诊断测试，IRIS 是免疫恢复的征象。如果情况严重，可以使用非甾体抗炎药或泼尼松治疗。IRIS 的典型表现是在治疗期间 TB 和 HIV 开始改善，随后又临床恶化。鉴别诊断包括耐药 TB、其他细菌或条件病原体感染、药物不良反应或毒性。

尽管在 TB 治疗期间推迟 ART 确实会减少 IRIS 的发生，但需权衡利弊：推迟 ART 会提高死亡风险，而轻度 IRIS 可以用抗炎药和强的松治愈。业已证明，这些治疗可以减少住院和治疗时间，改善症状、表现和生命质量[84]。此外，在最近的一项针对 TB/HIV 的 RCT 中，中位 CD4 细胞计数 39/mm^3，ART 启动后的前 4 周使用泼尼松显著降低了 IRIS 的发生率，且无不良影响[85]。

TB 药与 HIV 药之间的相互作用

TB 药与 HIV 药之间的相互作用是 PLWH 结核与其他结核治疗之间的最大区别。ART 用药范围很广，但临床相对局限于少数几种方案，依 HIV 耐药性、给药便利性或副作用等而异。多数涉及 TB 与 HIV 药的相互作用是利福平、利福布汀和利福喷丁（RIF、RFB、RPT）对特定 ART 药的影响。利福霉素是多种代谢途径的诱导剂，尤其涉及细胞色素 P450（CYP）系统的各种同工酶和药物转运蛋白如 P-糖蛋白。利福霉素通过诱导代谢酶活性降低许多药的血清浓度，包括通过这些途径代谢的多种 ART 药。利福霉素仍是治疗 TB 的核心药，每日用药最有效，也是最常见、最标准和问题最大的酶诱导剂。利福喷丁的诱导效力取决于给药频率。每日利福喷丁的诱导作用与每日利福平相似，而每周一次利福喷丁（与 INH 联合用于 LTBI）（参见 TPT 部分）对其他药的影响很小。不同利福霉素和不同 ART 药间相互作用的复杂程度令人望而生畏。尽管如此，由于利福霉素对于 TB 治疗的成功至关重要，除非有继发性严重毒性禁忌，否则应给予应用。

核苷反转录酶抑制剂包括替诺福韦和恩曲他滨（FTC）或拉米夫定（3TC），与抗结核药没有相互作用。

不推荐将非核苷类反转录酶抑制剂（nonnucleoside reverse transcriptase inhibitors，NNRTis）包括奈韦拉平、多拉韦林、依曲韦林和利匹韦林与 RIF 伍用，因为它们的代谢诱导作用会明显加强，随后显著降低抗反转录药水平。相反，NNTRI 药依非韦伦受利福平的影响小，已在全球广泛应用，并与利福平加上两种 NRTI 药（替诺福韦和恩曲他滨）合成 FDC 单片，广泛用于治疗 HIV 和 PLWH/TB。

HIV 蛋白酶抑制剂，包括洛匹那韦和达芦那韦，通过 CYP3A4 代谢，与利福平同服导致血清浓度降低 > 80% 并失去治疗作用。利福布汀可代替利福平，其对蛋白酶抑制剂（PI）的作用轻，但会增加其他药的剂量调整。

协同酶链转移抑制剂（integrase strand transfer inhibitors, INSTis）包括多替拉韦（dolutegravir, DTG）、雷特格韦（raltegravir, RAL）和依曲韦林，它们对利福平代谢诱导的敏感性各不相同。尽管多替拉韦受影响最小，但与利福平共用仍需调整剂量。一项 INSPIRE 研究结果表明，在接受含利福平治疗的 HIV/TB 成人中，50 mg 每天两次多替拉韦有效且耐受性良好[86]。此外，治疗 TB 时 IRIS 发生率较低，且未发生毒性反应或治疗中断。DOLPHIN 结核预防研究[87]测试了多替拉韦的安全性和药代动力学，与每周一次 ×12 的利福喷丁 / 异烟肼合用显示了良好的耐受性，而每天 50 mg 的多替拉韦可持续抑制 HIV 病毒，尽管谷浓度略低，但无须调整剂量。多替拉韦现在是全球推荐的 HIV/TB 治疗首选。其他协同酶链转移抑制剂如比替格拉韦和艾维替格拉韦均不应与利福霉素合用，因为它们的治疗浓度过低，当与利福平同服时，雷特格韦需要将剂量大幅增加至 800 mg 每天两次。

药物间相互作用很复杂，如何解读副作用、毒性和基础病的表现颇具挑战，但也仅是临床诊疗的一部分，一般可控，无论 TB 敏感抑或耐药 TB，无论有否合并 HIV 感染。HIV 相关 TB 的管理应有两病方面都有经验的临床医生和服务机构参与。

关于 TB 和艾滋病合并治疗的药物相互作用、毒性和副作用的有用网站可通过以下超链接获得：

- CDC（http://www.cdc.gov/tb/publications/guidelines/TBHIVDrugs/default.htm）
- American ThoracicSociety（https://www.atsjournals.org/doi/10.1164/rccm.201909-1874ST）
- AIDSInfo（https://aidsinfo.nih.gov/guidelines）
- University of California San Francisco（http://hivinsite.ucsf.edu/insite?page = ar-00-02）
- University of Liverpool（http://www.hiv-druginteractions.org/），https://www.hivdruginteractionslite.org

表 15.3 是部分药的副作用和毒性总结。

为 PLWH 和药物敏感 TB 选择 ART 治疗方案

2019 年 WHO 更新指南提出了最新建议，这些建议基于最新的安全性和有效性证据，以及使用多替

表 15.3 TB 和 HIV 药物之间共有的副作用和毒性

潜在的合并毒性和药物 - 药物相互作用	抗反转录病毒药物	结核药物
胃肠道症状	蛋白酶抑制剂	氟喹诺酮类药物，乙硫异烟胺，对氨基水杨酸、利奈唑胺
肝脏	奈韦拉平、利托那韦	异烟肼、利福平、吡嗪酰胺、乙硫异烟胺
心脏 /QT 延长	注：使用阿扎那韦、洛匹那韦 / 利托那韦时 PR 间期延长[a]	贝达喹啉、德拉马尼
肾	富马酸替诺福韦酯（TDF）	氨基糖苷类
皮疹	奈韦拉平、依非韦伦、依曲韦伦、利吡韦伦、蛋白酶抑制剂、阿巴卡韦（超敏反应）	所有抗结核药 含氯法齐明的皮肤色素沉着
周围神经病变	斯塔夫定和地丹诺辛（很少使用）	利奈唑胺、异烟肼（服用维生素 B_6 可减少）、乙硫异烟胺、氨基糖苷类
精神神经症状	依非韦伦（失眠，头晕，嗜睡，多梦）	异烟肼、环丝氨酸、乙硫异烟胺
血液系统	齐多夫定片（贫血）	利奈唑胺（骨髓抑制）
感觉 / 听力丧失 / 视力丧失	无	氨基糖苷类、卷曲霉素、乙胺丁醇

来源：改编自 Nahid, P. et al. Treatment of Drug-Resistant Tuberculosis. An Official ATS/CDC/ERS/IDSA Clinical Practice Guideline（88）（https://www.atsjournals.org/doi/10.1164/rccm.201909-1874ST）.
[a] 有潜在心律失常的患者慎用

拉韦和 400 mg 依非韦伦治疗孕妇或合并 TB 的规划经验。这些指南之所以受到欢迎是因为在中低收入国家，治疗前对依非韦伦和其他 NNRTIs 的耐药性正在增加，需要替代 NNRTI 的药[89]。

一线 ART 方案

1. 推荐多替拉韦（dolutegravir，DTG）联合一种核苷反转录酶抑制剂（nucleoside reverse-transcriptase inhibitor，NRTI）为骨干的优化一线方案发起对 PLWH/TB 的 ART。在 PLWH 和 TB 治疗中，由于与利福平的相互作用，多替拉韦需要增加至 50 mg 每天两次，增加后耐受良好。与依非韦伦相比，病毒抑制和 CD4 细胞计数恢复功效相同，且药物相互作用更低、病毒抑制更快，HIV 耐药的遗传屏障更高。含多替拉韦的 FDC［替诺福韦 / 拉米夫定 / 多替拉韦（tenofovir/lamivudine/dolutegravir，TLD）］可能改善依从性，新近在南非和全球上市。它被定位为 TB/HIV 的一线 ART 药，治疗包括 DR-TB/HIV，但其依从性尚未仔细研究。多替拉韦推测与贝达喹啉无相互作用，适于治疗耐药 TB。

2. 现已推荐低剂量依非韦仑（400 mg）与一种 NRTI 骨干药联合作为一线替代方案用于 HIV 阳性成人和青少年 TB 的初始 ART。依非韦仑 400 mg 比标准剂量（600 mg）耐受性更好，血浆浓度保持在有效浓度以上，足以抑制病毒，并降低了治疗中断和严重不良事件的风险。依非韦仑不推荐与贝达喹啉合用，因其显著降低贝达喹啉浓度。

3. 多替拉韦的婴儿和儿童剂量尚未获批，推荐含雷格拉韦（raltegravir，RAL）的方案替代一线方案。

二线 ART 方案

1. 多替拉韦结合一种优化的 NRTI 骨干药，被推荐为无多替拉韦方案失败的 PLWH 的优选二线方案。

2. 对于应含多替拉韦方案失败的 PLWH，推荐将增强型蛋白酶抑制剂结合一种优化的 NRTI 组合成优选二线疗法。

PLWH 中 MDR-TB 和 XDR-TB 的协同治疗

第 16 章和最近的 ATS/CDC/ERS/IDSA 临床实践指南[88]中广泛涵盖了对 INH、MDR 和 XDR-TB 耐药的诊断和治疗问题，包括抗结核药和 ART 药相互作用、共同副作用和毒性。读者可参考获得更详细的信息。本节聚焦与 HIV 和耐药 TB 共感染相关的重要问题。

与药物敏感 TB 一样，在共感染耐药 TB 中，未接受 ART 以及晚期 AIDS（CD4 细胞计数＜ 50/mm³）和重症 TB（空洞和多叶病灶）是高死亡率的强独立预测因子[12-13]，也反映出诊断和治疗过迟。ART 和 MDR-TB 治疗的协同显著提高了生存率。虽然对药物敏感 TB 的 ART 启动时机有充分研究和了解，但尚无耐药 TB 的直接 TB 数据。因此，建议 ART 启动时机与敏感 TB 相同。由于 MDR/XDR-TB 的发病率和死亡率高，无论 CD4 细胞计数如何，只要能耐受抗结核治疗，都应尽早开始 ART，最好在抗结核治疗开始的 2 ～ 8 周内[11, 88, 90]。

几十年来，MDR-/XDR-TB 的治疗一直有基于大量观察性研究而达成的共识。治疗方案由 5 ～ 7 种不同类型药物组成，通常包括 6 ～ 8 个月的强化期，包括使用有肾毒和耳毒性的氨基糖苷类药，总疗程 18 ～ 24 个月。

新的治疗策略和 TB 化疗

近十年里涌现出几种新型抗结核药如贝达喹啉、普瑞马尼和德拉马尼，还有老药新用如利奈唑胺，用于治疗重症 TB，包括 PLWH-TB。它们比大多数旧二线药具有更大的效力，可口服给药，较少毒性和药物相互作用。这些药具有彻底改变 PLWH 中 MDR 和 XDRTB 的可能性。根据定义，利福霉素（利福布汀可能例外）不用于治疗 MDR-TB，但其他类型的 TB 药与 ART 的相互作用必须加以考虑。一些新药或重新定义的抗结核药尤其是利奈唑胺，药物间相互作用和副作用很大，用药时需特别注意。必须确认药物间相互作用以及药物不良反应的叠加，并加以管理，因为它们会使两病的治疗复杂化（表 15.3）。

需要进一步研究阐明 ART 治疗耐药 TB 的新药、老药、二线药之间药代和药效的相互作用。NNRTI、EFV 作为代谢诱导剂，可导致血清贝达喹啉浓度降低，不推荐这一组合。奈韦拉平对贝达喹啉水平的影响不太明显，可以替代 EFV。由于副作用和先前的耐药，奈韦拉平效果不佳。最近的研究通过电子剂量监测仪发现，大部分 PLWH 的奈韦拉平药物依从性降低且不如贝达喹啉，死亡率有所增加[83, 91]。

其他 ART 药包括蛋白酶抑制剂和可比司他，是两种贝达喹啉代谢抑制剂，可导致血清贝达喹啉浓度升高，并引起 QT 间期延长，但这种升高的临床意义尚不清楚。针对 PLWH 合并 MDR-/XDR-TB，贝达喹啉联合 DTG 以及标准二线 TB 药的疗效已经明显改善。

加强对 HIV 合并 MDR/XDR-TB 中 HIV 的关注对于预防 HIV 的不良结局至关重要，例如病毒学控制失败、出现耐药性和严重的毒性作用，这些可能会抵消贝达喹啉的治疗获益[83]。为了维持和扩大疗效，我们的告诫是不要停止 ART，因为会大幅增加患者负担（就像目前基于奈韦拉平的多药、多剂量方案）。需要药物安全监测、加强治疗支持，增加对 TB 和 HIV 药的了解。迫切需要开发和研究新的同步 ART 方案，以将贝达喹啉、其他新 TB 药和重新定义的老药对 MDR-/XDR-TB 的 HIV 的益处发挥到极致。

除了潜在的 TB 和 HIV 药相互作用和共同的毒性外，耐药 TB 治疗所需的专业知识和基础设施不足是独特的挑战。一个具体例子是南非夸祖鲁纳塔尔农村地区 MDR/XDR-TB，患者数量压倒性超出了现有 TB 关怀系统的容量，结果导致治疗延迟以及 TB 流行和传播。在德班，通过加紧培训、治疗和关怀，把单一的省级 TB 专科医院转移到农村地区，与当地定点区医院的治疗设施和人员，和社区卫生保健者（community healthcare worker，CHW）相结合进行家庭关怀。患者接受标准的 18 ~ 24 个月方案。在 206 名患者中，150 名（73%）MDR-TB 和 HIV 共病。HIV 感染者和未感染者相比，总生存率较高（86% 和 94%）。CD4 < 100/mm³ 是不利结局的最强预测因子，再次强调了尽早诊断 HIV 和 TB 的必要性。这一经验和其他南非经验表明，以社区为中心协同耐药 TB 和 HIV 治疗，并同步使用 TB 和 HIV 药，具有很高的 TB 治疗成功率和良好的 HIV 治疗结局[92-93]。

WHO 于 2018 年 12 月增加了一系列支持以患者为中心的耐药 TB 治疗的建议，其中大部分反映并得益于治疗 HIV 的经验（图 15.4），其中包括：

1. 关于疾病和治疗依从性的健康教育和咨询。

2. 一套合适的治疗依从性干预措施，包括一个或多个：

a. 示踪剂和（或）数字药物监测器；

b. 为患者提供物质支持；

c. 对患者的心理支持；

d. 员工教育。

3. 可以为患者提供多种治疗管理方案：

a. 推荐基于社区或家庭的 DOT，而不是基于医疗机构的 DOT 或无监督治疗；

b. 推荐由受过培训的非专业者或卫生保健工作者管理的 DOT，而不是由家庭成员或无人监督的 DOT；

c. 如果可能，视频观察治疗（VOT）可以取代 DOT。

4. MDR-TB 患者主要通过门诊治疗而不是住院治疗。

5. 建议采用分散式关怀模式而不是集中式关怀模式。

在过去十年中，一系列临床试验在解决 HIV 合并 MDR-TB 患者的治疗方面取得了稳步进展。2016 年，继"孟加拉国方案"成功的报道之后，开始一项对 9 ~ 12 个月缩短常规抗结核药物疗程（但在非 HIV 感染人群中）的观察性研究[94-95]。WHO 为资源有限地区的项目发布了指南，针对选定的 MDR-TB 患者采用 9 ~ 12 个月的标准化短程方案（使用 7 种抗结核药物）。

STREAM 研究

STREAM 研究[96] 是一项随机非劣性设计的临床试验，采用目前可用的口服药治疗 MDR-TB，将强化、缩短的 9 个月治疗方案与标准的 20 ~ 24 个月方案进行比较，两者都注射氨基糖苷类药 16 周，PLWH 纳入占试验参与者的 32.6%。短程方案不劣于长程方案（成功率分别为 78.8% 和 79.8%），与历史对照相比疗效显著改善。STREAM 试验留下些许关注：首先，参与者仍须忍受注射剂的痛苦，每组中约三分之一出现严重不良事件，包括严重的耳毒性；其次，在 HIV 方面，令人鼓舞的是 HIV 阳性和 HIV 阴性之间的结果没有显著差异。尽管结局没有显著差异，但 PLWH 的死亡率高于 HIV 阴性者。此研究主要比较的是疗程，尽管短程和长程治疗患者的 CD4 细胞计数相当，但 ART 的给药情况、方案和疗效不详，死亡率是否与 CD4 计数低有关？ PLWH 中更多的死亡率也许与 HIV 病情和 ART 的依从性和（或）药物副作用有关。WHO 最近推荐的 MDR-TB 9 个月方案也适用于 PLWH，但建议对 PLWH 的 MDR-TB 谨慎使用短程治疗方案，等待获得进一步信息。非显著差异有望保持或缩小，需特别关注受试者中 HIV 阳性部分的详细结果。STREAM 研究的第二阶段目前正在评估全口服短期方案是否有效，从而避免药毒性。

NIX TB 研究

2019 年 8 月 14 日，美国食品药品监督管理局批准了口服药普瑞马尼（一种硝基咪唑类药）与贝达喹啉和利奈唑胺组成全口服 6 个月三药方案（BPaL），用于治疗 MDR/XDR-TB。该决定基于一项 107 例 XDR-TB 患者参加的开放性随机小型试验，其中 95 例（89%）6 个月时培养转阴——与既往 18 ~ 24 个月的多药方案 34% ～ 55% 相比，治愈率显著提高。该药是 FDA 根据所谓的抗细菌和抗真菌药的有限人群路径（limited population pathway for antibacterial and antifungal drugs）批准的第二款抗结核药，由 TB 联盟与迈兰公司在公私合作模式下开发和上市的。

研究对象中包含 56 例（51%）PLWH，HIV 阴性和阳性结果相似，90% 结局良好。患者接受为期 6 个月的治疗（两例 9 个月），包括普瑞马尼 200 mg qd，贝达喹啉 400 mg qd×2 周，然后 200 mg 每周三次，和利奈唑胺 1200 mg/d，共计 6 个月。对患者随访了 24 个月。治疗成功定义为治疗后 6 个月内痰培养转阴。11% 的患者（12/107）治疗失败，治疗失败定义为死亡、痰培养转阳、退组或治疗后 6 个月内失访。在接受 BPaL 治疗的患者中最常见不良反应包括周围神经病变、痤疮、贫血、恶心、呕吐、头痛、肝酶升高，主要归咎于利奈唑胺。解释结果时需要注意的是，由于仅作为联合方案的一部分获得批准，不可能将普瑞马尼的治疗作用和副作用分开。由于研究设计的局限性和样本小，观察不良事件（包括血液疾病、肝毒性以及外周和视神经病变）的机会较少，因此在获得更多的证据之前，无法在全球范围内广泛地有计划性地实施该方案。尽管如此，这项研究代表了在 PLWH 中治疗 MDR/XDR-TB 方面向前迈出了极其乐观的一步。还需要计划额外的研究。临床试验目前正在评估 15 种不同药物组合的治疗方案。可能将涌现出多种短程全口服方案，包括与 ART 兼容的方案[11]。

世卫组织新指南

自 2018 年 12 月发布最新指南以来，已经获得这一指南和其他与耐药 TB 治疗相关的新证据，促使 WHO 启动新的指南更新程序，并于 2019 年 11 月 12 日至 14 日召开了新的 GDG 专家会议。评估了大量试验，更新了包含大批 PLWH 在内的大量信息。会议结束后，WHO 进行了快速沟通，依据现有证据，耐药 TB[97] 治疗的关键变化如下：

1. 对符合条件的 MDR-/RR-TB，逐步淘汰短程注射剂方案，引入短程全口服贝达喹啉方案。

2. 对于 XDR-TB，在可操作性研究条件下，可以使用短程 BPaL 方案（贝达喹啉、普瑞马尼和利奈唑胺）替代长程方案。

3. 应根据患者意向和临床判断，参考药敏试验结果、治疗史、病情以及病变部位制订相应方案。

4. HIV 感染者和非感染者之间没有区别。

此外，为探索活动性和潜伏性 TB 的全口服治疗方案，多项临床试验正在进行或已完成，也有 PLWH 参与其中。尤为重要的是，当前和今后的试验应密切注意选择、管理和分析接受 TB 治疗的患者 ART 用药和 HIV 治疗结果。

最近，DR-TB 治疗的黯淡前景正在变得乐观和充满希望，尤其是合并 HIV 感染者。耐药 TB 治疗目前正充满希望但仍谨慎地发生着转变：新的、短程的、低毒且更有效的药物治疗方案现在可以治愈曾经几乎无法治愈的 TB。与早期联合 ART 治疗 HIV 的奇效一样，这些强有力的新疗法为达标创新提供了机会，使治疗更加有效、高效和以患者为中心。

在 PLWH 中预防结核

TB 预防至关重要，却成为全球控制 TB 大流行的短板。在过去的 50 年里，尽管许多政策建议提倡更广泛和更全面的预防，但在高负担国家控制 TB 的策略仍侧重于被动病例发现和活动性 TB 的治疗[98]〔https：//doi.org/10.1016/S2213-2600（19）30263-2〕。此外，无论 HIV 还是 TB，都在为预防和治疗何者优先争论不休，而未将两者当成必不可少的相互加强的闭环过程。

多种策略可用于预防 PLWH 的 TB：提供 ART、TPT、加强感控以及解决和减少作为这两病根源的社会决定因素。综合起来，每种策略都应被视为成功预防和最终消除 HIV 和 TB 的综合策略的组成部分。

ART 对 PLWH-TB 预防作用

对于 PLWH，ART 是一种重要且有效的 TB 预防策略。多项研究表明，接受 ART 治疗的 PLWH 可显著降低活动性 TB 风险，尤其在两病高发区。在南非，初步观察到 ART 导致 TB 减少后[99]，又一项建模研究乐观地估计，如果 HIV 阳性者在血清转阳后 5 年内开始 ART，则 AIDS 相关 TB 的发病率将于 2015 年下降 48%（范围：37% ～ 55%）。长期效果取决于 ART 启动的早晚。如果在 HIV 血清转阳后 5 年开始治疗，或者发现阳性后立即开始治疗，预计 2050 年的发病率将分别降低 66%（范围：57% ～ 80%）至 90% 以上。

一项系统回顾分析了 ART 对 2012 年成人 TB 发病率的影响[101]，其中有随机对照试验、前瞻性队列研究和回顾性队列研究，比较了 HIV 阳性的成人不同 ART 状态下的 TB 发病率，中位数超过 6 个月的均被纳入。11 项研究符合纳入标准。作者根据 ART 开始时的 CD4 计数基线分成 4 个组：①＜200/μl 组；② 200～350/μl 组；③＞350/μl 组；和④ CD4 细胞数不限组。ART 启动明显减少了 TB 发病率，所有 CD4 计数基线组都一样：①＜200/μl 组［风险比（HR）：0.16，95% CI：0.07～0.36］；② 200～350/μl 组（HR：0.34，95% CI：0.19～0.60）；③＞350/μl 组（HR：0.43，95% CI：0.30～0.63）；和④ CD4 计数不限组（HR：0.35，95% CI：0.28～0.44）。其他研究已经证实了 ART 在降低 TB 发病率方面的重要性，但要注意，单纯 ART 是不够的，需要早期诊断 HIV 和启动 ART，加上 INH 预防 TB 的综合策略，才能显著降低 TB 发病率[102]。

撒哈拉以南非洲的 HIV 和 TB 双感高发国家以及欧洲和美洲的中高收入国家均报道了 ART 在降低 TB 发病率方面的益处。在 HIV-CAUSAL 合作研究中[103]，从 1996 年到 2007 年，对美国和欧洲的＞18 岁以上 HIV 阳性、ART 刚开启的非 AIDS 患者共 12 个队列进行了随访。估算 HRs 显示，ART 开启后 TB 发病率下降，50 岁以上或 CD4 细胞计数＜50/μl 者除外，因两者都属长期 HIV 感染和显著免疫抑制。证明诊断 HIV 阳性后尽早启动 ART，多数患者将会受益。

在科特迪瓦进行的 TEMPRANO 研究[104]中，将 2056 名接受 ART 的患者随机分成 4 个组：延迟 ART（符合 WHO 标准）组、延迟 ART 加 IPT 组、早期 ART 组及早期 ART 加 IPT 组。研究结果表明，无论是否接受 6 个月的 IPT，早期开始 ART 都会降低 HIV 相关疾病的风险，主要是 TB。与延迟 ART 和不接受 IPT 组相比，同步接受 ART 和 IPT 将 HIV-TB 相关疾病进一步降低了 44%，全因死亡率降低 35%。

在 START 研究中[105]，将 4685 例 CD4 计数＞500/mm³ 的受试者随机分成立即 ART 或延迟 ART 组，后者直到 CD4 计数降至 350/mm³ 或出现必须 ART 的临床表现再进行 ART。TB 是三种最常见的临床事件之一，立即 ART 组 TB 发生率为 14%，延迟 ART 组为 20%，明显高于前者。

在 START 和 TEMPRANO 两项试验中，ART 开启早的患者病毒抑制率分别超过 95% 和 80%。与延迟 ART 相比，早期 ART 的 TB 发生率低是最重要的获益，表明早启动 ART（有或没有 IPT）可减少活动性 TB，尤其在 HIV/TB 双感率高的国家。然而，由

基础薄弱、功能不足、资金匮乏的医疗服务机构来实施对所有 PLWH 的早期治疗的规划并取得成功，实在令人信心不足，尤其在全球 HIV 和 TB 负担最重和发病率最高的地区。

最近的一项观察性研究回顾了这一不太标准的规划环境问题，为 ART 在 TB 预防中的作用提供了额外的支持，但也说明了在医疗基础设施薄弱、规划难度大的条件下实施这一策略的局限性[106]。印度私营医院的一项大型研究表明，尽管扩大了 ART 规模并提高了 PLWH 的预期寿命，但仍有相当一部分人易感 TB。对近 2000 例 PLWH 启动 ART 后中位随访 57 个月，结果 TB 发病数与 CD4 计数＜500/mm³（$P < 0.0001$）、ART 失败［调整后的风险比（aHR）：3.05（95% CI：2.094～4.454），$P < 0.0001$］、ART 未进行 IPT［aHR：8.24（95% CI：3.358～20.204），$P < 0.0001$］相关。

非洲、印度、美国和加拿大的总数据显示，进行 ART 后 TB 发病总体下降，但在 TB 高风险群体中的发病率更高，包括社会人口学和行为学方面 TB 基线发病率较高的人群，HIV 治疗失败或新感染 TB 者，还有那些生活贫困、被囚禁或最近从 TB 高发国家来的移民，这些人本来就比普通人 TB 风险高，与 HIV 无关[20, 31, 103]。

尽管大范围研究证明了 ART 能减少活动性 TB，但在整个分级医疗体系中仍需要将 TB 和 HIV 进行协同，包括：①社区内设施能够进行 HIV 检测和 TB 筛查，并在发现感染后尽早将两病统一关怀；②在适当的病期早日开启有效的抗 TB、ART 和 IPT；③对 ART、IPT 和 TB 治疗维持高度依从性；④密切监测 CD4 基线及其变化对患者 TB 发病率的影响，并对所有接受 ART 的 TB 患者进行常规病毒学监测；⑤在 TB 高发区的人群中常规将 IPT 和 ART 联用；⑥提高两病的长期存活率（https：//aidsinfo.nih.gov/）[67]。

全球一致行动已向 2000 万 PLWH 提供了 ART，但仍有 1700 万～1900 万尚未得到治疗的患者未能从 ART 中获益，其 TB 发病率也在降低。结果这些人仍有结核活动和传播的重大风险。到 2030 年，持续诊断 PLWH 并将 ART 启动率扩大到 95% 是一项全球 HIV 目标，同时有助于实现消除 TB 流行的目标（UNAIDS 2019 estimates，www.who.int/tb/global-report-2019）。彻底消除 TB 和 HIV 必须与有效 TPT 的广泛使用同步，以减少全球结核分枝杆菌感染基数，特别在 HIV 和 TB 共感人群中。

TPT 对 PLWH 的作用

异烟肼预防性治疗（IPT）

50 年前，对阿拉斯加地区 TB 高发区人群的对照试验中，异烟肼获批为 TPT 首次显示出效果。终末报道证实服用异烟肼 12 个月对降低 LTBI 的结核发病率的明显保护效果可持续 19 年以上[107]。值得注意的是，该效果的大小与异烟肼剂量相关。对照试验后对所有人群规划实施了这一策略。此后 6 年，坚持 INH 治疗的非活动性 TB 的活动性 TB 发生率下降 89%，比未坚持治疗者少 71%[108]。作者指出，"对既往未治疗过的非活动性 TB 预防用药，很可能为阿拉斯加原住民的 TB 控制带来了巨大益处"[108]。阿拉斯加的里程碑式试验之后，又有许多试验证实 IPT 在不同人群和不同条件下都有效。

据估计，全球 25%～33% 的人口（约 17 亿）[15] 感染了结核分枝杆菌。即便改进 TB 诊断和治疗策略，也无法解决如此庞大的潜伏感染基数人群一生中某一时刻发展为 TB 病。而传统 TB 控制项目几乎只关注病例发现和治疗。尽管发现和治疗必须坚持，但再关注大批已感染尚未发病的需报告、可传染人群同样重要。如果不采取强力措施消弭结核分枝杆菌感染基数库存，终结 TB 目标将前景渺茫。为实现终止 TB 策略，必须将全球 LTBI 纳入消除策略，尤其 PLWH 中的 LTBI。因为 HIV 感染是全球 LTBI 库中激活 TB 的最强动力。不幸的是，全球 PLWH 中 LTBI 的预防性治疗远远落后于预期和需求。WHO 已经认识到这一点，并将 TB 高危人群的 TPT 纳入终止 TB 策略的第一支柱。

IPT 是减少 TB 对 HIV 感染人群影响的三大措施之一，对 PLWH 死亡率的单独影响力为 30%～70%[109-111]。如前所述，在科特迪瓦的 TEMPRANO ANRS 12 136 研究中发现了将 ZPT 加入 ART 中的价值。这表明在 HIV 诊断 1 个月内使用 ZPT 和早期 ART 治疗对严重 HIV 疾病（主要为 TB）和死亡率有额外的影响。ART 和 IPT 的合用使死亡和重症 AIDS 不良结果的相关风险降低了 35%，对 CD4 计数 < 500/mm³ 的患者尤其有益[104]。可喜的是，TEMPRANO 研究的长期随访发现 IPT 使死亡率降低 37%，与 ART 启动和 CD4 计数无关[109]。经过 6 年随访发现，IPT 还独自将 CD4 高计数的 HIV/AIDS 存活者（PLHIV）的 TB 死亡率降低了 37%[104]。

一项实证医学综述表明，与安慰剂相比，INH 预防性治疗后 HIV 患者的 TB 发病率相对低 32%，而在 TST 阳性的 HIV 患者中，TB 的发病风险降低几乎翻倍（62%）。

IPT 广泛实施可能会对全球 LTBI 基数产生有利影响。尽管许多国家承诺，但尚未制订 IPT 规划，IPT 率不稳定且令人失望。2017 年，WHO 估算全球只有不到 400 万 HIV 感染者接受了 IPT，突显出大面积推广这种干预措施至关重要[1]。2005—2016 年，WHO 曾要求各国报告新纳入 HIV 关怀的 PLHIV 数据。2005 年报告的 TPT 启动人数不足 3 万。随后鼓励各国报告所有纳入 HIV 关怀的 PLHIV 的 TPT 数据，发现启动和总纳入率方面进步很大。另一个加速启动 TPT 的政策变化是取消了传统 TST 或 IGRA 筛选 LTBI 作为启动 TPT 的要求。在 HIV 和 TB 两病高发区如撒哈拉以南非洲地区，该建议基于流行病学基础，由于以往接触 TB 的机会可能很多，只能假设 LTBI 阳性率。

WHO 报告，2018 年 65 个国家对 180 万 PLWH（61% 在南非）启动了 TPT，而 2017 年这一数据还不到 100 万（图 15.5）。2018 年的数字表明，2018 年 9 月联合国 TB 问题高级别会议政治宣言中设定的 2018—2022 年 600 万人接受 TPT 的目标有望实现。尽管确实取得了进步，但向 PLHIV 提供 TPT 的实施和报告仍有巨大差距和挑战。16 个 TB 高负担或 TB/HIV 高负担国家 HIV 感染者 TPT 覆盖率差异很大：埃斯瓦蒂尼 5%，印度尼西亚 10%，俄罗斯联邦和海地 97%。2018 年有 7 个国家根本没有向感染者提供 TPT。66 个国家的 TPT 总体覆盖率为 49%。

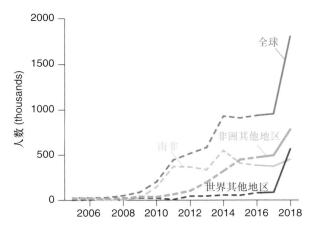

a 2017年前，虚线数据为新加入HIV关怀的HIV感染人群。在2017年和2018年，收集了目前参与HIV关怀的HIV感染人群（实线）。

图 15.5 为纳入 HIV 关怀的人提供 TB 预防治疗 ª，2005—2018 年

启动 TPT 只是成功的第一步，征途充满挑战。要坚持完成全疗程 IPT，坚持全程关怀，并使高发地区疗程统一。这些地区的感染强度和随后的再感染令人担忧。

博茨瓦纳（HIV 和 TB 高发）对 PLWH 进行了一项大型研究，以评估将推荐的 6 个月 IPT 延长至 36 个月是否获益[112]。先将 PLWH1995 例随机分入 6 个月（标准治疗）或 36 个月 IPT 组。前 6 个月，整个队列使用 INH300 mg qd。6 个月后再随机接受安慰剂或 INH 治疗。6 个月（6H）组 989 例，延长（36H）组 1006 例，每天另服 25 mg 维生素 B_6。与安慰剂组相比，延长组继续服异烟肼近 6 个月时，其间活动性 TB 显著减少，支持延长用药。但此节点一过，6H 组的 TB 病例逐渐增加，TB 发病率又回到基线水平，这有力地支持了 TB 高发地区持续的外源性复染。总体而言，与 6H 组相比，36H 组的 TB 发病率降低了 43%。经治疗意向分析，6H 组发生 34 例 TB，36H 组发生 20 例 TB（HR：0.57，$P = 0.047$）。对 6 个月后分组的 1655 人进行治疗意向校正分析发现，6H 组发生 25 例 TB，36H 组有 12 例（HR：0.47，$P = 0.033$）。

2015 年发表的里约热内卢 TB/HIV（the TB/HIV in Rio de Janeiro，THRio）研究评估了 IPT 在中等负担 TB 地区 PLWH 中的有效性[113]。随访 7 年发现，接受 IPT 的患者获得了长久保护。ART 与 TB 风险降低独立相关，而 CD4 计数低与风险增加相关。试验层面的依从性很高，但规划层面的 IPT 执行不太成功，只有约 70% 的人完成了 6 个月或 9 个月疗程。

从更广阔的角度看，除了全球不断增长但仍很低的 TPT 覆盖率之外，对已经纳入 LTBI 治疗的患者来说，下一个挑战是 LTBI 分层关怀的所有后续环节。一项已发表的 1946—2015 年的荟萃分析详细记载了 LTBI 诊断和治疗的主要数据[114]，58 项研究荟萃了 70 个不同队列和 748 572 人，多环节分层关怀的每个环节都有问题，导致所有筛选者完成 LTBI 治疗的 < 20%（图 15.6）。

与 TB/HIV 协同的其他方面一样，IPT 的全球实施和成功受到关怀分层中多个来自患者层面和系统性障碍的影响。这里包括患者准备不足、规划承诺和资源不足、服药地点准备不足及功能不完善，对高负担地区识别活动性 TB 和再感染的担忧、对产生 INH 耐药毫无根据的担忧，及对长疗程（6～36 个月）依从性不足和难以完成治疗的担忧。这需要补充规划，采用更多的技术手段。

美国在内的高收入国家 TPT

提起 HIV/TB，人们会想到撒哈拉以南非洲地区，那里的 HIV/TB 影响最广。但在美国和其他发达国家，HIV/TB 依然是全球关注的重要问题之一。而这里的 TB 重心主要是识别和通过治疗降低传染性 TB 病例数。

众所周知，估计美国已有 120 万人感染了 HIV，但很少有人意识到目前有 1000 万～1300 万美国人为 LTBI。如果不加以处置，其中一部分将随年龄增长发展成活动性 TB 传染源，这一风险将持续增加，其

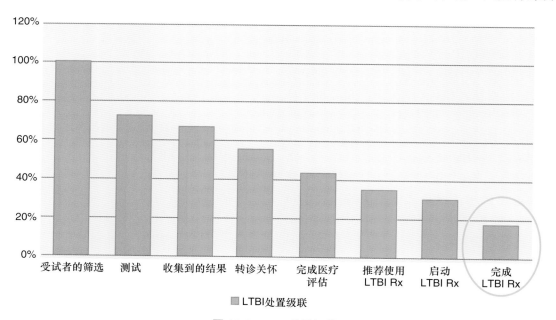

图 15.6　LTBI 处置级联

中 PLWH 风险最高。目前，感染 LTBI 和 HIV 高风险人群包括被囚禁者、移民、来自两病高发地区人群、尤其是接受免疫抑制剂治疗的癌症或炎症性疾病患者和老年人。

在 HIV 和 TB 高流行国家或地区，应向所有非活动性 TB 的 PLHIV 提供 TPT，无须经 TST/IGRA 筛查。而在 TB 低发地区，建议通过 TST 或 IGRA 筛查 LTBI。

新短程 TPT 方案与 TB/HIV 共感染

在终止 TB 策略中，消除全球结核菌感染的关键意义是提高现有的和新的 TPT 执行成功率，通过改善 LTBI 管理，使用现有工具和新策略来弥补关怀级联中每一措施的损失。然而，仍然需要其他令人耳目一新的方法，包括激动人心的有效短程新 TPT 方案。IPT 的一个突出问题是需要至少 6 个月的治疗，导致大批患者不能完成治疗。新的短程方案有望打破 IPT 的这一限制，成为 TPT 规则改变者[65]（http://stoptb.org/global/advocacy/unhlm_targets.asp）。

预防 TB 的 3HP 方案

发表于 2011 年的 TBTC 研究 26 预防 TB 项目是一项里程碑式的随机非劣性对照试验，比较了 3 个月的每周一次利福喷丁加异烟肼（3HP）与 9 个月的每日一次 INH（9H）[115]。与 9H 相比，大批 HIV 阴性者在 DOT 监督下服用 3HP 显示出非劣效果，治疗完成率更高，TB 发生率更低，肝毒性更少，证实了 3HP 作为 TPT 选项的有效性。两组中的 TB 发病都很少：3HP 组 7 例，9H 组 15 例；相比之下，3HP 组依从性更高，完成率 82%；9H 组完成率为 69%。2016 年，该研究扩容并转向 PLWH 人群，在那些较高 CD4 计数（中位 500/µl）人群中，3HP 既好用又非劣[116]。

一项后续研究评估了使用 DOT 和 3HP 对潜伏 TB 的影响，这是一项随机临床非劣效性试验，与 SAT 相比，在高、中和低收入人群中显示出相似的疗效[116]。根据这项研究和后续研究的数据，WHO 2018 年指南认可 3HP 替代 6 个月 INH 单药方案（6H），作为 TB 高发国家成人和儿童的预防性治疗[117-118]。在美国对 3HP 的上市后监测表明，在常规医疗保健环境中，3HP 的完成率总体高于临床试验的报道，并且高于据称是非依从人群的历史方案。3HP 安全性的系统评价回顾了 23 项 RCT 和 55 项非随机研究。据报道，与标准 INH 治疗相比，流感样反应增多，肝毒性减少。

在 PLWH 中使用 3HP 的一个顾虑是利福喷丁（P）和 DTG 之间潜在的药物相互作用，DTG 是 ART 中的一种协同酶抑制剂，在美国使用广泛，全球也逐渐增多。DTG 经 CYP3A 和 UGT1A1 代谢，两者都由利福霉素（包括利福喷丁）诱导，故人们担心 P 会否导致 DTG 剂量低至治疗水平以下。DOLPHIN 药代动力学试验结果已经解答了这个问题，证明 DTG 可以与每周一次（3HP）共计 12 次的短程 TB 预防治疗一起使用，无须调整剂量[87]。

尽管 DTG 曲线下面积在第 3 周和第 8 周减少了 29%，但根据原剂量发现研究中 DTG10 mg 的 96 周结局，研究人员判断 DTG 浓度充足。整个治疗期间病毒载量始终 < 40copies/ml。这一发现大大消除了人们对 P 与 DTG 的潜在相互作用的担忧，并为三大洲 12 个 TB 高负担国家推广 3HP 方案铺平了道路。

3HP 已被美国食品药品监督管理局批准用于治疗 LTBI，并受到世界卫生组织和美国疾病预防控制中心的推荐。3HP 产品正在被 TB 和 TB/HIV 高负担国家追捧。

3HR：每日服用利福平加异烟肼（固定剂组合）连续 3 个月，与 3HP 的疗效和安全性相似，推荐用于 15 岁以下的儿童和少年。

在非洲、拉丁美洲和亚洲的 12 个 TB 或 TB/HIV 高负担国家正在开展对 3HP 的后续研究，这些国家共占全球 TB 负担的 50%：巴西、加纳、埃塞俄比亚、肯尼亚、坦桑尼亚、马拉维、津巴布韦、莫桑比克、南非、印度、柬埔寨和印度尼西亚。首先，在更大规模人群中评估 3HP 联合 DTG 的安全性和药物间相互作用，然后对 40 万人进行 3HP 治疗。计划通过实施科研项目来确定实行该方案的最佳途径，进而归纳出总体方案，以在公共诊所常规关怀中使 TPT 获得高质量的成功。

TB-1HP 简介

2019 年报道了另一项里程碑式的短程 TPT 试验，即"短暂结核"研究（1HP）。这项针对高负担 TB 环境中 PLWH 的多中心 RCT 发现，每日服异烟肼和利福喷丁 1 个月（1HP）不劣于 9H[119]。共纳入 3000 名受试者，中位随访时间 3.3 年。其中 54% 是女性，中位 CD4+ 计数为 470/mm3，半数患者正在接受 ART。主要终点：1 个月组 1488 例中 32 例（2%）发生 TB，9 个月组 1498 例中 33 例（2%）发生 TB，其发生率分别为 0.65/100 人年和 0.67/100 人年，1 个月组治疗完成率明显高于 9 个月组（97% 对 90%，$P < 0.001$）。此外，不良事件更少，患者更有可能坚持完成治疗。1 个月组严重不良事件 6%，9 个月组 7%（$P = 0.07$）。"短暂 TB"研究表明，1HP 用于 HIV 感染者的 TB 预防不劣于 9H，且与 9H 相比具有更高的治疗完成率和更低的不良事件发生率（表 15.4）。

每日 RIF-4R 方案

在九个国家进行的一项开放试验中，成年 LTBI 被随机分配到 4 个月的每日利福平组或 9 个月异烟肼方案组，预防活动性 TB。对非劣效性和潜在优势进行了评估。次要结局包括临床诊断活动性 TB、3 ～ 5 级不良事件以及治疗方案的完成率。4R 不劣于 9H，且治疗完成率更高，不良事件更少[120]。该方案尚未在 PLWH 中进行正式试验，是无法耐受 INH 或接触耐异烟肼结核的一种选择。每日利福平将导致蛋白酶抑制剂和 NNRTI 药物的血药浓度下降。

这些研究为缩短 TPT 疗程提供了令人兴奋的证据。需要不断进行研究，以实现患者利益最大化，从而在个体层面设法解决和加速消除 HIV/TB。

有关准确剂量和患者信息，请参阅 http://www.cdc.gov/tb。

意识到进展的缓慢以及迎合高层政治的需求，UNHLM 制定了雄心勃勃的 TB 防治目标：2022 年要为至少 3000 万人提供 TB 预防治疗，其中包括 400 万 5 岁以下儿童、2000 万 TB 家庭密切接触者，及至少 600 万 PLWH（http://www.stoptb.org/global/plan/plan2/）。

其他 TPT 问题

IPT 的初步成功和对短程 TPT 方案的激情也为研究其他实际和重要的实施内容提供了彩头和机会，其中包括 TPT 与 DTG 联合给药在内的一干正在进行和将要进行的试验：DOLPHIN TOO 研究针对尚未接受 ART 的患者启动 3HP ＋ DTG 的 TPT 方案，ACTG A5372 则是对未接受 ART 的患者开启 1HP ＋ DTG 的研究。其他研究包括在 CD4 计数极低的人群中使用 TPT 方案、定期重复 TPT 方案和 WHIP3 TB 研究。第一部分比较了 3 个月的每周大剂量利福喷丁加异烟肼方案（3HP）和 6 个月的每日异烟肼方案（6H）；第二部分比较了周期性（每年一次）3HP（p3HP）和一次性 3HP。

有必要对极其重要的人群如儿童和孕妇进行 TPT 研究以确保 TPT 效果，此类研究正在进行中。IMPAACT Pl078 TB APPRISE 试验[121] 比较了 HIV 感染孕妇早期启动或分娩后启动 IPT 的安全性和有效性，结果显示两组间 TB 发生率或孕产妇安全性结局没有明显差异。然而，该研究确实观察到早期干预组不良妊娠结局（死产，自发流产，低出生体重，早产或先天畸形）的发生率较高，但两组的 TB 发生率都较低。当前，WHO 建议在孕期内进行 IPT，但上述结果提示这对 HIV 阳性孕妇来说风险可能超过受益，

表 15.4　PLWH TB 预防治疗的方案选择

方案	剂量	ART 兼容性	疗程	评价	HIV 研究	成功率
9H	每日异烟肼 300 mg ＋／- B6	优秀 可以用所有 ART 方案	9 ～ 36 个月 疗程决定于相关地区 TB 流行率	标准方案 物美价廉 吸收不良 未完成率高	与 PLWH 进行了多项研究	按疗程使用 30% ～ 70% 有效率
3HP	每周一次 异烟肼 900 mg 利福喷丁 450 ～ 900 mg 以体重制订剂量	可以用 EFV 和 DTG 方案	3 个月（12 剂次）[a]	利福喷丁[b] 价格昂贵；可用率受限	与 PLWH 进行了多项研究[c]	87% 完成率 非劣于单独使用异烟肼
短疗程 1HP	每日 异烟肼 300 mg ＋ 利福喷丁 10 mg/kg ×1 个月	可以用 DTG 和 EFV 方案	1 个月	利福喷丁价格昂贵 可用率受限	3000 名 PLWH 按照 1：1 与异烟肼进行比较	97% 完成率 非劣于 6H 方案
4R	每日利福平 10 mg/kg 最大：600 mg	无研究	4 个月	考虑异烟肼是否不再可用	PLWH 未研究	高完成率 低毒性

[a] 2018 年，根据更多数据，CDC 修订了建议，允许 SAT 采用该方案。
[b] 最近宣布的利福喷丁价格从 45 美元降至 15 美元，全程 TPT 将增加全球可用性。
[c] 目前正在进行大规模的多国方案实施研究

有必要进一步研究确定 TPT 启动的最佳时机。

对儿童的研究确有必要，包括 < 2 岁儿童 3HP 和 1HP 的用法，以及 MDR-TB 的预防。

随着 IPT 用法的改进和令人兴奋的新 TPT 方案的出现，下一目标和挑战是在全球双感人群中全面推广和实施 TB/HIV 协同治疗。标准 IPT 和新的短程方案为科学实施 TPT 提供了许多差异化服务方式（differentiated service delivery，DSD）选项，以证明方案的可接受性、可行性和有效性。首先，TPT 必须以综合性患者为中心的关怀模式提供，应在初期和治疗期间提供 HIV 和 TB 两方面管理专家的共同管理和咨询。

在高流行背景下，如果 HIV 规划向数千人提供低强度 ART 模式，则 DSD 模式的用法、协调和融洽，及将 TPT 融入现有 HIV 规划显得至关重要，可能包括：

- 在 HIV/ART 治疗和初级保健机构中提供 TPT。
- 在家庭和社区背景下提供 TPT，取得强有力的社会支持。
- 使用 CHW 和其他治疗服务者的治疗服务，根据需要每周 1 次 DOT 和随访追踪。
- 提供社区内 ART 和 TPT 坚持俱乐部[122]。
- 社区提供类似 ART 的 TPT 药物分发，在患者领药点将 TPT 和 ART 药一次领取，或采用一种智能化加密药箱 "Pele-Boxs"，患者输入个人手机号码和密码便可打开取药，避免在药店或诊所排队（参见 https：//www.pelebox.com）。
- 通过 mHealth 技术，远程监测 ART 和 TPT 的依从性，减少临床访视频次[123]。

MDR-TB TPT

对暴露 MDR-TB 者提供 TPT 的潜在获益极其重要而复杂，目前仍未确定。三项进行中的临床试验试图指引 MDR-TB 暴露背景下对潜伏 TB 治疗的选择。V-QUIN MDR 和 TB-CHAMP 两个试验均采用 6 个月左氧氟沙星方案（按体重给药）与安慰剂对照。第三项 PHOENiX MDR-TB 试验近期开始：比较 6H 与 6 个月德拉马尼。在这些试验以及其他试验结果尚未公布前，世卫组织建议如下（www WHO End TB 2019）[11]：

1. 仔细评估暴露强度，确定源病例，确定源病例耐药程度以及潜在不良事件，然后进行个性化治疗。

2. 选择 MDR-TB 患者家中的高风险接触者，根据个体风险和合理的临床评估决定预防性治疗。

3. 重点关注高危家庭成员接触者（儿童、接受免疫抑制治疗者和 PLWH）。

4. 应根据源病例的药敏试验结果选择药物（许多 MDR-TB 家庭成员密接者发生药物敏感结核，因此普通预防方案便可行）。

5. 需经 LTBI 检测确认结核感染。

6. 严格临床观察，严密监测 2 年以上。

7. 此外，这些建议不得干扰基于伦理进行的 MDR-TB 接触者安慰剂对照临床试验。临床试验结果对本建议的升级至关重要。

需尽早判定 PLWH 与 TB 共病及其风险

新的治疗和预防策略，新工具、新政策和新资源进步显著，展望未来，终止 TB 和 HIV 流行的条件已经具备。然而，基数庞大的 PLWH 和 TB 人群尚未被发现，且在自然病程晚期显现出免疫系统或肺和重要脏器的严重损害[12-13, 34, 75]。这种诊断延迟以及关怀和治疗过晚的现象均导致 PLWH 的高死亡，与结核是否耐药无关。此外，无法预料这些患者确诊之前能传染多少未知人群，每例估计平均传染 15 ～ 20 人。

传统上，TB 和 HIV 项目分别采取不同的诊断和治疗策略，主要集中于医疗机构或针对两病密切接触者。尽管对 TB 和 HIV 的筛查及病例发现仍十分重要，但从个体和群体角度看，全面关怀及成功治疗需要尽早和尽可能多地确定两病密接者和高危人群。这反过来要求社区一级的各站点广泛开展工作。两病协同治疗以及新诊断方法和新药的成功，为两病全程关怀和实施专业协同合作提供了额外动力。必须从筛查扩展到预防，救治活动性 TB 及其高危人群，以期降低死亡率，延长 PLWH 生命和提高生命质量。

积极强化协同筛查和发现病例，以期尽早诊断 TB/HIV 双感和共病

WHO 发起和长期坚持的 DOTS 策略包括在医疗机构因症就诊患者中发现活动性 TB。这一策略不能满足 HIV 高负担背景。仅被动发现 TB 病例不足以消除 TB/HIV 双感高风险地区的 TB。上述背景下主动协同筛查和发现 TB 及 HIV 病例至关重要。同样重要的是，病例主动发现干预在规划层面上与在 LTBI 人群和发生活动 TB 的最高风险人群中预防 TB 病密不可分。在 TB 和 HIV 高发国家，强化 PLWH 中的 TB 病例发现也为确诊大批 TB 提供了机会；如对所有个

体进行微生物筛查，而非因症筛查，则发现率将进一步显著提高。强化病例发现旨在提高病例检出率，缩短 TB 诊断时间，进而降低发病率和死亡率，缩短传染期。反过来，将会减少社区和卫生保健机构中 TB 的传播风险。在撒哈拉以南非洲进行的基于社区的强化病例发现（community-based intensive case finding，CBICF）研究中，TB 和 HIV 的社区协同筛查对两病都是可行、可接受和高产出的[124]。

一项南非农村社区聚集背景下进行的 TB-HIV 协同筛查的代表性研究很说明问题。CBICF 由训练有素的社区医务者在护理监督下，从 2010 年 3 月至 2012 年 6 月（Xpert/TB 上市前）在养老金分配点、出租汽车站、学校、市政会议厅等地点完成[19]。根据 WHO 的标准症状（咳嗽、发热、盗汗和体重减轻）对社区成员进行 TB 症状筛查、痰液细菌学筛查、快速指尖血 HIV 检测，及血 CD4 细胞计数。在 322 个不同社区接受 TB 筛查的 5615 人中，91.2% 同时接受了 HIV 检测，确诊 510 例（9.9%）HIV 阳性，中位 CD4 细胞计数为 $382/mm^3$（四分位距：260-552），大大高于之前当地医疗机构筛查到的 HIV 阳性例数，表明疾病在社区处于早期阶段。2049 人有 TB 症状（36.4%），1033 人（18.4%）进行了痰检。730/10 万的社区背景发病率下，检出 41 例（4.0%）细菌学阳性的 TB 病例（需要筛查数，NNS = 137），总体登记率之高异乎寻常。

特别值得一提的是，有 11 例（28.6%）确诊 TB 病例为 MDR 或 XDR-TB。更令人感兴趣的是，通过 CBICF 发现的 41 例 TB 中，只有 5 例（12.2%）HIV 共感染者，对比同期大多数医疗机构登记的 TB 中 HIV 共感染率达 64%（$P < 0.001$）。所有病例均已成功转入 TB 治疗，疗效显著。这些数据说明，社区 HIV 和 TB 感染（包括耐药 TB）的早筛早发现益处多多，有助于改善临床结局并阻断社区传播。

撒哈拉以南非洲地区大量社区背景下的多项补充研究表明，在社区和家庭背景下对 HIV/TB 进行协同筛查和病例发现，具有类似的可接受性、可行性和有效性。TB 和 HIV 的协同服务已证明增加了 ART 接受度[125]，缩短了 ART 启动时间[126]。此外，TB/HIV 服务平台整合了 ART 和 TB/HIV 共感患者的治疗，已经在 TB 治疗期间降低了死亡率[127]。这些证据支持在 TB/HIV 合并感染负担高的环境中迅速扩大服务协同。增加以社区为基础的 HIV/TB 协同工作以及针对 HIV 阳性和阴性 TB 例的其他综合策略可能有

助于在 TB/HTV 高负担地区消除 TB。扩展这些数据和调查结果，10 年 HIV 和 TB 传播的动态模型表明，基于社区 TB/HIV 筛查与关怀，可以将南非农村地区 TB 发病率从每 10 万人口中 868 例降至 298 例，将 HIV 从 1% 降至 0.8%，同时降低 MDR 和 XDRTB 的发病率[124]。这种方法在正式的并行成本效益研究中也被证明具有成本效益[128]。

实现 TB 和 HIV 协同防治

鉴于两病的多样性，WHO 2012 年的政策强调要建立通用平台，最好同步实施 TB 和 HIV 协同预防和治疗。协同理念应渗透至国家部级和部门层面，使在线服务和社区定点协同服务常态化。对 TB/HIV 协同行动的实施、监测和评估应在国家体系内采用标准化的指标、报告和记录格式进行。为合作参与 TB/HIV 行动设定的国家和地方目标应有强化社区、TB 患者和 PLWH 的参与，以确保关联，促进落实和提出政治承诺。WHO 2012 年制定的关于 TB/HIV 协同行动的内容今天仍适用，如突出强调以人为本，加强不同卫生体系，研究新的差异化策略，通过行动实施形成指南，促进成功和普遍接受[2, 129-130]。

社区预防和治疗成功的策略必须得以扩展和全力支持。减轻 PLWH 的 TB 负担的干预措施包括社区内筛查、加强 HIV 和 TB 的病例发现、感染控制以及制定与 WHO 和国家指南一致的 ART，现在还要强调 TPT、耐药 TB 以及人本关怀和预防策略。需要制定符合各国卫生体系的中长期国家策略性规划，以便在全国范围内大规模实施。国家 HIV 和 TB 控制规划也应与其他职能部门和民间社会组织（包括非政府组织和社区组织）建立伙伴关系，以协同制定、实施和监测 TB/HIV 合作行动。HIV 和 TB 控制规划应与其他规划合作，确保妇女、儿童、囚犯和吸毒者获得有质量保证的协同服务；相关吸毒人群还应接受减害服务，包括住院或门诊的药物依赖治疗。

将指南、承诺和政策付诸行动仍具挑战性。这些合作目标已经被两病以往和当今的历史、社会结构变化和文化差异所削弱（图 15.4）。重要的是，对 TB 的研究、开发、预防和临床服务长期资金不足。TB 和 HIV 联合行动的成功必须创造性地坚持面向 HIV 和 TB 以及卫生体系和规划现实，现实就是患者过多、资金不足、结构和人力资源不堪重负。此外，必须加强卫生体系平台建设，包括运行良好的细菌、病

毒以及药敏实验平台，安全可靠的高质量药品分发平台，医务人员专业培训平台，功能信息平台；加上必要的财政支持和政治意愿[130]。

尽管面临这些持续挑战，但在过去十年中，协同策略已经取得了部分重大进步。例如，关于 HIV 和 TB 协同服务，2017 年非洲确诊 TB 患者中 86%HIV 阳性，而 2005 年 HIV 阳性存活者 TB 病登记率仅有 14%；这 86% 的 HIV 阳性者接受了 ART，较 2005 年的 36%[2] 大幅增加，2017—2018 年接受 TPT 的 PLWH 从 100 万增加到 180 万[65]。此外，开发出了创造性定点实施新策略，出现了同时针对 HIV 和 TB 的新药物疗法，并取得初步成功。

差异化服务供给

"一刀切并不适合所有人"

DSD 是一项新明确的策略，有可能提高 HIV 和 TB 协同诊疗的效率。全球 HIV 和 TB 的流行由无数小规模流行构成，它们面临相似的社会决定因素和挑战，但也有许多微小差异。DSD 已经意识到这种普遍多样性，根据 HIV/AIDS 和 TB 存活者的健康状况和临床需求量身定制。DSD 的发起和提议原本是作为一项 HIV/AIDS 关怀策略，以便更高效地利用现有医疗资源满足患者需求，主要是低收入国家。但眼下则正被倡导用于 TB 关怀和 HIV/TB 协同诊疗。

虽然依据严格证据和专家共识制定的 HIV 和 TB 预防管理总指南至关重要，但落实规划和服务的具体内容仍须考虑当地 HIV 和 TB 流行状况，以及具体国家和地区特有的社会人口、资源和卫生系统因素。这将影响 HIV 和 TB 协同诊疗资源的配置。从国家规划层面到初级预防和临床服务，所提供的综合服务机制、结构、设施和人员各不相同，但应该反映 PLWH 和（或）TB 群体的偏好和期望，并同时减轻患者和卫生系统不必要的负担。

DSD 和药疗依从性：DSD 策略对 TB 和 HIV 的药物依从性都适用。传统 TB 信任已全球聚焦，WHO 统一颁布和推荐的 DOT 就是焦点。尽管 DOT 治疗取得了巨大成功，但各地参差不齐，实施情况也不一致。部分原因是 TB 流行状况和卫生资源差别大，且 HIV 共感使其更加复杂化。有替代方案吗？HIV 的 ART 药疗依从性大多通过自我管理实现，在对患者进行依从性教育、困难评估和咨询后，通常在有社会支持的情况下实施。PLWH 已经可以成功地终身服药并有完整的记载，但并不统一。一些个体和小群体仍

在挑战和抗争着依从性，需要特别注意。对方案的简化和改进出现了巨大分歧，而基础和个性问题往往成为核心，"一刀切并不适合所有人"。在此情况下，一系列针对社区的策略变得越发支持依从性[67]。

考虑到 TB 药的依从性，对在 TB 高、中、低负担国家进行的研究进行系统评价后发现，与 SAT 相比，接受 DOT 治疗的 TB 患者的治愈率或治疗完成率没有提高[131-133]。从现有试验看，DOT 未能解决 TB 治疗依从性差问题。鉴于 DOT 占用大量资源和成本，有必要重新审视这一唯一"靠山"。需要选择其他方法来激励患者、工作人员和失访者。DOT 仍是 WHO 以及美国和欧洲大多数 TB 规划倡导的支撑药疗依从性的实践标准。然而，资源不足和结构性障碍使得其难以落实，在许多资源有限地区没有达成统一或实施成功。DSD 的药疗依从性方法包括更大的政策和实施的灵活性，以患者为中心的赋权是其核心特征，新举措如 mHealth、强化社会支持和其他行为内含，尤其在社区背景下支持对 HIV 和 TB 治疗群体的 SAT。

作为 DSD 策略部分，社区卫生工作者、mHealth、ART 俱乐部和其他社区服务模式越来越多地被 HIV 治疗规划采用[134]。参与者先接受培训，以对 TB 和其他机会感染进行症状筛查，再转诊做进一步评估，分发 TB 预防药和进行家庭 DOT。这一方法已在撒哈拉以南非洲的几个地区进行了试点。低发病率国家的研究表明，智能手机视频 DOT 是可行的，患者使用率高，且与面对面 DOT 的依从率相似[131]。

为 PLWH 提供 TPT 治疗和 DSD 关怀

ART 规划越来越多地推出了差异化服务供给模式，以提供更高效、更及时的患者为中心的关怀。新探索包括同步启动 ART 和 IPT（重点是启动和监测以 HIV 为导向而非 TB）、增加门诊访视间隔，及为"稳定期"PLHIV 调整 ART 和 IPT。随着对 PLHIV 的关怀，HIV 病情稳定，ART 越来越多地进入社区。在撒哈拉以南非洲地区，正在开发和逐步普及实施 DSD 策略如早期利用 mHealth、社区卫生工作者和（或）ART 俱乐部成员分发 ART 和 TPT、监测副作用和（或）TB 症状。

DSD 还可基于特定患者需求而加以分层、简化，并关注项目设计和实施的复杂性。例如，区分病情稳定、坚持 HIV 治疗、始终依从服药、并能自我管理的患者，向他们提供低度关怀；而对那些治疗不太成

功、依从性差且需要更强力和有针对性干预的患者提供更严格的监护。基于患者需求开发和实施分层化、灵活的治疗模式是差异化关怀的本质。差异化HIV服务供给诠释了服务供给如何创新和提高效率及时效，以及患者和高危社区如何搭建和了解平台。当前实有必要在TB服务供给侧推出类似策略[136]。

医疗保健队伍的扩大——"任务转移/共享"

卫生保健系统内有限的人力资源可能会阻碍TB和HIV关怀整体推进与成功。扩充卫生保健力量并使之多样化对于实施大规模更加灵活的TB/HIV协同规划至关重要。这需要对卫生人员的传统角色和定位进行重新定义，并按功能需求将劳动力进行细分和功能定位。为此，CHWs已得到越来越多人的承认[137]。CHWs通常缺乏正规的医疗或护理教育背景，但通过接受定点培训，可以作为现有卫生保健队伍的延伸。他们可以在社区内或附近自愿或有偿地提供专项诊断、预防、转诊、治疗和随访服务，并且能够以多病而非单病的方式进行。他们意识到"一刀切不适合所有人"，故采用DSD方法创造性地雇用CHWs，根据地理位置、资源水平、现有医疗条件以及HIV和TB双感疫情，针对不同情况提供定制服务。在历史发展过程中[12-13, 34, 75]，迫切需要尽早识别TB和HIV，这既有利于患者本人也有利于阻止两病的流行，而CHW则最具进行早期识别的优势。CHWs能约到"难以接触到"的社区成员如年轻人，能在酒吧等场所为他们提供HIV和TB筛查、预防服务[138]。重要的是，CHWs具有一张熟悉的面孔以及服务大众必备的敏感性、技能和同情心，他们能顺利改变有时不太愉快的、非个性化的卫生保健平台与个人和社区成员的互动交流。CHWs已成功地与护士组成合作团队，通过已有的和正在建立的家庭与社区团检，高效筛查HIV和TB以及非传染性疾病，并做到成本效益高[128, 139]。

利用级联和统一的关怀

在记录、分析和利用现有的和新的策略来解决TB和HIV规划状况和进展方面，面临的另一个挑战就是缺乏可靠的程序、产出数据以及统一的衡量标准[140]。级联关怀（关怀统一体）是一个实用且有价值的项目和研究工具，用于评估多个必需的顺序级，以取得治疗成功。在过去十年中，关怀级联已经被开发并广泛用于评估PLWH关怀中的步骤，包括筛查、

病例发现、转诊、启动、药物依从性、关怀保持、持续病毒抑制和免疫重建，所有这些都是以患者为中心的统一关怀的一部分。TB控制规划可以从HIV平台中学习使用关怀级联，并着手实施，以提供和改进以患者为中心的全面DSD规划技巧。关怀级联分析有助于针对差距和流失原因进行针对性干预，发现关怀全过程中的每一个缺陷。这有助于规划和实施针对这些要点的干预措施和对结局与时间变量进行评估[130]。

总之，运用统一关怀尽管已经证明了与时俱进的改善，但对PLWH敏感和耐药TB以及HIV的治疗结局仍令人无法接受。统一体分析表明，TB和HIV共病关怀在不同环境中差异很大，但确定无误的是半数以上病例没有得到关怀，病死率是HIV阴性者的两倍以上[130]。南非的TB关怀级联研究显示，从实验室、TB登记处和已发表研究的数据看，只有53%的TB治疗成功[111]（图15.7）。患者丢失发生于TB关怀级联的许多点：5%未经TB检测，13%在TB检测和诊断之间丢失，主要是医护人员未遵循TB诊断算法。在已确诊的TB患者中，初始随访流失率（如诊断TB但未启动治疗）为12%（利福平耐药TB25%，敏感TB11%），17%未完成治疗（图15.7）。在对确诊的TB/HIV双感亚组人群的分析发现，只有52%的TB/HIV双感者TB最终治疗成功，从测试起便逐级降低（图15.7）。

值得注意的是，HIV缺漏和结局没有记录在案。构建时，通常已就统一关怀过程中所报告的规划步骤和结局分别定义了每种疾病，主要通过流行病逻辑测量[141]。尽管自身具有重要价值，但仅记录和分析与TB相关的结局，所观察到的HIV/TB共感染者和人群的级联表现轨迹是不完整的。通过合并TB和HIV预防关怀和治疗的级联（图15.7），可以更好地了解患者和人群经历的真实世界，以及全面的规划需求和缺漏[67]。

图15.8是基于O'Donnell等[67]的工作建立的模型，并进行了尝试，建议以更精细的集成方式评估每种疾病的每个步骤，表示制订和实施编制好的两病协同关怀和预防步骤，分别包括筛查、参与关怀和预防、治疗和治疗结局（含复发或再感染、治愈、TB和HIV的终身关怀）。理想情况下，应当通过正确测定、记录和分析发挥作用，并使之成为主动的双向程序，让当地合作伙伴参与数据收集和分析，借机制订当地的矫正或扩大干预措施。这一过程和策略，综合

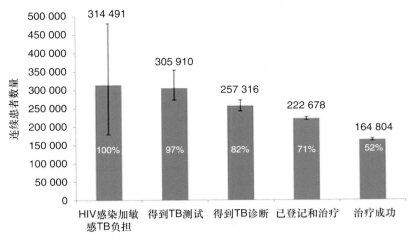

图 15.7　HIV 共感的药物敏感 TB 患者的关怀级联。级联每级的比例与估算负担的关系

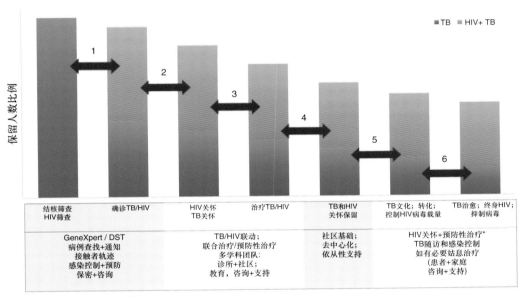

* 持续时间取决于TB流行率

图 15.8　TB/HIV 关怀的统一体定义了构成 TB/HIV 最佳关怀的过程和联系。y 轴代表接受关怀的患者，x 轴代表统一体的阶段，箭头代表统一体中的联系。下面的框定义了每个阶段的任务和过程。TB，结核；HIV，人类免疫缺陷病毒；VL，病毒载量；DST，药敏试验；TPT，TB 预防治疗

了两病的统一关怀，利用当前和今后有关两病的预防和治疗进展，能改善个体和人群的健康，有助于扭转和结束共同威胁全球的 HIV 和 TB 疫情。

结论

　　TB 和 HIV/AIDS 是人类传染病中历史最悠久和最新型传染病危险而又持续的碰撞。40 年来，它们一直悲惨地交织在一起，对患有其中一种或两种疾病并面临风险的人群和社区产生了巨大影响。这两种疾病在社会根源、流行病学、生物学、预防、临床特征和反响强烈的人权问题上有着惊人的相似之处。鉴于其全球属性，两者显然都是个体的但又相互关联的流行病，其差异反映了当今地理、社会人口和政治的复杂性以及全球历史和文化差异。然而，无论 TB 和 HIV 在哪里交汇，协同政策、策略和做法的逻辑和好处都令人信服。

　　TB 和 HIV 共同导致数百万人死亡和痛苦。过去十年在两病预防和治疗方面取得了令人振奋的进展，引发了新的乐观情绪，可能成为转折点，标志着未来几十年内有可能扭转并消除这两种流行病。我们不建议传统的 TB 和 HIV 分离管理模式，而应努力协同

面对 TB 和 HIV 的障碍和挑战，这样做将体现出对受两病影响的个体和社区全面的、以人为本的一体化的重要性和益处。我们为新诊断和 TB 预防的进展提供证据，特别是在 PLWH 中采用 ART 和 TB 预防疗法，以及在 PLWH 中为药物敏感和耐药 TB 的新疗法提供证据。认识到 TB 和 HIV 流行的多样性，“不能对所有人一刀切”，我们探索了当前在关怀和治疗方面的遗漏和新对策，包括差异化服务供给、增加人力，建议为 TB 和 HIV 提供综合性关怀级联。

消除 TB 和 HIV 这两个威胁临床和公共卫生的全球疫情，需要增加和平等使用和获取现有的诊断和治疗方法，开发和创新预防、诊断和治疗新技术。要实现这一目标，最佳途径是继续完善 TB 和 HIV 的持久协同，在整个预防和关怀统一体中加强关怀平台建设，坚定不移地关注和消除两病植根的社会和人权不公。

参考文献

1. World Health Organization. *Global Tuberculosis Report 2018*. Geneva, 2019.
2. World Health Organization, Global Tuberculosis Report, 2018, Geneva.
3. Stewart RJ, Tsang CA, Pratt RH, Price SF, and Langer AJ. Tuberculosis—United States, 2017. *MMWR Morb Mortal Wkly Rep*. 2018;67:317–23.
4. Multidrug-resistant Tuberculosis-Fact Sheet. Available from: https://www.cdc.gov/tb/publications/factsheets/drtb/mdrtb.htm.
5. Revised definition of extensively drug-resistant tuberculosis. *MMWR Morb Mortal Weekly Rep*. 2006;55(43):1176.
6. Gandhi NR, Moll A, Sturm AW, Pawinski R, Govender T, Lalloo U, Zeller K, Andrews J, and Friedland G. Extensively drug-resistant tuberculosis as a cause of death in patients co-infected with tuberculosis and HIV in a rural area of South Africa. *Lancet* 2006;368(9547):1575–80.
7. Shah NS et al. Transmission of extensively drug-resistant tuberculosis in South Africa. *N Engl J Med*. 2017;376(3):243–53.
8. [Cited 2019 June 22]. Available from: https://www.who.int/tb/areas-of-work/drug-resistant-tb/global-situation/en/.
9. Gurumurthy P et al. Decreased bioavailability of rifampin and other antituberculosis drugs in patients with advanced human immunodeficiency virus disease. *Antimicrob Agents Chemother*. 2004;48(11):4473–5.
10. Peloquin CA, Nitta AT, Burman WJ, Brudney KF, Miranda-Massari JR, McGuinness ME, Berning SE, and Gerena GT. Low antituberculosis drug concentrations in patients with AIDS. *Ann Pharmacother*. 1996;30(9):919–25.
11. Dheda K et al. The epidemiology, pathogenesis, transmission, diagnosis, and management of multidrug-resistant, extensively drug-resistant, and incurable tuberculosis. *Lancet Respir. Med*. 2017;5(4):235–360.
12. Shenoi SV, Brooks RP, Barbour R, Altice FL, Zelterman D, Moll AP, Master I, van der Merwe TL, and Friedland GH. Survival from XDR-TB is associated with modifiable clinical characteristics in rural South Africa. *PLOS ONE* 2012;7(3).
13. Padayatchi N, Abdool Karim SS, Naidoo K, Grobler A, and Friedland G. Improved survival in multidrug-resistant tuberculosis patients receiving integrated tuberculosis and antiretroviral treatment in the SAPiT trial. *Int J Tuberc Lung Dis*. 2014;18(2):147–54.
14. Selwyn PA, Hartel D, Lewis VA, Schoenbaum EE, Vermund SH, Klein RS, Walker AT, and Friedland GH. A Prospective-study of the risk of tuberculosis among intravenous drug-users with human immunodeficiency virus-infection. *N Engl J Med*. 1989;320(9):545–50.
15. Houben RM, and Dodd PJ. The global burden of latent tuberculosis infection: A re-estimation using mathematical modelling. *PLoS Med*. 2016;13(10):e1002152.
16. Ahmed A, Rakshit S, and Vyakarnam A. HIV-TB coinfection: Mechanisms that drive reactivation of *Mycobacterium tuberculosis* in HIV infection. *Oral Dis*. 2016;22:53–60.
17. Diedrich CR, and Flynn JL. HIV-1/*Mycobacterium tuberculosis* coinfection immunology: How does HIV-1 exacerbate tuberculosis? *Infect Immun*. 2011;79(4):1407–17.
18. Andrews JR, Gandhi NR, Moodley P, Shah NS, Bohlken L, Moll AP, Pillay M, Friedland G, and Sturm AW, Collaboration TFCR. Exogenous reinfection as a cause of multidrug-resistant and extensively drug-resistant tuberculosis in rural South Africa. *J Infect Dis*. 2008;198(11):1582–9.
19. Shenoi SV, Moll AP, Brooks RP, Kyriakides T, Andrews L, Kompala T, Upadhya D, Altice FL, Eksteen FJ, and Friedland G. Integrated tuberculosis/human immunodeficiency virus community-based case finding in rural South Africa: Implications for tuberculosis control efforts. *Open Forum Infect Dis*. 2017;4(3):ofx092.
20. Altice FL, Azbel L, Stone J, Brooks-Pollock E, Smyrnov P, Dvoriak S, Taxman FS, El-Bassel N, Martin NK, Booth R, Stover H, Dolan K, and Vickerman P. The perfect storm: Incarceration and the high-risk environment perpetuating transmission of HIV, hepatitis C virus, and tuberculosis in Eastern Europe and Central Asia. *Lancet* 2016;388(10050):1228–48.
21. United Nations. High level meeting on the fight to end tuberculosis. 2018.
22. Lonnroth K, Castro KG, Chakaya JM, Chauhan LS, Floyd K, Glaziou P, and Raviglione MC. Tuberculosis control and elimination 2010–50: Cure, care, and social development. *Lancet* 2010;375(9728):1814–29.
23. Alland D, Kalkut GE, Moss AR, Mcadam RA, Hahn JA, Bosworth W, Drucker E, and Bloom BR. Transmission of tuberculosis in New York City—An analysis by DNA-fingerprinting and conventional epidemiologic methods. *N Engl J Med*. 1994;330(24):1710–6.
24. The HIV/AIDS epidemic in New York City. In: Jonsen AR SJ (ed.). *The Social Impact of AIDS in the United States*. Washington, DC: National Academies Press, 1993.
25. Friedland GH. A journey through the epidemic. *B New York Acad Med*. 1995;72(1):178–86.
26. Friedman LN, Williams MT, Singh TP, and Frieden TR. Tuberculosis, aids, and death among substance abusers on welfare in New York City. *N Engl J Med*. 1996;334(13):828–33.
27. Wallace, D, and Wallace R. *A Plague on Your Houses*. New York, New York: Verso Books, 2001.
28. Drucker E, Sckell B, Alcabes P, Bosworth W. Childhood tuberculosis in the Bronx, New York. *The Lancet, Public Health*. 1994;343(8911):1482–85.
29. Frieden TR, Sterling T, Pablos-Mendez A, Kilburn JO, Cauthen GM, and Dooley SW. The emergence of drug-resistant tuberculosis in New York City. *N Engl J Med*. 1993;328(8):521–6.
30. Frieden TR, Fujiwara PI, Washko RM, and Hamburg MA. Tuberculosis in New York City—turning the tide. *N Engl J Med*. 1995;333(4):229–33.
31. Coovadia H, Jewkes R, Barron P, Sanders D, and McIntyre D. The health and health system of South Africa: Historical roots of current public health challenges. *Lancet* 2009;374(9692):817–34.
32. Packard R. White Plague, Black Labor 1989.
33. Karim SSA, Churchyard GJ, Karim QA, and Lawn SD. Health in South Africa 3 HIV infection and tuberculosis in South Africa: An urgent need to escalate the public health response. *Lancet* 2009;374(9693):921–33.
34. Basu S, Friedland G, Andrews J, Shah S, Gandhi N, Moll A, Moodley P, Sturm W, Medlock, Galvani A. The emergence and transmission dynamics of XDR-TB in rural KwaZulu Natal, South Africa. *Proc Nat Acad Sci*. 2009;106(18):7672–77.
35. Institute of Medicine (US) Forum on Drug Discovery DaTRAoMS. *The New Profile of Drug-Resistant Tuberculosis in Russia: A Global and Local Perspective: Summary of a Joint Workshop*. Washington, DC: National Academies Press, 2011 Friday, December 21 2018.
36. Stigma and Discrimination [cited 2019 January 8]. Available from: http://www.healthpolicyproject.com/index.cfm?ID=topics-Stigma.
37. Daftary A. HIV and tuberculosis: The construction and management of double stigma. *Soc Sci Med*. 2012;74(10):1512–9.
38. Zachariah R et al. Language in tuberculosis services: Can we change to patient-centred terminology and stop the paradigm of blaming the patients? *Int J Tuberc Lung Dis*. 2012;16(6):714–7.
39. Frick M, von Delft D, and Kumar B. End stigmatizing language in tuberculosis research and practice. *BMJ* 2015;350:h1479.
40. Getahun H et al. Development of a standardized screening rule for tuberculosis in people living with HIV in resource-constrained settings: Individual participant data meta-analysis of observational studies. *PLoS Med*. 2011;8(1).
41. Cain KP et al. An algorithm for tuberculosis screening and diagnosis in people with HIV. *N Engl J Med*. 2010;362(8):707–16.
42. Achkar JM, and Jenny-Avital ER. Incipient and subclinical tuberculosis: Defining early disease states in the context of host immune response. *J Infect Dis*. 2011;204:S1179–S86.
43. Meintjes G, and Wilkinson RJ. Undiagnosed active tuberculosis in HIV-infected patients commencing antiretroviral therapy. *Clin Infect Dis*. 2010;51(7):830–2.
44. Bassett IV, Wang B, Chetty S, Giddy J, Losina E, Mazibuko M, Bearnot B, Allen J, Walensky RP, and Freedberg KA. Intensive tuberculosis screening for HIV-infected patients starting antiretroviral therapy in Durban, South Africa. *Clin Infect Dis*. 2010;51(7):823–9.
45. Greenberg SD, Frager D, Suster B, Walker S, Stavropoulos C, and Rothpearl A. Active pulmonary tuberculosis in patients with AIDS: Spectrum of radiographic findings (including a normal appearance). *Radiology* 1994;193(1):115–9.
46. Jones BE, Young SM, Antoniskis D, Davidson PT, Kramer F, and Barnes PF. Relationship of the manifestations of tuberculosis to CD4 cell counts in patients with human immunodeficiency virus infection. *Am Rev Respir Dis*. 1993;148(5):1292–7.
47. Padyana M, Bhat RV, Dinesha M, and Nawaz A. HIV-tuberculosis: A study of chest X-ray patterns in relation to CD4 count. *N Am J Med Sci*. 2012;4(5):221–5.
48. Perrin FMR, Woodward N, Phillips PPJ, McHugh TD, Nunn AJ, Lipman MCI, and Gillespie SH. Radiological cavitation, sputum mycobacterial load and treatment response in pulmonary tuberculosis. *Int J Tuberc Lung D* 2010;14(12):1596–602.
49. Cobelens FG, Egwaga SM, van Ginkel T, Muwinge H, Matee MI, and Borgdorff MW. Tuberculin skin testing in patients with HIV infection: Limited benefit of reduced cutoff values. *Clin Infect Dis*. 2006;43(5):634–9.
50. Cattamanchi A, Smith R, Steingart KR, Metcalfe JZ, Date A, Coleman C, Marston BJ, Huang L, Hopewell PC, and Pai M. Interferon-gamma release assays for the diagnosis of latent tuberculosis infection in HIV-infected individuals: A systematic review and meta-analysis. *Jaids-J Acq Imm Def*. 2011;56(3):230–8.
51. Cattamanchi A, Dowdy DW, Davis JL, Worodria W, Yoo S, Joloba M, Matovu J, Hopewell PC, and Huang L. Sensitivity of direct versus concentrated sputum smear microscopy in HIV-infected patients suspected of having pulmonary tuberculosis. *BMC Infect Dis*. 2009;9:53.
52. Kivihya-Ndugga LE, van Cleeff MR, Githui WA, Nganga LW, Kibuga DK, Odhiambo JA, and Klatser PR. A comprehensive comparison of Ziehl-Neelsen and fluorescence microscopy for the diagnosis of tuberculosis in a resource-poor urban setting. *Int J Tuberc Lung Dis*. 2003;7(12):1163–71.
53. Steingart KR, Henry M, Ng V, Hopewell PC, Ramsay A, Cunningham J, Urbanczik R, Perkins M, Aziz MA, and Pai M. Fluorescence versus conventional sputum smear microscopy for tuberculosis: A systematic review. *Lancet Infect Dis*. 2006;6(9):570–81.
54. Bruchfeld J, Aderaye G, Palme IB, Bjorvatn B, Kallenius G, and Lindquist L. Sputum concentration improves diagnosis of tuberculosis in a setting with a high prevalence of HIV. *Trans R Soc Trop Med Hyg* 2000;94(6):677–80.
55. Steingart KR, Ng V, Henry M, Hopewell PC, Ramsay A, Cunningham J, Urbanczik R, Perkins MD, Aziz MA, and Pai M. Sputum processing methods to improve the sensitivity of smear microscopy for tuberculosis: A systematic review. *Lancet Infect Dis*. 2006;6(10):664–74.
56. Pathmanathan I, Date A, Coggin WL, Nkengasong J, Piatek AS, and Alexander H. Rolling out Xpert MTB/RIF (R) for tuberculosis detection in HIV-positive populations: An opportunity for systems strengthening. *Afr J Lab Med*. 2017;6(2).
57. Boehme CC et al. Rapid molecular detection of tuberculosis and rifampin resistance. *N Engl J Med*. 2010;363(11):1005–15.
58. Ngwira LG, Corbett EL, Khundi M, Barnes GL, Nkhoma A, Murowa M, Cohn S, Moulton LH, Chaisson RE, and Dowdy DW. Screening for tuberculosis with Xpert MTB/RIF versus fluorescent microscopy among adults newly diagnosed with HIV in rural Malawi: A cluster randomized trial (CHEPETSA). *Clin Infect Dis*. 2019 Mar 19;68(7):1176–83.
59. Dorman SE, Schumacher SG, and Alland D. Xpert MTB/RIF Ultra for detection of *Mycobacterium tuberculosis* and rifampicin resistance: A prospective multicentre diagnostic accuracy study (vol. 18, pg 76, 2018). *Lancet Infect Dis*. 2018;18(4):376.
60. Word Health Organization. WHO Meeting Report of a Technical Expert Consultation: Non-inferiority analysis of Xpert MTB/RIF Ultra compared to Xpert MTB/RIF. 2017.
61. Kendall EA, Schumacher SG, Denkinger CM, and Dowdy DW. Estimated clinical impact of the Xpert MTB/RIF Ultra cartridge for diagnosis of pulmonary tuberculosis: A modeling study. *PLoS Med*. 2017;14(12).
62. Xie YL et al. Evaluation of a rapid molecular drug-susceptibility test for tuberculosis. *N Engl J Med*. 2017;377(11):1043–54.
63. Luetkemeyer AF et al., Adult ACTGAST. Evaluation of two line probe assays for rapid detection of *Mycobacterium tuberculosis*, tuberculosis (TB) drug resistance, and non-TB Mycobacteria in

HIV-infected individuals with suspected TB. *J Clin Microbiol.* 2014;52(4):1052–9.
64. Gupta-Wright A et al. Rapid urine-based screening for tuberculosis in HIV-positive patients admitted to hospital in Africa (STAMP): A pragmatic, multicentre, parallel-group, double-blind, randomised controlled trial. *Lancet* 2018;392(10144):292–301.
65. World Health Organization. *Tuberculosis Global Report.* 2019.
66. Tsiouris SJ, Gandhi NR, El-Sadr WM, and Friedland G. Tuberculosis and HIV-needed: A new paradigm for the control and management of linked epidemics. *MedGenMed* 2007;9(3):62.
67. O'Donnell MR et al. Re-inventing adherence: Toward a patient-centered model of care for drug-resistant tuberculosis and HIV. *Int J Tuberc Lung Dis.* 2016;20(4):430–4.
68. World Health Organization. End TB Strategy. 2014.
69. Jack C, Lalloo U, Karim QA, Karim SA, El-Sadr W, Cassol S, and Friedland G. A pilot study of once-daily antiretroviral therapy integrated with tuberculosis directly observed therapy in a resource-limited setting. *Jaids-J Acq Imm Def.* 2004;36(4):929–34.
70. Gandhi NR, Moll AP, Lalloo U, Pawinski R, Zeller K, Moodley P, Meyer E, Friedland G, Tugela Ferry C, and Research C. Successful integration of tuberculosis and HIV treatment in rural South Africa: The Sizonq'oba study. *J Acquired Immune Defic Syndr.* 2009;50(1):37–43.
71. Karim SSA et al. Timing of initiation of antiretroviral drugs during tuberculosis therapy. *N Engl J Med.* 2010;362(8):697–706.
72. Karim SSA et al. Integration of antiretroviral therapy with tuberculosis treatment. *N Engl J Med.* 2011;365(16):1492–501.
73. Blanc FX et al., Team CS. Earlier versus later start of antiretroviral therapy in HIV-infected adults with tuberculosis. *N Engl J Med.* 2011;365(16):1471–81.
74. Havlir DV et al., Study ACTG. Timing of antiretroviral therapy for HIV-1 infection and tuberculosis. *N Engl J Med.* 2011;365(16):1482–91.
75. Gupta-Wright A et al. Tuberculosis in hospitalised patients with HIV: Clinical characteristics, mortality, and implications from the STAMP trial. *Clin Infect Dis.* 2019.
76. Nahid P et al. Official American Thoracic Society/Centers for Disease Control and Prevention/Infectious Diseases Society of America Clinical Practice Guidelines: Treatment of drug-susceptible tuberculosis. *Clin Infect Dis.* 2016;63(7):e147–e95.
77. Imperial MZ et al. A patient-level pooled analysis of treatment-shortening regimens for drug-susceptible pulmonary tuberculosis. *Nat Med.* 2018;24(11):1708–15.
78. Lienhardt C, and Nahid P. Advances in clinical trial design for development of new TB treatments: A call for innovation. *PLoS Med.* 2019;16(3):e1002769.
79. Friedland GH. HIV medication adherence. The intersection of biomedical, behavioral, and social science research and clinical practice. *J Acquired Immune Defic Syndr.* 2006;43(Suppl 1):S3–9.
80. Altice FL, Kamarulzaman A, Soriano VV, Schechter M, and Friedland GH. Treatment of medical, psychiatric, and substance-use comorbidities in people infected with HIV who use drugs. *Lancet* 2010;376(9738):367–87.
81. Gardner EM, Sharma S, Peng G, Hullsiek KH, Burman WJ, Macarthur RD, Chesney M, Telzak EE, Friedland G, and Mannheimer SB. Differential adherence to combination antiretroviral therapy is associated with virological failure with resistance. *AIDS* 2008;22(1):75–82.
82. Bionghi N, Daftary A, Maharaj B, Msibi Z, Amico KR, Friedland G, Orrell C, Padayatchi N, and O'Donnell MR. Pilot evaluation of a second-generation electronic pill box for adherence to bedaquiline and antiretroviral therapy in drug-resistant TB/HIV co-infected patients in KwaZulu-Natal, South Africa. *BMC Infect Dis.* 2018;18(1):171.
83. O'Donnell MR, Padayatchi N, Daftary A, Orrell C, Dooley KE, Rivet Amico K, Friedland G. Antiretroviral switching and bedaquiline treatment of drug-resistant tuberculosis HIV coinfection. *Lancet HIV* 2019;6(3):e201–4.
84. Meintjes G, Wilkinson RJ, Morroni C, Pepper DJ, Rebe K, Rangaka MX, Oni T, and Maartens G. Randomized placebo-controlled trial of prednisone for paradoxical tuberculosis-associated immune reconstitution inflammatory syndrome. *AIDS* 2010;24(15):2381–90.
85. Meintjes G et al., Pred ARTTT. Prednisone for the prevention of paradoxical tuberculosis-associated IRIS. *N Engl J Med.* 2018;379(20):1915–25.
86. Dooley KE, Sayre P, Borland J, Purdy E, Chen S, Song I, Peppercorn A, Everts S, Piscitelli S, and Flexner C. Safety, tolerability, and pharmacokinetics of the HIV integrase inhibitor dolutegravir given twice daily with rifampin or once daily with rifabutin: Results of a phase 1 study among healthy subjects. *J Acquired Immune Defic Syndr.* 2013;62(1):21–7.
87. Dooley KE et al., group Is. Dolutegravir-based antiretroviral therapy for patients co-infected with tuberculosis and HIV: A multicenter, noncomparative, open-label, randomized trial... *Clin Infect Dis.* 2020 Feb 3;70(4):549–56.
88. Nahid P et al. Treatment of drug-resistant tuberculosis. An official ATS/CDC/ERS/IDSA clinical practice guideline. *Am J Respir Crit Care Med.* 2019;200(10):e93–e142.
89. World Health Organization. Update of recommendations on first- and second-line antiretroviral regimens. 2019.
90. WHO consolidated guidelines on drug-resistant tuberculosis treatment. WHO Guidelines Approved by the Guidelines Review Committee. Geneva, 2019.
91. Zelnick J et al. Severe adherence challenges in the treatment of multi- and extensively drug resistant tuberculosis and HIV: Electronic dose monitoring and mixed methods to identify and characterize high-risk subpopulations. *10th International AIDS Conference on HIV Science Mexico City*, Mexico, 2019.
92. Loveday M, Wallengren K, Brust J, Roberts J, Voce A, Margot B, Ngozo J, Master I, Cassell G, and Padayatchi N. Community-based care vs. centralised hospitalisation for MDR-TB patients, KwaZulu-Natal, South Africa. *Int J Tuberc Lung Dis.* 2015;19(2):163–71.
93. Brust JCM et al. Improved survival and cure rates with concurrent treatment for multidrug-resistant tuberculosis-human immunodeficiency virus coinfection in South Africa. *Clin Infect Dis.* 2018;66(8):1246–53.
94. Aung KJM, Van Deun A, Declercq E, Sarker MR, Das PK, Hossain MA, and Rieder HL. Successful "9-month Bangladesh regimen" for multidrug-resistant tuberculosis among over 500 consecutive patients. *Int J Tuberc Lung D* 2014;18(10):1180–7.
95. Van Deun A, Maug AK, Salim MA, Das PK, Sarker MR, Daru P, and Rieder HL. Short, highly effective, and inexpensive standardized treatment of multidrug-resistant tuberculosis. *Am J Respir Crit Care Med.* 2010;182(5):684–92.
96. Nunn AJ et al., Collaborators SS. A trial of a shorter regimen for rifampin-resistant tuberculosis. *N Engl J Med.* 2019;380(13):1201–13.
97. World Health Organization. Rapid Communication: Key changes to the treatment of drug-resistant tuberculosis 2019.
98. Dheda K, Gumbo T, Maartens G, Dooley KE, Murray M, Furin J, Nardell EA, Warren RM, Lancet Respiratory Medicine drug-resistant tuberculosis Commission g. The Lancet Respiratory Medicine Commission: 2019 update: Epidemiology, pathogenesis, transmission, diagnosis, and management of multidrug-resistant and incurable tuberculosis. *Lancet Respir Med.* 2019;7(9):820–6.
99. Badri M, Wilson D, and Wood R. Effect of highly active antiretroviral therapy on incidence of tuberculosis in South Africa: A cohort study. *Lancet* 2002;359(9323):2059–64.
100. Williams BG, Granich R, De Cock KM, Glaziou P, Sharma A, and Dye C. Antiretroviral therapy for tuberculosis control in nine African countries. *Proc Natl Acad Sci USA* 2010;107(45):19485–9.
101. Suthar AB et al. Antiretroviral therapy for prevention of tuberculosis in adults with HIV: A systematic review and meta-analysis. *PLoS Med.* 2012;9(7):e1001270.
102. Lawn SD, Harries AD, Williams BG, Chaisson RE, Losina E, De Cock KM, and Wood R. Antiretroviral therapy and the control of HIV-associated tuberculosis. Will ART do it? *Int J Tuberc Lung Dis.* 2011;15(5):571–81.
103. Sterling TR et al., North American ACCoR, Design of the International Epidemiologic Databases to Evaluate A. Risk factors for tuberculosis after highly active antiretroviral therapy initiation in the United States and Canada: Implications for tuberculosis screening. *J Infect Dis.* 2011;204(6):893–901.
104. Group TAS, Danel C et al. A trial of early antiretrovirals and isoniazid preventive therapy in Africa. *N Engl J Med.* 2015;373(9):808–22.
105. Group ISS, Lundgren JD et al. Initiation of antiretroviral therapy in early asymptomatic HIV infection. *N Engl J Med.* 2015;373(9):795–807.
106. Dravid A et al. Incidence of tuberculosis among HIV infected individuals on long term antiretroviral therapy in private healthcare sector in Pune, Western India. *BMC Infect Dis.* 2019;19(1):714.
107. Comstock GW, Tockman MS, Helsing KJ, and Hennesy KM. Standardized respiratory questionnaires: Comparison of the old with the new. *Am Rev Respir Dis.* 1979;119(1):45–53.
108. Comstock GW, and Woolpert SF. Preventive treatment of untreated, nonactive tuberculosis in an Eskimo population. *Arch Environ Health* 1972;25(5):333–7.
109. Badje A et al., Grp TAS. Effect of isoniazid preventive therapy on risk of death in west African, HIV-infected adults with high CD4 cell counts: Long-term follow-up of the Temprano ANRS 12136 trial. *Lancet Glob Health.* 2017;5(11):E1080–E9.
110. Golub JE, Pronyk P, Mohapi L, Thsabangu N, Moshabela M, Struthers H, Gray GE, McIntyre JA, Chaisson RE, and Martinson NA. Isoniazid preventive therapy, HAART and tuberculosis risk in HIV-infected adults in South Africa: A prospective cohort. *AIDS* 2009;23(5):631–6.
111. Organization WH. *Latent TB Infection: Updated and Consolidated Guidelines for Programmatic Management.* Geneva, 2018.
112. Samandari T, Agizew et al. 6-month versus 36-month isoniazid preventive treatment for tuberculosis in adults with HIV infection in Botswana: A randomised, double-blind, placebo-controlled trial. *Lancet* 2011;377(9777):1588–98.
113. Golub JE, Cohn S, Saraceni V, Cavalcante SC, Pacheco AG, Moulton LH, Durovni B, and Chaisson RE. Long-term protection from isoniazid preventive therapy for tuberculosis in HIV-infected patients in a medium-burden tuberculosis setting: The TB/HIV in Rio (THRio) study. *Clin Infect Dis.* 2015;60(4):639–45.
114. Alsdurf H, Hill PC, Matteelli A, Getahun H, and Menzies D. The cascade of care in diagnosis and treatment of latent tuberculosis infection: A systematic review and meta-analysis. *Lancet Infect Dis.* 2016;16(11):1269–78.
115. Sterling TR et al., Team TBTCPTS. Three months of rifapentine and isoniazid for latent tuberculosis infection. *N Engl J Med.* 2011;365(23):2155–66.
116. Sterling TR et al., Tuberculosis Trials Consortium tACTGftPTBT-TiotTBTC, the Aids Clinical Trials Group for the Prevent Tb Trial are listed in the Supplement I. Three months of weekly rifapentine and isoniazid for treatment of *Mycobacterium tuberculosis* infection in HIV-coinfected persons. *AIDS* 2016;30(10):1607–15.
117. Belknap R et al., Team TBTCiS. Self-administered versus directly observed once-weekly isoniazid and Rifapentine treatment of latent tuberculosis infection: A randomized trial. *Ann Intern Med.* 2017;167(10):689–97.
118. McClintock AH, Eastment M, McKinney CM, Pitney CL, Narita M, Park DR, Dhanireddy S, and Molnar A. Treatment completion for latent tuberculosis infection: A retrospective cohort study comparing 9 months of isoniazid, 4 months of rifampin and 3 months of isoniazid and rifapentine. *BMC Infect Dis.* 2017;17(1):146.
119. Susan Swindells RR et al. . *One month of rifapentine/isoniazid to prevent TB in people with HIV.N Engl J Med* 2019; 380:1001–11.
120. Menzies D et al. Four months of Rifampin or nine months of Isoniazid for latent tuberculosis in adults. *N Engl J Med.* 2018;379(5):440–53.
121. Gupta A et al., Team IPTAS. Isoniazid preventive therapy in HIV-infected pregnant and postpartum women. *N Engl J Med.* 2019;381(14):1333–46.
122. Grimsrud A, Sharp J, Kalombo C, Bekker LG, and Myer L. Implementation of community-based adherence clubs for stable antiretroviral therapy patients in Cape Town, South Africa. *J Int AIDS Soc.* 2015;18:19984.
123. DiStefano MJ, and Schmidt H. mHealth for tuberculosis treatment adherence: A framework to guide ethical planning, implementation, and evaluation. *Global Health Sci Pract.* 2016;4(2):211–21.
124. Gilbert JA, Long EF, Brooks RP, Friedland GH, Moll AP, Townsend JP, Galvani AP, and Shenoi SV. Integrating community-based interventions to reverse the convergent TB/HIV epidemics in rural South Africa. *PLOS ONE* 2015;10(5):e0126267.
125. Pathmanathan I, Pasipamire M, Pals S, Dokubo EK, Preko P, Ao T, Mazibuko S, Ongole J, Dhlamini T, and Haumba S. High uptake of antiretroviral therapy among HIV-positive TB patients receiving co-located services in Swaziland. *PLOS ONE* 2018; 13(5):e0196831.
126. Kerschberger B, Hilderbrand K, Boulle AM, Coetzee D, Goemaere E, De Azevedo V, and Van Cutsem G. The effect of complete integration of HIV and TB services on time to initiation of antiretroviral therapy: A before-after study. *PLOS ONE* 2012;7(10).
127. Burnett SM, Zawedde-Muyanja S, Hermans SM, Weaver MR, Colebunders R, and Manabe YC. Effect of TB/HIV integration on TB and HIV indicators in Rural Ugandan Health Facilities. *J Acquired Immune Defic Syndr.* 2018;79(5):605–11.
128. Gilbert JA, Shenoi SV, Moll AP, Friedland GH, Paltiel AD, and Galvani AP. Cost-effectiveness of community-based TB/HIV screening and linkage to care in Rural South Africa. *PLOS ONE* 2016;11(12):e0165614.
129. Reid MJA et al. Building a tuberculosis-free world: The Lancet Commission on tuberculosis. *Lancet* 2019;393(10178):1331–84.
130. Naidoo K, Gengiah S, Singh S, Stillo J, and Padayatchi N. Quality of TB care among people living with HIV: Gaps and solutions. *J Clin Tuberc Other Mycobact Dis.* 2019;17:100122.
131. Cox HS, Morrow M, and Deutschmann PW. Long term efficacy of DOTS regimens for tuberculosis: Systematic review. *BMJ* 2008;336(7642):484–7.
132. Tian JH, Lu ZX, Bachmann MO, and Song FJ. Effectiveness of directly observed treatment of tuberculosis: A systematic review of controlled studies. *Int J Tuberc Lung Dis.* 2014;18(9):1092–8.
133. Karumbi J, and Garner P. Directly observed therapy for treating tuberculosis. *Cochrane Database Syst Rev.* 2015(5):CD003343.
134. Seepamore BK et al. Adherence support groups for patients with drug-resistant TB/HIV in South Africa: The Praxis Study Intervention. *50th Union Conference on Lung Health*, Hyderabad, India, 2019.
135. Pathmanathan I, Pevzner E, Cavanaugh J, and Nelson L. Addressing tuberculosis in differentiated care provision for people living with HIV. *Bull World Health Organ.* 2017;95(1):3.
136. Goosby E, Jamison D, Swaminathan S, Reid M, and Zuccala E. The Lancet Commission on tuberculosis: Building a tuberculosis-free world. *Lancet* 2018;391(10126):1132–3.
137. Sinha P, Shenoi SV, and Friedland GH. Opportunities for community health workers to contribute to global efforts to end tuberculosis. *Global Public Health.*, 2020, 15:3, 474–84.
138. Moll A, Choi K, Shenoi SV, and Friedland GH Community-based TB case finding and IPT referrals from alcohol venues in rural South Africa. *50th Union World Conference on Lung Health*, Hyderbad, India, 2019.
139. Howard AA, and El-Sadr WM. Integration of tuberculosis and HIV services in sub-Saharan Africa: Lessons learned. *Clin Infect Dis.* 2010;50(Suppl 3):S238–44.
140. Theron G, Jenkins HE, Cobelens F, Abubakar I, Khan AJ, Cohen T, and Dowdy DW. Data for action: Collection and use of local data to end tuberculosis. *Lancet* 2015;386(10010):2324–33.
141. Naidoo P, Theron G, Rangaka MX, Chihota VN, Vaughan L, Brey ZO, and Pillay Y. The South African Tuberculosis Care Cascade: Estimated Losses and Methodological Challenges. *J Infect Dis.* 2017;216(Suppl_7):S702–S13.

第 16 章
耐药结核病

KEERTAN DHEDA · ALIASGAR ESMAIL · ANZAAN DIPPENAAR · ROBIN WARREN ·
JENNIFER FURIN · CHRISTOPH LANGE

（付亮　任坦坦　丁峰　卢水华　译　卢水华　审校）

引言

　　结核病（TB）还远未被根除，仍然是世界上最重要的单一传染病杀手[1]。在过去的两个世纪里，结核病已经造成近 10 亿人死亡，而且在非洲、亚洲的许多地区至今没有得到有效控制。随着死亡率的升高以及对资源的不断消耗，耐多药结核病（multidrug-resistant TB，MDR-TB：对利福平和异烟肼同时耐药）及（准）广泛耐药结核病｛对氟喹诺酮类药物、其他二线药物［second-line drugs，SLDs，包括二线注射类药物（second-line injectable drugs，SLIDs）］的耐药｝正在颠覆世界上一些地区的结核病控制现状，从而使结核病治疗规划难以达到预期目标。2017 年世界卫生组织（World Health Organization，WHO）报告称，MDR-TB 或耐利福平结核病（rifampicin-resistant TB，RR-TB）的估计负担为 56 万例[1]。值得注意的是，在过去几年中，包括俄罗斯联邦、南非、刚果、印度和中国等几个高负担国家的结核病检测率激增[1-3]。因此，就绝对病例数而言，MDR-TB 的估计负担急剧增长（从 2012 年的 45 万例增加到 2016 年的 66 万例）[1, 3-4]。这一趋势与全球抗菌素耐药（antimicrobial resistance，AMR）负担（即对细菌、真菌和病毒的负担）的总体增长一致。据估计，到 2050 年，抗菌素耐药每年将导致 1000 万人死亡，并将造成全球经济损失高达 100 万亿美元[5]。造成这种趋势的其中一个主要元凶是耐药结核病（drug-resistant TB，DR-TB）。尽管有新药问世，但 MDR-TB 及（准）广泛耐药结核病已经被冠以"无法治愈的结核病"之名。

　　DR-TB 会削弱和破坏当前的结核病规划，因此优先实施针对 DR-TB 的干预措施至关重要。MDR-TB 及（准）广泛耐药结核病有较高发病率[1, 6-7]和高死亡率（30% ～ 50%，因此比大多数癌症更糟）[7-9]，并对结核病流行国家的卫生保健工作者招聘产生不利影响[7, 10]，而且对结核病规划和国家来说都花费巨大。例如，2012 年在南非，尽管 DR-TB 仅占结核病病例总负担的不到 5%，但它消耗了 40% 的结核病资源[11]。毕马威（KPMG）最近的一份全球报告显示，与其他非洲国家一样，南非的 GDP 很可能因受到结核病的影响而下降 2% ～ 3%，相当于每年 100 亿美元[12]。因此，TB 和 DR-TB 对经济增长产生了巨大影响，必须根据具体情况采取成本有效的和可负担的干预措施。

　　令人鼓舞的是，在近 40 年毫无建树的空白期之后，新药和诊断技术取得了许多进展。因为 SLIDs 不再是首选方案的组成部分（尽管它们在某些情况下可能仍然有用），之前定义的"广泛耐药结核病"（extensively drug-resistant TB，XDR-TB）一词已过时，修订命名是有必要的[13]。也许将来"XDR-TB"可能会被定义为对关键二线药物的耐药性，包括氟喹诺酮类药物、利奈唑胺和贝达喹啉的联合用药（本书英文版出版后不久，世界卫生组织就重新定义了 XDR-TB 的内涵，与上述观点基本一致。译者注）。

　　本章从临床角度，重点介绍了 DR-TB 的临床和分子流行病学、诊断和临床管理，还讨论了一种以患者为中心和符合人权的治疗方法。DR-TB 还有其他几个重要方面值得讨论，包括疾病发病机制、药物特异性药代动力学和药效学方面、儿童 MDR-TB 的治疗、MDR-TB 的传播以及准广泛耐药结核病等主要研究重点。然而，最近在其他地方已详细报道过这几个方面，将它们排除在本章节之外并不会削弱其重要性，但由于篇幅限制，我们将不再讨论。

临床和分子流行病学

分子流行病学对我们理解 DR-TB 的流行病学有重要作用（图 16.1 和表 16.1）。第一，在群体层面上，菌株分型提供了一种确定传播链的方法，并可提供一套客观的评价指标，该指标可通过结核病传播控制判断结核病控制规划的实施效果[1, 14-15]。第二，在患者个体层面上，菌株分型可观察个体耐药的发展过程，从而阐明 DR-TB 的发生机制[16-19]。第三，DNA 测序作为一种分子检测工具，在临床分离株耐药性鉴定中的作用越来越大[20-23]。

许多分子流行病学研究的结果证明 DR-TB 是通过传播（transmission）发生的[15, 17, 24-30]，尽管程度不同[31]。在群体水平上，DR-TB 的发生及形成有以下几种形式：①耐药菌株的原发性感染[32][包括在药物敏感性结核病（drug-susceptible TB，DS-TB）治疗期间或治疗完成后发生的感染[16-17, 19, 33]，或敏感菌株和耐药菌株的混合感染（在 DS-TB 治疗期间潜在的耐药菌株逐渐显露）[16]，或②在治疗过程中的获得性耐药[34-37]。据估计，在新发结核病例中的 MDR-TB 有高达 95% 是近期传播而来，在复治病例中的 MDR-TB 有高达 60% 是近期传播而来[38]。这与以前的观点明显不同，以前的观点认为 DR-TB 主要是在抗生素治疗期间出现的获得性耐药（继发性耐药），但是现在认为耐药性的获得具有限制传播的适应成本[39]。耐药突变导致适合度缺陷（fitness deficit）的恢复，被认为通过和如下情况的上位相互作用（epistatic interactions）而发生，即在相同或相关途径中编码的基因发生的补偿性突变（compensatory mutations）[40-42]。例如，在 rpoA 和 rpoC 中已报道了 rpoB 的可导致利福平耐药的补偿性突变[25, 28, 41, 43]。

分子流行病学正进入一个新的时代，由于其在传播动力学方面卓越的分辨率[7, 48-52]，新一代全基因组测序（whole-genome sequencing，WGS）技术正在取代之前常用的 IS6110 DNA 指纹分析[44]、MIRU-VNTR（分枝杆菌分散重复单位变量数串联重复序列）分型[45-46]和间隔区寡核苷酸分型（spoligotyping）[47]（表 16.1）。解密 DR-TB 的传播对于优化地方和全球控制措施以及早期发现 MDR 和广泛耐药 XDR 的爆发至关重要[53-55]。此外，WGS 的高分辨率提供了将基因组变异与病理生物学及耐药性联系起来的机会，从而帮助人们更好地理解 DR-TB 流行的原因，并提供了通过遗传学药物敏感性测试（drug susceptibility testing，DST）优化治疗方案的信息[53, 56-57]。

基于 WGS 的谱系分析还可以研究获得性耐药的时间顺序[25, 27, 35, 58-61]以及耐药出现的多种原因[36, 62]。对来源于 2006 年报道的第一次 XDR-TB 爆发的 LAM4 克隆（南非图格拉渡口）的分析表明，夸祖鲁-纳塔尔省 XDR-TB 的发展源于 20 世纪 50 年代末，当时异烟肼是第一个出现耐药性的药物；MDR-TB 出现于 20 世纪 80 年代，即利福平问世后不久[27]。因此，药物耐药、新药问世、新药耐药似乎是一个必然的循环，而耐药的出现通常是由于无效的治疗方案[62]、多样化（diversification）、克隆传播和耐药性扩大所致[27]。正如在东欧[25, 63-64]、葡萄牙[65]、南非[58, 66-67]和南美[59]所观察到的那样，遗传学上截然不同的菌株的克隆现已演变为特定地理区域内的主要流行 DR-TB 菌株，并可能持续数十年。WGS 将进一步提供机会以纵向衡量政策变化（缩短治疗方案[68]以及采用新的和老药新用的药物[69-70]），并评估其对当前 DR-TB 流行、耐药性出现[35]以及过去 TB 控制规划失败的影响。事实表明，即使是对单个结核病患者的管理不善也可能导致公共卫生危机[71-72]。

WGS 现在被用来衡量传播驱动 DR-TB 流行的贡献度，并以此来探讨基于 WGS 的高分辨率的分析产生的认知，是否改变了我们目前基于其他传统基因分型技术的一些认知[44]。然而，解释这些早期研究依赖于用来描述传播的疾病定义的阈值[29, 73-74]。这些研究发现，在菌株多样性最小的机构或家庭环境中，很难确定传播方向[75]。同样，在流行性地区中定义传播链将取决于菌株进化速度[76-77]。如果一个菌株的基因组多年来保持稳定，可能能够解释为何聚集（传播）和患者之间的流行病学联系缺乏直接相关的证据。另一种可能的解释是，偶然接触（casual contact）是传播的驱动因素[78]。细菌的缓慢进化速度，及初步感染后到发展为疾病（称为潜伏性结核病）之前细菌处于休眠状态多年的能力，使确定传播方向的研究进一步复杂化。

尽管有这些局限性，WGS 还是在各种全球环境中驱动耐药的各个机制提供了新的视野，包括再感染[44, 79-82]、传播[29-30, 54, 63, 73, 77-78, 83-85]、特定耐药菌株的传播[29-30, 54, 59, 74]、致命的院内传播[86]以及致病病原体的错误分类[87]。

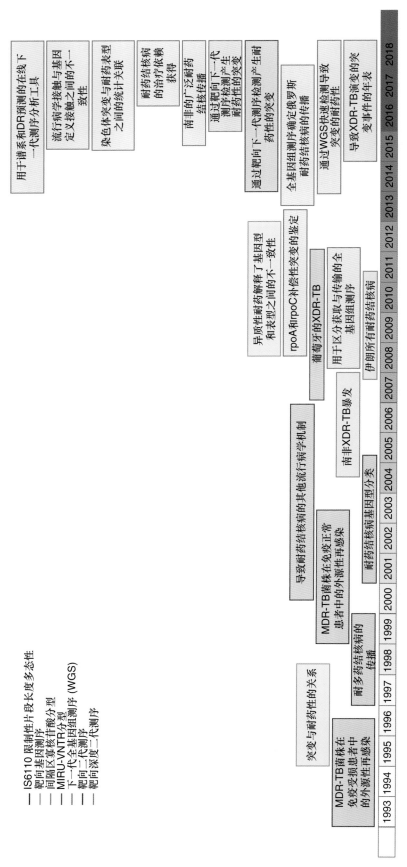

图 16.1 使用不同基因分型工具的关键分子流行病学发现的时间线。不同的颜色表示用于每个发现的基因分型工具。MDR，耐多药；MIRU-VNTR，分枝杆菌散布的重复单位可变数量的串联重复；XDR，广泛耐药（尽管该术语术语可能很快会被重新定义）；DR，耐药；TB，结核病（改编自 DhedaKetal.LancetRespirMed.2017）

传染性 DR-TB 患者的流动性持续加剧全球 DR-TB 的流行[88-96]，该现象现在可以通过 WGS 检测引起感染的结核分枝杆菌菌株进行监测。相关研究表明在 DR-TB 高发国家中那些逃离冲突和贫困或寻求教育的难民正在将 DR-TB 引入低发病率地区[83, 88-90, 93, 96-97]。这促使基于 WGS 数据的检测方法的发展，以筛查在其原籍国暴露于 DR-TB 风险的人群，例如西班牙的俄罗斯性工作者[97]。

理解国家 / 社区内的传播，对于将资源引导到已知感染源和传播"热点"[88, 98] 至关重要，现在可以通过将 WGS 与地理信息系统（geographic information systems，GIS）坐标相结合来实现[98]。该方法在南非的应用显示患者居住地和治疗设施之间存在长途距离，从而表明 DR-TB 如何通过公共交通网络传播，最终导致 MDR-TB 额外耐药形式的流行[98-99]。

WGS 的高分辨率也有望彻底改变 DR-TB 的诊断[23, 100-103]。目前正在制订关于如何解释 WGS 数据以指导药物选择和个体化治疗的指南[23, 101, 104]。许多国家已启动 WGS 进行诊断和流行病学监测[23, 80, 85, 101-102, 105-108]。此外，现在可以使用 WGS 监测产生耐药的多个基因序列来研究患者体内耐药

性演变的自然史[62, 109]。然而，将基因型数据转化为表型结果仍然存在许多限制。为了解决这一问题，启动了大型研究［结核病综合耐药性预测国际联盟（Comprehensive Resistance Prediction for Tuberculosis：An International Consortium，CRyPTIC）和相关测序 TB 数据平台（the Relational Sequencing TB Data Platform，ReSeqTB）］，以利用 WGS 和基于培养的 DST 方法建立基因型和表型之间的关联。

WGS 的一个替代方案是靶向二代深度测序（targeted next-generation deep sequencing）[110-111]。这种方法允许在微小结核分枝杆菌群体中检测到变异，称为异质性耐药（heteroresistance）。这使得研究人员能够在低于经典的 1% 比例法的频率下发现耐药。预计靶向深度测序可能会替代基于培养的 DST。它具有更早识别耐药性的潜力，从而使研究人员能够更好地了解耐药性进化的生物学信息。另一个优势是可以根据感染患者的结核分枝杆菌分离株的综合耐药情况，更早地做出临床决策和个体化治疗方案，但具体如何实施仍不清楚[110, 112]。然而，目前正在评估的遗传目标数量有限，因此无法将靶向深度测序作为研究 DR-TB 流行病学的一种方法。

表 16.1　分子流行病学基因分型方法

方法 / 技术	优点	缺点	应用
插入序列 6110 限制性片段长度多态性[44]	高分辨指数	需要培养和 DNA 提取；不能区分药物敏感菌株和耐药菌株；实验室之间不可直接比较	传播链的识别，以及菌株种群、再感染和菌株迁移的时间变化
间隔寡核苷酸分型[47]	临床标本的直接基因分型；相对便宜的；需要很少的实验室资源	低鉴别指数；发生非同源相似性；无法区分药物敏感菌株和耐药菌株	根据谱系对菌株进行分类、再感染和菌株迁移
基于多位点数目可变串联重复序列基因分型（MIRU-VNTR）[65, 68, 100]	临床标本的直接基因分型；高分辨指数；全球参考数据库	发生非同源相似性；无法区分药物敏感菌株和耐药菌株	传输链的识别，菌株种群、再感染和菌株迁移的时间变化
靶向双脱氧测序法[20, 72]	临床标本的直接基因分型；相对便宜	信息仅限于一组选定基因中的核苷酸变异；有限或没有菌株分型信息	耐药突变的鉴定
靶向深度测序[110-112, 262-263]	临床标本的直接基因分型	信息仅限于一组选定基因中的核苷酸变异；没有菌株类型信息；更贵；需要高水平的实验室基础设施	鉴定产生耐药性和异质性耐药的突变
全基因组测序[23, 49, 57, 73, 101-102, 105, 264-266]	病原体基因组的综合分析	需要培养（或样品浓缩）；更昂贵；可能需要计算或更复杂	传播链的识别，导致耐药、异质性耐药（低分辨率）、混合感染、标本异质性和患者内进化的突变

耐多药结核病及（泛）耐药结核病的诊断

DR-TB 的出现和传播破坏了高负担国家结核病控制的稳定趋势[1, 7]。提高结核病诊断水平可改善患者的预后[113, 116]、耐药性较少出现[116-117]，并限制 DR-TB 的传播[118]。然而，每年估计的 1000 万结核病例中只有三分之二被诊断出来，并且只有三分之一的细菌学确诊的结核病患者接受了一线药物表型药敏试验的评估[1]。俄罗斯、乌克兰和白俄罗斯等国家证实了这些"错误治疗病例"对传播的实际影响，其中超过 25% 的 MDR-TB 负担归因于人与人之间的传播[1]。这一现象是高负担国家 DR-TB 发病率预计上升的部分原因[119]。

表型 DST

表型 DST 可以在含药或不含药的培养基中培养出结核菌分离物（从临床标本中生长的）并比较其生长。这种方法通常是衡量其他检测的基本参考标准，因为它直接测量生长，且不依赖于诸如基因突变等耐药性指标。然而，不同方法之间存在差异，对于利福平，基因型分析可能在某些情况下提供更可靠的参考标准，但在其他情况下则不然[120, 122]。此外，某些药物的检测通常存在技术困难和结果不一致的情况。

首个 DST 方法是使用 Lowenstein Jensen 斜面或琼脂平板开发和验证的固体培养，一般称为罗氏培养。然而目前更多商品化的快速培养方法已经被开发出来，例如 Bactec MGIT 960 系统（Becton Dickinson），其结果可在 7～12 天内获得[123]。另外还开发了替代的低成本 DST 方法，利用滴定板、显微观察菌落或氧化还原染料来指示细菌的生长[123-124]。在某些情况下，若与耐药性相对应的最小抑菌浓度（minimal inhibitory concentration，MIC）尚不确定，临床医生可能会选择使用特定药物（例如异烟肼和莫西沙星）的更高剂量来治疗患者[123, 125-126]。

使用表型检测的主要缺点是获得结果所需的时间可能为 3～6 周，具体取决于可用资源的多少[127]。在实际工作中由于技术和设施要求使得表型 DST 对患者管理的作用不显著，除非在需要确定 MIC 的情况下，如低水平氟喹诺酮耐药性[126, 128]。表型 DST 的另一个缺点是异质性耐药难以使用常用方法进行量化。

基因型检测

分枝杆菌 DNA 中的基因突变可使分枝杆菌对抗结核药物产生耐药性。编码药物靶标或酶的基因中的单核苷酸多态性（small nucleotide polymorphisms，SNPs）是耐药的常见原因，虽然插入和缺失（insertions and deletions）也有发生[129-130]。与结核分枝杆菌耐药性有关的位点已在前面进行了总结[7]。对利福平的耐药性主要是由于 rpoB 编码的 DNA 依赖性 RNA 聚合酶的改变[131]。81 bp 利福平耐药决定区（rifampicin resistance determining region，RRDR）的耐药基因型标记具有较高的敏感性和特异性[132]，因此基因型利福平耐药筛查在结核病高负担国家得到广泛实施。

检测耐药基因位点的优点是速度快，不依赖于分枝杆菌的生长，并且可以在几个小时内从"收到标本"到"出具结果"。从理论上讲，这意味着患者可以在一次就诊中得到正确诊断并开始有效治疗[128]。

Xpert MTB/RIF 是一种市售的实时定量核酸扩增试验（nucleic acid amplification test，NAAT），可在不到 2 小时内诊断出结核病和利福平耐药性[133]。它是一个自动化的、基于试剂盒的系统，可以在资源分散的地点、参比实验室之外和由接受较少实验室培训的工作人员执行[133]。它已得到广泛验证，也得到了 WHO[134] 和美国食品药品监督管理局（Food and Drug Administration，FDA）[135] 的推荐，用于结核病的初步诊断和 MDR-TB 的诊断（基于利福平耐药），并且越来越多地用于高负担国家。一项荟萃分析报道应用 Xpert MTB/RIF 诊断利福平耐药的敏感性和特异性分别为 95% 和 98%[136]。2016 年一个名为 Xpert MTB/RIF Ultra 的试剂盒发布上市，该试剂盒检测包括多拷贝插入序列目标（IS6110 和 IS1081），并增加了上样量，因此提高了检测和鉴别结核分枝杆菌复合物的敏感性[137]。新的试剂盒减少了运行时间并改进了化学反应，可基于探针的高分辨率熔解来确定耐药性。它主要的新增作用是在涂片阴性疾病患者中检测结核病，与 Xpert G4 试剂盒相比，敏感性提高了约 13%[137]。此外，基于一项初步研究，Xpert Ultra 在包含痕量结果时可能有助于诊断结核性脑膜炎[138]，但仍有待进一步的研究数据。目前缺乏它在其他含菌量少的情况中使用的数据。一种新的、即时、便携式、电池供电的 Xpert Omni 平台可能会在 2020 年末上市。该设备将使用 Xpert Ultra 试剂盒，并允许在偏远地区检测结核分枝杆菌和确定利福平耐药性。Xpert Omni 可能是主动发现病例的一个有价值工具[139]。

Xpert MTB/RIF 系统有几个缺点。首先，它不检测异烟肼耐药性；全世界七分之一的结核病分离株对异烟肼单药耐药（东欧几乎三分之一的结核病病例）[140-141]，因此导致许多病例可能接受次优方案（以及在巩固阶段单一疗法），这可能导致患者预后不佳和耐药扩大[140]。其次，在 MDR-TB 流行率较低的情况下，利福平耐药的假阳性率很高。然而，这方面的数据是相互矛盾的。例如，来自巴西的经验证据（MDR-TB 流行率约 1%）表明，在结核病规划地区使用时，假阳性率较低［阳性预测值（positive predictive value，PPV）约 90%］[142]。最后，在既往有结核病病史的患者中，该检测具有较高的假阳性率[137]。这可能导致患者过度治疗，不必要地使他们暴露于药物毒性中。这些数据表明，在大多数情况下，Xpert MTB/RIF 可作为结核病诊断的基线检测。然而，临床医生应该知道这些检测分析的局限性。

线性探针分析

在南非等许多高负担国家，经验性 MDR-TB 治疗通常是根据 Xpert MTB/RIF 结果开展的。然而，一线和二线药物的药敏结果会在随后使用的表型 DST 获得，或者常常使用线性探针分析（line probe assays，LPA）获得结果。LPA 技术扩增目标基因，然后将扩增子反向杂交到一系列固定在膜上的寡核苷酸探针[143]。有多种检测方法可供使用，但最广泛使用的是 Hain GenoType MTBDR*plus* VER 2.0，可检测利福平和异烟肼耐药性；以及 Hain GenoType MTBDR*sl* VER 2.0，可检测氟喹诺酮和氨基糖苷类耐药性（Hain Lifescience，德国）[144-145]。Hain MTB DR*plus* 可以直接在痰或培养分离物上检测且有很高的敏感性和特异性[41-42]。它使用涂片阳性的痰液样本检测利福平和异烟肼耐药的敏感性分别为 97.7% 和 95.4%，特异性分别为 91.8% 和 89.0%[146-147]。但在涂片阴性时，其检测利福平耐药的准确度可能较低，敏感性和特异性分别只有 77.8% 和 97.2%[147]。

一项 Cochrane 系统综述显示 Hain MTBDR*sl* 检测（1.0 版）使用涂片阳性痰检测氟喹诺酮耐药性的敏感性和特异性分别为 85.1%（95% CI：71.9，92.7）和 98.2%（95% CI：96.8，99.0）。在培养分离物中的

表现相似，敏感性和特异性分别为 83.1%（95% CI：78.7，86.7）和 97.7%（95% CI：94.3，99.1）[148]。然而，在涂片阴性样本中，检测氧氟沙星耐药性的敏感性显著低于涂片阳性样本中的 85.1%，仅为 20.0%[146, 149]。在培养分离物上使用 MTBDR*sl* 检测氟喹诺酮耐药性的不确定率（indeterminate rates）低于涂片阳性痰和涂片阴性痰（0.2% vs.1.9% vs.5.1%）[146, 149]。

对于联合 SLID 耐药（阿米卡星、卡那霉素和卷曲霉素），在涂片阳性样本上进行 Hain MTBDR*sl* 检测的敏感性和特异性分别为 94.4%（95% CI：25.2，99.9）和 98.2%（95% CI：88.9，99.7）。然而，涂片阴性痰中 MTBDR*sl* 对阿米卡星的敏感性显著低于涂片阳性痰中的 94.4%，仅为 37.0%。MTBDR*sl* 在培养物分离株上检测 SLID 耐药性方面，与卷曲霉素 79.5%（95% CI：58.3，91.4）或卡那霉素 66.9%（95% CI：44.1，83.8）相比，检测阿米卡星的性能最佳，为 87.9%（95% CI：82.1，92.0），但对所有三种注射药物都保持高特异性［SLID 特异性组合为 99.5%（95% CI：97.1，99.9）］。对培养分离株进行 SLID 耐药性检测的不确定结果低于涂片阳性痰和涂片阴性痰（0.4%vs.6.1%vs.13.5%）[146, 149-150]。

总之，LPA 有可能快速检测耐多药结核病及（准）泛耐药结核病，使临床医生能够及时启动适当的治疗。然而，Hain MTBDR*sl* 在涂片阴性痰液中的性能欠佳，对于检测氟喹诺酮类药物和 SLID 耐药性的敏感性为 20%～30%，不确定率为 5%～10%[146]。因此，阴性 LPA 测试结果应提示临床医生通过表型 DST 进一步确认其敏感性[151]。

第二代 WGS

测序有可能提供全面的基因型 DST。它有助于制订更有治愈希望的个体化治疗方案[152]。然而，它在不同环境下的临床影响仍有待确定。靶向二代测序（targeted next-generation sequencing，targeted NGS）比通过聚合酶链反应（polymerase chain reaction，PCR）扩增的特定基因进行测序更为灵敏，能检测痰样品中的耐药突变（图 16.2）。它还具有在诊断和治疗过程中检测到微小异质性耐药（micro-heteroresistance，新出现的低水平药物特异性耐药菌群）的额外优势，而使用其他方法一般无法检测到此现象。

Xpert MTB/RIF Ultra 检测到利福平耐药的患者通常接受经验性 MDR-TB 治疗。然而，即使在 LPA

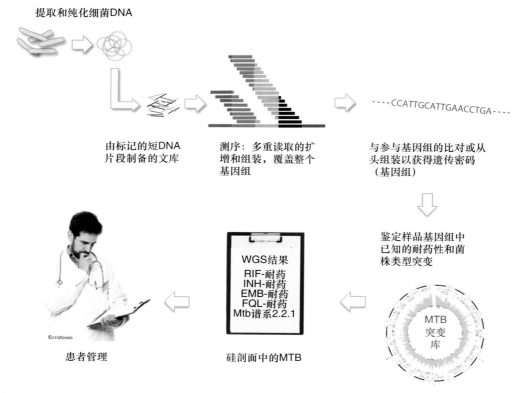

图 16.2 下一代测序。对于小细菌基因组，例如 M.tb，可以在一次运行中分析多个样本，从而大大降低成本（Reproduced with permission from Lancet Respir Med 2017）。

指导下修改治疗方案，也会由于 LPA 优势性能的局限性（敏感性不够高）而发生耐药，扩大这种无心之失。由于可同时检测到多种药物的耐药性，WGS 或靶向 NGS 可能会将这一点降至最低，从而促进精准医疗（precision medicine）发展[129]。然而，由于痰中结核分枝杆菌特异性 DNA 水平通常低于检测下限（结核病患者痰中＜ 1% 的痰 DNA 来源于分枝杆菌），NGS 的广泛临床应用仍然存疑。目前，该测试只能对从培养的分离株中提取的 DNA 进行可靠的测试。使用"早期阳性（early positive）"培养物（2～7 天）可能会缩短获得 NGS 结果的时间，但这种方法的实用性仍有待进一步了解[153]。与高置信度药物特异性耐药相关的突变（包括预示低水平和高水平耐药的突变）已在别处详细概述[7]。

总之，测序的主要优势在于它有可能促进 DR-TB 患者的个体化、有效治疗。然而，为了以对临床有用的方式实现这一目标，需要对痰液样本（而不是从培养物分离物中提取的 DNA）"直接"进行靶向 NGS 或 WGS，从而实现快速、精确的治疗启动，尽量减少患者暴露于不适当的经验性治疗方案的时间。表 16.2 显示了 WGS 与当前可用的耐药性测试的比较。

耐多药结核病及（准）广泛耐药结核病的管理

耐多药结核病的医疗管理

MDR-TB 及（准）广泛耐药结核病（pre）XDR-TB 的管理是很复杂的，选择的治疗方案和方案的类型将取决于一系列因素，包括 HIV 状态、CD4 计数、器官功能障碍程度（如肾、肝等）、是否存在共患病、既往结核病史、年龄、疾病严重程度、当地药物敏感性概况、资源可用性和获得支持性关怀等。随着新药的出现，MDR-TB 及（pre）XDR-TB 和 XDR-TB 的最佳方案选择也在迅速变化；有许多正在进行的临床试验评估新的药物组合，这些已在其他章节有详细概述[7]。治疗方案也会随着耐药模式的变化而改变。因此，临床医生需要了解当地的耐药模式以及获得新药和老药新用药物的信息。虽然这里的重点是方案选择，但管理的其他精髓方面包括：用于细菌学研究和药敏试验的运行良好的实验室，卫生保健设施中的感染控制以最大限度地减少传播，可及性，保障依从性的途径，关注心理社会因素和对患者的财政 / 资源援助，获得优质药物和分配系统，适当的卫生保健工作

表 16.2　WGS 与当前耐药性试验的总结比较

检测特性	表型检测	Xpert MTB/RIF	线性探针分析	全基因组测序
出结果的时间	慢（周 / 月）	不到 2 小时	直接快速从样品中检测（数小时 / 天）	直接快速从样品中检测（数小时 / 天）
检测耐药的敏感性	敏感性高	利福平较高，其他药物为零	敏感性有限	敏感性取决于基因多态性的知识
耐药水平	确定 MIC 的能力	不评估 MIC	预测 MIC 的能力有限	能够预测一些 MIC
安全性	高度安全顾虑	低安全顾虑	减少安全顾虑	减少安全顾虑
EQA	通过 WHO/IUATLD 参考实验室进行质量保证网络	有限的质量保证计划	有限的质量保证计划	质量保证计划不可用
效率	每种药物的单独测试	仅检测对一种药物的耐药性	每次测试 2 ～ 3 种药物	所有药物的单一分析

来源：Reproduced with permission from Dheda K et al. Lancet Respir Med. 2017；5：291-360.

者的培训、良好的系统流程和信息系统（用于跟踪患者、交流结果和审核数据），以及强大且运作良好的国家结核病规划（national TB program，NTP）。

虽然，对于无须事先药敏试验指导的经验性通用性抗结核方案的优点，领域内存在不同的看法，但笔者认为这种方法不可持续，也不符合患者的最佳利益；相反，我们赞同并支持个体化治疗和精准医疗的概念。因此，应通过快速分子检测获得尽可能多的信息，以便制订精准的个体化治疗的方案。因此，应尽快确认利福平耐药（许多结核病流行国家通常使用 Xpert MTB/RIF Ultra），然后应使用分子检测（例如 LPA）和表型 DST 进一步验证。通常，此类检测结果是在使用 LPA 后 3 ～ 7 天内获得的（例如 Hain MTB DR*plus* 和 *sl* 分析，但也有其他检测平台可用）。使用这种方法可以在 7 ～ 10 天内在绝大多数病例中确定 MDR-TB 中其他抗结核药物耐药形式的存在[132, 154-158]。事实上，这种方法是南非的标准管理方法，他们对 RR-TB 患者的痰液进行 Hain MTB DR*plus* 和 *sl* 检测。然而事实上，在南非某些地区，LPA 结果只能在 2 ～ 4 周内获得，而且涂片阴性患者的检出率较低，限制了该检测的实用性。尽管如此，使用这种方法可以快速确定利福平、异烟肼、氟喹诺酮类和二线注射剂（SLID）的敏感性，以及乙硫异烟胺和大剂量异烟肼的敏感性（基于 inhA 和 katG 突变）。考虑到使用基于痰的 LPA 测试（在诊断部分讨论）时的敏感性低和具有较多的不确定性结果比率，因此仍需表型 DST 进一步确定；而且吡嗪酰胺、乙胺丁醇和贝达喹啉等药物的耐药性仍然不能确定（至少 LPA 的当前产品如此）。尽管新一代 WGS

检测可能会在一定程度上解决这些问题，但 WGS 的主要问题是结果只能在 6 ～ 8 周后可用（如之前讨论过的），无法快速出具结果可导致耐药性的进一步蔓延，这使它目前仍是一种对用户不友好的工具。虽然技术不断发展，但可能还需要 5 ～ 10 年的时间进一步优化后才能直接利用痰液进行 WGS 获得检测结果；而且即使有了全面的 WGS 检测，仍然需要对氯法齐明、环丝氨酸、对氨基水杨酸（para-aminosalicylic acid，PAS）和碳青霉烯类药物进行表型 DST。因此，在可预见的未来，我们仍将依靠基因型和表型 DST 的组合来组成最佳方案。

表 16.3 概述了医学管理 MDR-TB 及（准）泛耐药结核病的原则。从本质上讲，一部分个体化的和一部分经验性的 MDR-TB 治疗方案应基于初始分子检测结果而制订（如前文所述），该方案应包含贝达喹啉、氟喹诺酮类和利奈唑胺（A 组药物；WHO 二线药物分类见表 16.4）[159]。根据 DST 结果，在第一步后可能添加其他药物包括氯法齐明和环丝氨酸（B 组药物）到方案中，从而构成五种药物方案。在患者荟萃分析中，A 组药物均与死亡率显著降低（＞ 50%）和治疗成功获益相关，而 B 组药物显示出相似的效果，但幅度有所降低。C 组药物未证明对死亡率有益处或数据不可用。

利奈唑胺的最佳持续时间（2 ～ 3 个月或 ≥ 6 个月）仍不清楚。一些其他药物一般不计入五种可能有效的药物中。在南非等国家，MDR-TB 患者中约有 50% 的分离株对吡嗪酰胺和乙胺丁醇耐药。异烟肼耐药率因地区而异；例如，在南非 40% 的分离株有 inhA 启动子突变，60% 的分离株有 katG 突变；而在

表 16.3 设计 MDR-TB 和（pre）XDR-TB（包括肺结核、肺外结核和儿童）药物治疗方案时应使用的推荐原则

- 给药途径：采用全口服方案（ª 见下文 WHO 推荐的孟加拉国式短程方案）。
- 药物数量：理想情况下，使用该菌株已证实或可能易感的五种药物（至少四种）（通常避免使用以前服用 ≥ 1 个月的药物）；在继续阶段使用至少三种（最好是四种）可能有效的药物 ᵇ。[288]
- 方案的各个组成部分：
  - i. 使用三种 A 组药物作为基础，即新一代氟喹诺酮类药物，例如左氧氟沙星（QT 间期延长较少）、利奈唑胺和贝达喹啉[288]。积极监测毒性，尤其是对利奈唑胺的毒性（约 30% 减少剂量或停药）[289-291]。利奈唑胺和贝达喹啉等个别药物的最佳持续时间尚不清楚，但通常至少使用 6 个月（在实践中，可以将贝达喹啉延长至 ≥ 9 个月，尤其是晚期培养转阴者和预后较差的患者）。
  - ii. 添加额外的 B 组药物［例如，环丝氨酸 / 特立齐酮和（或）氯法齐明］
  - iii. 如有必要，添加额外的 C 组药物（基于毒性和耐药性），以便组成五种可能有效的药物方案
- 治疗持续时间：多药方案的最佳持续时间尚不清楚。目前治疗 MDR-TB 的做法（使用 A 组核心药物）是从 9 ～ 11 个月（例如在南非）到 WHO 推荐的 18 ～ 20 个月不等。最佳治疗持续时间取决于多种因素，包括分枝杆菌负荷（和培养转阴时间）、疾病程度、合并症（例如 HIV 和糖尿病）、既往治疗、国家环境、当地耐药情况和患者偏好[292]。
- 经验性与个体化：为了优化结果并防止耐药性放大和新药流失，个别药物的药敏指导治疗优于经验性治疗方案。为了最大限度地减少耐药性扩大，建议对二线耐药，尤其是 FQ 进行基于痰的基因型检测。当药物敏感性结果可用时，应根据药物敏感性结果进一步优化方案。
- 如果需要，德拉马尼（C 组）可与贝达喹啉一起使用，以组成五药方案（监测 QT 间期）[293-294]。
- 美罗培南或亚胺培南 / 西司他汀应与克拉维酸（通常为口服阿莫西林 - 克拉维酸钾）合用。
- 如果无法构建由 4 ～ 5 种可能有效药物组成的适当方案，并且可以进行听力损失和肾毒性的基线和随访筛查，则可以使用二线注射药物（阿米卡星或链霉素；C 组药物）。我们建议使用静脉给予阿米卡星和（或）碳青霉烯类药物。如果无法使用，我们建议将阿米卡星与局部麻醉剂一起肌内注射[295]。
- 社会心理、依从性和经济支持是治疗方案的关键要素。
- 应积极监测患者的药物不良反应，这是常见的[296]。
- 不应将单一药物添加到失败的治疗方案中。
- 应确定 HIV 状态，并在所有 HIV 感染患者中启动 ART（8 周内；晚期 HIV 患者 2 周内）
- 对于治疗失败或复发风险高的适当患者，可进行外科干预。
- 儿童：使用前面概述的相同原则。贝达喹啉可用于 6 岁以上的儿童起。德拉马尼用于 3 岁以上的儿童安全有效性好，可优先用于儿童。缺乏最佳诊断方法和儿童友好型配方仍然是一个重大挑战[297]。
- ª WHO 推荐较短疗程方案（9 ～ 11 个月类似孟加拉国的方案，该方案含有阿米卡星但不含贝达喹啉或利奈唑胺）：随着新药和新的诊断方法的持续发展，该方案已作为一种临时性选择方案，也就是说该方案可以酌情使用，但是前提是对该方案的任何成分（异烟肼除外）没有证据是耐药或可能耐药，另外需要可进行基线听力检测以及纵向听力损失监测，并排除 FQ 和 SLID 耐药[159, 165]。而且应该有明确的计划过渡到基于 A 组的口服方案。

来源：Adapted with permission from Dheda K. Lancet, 2016; Dheda K. Lancet Resp Med, 2017.
缩写：FQ，氟喹诺酮；MDR-TB，耐多药结核病。
ª WHO 推荐的较短疗程方案的组成见正文。
ᵇ 维持阶段：某些 A 组药物，如贝达喹啉和（或）利奈唑胺，可能只在有限的时间段内（例如，6 个月）给药，在此之后的时间段可能只包含有限数量的药物。根据方案的长度和每种药物的使用时间，在特定情况下，可能没有维持阶段。

东欧，*KatG* 突变占 90% 以上，对异烟肼具有高度耐药性[160-161]。因此，在这些环境和一些其他环境中乙硫异烟胺耐药水平很高（50% ～ 90%）；临床实践中，高剂量异烟肼通常以 10 mg/kg 的剂量使用以限制其毒性（该剂量可导致药物浓度欠佳和有效性存疑），并且在乙酰化水平高的患者中其作用进一步降低。因此，像 LPA 这样的分子检测只能作为一个参考，在临床上的阳性预测价值（PPV）可能有限。尽管短程的 WHO 方案建议同时使用高剂量 INH 和乙硫异烟胺，但笔者建议仅使用其中一种药物，具体取决于通过分子检测鉴定的 *inhA* 或 *katG* 突变。当使用大剂量 INH 时，鉴于异烟肼相关的肝毒性和神经毒性不良事件的高发生率，每天 10 ～ 15 mg/kg 或每周 3 次的剂量通常比每天 16 ～ 18 mg/kg 的剂量耐受性更好，在南非就是这样实施的[7]。

在上述方案中添加替代药物和其他药物将取决于实验室得出的药物敏感性结果。理想情况下，该方案中应至少使用五种可能有效的药物（最少四种，不包括吡嗪酰胺和乙胺丁醇）。然而，构成"最佳方案"的确切药物数目仍然存在争议，这将取决于多种因素，包括方案中使用的药物的有效性（efficacy）和效用性（potency）、空洞的大小和厚度以及疾病

表 16.4　WHO 对二线抗结核药物分类和对利福平耐药（RR-TB）和 MDR-TB 的推荐治疗

WHO 分组 [a]	抗结核药	主要毒性	注释
A组 [b]：包括所有三个药物（除非不能使用）	左氧氟沙星或莫西沙星（Lfx/Mfx）	QTc 延长（Mfx > Lfx），关节痛	Lfx 应用于包含 Bdq 的方案 建议密切监测 QTc 尤其是在使用这些药剂与其他延长 QTc 的药物联合使用时
	贝达喹啉（Bdq）[c]	QTc 延长，关节痛、肝炎、和头痛	EFV 应改为 NVP 或蛋白酶抑制剂（可能增加 Bdq 水平约 2 倍，意义不明确[284]），或者使用整合酶链转移抑制剂
	利奈唑胺（Lzd）[d]	周围神经病变、骨髓抑制和眼毒性	骨髓抑制发生在治疗的最初几个月 Lzd 可能需要停用；酌情输血；在某些情况下，Lzd 可能会以减少的剂量重新引入[285, 286]
B组：添加两种药物（除非它们不能使用）	氯法齐明（Cfz）	QTc 延长、皮肤和结膜色素沉着	建议注意患者可能的皮肤色素沉着 与 FQ、Bdq 和 Dlm 一起使用时，应监控 QTc
	环丝氨酸或特立齐酮（Cs/Trd）	中枢神经系统影响包括精神病、混乱，和抑郁	出现严重副作用的患者应永久停用
C组 [b]：当A组和B组的药物不能使用时，添加以完成方案	乙胺丁醇（E） 德拉马尼（Dlm）	眼部毒性 低钾血症、恶心、呕吐、头晕和 QTc 延长	建议密切监测 QTc，尤其在这些药物与其他延长 QTc 的药物联合使用时 与 ARV 没有明显的预期药物相互作用[196] 低白蛋白血症可能会限制其在 HIV 合并感染中的应用
	吡嗪酰胺（Z）	肝毒性、痛风	所有肝酶显著升高的患者均应停用
	亚胺培南 - 西司他丁和美罗培南 [e]（Ipm-Cln/Mpm）	癫痫发作	应尽可能通过皮下深静脉导管给药 通常与克拉维酸盐（口服的阿莫西林克拉维酸钾）共同给药
	阿米卡星（或链霉素）[f][Am（S）]	肾毒性、耳毒性、电解质紊乱（K、Mg 和 Ca）	糖尿病、肾病或听力障碍患者慎用
	乙硫异烟胺或丙硫异烟胺（Eto/Pto）	腹泻、恶心、呕吐和甲状腺功能减退症	伴有恶心和呕吐的症状考虑药物性肝炎或胰腺炎；监测 TSH
	对氨基水杨酸（PAS）	腹泻、甲状腺功能减退、恶心和呕吐	有恶心和呕吐的症状也考虑药物性肝炎或胰腺炎监测 TSH

来源：Adapted；reproduced with permission from the WHO.
[a] 这种重组旨在指导传统方案的设计。
[b] A 组和 C 组中的药物按通常使用偏好的降序排列。
[c] 没有足够的证据推荐使用贝达喹啉超过 6 个月。
[d] 使用 6 个月时非常有效，但毒性可能会限制其使用。
[e] 碳青霉烯类和克拉维酸盐应一起使用；克拉维酸盐仅在与阿莫西林组合的制剂中可用。
[f] 在特定条件下和阿米卡星不可用时，链霉素可替代其他注射剂。仅对链霉素的耐药性不符合广泛耐药结核病（XDR-TB）的定义，尽管这一定义可能很快就会重新定义。不再推荐使用卡那霉素（低质量证据）

严重程度。PETTS（preserving effective tuberculosis treatment study）研究[162]和最近的一项基于患者水平荟萃分析，涉及来自 50 项研究的约 12 000 名患者，发现至少具备五种有效药物的治疗方案与更好的治疗结局相关[163]。因此，除了已经提到的核心药物外，还可以根据耐药情况添加其他药物，以创建最佳 MDR-TB 方案。

治疗的持续时间也有争议，确切的治疗持续时间仍不清楚。

MDR-TB 治疗的传统持续时间为 18 ～ 20 个月。2016 年，WHO 建议在某些情况下缩短至 9 ～ 11 个月的治疗持续时间，其中最重要的是符合条件的患者不应对该方案中的任何成分（吡嗪酰胺除外）存在耐药性[164]。该标准化方案包括 4 ～ 6 个月的强化阶段（取决于痰涂片转阴的时间），包括阿米卡星[165]、莫西沙星、氯法齐明、丙硫 / 乙硫异烟胺、高剂量异烟肼、乙胺丁醇和吡嗪酰胺；随后是 5 个月的持续巩固阶段，包括莫西沙星、氯法齐明、乙胺丁醇和吡嗪酰胺[164]。STREAM 1 研究是一项随机对照试验（randomized-controlled trial，RCT），评估了 400 多名患者的短程方案，证明该方案非劣效于长程方案，尽管短程方案的细菌学结果更差（治疗失败和复发率较高），但长程方案的失访率更高[165]。有趣的是，它确实表明，即使在不使用贝达喹啉和利奈唑胺的情况下，在具有最佳患者依从性和社会心理支持的研究条件下，也可以实现非常好的治愈率（约 78%）。因此，一些国家规划中使用传统的 18～20 个月的治疗方案，一些规划则使用短程方案，而其他规划（如南非）则同时使用这两种方法，具体取决于患者的具体特征。然而，鉴于在几项观察性研究中显示贝达喹啉在降低 MDR-TB 及（准）广泛耐药结核病死亡率方面的影响[166, 168]，以及优异的培养转阴率[167-170]，最近，南非国家结核病规划采取了大胆而睿智的方案，将贝达喹啉纳入 9～12 个月的治疗方案中。目前在南非使用的这一方案（大约从 2018 年 9 月开始），疗程为 9～11 个月，包含贝达喹啉（而不是 SLIDs）、新一代氟喹诺酮（左氧氟沙星）、2～3 个月的利奈唑胺和其他二线药物。目前正在等待该方案的治疗结局数据。

对于耐氟喹诺酮类 MDR-TB 患者，在适当监测的情况下，仍可考虑使用 SLID，但在资源允许的情况下，应置入深静脉导管。如果不行，建议将阿米卡星与局部麻醉剂一起肌内注射，这似乎可行且不影响药物的药代动力学[171]。不再支持使用卡那霉素，因为它与更好的治疗结局没有相关性（低质量证据）；卷曲霉素也是如此，它与死亡率增加有关。听力损失应该被密切监测，由于儿童时期难以获得相关医疗保健，亚临床听力损失在结核病流行国家的人群中很常见（因此，如果要使用注射剂，则必须进行定期听力测试）。在适当的情况下，SLIDs 可以每周给药 3 次，以尽量减少毒性。

MDR-TB 及（准）广泛耐药结核病患者的药物不良反应发生率高，需要仔细监测（见后文）。当不良事件足够严重时，可能需要减少剂量或停药。氯法齐明耐受性良好，但通常可能导致过度色素沉着（患者可能会偷偷地不服用该药物）并延长 QT 间期。贝达喹啉与 QT 间期延长有关，尽管这种情况发生在不到 10% 的个体中，并且仅有 < 1% 的个体因 QT 间期延长而停药[172]。因此，贝达喹啉相关的 QT 延长不是临床实践中的主要问题[172-173]。当面临 QT 间期增加时，首先要确保没有其他伴随的致病药物（例如，

阿米替林、西酞普兰、苯海拉明、抗精神病药等）、电解质异常（例如，低钙血症和低钾血症，通常存在于腹泻和营养不良的 HIV 感染者中）或其他能导致 QT 间期延长的因素（增加贝达喹啉浓度或作用时间的药物相互作用或事件，以及遗传易感性）。有时候可能需要停用其他延长 QT 间期的药物，如氯法齐明。利奈唑胺是一种毒性特别大的药物，根据我们的经验，大约三分之一的患者不得不停药[174-175]。其主要不良事件包括贫血、周围神经病变和视神经炎。大多数与贫血相关的毒性发生在前 3 个月内。神经毒性通常在在中位数 5～6 个月表现明显[174-176]。

（准）广泛耐药结核病的医学管理

制订管理（准）广泛耐药结核病的方案的原则与表 16.3 中概述的原则相同。在南非，（准）广泛耐药结核病使用的典型基础药物包括贝达喹啉、利奈唑胺和 PAS，并酌情添加其他药物，如德拉马尼和碳青霉烯类，因此该方案中可能使用到 4～5 种有效药物。然而，随着贝达喹啉和氯法齐明成为 MDR-TB 治疗的一线药物，制订（准）广泛耐药结核病的治疗方案将变得更具挑战性。治疗将不得不依赖于耗时的 DST 和个体化的治疗。此类方案很可能将德拉马尼和 PAS 作为基础，并在适当的情况下添加碳青霉烯类和其他药物，如利福布汀。确实，最近笔者的研究表明，尽管 XDR-TB 患者对利福平耐药，但仍有高达 22% 的患者对利福布汀敏感[118, 177]。美罗培南与克拉维酸（在流行国家以阿莫西林克拉维酸钾形式给药）最近显示出对结核分枝杆菌的良好早期杀菌活性（early bactericidal activity，EBA）。德拉马尼可能是治疗 DR-TB 的潜在有用药物，特别是在无法制订至少 4～5 种有效药物方案的情况下[178-179]。然而，III 期试验的初步研究未取得显著结果（尽管在使用其他统计学方法分析培养物缺失数据时，发现有显著性差异[180]）。更遗憾的是，德拉马尼 III 期试验也未能达到其远期疗效结局（> 20 个月）的目标。该试验中德拉马尼疗效不佳的原因尚不清楚，但可能与给药方案有关，例如每天一次与一天两次给药的不同[180]。对于具有高度药物特异性耐药的患者（通常也同时是 HIV 感染者），管理是很复杂的。理想情况下，此类患者应由多学科团队管理，包括社会工作者、职业治疗师、心理学家、肺病学家或传染病医生、依从性支持者和心胸外科医师等。

即便随着贝达喹啉和利奈唑胺的使用越来越多，

在规划中无法治愈的失败病例（含贝达喹啉的方案失败）并非罕见，并形成了一个管理问题。在开普敦和南非其他中心，这已经是一个具有挑战性的问题。这类患者的管理带来了一系列道德和后勤支持困境，包括提供长期住房、在社区工作和生活的权利以及获得姑息治疗设施。其他章节已经详细讨论了这些问题。尽管这些患者中的大多数死于疾病，但一些自愈患者也记录在案。事实上，在化疗前的时代，15% ~ 20%的结核病患者能够自愈[181]。

MDR-TB 及（准）广泛耐药结核病的手术管理将在后面讨论，但是，当手术不能选择（不适合手术或患者拒绝）时，使用单向瓣膜进行医学肺减容可能也是一种选择（实验性）[182]。尽管单向瓣膜价格昂贵，可及性受限，并且存在需要管理的感染控制问题，还是有几个成功使用单向瓣膜的案例报道。目前正在探索许多有意思的研究方法，包括辅助吸入抗生素、外排泵抑制剂、治疗性疫苗、宿主导向疗法以及使用包括米诺环素和头孢他啶 - 阿维巴坦在内的老药新用药物[183-184]。

DR-TB 的手术治疗

如前所述，大多数 MDR-TB 患者可以单独通过药物治疗而治愈，前提是可以制订由 DST 指导的、至少含五种可能有效药物的治疗方案。然而，根据患者的身体状况、药物可获得性和疾病严重程度，患者可能会从额外的手术治疗中受益（表 16.5）。

表 16.5　MDR-TB 和（准）广泛耐药结核病的手术治疗推荐原则

- 手术和治疗的患者选择应该是跨学科的。
- 候选者包括有足够肺功能但药物治疗失败的单侧病变（或特定病例中的双侧肺尖病变）患者[309]。
- 在 RR-TB 或 MDR-TB 患者中，选择性肺部分切除术（肺叶切除术或楔形切除术）与提高治疗成功率相关。
- 尽管对治疗有反应（例如，MDR-TB 额外耐药形式或规划中无法治愈的结核病），但仍有复发或失败高风险的患者可能适合手术干预[309]。
- 外科肺切除术的设施有限且通常无法进入。
- PET-CT 可能有助于阐明对侧疾病的重要性，并且可能具有预后意义，但其在这方面的作用需要验证[310-311]。
- 手术必须辅以有效的抢救方案，否则结果将不理想。
- 切除后治疗的最佳持续时间仍不清楚。
- 手术应在有相关经验的中心进行。

来源：Adapted with permission from Dheda K. Lancet, 2016; Dheda K.Lancet Resp Med, 2017.
缩写：MDR-TB，耐多药结核病；XDR-TB，广泛耐药结核病（可能很快会重新定义）

胸外科手术干预应由多学科专家团队做出决定，并且该干预应在具有 MDR-TB 胸外科手术经验的医学中心进行[185]。局部肺部疾病且不能单靠药物治愈的患者（例如，经过 6 个月的充分治疗后，培养未转阴，尤其是当有大空洞时）或存在危及生命的并发症时（如肺出血，无法治愈的脓胸，或广泛坏死）应考虑手术。部分单侧肺切除术可实现最佳治疗结果，但得出这一结论的研究可能存在选择偏倚（selection bias）[186]。因此在选择进行全肺切除术的患者时必须进行充分仔细的考虑。最近一项关于 MDR-TB 患者手术作用的荟萃分析发现，大型外科手术（extensive surgical procedures）并未带来总体益处，尽管存在许多混杂因素[186]。

手术治疗的潜在禁忌证包括：广泛的纤维性肺病、双侧空洞疾病、心肺功能差和支气管内结核病[185]。HIV 合并感染不应成为手术的禁忌证，但是，这些患者应接受有效的抗反转录病毒治疗（理想情况下，应检测不到病毒复制）。除了微生物学评估，术前评估最好还包括肺活量测定、胸部计算机断层扫描成像、通气灌注扫描、弥散能力测试和超声心动图（如果需要）。

手术的最佳时机是在培养转阴后，以减少支气管残端破裂的风险。然而，这个担心仅限于理论上，当不能通过药物治疗实现培养转阴时，不应推迟手术治疗。接受择期肺切除术的患者应在手术前和手术后使用物理和呼吸疗法改善其身体素质。

WHO 建议接受肺部手术治疗的 MDR-TB 患者需要接受术后药物治疗[185]。目前尚不清楚非常局限病灶的患者在接受完全手术切除该病灶后是否也适用这种情况，尽管直觉上应该这样。开普敦大学的最新数据表明，除非伴随有效的药物治疗，否则手术结局很差（K Dheda；个人交流）。实现无复发治愈的术后药物治疗的持续时间和强度可能变异很大[187-188]。通用性建议具有很大程度的不确定性。

特殊情况下的管理

HIV 感染患者的 DR-TB 管理

在 HIV 合并感染的情况下，DR-TB 的管理具有挑战性，并且与高死亡率相关。这可能是由于结核病和 HIV 治疗药物均存在毒性、HIV 相关末端器官疾病、药代动力学药物相互作用和免疫重建炎症综合征（IRIS）所致[189]。

无论 CD4$^+$ 计数如何，都应在开始有效的 MDR-TB 治疗后 8 周内开始抗反转录病毒治疗（antiretroviral therapy，ART）。CD4$^+$ 计数 < 50/mm^3[190] 的患者应在开始 MDR-TB 治疗后 2 周内开始使用抗反转录病毒药物（antiretrovirals，ARVs），和 DS-TB 治疗原则一样[191-193]，除非怀疑他们患有结核性脑膜炎。当患者患有结核性脑膜炎时，由于存在发生潜在致命的中枢神经系统免疫重建炎症综合征（central nervous system immune reconstitution inflammatory syndrome，CNS IRIS）的风险，ARVs 的启动应推迟 6 ~ 8 周[194-195]。WHO 最近批准使用多替拉韦作为一线 ART 方案的一部分[196]。该药物不仅比以前的 ARV 更有效、耐受性更好，而且预计与新的抗结核药物（如贝达喹啉和德拉马尼）共同给药是安全的[197-198]。

用于治疗 MDR-TB 及（准）广泛耐药结核病的新药和老药新用药物，如贝达喹啉、利奈唑胺和德拉马尼，已经改变了 MDR-TB 治疗的面貌；然而，这些药物有明显的不良事件，故而要求谨慎使用这些药物，这在 HIV 共感染率高的环境中尤为重要，因为其药物相互作用较为明显（表 16.6[298] 总结了抗结核治疗和抗反转录病毒药物的毒性和相互作用）。

妊娠期 DR-TB 的管理

妊娠期结核病与不良结局相关，包括增加早产、低出生体重、宫内生长受限和围产期死亡的风险[199-200]。妊娠期和产后结核病的患病率从 0.06% 至 7.2% 不等，在 HIV 合并感染患者中则高达 11%[201-203]。这种高患病率可能归因于辅助 T 细胞 1 与辅助 T 细胞 2 的比例值降低，从而使孕妇易于感染或重新激活结核病[204]。

一些孕妇由于担心抗结核治疗的潜在致畸作用，可能选择终止妊娠[205-206]。推荐所有孕妇都应尽快开始治疗。但在决定开始 DR-TB 治疗和制订 DR-TB 方案时，必须考虑胎儿的胎龄，并权衡致畸风险与对母亲的潜在益处[207]。抗结核治疗的致畸作用主要发生在孕早期。因此，在一些特定情况下，如果母亲的临床状况稳定且担心发生少见的放射线相关性疾病，治疗可推迟到孕中期。然而，该策略必须进行密切的临床随访，因为妊娠期 DR-TB，尤其是在 HIV 合并感染的情况下，可能会加速病情进展[208-209]。母亲应尽可能停止母乳喂养，尤其是涂片阳性时，以限制与婴儿的接触。

氨基糖苷类，特别是阿米卡星和卡那霉素，是 FDA 的 D 类药剂。由于存在耳毒性和胎儿畸形的风险，尤其是在妊娠的前 20 周内，这些药物已经在怀孕期间的结核病治疗方案中被排除。可以使用贝达喹啉代替 SLIDs，因为它可能更安全（FDA 妊娠风险类别 B），并且动物生殖研究未证明对胎儿有风险[210-211]。然而，在获得更多安全数据之前，不应在怀孕期间使用德拉马尼，因为动物研究已经证明了潜在的致畸作用[212]。在动物研究中，贝达喹啉和德拉马尼都能从母乳中排泄，因此，应根据临床情况决定停止用药或哺乳。通常避免使用乙硫异烟胺，因为它会增加与怀孕相关的恶心和呕吐的风险；如果需要在产后立即加强治疗方案，可以在分娩后重新使用该药物。

最后，考虑到 MDR-TB 药物对孕妇和胎儿的毒性作用，为所有正在接受 DR-TB 治疗的育龄妇女提供个体化、长期和有效的避孕措施（如甲羟孕酮或宫内节育器）至关重要。

DR-TB 患者合并肾功能不全管理

引起肾功能不全的因素，如腹泻和脱水，应及时解决。利尿剂和其他肾毒性药物的同时使用一般不推荐，除非有必要[213]。肾功能不全的根本原因可能是由于伴随的疾病状况（如高血压、糖尿病），或由于 ARVs（如替诺福韦）和（或）抗结核治疗（如氨基糖苷）引起的毒性。在非洲，由于 HIV 相关肾病（HIV-associated nephropathy，HIVAN）的流行，所引起的医源性肾毒性的风险可能性大[213-214]。应避免在此类患者中使用替诺福韦和（或）氨基糖苷类药物，尤其是当患者患有晚期 HIV[215-216] 伴蛋白尿时[215, 217]。

WHO 建议的各种抗结核药物的剂量（和给药间隔）是根据患者的肌酐清除率和透析方式而确定[207]。一般来说，所有肾毒性药物都应该停止使用。在氨基糖苷类相关的肾毒性病例，可应用贝达喹啉进行治疗。

DR-TB 患者合并肝功能不全的管理

患有严重慢性肝病的患者不应使用吡嗪酰胺。乙硫异烟胺、丙硫异烟胺和 PAS 也可能具有肝毒性，而氟喹诺酮类药物很少与肝炎有关。原则上，所有二线药物均可用于慢性稳定肝病，但必须密切监测肝酶，肝功能显著恶化时应立即停用有问题的药物。也要处理肝功能障碍的其他原因，包括对病毒性肝炎的

表 16.6　抗反转录病毒药物与抗结核治疗的共同毒性

不良事件描述	可能的抗反转录病毒药物	可能的抗结核药物	注意事项
肾毒性	TDF	氨基糖苷类，Cm	• TDF 可导致肾衰竭伴低磷血症和蛋白尿；避免用于肾功能不全的 HIV 感染者 • 接受氨基糖苷类和 Cm 治疗的患者避免 TDF • 在完成氨基糖苷类治疗后，开始用 TDF 之前应检查血清肌酐 • 建议患有糖尿病等潜在合并症的患者或同时接受肾毒性药物（如 NSAIDS 和两性霉素 B）的患者使用 TDF 或氨基糖苷类药物时要谨慎 • 如果需要 TDF，则需要监测血清肌酐
电解质紊乱	TDF	氨基糖苷类，Cm	• 尽量减少呕吐、腹泻、脱水、利尿剂等加重因素。
肝炎 / 肝毒性	NVP、EFV、PI（尤其是 RTV）、NRTI	Z，Bdq[299]，PAS，FQ，Eto	• 当病情严重（ALT ≥ 3x ULN 有症状或 ALT > 5x ULN），同时停止抗反转录病毒药物和抗结核药物时，考虑非肝毒性结核病治疗方案 • 排除其他促成或致病因素，例如酗酒、病毒病因和其他药物毒性 • NVP 肝毒性的风险在开始治疗的前 3 个月内最高，CD4 > 250/mm^3 的患者风险更高[300]；如果 VL 被抑制，则 NVP 肝毒性的风险会降低[301]
骨髓抑制	AZT	Lzd[302]，H	• 如果发生骨髓抑制，请停用 Lzd。如果血红蛋白低于 8 g/dl，则需要输血[285-286] • 避免同时使用 AZT 和 Lzd • 应通过暂时或永久停用利奈唑胺、减少剂量和（或）症状管理的组合来管理不良事件[303] • 将剂量减少至每天 300 mg 可能与较少的神经病作用有关，但可能与亚治疗水平有关[304] • 考虑停用复方新诺明
周围神经病变	ddI，d4T	Lzd[290]，Cs，H，Eto，E	• 避免将 D4 T 或 ddI 与 Cs 或 Lzd 结合使用 • 使用吡哆醇作为接受 Cs、H 和 Lzd 的患者的预防
QT 间期延长		Bdq[210]、Mfx[305]、Cfz、Lfx[306]	• 当联合使用这些药物时，建议密切监测 QTc • 与 Mfx 相比，Lfx 与较少的 QT 延长相关
中枢神经系统毒性	EFV	Cs，H，Eto/Pto，FQ	• EFV 毒性通常发生在治疗的前 2 ~ 3 周 • 同时使用 EFV 和 CS 需要密切监控
头痛	AZT、EFV	Cs，Bdq[299]	• 在 AZT、EFV 和 Cs 的情况下，头痛可能是自限性的 • 建议镇痛和补水
恶心和呕吐	RTV、d4T、NVP	Eto、PAS、H、Bdq[299]、E、Z	• 许多药物会引起一定程度的恶心 • 如果持续存在，考虑药物性胰腺炎或肝炎
乳酸性酸中毒	d4T、ddI、AZT、3TC	Lzd[307]	• 检测高乳酸血症需要高度警惕，以防止乳酸酸中毒的明显症状。
胰腺炎	d4T，ddI	Lzd[302]	• 尽可能避免共同给药 • 如果发生胰腺炎，请停止使用相关的 ARV
腹泻	PI、ddI	PAS、FQ、Eto	• 对于轻度腹泻，可以使用抗蠕动药物 • 可能是自限性的，同时排除机会性感染
视神经炎	ddI	E，Lzd[308]，Eto	• 停止所有可能引起视神经炎的药物
甲状腺功能减退症	d4 T	Eto，PAS	• 监测接受这些药物患者的 TSH
关节疼痛		Z、Bdq、FQ	• 轻度症状可以给予简单的镇痛治疗

来源：EsmailA，SaburNF，OkpechiI，andDhedaK.JThoracDis.2018；10：3102-18. 许可转载。

注：缩写见表 16.4

治疗和解决饮酒问题，以防止治疗期间出现进一步的并发症。在为慢性肝功能障碍患者制订治疗方案时，最好联合使用四种非肝毒性药物，包括氟喹诺酮类药物，以确保治疗方案有效[207]。

在急性肝炎病例中，抗结核治疗应推迟到肝炎稳定后再进行。在接受结核病治疗的患者中，慢性乙型肝炎感染被认为是肝毒性的一个危险因素[218]，尤其是当"e"抗原呈阳性时[219]。如果需要治疗乙型肝炎感染，ART 开始时应联合至少两种对乙型肝炎有活性的药物，例如替诺福韦和恩曲他滨或拉米夫定[220-221]。在肾功能不全的患者中，恩替卡韦可用作替诺福韦的替代品（可能需要调整剂量）[221]。在 HIV/HCV 合并感染中，必须考虑与 MDR-TB 药物的药物相互作用和重叠毒性[220]。

DR-TB 患者合并糖尿病的管理

糖尿病会增加 MDR-TB 原发感染的风险，并与痰液转阴延迟有关[222-223]。糖尿病也可能在 DR-TB 的发展中发挥作用[224-225]。在 TB/HIV 合并感染患者中，HbA1c 指标可能会低估血糖控制水平（由于红细胞寿命缩短）[226]。

当二甲双胍与抗结核药物如硫脲类、PAS 和氯法齐明合用时，可能会加剧胃肠道副作用，并且在罕见情况下引起乳酸性酸中毒[227]。建议在已确诊的糖尿病患者中谨慎使用肾毒性药物和神经毒性药物。当降糖药如磺脲类和格列奈类与贝达喹啉和（或）德拉马尼同时使用时，建议监测 QTc[228]。此外，当同时使用贝达喹啉和具有潜在肝毒性的抗糖尿病药物（如噻唑烷二酮类药物）时也应谨慎对待[229]。

糖尿病患者 DR-TB 的管理原则与非糖尿病患者相似。然而，由于未控制血糖的糖尿病患者治疗失败率增加，上述管理策略在这些患者中可能需要重新调整[230-231]。建议对未控制血糖的糖尿病[232]患者积极治疗，因为这些患者的复发率和再感染率是增高的[233, 235]。结核病临床医生应当更频繁地与患者沟通，为患者提供咨询并优化血糖控制[236]。

重症监护病房中 DR-TB 的管理

在重症监护病房（intensive care unit，ICU）中，无论患者是否有呼吸道症状，结核病都经常被诊断出来[237]。ICU 中 DR-TB 患者的管理因药代动力学问题而变得复杂，如胃吸收不良、器官功能障碍率高和药物毒性。此外，伴随的肾衰竭很常见，这会妨碍氨

基糖苷类药物的使用并影响各种抗结核药物的使用。治疗药物监测（therapeutic drug monitoring，TDM）可能是一种有价值的工具，可以为及时调整药物治疗提供建议[238-239]。然而，二线药物如利奈唑胺、氟喹诺酮类药物和注射药物的 TDM 价格昂贵且未广泛使用。可以使用滤纸干血斑（dried blood spots，DBS）来检测利奈唑胺和氟喹诺酮类药物，并且可以克服执行 TDM 的一些组织管理上的困难[240-241]。

儿童 MDR-TB 的管理

笔者最近在本书之外[6]以及其他编者在本书第18章中，均详细讨论了这一点。

对治疗的反应

抗结核药物治疗的目标是通过根除人类宿主中的结核分枝杆菌而实现无复发治愈。在常规临床实践中，通过连续检查痰液中抗酸杆菌的存在和分枝杆菌培养中结核分枝杆菌的存活来确定治疗效果。与 DS-TB 患者相比，使用常规治疗方案的 MDR-TB 患者的痰涂片镜检和培养转阴是延迟的。持续吸烟会进一步延迟抗结核治疗反应；因此，戒烟对 MDR-TB 患者尤为重要。在最近的一项含非 MDR-TB 患者和 MDR-TB 患者的多中心队列中，涂片镜检转阴的中位（四分位距）时间为 19 天（10～32 天）和 32 天（17～67 天），并且培养转阴时间分别为 31 天（14～56 天）和 39 天（6～85 天）。在 2 个月的有效治疗中，90% 和 78% 的非 MDR-TB 患者和 MDR-TB 患者实现痰镜检转阴，67% 和 61% 的非 MDR-TB 患者和 MDR-TB 患者实现痰培养转阴[242]。MDR-TB 患者（从治疗开始）应遵守感染控制预防措施多长时间（例如，适当时留在家中或住院，与公众和工作场所隔离）？这一点尚不清楚，也存在争议，并取决于许多因素，包括微生物载量、空洞的存在、疾病范围和严重程度、HIV 状态、菌株类型，及最重要的是该方案中使用的有效药物的数量及其杀菌活性。在存在公共卫生影响以及患者可能更具传染性的情况下，我们的政策是在取消感染控制预防措施之前要确认培养阴性（通常在治疗后 3～4 个月，此时才会有培养阴性结果）。使用包含 A 组药物的现代方案，培养转阴时间可能更短。

理想情况下，痰涂片镜检和培养应至少每 2 周进行一次，直到实现培养转阴（一些中心每周进行一次检查），此后每月进行一次，直到治疗结束（疾病流

表 16.7 使用显微镜对痰标本进行定量评估[312]

结果	强光下抗酸杆菌数量 100 倍物镜放大技术
−	涂片为 0（检查 300 个视野）
+ / −	涂片 1 ~ 12（检查 300 个视野）
+	100 个视野中有 4 ~ 10 个（检查 100 个视野）
++	10 个视野中的 1 ~ 10 个（检查 100 个字段）
+++	每个视野 1 ~ 10 个（检查 50 个视野）
++++	每个视野 > 10 个（检查 20 个视野）

行国家的实际情况是每月只进行一次痰培养检测）。痰菌定量分级的动力学（表 16.7）和 M.tb 培养阳性时间是治疗反应的良好指标[243]。治疗 6 个月结束时痰培养仍然阳性应视为 MDR-TB 治疗失败[244]。

虽然痰显微镜检查和培养是监测治疗早期阶段疗效的合适标志物，但当无法再从痰标本中检测到细菌时，还需要其他标志物用于治疗后期的疗效评估[245]。临床和放射学评分已被提议用于监测 MDR-TB 患者的治疗反应，但这些评分系统尚未被证实可作为治愈或治疗失败的标志物[242]。来自血液、尿液或呼出气的生物标志物可以很容易测量，但目前还没有可以在早期预测治疗失败或无复发治愈的相关标志物。如果有这样的标志物，将彻底改变 DS-TB 和 DR-TB 的临床管理[245]。

在 DST 指导下的抗分枝杆菌治疗中，关于患者具有传染性的持续时间，一直存在争议。虽然传染性会随着适当的治疗而迅速下降[246]，当 MDR-TB 患者从医院出院并进入社区时，如果痰镜检查仍能检测到抗酸杆菌，将对公共卫生有很大的影响。在一些国家，MDR-TB 患者出院前甚至需要达到结核分枝杆菌培养阴性[247]。

以人为中心的 DR-TB 关怀：人权、治疗支持和姑息治疗

以根除结核病为全球目标，人们越发重视提供能满足 DR-TB 患者独特和个性化需求的服务和关怀。事实上，WHO "终结结核病（end TB）" 战略的第一个支柱就是提供 "以患者为中心的综合性关怀和预防"。鉴于当前的结核病服务以优先考虑提供者和规划需求的方式构建，真正以人为本的关怀模式将是该领域的一个根本转折。为了使这种关怀从理论转变为实践，需要采取几项行动，包括关注受结核病影响的

人的权利，提供最佳治疗支持，以及在整个关怀过程内努力减轻患者痛苦。

基于权利的 DR-TB 路径

过去，结核病规划的重点是结核病控制的 "公共卫生" 方法，重点是确定最具传染性的结核病患者，即那些被认为正在促使结核病传播的人，用简化的工具对他们进行诊断，并用 "通用 / 标准化方案" 对他们进行治疗[248]。虽然已有数千万人被诊断为结核病并成功治疗，但同样属实的是，在这一战略下，结核病再次成为成年人的头号传染病杀手，耐药性已成为全球现象，而在扭转大流行趋势方面进展甚微[249]。

相比之下，基于人权的路径则是着眼于为受到结核病危害的所有人提供预防、诊断和治疗服务，从而最大限度地提高他们恢复健康和回归正常生活的机会[250]。这种路径对于如下患者至关重要：①受到 DR-TB 影响但几乎无法获得感染后预防性治疗的人；②由于使用只能使用常规结核病工具（如涂片显微镜检）而被误诊的人；③接受的治疗方案中含有长期毒性的药物，治疗方案包含对分枝杆菌可能耐药的药物，却又排除了可能增加治愈概率的有效药物。如果继续提供最低限度的服务，将违反《联合国世界人权宣言》（the United Nations Universal Declaration of Human Rights）中的健康权条款（第 25 条）[251]。以人为中心的 DR-TB 患者关怀的建立必须以在从科学进步中受益的权利为基础，这将包括普遍及时地获得新的诊断和治疗方法，而这显然是当今 DR-TB 关怀所缺乏的[252]。

对 DR-TB 的同情治疗支持

患有 DR-TB 的人面临着无数挑战，他们的健康问题常常因社会经济因素而复杂化。贫困、交通不便和营养不良等这些有迹可循的因素常常使问题复杂，一旦诊断出 DR-TB 就意味着会给个人、家庭和社会带来灾难性的支出[253]。尽管有令人信服的证据表明获得诊断和治疗服务存在无数障碍[254]，但是目前维系 DR-TB 治疗依从性的方法主要集中在：直视督导治疗，长时间住院，和简化的患者教育手段。事实上，这对于 DR-TB，似乎只是一种 "基于责备" 的依从性支持方法[255]，这是远远不够的，有证据表明大量 DR-TB 其实来源于近期传播、药物剂量不足和卫生系统失误[256]。为了实现真正的以人为本的关怀，应向患有 DR-TB 的人提供治疗相关的知识、资

金、营养和交通支持，以及确保治疗依从性的各种方法。由于 DR-TB 治疗的毒性可能是依从性不好的一个关键因素，因此应向患者提供将不良事件风险降至最低的方案，包括使用无注射剂方案[257]。

缓解痛苦的姑息治疗

关于 DR-TB 姑息治疗（palliative care）的讨论，经常错误地着重于关注生命终结的问题。其实，姑息性服务旨在减轻 DR-TB 关怀的整个过程中可能发生的身体和心理上的痛苦，也包括完成治疗后时期。由于 DR-TB 患者面临严重的歧视和污名化（discrimination and stigma），有人提出在提供医疗干预以减轻疼痛、减轻缺氧、改善呼吸功能和减少不良事件之外，还应提供咨询和心理支持[258]。

确实有一些 DR-TB 患者无法治愈，需要临终关怀支持。重要的是，在宣布一个人患有致命的 DR-TB 之前，应尽一切努力进行治疗，包括使用最新的药物。结核病规划还必须继续与这些人保持联络，以确保他们能够最低限度但充满意义地与他人接触，同时将传播风险降至最低。还应提供咨询支持，以便在患者去世后能帮助到患者家庭及其成员[259]。

研究重点和结论

关于 DR-TB 研究的重点、时间表和相关障碍，最近已有详细文献介绍[7]。然而，其中四个最重要的研究重点包括：①开发和评估有效的结核病疫苗；②开展临床试验，研究主动病例发现对个体治疗结局和传播的影响；③提高对一线和二线重点药物耐药性的遗传预测因子（genetic predictors）的认识，并开发 DNA 提取和测序方法，以备实验室的常规诊断使用；④开展临床试验，评估新药和老药新用药物的安全性、最佳剂量、持续时间、功效和组合。最显眼而急迫的事情仍然是为 DR-TB 诊断制订主动病例发现策略（active case-finding strategies）。如果使用目前的被动发现病例的方法，一名 DR-TB 患者在被发现之

前可能已经感染了 10 ～ 15 人，因此目前的诊断和治疗方式对减少疾病负担的影响有限。主动病例发现策略可能包括：接触者追踪，在监狱等聚集场所进行筛查，以及前往结核病热点地区寻找 DR-TB 病例的流动小组。笔者最近发现，这种使用移动厢车的方法是可行的[139]，并将其概念扩展到了使用由 2 ～ 3 名医护人员驾驶的低成本车辆的小型诊所。

DR-TB 仍然是结核病控制面临的主要威胁，其死亡率很高（30% ～ 60%），比大多数癌症更高，治疗成本巨大并且影响可持续发展。最近有消息称贝达喹啉的价格已降至每疗程 400 美元，这一消息受到大家的欢迎[260]。然而，我们如何有效地解决 MDR-TB 和（泛）耐药结核病的复杂问题？这将需要一种创造性和坚定的多管齐下的方法。预防总是比治疗更为重要，因此，首要的第一步必须是结核病预防，并解决其主要驱动因素，包括贫困和住房拥挤、营养不良和吸烟[6-7, 116]。有效的疫苗将有助于在相对较短的时间内大幅降低结核病负担。但解决下面一系列问题，包括全球经济转型、减少战争和冲突，及开发有效疫苗，将需要几十年的时间。在此期间，我们需要通过健全和运转良好的医疗系统、训练有素的医疗工作者、正确的药物剂量、确保患者良好的依从性坚持治疗、实行抗结核药物管理，并通过优先考虑和资助创新研究（例如，最佳药物剂量、使用辅助吸入抗生素、使用外排泵抑制剂、开发更准确的诊断方法，从而启动完全个性化的方案）来完成上述目标。

其他主要优先研究领域包括儿童 DR-TB 的最佳治疗、最佳 ART 方案的优先顺序、TDM 以及特殊人群（包括妊娠、HIV 感染者、器官功能障碍者和危重患者）DR-TB 的管理。然而，控制 MDR-TB 和整个结核病只有在投资大量资源，政治支持，消除贫困、过度拥挤、战争和冲突，发展全民医疗和重组全球经济体系的情况下才有可能实现。目前的世界领导阶层的理念也需要转变为同舟共济和人类命运共同体的全球化心态，否则全球变暖、污染和环境破坏等其他挑战将在结核病之前消灭人类。

参考文献

1. World Health Organization. *Global Tuberculosis Report*. Geneva, Switzerland, 2017.
2. Zager EM, and McNerney R. Multidrug-resistant tuberculosis. *BMC Infect Dis*. 2008;8:10.
3. *Global Tuberculosis Report*. World Health Organization; 2018 No. Licence: CC BY-NC-SA 3.0 IGO.
4. WHO. *Global Tuberculosis Report 2013*, 2013.
5. Resistance TROA. *Tackling Drug-Resistant Infections Globally: Final Report and Recommendations*, 2016.
6. Dheda K, Barry CE, 3rd, and Maartens G. Tuberculosis. *Lancet*. 2016;387:1211–26.
7. Dheda K et al. The epidemiology, pathogenesis, transmission, diagnosis, and management of multidrug-resistant, extensively drug-resistant, and incurable tuberculosis. *Lancet Respir Med*. 2017;5:291–360.
8. WHO. *Global Tuberculosis Report 2015*, 2015 [cited 2016 01/06/2016]. Available at: http://apps.who.int/iris/bitstream/10665/191102/1/9789241565059_eng.pdf
9. Pietersen E et al. Long-term outcomes of patients with extensively drug-resistant tuberculosis in South Africa: A cohort study. *Lancet*. 2014;383.
10. O'Donnell MR et al. High incidence of hospital admissions with multidrug-resistant and extensively drug-resistant tuberculosis among South African health care workers. *Ann Intern Med*. 2010;153:516–22.
11. Pooran A, Pieterson E, Davids M, Theron G, and Dheda K. What is the cost of diagnosis and management of drug resistant tuberculosis in South Africa? *PLOS ONE*. 2013;8:e54587.

12. KPMG. Global Economic Impact of Tuberculosis, 2016.
13. Lange C, van Leth F, Mitnick CD, Dheda K, and Gunther G. Time to revise WHO-recommended definitions of MDR-TB treatment outcomes. *Lancet Respir Med.* 2018;6:246–8.
14. Bifani PJ et al. Identification of a W variant outbreak of *Mycobacterium tuberculosis* via population-based molecular epidemiology. *JAMA.* 1999;282:2321–7.
15. Gandhi NR, Moll A, Sturm AW, Pawinski R, Govender T, Lalloo U, Zeller K, Andrews J, and Friedland G. Extensively drug resistant tuberculosis as a cause of death in patients co-infected with tuberculosis and HIV in a rural area of South Africa. *Lancet.* 2006;368:1575–80.
16. Van Rie A, Victor TC, Richardson M, Johnson R, van der Spuy GD, Murray EJ, Beyers N, Gey Van Pittius NC, van Helden PD, and Warren RM. Reinfection and mixed infection cause changing *Mycobacterium tuberculosis* drug-resistance patterns. *Am J Respir Crit Care Med.* 2005;172:636–42.
17. van Rie A, Warren RM, Beyers N, Gie RP, Classen CN, Richardson M, Sampson SL, Victor TC, and van Helden PD. Transmission of a multidrug-resistant *Mycobacterium tuberculosis* strain resembling "strain W" among noninstitutionalized, human immunodeficiency virus-seronegative patients. *J Infect Dis.* 1999;180:1608–15.
18. van Rie A, Warren R, Richardson M, Gie RP, Enarson DA, Beyers N, and van Helden PD. Classification of drug-resistant tuberculosis in an epidemic area. *Lancet.* 2000;356:22–5.
19. Niemann S, Rusch-Gerdes S, and Richter E. IS6110 fingerprinting of drug-resistant *Mycobacterium tuberculosis* strains isolated in Germany during 1995. *J Clin Microbiol.* 1997;35:3015–20.
20. Musser JM. Antimicrobial agent resistance in mycobacteria: Molecular genetic insights. *Clin Microbiol Rev.* 1995;8:496–514.
21. Sandgren A, Strong M, Muthukrishnan P, Weiner BK, Church GM, and Murray MB. Tuberculosis drug resistance mutation database. *PLoS Med.* 2009;6:e2.
22. Miotto P et al. A standardised method for interpreting the association between mutations and phenotypic drug resistance in *Mycobacterium tuberculosis. Eur Respir J.* 2017;50.
23. Coll F et al. Rapid determination of anti-tuberculosis drug resistance from whole-genome sequences. *Genome Med.* 2015;7:51.
24. Bifani PJ et al. Origin and interstate spread of a New York City multidrug-resistant *Mycobacterium tuberculosis* clone family. *JAMA.* 1996;275:452–7.
25. Casali N et al. Evolution and transmission of drug-resistant tuberculosis in a Russian population. *Nat Genet.* 2014;46:279–86.
26. Zhao Y et al. National survey of drug-resistant tuberculosis in China. *N Engl J Med.* 2012;366:2161–70.
27. Cohen KA et al. Evolution of extensively drug-resistant tuberculosis over four decades: Whole genome sequencing and dating analysis of *Mycobacterium tuberculosis* isolates from KwaZulu-Natal. *PLoS Med.* 2015;12:e1001880.
28. Merker M et al. Evolutionary history and global spread of the *Mycobacterium tuberculosis* Beijing lineage. *Nat Genet.* 2015;47:242–9.
29. Nsofor CA, Jiang Q, Wu J, Gan M, Liu Q, Zuo T, Zhu G, and Gao Q. Transmission is a noticeable cause of resistance among treated tuberculosis patients in Shanghai, China. *Sci Rep.* 2017;7:7691.
30. Yang C et al. Transmission of multidrug-resistant *Mycobacterium tuberculosis* in Shanghai, China: A retrospective observational study using whole-genome sequencing and epidemiological investigation. *Lancet Infect Dis.* 2017;17:275–84.
31. Muller B, Borrell S, Rose G, and Gagneux S. The heterogeneous evolution of multidrug-resistant *Mycobacterium tuberculosis. Trends Genet.* 2013;29:160–9.
32. WHO. Guidance for Surveillance of Drug Resistant Tuberculosis, 1997 [cited 2016 10/06/2016]. Available at: http://www.who.int/drugresistance/tb/en/TBguidelnes1.pdf
33. Shafer RW, Singh SP, Larkin C, and Small PM. Exogenous reinfection with multidrug-resistant *Mycobacterium tuberculosis* in an immunocompetent patient. *Tuber Lung Dis.* 1995;76:575–7.
34. Crofton J, and Mitchison D. Streptomycin resistance in pulmonary tuberculosis. *Br Med J.* 1948;2:1009–15.
35. Bloemberg GV et al. Acquired resistance to bedaquiline and delamanid in therapy for tuberculosis. *N Engl J Med.* 2015;373:1986–8.
36. Veziris N et al. MyRMA CNR, the tuberculosis consilium of the CNRM, MyRMA CNR, tuberculosis consilium of the CNRM. Rapid emergence of *Mycobacterium tuberculosis* bedaquiline resistance: Lessons to avoid repeating past errors. *Eur Respir J.* 2017;49.
37. Villellas C, Coeck N, Meehan CJ, Lounis N, de Jong B, Rigouts L, and Andries K. Unexpected high prevalence of resistance-associated Rv0678 variants in MDR-TB patients without documented prior use of clofazimine or bedaquiline. *J Antimicrob Chemother.* 2017;72:684–90.
38. Kendall EA, Fofana MO, and Dowdy DW. Burden of transmitted multidrug resistance in epidemics of tuberculosis: A transmission modelling analysis. *Lancet Respir Med.* 2015;3:963–72.
39. Cohen T, Sommers B, and Murray M. The effect of drug resistance on the fitness of *Mycobacterium tuberculosis. Lancet Infect Dis.* 2003;3:13–21.
40. Bottger EC, Springer B, Pletschette M, and Sander P. Fitness of antibiotic-resistant microorganisms and compensatory mutations. *Nat Med.* 1998;4:1343–4.
41. Comas I, Borrell S, Roetzer A, Rose G, Malla B, Kato-Maeda M, Galagan J, Niemann S, and Gagneux S. Whole-genome sequencing of rifampicin-resistant *Mycobacterium tuberculosis* strains identifies compensatory mutations in RNA polymerase genes. *Nat Genet* 2012;44:106–10.
42. Sherman DR, Mdluli K, Hickey MJ, Arain TM, Morris SL, Barry CE, III, and Stover CK. Compensatory ahpC gene expression in isoniazid-resistant *Mycobacterium tuberculosis. Science.* 1996;272:1641–3.
43. de Vos M, Muller B, Borrell S, Black PA, van Helden PD, Warren RM, Gagneux S, and Victor TC. Putative compensatory mutations in the rpoC gene of rifampin-resistant *Mycobacterium tuberculosis* are associated with ongoing transmission. *Antimicrob Agents Chemother.* 2013;57:827–32.
44. van Embden JD et al. Strain identification of *Mycobacterium tuberculosis* by DNA fingerprinting: Recommendations for a standardized methodology. *J Clin Microbiol.* 1993;31:406–9.
45. Kato-Maeda M, Metcalfe JZ, and Flores L. Genotyping of *Mycobacterium tuberculosis*: Application in epidemiologic studies. *Future Microbiol.* 2011;6:203–16.
46. Supply P et al. Proposal for standardization of optimized mycobacterial interspersed repetitive unit-variable-number tandem repeat typing of *Mycobacterium tuberculosis. J Clin Microbiol.* 2006;44:4498–510.
47. Kamerbeek J et al. Simultaneous detection and strain differentiation of *Mycobacterium tuberculosis* for diagnosis and epidemiology. *J Clin Microbiol.* 1997;35:907–14.
48. Roetzer A et al. Whole genome sequencing versus traditional genotyping for investigation of a *Mycobacterium tuberculosis* outbreak: A longitudinal molecular epidemiological study. *PLoS Med.* 2013;10:e1001387.
49. Walker TM et al. Whole-genome sequencing to delineate *Mycobacterium tuberculosis* outbreaks: A retrospective observational study. *Lancet Infect Dis.* 2013;13:137–46.
50. Walker TM et al. Assessment of *Mycobacterium tuberculosis* transmission in Oxfordshire, UK, 2007–12, with whole pathogen genome sequences: An observational study. *Lancet Respir Med.* 2014;2:285–92.
51. Gurjav U, Outhred AC, Jelfs P, McCallum N, Wang Q, Hill-Cawthorne GA, Marais BJ, and Sintchenko V. Whole genome sequencing demonstrates limited transmission within identified *Mycobacterium tuberculosis* clusters in New South Wales, Australia. *PLOS ONE.* 2016;11:e0163612.
52. Wyllie DH, Davidson JA, Grace Smith E, Rathod P, Crook DW, Peto TEA, Robinson E, Walker T, and Campbell C. A Quantitative evaluation of MIRU-VNTR typing against whole-genome sequencing for identifying *Mycobacterium tuberculosis* transmission: A Prospective Observational Cohort Study. *EBioMedicine.* 2018;34.
53. Niemann S, and Supply P. Diversity and evolution of *Mycobacterium tuberculosis*: Moving to whole-genome-based approaches. *CSH Perspect Med.* 2014;4:a021188.
54. Senghore M et al. Whole-genome sequencing illuminates the evolution and spread of multidrug-resistant tuberculosis in Southwest Nigeria. *PLOS ONE.* 2017;12:e0184510.
55. Zeng X, Kwok JS, Yang KY, Leung KS, Shi M, Yang Z, Yam WC, and Tsui SK. Whole genome sequencing data of 1110 *Mycobacterium tuberculosis* isolates identifies insertions and deletions associated with drug resistance. *BMC Genomics.* 2018;19:365.
56. Coscolla M, and Gagneux S. Consequences of genomic diversity in *Mycobacterium tuberculosis. Semin Immunol.* 2014;26:431–44.
57. Koser CU, Bryant JM, Becq J, Torok ME, Ellington MJ, Marti-Renom MA, Carmichael AJ, Parkhill J, Smith GP, and Peacock SJ. Whole-genome sequencing for rapid susceptibility testing of M. tuberculosis. *N Engl J Med.* 2013;369:290–2.
58. Klopper M et al. Emergence and spread of extensively and totally drug resistant tuberculosis in South Africa. *Emerg Infect Dis.* 2013;19:449–55.
59. Eldholm V, Monteserin J, Rieux A, Lopez B, Sobkowiak B, Ritacco V, and Balloux F. Four decades of transmission of a multidrug-resistant *Mycobacterium tuberculosis* outbreak strain. *Nat Commun.* 2015;6:7119.
60. Roycroft E et al. Molecular epidemiology of multi- and extensively drug-resistant *Mycobacterium tuberculosis* in Ireland, 2001–2014. *J Infect.* 2018;76:55–67.
61. Bainomugisa A et al. Multi-clonal evolution of multi-drug-resistant/extensively drug-resistant *Mycobacterium tuberculosis* in a high-prevalence setting of Papua New Guinea for over three decades. *Microb Genom.* 2018;4.
62. Trauner A et al. The within-host population dynamics of *Mycobacterium tuberculosis* vary with treatment efficacy. *Genome Biol.* 2017;18:71.
63. Wollenberg KR et al. Whole-genome sequencing of *Mycobacterium tuberculosis* provides insight into the evolution and genetic composition of drug-resistant tuberculosis in Belarus. *J Clin Microbiol.* 2017;55:457–69.
64. Mokrousov I. Molecular structure of *Mycobacterium tuberculosis* population in Russia and its interaction with neighboring countries. *Int J Mycobacteriol.* 2015;4(Suppl 1):56–7.
65. Perdigao J, Macedo R, Silva C, Pinto C, Furtado C, Brum L, and Portugal I. Tuberculosis drug-resistance in Lisbon, Portugal: A 6-year overview. *Clin Microbiol Infect.* 2011;17:1397–402.
66. Gandhi NR, Brust JC, Moodley P, Weissman D, Heo M, Ning Y, Moll AP, Friedland GH, Sturm AW, and Shah NS. Minimal diversity of drug-resistant *Mycobacterium tuberculosis* strains, South Africa. *Emerg Infect Dis.* 2014;20:426–33.
67. Cooke GS, Beaton RK, Lessells RJ, John L, Ashworth S, Kon OM, Williams OM, Supply P, Moodley P, and Pym AS. International spread of MDR TB from Tugela Ferry, South Africa. *Emerg Infect Dis.* 2011;17:2035–7.
68. WHO. World Heatlh Organization Treatment Guidelines for Drug-Resistant Tuberculosis, 2016;49.
69. Pym AS et al. Bedaquiline in the treatment of multidrug- and extensively drug-resistant tuberculosis. *Eur Respir J.* 2016;47:564–74.
70. MSF. *MSF Reports on Use of the New TB Drugs Bedaquiline and Delamanid*, 2016.
71. Pillay M, and Sturm AW. Evolution of the extensively drug-resistant F15/LAM4/KZN strain of *Mycobacterium tuberculosis* in KwaZulu-Natal, South Africa. *Clin Infect Dis.* 2007;45:1409–14.
72. Streicher EM et al. Emergence and treatment of multidrug resistant (MDR) and extensively drug-resistant (XDR) tuberculosis in South Africa. *Infect Genet Evol.* 2012;12:686–94.
73. Ho ZJM, Chee CBE, Ong RT, Sng LH, Peh WLJ, Cook AR, Hsu LY, Wang YT, Koh HF, and Lee VJM. Investigation of a cluster of multi-drug resistant tuberculosis in a high-rise apartment block in Singapore. *Int J Infect Dis.* 2018;67:46–51.
74. Outhred AC, Holmes N, Sadsad R, Martinez E, Jelfs P, Hill-Cawthorne GA, Gilbert GL, Marais BJ, and Sintchenko V. Identifying likely transmission pathways within a 10-year community outbreak of tuberculosis by high-depth whole genome sequencing. *PLOS ONE* 2016;11:e0150550.
75. Verver S et al. Transmission of tuberculosis in a high incidence urban community in South Africa. *Int J Epidemiol.* 2004;33:351–7.
76. Casali N, Broda A, Harris SR, Parkhill J, Brown T, and Drobniewski F. Whole genome sequence analysis of a large isoniazid-resistant tuberculosis outbreak in London: A Retrospective Observational Study. *PLoS Med.* 2016;13:e1002137.
77. Lalor MK et al. The use of whole-genome sequencing in cluster investigation of a multidrug-resistant tuberculosis outbreak. *Eur Respir J.* 2018;51.
78. Shah NS et al. Transmission of extensively drug-resistant tuberculosis in South Africa. *N Engl J Med.* 2017;376:243–53.
79. Dale KD, Globan M, Tay EL, Trauer JM, Trevan PG, and Denholm JT. Recurrence of tuberculosis in a low-incidence setting without directly observed treatment: Victoria, Australia, 2002–2014. *Int J Tuberc Lung Dis.* 2017;21:550–5.
80. Witney AA, Bateson AL, Jindani A, Phillips PP, Coleman D, Stoker NG, Butcher PD, McHugh TD, and Team RS. Use of whole-genome sequencing to distinguish relapse from reinfection in a completed tuberculosis clinical trial. *BMC Med.* 2017;15:71.
81. Korhonen V, Smit PW, Haanpera M, Casali N, Ruutu P, Vasankari T, and Soini H. Whole genome analysis of *Mycobacterium tuberculosis* isolates from recurrent episodes of tuberculosis, Finland, 1995–2013. *Clin Microbiol Infect* 2016;22:549–54.
82. Guerra-Assuncao JA et al. Recurrence due to relapse or reinfection with *Mycobacterium tuberculosis*: A whole-genome sequencing approach in a large, population-based cohort with a high HIV infection prevalence and active follow-up. *J Infect Dis.* 2015;211:1154–63.
83. Kuhnert D, Coscolla M, Brites D, Stucki D, Metcalfe J, Fenner L, Gagneux S, and Stadler T. Tuberculosis outbreak investigation using phylodynamic analysis. *Epidemics.* 2018;25.
84. Parvaresh L, Crighton T, Martinez E, Bustamante A, Chen S, and Sintchenko V. Recurrence of tuberculosis in a low-incidence setting: A retrospective cross-sectional study augmented by whole genome sequencing. *BMC Infect Dis.* 2018;18:265.
85. Chatterjee A, Nilgiriwala K, Saranath D, Rodrigues C, and Mistry N. Whole genome sequencing of clinical strains of *Mycobacterium tuberculosis* from Mumbai, India: A potential tool for determining drug-resistance and strain lineage. *Tuberculosis (Edinb).* 2017;107:63–72.
86. Williams OM et al. Fatal nosocomial MDR TB identified through routine genetic analysis and whole-genome sequencing. *Emerg Infect Dis.* 2015;21:1082–4;218.
87. Dalla Costa ER et al. Multidrug-resistant *Mycobacterium tuberculosis* of the Latin American Mediterranean Lineage, wrongly identified as *Mycobacterium pinnipedii* (Spoligotype International Type 863 [SIT863]), causing active tuberculosis in South Brazil. *J Clin Microbiol.* 2015;53:3805–11.
88. Nelson KN et al. Spatial patterns of extensively drug-resistant tuberculosis (XDR-tuberculosis) transmission in KwaZulu-Natal, South Africa. *J Infect Dis.* 2018;218.
89. Fiebig L et al. A joint cross-border investigation of a cluster of multidrug-resistant tuberculosis in Austria, Romania and Germany in 2014 using classic, genotyping and whole genome sequencing methods: Lessons learnt. *Euro Surveill.* 2017;22.
90. Hargreaves S, Lonnroth K, Nellums LB, Olaru ID, Nathavitharana RR, Norredam M, and Friedland JS. Multidrug-resistant tuberculosis and migration to Europe. *Clin Microbiol Infect.* 2017;23:141–6.
91. Gautam SS, Mac Aogain M, Cooley LA, Haug G, Fyfe JA, Globan M, and O'Toole RF. Molecular epidemiology of tuberculosis in Tasmania and genomic characterisation of its first known multidrug resistant case. *PLOS ONE.* 2018;13:e0192351.
92. Jensenius M et al. Multidrug-resistant tuberculosis in Norway: A nationwide study, 1995–2014. *Int J Tuberc Lung Dis.* 2016;20:786–92.
93. Hargreaves S, Lonnroth K, Nellums LB, Olaru ID, Nathavitharana RR, Norredam M, and Friedland JS. Response to Letter to the Editor by M. van der Werf, V. Hollo and C. Kodmon concerning "Multidrug-resistant tuberculosis and migration to Europe". *Clin Microbiol Infect.* 2017;23:580.
94. Coscolla M et al. Genomic epidemiology of multidrug-resistant *Mycobacterium tuberculosis* during transcontinental spread. *J Infect Dis* 2015;212:302–10.
95. Regmi SM, Chaiprasert A, Kulawonganunchai S, Tongsima S, Coker OO, Prammananan T, Viratyosin W, and Thaipisuttikul I. Whole genome sequence analysis of multidrug-resistant *Mycobacterium tuberculosis* Beijing isolates from an outbreak in Thailand. *Mol Genet Genomics.* 2015;290:1933–41.
96. Popovici O et al. Cross-border outbreak of extensively drug-resis-

tant tuberculosis linked to a university in Romania. *Epidemiol Infect*. 2018;146:824–31.
97. Perez-Lago L, Martinez-Lirola M, Garcia S, Herranz M, Mokrousov I, Comas I, Martinez-Priego L, Bouza E, and Garcia-de-Viedma D. Urgent implementation in a hospital setting of a strategy to rule out secondary cases caused by imported extensively drug-resistant *Mycobacterium tuberculosis* strains at diagnosis. *J Clin Microbiol*. 2016;54:2969–74.
98. Smith CM, Lessells R, Grant AD, Herbst K, and Tanser F. Spatial clustering of drug-resistant tuberculosis in Hlabisa subdistrict, KwaZulu-Natal, 2011–2015. *Int J Tuberc Lung Dis*. 2018;22:287–93.
99. Kapwata T et al. Spatial distribution of extensively drug-resistant tuberculosis (XDR TB) patients in KwaZulu-Natal, South Africa. *PLOS ONE*. 2017;12:e0181797.
100. Doyle RM et al. Direct whole genome sequencing of sputum accurately identifies drug resistant *Mycobacterium tuberculosis* faster than MGIT culture sequencing. *J Clin Microbiol*. 2018.
101. McNerney R, Clark TG, Campino S, Rodrigues C, Dolinger D, Smith L, Cabibbe AM, Dheda K, and Schito M. Removing the bottleneck in whole genome sequencing of *Mycobacterium tuberculosis* for rapid drug resistance analysis: A call to action. *Int J Infect Dis*. 2017;56:130–5.
102. Mahomed S, Naidoo K, Dookie N, and Padayatchi N. Whole genome sequencing for the management of drug-resistant TB in low income high TB burden settings: Challenges and implications. *Tuberculosis (Edinb)*. 2017;107:137–43.
103. Votintseva AA et al. Same-day diagnostic and surveillance data for tuberculosis via whole-genome sequencing of direct respiratory samples. *J Clin Microbiol* 2017;55:1285–98.
104. Dookie N, Rambaran S, Padayatchi N, Mahomed S, and Naidoo K. Evolution of drug resistance in *Mycobacterium tuberculosis*: A review on the molecular determinants of resistance and implications for personalized care. *J Antimicrob Chemother* 2018;73:1138–51.
105. Shea J, Halse TA, Lapierre P, Shudt M, Kohlerschmidt D, Van Roey P, Limberger R, Taylor J, Escuyer V, and Musser KA. Comprehensive whole-genome sequencing and reporting of drug resistance profiles on clinical cases of *Mycobacterium tuberculosis* in New York State. *J Clin Microbiol* 2017;55:1871–82.
106. Brown TS, Narechania A, Walker JR, Planet PJ, Bifani PJ, Kolokotronis SO, Kreiswirth BN, and Mathema B. Genomic epidemiology of Lineage 4 *Mycobacterium tuberculosis* subpopulations in New York City and New Jersey, 1999–2009. *BMC Genomics*. 2016;17:947.
107. Aung HL et al. Whole-genome sequencing of multidrug-resistant *Mycobacterium tuberculosis* isolates from Myanmar. *J Glob Antimicrob Resist*. 2016;6:113–7.
108. Kidenya BR, Mshana SE, Fitzgerald DW, and Ocheretina O. Genotypic drug resistance using whole-genome sequencing of *Mycobacterium tuberculosis* clinical isolates from North-western Tanzania. *Tuberculosis (Edinb)*. 2018;109:97–101.
109. Black PA et al. Whole genome sequencing reveals genomic heterogeneity and antibiotic purification in *Mycobacterium tuberculosis* isolates. *BMC Genomics*. 2015;16:857.
110. Metcalfe JZ, Streicher E, Theron G, Colman RE, Penaloza R, Allender C, Lemmer D, Warren RM, and Engelthaler DM. *Mycobacterium tuberculosis* subculture results in loss of potentially clinically relevant heteroresistance. *Antimicrob Agents Chemother*. 2017;61.
111. Colman RE et al. Detection of low-level mixed-population drug resistance in *Mycobacterium tuberculosis* using high fidelity amplicon sequencing. *PLOS ONE*. 2015;10:e0126626.
112. Metcalfe JZ, Streicher E, Theron G, Colman RE, Allender C, Lemmer D, Warren R, and Engelthaler DM. Cryptic microheteroresistance explains *Mycobacterium tuberculosis* phenotypic resistance. *Am J Respir Crit Care Med*. 2017;196:1191–201.
113. Cox H, Hughes J, Daniels J, Azevedo V, McDermid C, Poolman M, Boulle A, Goemaere E, and van Cutsem G. Community-based treatment of drug-resistant tuberculosis in Khayelitsha, South Africa. *Int J Tuberc Lung Dis*. 2014;18:441–8.
114. Dave P et al. Has introduction of rapid drug susceptibility testing at diagnosis impacted treatment outcomes among previously treated tuberculosis patients in Gujarat, India? *PLOS ONE*. 2015;10:e0121996.
115. Loveday M, Wallengren K, Voce A, Margot B, Reddy T, Master I, Brust J, Chaiyachati K, and Padayatchi N. Comparing early treatment outcomes of MDR-TB in decentralised and centralised settings in KwaZulu-Natal, South Africa. *Int J Tuberc Lung Dis*. 2012;16:209–15.
116. Dheda K, Gumbo T, Gandhi NR, Murray M, Theron G, Udwadia Z, Migliori G, and Warren R. Global control of tuberculosis: From extensively drug-resistant to untreatable tuberculosis. *Lancet Resp Med*. 2014;2:321–38.
117. Parrish N, and Carrol K. Importance of improved TB diagnostics in addressing the extensively drug-resistant TB crisis. *Future Microbiol*. 2008;3:405–13.
118. Dheda K et al. Outcomes, infectiousness, and transmission dynamics of patients with extensively drug-resistant tuberculosis and home-discharged patients with programmatically incurable tuberculosis: A prospective cohort study. *Lancet Respir Med*. 2017;5:269–81.
119. Sharma A et al. and Global Preserving Effective TBTSI. Estimating the future burden of multidrug-resistant and extensively drug-resistant tuberculosis in India, the Philippines, Russia, and South Africa: A mathematical modelling study. *Lancet Infect Dis*. 2017;17:707–15.
120. Kim SJ. Drug-susceptibility testing in tuberculosis: Methods and reliability of results. *Eur Respir J*. 2005;25:564–9.
121. Van Deun A, Maug AK, Bola V, Lebeke R, Hossain MA, de Rijk WB, Rigouts L, Gumusboga A, Torrea G, and de Jong BC. Rifampicin drug resistance tests for tuberculosis: Challenging the gold standard. *J Clin Microbiol*. 2013.
122. Sanchez-Padilla E, Merker M, Beckert P, Jochims F, Dlamini T, Kahn P, Bonnet M, and Niemann S. Detection of drug-resistant tuberculosis by Xpert MTB/RIF in Swaziland. *N Engl J Med*. 2015;372:1181–2.
123. Martin A, and Portaels F. Methods for detection of drug resistance. In: Palomino J, Cardoso Leão S, Ritacco V (eds.). *Tuberculosis 2007; From Basic Science to Patient Care*. On Line: Amedeo, 2007. 640–54.
124. Brady MF, Coronel J, Gilman RH, and Moore DA. The MODS method for diagnosis of tuberculosis and multidrug resistant tuberculosis. *J Vis Exp*. 2008;18.
125. Huyen MN, Cobelens FG, Buu TN, Lan NT, Dung NH, Kremer K, Tiemersma EW, and van Soolingen D. Epidemiology of isoniazid resistance mutations and their effect on tuberculosis treatment outcomes. *Antimicrob Agents Chemother*. 2013;57:3620–7.
126. Chien JY, Chien ST, Chiu WY, Yu CJ, and Hsueh PR. Moxifloxacin improves treatment outcomes in patients with ofloxacin-resistant multidrug-resistant tuberculosis. *Antimicrob Agents Chemother*. 2016;60:4708–16.
127. Barrera L et al. *Policy Guidance on Drug-Susceptibility Testing (DST) of Second-Line Antituberculosis Drugs*. WHO. Geneva, 2008.
128. Ogwang S et al. Comparison of rapid tests for detection of rifampicin-resistant *Mycobacterium tuberculosis* in Kampala, Uganda. *BMC Infect Dis*. 2009;9:139.
129. Coll F, McNerney R, Preston M, Guerra-Assunção JA, Warry A, and Hill-Cawthorn G. Rapid determination of anti-tuberculosis drug resistance from whole-genome sequences. *Genome Med*. 2015;7.
130. Farhat MR et al. Genetic determinants of drug resistance in *Mycobacterium tuberculosis* and their diagnostic value. *Am J Respir Crit Care Med*. 2016;194.
131. Telenti A, Imboden P, Marchesi F, Lowrie D, Cole S, Colston MJ, Matter L, Schopfer K, and Bodmer T. Detection of rifampicin-resistance mutations in *Mycobacterium tuberculosis*. *Lancet*. 1993;341:647–50.
132. Steingart KR. Xpert MTB/RIF test for detection of pulmonary tuberculosis and rifampicin resistance. *J Evid Based Med*. 2013;6:58.
133. Theron G, Zijenah L, Chanda D, Clowes P, Rachow A, Lesosky M, Bara W, Mungofa S, Pai M, and Hoelscher M. Feasibility, accuracy, and clinical effect of point-of-care Xpert MTB/RIF testing for tuberculosis in primary-care settings in Africa: A multicentre, randomised, controlled trial. *Lancet*. 2013;383:424–35.
134. World Health Organization. Automated real-time nucleic acid amplification technology for rapid and simultaneous detection of tuberculosis and rifampicin resistance: Xpert MTB/RIF system for the diagnosis of pulmonary and extrapulmonary TB in adults and children. Publication number WHO/HTM/TB/2013.14. Geneva, Switzerland, 2013.
135. Press statement. FDA permits marketing of first U.S. test labeled for simultaneous detection of tuberculosis bacteria and resistance to the antibiotic rifampin. Available at; http://www.fda.gov/NewsEvents/Newsroom/PressAnnouncements/ucm362602.htm (last accessed January 13, 2014). Federal Drug Administration, 2013.
136. Steingart KR, Schiller I, Horne DJ, Pai M, Boehme CC, and Dendukuri N. Xpert(R) MTB/RIF assay for pulmonary tuberculosis and rifampicin resistance in adults. *Cochrane Database Syst Rev*. 2014:CD009593;1.
137. Dorman SE et al. and Denkinger CM, study t. Xpert MTB/RIF Ultra for detection of *Mycobacterium tuberculosis* and rifampicin resistance: A prospective multicentre diagnostic accuracy study. *Lancet Infect Dis*. 2018;18:76–84.
138. Bahr NC et al. Diagnostic accuracy of Xpert MTB/RIF Ultra for tuberculous meningitis in HIV-infected adults: A prospective cohort study. *Lancet Infect Dis*. 2018;18:68–75.
139. Calligaro GL et al. Effect of new tuberculosis diagnostic technologies on community-based intensified case finding: A multicentre randomised controlled trial. *Lancet Infect Dis*. 2017;17:441–50.
140. Baez-Saldana R et al. Isoniazid mono-resistant tuberculosis: Impact on treatment outcome and survival of pulmonary tuberculosis patients in Southern Mexico 1995–2010. *PLOS ONE*. 2016;11:e0168955.
141. Jenkins HE, Zignol M, and Cohen T. Quantifying the burden and trends of isoniazid resistant tuberculosis, 1994–2009. *PLOS ONE*. 2011;6:e22927.
142. Trajman A, Durovni B, Saraceni V, Cordeiro-Santos M, Cobelens F, and van den Hof S. High positive predictive value of Xpert in a low rifampicin resistance prevalence setting. *Eur Respir J*. 2014;44.
143. WHO. Molecular line probe assays for rapid screening of patients at risk of multi-drug resistant tuberculosis (MDR-TB) 2008 [Cited 2008 May]. Available at: http://www.who.int/tb/features_archive/expert_group_report_june08.pdf
144. Barnard M, van Pittius NCG, van Helden P, Bosman M, Coetzee G, and Warren R. Diagnostic performance of Genotype® MTBDRplus Version 2 line probe assay is equivalent to the Xpert® MTB/RIF assay. *J Clin Microbiol*. 2012;50.
145. Crudu V, Stratan E, Romancenco E, Allerheiligen V, Hillemann A, and Moraru N. First evaluation of an improved assay for molecular genetic detection of tuberculosis as well as RMP and INH resistances. *J Clin Microbiol*. 2012;50:1264–9.
146. Tomasicchio M, Theron G, Pietersen E, Streicher E, Stanley-Josephs D, van Helden P, Warren R, and Dheda K. The diagnostic accuracy of the MTBDRplus and MTBDRsl assays for drug-resistant TB detection when performed on sputum and culture isolates. *Sci Rep*. 2016;6:17850.
147. Meaza A et al. Evaluation of genotype MTBDRplus VER 2.0 line probe assay for the detection of MDR-TB in smear positive and negative sputum samples. *BMC Infect Dis* 2017;17:280.
148. Theron G, Peter J, Barnard M, Donegan S, Warren R, Steingart KR, and Dheda K. The GenoType® MTBDRsl test for resistance to second-line anti-tuberculosis drugs. *Cochrane Lib*. 2013;10:CD010705.
149. Theron G, Peter J, Richardson M, Warren R, Dheda K, and Steingart KR. GenoType((R)) MTBDRsl assay for resistance to second-line anti-tuberculosis drugs. *Cochrane Database Syst Rev*. 2016;9:CD010705.
150. World Health Organization. The use of molecular line probe assays for the detection of resistance to second-line anti-tuberculosis drugs. Policy guidance (WHO/HTM/TB/2016.07). Geneva, Switzerland, 2016.
151. Tagliani E et al. Diagnostic performance of the new version (v2.0) of GenoType MTBDRsl assay for detection of resistance to fluoroquinolones and second-line injectable drugs: A Multicenter Study. *J Clin Microbiol*. 2015;53:2961–9.
152. Orenstein E, Basu S, Shah N, Andrews J, Friedland G, Moll A, Gandhi N, and Galvani A. Treatment outcomes among patients with multidrug-resistant tuberculosis: Systematic review and meta-analysis. *Lancet Infect Dis*. 2009;9:153–61.
153. Votintseva AA et al. Mycobacterial DNA extraction for whole-genome sequencing from early positive liquid (MGIT) cultures. *J Clin Microbiol*. 2015;53:1137–43.
154. Theron G, Peter J, Richardson M, Barnard M, Donegan S, Warren R, Steingart KR, and Dheda K. The diagnostic accuracy of the GenoType((R)) MTBDRsl assay for the detection of resistance to second-line anti-tuberculosis drugs. *Cochrane Database Syst Rev*. 2014:Cd010705;10.
155. Steingart K, Sohn H, Schiller I, Kloda L, Boehme C, Pai M, and Dendukuri N. Xpert® MTB/RIF assay for pulmonary tuberculosis and rifampicin resistance in adults. *Cochrane Database Syst Rev*. 2013;1.
156. TB DOTS Strategy Coordination Directorate. *National Tuberculosis Control Guidelines*. Pretoria: Department of Health, Republic of South Africa, 2014.
157. Dlamini-Mvelase NR, Werner L, Phili R, Cele LP, and Mlisana KP. Effects of introducing Xpert MTB/RIF test on multi-drug resistant tuberculosis diagnosis in KwaZulu-Natal South Africa. *BMC Infect Dis*. 2014;14:442.
158. Saúde BMd. Secretaria de Vigilância em Saúde Programa Nacional de Controle da Tuberculose (2013) Programa Nacional de Controle da Tuberculose, 2013.
159. World Health Organization. Rapid Communication: Key changes to treatment of multidrug- and rifampicin-resistant tuberculosis (MDR/RR-TB), 2018. Licence: CC BY-NC-SA 3.0 IGO. Available at: http://www.who.int/tb/publications
160. Diseases NIo++C. *South African National Drug Resistant Tuberculosis Study*, 2014 [cited 2017, April 5, 2017]. Available at: http://www.nicd.ac.za/assets/files/K-12750%20NICD%20National%20Survey%20Report_Dev_V11-LR.pdf
161. Gunther G et al. Multidrug-resistant tuberculosis in Europe, 2010–2011. *Emerg Infect Dis* 2015;21:409–16.
162. Yuen CM et al. Association between regimen composition and treatment response in patients with multidrug-resistant tuberculosis: A prospective cohort study. *PLoS Med* 2015;12:e1001932.
163. The Collaborative Group for the Meta-Analysis of Individual Patient Data in MDR-TB treatment–2017: Nafees Ahmad, Shama D Ahuja OWA, Jan W C Alffenaar, Laura F Anderson, Parvaneh Baghaei, Didi Bang, Pennan M Barry, Mayara L Bastos,, Digamber Behera AB, Greg P Bisson, Martin Boeree, Maryline Bonnet, Sarah K Brode, James C M Brust, Ying Cai, Geisa F Carlesso,, Eric Caumes JPC, Rosella Centis, Pei-Chun Chan, Edward D Chan, Kwok-Chiu Chang, Macarthur Charles, Andra Cirule,, Margareth Pretti Dalcolmo LDA, Gerard de Vries, Keertan Dheda, Aliasgar Esmail, Jennifer Flood, Gregory Fox, Regina Gayoso,, Medea Gegia MTG, Sue Gu, Lorenzo Guglielmetti, Timothy H Holtz, Jennifer Hughes, Petros Isaakidis, Mathilde Frechet-Jachym,, Leah Jarlsberg RRK, Salmaan Keshavjee, Faiz Ahmad Khan, Maia Kipiani, Serena P Koenig, Won-Jung Koh, Afranio Kritski, Liga Kuksa, Charlotte L Kvasnovsky NK, Zhiyi Lan, Christoph Lange, Rafael Laniado-Laborín, Myungsun Lee, Vaira Leimane, Chi-Chiu Leung, Eric Chung-Ching Leung PZL, Phil Lowenthal, Ethel L Maciel, Suzanne M Marks, Sundari Mase, Lawrence Mbuagbaw, Giovanni B Migliori, Vladimir Milanov ACM, Carole Mitnick, Chawangwa Modongo, Erika Mohr, Ignacio Monedero, Payam Nahid, Norbert Ndjeka, Max R O'Donnell NP, Domingo Palmero, Jean William Pape, Laura J Podewils, Ian Reynolds, Vija Riekstina, Jérôme Robert, Maria Rodriguez BS, Kwonjune J Seung, Kathryn Schnippel, Tae Sun Shim, Rupak Singla, Sarah E Smith, Giovanni Sotgiu, Ganzaya Sukhbaatar PT, Simon Tiberi, Anete Trajman, Lisa Trieu, Zarir F Udwadia, Tjip S van der Werf, Nicolas Veziris, Piret Viiklepp, Stalz Charles Vilbrun KW, Janice Westenhouse, Wing-Wai Yew, Jae-Joon Yim, Nicola M Zetola, Matteo Zignol, Dick Menzies. Treatment correlates of successful outcomes in pulmonary multidrug-resistant tuberculosis: An individual patient data meta-analysis. *Lancet* 2018; THELANCET-D-18-00963R1, S0140-6736(18)31644–1.
164. WHO. *WHO Treatment Guidelines for Drug-Resistant Tuberculosis, 2016 Update*. Geneva, Switzerland: World Health Organisaion, 2016.
165. *WHO Treatment Guidelines for Multidrug- and Rifampicin-Resistant Tuberculosis 2018 Update (pre-final text) Annex 8*. World Health Organization, 2018.
166. Ndjeka N et al. Treatment of drug-resistant tuberculosis with bedaquiline in a high HIV prevalence setting: An interim cohort analy-

sis. *Int J Tuberc Lung Dis.* 2015;19:979–85.

167. Olayanju O, Limberis J, Esmail A, Oelofse S, Gina P, Pietersen E, Fadul M, Warren R, and Dheda K. Long-term bedaquiline-related treatment outcomes in patients with extensively drug-resistant tuberculosis from South Africa. *Eur Respir J.* 2018;51.
168. Schnippel K et al. Effect of bedaquiline on mortality in South African patients with drug-resistant tuberculosis: A retrospective cohort study. *Lancet Respir Med.* 2018;6.
169. Diacon AH et al. Randomized pilot trial of eight weeks of bedaquiline (TMC207) treatment for multidrug-resistant tuberculosis: Long-term outcome, tolerability, and effect on emergence of drug resistance. *Antimicrob Agents Chemother* 2012;56:3271–6.
170. Diacon AH et al. The diarylquinoline TMC207 for multidrug-resistant tuberculosis. *N Engl J Med.* 2009;360:2397–405.
171. Court RG, Wiesner L, Chirehwa MT, Stewart A, de Vries N, Harding J, Gumbo T, McIlleron H, and Maartens G. Effect of lidocaine on kanamycin injection-site pain in patients with multidrug-resistant tuberculosis. *Int J Tuberc Lung Dis.* 2018;22:926–30.
172. Guglielmetti L, Tiberi S, Burman M, Kunst H, Wejse C, Togonidze T, Bothamley G, Lange C, and TBnet, of the TQs. QT prolongation and cardiac toxicity of new tuberculosis drugs in Europe: A Tuberculosis Network European Trials group (TBnet) study. *Eur Respir J.* 2018;52.
173. Shean K et al. Drug-associated adverse events and their relationship with outcomes in patients receiving treatment for extensively drug-resistant tuberculosis in South Africa. *PLOS ONE.* 2013;8:e63057.
174. Olayanju O, Esmail A, Limberis J, Gina P, and Dheda K. Linezolid interruption in patients with fluoroquinolone-resistant tuberculosis receiving a bedaquiline-based treatment regimen. *Int J Infect Dis,* 2019;85:74–9.
175. Zhang X, Falagas ME, Vardakas KZ, Wang R, Qin R, Wang J, and Liu Y. Systematic review and meta-analysis of the efficacy and safety of therapy with linezolid containing regimens in the treatment of multidrug-resistant and extensively drug-resistant tuberculosis. *J Thorac Dis.* 2015;7:603–15.
176. Fortún J, Martín-Dávila P, Navas E, Pérez-Elías MJ, Cobo J, Tato M, De la Pedrosa EG-G, Gómez-Mampaso E, and Moreno S. Linezolid for the treatment of multidrug-resistant tuberculosis. *J Antimicrob Chemother.* 2005;56:180–5.
177. Sirgel FA, Warren RM, Bottger EC, Klopper M, Victor TC, and van Helden PD. The rationale for using rifabutin in the treatment of MDR and XDR tuberculosis outbreaks. *PLOS ONE.* 2013;8:e59414.
178. Diacon AH, van der Merwe L, Barnard M, von Groote-Bidlingmaier F, Lange C, Garcia-Basteiro AL, Sevene E, Ballell L, and Barros-Aguirre D. beta-Lactams against tuberculosis—New trick for an old dog? *N Engl J Med.* 2016;375:393–4.
179. Payen MC, Muylle I, Vandenberg O, Mathys V, Delforge M, Van den Wijngaert S, Clumeck N, and De Wit S. Meropenem-clavulanate for drug-resistant tuberculosis: A follow-up of relapse-free cases. *Int J Tuberc Lung Dis.* 2018;22:34–9.
180. Organisation WH. WHO position statement on the use of delamanid for multidrug-resistant tuberculosis: Expedited review of the phase III clinical trial data of delamanid added to an optimised background MDR-TB regimen: WHO; 2018 No. CC BY-NC-SA 3.0 IGO.
181. Tiemersma EW, van der Werf MJ, Borgdorff MW, Williams BG, and Nagelkerke NJ. Natural history of tuberculosis: Duration and fatality of untreated pulmonary tuberculosis in HIV negative patients: A systematic review. *PLOS ONE.* 2011;6:e17601.
182. Giddings O, Kuhn J, and Akulian J. Endobronchial valve placement for the treatment of bronchopleural fistula: A review of the current literature. *Curr Opin Pulm Med.* 2014;20:347–51.
183. Deshpande D, Srivastava S, Chapagain M, Magombedze G, Martin KR, Cirrincione KN, Lee PS, Koeuth T, Dheda K, and Gumbo T. Ceftazidime-avibactam has potent sterilizing activity against highly drug-resistant tuberculosis. *Sci Adv.* 2017;3:e1701102.
184. Kawada H, Yamazato M, Shinozawa Y, Suzuki K, Otani S, Ouchi M, and Miyairi M. Achievement of sputum culture negative conversion by minocycline in a case with extensively drug-resistant pulmonary tuberculosis. *Kekkaku(Tuberculosis).* 2008;83:725–8.
185. World Health Organization. *The Role of Surgery in the Treatment of Pulmonary TB and Multidrug- and Extensively Drug-Resistant TB.* Copenhagen, Denmark: World Health Organization European Region Office, 2014.
186. Fox GJ et al. Surgery as an adjunctive treatment for multidrug-resistant tuberculosis: An individual patient data meta-analysis. *Clin Infect Dis.* 2016;62:887–95.
187. Borisov SE et al. Outcomes of patients with drug-resistant-tuberculosis treated with bedaquiline-containing regimens and undergoing adjunctive surgery. *J Infect.* 2018;78.
188. Calligaro GL, Moodley L, Symons G, and Dheda K. The medical and surgical treatment of drug-resistant tuberculosis. *J Thorac Dis.* 2014;6:186–95.
189. Isaakidis P, Casas EC, Das M, Tseretopoulou X, Ntzani EE, and Ford N. Treatment outcomes for HIV and MDR-TB co-infected adults and children: Systematic review and meta-analysis. *Int J Tuberc Lung Dis.* 2015;19:969–78.
190. WHO. *Guidelines for the Programmatic Management of Drug-Resistant Tuberculosis.* Geneva: World Health Organization, 2011. No. WHO/HTM/TB/2009.420.
191. Abdool Karim SS et al. Integration of antiretroviral therapy with tuberculosis treatment. *N Engl J Med.* 2011;365:1492–501.
192. Blanc FX et al. Earlier versus later start of antiretroviral therapy in HIV-infected adults with tuberculosis. *N Engl J Med.* 2011;365:1471–81.
193. Havlir DV et al. and A ACTGS. Timing of antiretroviral therapy for HIV-1 infection and tuberculosis. *N Engl J Med.* 2011;365:1482–91.
194. Marais S, Pepper DJ, Marais BJ, and Torok ME. HIV-associated tuberculous meningitis—Diagnostic and therapeutic challenges. *Tuberculosis (Edinb).* 2010;90:367–74.
195. Torok ME et al. Timing of initiation of antiretroviral therapy in human immunodeficiency virus (HIV)—Associated tuberculous meningitis. *Clin Infect Dis.* 2011;52:1374–83.
196. WHO. *Consolidated Guidelines on the Use of Antiretroviral Drugs for Treating and Preventing HIV Infection.* World Health Organization, 2016.
197. Sasabe H, Shimokawa Y, Shibata M, Hashizume K, Hamasako Y, Ohzone Y, Kashiyama E, and Umehara K. Antitubercular agent delamanid and metabolites as substrates and inhibitors of ABC and solute carrier transporters. *Antimicrob Agents Chemother.* 2016;60:3497–508.
198. UCSF. Database of Antiretroviral Drug Interactions. 2017. Available at: http://hivinsite.ucsf.edu/insite?pagear-00-02&param=235&post=4
199. Adhikari M. Tuberculosis and tuberculosis/HIV co-infection in pregnancy. *Semin Fetal Neonatal Med.* 2009;14:234–40.
200. Jana N, Vasishta K, Jindal SK, Khunnu B, and Ghosh K. Perinatal outcome in pregnancies complicated by pulmonary tuberculosis. *Int J Gynaecol Obstet.* 1994;44:119–24.
201. Mathad JS, and Gupta A. Tuberculosis in pregnant and postpartum women: Epidemiology, management, and research gaps. *Clin Infect Dis.* 2012;55:1532–49.
202. Nachega J, Coetzee J, Adendorff T, Msandiwa R, Gray GE, McIntyre JA, and Chaisson RE. Tuberculosis active case-finding in a mother-to-child HIV transmission prevention programme in Soweto, South Africa. *AIDS.* 2003;17:1398–400.
203. Sugarman J, Colvin C, Moran AC, Oxlade O. Tuberculosis in pregnancy: An estimate of the global burden of disease. *Lancet Glob Health.* 2014;2:e710–716.
204. Singh N, and Perfect JR. Immune reconstitution syndrome and exacerbation of infections after pregnancy. *Clin Infect Dis.* 2007;45:1192–9.
205. Palacios E et al. Drug-resistant tuberculosis and pregnancy: Treatment outcomes of 38 cases in Lima, Peru. *Clin Infect Dis.* 2009;48:1413–9.
206. Tabarsi P et al. Standardised second-line treatment of multidrug-resistant tuberculosis during pregnancy. *Int J Tuberc Lung Dis.* 2011;15:547–50.
207. WHO. *Companion Handbook to the WHO Guidelines for the Programmatic Management of Drug-Resistant Tuberculosis.* Geneva, Switzerland: World Health Organization, 2014.
208. Zvandasara P et al. Mortality and morbidity among postpartum HIV-positive and HIV-negative women in Zimbabwe: Risk factors, causes, and impact of single-dose postpartum vitamin A supplementation. *J Acquir Immune Defic Syndr.* 2006;43:107–16.
209. Gupta A et al. and Byramjee Jeejeebhoy Medical College-Johns Hopkins University Study G. Postpartum tuberculosis incidence and mortality among HIV-infected women and their infants in Pune, India, 2002–2005. *Clin Infect Dis.* 2007;45:241–9.
210. Centers for Disease Control and Prevention. Provisional CDC guidelines for the use and safety monitoring of bedaquiline fumarate (Sirturo) for the treatment of multidrug-resistant tuberculosis. *MMWR Recomm Rep.* 2013;62:1–12.
211. SIRTURO: Highlights of Prescribing Information: FDA Access Data, 2012.
212. *Best-Practice Statement on the Off-Label Use of Bedaquiline and Delamanid for the Treatment of Multidrug-Resistant Tuberculosis.* World Health Organization, 2017.
213. Reid A et al. and Development of Antiretroviral Therapy T. Severe renal dysfunction and risk factors associated with renal impairment in HIV-infected adults in Africa initiating antiretroviral therapy. *Clin Infect Dis.* 2008;46:1271–81.
214. Kasembeli AN, Duarte R, Ramsay M, and Naicker S. African origins and chronic kidney disease susceptibility in the human immunodeficiency virus era. *World J Nephrol.* 2015;4:295–306.
215. Bige N et al. Presentation of HIV-associated nephropathy and outcome in HAART-treated patients. *Nephrol Dial Transplant.* 2012;27:1114–21.
216. Williams DI, Williams DJ, Williams IG, Unwin RJ, Griffiths MH, and Miller RF. Presentation, pathology, and outcome of HIV associated renal disease in a specialist centre for HIV/AIDS. *Sex Transm Infect.* 1998;74:179–84.
217. Ramsuran D, Bhimma R, Ramdial PK, Naicker E, Adhikari M, Deonarain J, Sing Y, and Naicker T. The spectrum of HIV-related nephropathy in children. *Pediatr Nephrol.* 2012;27:821–7.
218. Wong WM, Wu PC, Yuen MF, Cheng CC, Yew WW, Wong PC, Tam CM, Leung CC, and Lai CL. Antituberculosis drug-related liver dysfunction in chronic hepatitis B infection. *Hepatology.* 2000;31:201–6.
219. Patel PA, and Voigt MD. Prevalence and interaction of hepatitis B and latent tuberculosis in Vietnamese immigrants to the United States. *Am J Gastroenterol.* 2002;97:1198–203.
220. *Guidelines for the Use of Antiretroviral Agents in HIV-1-Infected Adults and Adolescents,* AIDSInfo, 2016.
221. Prevention CfDCa. *Guidelines for Prevention and Treatment of Opportunistic Infections in HIV-Infected Adults and Adolescents,* AIDSInfo, 2016.
222. Restrepo BI, and Schlesinger LS. Impact of diabetes on the natural history of tuberculosis. *Diabetes Res Clin Pract.* 2014;106:191–9.
223. Salindri AD, Kipiani M, Kempker RR, Gandhi NR, Darchia L, Tukvadze N, Blumberg HM, and Magee MJ. Diabetes reduces the rate of sputum culture conversion in patients with newly diagnosed multidrug-resistant tuberculosis. *Open Forum Infect Dis.* 2016;3:ofw126.
224. Baghaei P, Tabarsi P, Javanmard P, Farnia P, Marjani M, Moniri A, Masjedi MR, and Velayati AA. Impact of diabetes mellitus on tuberculosis drug resistance in new cases of tuberculosis. *J Glob Antimicrob Resist.* 2016;4:1–4.
225. Perez-Navarro LM, Fuentes-Dominguez FJ, and Zenteno-Cuevas R. Type 2 diabetes mellitus and its influence in the development of multidrug resistance tuberculosis in patients from southeastern Mexico. *J Diabetes Complications.* 2015;29:77–82.
226. Slama L, Palella FJ, Jr., Abraham AG, Li X, Vigouroux C, Pialoux G, Kingsley L, Lake JE, and Brown TT. Inaccuracy of haemoglobin A1c among HIV-infected men: Effects of CD4 cell count, antiretroviral therapies and haematological parameters. *J Antimicrob Chemother* 2014;69:3360–7.
227. Scheen AJ, and Paquot N. Metformin revisited: A critical review of the benefit-risk balance in at-risk patients with type 2 diabetes. *Diabetes Metab.* 2013;39:179–90.
228. Heller S et al. Considerations for assessing the potential effects of antidiabetes drugs on cardiac ventricular repolarization: A report from the Cardiac Safety Research Consortium. *Am Heart J.* 2015;170:23–35.
229. Tolman KG, and Chandramouli J. Hepatotoxicity of the thiazolidinediones. *Clin Liver Dis* 2003;7:369–79, vi.
230. Chiang CY et al. Glycemic control and radiographic manifestations of tuberculosis in diabetic patients. *PLOS ONE* 2014;9:e93397.
231. Ruslami R, Aarnoutse RE, Alisjahbana B, van der Ven AJ, and van Crevel R. Implications of the global increase of diabetes for tuberculosis control and patient care. *Trop Med Int Health.* 2010;15:1289–99.
232. Niazi AK, and Kalra S. Diabetes and tuberculosis: A review of the role of optimal glycemic control. *J Diabetes Metab Disord.* 2012;11:28.
233. Lee PH, Lin HC, Huang AS, Wei SH, Lai MS, and Lin HH. Diabetes and risk of tuberculosis relapse: Nationwide nested case-control study. *PLOS ONE.* 2014;9:e92623.
234. Wang JY, Lee MC, Shu CC, Lee CH, Lee LN, Chao KM, Chang FY. Optimal duration of anti-TB treatment in patients with diabetes: Nine or six months? *Chest.* 2015;147:520–8.
235. Hung CL, Chien JY, Ou CY. Associated factors for tuberculosis recurrence in Taiwan: A nationwide nested case-control study from 1998 to 2010. *PLOS ONE.* 2015;10:e0124822.
236. Riza AL et al. Clinical management of concurrent diabetes and tuberculosis and the implications for patient services. *Lancet Diabetes Endocrinol.* 2014;2:740–53.
237. Calligaro GL et al. Burden of tuberculosis in intensive care units in Cape Town, South Africa, and assessment of the accuracy and effect on patient outcomes of the Xpert MTB/RIF test on tracheal aspirate samples for diagnosis of pulmonary tuberculosis: A prospective burden of disease study with a nested randomised controlled trial. *Lancet Respir Med.* 2015;3:621–30.
238. Alsultan A, and Peloquin CA. Therapeutic drug monitoring in the treatment of tuberculosis: An update. *Drugs.* 2014;74:839–54.
239. Heysell SK, Moore JL, Peloquin CA, Ashkin D, and Houpt ER. Outcomes and use of therapeutic drug monitoring in multidrug-resistant tuberculosis patients treated in Virginia, 2009–2014. *Tuberc Respir Dis (Seoul).* 2015;78:78–84.
240. Vu DH, Bolhuis MS, Koster RA, Greijdanus B, de Lange WC, van Altena R, Brouwers JR, Uges DR, and Alffenaar JW. Dried blood spot analysis for therapeutic drug monitoring of linezolid in patients with multidrug-resistant tuberculosis. *Antimicrob Agents Chemother.* 2012;56:5758–63.
241. Vu DH, Koster RA, Alffenaar JW, Brouwers JR, and Uges DR. Determination of moxifloxacin in dried blood spots using LC-MS/MS and the impact of the hematocrit and blood volume. *J Chromatogr B Analyt Technol Biomed Life Sci.* 2011;879:1063–70.
242. Heyckendorf J et al. Treatment responses in multidrug-resistant tuberculosis in Germany. *Int J Tuberc Lung Dis.* 2018;22:399–406.
243. Olaru ID, Heyckendorf J, Grossmann S, and Lange C. Time to culture positivity and sputum smear microscopy during tuberculosis therapy. *PLOS ONE.* 2014;9(8):e106075. doi: 10.1371/journal.pone.0106075.
244. Günther G et al. Treatment outcomes in multidrug-resistant tuberculosis. *N Engl J Med.* 2016;375:1103–5.
245. Heyckendorf J, Olaru ID, Ruhwald M, and Lange C. Getting personal perspectives on individualized treatment duration in multidrug-resistant and extensively drug-resistant tuberculosis. *Am J Respir Crit Care Med.* 2014;190:374–83.
246. van Cutsem G, Isaakidis P, Farley J, Nardell E, Volchenkov G, and Cox H. Infection control for drug-resistant tuberculosis: Early diagnosis and treatment is key. *Clin Infect Dis.* 2016;62(S3): S238–43.
247. Schaberg T et al. Tuberculosis guideline for adults—Guideline for diagnosis and treatment of tuberculosis including LTBI testing and treatment of the German Central Committee (DZK) and the German Respiratory Society (DGP). *Pneumologie.* 2017;71:325–97.
248. Dowdy DW, Azman AS, Kendall EA, and Mathema B. Transforming the fight against tuberculosis: Targeting catalysts of transmission. *Clin Infect Dis.* 2014;59:1123–9.
249. Keshavjee S, and Farmer PE. History of tuberculosis and drug resistance. *N Engl J Med* 2013;368:89–90.
250. Nicholson T, Admay C, Shakow A, and Keshavjee S. Double standards in global health: medicine, human rights law and multidrug-resistant TB treatment policy. *Health Hum Rights* 2016;18:85–102.
251. Amon JJ, . Limitations on human rights in the context of drug-resistant tuberculosis: A reply to Boggio et al. *HHR Journal.* 2009;11.
252. London L, Cox H, and Coomans F. Multidrug-resistant TB: Implementing the right to health through the right to enjoy the benefits of scientific progress. *Health Hum Rights.* 2016;18:25–41.
253. Kastor A, and Mohanty SK. Disease-specific out-of-pocket and catastrophic health expenditure on hospitalization in India: Do Indian households face distress health financing? *PLOS ONE.*

2018;13:e0196106.

254. Toczek A, Cox H, du Cros P, Cooke G, Ford N. Strategies for reducing treatment default in drug-resistant tuberculosis: Systematic review and meta-analysis. *Int J Tuberc Lung Dis.* 2013;17:299–307.

255. Benbaba S, Isaakidis P, Das M, Jadhav S, Reid T, and Furin J. Direct observation (DO) for drug-resistant tuberculosis: Do we really do? *PLOS ONE.* 2015;10:e0144936.

256. Keshavjee S, Dowdy D, and Swaminathan S. Stopping the body count: A comprehensive approach to move towards zero tuberculosis deaths. *Lancet.* 2015;386:e46–47.

257. Reuter A et al. The devil we know: Is the use of injectable agents for the treatment of MDR-TB justified? *Int J Tuberc Lung Dis.* 2017;21:1114–26.

258. Harding R, Foley KM, Connor SR, and Jaramillo E. Palliative and end-of-life care in the global response to multidrug-resistant tuberculosis. *Lancet Infect Dis.* 2012;12:643–6.

259. Hughes J, and Snyman L. Palliative care for drug-resistant tuberculosis: When new drugs are not enough. *Lancet Respir Med.* 2018;6:251–2.

260. Union T. *South Africa Announces Lower Price for TB Drug Bedaquiline.* International Union Against Tuberculosis and Lung Disease, 2018.

261. Jenkins HE et al. Assessing spatial heterogeneity of multidrug-resistant tuberculosis in a high-burden country. *Eur Respir J.* 2013;42:1291–301.

262. Farhat MR et al. Genetic determinants of drug resistance in *Mycobacterium tuberculosis* and their diagnostic value. *Am J Respir Crit Care Med.* 2016;194:621–30.

263. Daum LT, Rodriguez JD, Worthy SA, Ismail NA, Omar SV, Dreyer AW, Fourie PB, Hoosen AA, Chambers JP, and Fischer GW. Next-generation ion torrent sequencing of drug resistance mutations in *Mycobacterium tuberculosis* strains. *J Clin Microbiol.* 2012;50:3831–7.

264. Farhat MR et al. Genomic analysis identifies targets of convergent positive selection in drug-resistant *Mycobacterium tuberculosis.* *Nat Genet.* 2013;45:1183–9.

265. Zhang HT et al. Genome sequencing of 161 *Mycobacterium tuberculosis* isolates from China identifies genes and intergenic regions associated with drug resistance. *Nat Genet.* 2013;45:1255–U1217.

266. Stucki D et al. Tracking a tuberculosis outbreak over 21 years: Strain-specific single-nucleotide polymorphism typing combined with targeted whole-genome sequencing. *J Infect Dis.* 2015;211:1306–16.

267. Mokrousov I et al. Trends in molecular epidemiology of drug-resistant tuberculosis in Republic of Karelia, Russian Federation. *BMC Microbiol.* 2015;15:279.

268. Zanini F, Carugati M, Schiroli C, Lapadula G, Lombardi A, Codecasa L, Gori A, and Franzetti F. *Mycobacterium tuberculosis* Beijing family: Analysis of the epidemiological and clinical factors associated with an emerging lineage in the urban area of Milan. *Infect Genet Evol.* 2014;25:14–9.

269. Yen S, Bower JE, Freeman JT, Basu I, and O'Toole RF. Phylogenetic lineages of tuberculosis isolates in New Zealand and their association with patient demographics. *Int J Tuberc Lung Dis.* 2013;17:892–7.

270. Vasankari T, Soini H, Liippo K, and Ruutu P. MDR-TB in Finland—Still rare despite the situation in our neighbouring countries. *Clin Respir J.* 2012;6:35–9.

271. Rovina N, Karabela S, Constantoulakis P, Michou V, Konstantinou K, Sgountzos V, Roussos C, and Poulakis N. MIRU-VNTR typing of drug-resistant tuberculosis isolates in Greece. *Ther Adv Respir Dis.* 2011;5:229–36.

272. Bernard C, Brossier F, Sougakoff W, Veziris N, Frechet-Jachym M, Metivier N, Renvoise A, Robert J, Jarlier V, and NRC M-TMgot. A surge of MDR and XDR tuberculosis in France among patients born in the Former Soviet Union. *Euro Surveill.* 2013;18:20555.

273. Kubica T, Rusch-Gerdes S, and Niemann S. The Beijing genotype is emerging among multidrug-resistant *Mycobacterium tuberculosis* strains from Germany. *Int J Tuberc Lung Dis.* 2004;8:1107–13.

274. Jeon CY, Kang H, Kim M, Murray MB, Kim H, Cho EH, and Park YK.

Clustering of *Mycobacterium tuberculosis* strains from foreign-born patients in Korea. *J Med Microbiol.* 2011;60:1835–40.

275. Gavin P et al. Multidrug-resistant *Mycobacterium tuberculosis* strain from Equatorial Guinea detected in Spain. *Emerg Infect Dis.* 2009;15:1858–60.

276. Farnia P et al. The recent-transmission of *Mycobacterium tuberculosis* strains among Iranian and Afghan relapse cases: A DNA-fingerprinting using RFLP and spoligotyping. *BMC Infect Dis.* 2008;8:109.

277. Stoffels K, Allix-Beguec C, Groenen G, Wanlin M, Berkvens D, Mathys V, Supply P, and Fauville-Dufaux M. From multidrug- to extensively drug-resistant tuberculosis: Upward trends as seen from a 15-year nationwide study. *PLOS ONE.* 2013;8:e63128.

278. Mor Z, Goldblatt D, Kaidar-Shwartz H, Cedar N, Rorman E, and Chemtob D. Drug-resistant tuberculosis in Israel: Risk factors and treatment outcomes. *Int J Tuberc Lung Dis.* 2014;18:1195–201.

279. Cain KP, Marano N, Kamene M, Sitienei J, Mukherjee S, Galev A, Burton J, Nasibov O, Kioko J, and De Cock KM. The movement of multidrug-resistant tuberculosis across borders in East Africa needs a regional and global solution. *PLoS Med.* 2015;12:e1001791.

280. Moniruzzaman A, Elwood RK, Schulzer M, and FitzGerald JM. Impact of country of origin on drug-resistant tuberculosis among foreign-born persons in British Columbia. *Int J Tuberc Lung Dis.* 2006;10:844–50.

281. Allix-Beguec C, Fauville-Dufaux M, and Supply P. Three-year population-based evaluation of standardized mycobacterial interspersed repetitive-unit-variable-number tandem-repeat typing of *Mycobacterium tuberculosis.* *J Clin Microbiol.* 2008;46:1398–406.

282. Mlambo CK, Warren RM, Poswa X, Victor TC, Duse AG, and Marais E. Genotypic diversity of extensively drug-resistant tuberculosis (XDR-TB) in South Africa. *Int J Tuberc Lung Dis.* 2008;12:99–104.

283. Gavin P, Iglesias MJ, Jimenez MS, Rodriguez-Valin E, Ibarz D, Lezcano MA, Revillo MJ, Martin C, Samper S, and Spanish Working Group on M-T. Long-term molecular surveillance of multidrug-resistant tuberculosis in Spain. *Infect Genet Evol.* 2012;12:701–10.

284. Svensson EM, Dooley KE, and Karlsson MO. Impact of lopinavir-ritonavir or nevirapine on bedaquiline exposures and potential implications for patients with tuberculosis-HIV coinfection. *Antimicrob Agents Chemother.* 2014;58:6406–12.

285. Senneville E, Legout L, Valette M, Yazdanpanah Y, Beltrand E, Caillaux M, Migaud H, and Mouton Y. Effectiveness and tolerability of prolonged linezolid treatment for chronic osteomyelitis: A retrospective study. *Clin Ther.* 2006;28:1155–63.

286. Gerson SL, Kaplan SL, Bruss JB, Le V, Arellano FM, Hafkin B, and Kuter DJ. Hematologic effects of linezolid: Summary of clinical experience. *Antimicrob Agents Chemother* 2002;46:2723–6.

287. Xavier AS, and Lakshmanan M. Delamanid: A new armor in combating drug-resistant tuberculosis. *J Pharmacol Pharmacother.* 2014;5:222–4.

288. WHO. *WHO Updated References on Management of Drug-Resistant Tuberculosis: Guidelines for the Programmatic Management of Drug-Resistant Tuberculosis—2011 update.* Geneva: World Health Organization, 2011.

289. Lange C et al. *Management of Patients with Multidrug-resistant/Extensively Drug-Resistant Tuberculosis in Europe: A TBNET Consensus Statement.* ERS Publications, 2014.

290. Sotgiu G et al. Efficacy, safety and tolerability of linezolid containing regimens in treating MDR-TB and XDR-TB: Systematic review and meta-analysis. *Eur Respir J.* 2012;40:1430–42.

291. Chang KC, Yew WW, Tam CM, and Leung CC. WHO group 5 drugs and difficult multidrug-resistant tuberculosis: A systematic review with cohort analysis and meta-analysis. *Antimicrob Agents Chemother.* 2013;57:4097–104.

292. World Health Organization. *WHO Treatment Guidelines for Drug-Resistant Tuberculosis, 2016 update.* WHO/HTM/TB/201604, 2016.

293. WHO. *The Use of Bedaquiline in the Treatment of Multidrug-Resistant Tuberculosis: Interim Policy Guidance.* Geneva: World Health Organisation, 2013.

294. WHO. *The Use of Delaminid in the Treatment of Mutlidrug-Resistant Tuberculosis: Interim Policy Guidance.* Geneva: World Health Organisation, 2014.

295. Garcia-Prats AJ, Rose PC, Draper HR, Seddon JA, Norman J, McIlleron HM, Hesseling AC, and Schaaf HS. Effect of coadministration of lidocaine on the pain and pharmacokinetics of intramuscular amikacin in children with multidrug-resistant tuberculosis: A randomized crossover trial. *Pediatr Infect Dis J.* 2018;37:1199–203.

296. Muller B, Borrell S, Rose G, and Gagneux S. The heterogeneous evolution of multidrug-resistant *Mycobacterium tuberculosis.* *Trends Genet.* 2013;29:160–9.

297. Taneja R, Garcia-Prats AJ, Furin J, and Maheshwari HK. Paediatric formulations of second-line anti-tuberculosis medications: Challenges and considerations. *Int J Tuberc Lung Dis.* 2015;19(Suppl 1):61–8.

298. Esmail A, Sabur NF, Okpechi I, and Dheda K. Management of drug-resistant tuberculosis in special sub-populations including those with HIV co-infection, pregnancy, diabetes, organ-specific dysfunction, and in the critically ill. *J Thorac Dis.* 2018;10:3102–18.

299. Worley MV, and Estrada SJ. Bedaquiline: A novel antitubercular agent for the treatment of multidrug-resistant tuberculosis. *Pharmacotherapy.* 2014;34:1187–97.

300. Zhang C et al. The interaction of CD4 T-cell count and nevirapine hepatotoxicity in China: A change in national treatment guidelines may be warranted. *J Acquir Immune Defic Syndr* 2013;62:540–5.

301. De Lazzari E et al. Hepatotoxicity of nevirapine in virologically suppressed patients according to gender and CD4 cell counts. *HIV Med* 2008;9:221–6.

302. Fortun J, Martin-Davila P, Navas E, Perez-Elias MJ, Cobo J, Tato M, De la Pedrosa EG, Gomez-Mampaso E, and Moreno S. Linezolid for the treatment of multidrug-resistant tuberculosis. *J Antimicrob Chemother.* 2005;56:180–5.

303. Anger HA, Dworkin F, Sharma S, Munsiff SS, Nilsen DM, and Ahuja SD. Linezolid use for treatment of multidrug-resistant and extensively drug-resistant tuberculosis, New York City, 2000–06. *J Antimicrob Chemother.* 2010;65:775–83.

304. Koh WJ, Kang YR, Jeon K, Kwon OJ, Lyu J, Kim WS, and Shim TS. Daily 300 mg dose of linezolid for multidrug-resistant and extensively drug-resistant tuberculosis: Updated analysis of 51 patients. *J Antimicrob Chemother.* 2012;67:1503–7.

305. Mehrzad R, and Barza M. Weighing the adverse cardiac effects of fluoroquinolones: A risk perspective. *J Clin Pharmacol.* 2015;55.

306. Stancampiano FF et al. Rare incidence of ventricular Tachycardia and Torsades de pointes in hospitalized patients with prolonged QT who later received levofloxacin: A retrospective study. *Mayo Clin Proc.* 2015;90:606–12.

307. Im JH, Baek JH, Kwon HY, and Lee JS. Incidence and risk factors of linezolid-induced lactic acidosis. *Int J Infect Dis.* 2015;31:47–52.

308. Roongruangpitayakul C, and Chuchottaworn C. Outcomes of MDR/XDR-TB patients treated with linezolid: Experience in Thailand. *J Med Assoc Thai.* 2013;96:1273–82.

309. WHO. *The Role of Surgery in the Treatment of Pulmonary TB and Multidrug- and Extensively Drug-Resistant TB.* Regional Office for Europe. Copenhagen: World Health Organization, 2014.

310. Chen RY 3rd et al.. PET/CT imaging correlates with treatment outcome in patients with multidrug-resistant tuberculosis. *Sci Transl Med* 2014;6:265ra166.

311. Vorster M, Sathekge MM, and Bomanji J. Advances in imaging of tuberculosis: The role of (1)(8)F-FDG PET and PET/CT. *Curr Opin Pulm Med.* 2014;20:287–93.

312. Diagnosis of Tuberculosis. *Part 32: Detection of Mycobacteria by Microscopic Methods.* Berlin, Germany: Medical Microbiology: German Institute for Standardisation (Deutsches Institut für Normung), Beuth Verlag, 1995.

第 17 章
肺结核手术治疗及其并发症

RICHARD S. STEYN

（李军　金锋　丁峰　宋言峥　卢水华　译　卢水华　审校）

引言

应该说是肺结核导致了胸外科手术的诞生。目前还在开展的肺切除术是在 20 世纪 30 年代、40 年代和 50 年代为解决结核病这一持久问题而发展起来的。此外，由萎陷疗法而形成的胸廓成形术，直到今天在个别情况下仍然有其应用价值[1]，并在电视辅助技术的发展下不断完善。这种萎陷填充的方法已经发展成为残腔缩小技术，如肌瓣填塞术和大网膜填塞术。虽然结核病在发达国家发病率下降，但这些技术作为宝贵的遗产得以保留，并用于处理新的流行趋势——肺癌及其术后所致慢性感染。

如今，结核病及其预后获益于随后的外科技术的进步，如纵隔镜检查、电视胸腔镜手术（VATS）和肌肉成形术等。这些技术的交叉应用，也给现代胸外科医生提供了更多的治疗手段，以应对西方国家持续的结核病威胁、不断攀升的耐多药结核病发病率，及不发达国家结核病的持续流行等。当今，在呼吸科疑难病例的诊断和处理中，胸外科医生仍然扮演重要角色。

诊断

菌阴（痰）患者可出现纵隔淋巴结肿大、胸腔积液或肺结节，有必要进行活检以排除其他疾病，尤其是结节病、肿瘤及淋巴瘤等其他疾病；同时也要获取组织进行培养和药物敏感性检查。虽然胸片可以清楚地显示淋巴结肿大，但通常需要进行计算机断层扫描（computed tomographic，CT），以确认肿大淋巴结，并选择适当的活检部位和活检技术手段（图 17.1），确定肺部任何病灶的解剖位置，澄清活

检术中存在危险的重要结构毗邻关系。一般外科医生会从多种活检技术中选择最可靠的一种，但如果有多种可能，则会根据熟悉程度、可用设备和外观角度进行选择（图 17.2）。

经颈纵隔镜检查术

颈纵隔镜检查在全身麻醉下进行，在胸骨上切口和甲状软骨中间做 2 ～ 3 cm 的切口。虽然这是一种安全且相对小切口的手术方法，但在这个拥挤的解剖区域，要避免喉返神经和主要血管的损伤，还需要相当多的经验[2]。电视辅助纵隔镜技术的发展非常有利于实习医生安全地通过该区域[3]。手术者视野明显改善，助手可以参与其中，每个病例都可作为教学案例（图 17.3）。

纵隔镜可探及并活检位于气管两侧、气管前和隆突以上的上纵隔淋巴结（图 17.4）；甚至可探及右肺尖的淋巴结，但应避免伤及奇静脉和至上叶的肺动脉分支。

不管采用何种检查，活检组织都将接受组织学检查及培养。考虑到结节病的普遍性，需行多组淋巴结活检，以规避因肿瘤附近淋巴结呈肉芽肿所致假阴性的情况。总的来说，纵隔镜检查越来越普遍[4]。

前纵隔切开术

前纵隔活检术是在全麻下，在需要的活检区域切开 3 ～ 5 cm 切口，通常选择左或右侧第二肋间隙操作（图 17.2）。无须切除肋软骨，因为切除肋软骨会造成切口凹陷，易致切口出血和感染。而且这种切口也非常不美观，尤其是对于年轻及乳房较丰满的女性。该方法可安全进入前纵隔和主动脉弓旁的淋巴结活检（图 17.4）。

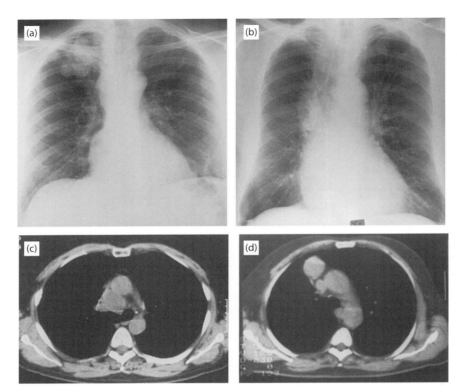

图 17.1 胸部 X 线（后前位）检查显示纵隔异常，CT 扫描可显示活检的精确部位和路径。肺癌患者胸片（a）示的纵隔增宽，类似表现见于（b）胸腺瘤患者早期（b）；CT（c）和（d）清楚地显示，胸片（a）中异常病灶可采用颈纵隔镜活检，而胸片（b）中异常病灶不能采用该方法，需采用右前纵隔切开活检

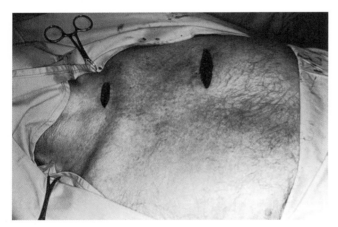

图 17.2 纵隔手术切口示意图。患者下颌转向左侧，暴露锁骨及右乳头。上切口位于颈根上部，可进颈纵隔镜，长切口位于左胸壁，可行前纵隔切开术。前者，瘢痕位于皮肤折痕中，较美观。而后者可见瘢痕，不尽如人意

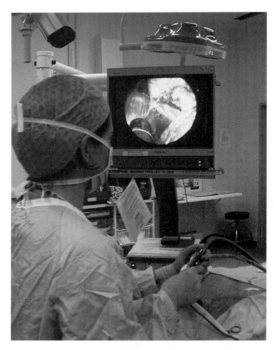

图 17.3 一例颈纵隔镜检查。纵隔镜插入气管前筋膜下，直至隆突。外科医生和助手利用电视，共同完成操作。与常规纵隔镜检查相比，电视可放大视野，结构也更清晰

　　通过肋间隙的数字检查可确认用于活检的安全部位。此外，电视纵隔镜（常用于颈纵隔镜）可显著改进该操作。活检结束后，并不推荐电灼止血。也应避免应用电灼取材血管附近淋巴结。如果涉及多个更复杂的操作，必须增加操作孔。虽然纵隔淋巴结的位置恰好可被电视胸腔镜触及，但这些淋巴结更容易接近，且以往的操作方法具有更简单、设备依赖度低等

特点。当需行胸膜（图 17.5）或肺活检时，VATS 则具有价值。

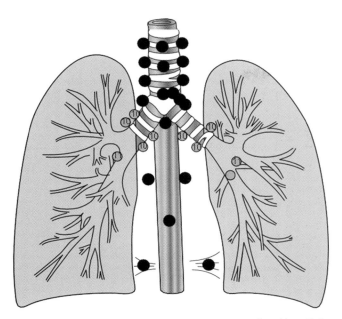

图 17.4　淋巴结分布图。气管旁区：1～4 组淋巴结。其中，1 组和 3 组位于气管前区，7 组位于隆突，均可行颈纵隔镜检查。5 组和 6 组位于主动脉弓下方和升主动脉上方，需前纵隔切开术活检

开胸术和肺切除术

　　有时，开胸肺切除术是唯一能够确诊，并排除隐匿性恶性肿瘤的技术[6]。电视辅助胸腔镜手术为切除小于 3 cm 肺部病变的首选方法（尽管越来越多的团队正使用 VATS 法切除更大的病变）。如果肺部病变较大，或融合，或紧密粘连，则可能需要开胸以充分探查胸部（图 17.6）。外科医生希望避免从病变区域的周围进行活检，因为这可能会遗漏潜在的肿瘤，且活检需保证对患者进行全面可靠的评估。

　　进行解剖时，频繁冰冻病理取材有助于获取异常检材。通常在这种活检中，真正的病理结果容易显现，且可产生较少对病理医生无价值的检材。当通过右侧取材时候，通常需进入胸腔，如果破裂发现较早且在关闭创口之前及时引流排出空气，这种副作用较小。术后胸部 X 线检查是必需的。绝大多数患者建议留观一整晚再出院。

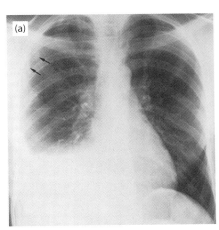
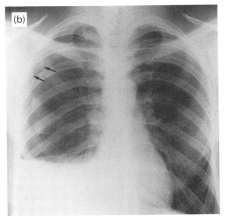

图 17.5　胸片（a）示一例右侧胸腔积液患者，经过穿刺抽吸后，造成人工气胸，复查胸片，可以很清晰地看见胸膜下结节（箭头所示；b）。电视辅助胸腔镜活检示坏死性肉芽肿和抗酸杆菌

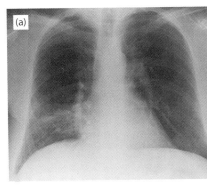
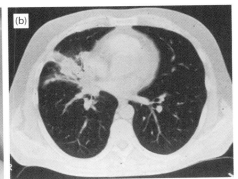

图 17.6　一例中年吸烟伴咯血患者：后前位胸片（a）和计算机断层摄片（b）。该广泛实变行开胸中叶切除术，后诊断结核病并排除肿瘤

支气管内镜超声与活检术

支气管内超声（endobronchial ultrasound，EBUS）引导下的纵隔淋巴结针吸活检，是一种侵入性较小的纵隔淋巴结活检替代方法（http：//guidance.nice.org.UK/IPG254）。该操作被呼吸科医生广泛采用，并致纵隔镜检查减少[5]。该操作与纤维支气管镜相似，可在局部或全身麻醉下进行。EBUS支气管镜在尺寸上与标准成人纤维支气管镜相似，但其远端有一个超声波探头。近超声探头端与支气管镜长轴呈30°角处有一个光纤镜头和活检通道（可通过22号活检针）。

电视辅助胸腔镜检查术

VATS可通过2 cm操作孔进行，患者可采用局部麻醉并伴有自主呼吸。此外，全麻、单侧肿瘤及结核诊断明确等，对患者和医生的体验感很好；但如果活检为非特异性炎症，医生会认为肺叶切除也是必要的。至今，在这些情况下，尚不确定肺叶切除是否会加速感染病程的恢复，但这肯定优于未及时切除可治愈的癌症。当然，如随后诊断为结核，或大体标本考虑结核时，无须等待培养结果，便可立即进行抗结核治疗。

肺癌可与活动性结核病同时发生，也可以在发病或有效治疗后数年发生（图17.7）。主管医生需留意这种可能：尽管给予适当治疗但出现影像学进展，或提示复发的新模糊影。绝大多数此类患者过于虚弱或肺功能不足，无法耐受切除，但穿刺活检是必要的，有效的非手术治疗应积极采用。在这种情况下，如担心化疗或放疗会造成结核复发，可采取预防性抗结核治疗。

治疗

耐药结核

有时，即便是敏感结核菌，如果位于空洞内，"恰当"药物治疗也不可能清除（图17.8）。此类患者，外科医生可通过切除肺空洞完成根治。对于此类大手术，患者应具备良好的营养状态，具有足够的肺功能，能够承受手术切除，并应接受至少三个月的适当抗结核化疗。实际上，对于可能需要此类手术的营养不良患者，需要相当长时间的住院准备：经过营养支持和强化物理治疗调整其状态[7-8]。

外科医生希望在手术前记录完整肺部病变，查看空洞的大小和分布，排查新空洞，判断可能的切除范围，并评估邻近波及肺段的纤维化程度。过去，支气管镜在这方面发挥重要作用，现在已被CT扫描所取代。

通常此类手术技术要求很高[8-10]。胸膜腔和肺裂通常因慢性炎症及肺门结构周围牢固粘连的结节而消失。这些问题及周围广泛、不局限于空洞并延伸至肺实质的纤维化，使得外科医生尝试的保守治疗变得困难。小心并技术精益地切除是必要的。即便避免出血，但仍常需要输血[11]。

外科医生必须尽一切努力保留被认为可以恢复的肺组织。此外，临床医生有时会遇到意想不到的

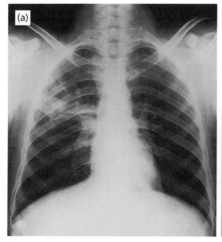
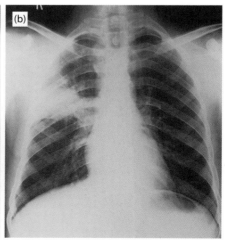

图17.7　菌阳患者胸片（a）。尽管给予适当抗结核治疗，胸片复查结果（b）显示模糊影进展。随后，行开胸手术，确诊肿瘤并切除

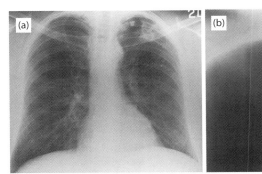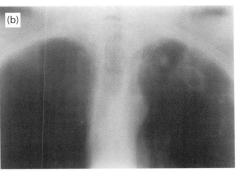

图 17.8　"耐药"结核病患者：胸片（a，后前位）和 X 线断层扫描（b）。左上叶尖段切除以获得细菌学清除

难题：残余肺无法填充胸腔。残余肺、肺气肿伴长期漏气及长期引流等问题合并时，常会导致慢性胸腔感染。外科医生希望避免这种情况的发生，一旦发现这种可能，外科医生应及时行胸腔减容手术，或采取立刻引流或逐渐引流的方法，恢复残存肺的最大复张或填充减容后的胸腔[5, 12]。

在胸腔减容方面，外科医生可用的方法很多。改良胸廓成形术就是一种古老但有效的术式[13]。通过骨膜下切除部分上位肋骨，将胸腔缩小到足以容纳残余肺。将第 1 肋骨从胸骨移到颈部，以保护肺尖的神经血管结构，通常切除 2 ～ 4 肋骨，从肋骨头部向前向肋弓方向弧形最大处切断。这些肋骨切除的前方范围逐次调整，以使新的胸腔顶点与剩余肺段的形状相匹配（图 17.9）。通常不需要切除脊椎的横突。虽然物理治疗对于保持姿势和良好的肩部运动是必要的，但切除三根或以下肋骨对美容外观的影响很小，但切除更多的肋骨目前是不能接受的（图 17.10），因为还

有其他手术操作可供选择。

"胸膜帽"是在胸腔顶部的胸膜外人为造成的，在胸膜帽上方造成血肿，从而减少胸膜下的容积并不可逆地压缩肺实质。不幸的是，在这种情形下，手术通常会造成胸膜损伤，进而限制该方法的使用。膈神经冷冻消融可使横膈膜暂时瘫痪，使横膈膜上升以消除其残余间隙。不幸的是，如果横膈膜位置因慢性炎症和纤维化而固定，这种挤压术的预期效果可能并不理想。肌成形术的旋转皮瓣提供健康组织填充胸腔。如果有专业的整形外科医生同台，可以分别或联合使用同侧背阔肌、胸大肌和前锯肌，在血管蒂上原位移动并通过切除相应水平的小段肋骨，将其植入胸腔。

尽管这些操作技术要求较高，且对胸外科医生有一定要求，但此手术可达到良好的美容效果和快速恢复[14]。在实践中，胸廓成形术局部操作联合肌成形皮瓣可提供外观满意的良好减容，即使仅有肺下叶的基底段可以保留。

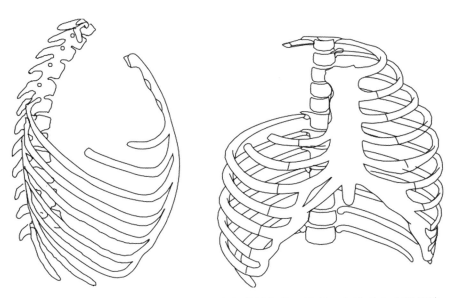

图 17.9　一例五肋胸廓成形术骨骼切除示意图。第 1 肋骨绝大部分被切除，肋骨 2 和肋骨 3 全部切除，肋骨 4 和肋骨 5 适度切除

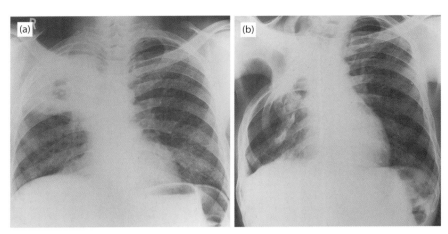

图 17.10　（a）一例结核致广泛空洞患者胸片（a）：因凶险大咯血就诊，紧急切除右肺上叶、右肺下叶背段，并行五根肋骨胸廓成形术（b；注意，第 1 肋骨予以保留）

不幸的是，即便当一侧的肺功能丧失，而另一侧的肺功能正常或轻微病变时，有时仍有必要进行全肺切除术（图 17.11）。在这种情况下，进行全肺切除术可能是合适的，因为这有助于确保清除胸膜腔内的所有感染病变。尽管这项高风险手术的死亡率现在不到 10%[7, 9, 15]，但仍被认为很高，约 30% 患者是由支气管胸膜瘘（BPF）所致进展性感染引起。精细的外科操作和使用带蒂肌瓣，可减少这种并发症[16]。术后，应继续进行抗结核化疗，并根据药敏结果调整治疗方案。尽管部分人建议再行 12 个月的抗结核治疗，但绝大多数人建议至少再进行 6 个月[6]。

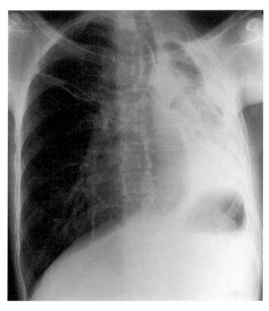

图 17.11　胸片示一例耐药结核患者，伴有左肺广泛破坏和右侧轻微疾病。抗结核治疗 3 个月后，行全肺切除术，最后痰检阴转

耐多药结核

目前，一种或多种一线药物耐药的结核菌在发达国家越来越常见。尽管耐多药结核病（multidrug-resistant TB，MDR-TB）在北欧相对少见[17]，但在北美洲，MDR-TB 是结核病最常见的手术指征[12, 18]。世界卫生组织（WHO）发布了 MDR-TB 的治疗指南（https：//www.who.int/tb/publications/2019/consolidated-guidelines-drug-resistant-TB-treatment/en/）；然而，指南中绝大多数证据是基于病例报道和专家共识，而非随机对照研究[19]。依据耐药谱复发风险高的患者，虽抗结核治疗但持续菌阳且为局部病变适宜切除的患者等，推荐其手术治疗。延长药物治疗非常重要，可有助于遴选患者及术前准备。术前最好实现痰培养转阴[12, 18]。未转阴、伴有残留空洞或肺实质毁损的患者，可行手术治疗，这种切除可彻底消灭病变（图 17.11）。

患有广泛的双侧实质性病变的患者不适合手术（图 17.12）。在接受肺切除术的患者中，鉴于支气管胸膜瘘的风险，增加肌成形皮瓣移植来覆盖支气管残端是必要的，至少应在实施全肺切除患者中应用[12]，一些作者还会视其为耐多药结核病患者行肺切除的常规操作[18]。术后，抗结核治疗仍将持续一段时间，但即便在严密监督下，很多患者仍会结束服药。通过手术和药物治疗，可以在高达 90% 的难治性患者中，实现长期控制[12, 20]，进而改善单纯药物治疗造成的高复发[21]。

结核并发症的手术治疗

除非并发化脓性感染，或因支气管胸膜瘘导致的脓胸，结核性胸腔积液可通过药物治疗解决。此类

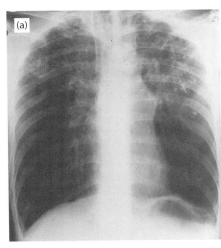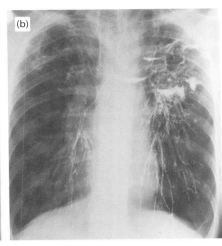

图 17.12　胸片（a）示一例寻求手术治疗的耐药结核患者。支气管造影（b）示空洞病变情况，需行双侧切除，包括：右侧上叶切除术，左侧上叶切除术、上半胸膜切除术和胸廓成形术。病变切除过多，无益于患者健康

脓毒症并发症通常发生在急性疾病，但如果解决不彻底，持续性肺泡瘘的存在仍可能在清除结核感染多年后导致脓胸。这种并发症的治疗，无论哪种分期，都遵循脓胸处理的一般原则：引流，然后确定致病微生物并进行针对性治疗。如果最初的感染没有缓解，偶尔会发现分枝杆菌，但通常是由化脓菌引起的。如果患者中毒颇深或身体不适，可能需要肋间引流，但在大多数情况下，可通过外科手术，切除支撑脓胸上方的肋骨引流。如果 CT 扫描或坐位超声扫描均不易确定，可在随后的直立、侧位和后前位胸部 X 线检查中，使用少量透光差的放射线造影剂显示最佳引流点。

引流时，外科医生将引流清除所有纤维蛋白残余物，如果没有临床或影像学证据表明存在 BPF，则可清理残腔以清洁胸腔。这种清创术，采用 VATS 非常方便[22]，并且可在电视胸腔镜辅助下完成纤维板剥脱[23]。经过较长时间的充分的开放引流，将使肺缓慢再扩张并有利于结核病的好转（图 17.13）。对于体弱的患者，临床医生可能会坚持引流，希望能够解决问题，或者使他们的病情得到充分改善，然后考虑其他治疗措施。开窗即创建一个皮瓣拉入开口（Eloesser 皮瓣）[24]，有助于延长引流时间，而不会出现与导管引流相关的后续问题。

外科治疗加速了慢性结核感染的恢复和术后的肺再膨胀，其效果与患者的健康状况和 CT 扫描评估的肺部状态相关。如果肺脏胸膜钙化，纤维板剥脱术可能会很困难，结核感染多年后发生的脓胸可能就是这种情况，这种情况类似于塌陷疗法后出现的问题。如果切除纤维版，当肺实质健康时，肺就会重新膨胀。

如果肺段、肺叶或全肺存在支气管扩张，肺切除术时还要进行纤维板剥脱术。如果进行广泛肺切除术或肺部有广泛的实质纤维化，这种情况下会出现术后残余肺太小无法填满胸腔，因此，除非非常有必要一般不进行肺切除术，取而代之的是可以在纤维板剥脱术时，再增加前面描述的胸腔填充术。鉴于肺结核经常出现的双侧肺部病灶，外科医生要尽最大可能保留脓胸一侧的所有有功能的肺组织。

结核病的一些并发症，其症状较为严重，可能必须手术治疗。持续性咳嗽、大量脓痰，其可能的病因是结核病引起的支气管扩张、毁损肺或经久不愈的空洞。结核性支气管扩张后，通常导致受累支气管及所属肺组织进行性加重的肺毁损和相关区域的肺不张（图 17.14）。切除这种病变严重且无功能的肺组织，对残余肺功能影响不大。因此，如果检查判断支气管扩张段可以通过肺切除来解决，即使需要双侧开胸，手术也能很好地缓解症状（图 17.15）。这种疾病病损肺叶或节段的严重程度，与其对患者症状的影响密切相关。因此，有时即使在一侧或对侧肺留下轻微病损，也有理由切除其中病变严重的肺叶。对于外科医生来说，这可能是一个困难的决定，但在适当选择的病例中，即使病变切除不能完全，也可以实现症状的显著缓解。

咯血可能是小量而反复的，也有可能是剧烈的而危及生命的，可能是由支气管扩张、或肺毁损、或无症状空洞引起的。当空洞被真菌球定植时，咯血更常见，问题也更严重。尽管 CT 扫描有助于显示真菌定植的小空洞（图 17.16）[25]，但通常大空洞在胸片上就很明显（图 17.17）。当夜间仰卧时，患者咳嗽也会

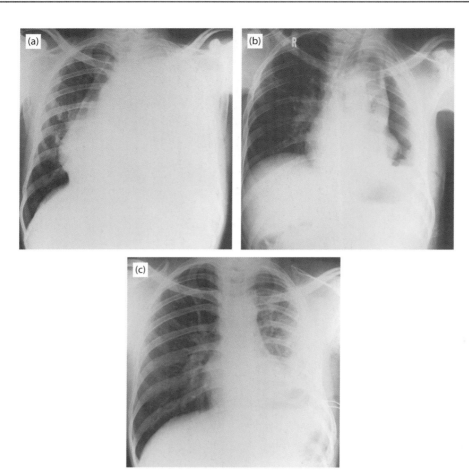

图 17.13　胸片（a）示：一例左后侧结核脓胸患者；（b）肋骨切除引流后，纵隔移位至胸腔正中，但左胸仍有较大空腔；（c）3个月后，随着左肺复张，原有空腔完全消失。这表明肺部并没有受到结核性感染的严重损害。再过6周，胸片复查即显示残留空间消失，拔除引流管

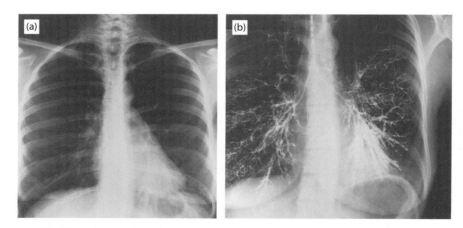

图 17.14　胸片示（a）一例肺结核患者左下叶塌陷；（b）支气管造影显示左下叶完全支气管扩张，左下叶切除术后，患者症状缓解，持续性咳痰消失

持续更久，并感到异常虚弱。

　　在上述情况下，与结核病切除术相关的技术问题（如前所述）更为重要，除非症状非常严重，手术治疗是唯一的解决办法。但是对于许多患者来说，病灶的严重状况和他们糟糕的健康状况将使这种手术变得

极其危险。当然，癌症患者的直接切除对保证健康来说是必需的，而非需要。适当时，外科医生应尽量采取保守且减少残腔的手术。死亡率仍然很高，有报道称为10%[6, 26]，也有报道高达30%[27]。

　　在急诊科，无法充分评估，患者面临更大风险。

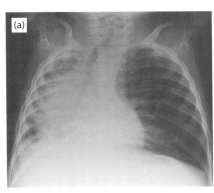
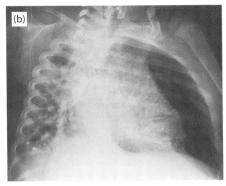

图 17.15　胸片（a）示一例 3 岁儿童结核：咳嗽伴痰，并发育不良；（b）支气管造影显示右肺完全破坏，左下叶支气管扩张。成功右全肺切除和左下肺叶切除术，症状缓解，运动能力未受影响

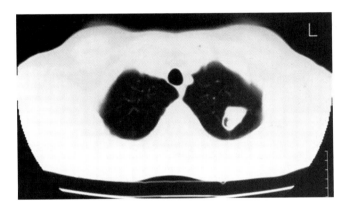

图 17.16　CT 扫描显示肺尖肿块，呈典型真菌球表现，不考虑肿瘤诊断（来自 Roberts CM et al. Radiology 165，123-128，1987. 得到许可）。

此时，选择支气管动脉栓塞，对患者和医生可能更容易接受；尽管不断探索的放射科医生已经可以很好地处理这一情况[28]，但是这种治疗效果是暂时的，只是可以争取宝贵的时间，以便于医生可以充分更全面地评估病情，并为外科手术做充足的准备。因此危急情况下，上述的处理模式是合理的，因为进一步的致命出血会降低保守治疗的意愿[29-30]。

如果双侧存在真菌球，相关的广泛性肺实质疾病将使得很少有患者具备足够的呼吸储备可以耐受复杂的双侧切除术。如果放射科医生能确定导致出血的支气管动脉，可以进行栓塞；如果不能确定目标血管，那么所有的两侧大支气管动脉都必须栓塞，但是要注意避免栓塞支气管动脉所有脊柱分支。在这样的危重情况下尽管治愈的成功率较低，但对于医生来说也没有其他选择。出血的风险似乎与腔的大小有关，而不是与霉菌球的大小有关[29]。因此，如果一侧的空洞比另一侧大，并且患者适合单侧手术，那么临床医生可能不得不对主要病变进行尝试切除，希望挽救患者。

对于反复栓塞失败且不适合上述常规手术的患者，外科医生可能不得不选择非常规技术。有人主张通过支气管镜或经皮向腔内注射抗真菌药物，如煌绿、纳他霉素和指甲真菌膏[31]，但结果并不令人信服。肺空洞造瘘术已在急诊情况下尝试，但成功率有限[32]。部分情况下，空洞造瘘术可以减轻咳嗽，减少剧烈出血，并且在放射学上空洞保持清洁无定植微生物。将肌肉成形皮瓣植入到空洞似乎是获益的，即使皮瓣不能填充空腔的所有间隙。有可能肌肉及其血液供应会分泌细胞因子，阻止进一步的微生物定植。此外，胸廓成形术萎陷空洞也应同时考虑[33]。

支气管结核可导致支气管狭窄和随后的肺实质破

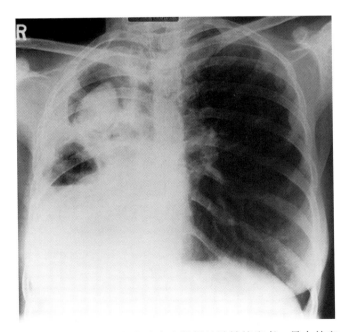

图 17.17　胸片示一例右肺完全毁损的肺结核患者。最大的空洞已被真菌球定植，反复咯血需全肺切除

坏。如果加用类固醇药物治疗不能使病情缓解，那么早期手术是保持肺功能的必要手段[34-35]。保守性的手术在很多时候是可行的，且支气管塑型修复术将保留部分或全部肺组织（图17.18）。

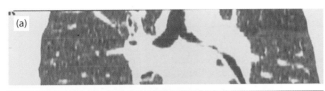
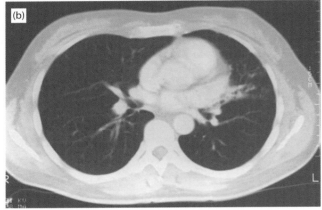

图17.18 （a）一例支气管结核患者CT重建，示左主支气管末端狭窄；（b）CT证实继发性支气管扩张形成的阻塞导致左上叶损伤。左主支气管末端增生切除及上肺叶切除恢复肺下叶功能，并防止全肺功能进行性丧失

萎陷疗法晚期并发症的外科治疗

成功并非永远的。在20世纪40年代和50年代早期，新出现的萎陷疗法挽救了空洞型肺结核的患者的生命，但该疗法导致患者在晚年时出现气胸、胸膜外气胸，及肺栓塞等晚期的感染性并发症（图17.19）。即便是责任医生，甚至患者自己，都可能会忽略这个医学史。实际上，现在接诊这类患者的医生，在患者最初接受该治疗时，可能还没出生。因此，对此类患者，往往数月得不到诊断，或是误诊为胸腔感染，或者单纯为简单的脓胸。

一旦怀疑，诊断并不困难，且CT可以确诊（图17.20）。连续胸部X线检查可显示胸腔内腔隙增大（图17.21）或出现液平（图17.22）。这种感染通常由化脓性细菌造成，如金葡菌；但也可能是结核分枝杆菌，可能需要抗菌治疗。手术治疗较为复杂，且由于年龄因素、体格，使得手术更为困难。早期引流应采取手术方式。任何异物都需要移出胸膜腔，这对聚坦烷球或合成树脂球并不困难，但填充物为无包裹的碎塑料，则会变得非常麻烦（图17.21）。后续处理及时机，将取决于引流后患者的状态和对长时间引流的态度。如果患者非常配合并给出一个永久解决方案，绝大多数人还是会选择手术治疗，尽管存在明显

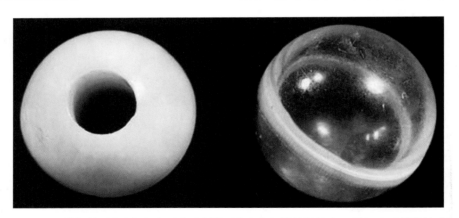

图17.19 "聚坦烷球"（左）和"合成树脂球"（右）等材料填充，以加速"萎陷治疗"

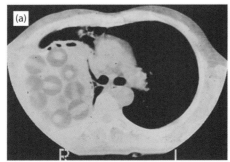
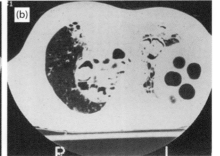

图17.20 CT显示（a）"聚坦烷球"和（b）"合成树脂球"的特征。此外，这个患者也有广泛的空洞和真菌定植

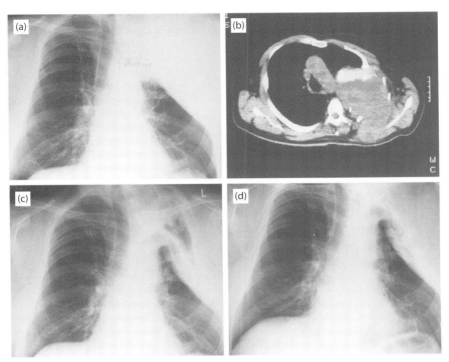

图 17.21　胸片示（a）一例因结核病行填充，伴有持续 40 年的胸痛和肿块患者。一度怀疑为肉瘤，但 CT（b）示填充物跨过胸壁；清除这些碎塑料填充物，引流后显示出残腔（c）；6 个月后，患者接受手术治疗，通过改良胸廓成形术和大网膜移植消除残腔，得到完全缓解（d）

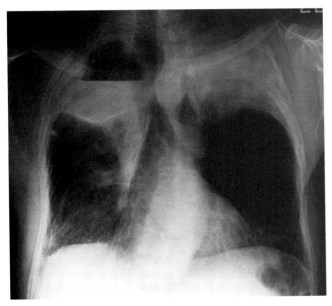

图 17.22　胸片示一例右侧胸膜外气胸和右侧填充 35 年后的患者，伴有发热、咳嗽、咯血等，X 线胸片右侧胸腔可见液平，提示感染存在

的风险。如果病肺容积充足，CT 显示其已从最初的感染和多年的塌陷中良好恢复，纤维板剥脱术可以尝试。但是，仅仅这一处理还远远不够。有可能残余肺无法填充胸腔，或者手术创伤会造成漏气等。通过肌瓣成形术和（或）网膜成形术进行空间填充通常非常必要，往往与"改良"胸廓成形术相结合，减小空洞并适合肌瓣填入。另外，使用网膜可能是特别适合的，因为它能够"清除"感染并黏附在病肺组织上。但是网膜带蒂的旋转皮瓣可能无法到达胸腔顶端（图 17.23）。在胸大肌或前锯肌的基础上增加肌成形皮瓣，可用于填充该部分空洞，或者可采取难度大的网膜移植术，利用显微外科技术将大网膜血管蒂与胸腔内合适的动、静脉缝合，常使用乳内血管[14]。

浅表感染性气胸，可采用局部 Schede 胸廓成形术治疗[13]，对功能或外观影响不大（图 17.24）。广泛的胸廓改形手术，可能造成支撑呼吸的腹肌神经损伤，出现呼吸衰竭，使病情变得复杂。改良版的胸廓成形术，可消除胸腔残腔（图 17.25）。但如患者不适合胸廓成形术，那么可选择的余地较小。由于长期引流需要较为专业的家庭护理，患者可能更倾向于选择开窗手术或 Eloesser 皮瓣手术[24]。上述两种手术，可以让患者间歇引流排脓，从而尽可能回归正常生活。

如果患者无禁忌证，且外科医生有此类经验，结核病诊断手段的使用是没有风险的，如纵隔镜和电视胸腔镜检查[2]；当操作具有侵入性或组织切除时，

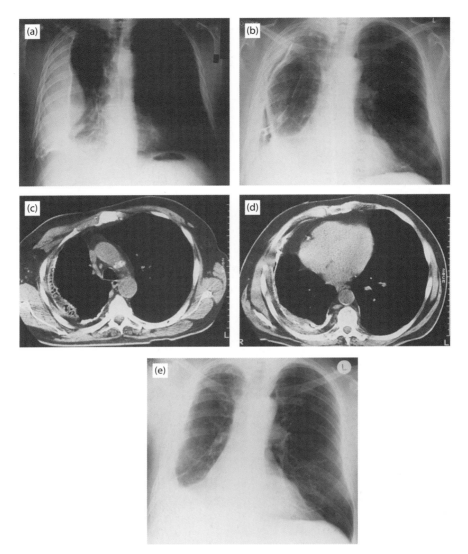

图 17.23　胸片（a）示一例"塌陷治疗"结核后胸痛多年的患者。创伤及广泛胸膜钙化提示其病因。因患者遗漏病史，导致怀疑恶性肿瘤。最终，医生误用引流，并推荐胸膜粘连（b）。CT 片（c，d）清晰显示残余间隙和严重钙化的脏层和壁层胸膜。患者不情愿地接受了胸膜粘连术，并坚持引流一年；胸改手术后胸部 X 线片显示因纤维板剥离、大网膜转移，及肌皮瓣植入等，残腔消失（e）

风险会增高。此时，在适应证判断、患者准备，及手术方式选择等方面，需要相当的经验。尽管进行较小的切除术时，手术死亡率低于 5%[6, 8]，但是应对严重的情况，如真菌感染所致的大咯血、必要的全肺切除术，手术的专业度是必需的，以便将死亡率保持在 10% 左右[6, 9, 26]。尽管此类手术就技术而言难度较高，但对于此类患者，仍值得一试。

耐多药结核病患者感染控制和手术方法

　　耐多药结核病患者手术时，除了考虑实现预期的效果外，手术和麻醉团队必须尽量减少工作人员和其他患者的感染风险。要做到这一点，就必须确保做好充足准备，包括院感和其他协调人员。所有参与手术的员工都必须进行职业健康教育考核，包括过滤面罩配戴培训。一般而言，手术室都是采用正压通风，即空气从手术室排出进入周围走廊。但是，耐多药结核患者手术过程中，最好采用负压手术室，以便安全地排出可能受污染的空气，并进一步降低工作人员的风险[36]。

　　在本中心，患者通常带 FFP2 或 FFP3 面罩到手术室。在患者取下口罩之前，所有在场的医务人员要先戴上 FFP2 或 FFP3 口罩。在手术过程中，确保可能用到的设备均在手术室或邻廊，以尽可能减少工作人员进出手术室。然而，我们发现，如果手术持续时

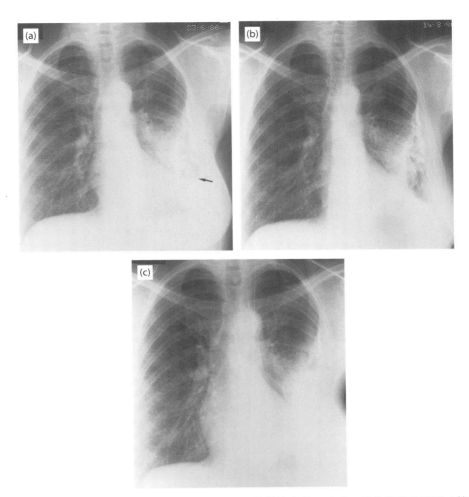

图 17.24　胸片（a）示一位多年前因结核病实施人工气胸的女性，伴持续发热、咳嗽，影像学显示液平（箭头示）；（b）引流后，症状缓解，镜检转阴；（c）经规范药物治疗 3 个月后，局部 Schede 型胸廓成形术消除残腔，外观整形效果可接受，长期缓解

间过长，长期配戴 FFP 口罩的工作人员会觉得很累，很多人出现头痛或不舒服。非术者可能离开手术室，作短暂休息；然而，术者通常不能离开；因此，我们通常配戴带有呼气阀的 FFP2/3 口罩，以减少这种影响。

取下患者的 FFP 面罩后，患者利用连接麻醉机上的面罩，呼吸氧气 / 空气的混合气体，而废气则经由废气系统处理。麻醉诱导后，患者行支气管镜检查。我们首选硬质支气管镜检查，其次穿过硬质气管镜的纤维支气管镜检查。电视纤维支气管镜可避免医师和患者面对面。硬质和软质支气管镜的结合，可以很好地快速清除任何残留分泌物，并对支气管树进行全面检查，以确定可能存在的解剖结构和任何异常（如支气管狭窄）。通常，进行硬质支气管镜检查时，患者使用文丘里面罩进行通气。但是，在耐多药结核病例中，并不这样做；取而代之的是保持患者的静息状态，并缩短手术时间，尽早恢复面罩及时清除废气。如果需要，可多次使用支气管镜，或先进行单腔气管插管，再通过导管支架进行纤维支气管镜检查。之后，再次使用麻醉清除回路装置清除废气。

完成支气管镜检查程序后，患者使用双腔气管插管，或者在有挑战性病例时，使用带有支气管阻塞装置的单腔插管进行单肺通气。这时，手术侧肺是萎陷的。通常，肺手术中，医生习惯于让肺部分膨胀，以利于肺裂及肺的快速切除。然而，在耐多药肺结核手术时，肺组织会一直保持萎陷，直到手术结束，准备关胸，试水检测是否漏气时。这一步，只在关胸前做。在未膨胀状态下，实时裂隙或肺切除可避免气溶胶，并减小对手术团队的潜在污染。在手术过程如需要膨肺，维持适当气体交换，可由术者互相配合暂时覆盖切口，再使肺膨胀及萎陷。

如前所述，外科切除对结核病来说，难度较大，

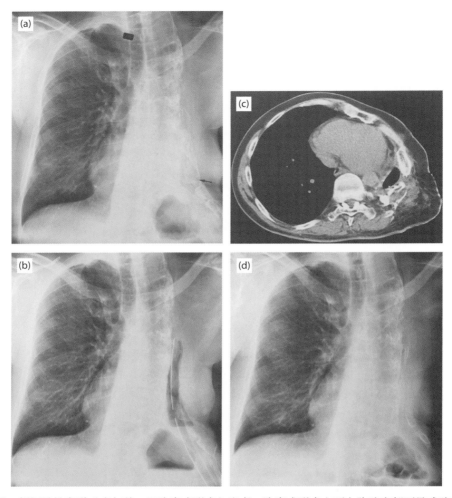

图 17.25　胸片（a）示一例间歇性窦道（多年前，经胸廓成形术）患者，胸廓成形术左下方胸腔底部可见残腔（箭头示）；（b）引流后，残腔显现，CT 可更好地显示残腔范围；（d）改良胸廓成形术后，残腔消失，未出现发育不良

且术中可大量出血。通常，我们采用电凝游离粘连和组织，做非常细致的切除，而非简单切除。我们还发现，止血剂，如壳聚糖（Celox™）和明胶 - 凝血酶基质（Floseal™），是控制出血的有用辅助手段。多注重细节，透彻理解解剖学，尤其是牢记各组织间的解剖学关系等，这些很有必要。当肺叶间裂因疾病过程而消失时，这一点尤为重要，手术的成功可能取决于能否通过分割肺实质和找到裂基部的肺动脉并单独结扎血管和支气管，形成新"裂"。应特别注意识别和结扎小支气管，以减少漏气，防止术后引流时间延长。

参考文献

1. Peppas G, Molnar TF, Jeyasingham K, and Kirk AB. Thoracoplasty in the context of current surgical practice. *Ann Thorac Surg.* 1993;56:903–9.
2. Goldstraw P. Mediastinal exploration by mediastinoscopy and mediastinotomy. *Br J Dis Chest.* 1988;82:111–20.
3. Mouroux J, Venissac N, and Alifano M. Combined video-assisted mediastinoscopy and video-assisted thoracoscopy in the management of lung cancer. *Ann Thorac Surg.* 2001;72:1698–704.
4. Cybulsky IJ, and Bennett WF. Mediastinoscopy as a routine outpatient procedure. *Ann Thorac Surg.* 1994;58:176–8.
5. Navani N et al. EBUS-TBNA prevents mediastinocopies in the diagnosis of isolated mediastinal lymphadenopathy: A prospective trial. *Am J Respir Crit Care Med.* 2012;186:255–60.
6. Mouroux J et al. Surgical management of pleuropulmonary tuberculosis. *J Thorac Cardiovasc Surg.* 1996;111:662–70.
7. Conlan AA, Lukanich JM, Shutz J, and Hurwitz SS. Elective pneumonectomy for benign lung disease: Modern day mortality and morbidity. *J Thorac Cardiovasc Surg.* 1995;110:1118–24.
8. Rizzi A et al. Results of surgical management of tuberculosis: Experience in 206 patients undergoing operation. *Ann Thorac Surg.* 1995;59:896–900.
9. Reed CE. Pneumonectomy for chronic infection: Fraught with danger? *Ann Thorac Surg.* 1995;59:408–11.
10. Goldstraw P. Surgery for pulmonary tuberculosis. *Surgery.* 1987;145:1071–82.
11. Griffiths EM, Kaplan DK, Goldstraw P, and Burman JF. Review of blood transfusion practices in thoracic surgery. *Ann Thorac Surg.* 1994;57:736–9.
12. Treasure RL, and Seaworth BJ. Current role of surgery in *Mycobacterium tuberculosis. Ann Thorac Surg.* 1995;59:1405–7.
13. Langston HT. Thoracoplasty: The how and the why. *Ann Thorac Surg.* 1991;52:1351–3.
14. al-Kattan KM, Breach NM, Kaplan DK, and Goldstraw P. Soft-tissue reconstruction in thoracic surgery. *Ann Thorac Surg.* 1995;60:1372–5.
15. al-Kattan KM, and Goldstraw P. Completion pneumonectomy: Indications and outcome. *J Thorac Cardiovasc Surg.* 1995;110:1125–9.
16. Cerfolio RJ. The incidence, etiology, and prevention of postre-sectional bronchopleural fistula. *Semin Thorac Cardiovasc Surg.* 2001;13(1):3–7.
17. Medical Research Council Cardiothoracic Epidemiology Group. National survey of notifications of tuberculosis in England and Wales in 1988. *Thorax.* 1992;47:770–5.
18. Pomerantz M, Madsen L, Goble M, and Iseman M. Surgical management of resistant *Mycobacterium tuberculosis* and other mycobacterial pulmonary infections. *Ann Thorac Surg.* 1991;52:1108–12.
19. Marrone MT, Venkataramanan V, Goodman M, Hill AC, Jereb JA, and Mase SR. Surgical interventions for drug-resistant tuberculosis: A systematic review and meta-analysis. *Int J Tuberc Lung Dis.* 2013;17:6–16.
20. Yu JA, Weyant MJ, and Mitchell JD. Surgical treatment of atypical mycobacterial infections. *Thorac Surg Clin.* 2012;22(3):277–85.
21. Goble M et al. Treatment of 171 patients with pulmonary tuberculosis resistant to isoniazid and rifampin. *N Engl J Med.* 1993;328:527–32.
22. Lawrence DR, Ohri SK, Moxon RE, and Fountain SW. Thoracoscopic debridement of empyema thoracis. *Ann Thorac Surg.* 1997;64:1448–50.
23. Ferguson MK. Thoracoscopy for empyema, bronchopleural fistula,

and chylothorax. *Ann Thorac Surg.* 1993;56:644–5.

24. Eloesser L. An operation for tuberculous empyema. *Surg Gynaecol Obstet.* 1935;60:1096.

25. Roberts CM, Citron KM, and Strickland BS. Intrathoracic aspergilloma: Role of CT in diagnosis and treatment. *Radiology.* 1987;165:123–8.

26. Massard G et al. Pleuropulmonary aspergilloma: Clinical spectrum and results of surgical treatment. *Ann Thorac Surg.* 1992;54:1159–64.

27. Daly RC et al. Pulmonary aspergillomas. Results of surgical treatment. *J Thorac Cardiovasc Surg.* 1986;92:981–8.

28. Remy J et al. Treatment of hemoptysis by embolization of bronchial arteries. *Radiology.* 1977;122:33–7.

29. Jewkes J, Kay PH, Paneth M, and Citron KM. Pulmonary aspergilloma: Analysis of prognosis in relation to haemoptysis and survey of treatment. *Thorax.* 1983;38:572–8.

30. Knott-Craig CJ et al. Management and prognosis of massive hemoptysis: Recent experience with 120 patients. *J Thorac Cardiovasc Surg.* 1993;105:394–7.

31. Henderson AH, and Pearson JEG. Treatment of bronchopulmonary aspergillosis with observations on the use of natamycin. *Thorax.* 1968;23:519–23.

32. Rergkliang C et al. Surgical management of pulmonary cavity associated with fungus ball. *Asian Cardiovasc Thorac Ann.* 2004; 12(3):246–9.

33. Massard G, Olland A, Santelmo N, and Falcoz PE. Surgery for the sequelae of postprimary tuberculosis. *Thorac Surg Clin.* 2012;22:287–300.

34. Watanabe Y et al. Results in 104 patients undergoing bronchoplastic procedures for bronchial lesions. *Ann Thorac Surg.* 1990;50:607–14.

35. Frist WH, Mathisen DJ, Hilgenberg AD, and Grillo HC. Bronchial sleeve resection with and without pulmonary resection. *J Thorac Cardiovasc Surg.* 1987;93:350–7.

36. Chow TT, Kwan A, Lin Z, and Bai W. Conversion of operating theatre from positive to negative pressure environment. *J Hosp Infect.* 2006;64:371–8.

第 18 章
儿童与妊娠期结核病

LINDSAYH.CAMERON · JEFFREY R.STARKE
（郑湘榕　张贺　申阿东　译　卢水华　审校）

儿童结核病

引言

儿童结核病与成人结核病在流行病学、临床和影像学改变以及治疗方面有所不同。儿童罹患结核病的风险受年龄、免疫状况和暴露于结核病患者强度的影响[1-2]。

大多数成人肺结核是由首次感染时潜伏在肺尖的结核分枝杆菌再激活后经血流播散引起的，而儿童结核病通常是原发感染后病理生理学的改变。在免疫功能正常的成人中，从感染到发病往往间隔数年，但在幼儿中常常仅有几周到几个月的时间[1]。幼儿患传染性肺结核相对少，但比成人更容易出现肺外结核。基于成人和儿童结核病的病理生理学和临床表现存在的差异，儿童结核感染和结核病的诊断、治疗和预防策略也有所不同[3]。

术语

用于描述儿童结核病不同阶段和临床表现的术语遵循从结核分枝杆菌传播、感染到疾病的病理生理学过程。各个阶段的病理生理学变化在幼儿中可能并不十分明确。

暴露： 当儿童与具有潜在传染性肺结核的成人或青少年病例有密切接触时，就发生了暴露。暴露导致感染的可能性与传染源的传染性以及儿童接触的密切程度和持续时间有关。儿童暴露的最常见地点是在家庭中，但也可能发生在学校、日托中心或其他封闭场所。在这个阶段，结核感染相关检测［结核菌素皮肤试验（tuberculin skin test，TST）或 γ- 干扰素释放试验（interferon gamma release assay，IGRA）］是阴性，且缺乏结核病的临床症状和体征，胸部影像学正常。有些儿童可能吸入了含有结核分枝杆菌的飞沫，出现早期感染，但由于 TST 或 IGRA 一般在感染后 2～3 个月产生阳性反应，在此期间临床医生并不能判断是否已有感染。对接触者进行调查，即评估与疑似结核病传染源的密切接触者，是社区预防儿童结核病的最重要措施[4-5]。美国疾病预防控制中心（Centers for Disease Control and Prevention，CDC）和美国儿科学会（American Academy of Pediatrics，AAP）建议 4 岁以下儿童和所有人类免疫缺陷病毒（human immunodeficiency virus，HIV）感染儿童在暴露于结核病例后，都应进行结核感染评估并开始治疗，以防止快速进展为播散性结核病或结核性脑膜炎，因为其可能发生在 TST 或 IGRA 产生阳性反应之前[6-7]。

感染： 当儿童吸入含有结核分枝杆菌的飞沫核时，细菌沉积在肺部，并进入肺实质和（或）淋巴系统的细胞内。在此阶段无任何结核病的临床证据和体征，胸部影像学正常或仅显示肺实质和（或）局部淋巴结的肉芽肿或钙化，TST 或 IGRA 阳性。在发达国家，所有感染结核分枝杆菌的儿童均接受治疗，以防止近期或将来发展为结核病。

疾病： 当儿童出现由结核分枝杆菌引起的临床症状和体征或影像学改变时，将进展为疾病。并非所有感染者都会患病。免疫功能正常的成人感染结核分枝杆菌后，若未经治疗，有 5%～10% 的概率进展为结核病，其中一半的风险发生在感染后 2～3 年内。相比之下，高达 50% 的免疫功能正常的婴儿若结核感染后未经治疗会进展为结核病，且通常比较严重，甚至危及生命，一般发生在初次暴露后 6～9 个月[1]。儿童通常是闭合性干酪样病变，分枝杆菌载量相对较少（称为少杆菌病），在青春期之前，由于咳嗽力度不足，其缺乏传播细菌的能力。这也增加了儿童结核病诊断的复杂性，与成人相比，大多数结核病患儿痰涂片抗酸染色和培养均为阴性。因此，儿童结核病诊断多数是基于已知的结核病暴露史、结核感染相关检测阳性、临床症状和影像学改变。相反，青少年可能会发展为成人型结核病或再激活型结核病，由于细菌载量高，容易传播细菌。

在青少年和成人中，其结核分枝杆菌的感染和结核病的发生发展并非是连续发生过程。而在幼儿中，结核病通常是原发感染后的复杂变化，表明这两个阶段是连续发生的[8]。这可能会导致在儿童结核病最佳治疗方案选择时存在困难。美国目前的共识是，如果影像学提示疑似由结核分枝杆菌引起胸部淋巴结肿大或有关胸部影像学改变，即使儿童没有症状，也应考虑结核病的存在。

流行病学

由于大多数结核感染和患病的儿童都是从其密切接触的成人那里感染了结核分枝杆菌，因此，儿童结核病的流行病学倾向于遵循成人的流行病学。儿童感染结核分枝杆菌的风险取决于其与患有传染性疾病的成人接触的可能性。而感染结核分枝杆菌的儿童发展为疾病的风险则主要取决于宿主免疫和遗传因素。

全球儿童结核病

结核病已超过 HIV/AIDS，成为全球最常见的导致死亡的传染病[9]。大约 95% 的结核病病例发生在发展中国家。全球结核病负担受到若干因素的影响，包括艾滋病流行、耐多药结核病（multidrug-resistant tuberculosis. MDR-TB）的出现，及世界上资源匮乏地区的人口难以获得诊断和有效治疗的机会。由于在资源匮乏的地区缺乏实验室基础设施，很少有儿童经培养确诊为结核病，这导致了各国儿童结核病报道病例的差异。

世界卫生组织（World Health Organization，WHO）于 2012 年首次估算了全球儿童结核病负担。最近，也有学者采用数学模型来估计儿童结核感染和疾病的全球负担[9-11]。每年至少有 100 万儿童罹患结核病，23.3 万儿童死于结核病[9-10, 12]。年幼和脆弱的儿童死于结核病的风险最高。根据 WHO 最近的报道，每天约有 650 名儿童死亡，其中 80% 发生在 5 岁以下[13]。儿童结核病病例总数最高的是东南亚，其次是非洲。撒哈拉以南非洲的儿童结核病的比例高于世界上任何其他地区[14]。印度是世界上儿童结核病新发病例最多的国家，其次是中国。越南最近的报道显示增幅最大。

在世界上一些地区，成人和儿童的耐药结核病发病率都有所增加。MDR-TB 指的是至少对异烟肼和利福平同时有耐药性；广泛耐药结核病（extensively drug-resistant tuberculosis，XDR-TB）则是在 MDR-TB 的基础上，还对任何氟喹诺酮类药物和至少一种注射类药物（卡那霉素、卷曲霉素或阿米卡星）耐药。2014 年，全球儿童 MDR-TB 估计占所有病例的 2.9%，XDR-TB 约占 0.1%。儿童 MDR-TB 发病率最高的地区是东南亚、非洲和西太平洋地区。然而，耐药结核病比例最高的是俄罗斯联邦国家，在这些国家中超过 30% 的结核病儿童耐药[11]。

美国儿童结核病

20 世纪上半叶，早在抗结核药物问世之前，美国的结核病发病率就有所下降，这是由于生活条件的改善，以及宿主的遗传基因向有利于对疾病具有抵抗性的选择有关。20 世纪 80 年代末结核病的死灰复燃主要与以下因素有关：艾滋病毒流行；在包括医疗机构在内的密集场所出现细菌传播；新移民中疾病发生；社区结核病管理，特别是接触者追踪不力。自 1992 年以来，美国的结核病发病率有所下降，但发病率一直稳定在约 3/100 000[15]。2007—2017 年，全美累计报道结核病病例 121 209 例，其中 9276 例（8%）为 18 岁以下的儿童和青少年[16]。儿童和青少年结核病发病率为 1/100 000/ 年，从 2007 年到 2017 年下降了 47.8%。结核病发病率最高的是 12 个月以下的婴儿（1.9/100 000/ 年），其次是 15 ~ 17 岁青少年（1.4/100 000/ 年），7 ~ 12 岁儿童最低（0.5/100 000/ 年）。

2010—2017 年，非美国出生的儿童、非美国出生父母所生的儿童以及其他种族或少数民族的儿童受结核病的影响格外严重[16]。非美国出生儿童的年龄别发病率是美国出生儿童的 13 倍。非美国出生的儿童约占儿童结核病例总数的 32%，其中大多数来自墨西哥，其次是埃塞俄比亚、菲律宾、缅甸和海地。在美国出生的儿童中，其父母双方均非美国出生的儿童和父母一方非美国出生的儿童的结核病发病率分别是父母双方均为美国出生的儿童的 8 倍和 3 倍。也有研究报道，在美国出生的儿童结核病患者中，75% 具有家庭结核病接触史或与既往有结核病流行国家旅居史的家庭成员接触史[17-18]。与美国的成年人一样，结核病在少数民族/种族儿童中的发病率极高。夏威夷原住民或太平洋岛民、亚裔、美国原住民或阿拉斯加原住民、黑种人和西班牙裔儿童的结核病发病率分别是非西班牙裔白种人儿童的 144、44、22、19 和 18 倍[16]。

美国儿童耐药结核病的比例仍然很低[18-19]。2015 年，美国共报道了 89 例儿童 MDR-TB 病例，其中 70.8% 的儿童是非美国出生。2015 年，在美国经培养确诊的结核病儿童中，15.2% 的儿童对至少一种一线抗结核药物耐药，0.9% 的儿童为 MDR-TB。

儿童结核感染

应用模型估算，全世界有 7500 万 15 岁以下的儿童感染了结核分枝杆菌[10-11, 13]。在高发病率国家，儿童结核感染率平均为 20%～50%。然而，由于缺乏诊断资源，可能导致对感染儿童的诊断不足和报道不足，因此，这些国家难以获得可靠的估算数据。

在美国，只有少数几个州认为结核感染是一种值得报道的情况。大多数儿童结核感染与家庭中暴露有关，然而，儿童和青少年结核感染和结核病主要在学校、日托中心和其他聚集场所爆发。确定儿童近期结核感染的最有效方法是对接触者的传染源追踪[3, 5-6]。在家庭接触者结核感染检测中，平均有 30%～50% 阳性率。

HIV 感染儿童的结核病

大多数 HIV 感染儿童的结核病例发生在发展中国家。在南非进行的一项研究表明，感染 HIV 儿童的结核病发病率比未感染 HIV 的儿童高出 42 倍[20]。在 HIV 感染儿童中进行结核病诊断可能很困难，因为基于免疫学的检测（TST 或 IGRA）可能为阴性，并且许多其他与 HIV 相关的机会性感染和疾病与结核病具有重叠的临床特征[21-22]。HIV 感染儿童的结核病更为严重，进展更快，且更易出现肺外疾病，包括脑膜炎和腹部疾病[23-26]。影像学表现与免疫系统正常的儿童相似，但肺叶疾病和肺空洞更为常见。最常见的症状包括疲劳、不适、体重减轻、非特异性呼吸道症状和发热。当 HIV 感染儿童在接受社区获得性肺炎治疗后症状仍持续时，通常会怀疑患有结核病。HIV 感染儿童中结核病反复发作和复发更为常见，他们产生原发性或继发性耐药性的风险也更高。

HIV 感染儿童感染结核分枝杆菌后，若未经治疗，死亡率很高，且与他们的 CD4 计数相关。宿主对结核感染的免疫反应可能增强 HIV 的复制，并加速 HIV 引起的免疫抑制[27-28]。死亡率的增加往往是由于 HIV 感染的进展，而不是结核病。因此，应及时评估可能暴露于结核病或最近有感染记录的艾滋病儿童，并开始进行结核感染治疗。反之，所有疑似结核病的儿童都应接受 HIV 检测[10]。总的来说，HIV 感染的结核病儿童只要没有严重或进行性结核病，并采用适当的抗结核药物和抗反转录病毒进行治疗，预后通常良好[18]。

儿童结核病的传播

儿童结核病的诊断是社区前哨事件。儿童感染结核分枝杆菌的最常见原因是其直系亲属中的成人或青少年患有传染性结核病，通常是父母、祖父母、年长同胞、阿姨或叔叔。家庭外的传染源并不常见，既往的报道中包括保姆、学校教师、音乐教师、校车司机、教堂与会者、同学、园丁和糖果店店主等，也可在人群中引起小范围的流行[29]。休斯敦德克萨斯儿童医院的一项研究发现，根据疑似结核病儿童的成人看护者的胸片结果，其中 15% 的人患有肺结核但以前未发现[30]。在有涂片阳性、空洞性肺结核成人患者的家庭中，婴幼儿常易被感染。青少年感染的风险也在增加，而学龄儿童受感染的概率则较小[1, 31]。成人患者开始抗结核治疗后，他们传染儿童的风险就很低了。通常认为涂片和培养阳性的结核病成人患者在开始有效化疗后至少 2 周内具有传染性。那些未被发现的慢性结核病患者或未得到充分治疗的患者传播结核分枝杆菌的风险最高，包括传播耐药细菌。

早期在孤儿院中开展的观察性研究表明，患有肺结核的儿童很少传染其他儿童[32]。幼儿由于咳嗽力量弱，通常不能通过飞沫进行传播。有可能具有传染性的儿童，其影像学表现与成人型结核病最为一致[33]。照顾肺结核儿童的兄弟姐妹、父母或护理人员的 TST 或 IGRA 检测通常为阴性[34]。当儿童医院中出现结核分枝杆菌感染时，它总是由罹患未确诊肺结核的儿童看护者所引起的[35-37]。CDC 发布的指南指出，大多数典型结核病儿童不需要在医院隔离，除非他们有无法控制的排痰性咳嗽、空洞病变或痰涂片抗酸染色阳性[38]。在社区结核病传播中，必须考虑到儿童的结核病，这并不是因为他们有可能将传染性飞沫传播到所处的环境中，而是因为如果不治疗，他们可能隐匿有未完全治愈的潜伏感染，并在多年后仍有重新激活成为传染性肺结核的风险。这种情况通常发生在情绪或生理压力时期，包括青春期、怀孕、免疫抑制或老年。结核感染儿童是社区中长期存在的结核宿主。儿童结核病预防和治疗对社区的即时发病率影响有限，但对疾病的长期控制具有深远影响[3]。

儿童结核病发病机制与免疫学

在95%以上的儿童结核病病例中，结核分枝杆菌都是从肺部侵入[39]。大于10μm含结核分枝杆菌的呼吸微粒通常被支气管的黏液纤毛清除机制捕获并通过咳嗽咳出，但是小颗粒很容易被支气管吸收进入肺实质中的肺泡。结核病的原发性综合病症包括入口处病灶和区域淋巴结。虽然原发性感染最常发生在肺部，但它可以发生在身体的任何位置[40]。饮用感染了牛结核杆菌的牛奶可导致胃肠道原发病变，通过皮肤擦伤、撕裂伤或昆虫叮咬皮肤或黏膜也可发生感染。目前尚不清楚引起儿童感染所必需的杆菌量，但研究认为只需要很少的菌量。

从结核菌侵入到皮肤过敏反应的时间通常是2～12周，最常见的是4～8周。儿童过敏反应的出现可能伴有上呼吸道充血、咳嗽和发烧，持续1～3周。在这个阶段，组织反应增强，并且胸片有明显的原发综合征表现。初次感染病灶在这段时间内增大，并且没有密闭。随着过敏反应的发展，炎症反应变得更加强烈，局部淋巴结通常增大。原发性综合征的实质部分发生干酪样坏死和封闭，可继续扩大或因纤维化或钙化而完全愈合。如果实质性病变继续扩大，可能导致局灶性肺炎和胸膜增厚，或在病变中心发生强烈的干酪化并伴随液化，病变延伸到邻近支气管，留下残留的原发结核空洞[39-40]。

在原发实质病灶发展以及过敏反应进展所导致干酪化发展的过程中，来自原发综合征的结核杆菌通过血流和淋巴管扩散到全身。最常见扩散区域是肺、肝、脾、脑膜、腹膜、淋巴结、胸膜和骨骼。如果杆菌大量播散，儿童就有发生粟粒性（播散性）结核病的危险。当仅有少量的杆菌播散时，在各种组织中仅可在显微镜下看见散在的病灶。这些区域是儿童或成人（数月至数年后）患肺外结核病时最常见的部位[40]。

局部淋巴结结节灶会发生纤维化和封闭，但是这个部位的愈合通常不如实质损伤愈合的完全。在这些结节钙化后，结核分枝杆菌仍可存活数十年。在大多数原发性结核感染病例中，淋巴结的大小保持正常。如果这些淋巴结在患者的炎症反应中增大，肺门和气管旁淋巴结因为它们的所在位置可能会对局部支气管产生压迫。这些外部压迫引起的部分阻塞可导致远端肺段的过度膨胀，而完全梗阻则可引起整个肺段的肺不张[2, 41-42]。这些患儿常表现为呼吸窘迫或衰竭，在肺部检查时可听到喘息或呼吸音减弱。更多情况下，干酪样淋巴结附着并侵蚀支气管壁，可将感染传播到肺实质，导致支气管梗阻和肺不张。其放射学表现为"浸润型肺结核""萎缩性实变"和"肺段型"结核。胸廓内结核结节侵犯邻近结构如心包或食道的情况则很少见。

婴儿和儿童的原发性结核病及其并发症的时间线记录十分完整[40]。通常在初次感染2～6个月后的被感染儿童中，0.5%～2%因广泛的淋巴血液播散导致粟粒性（播散性）结核病，包括结核性脑膜炎。胸内表现一般发生在第一年内。临床上明显的淋巴结或支气管内结核通常出现在前3～9个月。肌肉骨骼病变通常需要12个月的发展；而肾病变可能在最初感染后5～25年没有临床表现。

发生于原发感染一年以上的结核病通常是继发于持续性杆菌的内源性再生，而这些细菌源自于原发感染和亚临床的播散。外源性再感染很少导致结核病；大多数青少年的原发后结核病或复发性结核病是继发于内源性细菌。复发性结核病对于女性青少年的影响是男性的两倍；其风险增加的原因尚不清楚，但可能与这一时期的生理和激素变化有关。结核病最常见的疾病表现是氧分压较高的肺尖部产生肺浸润或空洞。但在具有免疫能力的青少年中，杆菌在复发过程中很少会传播。

年龄是儿童在获得结核病感染时发展为原发结核病和复发结核病的最具影响力的因素。播散性脑膜炎（粟粒性结核病和结核性脑膜炎）、淋巴结和随后的节段性疾病合并原发感染最常发生在幼儿身上。未满12个月的儿童在未经治疗的情况下约50%出现影像学表现明显的结核病，相比之下，1～10岁儿童发病率为24%，11～15岁儿童发病率仅为16%[43-44]。如果幼儿在原发感染后没有出现早期并发症，那么他们在以后的生活中发展为复发性结核病的风险就很低。相反，年龄较大的儿童和青少年在原发感染后很少出现并发症，但在青春期或成年期发生肺结核复发的风险更大。

关于结核病的初次免疫反应的知识越来越多。在潜在的免疫缺陷儿童中，分枝杆菌的免疫控制依赖于细胞介导的免疫（结核分枝杆菌特异性T淋巴细胞、巨噬细胞、单核细胞、中性粒细胞、树突状细胞、

Toll 样受体、INF-γ、TNF-α 和白细胞介素 -2）[45-46]。当与学龄儿童相比，幼儿和青少年从感染发展为疾病的风险增加时，是由于 Toll 样受体、树突状细胞、巨噬细胞的数量和功能不足，以及 CD4+ 细胞表达 Th1 型功能不足所致。这种免疫功能障碍在新生儿、婴幼儿和免疫抑制儿童中最高。随着免疫系统成熟或功能恢复（免疫重建），发展为疾病的风险将降低。

儿童结核病的临床表现与诊断

儿童结核病诊断的时机在结核病高负担和低负担国家有所不同[47]。在高负担的国家，大多数儿童结核病是因症就诊而被动诊断[48]。当儿童有疑似结核病症状，且具有家庭结核病接触史或与成人结核病患者接触时，即应怀疑患有结核病。在这些情况下，大多数儿童结核病诊断是根据临床症状，而缺乏影像学资料或病原微生物证据。为了在资源有限的情况下使得儿童结核病能够得以诊断，各种基于临床体征和症状、流行病学史和可用的检测方法评分系统都应用于临床[49]。然而，这些评分系统的敏感性和特异性存在差异，导致儿童结核病的诊断过度和不足。目前尚无临床评分系统在临床试验中得到充分验证。

自 2013 年以来，世卫组织发布了关于在高负担国家强化病例发现战略（主动病例发现）指南，旨在提高对成人和儿童结核病的识别能力[50]。一些国家针对这一策略已采取措施，包括对有疑似结核病症状的密切接触者、HIV 感染者和难以获得医疗保健服务者进行筛查。目前已颁布了关于儿童结核病的筛查流程，但主要是针对具有高风险的人群进行筛查（包括症状筛查和 HIV 检测）[50]。主动病例发现策略可提高社区中结核病的诊断率，以便于早期诊断并能够节约成本[51-53]。

在低负担国家，发现儿童结核病的方法有三种：对有结核病症状者提供医疗服务；通过对接触者追踪得以诊断；或通过社区或学校筛查得以诊断。通过追踪成人结核病的接触者识别有结核病风险的儿童是最经济有效的方法。在美国，高达 50% 的儿童肺结核是通过接触者追踪而被确诊。被感染儿童通常很少或没有症状，但调查发现有 TST 或 IGRA 阳性和胸部影像学异常。

儿童结核病：临床表现

肺

肺原发性综合征由肺实质病灶和局部淋巴结病变组成[38]。约 70% 的肺部病灶在胸膜下，同时局部性胸膜炎也很常见。通常在胸片上看不到原发肺实质炎症改变，但在发生组织超敏反应之前，可以看到局部的非特异性浸润。在感染初始阶段，肺各叶段均可受累，且 25% 的病例有多个原发病灶[54]。原发性肺结核的特征是局部淋巴结炎相对较大，而肺部原发病灶相对较小。随着迟发型超敏反应的发生，有些儿童，特别是婴儿其肺门淋巴结继续增大，压迫局部支气管并引起气道阻塞。通常是先有肺门淋巴结肿大，造成局部过度充气，最终导致肺不张。胸部平片可看到挛缩性实变或肺段结核影像学的改变（图 18.1）。炎性干酪样结节可附着并侵蚀支气管壁，引起支气管内结核或瘘管[55]。同时干酪样物还可引起支气管完全阻塞，导致广泛的浸润和萎陷[56-57]。通常影像学改变与支气管异物影像学改变相似，但与细菌性或病毒性肺炎有很大不同。在肺结核中，淋巴结也可起着"异物"的作用。比如隆突下淋巴结肿大可引起食道受压，但很少引起支气管食道瘘[58]。

多数支气管结核所致气道阻塞在适当的治疗后可完全治愈[59]。原发性病灶或局部淋巴结偶有钙化残留。钙化的出现提示病变至少存在 6～12 个月。肺段的愈合并发瘢痕或挛缩，柱状支扩或支气管狭窄与此有关，但少见。

儿童可患大叶性肺炎，可无明显的肺门淋巴结肿大。如果原发感染灶逐渐被破坏，肺实质的液化可形成原发性薄壁结核空洞。肺部很少出现大疱性结核病变，如果破裂可导致气胸。肺实质结核病灶侵入血管或淋巴管可导致细菌播散呈粟粒样，胸片上均匀分布着小结节（图 18.2）。

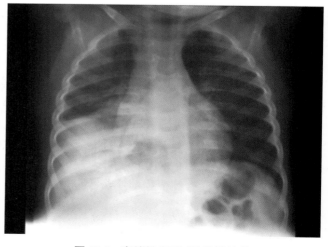

图 18.1　挛缩性实变 / 肺段性结核

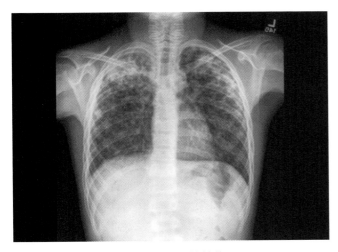

图 18.2　粟粒性结核

鉴于儿童原发性肺结核影像学有一定程度的改变，但其临床症状和体征极少。儿童原发性肺结核因发病年龄不同，其临床表现也不尽相同（表 18.1）。婴幼儿和青少年结核病患者常伴有临床症状和体征，而学龄儿童可无临床症状。当主动病例发现筛查时，高达 50% 的婴儿和儿童有中重度肺结核影像学改变，但不伴有临床症状。干咳和轻度呼吸困难是婴儿期最常见的症状，其原因可能是相对于肺实质和淋巴结病变，与婴儿的气道直径较小更有关。全身症状如发热、盗汗、食欲差和活动减少并不常见。有些婴儿表现为体质量不增或生长发育障碍，多在治疗数月后改善。而肺部体征更少见。伴有支气管阻塞的婴幼儿临床上可表现为局部喘鸣音或呼吸音减低，可伴有呼吸急促，极少伴有呼吸窘迫。肺部的症状和体征偶尔会因抗生素的使用而减轻，说明在支气管结核阻塞的远端有多重的细菌感染，导致疾病出现临床表现。

儿童肺结核的影像学改变能够反映病理生理学特点，并且与成人的改变不同[60]（表 18.2）。在接受或未接受抗结核化疗的多数肺结核患儿，在影像学上均能吸收痊愈；然而在抗结核化疗前年代，高达 60%的患儿留有在影像学无法观察到的解剖学方面的后遗症。如果延迟治疗或不治疗，干酪样病灶的钙化常见。肺段的愈合可并发瘢痕或挛缩，柱状支气管扩张或支气管狭窄与此有关。当这些合并症发生在肺上叶时，临床上通常没有症状；而在成功完成化疗方案的儿童中，这种情况很少见[61]。

原发病灶稳定增大并发展为一个大的干酪样中心是儿童肺结核的一个罕见但严重的并发症[62]。液化可引起最初的空腔形成，并伴随大量的结核分枝杆菌。进行性原发性肺结核的影像学和临床表现与支气管肺炎相似。患儿常表现为高热、中重度咳嗽并咳痰、体重减轻、盗汗。体征包括呼吸音减弱、啰音和空腔叩诊浊音。病灶扩大可使坏死碎片进入邻近支气管，造成进一步肺内扩散。当此腔破裂进入胸膜腔则引起支气管胸膜瘘或脓气胸。破裂进入心包膜可引起急性缩窄性心包炎。在抗结核化疗出现之前，儿童进行性肺结核的死亡率为 30% ～ 50%；但以目前的治疗，预后则是极好的完全恢复。

成人肺结核通常表现为体内原有结核病感染部位的内源性复发。这种形式的结核病在儿童时期很少见，但可以发生在青少年时期[40]。在 2 岁前感染结核并好转的儿童很少发展为复发性肺结核，但这在 7岁后初次感染的儿童中更为常见[62]。最常见的肺部部位是原发的实质病灶、淋巴结或在早期血行感染期形成的顶端种植（西蒙病灶）[63]。这种形式的结核病通常局限于肺部，因为免疫反应阻止了进一步的肺外扩散。最常见的影像学表现为上叶广泛浸润或厚壁空洞。

与原发性肺结核儿童相比，患有复发性肺结核的年龄较大的儿童和青少年更容易出现发热、厌食、乏力、体重减轻、盗汗、咳痰性咳嗽、咯血和胸痛等症状。然而，即使存在空洞或大量浸润，体格检查的结

表 18.1　儿童肺结核的症状和体征

症状和体征	婴幼儿	年长儿和青少年
发热	常见	不常见
盗汗	少见	不常见
咳嗽	常见	常见
咳痰	少见	常见
咯血	从不	少见
呼吸困难	常见	少见
啰音	常见	不常见
喘息	常见	不常见
叩诊浊音	少见	不常见
呼吸音减弱	常见	不常见

表 18.2　成人与儿童肺结核胸片的比较

特征	成人	儿童
部位	肺尖	任何部位（25% 多叶）
淋巴结肿大	极少	经常
空洞	常见	极少（除了青春期）
症状与体征	持续	相对缺乏

果往往轻微或缺失。大多数症状在有效治疗开始几周内就会改善，但咳嗽可能会持续几个月。这种形式的肺结核通常局限于肺部，然而，如果出现大量的痰液和剧烈咳嗽，儿童可能具有高度传染性。通过适当的治疗，将是极好的完全康复的预后。

胸膜

结核性胸腔积液是由胸膜下肺病灶或胸膜下干酪性淋巴结向胸膜腔排出的结核分枝杆菌产生的超敏反应引起的[62]。通常排菌量较小，其后的胸膜炎是局限和无症状的。较大量且有临床意义的积液多在原发感染后数月至数年出现。通常影像学异常比阳性体征或症状应用更广泛（图18.3）。临床表现显著的胸腔积液发生在10%～30%的青年肺结核病患者，临床上出现大量胸腔积液渗出，但在6岁以下的儿童少见，2岁以下则更罕见[63]。儿童结核性胸腔积液通常是单侧。它们很少与肺节段性病变相关，在播散性肺结核中也不常见。

多数患儿起病较急，有发热、胸痛、气短、叩诊浊音和呼吸音减弱。高热在抗结核治疗后可持续数周。由于胸膜积液的抗酸染色几乎总是阴性，只有30%～50%的病例细菌培养阳性，因此，结核性胸膜炎的临床诊断非常困难。胸膜活检病理检查显示，90%的病例有干酪样肉芽肿，70%培养阳性，是理想诊断方法。结核性胸膜炎预后好，但影像学的吸收痊愈通常需要数月。

淋巴血行性（播散性）结核病

在几乎所有无症状结核感染病例中，结核分枝杆菌被播散到远处的部位[39, 44, 62]。对在初次结核感染后几天至几周内因其他因素死亡的患者的尸检评估表明，许多器官和组织中都有结核菌，最常见的是肝、

脾、皮肤和肺尖。淋巴血源性结核的临床表现取决于从主要病灶释放的结核菌数量与宿主的免疫反应。免疫反应受损的儿童，包括婴儿或艾滋病毒感染儿童，更有可能发展为重症的播散性结核病。

在初次感染期间，结核分枝杆菌的隐匿性播散通常不伴有任何症状，但在初次感染数月至数年后，可形成肺外病灶。儿童很少有干酪样病灶侵蚀肺血管壁，从而使结核分枝杆菌间歇性释放引起迁延性血行播散性结核。随着大量结核菌侵入到血液中，引起急性高热。多器官受累常见，可导致肝大、脾大、浅表或深部淋巴结炎和皮肤出现丘疹性结核坏疽。骨骼、关节或肾也可能受累。脑膜炎发生在病程的后期，是抗结核化疗药物问世前最主要的死亡原因。在病程早期肺受累非常轻微，但如果不及早治疗，就会发展为明显的弥漫性病变。这种合并症通过培养确诊困难；如果临床疑似结核，而其他诊断测试不能确定时，骨髓或肝穿刺涂片染色和培养是非常必要的。

临床上最常见的具有显著临床意义的播散性结核是粟粒性结核，当大量结核杆菌释放到血液中时发生，可导致两个或两个以上器官的感染结核[44, 63-64]。粟粒性结核是初次感染最常见的并发症，发生在初次感染后2～6个月内。虽然这种形式的结核在免疫抑制者或婴幼儿中最常见，但它也发生在青少年和老年人中，而且是由于先前愈合或钙化的原发性肺病变破裂造成的。

粟粒性结核的临床表现千变万化，并取决于播散细菌的载量和最终位置。肺、脾、肝和骨髓的病变通常比其他组织的更大、数量更多[65]。其分布可能与血供和网状内皮细胞与组织吞噬细胞的数量都有关。

当患者在几天内病情变严重时，粟粒性结核的发作可以是爆炸性的[66]。但潜伏发病更常见，患者可能无法准确地确定最初症状出现的时间。早期的全身症状包括乏力、厌食症、体重减轻和低烧。这时，通常没有异常的体征。在数周内，大约50%的患者出现全身淋巴结肿大和肝脾大。虽然这一阶段的胸片通常正常，呼吸系统症状很少，但发烧可能会更高，持续更久。在几周内，肺内会充满结核病灶，并伴有呼吸困难、咳嗽、啰音或喘息。随着肺部疾病的进展，肺泡-空气阻塞综合征可导致明显的呼吸窘迫、缺氧、气胸或纵隔气肿。20%～40%的晚期患者会发现有脑膜炎或腹膜炎的体征或症状[65-66]。粟粒性结核患儿出现慢性或复发性头痛通常提示中枢神经系统（CNS）受累，而腹痛或压痛的出现是结核性

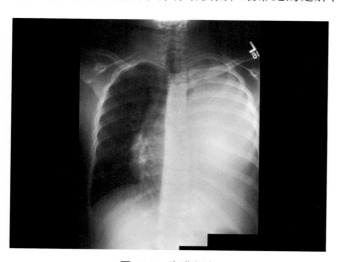

图18.3　胸膜积液

腹膜炎的标志。皮肤病变包括丘疹坏死性结核、结节或紫癜；这在农作物中经常发生。脉络膜结核发生在 13% ～ 87% 的患者中，并且对粟粒性结核的诊断具有高度特异性。

播散性结核病的早期诊断可能很困难，需要临床医师对其高度怀疑。患者常出现不明原因的发热。分枝杆菌血液培养很少是阳性的。早期痰液或胃液培养敏感性较低。肝活检或骨髓活检是尝试建立早期诊断的最好方法。

通过适当的治疗，儿童粟粒性结核的预后是很好的。然而，症状和体征的缓解可能很缓慢，因为开始化学治疗后 2 ～ 3 周体温才下降，胸部 X 线片异常也将持续几个月。

淋巴结核

浅表淋巴结结核，历史上称为瘰疬，是儿童肺外结核的最常见形式，约占 67%[63, 67]。历史上，瘰疬通常是由饮用未经巴氏消毒的含有牛分枝杆菌的牛奶引起的。然而，通过兽医医学有效的控制，牛分枝杆菌在北美几乎被消灭。目前大多数结核性淋巴结炎发生在最初感染后 6 ～ 9 个月内，但有些病例发生在数年后。扁桃体、颈前、下颌下和锁骨上淋巴结因上肺或腹部原发病变的蔓延而受累。腹股沟、锁骨上或腋窝区域的淋巴结感染是由皮肤或骨骼系统结核相关的局部淋巴腺炎引起的。

在感染的早期，淋巴结逐渐增大。肿大淋巴结散在，无压痛，质韧而不硬。淋巴结常固定在组织周围。淋巴结核通常是单侧受累，但由于淋巴管在胸部和下颈部存在交叉引流，所以也可出现双侧病变。随着病情进展，可出现多个淋巴结受累，淋巴结粘连成团块结节。除低热外，通常无全身症状和体征。TST 或 IGRA 通常呈阳性，但 70% 患者胸片正常。有时会急性发病，并伴有淋巴结快速肿大、高热、压痛和波动。极少数患儿会伴有蜂窝组织炎或皮肤褪色、有压痛性软化肿块。

若不给予治疗，淋巴结结核会自行消退，但常会进展形成干酪样坏死和淋巴结坏死[68]。淋巴结的包膜破裂，将导致感染扩散到邻近的淋巴结。覆盖在淋巴结上的皮肤变薄、发亮和红斑。皮肤破裂形成窦道，其可能需要手术来切除。

淋巴结结核鉴别诊断中难点是需要与非结核分枝杆菌引起的淋巴结炎区分开来。其两者均可引起慢性无压痛的淋巴结肿大，同时伴有皮肤的改变，并最终产生组织破坏和窦道[7]。通常两者胸片正常，TST

可能阳性。诊断儿童淋巴结核最重要的依据是找到传染源。通常需要细针穿刺或组织活检和培养来确定诊断。然而，高达 50% 的淋巴结结核和非结核分枝杆菌性淋巴结炎培养结果可能为阴性。

中枢神经系统

脑膜炎

中枢神经系统（CNS）结核是儿童最严重的并发症，如果没有进行有效的治疗，通常会危及生命。它通常起因于在原发感染的淋巴血行播散期形成的大脑皮质或脑膜的迁徙性的干酪样病变[69]。这些病灶（常称为富集病灶）范围增大并能将少量结核分枝杆菌排出进入蛛网膜下腔。由此产生的胶状渗出物可浸润大脑皮质或脑膜血管，引起炎症、梗阻和之后的脑皮质梗死。脑干是最常见的受累部位，常累及第 Ⅲ、Ⅵ 和 Ⅶ 对脑神经。渗出物在基底池干扰脑脊液（CSF）进出脑室系统的正常流动，导致交通性脑积水。血管炎、梗死、脑水肿和脑积水的联合出现导致严重的脑损害，这种脑损伤可能会伴随疾病逐渐或迅速发生。电解质代谢的严重异常，特别是抗利尿激素分泌不当或盐丢失引起的低钠血症最常见，这可能与病理生理有关。盐丢失可能使纠正电解质紊乱变得困难[70]。

在所有年龄的儿童中，未经治疗的原发性感染中约有 0.5% 合并结核性脑膜炎，但是在一岁以下的儿童中高达 10%，其中在 6 个月到 4 岁的儿童中最常见[71-72]，而在 4 个月以下的婴儿中是非常罕见的，其原因是病理改变需要很长时间。由于其是原发感染早期表现，而最初的暴露史是阴性，故在开始怀疑结核性脑膜炎时就要尽快寻找确定成人传染源[73]。

结核性脑膜炎的临床进展可为急性或亚急性。婴幼儿多以急性起病常见，前驱期仅几天即可出现急性脑积水、癫痫和脑水肿症状[74]。多数情况下，根据病情进展可分为 Ⅰ，Ⅱ，Ⅲ 三期。Ⅰ 期（早期/前驱期）通常持续 1 ～ 2 周，表现为非特异性症状，如发热、头痛、易激惹、嗜睡和不适。局灶性神经系统症状可缺失，但婴儿可能出现生长发育停滞或迟缓。Ⅱ 期（中期/脑膜刺激征期），出现嗜睡、颈项强直、癫痫样发作、克氏征和布氏征阳性、肌张力增高、呕吐、颅神经麻痹和其他局灶性神经系统症状。临床病情加重通常与脑积水、颅内压增高和脑血管炎有关。部分儿童临床上无脑膜刺激征的表现，但有脑炎的临床表现，如定向障碍、异常运动，或语言障碍[75]。Ⅲ 期（晚期/昏迷期）主要表现为昏迷、偏瘫或截瘫、高血压、去大脑或去皮质强直、生命体征恶化和最终死亡。结核性脑膜炎的预后与临床分期和开始治疗时间密切相关。多数患儿早期治疗预后较好，而大多数患儿明确诊断和治疗时已是Ⅲ期，在Ⅲ期存活患儿中会遗留永久性残疾，包括失明、耳聋、截瘫、尿崩症或智力低下。对于临床上有基底膜脑膜炎、脑积水、颅神经麻痹或卒中表现的患儿，在排除其他病原体所致脑膜炎的前提下，应高度考虑结核性脑膜炎并强烈建议抗结核治疗。儿童结核性脑膜炎诊断的关键就是要确定传染源。

结核性脑膜炎的确诊极其困难。在多达50%的病例中TST和IGRA呈阴性，20%～50%的患儿胸片正常[76]。诊断结核性脑膜炎最重要的实验室检查是脑脊液（CSF）的常规生化和培养。CSF白细胞计数通常为10～500/μl。早期可能粒细胞存在，预示预后较差，但淋巴细胞占优势是典型改变。CSF葡萄糖通常为20～40mg/dl，而蛋白水平升高（400～5000mg/dl）。CSF染色镜检及分枝杆菌培养的成功与获取CSF样本的体积有关。当CSF 10ml时，高达30%CSF沉淀物的抗酸染色阳性，70%培养阳性。遗憾的是，通常幼儿仅能获取1～2ml CSF。CSF聚合酶链反应（PCR）检测可提高诊断水平。其他体液培养有助于确诊。

计算机断层扫描（CT）或磁共振扫描（MRI）通常有助于结核性脑膜炎的确诊和评估治疗的效果。结核性脑膜炎的典型影像学表现是后颅窝异常强化（基底脑膜强化），并且可累及脑膜或脑池[77]。CT和MRI均能显示脑积水且最常见。CT能够识别基底脑膜异常强化，而MRI发现基底池脑膜强化更优于CT。增强MRI更容易识别CT不能或不容易观察到病灶，如软脑膜中的粟粒性病灶／结节和动脉炎（与脑梗死相关）[78-80]。在影像学上如有基底池脑膜强化、脑积水和脑梗死三联征有助于结核性脑膜炎诊断，但应与临床表现相似的疾病鉴别。

结核瘤

中枢神经系统结核的另一表现是结核瘤，临床表现通常与脑部肿瘤相似。在世界上某些地区，结核瘤占脑部肿瘤的30%。小于10岁的儿童多见，且以孤立性病灶多见。成人结核瘤病变多发生在脑膜上，而儿童结核瘤常发生在脑幕下，位于脑膜基底靠近小脑（图18.4）。最常见的症状包括头痛、发烧、局灶性神经系统症状和癫痫样发作。TST或IGRA通常呈阳性，但胸片通常正常。晚期头颅影像学显示结核瘤为

离散性病灶，周围有严重的水肿。增强MRI可以显示明显环形病变（图18.5）。外科手术是鉴别结核瘤和其他脑部肿瘤所致环形病变必要的手段。然而，如果临床高度疑似结核瘤，大多数结核瘤仅靠内科治疗能够缓解，手术治疗是非必要的。结核瘤病变可以持续数月或数年。

自从增强脑成像技术问世以来，尽管结核瘤的矛盾性进展已被认知，但在接受抗结核治疗的HIV和非HIV感染儿童中，最初仍然会被诊断为结核性脑

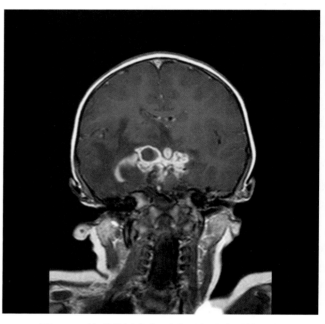

图18.4 核磁共振成像：（幕下）脑实质结核病

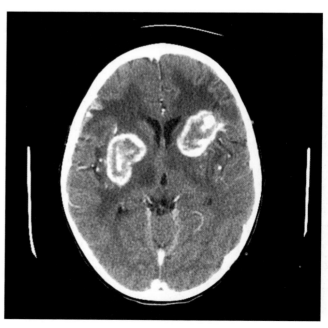

图18.5 计算机断层扫描：结核瘤

膜炎[81-82]。导致结核瘤这种表现的病因和性质尚不清楚，但可能是免疫重建炎症综合征（IRIS）。其结核瘤的恶化并非是药物治疗的失败所致，也不需要改变治疗方案。当结核性脑膜炎患儿在治疗过程中发生病情恶化或出现局灶性神经系统症状和体征时，应考虑可能出现免疫重建炎症综合征的可能。糖皮质激素可以缓解偶发的严重临床症状和体征。沙利度胺是一种有效的 TNF-α 抑制剂，现已被专家用于治疗难治性结核瘤[83]。

骨结核

骨结核通常是在初次感染时由结核分枝杆菌通过血液和淋巴系统播散引起。其感染也可源于干酪样区域淋巴结的直接蔓延或邻近受感染组织的蔓延。结核性趾炎可在感染后 1 个月发病，而髋关节结核则从感染到发病可长达数年。最常受累的是负重的骨关节。感染通常始于干骺端（图 18.6）。肉芽组织和干酪样病变进展，可通过直接感染和压迫性坏死破坏骨骼。软组织脓肿和感染蔓延通过骨骺进入附近的关节往往使骨损害加重。当关节受累恶化时，感染的临床表现常常变得明显。

骨结核多侵犯椎骨，引起脊柱结核，称为波特病[84]。脊柱全长中的任何部位都可能被累，但最长受累的是下胸椎和上腰椎。结核病变常累及 2 个或多个椎体；通常被累的椎体是连续的，但也可能出现"跳跃型"。椎体被感染会导致骨质破坏和塌陷。脊柱结核通常从最初 1 个或几个椎间盘间隙狭窄进展到椎体的塌陷和楔形改变，并伴有脊柱成角或后凸。感染可从骨向外延伸，引起椎旁脓肿、腰大肌脓肿或咽后脓肿。小儿脊柱结核最常见的临床症状和体征是低烧、烦躁不安（尤其是夜间）、背痛，但通常不伴明显压痛、体位、步态异常或拒绝行走。脊柱僵直可能是由于脊柱病变周围肌肉的保护性痉挛所致。

除脊柱结核外，其他受累的部位以膝关节、肘关节和踝关节多见[85]。受累程度从关节积液到骨质破坏，再由滑膜慢性纤维化引起关节活动受限。这一过程通常会持续数月至数年，最常见的症状是轻度疼痛、僵硬、跛行和活动受限。80% ～ 90% 的病例 TST 或 IGRA 为阳性。在大多数情况下，关节液培养或骨活检能够找到结核分枝杆菌。对于儿童具有持续性骨或关节病变存在和有任何风险因素时都应考虑结核病。

婴儿特有的一种骨结核是结核性指状炎。其可发展为远端动脉内膜炎，并出现无痛肿胀和囊性骨病变，但脓肿十分罕见。

腹部结核

腹部结核可通过吞咽带有结核分枝杆菌的痰或食物经消化道、血行播散或肺部病灶的淋巴播散引起。腹部结核是肺外感染最常见的部位之一，在儿童可能存在诊断不足。一项来自结核病高负担国家的回顾性研究发现，在 47 名结核菌培养阳性的儿童（其中 20 人感染了 HIV）中，23% 的儿童腹部结核有与超声检查一致的证据[86]。最常见的表现为淋巴结肿大，其次是肝脾大、肝脾损害及腹水。腹部淋巴结肿大的出现与胸部淋巴结肿大相关，胃肠道结核的患儿可表现为伴有或不伴腹膜炎的肠道炎症[87]。吞入含有结核分枝杆菌的痰液后很少发生原发性肠道感染，这在患有空洞性肺结核的青少年中较为常见。在摄入牛结核分枝杆菌污染的奶制品后也可引起原发性肠道感染。

腹部结核最常见的表现包括腹痛、腹胀、营养不良和持续发热[85-88]。儿童腹部有可触及的肿块是少见的。如果儿童严重营养不良，TST 或 IGRA 可能为阴性。腹水为渗出液，白蛋白水平高，以淋巴细胞为主[89]。应进行涂片抗酸染色、分枝杆菌培养、PCR 检测病原微生物和药敏试验。腹腔镜检查能够直接可视化观察腹膜间隙，常发现腹水、纤维条索、肠系膜粘连、广泛的腹膜结节、淋巴结肿大和水肿的肠袢。组织标本可进行组织学和细菌学检查。肠镜检查可能有助于评估肠结核，其黏膜溃疡最常在回盲部。溃疡部位应取活检，进行组织病理学检查和培养。肠结核需要与儿童炎症性肠病的鉴别诊断[90]。

女性泌尿生殖结核

女性生殖道结核病在青春期前的女孩中并不常见。该病通常由淋巴和血行播散，但也可由肠道或

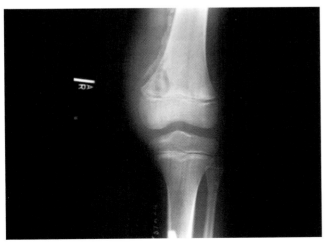

图 18.6　股骨干骺端结核病变

骨骼直接播散引起[91]。少女在初次感染期间可能发展为生殖道结核病，输卵管最常受累（90%～100%的病例），其次是子宫内膜（50%）、卵巢（25%）和宫颈（5%）。结核累及输卵管可引起输卵管膨胀和梗阻，进而可能导致输卵管卵巢脓肿。当子宫受累时，会出现液体积聚，并可能引起宫颈阻塞。盆腔外扩散会导致腹膜、网膜、肠系膜和肠发生炎症。最常见的症状是下腹疼痛、痛经或闭经，或不孕。通常无全身性症状，大多数患者胸片正常。TST 或 IGRA 通常呈阳性。影像学改变是非特异性的，需要与包括性传播感染和恶性疾病相鉴别。病理学检查为阴性，但有结核感染风险且 TST 或 IGRA 为阳性的无性生活少女，临床医师应考虑生殖性结核的诊断。

诊断性评估

低负担地区的许多儿童结核病是通过排查成年肺结核患者的密切接触者而发现的。这些儿童中大多数处在结核感染或无症状结核病阶段，如果没有进行接触者追踪，这些病例可能会进展恶化或遗漏。在大多数结核病负担高的地区，儿童肺结核只有在出现症状后才被发现。由于大多数儿童结核病的体征和症状不典型，易与其他感染或疾病混淆，因此需要高度警惕结核感染，才能有助于结核病的准确诊断。在诊断儿童结核病的过程中，流行病学背景调查至关重要。

在结核病患儿有症状的早期阶段，常规化验如全血细胞计数和分类、C - 反应蛋白（CRP）、红细胞沉降率（ESR）、尿检、血液生化检查等通常为正常。贫血、低白蛋白血症和肝血清酶检测异常可能提示存在更严重的结核病类型或全身播散性结核病。

以免疫为基础的检测"结核感染试验"

结核菌素皮肤试验

儿童结核菌素皮肤试验（TST）的原则与成人相同[92]。结核菌素皮肤试验检测基于对结核抗原的迟发性超敏反应，受试者体内结核菌感染致敏的 T 淋巴细胞被招募到皮肤并释放淋巴因子，通过局部血管扩张、水肿、纤维蛋白沉积和招募其他炎症细胞来诱导硬结的产生。硬结大小应在注射后 48～72 小时由专业人员测量。有些儿童超过 72 小时才出现硬结，结果也应判断为阳性。对结核菌素或制剂其他成分的直接过敏反应出现较早（< 24 小时），该结果不能判读为阳性。机体往往感染结核菌 3 周至 3 个月后（通常为 4～8 周）才能建立对结核菌素的敏感性[93-94]。

大约 10% 的免疫能力良好的、经培养确诊的结核病儿童在疾病初期对结核菌素无应答，其中大多数在几个月的治疗后转阳。即使成功完成治疗，患者的结核菌素阳性结果甚至会持续多年[94]。

相对于大年龄的儿童，婴幼儿的硬结小，且对结核菌素的反应通常更弱。其他与宿主有关的影响免疫应答的因素包括营养不良、疾病或药物造成的免疫抑制、病毒感染（麻疹、腮腺炎、水痘或流感）、接种活病毒疫苗以及重症结核病，都可能抑制结核感染儿童的 TST 反应。糖皮质激素治疗可以减轻机体对结核菌素的反应，但影响程度各不一样。一般来说，在糖皮质激素治疗初始时对 TST 结果影响较小。非结核分枝杆菌抗原的交叉致敏可造成结核菌素的假阳性反应。这些交叉反应通常为持续几个月到几年的短暂反应，并且硬结直径一般小于 10～12 mm，但也可能产生更大的硬结。以往接种过卡介苗（BCG）也会导致 TST 阳性结果，这与所使用的卡介苗菌株有一定程度的相关性[95-97]。如果一个人接受过两次或两次以上的卡介苗接种（出生时和儿童期），TST 应答会更强。卡介苗接种的婴儿中，至少 50% 的婴儿 TST 为阴性，阳性者中，有 80%～90% 的婴儿在 2～5 年内 TST 转阴。BCG 诱导的 TST 反应中，尽管有些人硬结可能更大，但通常硬结直径 < 15 mm。

不再建议结核病低负担地区开展针对所有儿童的结核病感染常规检测，取而代之的是对特定结核病高风险儿童进行有针对性的检测[7, 98]。在没有结核病危险因素的儿童中，绝大多数"阳性"的 TST 结果为假阳性。针对不同的高风险儿童，判定 TST 阳性的硬结大小也不同（表 18.3）[7]。对于进展为结核病风险极高的儿童来说，更倚重 TST 检测的敏感性；而对于低风险儿童，该试验的特异性对诊断更重要。

干扰素 - γ 释放试验

在美国有两种商品化干扰素 - γ 释放试剂盒（IGRA）：T-SPOT. TB（Oxford Immunotec；Marlborough, MA）和 QuantiFERON-TB（QFT）（QIAGEN；Germantown, MD）。与 TST 相比，它们在诊断结核感染方面具有明显的优势。这两种产品均检测 T 淋巴细胞对特定结核菌抗原反应产生的干扰素 - γ。QFT 检测是全血中三种结核菌特异抗原（ESAT-6、CFP-10 和 TB7.7）诱导的干扰素 - γ 水平，而 T-SPOT. TB 试验检测的是两种抗原（ESAT-6 和 CFP-10）诱导的产生干扰素 - γ 的 T 淋巴细胞 / 单核细胞的数量。上述抗原不存在于牛分枝杆菌、卡介苗和大多数

表 18.3　TST 阳性结果在婴儿、儿童和青少年中的界定[7]

硬结直径≥ 5 mm

与确诊或疑似结核病例密切接触的儿童

疑似患有结核病的儿童：

- 胸部 X 线检查结果与活动性结核病相符
- 结核病的临床体征或症状
- 接受免疫抑制治疗（包括大剂量皮质类固醇或肿瘤坏死因子 - α 拮抗剂）或免疫抑制状态的儿童，包括艾滋病病毒感染

硬结直径≥ 10 mm

易发生播散性结核病的儿童：

- 4 岁以下儿童
- 患有慢性疾病的儿童，包括淋巴瘤（含霍奇金淋巴瘤）、糖尿病、慢性肾衰竭或营养不良
- 出生在结核病高发地区的儿童
- 经常接触艾滋病病毒感染者、无家可归者、非法药物使用者或被监禁的成年人的儿童

硬结直径≥ 15 mm

无任何危险因素的 4 岁或 4 岁以上儿童

环境分枝杆菌（包括鸟分枝杆菌复合体）中。因此与 TST 相比，IGRA 的特异性更高，减少了假阳性结果。这两个 IGRA 试剂盒都有内部阳性和阴性对照。当样本检测管（孔）为阴性且阳性对照管（孔）活性不足时，或阴性对照管（孔）背景过高时，则判定为不确定（Quantiferon-TB）/无效（T-SPOT.TB）结果。不确定 / 无效的结果可能是由技术因素造成的（例如 QFT 管摇晃不充分或未及时处理样本）[99-101]。大多数研究报道显示，儿童的不确定 / 无效率从 0 到 10% 不等，这受儿童的年龄和免疫状况的影响。在 2 岁以下的儿童中，不确定的比例可能高达 8.1%，而在年龄较大的儿童中，这一比例为 2.7%，尽管最近研究报道的比例要更低[102-106]。不确定或无效的 IGRA 结果既不是阴性也不是阳性结果，不能指导治疗。在儿童中，两种 IGRA 试剂盒的检测效率无明显差异。

IGRAs 和 TST 均不能区分结核感染和结核病。有研究比较了 IGRA 和 TST 两种检测方法的诊断效率，结果显示在病原培养明确诊断的结核病儿童中，TST 和 IGRA 的敏感性相当（85%）；而在卡介苗接种的低风险儿童中，IGRA 的特异性更高（分别为 95% 和 49%）。在营养不良、免疫功能严重受损或患有播散性结核病的婴幼儿中，TST 和 IGRAs 检测结果均不甚理想。大多数专家将 IGRA 用于 2 岁以下且结核感染风险较低的健康幼儿的结核感染检测，特别是用于卡介苗接种儿童[7, 107]。对于 TST 或 IGRA 初次检测阴性，但结核感染风险较高的儿童，应考虑联用 TST 和 IGRA 检测以提高联合检测的敏感性。

与 TST 相比，IGRAs 的优势包括：患者只需要就诊一次（TST 需要 48 ～ 72 小时后再次就诊观察结果），并且不会与卡介苗以及大多数环境分枝杆菌发生交叉反应。IGRA 适用于以下人群：无法再次就诊读取 TST 结果的儿童；家属不愿仅根据 TST 结果开始抗结核治疗的儿童；以及 TST 结果阳性但可能患有非结核分枝杆菌病的儿童[104]。

微生物学检测

抗酸染色、培养和药敏试验（DST）

从临床样本中分离结核分枝杆菌仍然是诊断结核病的金标准。采集疑似肺结核患儿的呼吸道标本，可用于抗酸染色、PCR、培养和 DST。痰培养标本应采集自能够自发咳痰的青少年和年龄较大的儿童。对于 12 个月龄以下的婴儿，采用雾化器吸入生理盐水、拍打胸部，而后通过鼻咽部吸取诱导痰是获取呼吸道样本的有效方法[107-108]。对于疑似肺结核的小年龄儿童，最常获得的培养标本是清晨在患儿起床前、胃蠕动排空整晚后，采集胃内富集了夜间吞咽的呼吸道分泌物[108]。遗憾的是即使在最理想的条件下，在临床诊断的病例中，连续三次诱导痰或胃液样本检出结核分枝杆菌的比例不到 50%，因此阴性培养结果不能排除儿童结核病[109]。纤维支气管镜灌洗液培养的检出率明显低于胃抽吸物[110]。然而，当诊断不确定时，支气管镜检查支气管解剖结构有助于诊断结核。

对于许多疑似肺结核的儿童，特别是在结核病低负担地区，通常几乎不需要进行培养确认。如果儿童的 TST 或 IGRA 呈阳性，临床或影像学检查结果提示结核病，并且已知最近接触过患有传染性结核病的成人病例，则应开始抗结核治疗。密接的成人病例分离株的药敏试验结果可用于指导儿童的抗结核治疗。然而，当存在以下四种情况时，应对儿童标本进行 PCR、培养和 DST 检查：①传染源病例未知；②传染源病例为耐药结核病；③儿童疾病进展快或有严重的播散性疾病；④儿童患有肺外结核（其鉴别诊断比肺结核更复杂）。胃内容物的抗酸染色对结核病诊断的特异性可能超过 90%，但敏感性通常不到 10%。

分子技术

与传统的微生物学方法相比，分子技术可检测结核分枝杆菌特异的 DNA 和 RNA 靶基因，具有明显的优势，包括：在呼吸道样本中的敏感度高于涂片镜

检，与传统培养相比所需时间更短，以及更快速地获得药敏信息。无论是结核高负担地区，还是低负担地区，这些技术逐渐被广泛用于确认或支持成人和儿童结核病的诊断[111-114]。对儿童临床样本进行分子检测以确认结核病，可能有助于结核高负担地区儿童感染病的估算。

传统的 PCR 技术作为第一种应用于儿童结核病的核酸扩增技术，主要为检测临床样本中的结核分枝杆菌特异的 DNA 序列。流行病学研究表明，大多数结核分枝杆菌菌株携带 10 ～ 15 个随机分布的 IS6110 限制性片段长度多态性（RFLP）重复 DNA 序列。大多数 PCR 技术将插入元件 IS6110 作为结核分枝杆菌复合体的 DNA 标志物。与痰培养相比，检测成人肺结核的敏感性可达 90% 以上。但这种检测费用昂贵，需要复杂的设备和技术才能避免样本的交叉污染，因此仅限于参比实验室和临床研究应用。

在临床诊断儿童肺结核中，DNA-PCR 的敏感性为 25% ～ 83%，特异性为 80% ～ 100%[111-114]。在新感染的儿童中，即使儿童没有症状，胸部 X 线片正常，胃抽吸物的 DNA PCR 结果也可能是阳性的，这表明 PCR 在儿童中区分结核感染和结核病时存在困难。PCR 结果为阴性不能排除结核病诊断，而 PCR 结果为阳性支持诊断结核病，但不一定能确诊结核病。

GeneXpert MTB/RIF（Xpert）（Cepheid；Sunnyvale，CA）是一种基于试剂盒的核酸扩增技术，可同时识别结核分枝杆菌 DNA 和利福平耐药性。GeneXpert 通常被用于识别多重耐药结核病。该检测使用独立的试剂盒系统，可在 2 小时内直接从样本中得出结果，并且与传统 PCR 检测方法相比对操作者的依赖程度更低。对确诊或疑似肺结核儿童的研究的多项 meta 分析表明，与涂片显微镜检查相比，Xpert 通过诱导或咳出痰诊断肺结核具有更高的敏感度（62% ～ 98%）和特异度（66% ～ 98%）[115-117]。在疑似肺结核儿童中，Xpert 结果在抗酸涂片阳性胃液样本和涂片阳性诱导痰样本中的敏感性相似（77% vs. 86%）。然而，在涂片阳性样本中联用两种方法可显著提高敏感性（在涂阳和培阳样本中可达 96%，在涂阴培阳样本中为 63%）。尽管 Xpert 系统的试剂盒价格昂贵，但它在快速检测多重耐药结核病方面具有优势，并且在缺乏复杂实验室基础设施的环境中尤其适用。在实验室环境不足的条件下，Xpert 可以取代涂片镜检；然而，它不应取代分枝杆菌培养和药敏试验。

分子检测的另一个应用是对宿主血液中结核分枝杆菌基因组靶点的 RNA 表达进行全基因组分析。该技术有助于结核病高负担地区区分结核病与其他疾病，尤其在艾滋病病毒感染率高的地区。一项多中心研究招募了来自三个结核病高负担国家的 346 名儿童，以评估全基因组 RNA 表达水平[118]。在入组的儿童中，114 名（32%）患有经培养证实的结核病，确定了 51 个 RNA 转录本可将结核病与其他疾病区分开来，42 个转录本可区分结核病和结核感染。验证队列纳入了肯尼亚经培养确诊结核病的儿童，转录谱的敏感性为 82.9%［CI：69% ～ 94%］，特异性为 84%［CI：75% ～ 93%］。

与传统表型 DST 相比，全基因组测序的另一个应用是识别分子耐药基因靶标，并提供更及时的药物敏感性信息（数天而不是数周）[119]。该技术特别适用于对接触了已经抗结核治疗或治疗效果不好的成人病例而患病的儿童提供治疗建议。该技术目前仅限于参比实验室。

治疗

成人结核病治疗方案制订的一般原则也适用于儿童。大多数儿童结核病专家认为，如果一个治疗方案对成人结核病有效，那么它对儿童结核病也有效。然而，基于疾病的自然病程、幼儿较低的细菌负荷、药物的药代动力学和药效学、安全性和耐受性以及可用药物的剂型，对结核病儿童有几点特殊考虑。首先，儿童结核病通常是由原发感染所导致的，干酪样病变中分枝杆菌相对较少（称为少杆菌病）。成人肺结核的特征是肺部空洞或浸润物中存在大量细菌，这种情况可见于青少年，但通常在幼儿中不存在。由于结核分枝杆菌对任何抗结核药物产生耐药的可能性与分枝杆菌的数量成正比，因此一般而言，儿童在治疗过程中发生获得性耐药的可能性低于成人[120]。

第一，关于儿童原发性结核病的自然病程，虽然无症状感染和肺部疾病在成人中很容易区分，但这两者在儿童中是连续发生的。在 TST 或 IGRA 阳性的无症状儿童中，在调查时发现他们有活动性结核病接触史，临床医师可能很难区分感染和疾病。第二，儿童胸部影像学可能难以解释，目前对于儿童肺门或纵隔淋巴结肿大的判定缺乏标准。一般来说，如果在胸片上很容易看到淋巴结肿大，即使儿童没有结核病的体征或症状，临床医师也应考虑儿童患有结核病。通常在确定儿童的最佳治疗方案（在大多数情况下耐受性很好）时，高估疾病的程度更安全，尤其是在最近有结核感染高风险的儿童中。

第三，幼儿比成人更容易罹患肺外结核病，尤其是播散性结核病和结核性脑膜炎。因此，选择可以渗透到各种组织和体液中，尤其是通过血脑屏障进入脑膜的抗结核药物非常重要。异烟肼、利福平、吡嗪酰胺、乙硫异烟胺、氟喹诺酮类和利奈唑胺均能在有炎症和无炎症的情况下通过血脑屏障，进而杀死药物敏感的结核分枝杆菌。

第四，儿童和成人抗结核药物的药代动力学、药效学、安全性和耐受性存在差异[121]。一般来说，儿童每公斤体重可耐受较大的药物剂量且不良事件少于成人[122-123]。目前尚不清楚在儿童中较高的血药浓度是否具有治疗优势[124]。儿童毒性发生率较低通常与治疗中断次数较少相关。

第五，儿童和成人之间最重要的区别在于剂型和药物的服用方式。全球大多数剂型都是丸剂或片剂，是为成人而设计的。给儿童服用这些制剂时，通常需要将药丸压碎或制成混悬液，这可能会导致口服药物的吸收不足[125]。最近的药代动力学研究表明，通过增加常用药物的剂量可以提高抗结核药物的血药浓度，且没有增加毒性，因此，WHO 为儿童结核病管理提出了新的剂量建议[126-128]。在治疗初期，"药丸负担"对于年幼的孩子来说可能非常困难。因此，必须预见到这些问题并与其家人进行讨论，否则可能会导致治疗延误和中断。为了克服这些障碍，最近开发了固定剂量多药组合（fixed-dose multidrug combinations，FDCs）片剂，其易溶于水并且口感更好。FDCs 提高了儿童结核病的治疗完成率[125]。在美国，FDCs 尚未用于治疗儿童结核病。美国目前提高儿童结核病治疗完成率的最有效干预措施是由受过培训的卫生保健工作者进行直接监视下服药（directly observed therapy，DOT），以此辅助家长进行治疗[129-131]。

儿童抗结核药物

几种抗结核药物用于实现相对快速的治愈并防止治疗期间出现继发性耐药（表 18.4）[7]。治疗方案的选择取决于结核病的严重程度、宿主和可能的耐药性。儿科医师熟悉的异烟肼，有效且儿童耐受性良好。它在肝中通过乙酰化代谢，然而，在儿童中乙酰化率与药物疗效或不良反应之间没有相关性[132]。异烟肼在成人中的主要毒性作用在儿童中非常罕见。服用异烟肼的儿童发生肝毒性非常罕见[122-133]，只有 3%～10% 的儿童肝酶水平会短暂性升高，具有临床意义的肝炎发生率远低于 1%[122]。青少年比年幼的儿童更容易发生肝毒性[134]。对于大多数儿童和青少年，可以仅通过肝炎的临床体征和症状来监测毒性，而没必要进行常规生化监测。服用异烟肼的儿童体内维生素 B_6 水平降低，但症状性周围神经炎极为罕见[133]。尽管如此，某些儿童，尤其是营养习惯不良的青少年、肉类和牛奶摄入量低的儿童、感染 HIV 的儿童和母乳喂养的婴儿，应补充维生素 B_6[7]。

利福平和利福喷丁是儿童耐受良好的利福霉素，肝毒性并不常见，成人中发生的其他不良反应（包括白细胞减少、血小板减少和免疫介导的流感样综合征）也很少见。临床医师应考虑到药物相互作用的风险，因为利福霉素可能会影响各类药物（包括抗反转录病毒药物、抗癫痫药物和抗高血压药物）的代谢。此外，还会导致大多数口服避孕药的有效性降低，应使用其他避孕方法。

吡嗪酰胺已广泛用于儿童，肝炎和高尿酸血症并发症是极其罕见的事件。乙胺丁醇对儿童也是安全的，多用于治疗儿童结核病的一线方案。儿童视毒性很少见，因此没有必要对无症状儿童进行正式的眼科评估。乙硫异烟胺在儿童中耐受性良好，被认为是结核性脑膜炎治疗的一线药物，儿童可能会出现恶心和呕吐，但比成人少见。对于接受长期乙硫异烟胺治疗的儿童，建议进行基线甲状腺功能检测，然后每隔 6 个月进行一次监测。

氟喹诺酮类药物是已知或疑似耐药儿童的主要治疗药物[135]。在成人中观察到的肌腱断裂在青少年中很少见，在儿童中尚未观察到。氟喹诺酮类药物在儿童中耐受性良好，且比较安全[136-138]，即使长期服用，肝毒性也极为罕见[135, 138]。

具体治疗

胸部疾病

AAP 和 CDC 推荐儿童药物敏感胸内结核病［非空洞型肺病和（或）肺门淋巴结肿大］的标准治疗为至少使用 6 个月的异烟肼和利福平，在前 2 个月加用吡嗪酰胺和乙胺丁醇。几项临床试验表明，该方案的成功率接近 100%，临床显著不良反应的发生率 < 2%。仅异烟肼和利福平治疗 9 个月的方案对药物敏感性结核病也有效，但考虑到治疗时间、患者的依从性，及治疗初始阶段可能产生耐药性，目前更倾

表 18.4　儿童结核感染和结核病治疗的一线药物

药物	剂型	每日剂量 [mg/（kg·d）]	每周两次剂量 [mg/（kg·次）]	每周剂量 [mg/（kg·次）]	最大剂量
乙胺丁醇	片剂 100 mg 400 mg	20～25	50		2.5 g
异烟肼	刻痕药片 100 mg 300 mg	10～15	20～30	2～11 岁且≥10 kg：25 ≥12 岁：15	每天 300 mg 每周一次或每周两次， 900 mg
吡嗪酰胺	刻痕药片 500 mg	30～40	50		2 g
利福平	胶囊 150 mg 300 mg	15～20	15～20[a]		每天 600 mg 每周两次，600 mg
利福喷丁	片剂 150 mg			10～14.0 kg：每次 300 mg 14.1～25.0 kg：每次 450 mg 25.1～32.0 kg：每次 600 mg 32.1～49.9 kg：每次 750 mg ≥50.0 kg：最多 900 mg	每周一次，900 mg

[a] 对于婴幼儿和任何年龄的结核性脑膜炎儿童，应考虑口服更高剂量的利福平（每天 20～30 mg/kg）。

向于采用 6 个月的方案，即采用附加药物的短程治疗方案。大多数专家建议儿童通过 DOT 接受抗结核药物，即在给药（通常由父母或成人照顾者）期间有卫生保健工作者在场。当使用 DOT 时，在最初至少 2 周的每日治疗后，进行间断（每周 2 次或 3 次）给药已被证明与每日给药治疗儿童药物敏感性结核病一样有效[139-141]。患有播散性（粟粒性）结核病或成人型空洞性结核病的儿童或青少年自培养转阴后，仍需每天给药治疗至少 6 个月[140]。

胸外疾病

一般来说，儿童胸外结核病是由少量分枝杆菌引起的。因此，儿童胸外结核病的大部分表现，包括颈部淋巴结肿大、腹腔结核和生殖道结核，其治疗与肺结核相同。骨和关节、播散性和结核性脑膜炎 / 结核瘤除外，这些情况没有足够的数据推荐 6 个月治疗，至少需要治疗 9～12 个月。除药物治疗外，可能还需要对骨和关节疾病进行手术清创[142]。

结核性脑膜炎儿童最初采用四种药物治疗（异烟肼、利福平、吡嗪酰胺和乙硫异烟胺或一种注射的氨基糖苷类）。在大多数情况下，吡嗪酰胺和第四种药物在 2 个月后停用，异烟肼和利福平继续服用 7～10 个月[143-144]。在成人中，利奈唑胺或氟喹诺酮类药物具有较好的临床效果，尤其是在可能耐药或其他药物耐受性差的情况下[145-146]。结核性脑膜炎时，抗结核

药物与皮质类固醇联合使用可以降低相关的发病率和病死率[147]。在患有难治性炎症的儿童中，沙利度胺已在个案基础上成功使用[83, 148]。当出现严重脑积水时，通常需要神经外科进行脑室 - 腹腔分流术。当手术分流不能安全或紧急进行时，使用乙酰唑胺联合或不联合利尿药物以减少脑脊液的生成，可以作为降低颅内压的药物辅助。

结核性淋巴结炎对单独抗结核化疗反应良好[149]，通常不需要手术切除受累淋巴结，手术可能会导致皮肤瘘道或严重瘢痕的形成。如果进行手术，切除活检优于切开活检。然而，手术活检和分枝杆菌培养可能是区分结核性淋巴结炎与其他疾病的必要条件，尤其是由巴尔通体或非结核性分枝杆菌引起的感染。

HIV 感染儿童的结核病治疗

HIV 感染儿童的结核病治疗通常是基于流行病学和影像学信息的经验性治疗，因为 HIV 儿童其他肺部并发症的影像学表现可能与结核病相似，例如细菌性肺炎、淋巴细胞性间质性肺炎和非结核分枝杆菌感染。对于社区获得性肺炎治疗无反应且不能排除结核病的 HIV 感染儿童，应考虑进行抗结核治疗。

疑似或确诊结核病、新诊断或以前未经治疗的 HIV 感染儿童，无论其免疫状态如何，都应评估是否

开始早期联合抗反转录病毒治疗（cART），最好在开始抗结核治疗后的 2～8 周内[150-151]。严重免疫功能低下的 HIV 感染儿童（CD4$^+$ 计数 < 50 个细胞 / 毫升），应密切监测其结核病的反常恶化，这有助于诊断 IRIS[149-152]。当最初的 cART 治疗导致 HIV 载量迅速下降，CD4$^+$ 细胞计数增加，导致对结核分枝杆菌的过度炎症反应时，就会发生 IRIS。IRIS 有两种表现形式："暴露 IRIS"发生在儿童开始 cART 后不久，因未确诊的结核病感染而出现症状；"矛盾 IRIS"发生在接受 cART 和抗结核治疗的儿童，尽管之前的临床症状有所改善，且有证据表明 HIV 得到控制（CD4$^+$ 计数升高和 HIV 病毒载量降低），但结核病症状出现恶化[150]。患有结核病相关 IRIS 的 HIV 感染儿童最常见的症状是发热、咳嗽、新的皮损、颈部或胸部淋巴结增大，以及新的或增大的脑结核瘤，伴或不伴相关脑膜炎[150-155]。HIV 感染儿童中结核病相关 IRIS 的治疗应咨询具有这两种疾病管理专业知识的医生。

接种卡介苗后，HIV 感染婴儿患播散性卡介苗病的风险增加。研究表明，与未感染 HIV 的儿童相比，感染 HIV 的婴儿在接种疫苗后患播散性卡介苗病的风险增加了 100 倍以上[156-157]。因此建议 HIV 感染妇女所生的婴儿或确诊为 HIV 的婴儿和儿童不应接种卡介苗[150, 158]。

HIV 感染儿童通常开始接受标准的抗结核治疗方案，包括异烟肼、利福平、吡嗪酰胺和乙胺丁醇。所有治疗都应每天给药，而不是间歇给药。大多数专家认为，感染 HIV 的药物敏感结核病儿童应在前 2 个月接受标准的四药方案，后续使用异烟肼和利福平，总疗程至少 9 个月[147]。选择 cART 方案的主要考虑因素是利福平和一些抗反转录病毒药物的联合应用会导致血液中蛋白酶抑制剂和非核苷反转录酶抑制剂的水平低于治疗水平，应避免同时使用这些药物。根据儿童的年龄、HIV 耐药性和之前的 cART 暴露情况，首选基于依非韦伦的治疗方案。如果使用奈韦拉平，必须调整剂量以与利福平同时给药。如果使用蛋白酶抑制剂组合，建议利福平治疗的整个疗程再加上额外的 2 周，使用与洛匹那韦剂量相同的更高剂量利托那韦（称为"超级增强"）。所有接受异烟肼治疗的 HIV 感染儿童均需补充维生素 B$_6$ [1～2 mg/（kg·d），最大剂量 50 mg/d][7, 147]。患有肺外疾病（包括结核性脑膜炎、粟粒性 / 播散性结核病或肌肉骨骼疾病）的 HIV 感染儿童应接受至少 12 个月的治疗。对于患

有结核性脑膜炎的儿童，可用乙硫异烟胺或一种注射的氨基糖苷类药物替代乙胺丁醇，因为它们具有优异的中枢神经系统渗透性。对于患有结核性脑膜炎、胸腔积液、气道损害或严重 IRIS 的 HIV 感染儿童，应加用皮质类固醇。HIV 感染儿童似乎对抗结核药物的不良反应更为频繁，在治疗期间必须密切监测[159]。应在结核病治疗后 2 周、4 周和 8 周后进行肝酶检测。两个月后，无症状儿童可改为每 2～3 个月检测一次，或者根据临床指征进行更为频繁的检测[150]。

耐药结核病

耐药有两种主要类型：原发性耐药和继发性耐药。原发性耐药是指儿童感染了已经对特定药物产生耐药性的结核分枝杆菌。继发性耐药指在治疗过程中耐药病原体出现并成为优势种群。继发性耐药的主要原因是患者对治疗的依从性差或医生开具的治疗方案不充分。不服用一种药物比不服用所有药物更容易导致继发性耐药。由于分枝杆菌群规模较小，继发性耐药在幼儿中很少见。因此，儿童的大多数耐药是原发性的，其耐药模式往往与同一人群中成年人的耐药模式相似[160-161]。成人耐药结核病的主要预测因素是既往结核病治疗史、合并 HIV 感染和接触另一名传染性耐药结核病成人。

耐药结核病的治疗只有在给予至少两种结核分枝杆菌感染菌株敏感的杀菌药物时才能成功[162-163]。当儿童疑似耐药结核病时，通常应在最初给予至少 4 或 5 种药物，直到确定菌株的药物敏感性后再设计更具体的方案（表 18.5）[164-166]。必须根据对儿童或其成人源病例分离株的药敏试验结果，为每位患者制订具体的治疗方案。当出现异烟肼单耐药时，利福平、吡嗪酰胺和乙胺丁醇的总疗程为 9 个月通常就足够了。当异烟肼和利福平均出现耐药时，总疗程通常延长至 12～24 个月。任何耐药结核病儿童都应接受每日治疗。2016 年，WHO 批准了一项为期 9～12 个月的耐多药结核病治疗方案，用于以前未接受过二线药物治疗或不太可能对二线注射类药物或氟喹诺酮类药物耐药的成人和儿童[163]。该项建议是基于成人观察性研究的结果，并外推用于儿童的。此外，作为儿童耐多药结核病的二线治疗选择，越来越多的人使用新型抗结核药物（贝达喹啉和德拉马尼）和老药新用的药物（利奈唑胺和氯法齐明）[167-168]。德拉马尼是一种硝基咪唑类药物，自 2013 年以来一直用于儿童耐多药结核病治疗的研究，包括两项针对未感染 HIV 的低至 6 岁儿童的药代动力学研究[168-169]。基于这些研

表 18.5　用于治疗儿童耐多药结核病的药物

氟喹诺酮类	左氧氟沙星 莫西沙星 加替沙星
二线注射类药物	阿米卡星 卷曲霉素 卡那霉素 链霉素
其他核心二线药物	乙硫异烟胺 / 丙硫异烟胺 环丝氨酸 / 特立齐酮 利奈唑胺 氯法齐明
附加药物	吡嗪酰胺[a] 乙胺丁醇[a] 高剂量异烟肼[a] 贝达喹啉[b] 德拉马尼[b] 对氨基水杨酸[c] 亚胺培南西司他丁[c] 美罗培南[c, d] 阿莫西林克拉维酸[c, d] （氨硫脲）[c, e]

资料来源：World Health Organization: WHO treatment guidelines for drug-resistant tuberculosis, 2016 update. Geneva, Switzerland. http://apps.who.int/iris/bitstream/10665/250125/1/9789241549639-eng.pdf
[a] 被认为是一线附加药物。
[b] 被认为是二线附加药物。
[c] 被认为是三线附加药物。
[d] 碳青霉烯类药物和阿莫西林 - 克拉维酸一起给药。
[e] 在开始使用氨硫脲之前需确认患者 HIV 阴性

究，德拉马尼被批准用于由于耐药性无法构建四药方案的 ≥ 6 岁和 ≥ 20 kg 的儿童，这些儿童出现了严重的药物不耐受或治疗失败的风险很高。目前正在开展研究以评估德拉马尼在 HIV 感染的耐多药结核病儿童和 3 ～ 5 岁儿童中的安全性和有效性。贝达喹啉可用于治疗 ≥ 12 岁和 > 33 kg 的儿童，其适应证与德拉马尼相同。贝达喹啉不应与依非韦伦同时给药，因为联合用药会降低贝达喹啉血药水平。HIV 感染儿童在接受贝达喹啉治疗期间，应使用奈韦拉平或拉替拉韦替代依非韦仑。建议接受贝达喹啉和（或）德拉马尼的患者进行基线心电图检查和 QTc 监测。基线 QTc 间期 ≥ 500 ms 的儿童需进行校正，在完成校正之前不应使用贝达喹啉或德拉马尼[169-170]。此外，在开始使用德拉马尼之前，儿童的基线白蛋白应 ≥ 2.8 g/dl。目前缺乏评价贝达喹啉和德拉马尼联合治疗儿童耐多药结核病临床疗效的试验。利奈唑胺和氯法齐明目前均被列为儿童耐多药结核病治疗方案

的核心二线药物，这两种药物都需要密切监测不良反应和毒性[167]。

如果在治疗早期发现耐药性、在 DOT 下给予适当药物、药物不良反应轻微，并且儿童和家庭处于支持性环境中，儿童单药或耐多药结核病的预后通常良好。儿童耐药结核病的治疗应始终由具有结核病治疗专业知识的临床医师进行。仍需进一步开展临床试验，以评估新的和老药新用的抗结核药物组合和更短程方案用于治疗儿童结核病的有效性、安全性、药代动力学和药效学[171]。

抗炎治疗

皮质类固醇可用于治疗某些患有结核病的儿童，但仅当与有效的抗结核药物联合使用时才有效。在宿主炎症反应显著导致组织损伤或器官功能受损的结核病儿童中，使用皮质类固醇是有益的（表 18.6）。有可信的证据表明，皮质类固醇通过减少血管炎和炎症反应，进而降低颅内压，减少了一些结核性脑膜炎患者的死亡率和长期神经系统损伤后遗症[172]。降低颅内压可以限制组织损伤并有利于抗结核药物在大脑和脑膜中的循环。短期皮质类固醇治疗也可能对肺门淋巴结肿大的儿童有效，这些淋巴结压迫气管支气管树，导致呼吸窘迫、局部肺气肿或肺段病变[173-174]。几项随机临床试验表明，皮质类固醇有助于缓解急性结核性心包积液相关的症状和收缩[175]。对于出现纵隔移位和急性呼吸衰竭的结核性胸腔积液患者，皮质类固醇可能会显著改善症状，尽管可能并不会改善长期病程[176]。在一些严重的粟粒性肺结核儿童中，如果炎症反应导致出现肺泡毛细血管阻塞，使用皮质类固醇可得到显著改善，但并没有可靠的证据表明不同类固醇之间具有疗效优势。最常用的方案是泼尼松，1 ～ 2 mg/（kg·d），每日一次或两次口服，持续 4 ～ 6 周，然后逐渐减量。沙利度胺［3 ～ 5 mg/（kg·d）］是一种有效的单核细胞和巨噬细胞 TNF-α 抑制剂，已被成功用作辅助治疗儿童结核性视交叉蛛网膜炎导致的视力丧失，以及大脑和脊髓中的结核性假性脓肿[83, 148]。

表 18.6　可能受益于皮质类固醇治疗的结核病表现

- 结核性脑膜炎
- 具有水肿或占位效应的结核瘤
- 伴有肺泡毛细血管阻塞的粟粒性疾病
- 缩窄性心包炎
- 大量胸腔积液
- 伴有神经压迫的波特病（椎体结核）

结核感染的治疗

治疗无症状结核感染儿童的目标是防止疾病进展。这种治疗是一种既定的做法。对于源病例是异烟肼敏感的结核感染儿童来说，异烟肼治疗的有效性已接近 100%[177]。

在制订治疗方案时，必须考虑儿童结核感染的自然病史和治疗，主要包括以下方面：①最近感染的免疫功能低下的儿童和 5 岁以下儿童发展为结核病的风险很高，未经治疗的婴儿发展为结核病的可能性高达 40%；②婴幼儿更有可能罹患危及生命的结核病，包括脑膜炎和播散性疾病；③结核感染进展为结核病的风险在儿童期逐渐降低，直至青春期风险再次增加；④结核感染的儿童比成人有更多年的发病风险。由于上述因素以及抗结核药物在儿童中的良好安全性，结核感染的儿童和青少年均应接受治疗。

治疗儿童结核感染的标准方案包括：6 ～ 9 个月的异烟肼（每日 1 次，或通过 DOT 每周两次）；每日服用利福平和异烟肼 3 个月；每日服用利福平 4 个月；每周服用一次异烟肼和利福喷丁，为期 12 周[7, 178]。

在结核感染儿童中进行异烟肼治疗似乎比成人更有效，几项大型临床试验表明其可将风险降低 70% ～ 90%。几项研究表明，如果采用异烟肼治疗 6 个月而不是 9 个月，疗效会降低 20% ～ 30%。然而，由于国际范围内的资源限制，WHO 推荐的异烟肼治疗结核感染的持续时间为 6 个月[179]。目前广泛使用的是通过 DOT 每周两次给予异烟肼，为期 9 个月，与每日给药一样有效。对于服用异烟肼但未服用其他潜在肝毒性药物的健康儿童，不需要进行常规生化监测和补充维生素 B_6。欧洲采用的是每日服用利福平和异烟肼 3 个月，数据表明该方案是有效的，但在美国不推荐该方案[180]。单独使用利福平是一种安全、耐受性好、可接受的替代方案，可替代每天或每周两次的异烟肼 9 个月方案。一项多中心、开放标签试验纳入了 844 名 18 岁以下儿童，随机分为每日服用利福平 4 个月组和服用异烟肼 9 个月组；发现与异烟肼组相比，完成 4 个月利福平治疗的儿童多 13%，两组中均没有儿童因严重不良事件而停药[181]。与 9 个月的异烟肼相比，4 个月的利福平治疗具有更高的治疗完成率，因此许多专家现在认为后者是更好的选择[178, 181-184]。利福喷丁是一种半衰期很长的利福霉素，可以每周与高剂量异烟肼联合给药。对于低至两岁的儿童，每周服用利福喷丁和高剂量异烟肼

12 周与每天服用异烟肼 9 个月治疗结核感染一样安全有效[129, 183, 185]。通常这种方案是通过 DOT 给予的。在美国 DOT 和资金可用的地区，这正成为治疗与敏感结核病患者接触的适龄儿童的结核感染的首选方案。

对于接触 MDR 病例后发生结核病感染的儿童，治疗方案取决于源病例的药物敏感性。最常用的治疗方案包括氟喹诺酮类药物，通常为左氧氟沙星，加或不加其他口服药物[186]。在大多数情况下，应咨询结核病专家。

关于除异烟肼外的治疗方案对 HIV 感染儿童结核感染的疗效，发表的研究报道很少。最常用的方案是每日服用异烟肼 6 ～ 9 个月。大多数专家建议，对接受异烟肼治疗的 HIV 感染儿童进行血清肝酶浓度的常规监测并给予维生素 B_6。对于未接受蛋白酶抑制剂或非核苷类反转录酶抑制剂治疗的儿童，利福平治疗的最佳持续时间尚不清楚，但如果不能使用异烟肼，大多数专家建议采用至少 6 个月的疗程。

暴露后治疗"窗口预防"

幼儿可迅速发展为严重结核病，甚至在结核感染检测呈阳性之前。因此，5 岁以下儿童若与具有潜在传染性的成人接触过，即使 TST 或 IGRA 阴性也应接受异烟肼治疗，直到接触因与源病例物理隔离或化疗而中断后 8 ～ 10 周[187]，这种做法通常被称为"窗口预防"。对于这些儿童，在 8 ～ 10 周后重复 TST 或 IGRA 检测；如果第二次检测结果为阳性，则继续使用异烟肼至 9 个月；但如果结果为阴性，则可以停止治疗。

支持和后续护理

应仔细跟踪接受治疗的儿童，以促进其对治疗的依从性，监测对药物的不良反应，并确保结核病得到充分治疗。临床医师必须向当地卫生部门报告所有临床疑似和微生物学确诊的儿童结核病病例，从而确保儿童和家庭都得到适当的照顾和评估。在结核病治疗期间，充足的营养很重要。不需要限制儿童的活动，除非出现呼吸窘迫或需要固定（在某些脊椎结核病例中）。在接受治疗期间，应每 4 ～ 6 周对患者进行一次临床评估。对儿童用药的预期指导至关重要。临床医师在将几种剂量配方不方便的新药介绍给幼儿时，应该预见到家庭可能会遇到的困难。药片形式的异烟肼、利福平、吡嗪酰胺和乙胺丁醇可以压碎并与少量食物一起服用。

由于治疗的长期性和患者有时艰难的社会环

境，依从性差是一个主要问题。儿童或青少年及其家人必须通过母语的口头和书面告知了解他们需要做的事情。30%～50% 接受长期治疗的儿童对自行给药的依从性差，临床医师通常无法提前确定哪些儿童或青少年会不依从。最好由当地卫生局制定 DOT[130]。

儿童和青少年抗结核药物不良反应的发生率非常低，因此不需要进行常规基线检查和肝功能监测。如果既往有肝炎、肥胖（脂肪肝）或其他慢性病史，建议进行基线肝功能检查。如果患者或家属报告任何可能对抗结核药物产生不良反应的症状，孩子应进行全面体检和肝功能检查（包括胆红素水平测定）。血清肝酶升高为正常值的 2 倍是比较常见的，如果所有其他检查均正常，则无须停药。吡嗪酰胺可引起轻微的关节痛或关节炎，通常是一过性的。皮疹和严重瘙痒在儿童中较少见。接受乙硫异烟胺治疗的儿童应每 6 个月进行一次基线甲状腺功能检查和监测，以评估是否存在甲状腺功能减退。利福喷丁可引起肌肉酸痛，通常是自限性的，无须干预。氟喹诺酮类药物的不良反应并不常见。

儿童胸内疾病的影像学改善非常缓慢。通常的做法是在诊断时和治疗后 4～8 周进行胸片检查，以确保疾病没有进展或发生异常变化。如果这些影像学结果较好，则不需要进行中期胸片检查，建议在治疗结束时复查胸片。在完成有效的抗结核治疗后，很大一部分胸内淋巴结肿大的儿童在 1～3 年内有异常的影像学表现。如果治疗 6 个月后出现临床和影像学改善，则可以停药，每隔 6～12 个月对孩子进行一次胸片随访，以确定影像学表现的持续改善。

孕妇和新生儿结核病

引言

一直以来，妊娠对结核病发病率和预后的影响都存在争议[188]。不同时期的研究认为妊娠可能改善或者恶化结核病的预后，也可能对其没有影响。直到有效的抗结核治疗出现，这一争议才渐渐平息，通过适当的治疗，妊娠结核病患者的预后与非妊娠患者相当。如果不治疗，妊娠期结核病可能会对孕妇和胎儿造成不利的后果，如增加早产、低出生体重、宫内生长迟缓和围产期死亡的风险。对患有结核病的母亲所生的婴儿应进行评估和治疗，以防止发展成严重的结核病[189]。

发病机制

妊娠期肺结核的发病机制与非妊娠期肺结核相似。感染开始后不久，结核分枝杆菌进入淋巴管和血管，并播散至全身。在这一感染阶段，生殖器、子宫内膜或胎盘均可能受累。生殖器结核最有可能发生在月经初潮时，病程长且症状不明显。输卵管最常受累（90%～100%），其次是子宫（50%～60%）、卵巢（20%～30%）和宫颈（5%～15%）[190]。不孕通常是结核性子宫内膜炎的主诉，这降低了先天性结核病发生的可能性[191]。据估计，全球 1%～13% 的妇女不孕症是由结核病导致的。埃及的一项研究对 420 名不孕妇女进行了诊断性腹腔镜检查、子宫内膜活检和结核杆菌 PCR 检测[192]，发现 24 名妇女（5.7%）不孕是由结核病导致的；其中 17 名女性（71%）累及输卵管（珠状、囊状或僵硬外观），7 名女性（29%）有卵巢疾病，6 名女性（25%）有腹膜感染。结核性子宫内膜炎可导致新生儿先天性感染，但其更常见于母亲的播散性结核病，而不是由子宫内膜炎直接蔓延所引起的[193-194]。

表 18.7 列出了新生儿从母亲处感染结核的可能方式。新生儿通过脐带感染是比较罕见的，这类患儿的母亲通常在怀孕期间或不久之后患有胸腔积液、脑膜炎或播散性疾病[195-199]。在许多此类病例中，母亲结核病往往在儿童结核病诊断后才得以发现。妊娠期淋巴血行播散的强度是先天性结核病是否会发生的决定因素之一。母亲体内血液播散导致胎盘感染，随后传播给胎儿。在胎盘的蜕膜、羊膜和绒膜绒毛中也发现了结核分枝杆菌[191]。然而，即便胎盘受结核病重度累及，也不一定会导致先天性感染。目前尚不清楚胎儿是否可以不通过在胎盘中形成干酪样病变，而直接从母亲的血液中获得感染。

在血源性先天性结核中，结核分枝杆菌通过脐静脉到达胎儿。如果一些细菌感染了肝，则病灶会累及门静脉周围淋巴结。然而，结核分枝杆菌可以通过肝

表 18.7 新生儿或婴儿结核分枝杆菌感染的潜在方式

关注产妇	传播方式
肺炎	空气传播
胎盘炎	血源性（脐静脉）
羊水	吸入感染液体
宫颈炎，子宫内膜炎	直接接触，抽吸

进入主循环，导致胎儿的肺部受累。肺部的结核分枝杆菌在出生前通常处于休眠状态，出生后随着氧合和循环的显著增加，进而导致婴儿肺结核。

婴儿的先天性感染也可能通过吸入或摄入羊水发生[199]。当胎盘中的干酪样病变直接破裂进入羊膜腔时，胎儿可能吸入或摄入结核分枝杆菌。如果婴儿肺部、肝、胃肠道或中耳有多个原发病灶，那么吸入或摄入受感染的羊水最有可能是结核病的原因[200]。

胎儿和新生儿的结核病病理学通常表现为易于播散和致命的疾病[201]，主要累及肝和肺部，其次是骨髓、骨骼、胃肠道、肾上腺、脾、肾、腹部淋巴结和皮肤。受累的组织学模式与成人相似：结节和肉芽肿很常见[202]。中枢神经系统受累的病例不足50%。先天性结核病的死亡率达到50%，主要原因是未能及时准确诊断。大多数死亡病例是在尸检时确诊的[197-198]。

出生后通过空气传播罹患结核病是新生儿最常见的感染途径。仅从临床角度来看，可能无法区分产后感染和产前感染。重要的一点是，新生儿所处环境中的任何成人都可能是空气传播结核病的来源。由于感染结核分枝杆菌的新生儿罹患严重疾病的风险极高，因此，对家中有孕妇的成年结核病患者的调查应列为公共卫生紧急事件。此外，所有与疑似感染或患病婴儿接触的成年人都应接受全面的结核病调查。

流行病学：结核病与妊娠的相互作用

妊娠期结核病的真正负担尚不清楚。根据 WHO 2011 年 217 个国家结核病发病率数据推算，全球妊娠期结核病约有 21.65 万例（范围为 19.21 万～24.7万）[203]。疾病负担最重的是非洲地区（8.94 万例），其次是东南亚地区（6.75 万例）。美洲地区的疾病负担最低，仅 4800 例。由于妊娠期结核病的体征和症状具有非特异性，因此，这一数值可能低估了真正的疾病负担。

自古以来，医学界对妊娠和结核病间的相互作用看法各异。希波克拉底认为妊娠对结核病有益处，这一观点一直持续到 19 世纪，才出现了不同的声音。1850 年，Grisolle 报道了 24 例妊娠期结核病例[204]，所有患者的结核病进展都比同龄未妊娠妇女更严重。此后不久，又有报道称妊娠会对结核病产生有害影响。这一观点得到了广泛的支持，以至于到了 20 世纪初，人们还将人工流产作为避免妊娠期结核病严重后果的解决办法。

直到 20 世纪 40 年代末，人们一直认为妊娠对结核病有害。1943 年，Cohen 在 100 名胸片异常的孕妇中未发现结核病的进展率有所增加[205]。1953 年，Hedvall 对已发表的关于化疗前妊娠期结核病的研究进行了全面综述[206]。他引用了总计超过 1000 个病例的研究，这些研究报道了妊娠对结核病具有负面影响；然而，他发现了几乎同等数量的报道病例，其中观察到妊娠和结核病之间存在中性或良性关系。在他自己的研究中纳入了 250 名胸片提示结核病的孕妇，观察到怀孕期间有 9% 好转，7% 恶化，84% 保持不变；产后第一年的随访中，9% 好转，15% 恶化，76% 稳定。Crombie 注意到 101 名患有静止期结核病的孕妇中有 31 人在分娩后复发，其中 20 例复发出现在产后第一年[207]。其他研究人员也观察到了产褥期疾病复发的风险更高。然而，其他研究未能支持产后结核病进展风险增加这一观点。Cohen 的研究并没有显示在妊娠期间或产后结核病活动的显著增加[208]。其他研究也有类似的结果，虽然没有对照人群，但估计疾病进展率与年龄匹配的非妊娠对照组相当[208-209]。从这些研究和其他研究中可以清楚地看出，疾病累及的范围、影像学类型和个体的易感性在决定妊娠期结核病的病程和预后方面比妊娠本身更重要。

自从有效的化疗出现后，关于妊娠或产后对结核病影响的争论已变得不再重要。通过适当的治疗，患有结核病的妊娠期妇女与非妊娠期妇女有同样良好的预后。一些研究表明，在接受化疗的妇女中，妊娠、分娩、产后或哺乳期对疾病进程没有不良影响[189, 210]。

在化疗前时期，晚期活动性结核病时母亲和孩子的预后都很差。Shaefer 等报道，未经治疗的结核病导致的婴儿和母亲死亡率在 30%～40%[189]。在化疗时代，除了罕见的先天性肺结核病例外，母亲的结核病很少会改变妊娠的结局。挪威的一项研究显示，与对照组相比，患有结核病的母亲发生菌血症、产后出血和难产的概率更高[211]。与未患结核病的母亲相比，患结核病母亲的流产率几乎高出 10 倍，但两者所生孩子的先天畸形率没有显著差异。一项研究报道显示，在结核病疗养院中，未经治疗的母亲所生婴儿的早产率为 23%～64%，主要取决于母亲结核病的严重程度[212]。然而，现在大多数专家认为，只要对患有结核病的孕妇进行适当治疗，妊娠的预后不应受到结核病的不利影响。由于母婴的预后都很好，目前已不再采用治疗性流产。

临床表现、诊断和管理

孕妇

妊娠期结核病的临床表现与怀孕相关的症状有许多重叠，包括劳累、疲倦、气促、出汗和低热，这可能导致结核病的诊断延迟[213-214]。一项包含 27 名患有肺结核的孕妇和产后妇女的研究发现，最常见的临床症状是咳嗽、发热、体重减轻、不适和疲劳[215]，但约 20% 的孕妇没有明显症状；27 例患者中 26 人 TST 阳性；所有病例均通过痰培养进行确诊；其中 16 名患者为耐药结核病，她们的肺部受累更广泛，肺部并发症发生率更高，痰菌转阴时间更长，死亡率更高。在另一系列研究中，5% ~ 10% 患有结核病的妊娠期妇女存在肺外疾病，这一比例与非妊娠人群相当[216]。

妊娠期结核病的治疗适应证和基本原则与非妊娠患者没有太大区别，但推荐的治疗方案和使用的药物略有不同，主要是考虑到一些药物可能对发育中的胎儿具有毒副作用。毫无疑问，未经治疗的结核病对孕妇及其胎儿的风险远大于适当剂量的结核病治疗[217]。然而，如果出现诊断延误，孕妇和正在发育的胎儿都会有更高的发病和死亡风险，孕妇出现流产、产后出血、分娩困难和子痫前期的风险更高，胎儿可能会出现低出生体重、早产和新生儿死亡[213]。目前对药物敏感的妊娠期结核病的推荐治疗方案是每天服用异烟肼和利福平，持续 6 个月，并在最开始的 2 个月加用乙胺丁醇和吡嗪酰胺[218-219]。这些药物通常在最初的 2 周到 2 个月内每天服用，剩余的疗程可以每天或间断性服用，疗效相同。此外，由于孕期维生素需求量的增加，还应补充维生素 B_6[220]。大量的经验表明，异烟肼、利福平和乙胺丁醇对母亲和胎儿是安全的[218-220]。一些抗结核药物可能对胎儿产生毒性，因此在怀孕期间不宜使用[221]。怀孕期间尽可能避免使用链霉素，若母亲在怀孕期间使用链霉素，约 20% 的婴儿会产生第 8 神经的损伤[219, 222]。其他注射类抗结核药物，包括卷曲霉素、卡那霉素和阿米卡星，可能具有与链霉素相同的潜在毒性。

在患有耐多药结核病的女性中，已经成功地使用二线药物（环丝氨酸、乙硫异烟胺、氟喹诺酮类、对氨基水杨酸和氨基糖苷类）进行治疗，并且短期随访未发现有致畸、毒性或将结核病传播给婴儿的证据[223-224]。怀孕期间治疗任何类型的耐药结核病都是非常困难的，应该由对该疾病有丰富经验的专家进行处理。

新生儿

表 18.8 列出了胎儿和新生儿结核病的临床表现。大多数患有结核病的新生儿胸部影像学出现异常，约 50% 患儿有粟粒型疾病。一些在病程早期胸片显示正常的婴儿，随着疾病进展，会出现严重的影像学异常，最常见的表现是淋巴结肿大和肺实质浸润。有时受累肺部进展非常迅速，会导致薄壁空洞的形成。

新生儿结核病的临床表现与细菌性败血症和其他先天性感染（如梅毒和巨细胞病毒）引起的临床表现相似。对任何有相应体征和症状，积极抗生素治疗无效并且评估后不能明确诊断为其他先天性感染的，都应考虑先天性结核病。当然，如果母亲患有或曾经患有结核病，或者有结核病危险因素，那么临床应高度怀疑先天性结核病。如果可能，应检查胎盘是否有肉芽肿性炎症、抗酸杆菌，并通过 PCR 和培养进一步检测[225]。

及时诊断先天性或新生儿结核病往往很困难。TST 最初总是阴性，1 ~ 3 个月后可能才变为阳性。IGRA 偶尔呈阳性。必须通过在体液或组织中发现抗酸杆菌或培养出结核杆菌来明确诊断。新生儿清晨胃液抗酸涂片阳性被认为是结核病的表现，但也会出现涂片假阳性。对中耳液、骨髓、气管抽吸物或组织活检标本进行直接抗酸涂片、PCR 和培养都是有用的，都应尝试。一项研究发现在先天性结核病患儿中，12 份胃液标本中 10 份阳性，4 例肝活检标本中 3 例阳性，3 例淋巴结活检标本均为阳性，4 例骨髓活检标本中 2 例阳性[226]。开放性肺活检也可用来明确诊

表 18.8 先天性结核病最常见的症状和体征

体征或症状	发生率（%）
呼吸窘迫	77
发热	62
肝和（或）脾大	62
进食困难	46
嗜睡或烦躁	42
淋巴结病变	35
腹胀	27
发育不良	19
耳内分泌物	15
皮肤损伤	12

来源：改编自 Hageman J et al. *Pediatrics*. 1980；66：980.

断。应对脑脊液进行检查，包括常规分枝杆菌培养和分子检测，但结核分枝杆菌的阳性率很低[226-227]。

明确先天性或新生儿结核病诊断最重要的线索是母亲和家族史。如果母亲和其他家庭成员在怀孕前、怀孕期间或怀孕后不久罹患不明原因的肺炎、支气管炎、胸腔积液、脑膜炎或子宫内膜炎，则应高度怀疑。对父母和其他家庭成员进行检测可以获得家庭中是否存在结核病的重要线索。流行病学信息的重要性无论怎样强调也不为过。Hageman 等强调了对母亲进行彻底调查的必要性，他们发现，在 26 名先天性结核病患儿的母亲中，只有 10 名在婴儿出生前被诊断为结核病，另外 16 人是在对婴儿进行调查时发现的[226]。

先天性结核病的最佳治疗方法尚未确定，因为该病的罕见性导致其无法开展正式的临床治疗试验。治疗大龄儿童的基本原则也适用于先天性结核病的治疗。所有疑似先天性结核病的新生儿应采用四种抗结核药物（异烟肼、利福平、吡嗪酰胺加乙胺丁醇或一种氨基糖苷类药物）进行治疗，直到诊断评估和药敏试验结束[227]。尽管尚未确定最佳治疗时间，但许多专家治疗婴儿先天性结核病的总疗程为 9 ～ 12 个月。接受多药治疗的婴儿应监测血清肝酶和尿酸（针对吡嗪酰胺）。长期接受氨基糖苷类药物治疗的婴儿应进行听力筛查和肾功能检测。所有新生儿和婴儿都应接受 DOT 下的结核病治疗。

妊娠期结核病筛查和检测

所有孕妇在早期就诊时均应询问是否存在以下问题：结核病危险因素（包括在结核病高风险国家出生或定期旅行；或已知与确诊为结核病的成年人有接触）、既往结核感染检测（TST 或 IGRA）呈阳性、既往接受过抗结核治疗，及目前存在与结核病相符的症状。WHO 建议对生活在结核病流行率为 100/100 000 或以上地区的孕妇进行系统的结核病筛查[228]。在美国，CDC 和美国妇产科学会（American College of Obstetrics and Gynecology，ACOG）建议，在产前检查时对高危女性进行结核病筛查[229]。任何有结核病危险因素和所有感染 HIV 的妇女都应接受 TST 或 IGRA 检测。对于已接种 BCG 或无法返回进行 TST 结果读取的女性来说，IGRA 是首选的检测方法。需要注意的是，HIV 感染的女性若合并结核病，TST 和 IGRA 可能为假阴性，尤其是在患者 HIV 感染控制不佳的情况下；这些女性需要通过结核病症状

筛查以及胸部影像学检查来评估肺结核。对于许多高危女性来说，产前或围产期护理是她们与卫生保健系统的唯一接触，应进行结核感染或结核病检测。所有 TST 或 IGRA 结果为阳性的孕妇都应接受胸片检查，注意进行适当的腹部屏蔽。此外，还应进行全面系统的体检以排除肺外结核病。

妊娠期妇女无症状结核感染的治疗原则与同龄成年人相似。尽管对妊娠期结核病进行治疗是毋庸置疑的，但对无症状的结核感染孕妇是否进行治疗却充满争议。由于怀孕似乎不会增加女性从感染发展为疾病的风险，一些临床医师倾向于将结核感染的治疗推迟到分娩后。其他人认为，近期感染可能会伴有血行播散至胎盘，因此最好立即治疗或推迟至妊娠中期开始治疗[230]。对于高危患者，如感染 HIV 或与结核病患者有密切接触的高危女性，立即治疗的益处可能更大。产后异烟肼相关肝毒性的风险似乎增高[231-233]，这在多中心、随机、非劣性试验（包括 HIV 感染的孕妇）中得到了证实。入组的妇女被随机分为两组：在妊娠期接受异烟肼治疗（即刻治疗组）或产后接受异烟肼治疗（延期治疗组）；大约 6% 的女性出现 3 级或以上的肝毒性，其中 4 名患者出现症状，2 名患者（0.2%）死于肝毒性；与即刻治疗组相比，延期治疗组中出现肝毒性的例数更多，所有事件均发生在接受基于依法韦仑的抗反转录病毒治疗（ART）方案的参与者产后期间[233]。因此，如果在妊娠期或产后开始或继续使用异烟肼治疗，应密切随访患者的体征、症状和肝酶异常，必须权衡异烟肼相关肝毒性可能增加的风险、结核病进展的风险，及对母婴产生的后续影响。

在婴儿分娩后继续接受抗结核治疗的母亲中，母乳喂养是否安全成为了一个问题。Snider 和 Powell 发现，母乳喂养的婴儿接受的异烟肼剂量不超过常规治疗剂量的 20%，其他抗结核药物的剂量低于 11%[234]。尚未有研究表明药物会通过母乳喂养产生潜在的毒副作用。但由于新生儿缺乏维生素 B_6 会导致癫痫发作，而母乳中维生素 B_6 的含量相对较低，因此，进行母乳喂养且母亲正在服用异烟肼的婴儿应补充维生素 B_6，通常给予婴儿复合维生素[235]。

对于结核感染母亲的管理

胸部影像学正常且无症状患者

如果母亲 TST 或 IGRA 阳性，胸部影像学无异

常，并且临床情况良好，则分娩后无须将婴儿与母亲分开。如果婴儿无症状，则无须对婴儿进行特殊评估或治疗。由于母亲存在感染可能提示家庭内存在传染性结核，因此所有其他家庭成员和密切接触者都应接受结核感染相关检测和进一步评估。母亲通常需要接受结核感染治疗。

胸部影像学异常患者

如果母亲在分娩时怀疑患有结核病（根据结核病危险因素、症状、有或无 TST 或 IGRA 阳性），在获得胸部影像学检查结果前需将新生儿与母亲分开。如果母亲的胸部影像学异常，应对母亲进行包括痰液检查在内的全面评估，在此完成之前，继续保持隔离。如果可能，应检查胎盘是否有肉芽肿性炎症，组织标本应送检抗酸涂片和分枝杆菌培养。如果母亲的胸部影像学异常，但病史、体格检查、痰液检查和胸片评估均未显示当前有活动性结核的证据，则可以认为婴儿的感染风险较低。母亲的胸部影像学异常可能是由于其他原因或既往结核病的静止病灶所致。如果母亲未接受治疗，可能会发展为活动性结核病并使其婴儿感染（婴儿由结核感染进展为结核病的风险很高）[236]。未经治疗的母亲应接受适当的治疗，母婴均应进行细致

的后续护理。此外，所有其他家庭成员和密切接触者都应接受结核感染相关检查和进一步评估。

如果母亲的胸部影像学、痰涂片或快速分子检测显示当前患有结核病，则需要采取额外措施来保护婴儿。由于对新生儿进行异烟肼治疗非常有效，因此母婴分离不再是强制性的[237-238]。只有在母亲病情严重需要住院治疗、已知或预期依从性差和已确诊或疑似为耐药性结核病时，才应进行母婴分离。随着异烟肼耐药性的增加，异烟肼治疗是否有效并不完全清楚。如果根据流行病学调查怀疑异烟肼耐药或母亲对药物治疗依从性差，则必须考虑严格隔离婴儿与母亲。分离的持续时间不固定，但必须足以确保母亲不具有传染性。如果婴儿可能与异烟肼耐药结核病的母亲或其他成人有接触，则应咨询结核病专家。对于分离持续时间的保守建议是母亲连续 6 ～ 12 周痰培养阴性。若细菌对药物敏感，婴儿应继续服用异烟肼，至少到母亲痰培养阴性 3 个月。届时，应进行 TST 检查。如果 TST 为阳性，应通过体格检查和影像学评估婴儿是否患有结核病，并进一步评估肺外疾病；如果没有结核病，婴儿应继续服用异烟肼至总疗程 6 ～ 9 个月。如果 TST 为阴性，并且母亲对治疗的依从性和反应良好，可以停用异烟肼。

参考文献

1. Marias BJ, Gie RP, Schaaf HS, Beyers N, Donald PR, and Starke JR. Childhood pulmonary tuberculosis: Old wisdom and new challenges. *Am J Respir Crit Care Med.* 2006;173:1078.
2. Perez-Velez CM, and Marais BJ. Tuberculosis in children. *N Engl J Med.* 2012;367:348.
3. Starke JR. New concepts in childhood tuberculosis. *Curr Opin Pediatr.* 2007;19:306.
4. Jaganath D et al. Contact investigations for active tuberculosis among child contacts in Uganda. *Clin Infect Dis.* 2013;57:1685.
5. Kimerling ME, Barker JT, Bruce F, Brook NL, and Dunlap NE. Preventable childhood tuberculosis in Alabama: Implications and opportunities. *Pediatrics.* 2000;105:E53.
6. Centers for Disease Control and Prevention. Guidelines for the investigation of contacts of persons with infectious tuberculosis. *Morb Mortal Wkly Rep (MMWR).* 2005;55(RR15).
7. American Academy of Pediatrics. Tuberculosis. In: Kimberlin DW (ed.). Brady MT, Jackson MA, and Long SA (associate editors). *Red Book, 2018 Report of Committee on Infectious Diseases.* 31st ed. Elk Grove Village, IL: American Academy of Pediatrics, 2018.
8. Khan EA, and Starke JR. Diagnosis of tuberculosis in children: Increased need for better methods. *Emerging Infect Dis.* 1995:1.
9. World Health Organization. *Global Tuberculosis Report.* Geneva, Switzerland: World Health Organization, 2019.
10. Dodd PJ, Gardiner E, Coghlan R, and Seddon JA. Burden of childhood tuberculosis in 22 high-burden countries: A mathematical modeling study. *Lancet Glob Health.* 2014;2:e453.
11. Dodd PJ, Sismanidis C, and Seddon JA. Global burden of drug resistant tuberculosis in children: A mathematical modeling study. *Lancet Infect Dis.* 2016;16.
12. Murray CJ et al. Global, regional, and national incidence and mortality for HIV, tuberculosis and malaria during 1990–2013: A systematic analysis for the Global Burden of Disease Study. *Lancet.* 2013;384.
13. World Health Organization. *Roadmap towards Ending TB in Children and Adolescents.* Geneva, Switzerland: World Health Organization, 2019.
14. Seddon JA, and Shingadia D. Epidemiology and disease burden of tuberculosis in children: A global perspective. *Infect Drug Resist.* 2014;7.
15. Centers for Disease Control and Prevention. Tuberculosis—United States, 2018. *Morb Mortal Wkly Rep (MMWR).* 2018;68(11):257.
16. Cowager TL, Wortham JM, and Burton DC. Epidemiology of

tuberculosis among children and adolescents in the USA, 2007–17: An analysis of national surveillance data. *Lancet Public Health.* 2019;4:e5006–16.
17. Winston CA, and Menzies HJ. Pediatric and adolescent tuberculosis in the United States, 2008–2010. *Pediatrics.* 2012;130:6.
18. Centers for Disease Control and Prevention. Slide sets—Epidemiology of pediatric tuberculosis in the United States. 2017. Available at: https://www.cdc.gov/tb/publications/slidesets/pediatrictb/default.htm
19. Smith SE, Pratt R, Trieu L, Barry PM, Thai DT, Desai Ahuja S, and Shah S. Epidemiology of pediatric multidrug-resistant tuberculosis in the United States, 1993–2014. *Clin Infect Dis.* 2017;65.
20. Dangour Z, Izu A, Hillier K, Solomon F, Beylis N, Moore DP, Nunes MC, and Madhi SA. Impact of the antiretroviral treatment program on the burden of hospitalization for culture-confirmed tuberculosis in South African children: A time-series analysis. *Pediatr Infect Dis J.* 2013;32:972.
21. Venturini E, Turkova A, Chiappini E, Galli L, de Martino M, and Thorne N. Tuberculosis in HIV co-infection in children. *BMC Infect Dis J.* 2013;32:972.
22. Elenga N, Kouakoussui KA, Bonard D, Fassinou P, Anaky MF, Wemin ML, Dick-Amon-Tanoh F, Rouet F, Vincent V, and Msellati P. Diagnosed tuberculosis during the follow-up of a cohort of human-immunodeficiency virus-infected children in Abidjan, Côte d'Ivoire: ANRS 1278 study. *Pediatr Infect Dis J.* 2005;24:1077.
23. Braitstein P, Nyandiko W, Vreeman R, Wools-Kaloustian K, Sang E, Musick B, Sidle J, Yiannoutsos C, Ayaya S, and Carter EJ. The clinical burden of tuberculosis among human immunodeficiency virus-infected children in Western Kenya and the impact of combination antiretroviral treatment. *Pediatr Infect Dis J.* 2009;28:626.
24. Stop TB. Partnership Childhood TB Subgroup. Chapter 3: Management of TB in the HIV-infected child. *Int J Tuberc Lung Dis.* 2006;9:477.
25. Chintu C, Bhat G, Luo C, Raviglione M, Diwan V, Dupont HL, and Zumla A. Seroprevalence of human immunodeficiency virus type 1 infection in Zambian children with tuberculosis. *Pediatr Infect Dis J.* 1993;12:499.
26. Blussé van Oud-Ablas HJ, van Vliet ME, Kimpen JL, de Villiers GS, Schaaf HS, and Donald PR. Human immunodeficiency virus infection in children hospitalized with tuberculosis. *Ann Trop Paediatr.* 2002;22:115.
27. Pawlowski A, Jansson M, Sköld M, Rottenberg ME, and Källenius

G. Tuberculosis and HIV Co-Infection. *PLoS Pathog.* 2012;8:2.
28. Geldmacher C, Zumla A, and Hoelscher M. Interaction between HIV and *Mycobacterium tuberculosis*: HIV-1 induced CD4 T-cell depletion and the development of active tuberculosis. *Curr Opin HIV AIDS.* 2012;73:3.
29. Lincoln EM. Epidemics of tuberculosis. *Bibliogr Tuberc.* 1965;21.
30. Muñoz FM, Ong LT, Seavy D, Medina D, Correa A, and Starke JR. Tuberculosis among adult visitors of children with suspected tuberculosis and employees at a children's hospital. *Infect Control Hosp Epidemiol.* 2002;32.
31. Marais BJ, Gie RP, Schaaf HS, Hesseling AC, Obihara CC, Starke JR, Enarson DA, Donald PR, and Beyers N. The natural history of childhood intra-thoracic tuberculosis—A critical review of the pre-chemotherapy literature. *Int J Tuberc Lung Dis.* 2004;8:392.
32. Wallgren A. On contagiousness of childhood tuberculosis. *Acta Paediatr.* 1937;22.
33. Curtis AB, Ridzon R, Vogel R, McDonough S, Hargreaves J, Ferry J, Valway S, and Onorato IM. Extensive transmission of *Mycobacterium tuberculosis* from a child. *N Engl J Med.* 1999;314.
34. Cruz AT, Medina D, Whaley EM, Ware KM, Koy TH, and Starke JR. Tuberculosis among families of children with suspected tuberculosis and employees at a children's hospital. *Infect Control Hosp Epidemiol.* 2002;23.
35. Ahn JG, Kim DS, and Kim KH. Nosocomial exposure to active pulmonary tuberculosis in a neonatal intensive care unit. *Am J Infect Control.* 2015;43.
36. Millership SE, Anderson C, Cummins AJ, Braecebridge S, and Abubakar I. The risk of infants from nosocomial exposure to tuberculosis. *Pediatr Infect Dis J.* 2009;28.
37. Weinstein JW, Barrett CR, Baltimore RS, and Hierholzer WJ Jr. Nosocomial transmission of tuberculosis from a hospital visitor on a pediatrics ward. *Pediatr Infect Dis J.* 1995;14.
38. Centers for Disease Control and Prevention. Guidelines for preventing the transmission of *Mycobacterium tuberculosis* in health-care facilities. *Morb Mortal Wkly Rep (MMWR).* 1994;43(RR-17).
39. Wallgren A. Primary pulmonary tuberculosis in childhood. *Am J Dis Child.* 1935;49:1105.
40. Wallgren A. Primary tuberculosis—Relation of childhood infection to disease in adults. *Lancet.* 1938;1:5973.
41. Wallgren A. The time-table of tuberculosis. *Tubercle.* 1948;29:245.
42. Marais BJ, Donald PR, Gie RP, Schaaf HS, and Beyers N. Diversity of disease manifestations in childhood pulmonary tuberculosis.

Ann Trop Paediatr. 2005;25:79.
43. Marias BJ, and Schaaf HS. Tuberculosis in children. *Cold Spring Harb Perspect Med.* 4:a017855, 2014.
44. Miller FJW, Seal RME, and Taylor MD. *Tuberculosis in Children.* London: J. and A. Churchill, Ltd., 1963, 163, 466.
45. Jones C, Whittaker E, Bamford A, and Kampmann B. Immunology and pathogenesis of childhood TB. *Pediatr Respir Rev.* 2011;12.
46. Imperiali FG, Zaninoni A, La Maestra L, Tarsia P, Blasi F, and Barcellini W. Increased *Mycobacterium tuberculosis* growth in HIV-1-infected human macrophages: Role of tumour necrosis factor-α. *Clin Exp Immunol.* 2001;123:3.
47. Newton SM, Brent AJ, Anderson S, Whittaker E, and Kampmann B. Paediatric tuberculosis. *Lancet Infect Dis.* 2008;8.
48. Salazar GE et al. Working Group on TB in Peru. Pulmonary tuberculosis in children in a developing country. *Pediatrics.* 2001;108.
49. Hesseling AC, Schaaf HS, Gie RP, Starke JR, and Beyers NA. Critical review of diagnostic approaches used in the diagnosis of childhood tuberculosis. *Int J Tuberc Lung Dis.* 2002;6.
50. World Health Organization. *Systematic Screening for Active Tuberculosis. Principles and Recommendations.* Geneva, Switzerland: World Health Organization, 2013.
51. Marias BJ. Strategies to improve tuberculosis case finding in children. *Public Health Action.* 2015;5.
52. Eang MT, Satha P, Yadav RP, Morishita F, Nishikiori N, van-Maaren P, and Weezenbeek CL. Early detection of tuberculosis through community-based active case finding in Cambodia. *BCM Public Health.* 2012;12.
53. Joshi B, Chinnakali P, Shrestha A, Das M, Kumar AMV, Pant R, Lama R, Sarraf RR, Dumre SP, and Harries AD. Impact of intensified case finding strategies on childhood TB case registration in Nepal. *Public Health Action.* 2015;5.
54. Starke JR, and Taylor-Watts KT. Tuberculosis in the pediatric population of Houston, Texas. *Pediatrics.* 1989;84:28.
55. Daly JF, Brown DS, Lincoln EM, and Wilkins VN. Endobronchial tuberculosis in children. *Dis Chest.* 1952;22:380
56. Lorriman G, and Bentley FJ. The incidence of segmental lesions in primary tuberculosis of childhood. *Am Rev Tuberc.* 1959;79:756.
57. Morrison JB. Natural history of segmental lesions in primary pulmonary tuberculosis. *Arch Dis Child.* 1973;48:90.
58. Stansberry SD. Tuberculosis in infants and children. *J Thorac Imaging.* 1990;5:17.
59. Giammona ST, Poole CA, Zelowitz P, and Skrovan C. Massive lymphadenopathy in primary pulmonary tuberculosis in children. *Am Rev Resp Dis.* 1969;100:480.
60. Marias BJ, Gie RP, Schaaf HS, Starke JR, Hesseling AC, Donald PR, and Beyers N. A proposed radiological classification of childhood intrathoracic tuberculosis. *Pediatr Radiol.* 2004;34:886.
61. Lincoln EM, Gilbert L, and Morales SM. Chronic pulmonary tuberculosis in individuals with known previous primary tuberculosis. *Dis Chest.* 1960;38:473.
62. Lincoln EM, and Sewell EM. *Tuberculosis in Children.* New York: McGraw-Hill Book Company, 1963, 1.
63. Reider HL, Snider DE Jr, and Cauthen GM. Extrapulmonary tuberculosis in the United States. *Am Rev Resp Dis.* 1990;141:347.
64. Boyd GL. Tuberculous pericarditis in children. *Am J Dis Child.* 1953;86:293.
65. Schuitt KE. Miliary tuberculosis in children. Clinical and laboratory manifestations in 19 patients. *Am J Dis Child.* 133:583, 1979.
66. Hussey G, Chilsholm T, and Kibel M. Miliary tuberculosis in children: A review of 94 cases. *Pediatr Infect Dis J.* 1991;10:832.
67. Margileth AM, Chandra R, and Altman RP. Chronic lymphadenopathy due to mycobacterial infection. Clinical features, diagnosis, histopathology and management. *Am J Dis Child.* 1984;138:917.
68. Appling D, and Miller RH. Mycobacterial cervical lymphadenopathy: 1981 update. *Laryngoscope.* 1981;91:1259.
69. Rich AR, and McCordock HA. The pathogenesis of tuberculous meningitis. *Bull Johns Hopkins Hosp.* 1933;52:5.
70. Cotton MF, Donald PR, Schoeman JF, Aalbers C, VanZyl LE, and Lombard C. Plasma arginine vasopressin and the syndrome of inappropriate antidiuretic hormone secretion in tuberculous meningitis. *Pediatr Infect Dis J.* 1991;10:837.
71. Jaffe IP. Tuberculous meningitis in childhood. *Lancet.* 1982;1:738.
72. Waecker NJ Jr, and Conners JD. Central nervous system tuberculosis in children: A review of 30 cases. *Pediatr Infect Dis J.* 1990;9:539.
73. Doerr CA, Starke JR, and Ong LT. Clinical and public aspects of tuberculous meningitis in children. *J Pedaitr.* 1995;172(1).
74. Idriss ZH, Sinno A, and Kronfol NM. Tuberculous meningitis in childhood: 43 cases. *Am J Dis Child.* 1976;130:364.
75. Udani PM, Parkeh UC, and Dastur DK. Neurologic and related syndromes in CNS tuberculosis: Clinical features and pathogenesis. *J Neurol Sci.* 1971;14:341.
76. Zarabi M, Sane S, and Girdany BR. Chest roentgenogram in the early diagnosis of tuberculous meningitis in children. *Am J Dis Child.* 1971;121:389.
77. Andronikou S, Smith B, Hatherhill M, Douis H, and Wilmshurst J. Definitive neuroradiological diagnostic features of tuberculous meningitis in children. *Pediatr Radiol.* 2004;34.
78. Pienaar M, Andronikou S, and van Toorn R. MRI to demonstrate diagnostic features and complications of TBM not seen with CT. *ChNS.* 2009;25.
79. Janse van Rensburg P, Andronikou S, van Toorn R, and Pienaar M. Magnetic resonance imaging of miliary tuberculosis of the central nervous system in children with tuberculous meningitis. *Pediatr Radiol.* 2008;38.
80. van der Merwe DJ, Andronikou S, van Toorn R, and Pienaar M. Brainstem ischemic lesions on MRI in children with tuberculous meningitis: With diffusion weighted confirmation. *ChNS.* 2009;25.
81. Chambers ST, Hendrickse WA, Record C, Rudge P, and Smith H. Paradoxical expansion of intracranial tuberculomas during chemotherapy. *Lancet.* 1984;2:181.
82. Teoh R, Humphries MJ, and O'Mahony SG. Symptomatic intracranial tuberculoma developing during treatment of tuberculosis: A report of 10 patients and review of the literature. *Q J Med.* 1987;63:449.
83. van Toorn R, du Plessis AM, Schaaf HS, Buys H, Hewlett RH, and Schoeman JF. Clinicoradiologic response of neurologic tuberculous mass lesions in children treated with thalidomide. *Pediatr Infect Dis J.* 2015;34(2):214.
84. Janssens JP, and deHaller R. Spinal tuberculosis in a developed country. *Clin Ortho Rel Res.* 1990;257:67.
85. Bavadekar A. Osteoarticular tuberculosis in children. *Prog Pediatr Surg.* 1982;15:131.
86. Scheepers S, Andronikou S, and Mapukata A. Abdominal lymphadenopathy in children with tuberculosis presenting with respiratory symptoms. *Ultrasound.* 2011;19.
87. Shah I, and Uppuluri R. Clinical profile of abdominal tuberculosis in children. *Indian J Med Sci.* 2010;64.
88. Basu S, Ganguly S, Chandra PK, and Basu S. Clinical profile and outcome of abdominal tuberculosis in Indian children. *Singapore Med J.* 2007;48.
89. Dinler G, Şensory G, Helek D, and Kalayci AG. Tuberculous peritonitis in children: Report of nine patients and review of the literature. *World J Gastroenterol.* 2008;14.
90. Makharia GK et al. Clinical, endoscopic, and histological differentiations between Chron's disease and intestinal tuberculosis. *Am J Gastroenterol.* 2010;105:3.
91. De Backer AI, Mortelé KJ, Bomans P, De Keulenaer BL, Bourgeois SA, Kockx MM. Female genital tract tuberculosis with peritoneal involvement: CT and MR imaging features. *Eur J Radiol Extra.* 2005;53:71.
92. American Thoracic Society. Diagnostic standards and classification of tuberculosis. *Am Rev Resp Dis.* 1990;142:725.
93. Hsu KH. Tuberculin reaction in children treated with isoniazid. *Am J Dis Child.* 1983;137:1090.
94. Steiner P, Rao M, Victoria MS, Jabbar H, and Steiner M. Persistently negative tuberculin reactions: Their presence among children culture positive for *Mycobacterium tuberculosis*. *Am J Dis Child.* 1980;134:747.
95. Karalliedde S, Katugaha LP, and Uragoda CG. Tuberculin response of Sri Lankan children after BCG vaccination at birth. *Tubercle.* 1987;68(1):33.
96. Menzies R, and Viassandjee B. Effect of bacille Calmette-Guérin vaccination on tuberculin reactivity. *Am Rev Respir Dis.* 1992;145(3):621.
97. Menzies R, Vissandjee B, and Amyot D. Factors associated with tuberculin reactivity among the foreign-born in Montreal. *Am Rev Repir Dis.* 1992;146(3):752.
98. Mandalakas AM, Kirchner HL, Lombard C, Walzl G, Grewal HMS, Gie RP, and Hesseling AC. Well-quantified tuberculosis exposure is a reliable surrogate measure of tuberculosis infection. *Int J Tuberc Lung Dis.* 2012;16:1033.
99. Bianchi L, Galli L, Moriondo M, Veneruso G, Becciolini L, Azzari C, Chiappini E, and de Martino M. Interferon-gamma release assay improves the diagnosis of tuberculosis in children. *Pediatr Infect Dis J.* 2009;28:510.
100. Mazurek GH, Jereb J, Vernon A, LoBue P, Goldberg S, Gastro K, and IGRA Expert Committee. Centers for Disease Control and Prevention. Updated guidelines for using interferon gamma release assays to detect *Mycobacterium tuberculosis* infection in the United States—2010. *Morb Mortal Wkly Rep (MMWR).* 2010;59:RR-5.
101. Detjen AK, Keil T, Roll S, Hauer B, Mauch H, Wahn U, and Magdorf K. Interferon-gamma release assays improve the diagnosis of tuberculosis and nontuberculous mycobacterial disease in children in a country with a low incidence of tuberculosis. *Clin Infect Dis.* 2007;45:322.
102. Machingaidze S, Wiysonge CS, Gonzales-Angulo Y, Hatherill M, Moyo S, Hanekom W, and Mahomed H. The utility of interferon gamma release assay for diagnosis of latent tuberculosis infection and disease in children: As systematic review and meta-analysis. *Pediatr Infect Dis J.* 2011;30:694.
103. Mandalakas AM, Detjen AK, Hesseling AC, Benedetti A, and Menzies D. Interferon-gamma release assays and childhood tuberculosis: Systematic review and meta-analysis. *Int J Tuberc Lung Dis.* 2011;15:1018.
104. Sun L et al. Interferon gamma release assay in diagnosis of pediatric tuberculosis: A meta-analysis. *FEMS Immunol Med Microbiol.* 2011;63:165.
105. Starke JR. Interferon-γ release assays for diagnosis of tuberculosis infection and disease in children. *Pediatrics.* 2014;134:e1763.
106. Kay AW, Islam SM, Wendorf K, Westenhouse J, and Barry PM. Interferon-γ release assay performance for tuberculosis in childhood. *Pediatrics.* 2018;141.
107. Grant LR, Hammitt LL, Murdoch DR, O'Brien KL, and Scott JA. Procedures for collection of induced sputum specimens from children. *Clin Infect Dis.* 2012;54(Suppl 2):S140.
108. Ruiz-Jiménez M, Guillén Martín S, Prieto Tato LM, Cacho Clavo JB, Álvarez García A, Soto Sánchez B, and Ramos Amador JT. Induced sputum versus gastric lavage for the diagnosis of pulmonary tuberculosis in children. *BMC Infect Dis.* 2013;13:222.
109. Cruz AT, Revell PA, and Starke JR. Gastric aspirate yield for children with suspected pulmonary tuberculosis. *J Pediatr Infect Dis Soc.* 2013;2:171.
110. Abadco DL, and Steiner P. Gastric lavage is better than bronchoalveolar lavage for isolation of *Mycobacterium tuberculosis* in childhood pulmonary tuberculosis. *Pediatr Infect Dis J.* 1992;11:735.
111. Delacourt C, Poveda JD, Chureau C, Beydon N, Mahut B, de Blic J, Scheinmann P, and Garrigue G. Use of polymerase chain reaction for improved diagnosis of tuberculosis in children. *J Pediatr.* 1995;126:703.
112. Gomez-Pastrana D, Torronteras R, Caro P, Anguita ML, López-Barrio AM, Andres A, and Navarro J. Comparison of amplicor, in-house polymerase chain reaction, and conventional culture for the diagnosis of tuberculosis in children. *Clin Infect Dis.* 2001;32:17.
113. Pierre C, Olivier C, Lecossier D, Boussougant Y, Yeni P, and Hance AJ. Diagnosis of primary tuberculosis in children by amplification and detection of mycobacterial DNA. *Am Rev Respir Dis.* 1993;147:420.
114. Smith KC, Starke JR, Eisenach K, Ong LT, and Denby M. Detection of *Mycobacterium tuberculosis* in clinical specimens from children using polymerase chain reaction. *Pediatrics.* 1996;97:155.
115. Detjen AK, DiNardo AR, Leyden J, Steingart KR, Menzies D, Schiller I, Dendukuri N, and Mnadalakas AM. Xpert MTB/RIF assay for the diagnosis of pulmonary tuberculosis in children: A systematic review and meta-analysis. *Lancet Respir Med.* 2015;3:415.
116. Zar HJ, Workman LJ, Prins M, Bateman LJ, Mbhele SP, Whitman CB, Denkinger CM, and Nicol MP. Tuberculosis diagnosis in children using Xpert Ultra on different respiratory specimens. *Am J Respir Crit Care Med.* 2019;200(12):1531.
117. Denkinger CM, Schumacher SG, Boehme CC, Dendukuri N, Pai M, and Steingart KR. Xpert MTB/RIF assay for the diagnosis of extrapulmonary tuberculosis: A systematic review and meta-analysis. *Eur Respir J.* 2014;44:435.
118. Anderson ST et al. Diagnosis of childhood tuberculosis and host RNA expression in Africa. *N Engl J Med.* 2014;370:1712–1723.
119. Brown AC et al. Rapid whole-genome sequencing of *Mycobacterium tuberculosis* isolates directly from clinical samples. *J Clin Microboiol.* 2015;53(7):2230.
120. Starke JR. Multidrug therapy for tuberculosis in children. *Pediatr Infect Dis J.* 1990;9:785.
121. Reed MD, and Blumber JL. Clinical pharmacology of antituberculoar drugs. *Pediatr Clin North Am.* 1983;30:177.
122. Stein MT, and Liang D. Clinical hepatotoxicity of isoniazid in children. *Pediatrics.* 1979;64:499.
123. O'Brien RJ, Long MW, Cross FS, Lyle MA, and Snider DE Jr. Hepatotoxicity from isoniazid and rifampin among children treated for tuberculosis. *Pediatrics.* 1983;72:491.
124. Olson WA, Pruitt AW, and Dayton PG. Plasma concentrations of isoniazid in children with tuberculosis infections. *Pediatrics.* 1981;67:876.
125. Notterman DA, Nardi M, and Saslow JG. Effect of dose formulation on isoniazid absorption in two young children. *Pediatrics.* 1986;77:850.
126. McIllleron H, Willemse M, Werely CJ, Hussey GD, Schaaf HS, Smith PJ, and Donald PR. Isoniazid plasma concentrations in a cohort of South African children with tuberculosis: Implications for international dosing guidelines. *Clin Infect Dis.* 2009;48:1547.
127. Thee S, Seddon JA, Donald PR, Seifart HI, Werely CJ, Hesseling AC, Rosenkranz B, Roll S, Magdorf K, and Schaaf HS. Pharmacokinetics of isoniazid, rifampin, and pyrazinamide in children younger than two years of age with tuberculosis: Evidence for implementation of revised World Health Organization recommendations. *Antimicrob Agents Chemother.* 2011;55:5560.
128. World Health Organization. *New Fixed-Dose Combinations for the Treatment of TB in Children.* Geneva, Switzerland. 2016. Available at: http://www.who.int/tb/FDC_Factsheet.pdf
129. Cruz AT, Ahmed A, Mandalakas AM, and Starke JR. Treatment of latent tuberculosis infection in children. *J Pediatr Infect Dis Soc.* 2013;2:2248.
130. Cruz AT, and Starke JR. Safety and adherence for 12 weekly doses of isoniazid and rifapentine for pediatric tuberculosis infection. *Pediatr Infect Dis J.* 2016;35:811.
131. Cruz AT, and Starke JR. Increasing adherence for latent tuberculosis infection therapy with health department-administered therapy. *Pediatr Infect Dis J.* 2012;31:193.
132. Martinez-Roig A, Roig A, Cami J, Llorens-Terol. J, de la Torre R, and Perich F. Acetylation phenotype and hepatotoxicity in the treatment of tuberculosis in children. *Pediatrics.* 1986;77:912.
133. Pellock JM, Howell J, Kendig EL Jr, and Baker H. Pyridoxine deficiency in children treated with isoniazid. *Chest.* 1985;87:658.
134. Litt IF, Cohen MI, and McNamara H. Isoniazid hepatitis in adolescents. *J Pediatr.* 1976;89:133.
135. Seddon JA et al. High treatment success in children treated for multi-drug resistant tuberculosis: An observational cohort study. *Thorax.* 2003;69:5.
136. Forsythe CT, and Ernst ME. Do fluoroquinolones commonly cause arthropathy in children? *CJEM.* 2007;9(6):459–62.
137. Burkhardt JE, Walterspiel JN, and Schaad UB. Quinolone arthropathy in animals versus children. *Clin Infect Dis.* 1997;25:5.
138. Yee CL, Diffy C, Gerbino PG, Stryker S, and Noel GJ. Tendon or joint disorders in children after treatment with fluoroquinolones or azithromycin. *Pediatr Infect Dis J.* 2002;21:6.
139. Kumar L, Dhand R, Singhi PD, Rao KL, and Katariaya S. A randomized trial of fully intermittent vs. daily followed by intermittent short course chemotherapy for childhood tuberculosis. *Pedaitr Infect Dis J.* 1990;9:802.
140. Te Water Naude JM, Donald PR, Hussey GD, Kibel MA, Louw A, Perkins DR, and Schaaf HS. Twice weekly vs. daily chemotherapy for childhood tuberculosis. *Pediatr Infect Dis J.* 2000;19:405.
141. Donald PR, Maher D, Martiz JS, and Qazi S. Ethambutol dosage for the treatment of children: Literature review and recommendations. *Int J Tuberc Lung Dis.* 2006;10:1381.
142. Agarwal A, Khan SA, and Qureshi NA. Multifocal osteoarticular

tuberculosis in children. *J Orthop Surg, (Hong Kong)*. 2011;19:336.
143. Visudhiphan P, and Chiemchanya S. Tuberculous meningitis in children: Treatment with isoniazid and rifampicin for twelve months. *J Pediatr*. 1989;114:875.
144. van Well GTJ, Paes BF, Terwee CB, Springer P, Rood JJ, Donald PR, van Furth AM, Schoeman JF. Twenty years of pediatric tuberculosis meningitis: A retrospective cohort study in the western cape of South Africa. *Pediatrics*. 2009;123.
145. Li H, Lu J, Liu J, Zhao Y, Ni X, and Zhao S. Linezolid is associated with improved early outcomes of childhood tuberculous meningitis. *Pediatr Infect Dis J*. 2016;35.
146. Twaites GE, van Toorn R, and Schoeman J. Tuberculous meningitis: More questions, still too few answers. *Lancet Neurol*. 2013;12.
147. Schoeman JF, Van Zyl LE, Laubscher JA, and Donald PR. Effect of corticosteroids on intracranial pressure, computed tomographic findings, and clinical outcome in young children with tuberculous meningitis. *Pediatrics*. 1997;99.
148. Schoeman JF, Andronikou S, and Sefan DC. Tuberculous meningitis-related optic neuritis recovery of vision with thalidomide in 4 consecutive cases. *J Child Neurol*. 2010;25:822.
149. Jawahar MS, Sivasubramanian S, Vijayan VK, Ramakrishnan CV, Paramasivan CN, Selvakumar V, Paul S, Tripathy SP, and Prabhakar R. Short-course chemotherapy for tuberculous lymphadenitis in children. *Br Med J*. 1990;201:359.
150. United States Department of Health and Human Services. AIDSinfo. Guidelines for the prevention and treatment of opportunistic infections in HIV-exposed and HIV-infected children. 2019. Available at: https://aidsinfo.nih.gov/guidelines/html/5/pediatric-opportunistic-infection/414/mycobacterium-tuberculosis
151. Martinson NA et al. HAART and risk of tuberculosis in HIV-infected South African children: A multi-site retrospective cohort. *Int J Tuberc Lung Dis*. 2009;13:862–7.
152. Zampoli M, Kilborn T, and Eley B. Tuberculosis during early antiretroviral-induced immune reconstitution in HIV-infected children. *Int J Tuberc Lung Dis*. Apr 2007;11(4):417–23. Available at: http://www.ncbi.nlm.nih.gov/pubmed/17394688.
153. Lawn SD, Wilkinson RJ, Lipman MC, and Wood R. Immune reconstitution and "unmasking" of tuberculosis during antiretroviral therapy. *Am J Respir Crit Care Med*. Apr 1 2008;177(7):680–5. Available at: http://www.ncbi.nlm.nih.gov/pubmed/18202347.
154. Meintjes G et al. Tuberculosis-associated immune reconstitution inflammatory syndrome: Case definitions for use in resource-limited settings. *Lancet Infect Dis*. 2008;8:8.
155. Puthanakit T, Oberdorfer P, Akarathum N, Wannarit P, Sirisanthana T, and Sirisanthana V. Immune reconstitution syndrome after highly active antiretroviral therapy in human immunodeficiency virus-infected Thai children. *Pediatr Infect Dis J*. 2006;25:53.
156. Hesseling AC et al. Bacille Calmette-Guérin vaccine-induced disease in HIV-infected and HIV-uninfected children. *Clin Infect Dis*. 2006;42:548.
157. Puthanakit T, Oberdorfer P, Punjaisee S, Wannarit P, Sirisanthana T, and Sirisanthana V. Immune reconstitution syndrome due to bacillus Calmette-Guerin after initiation of antiretroviral therapy in children with HIV infection. *Clin Infect Dis*. Oct 1 2005;41(7):1049–52. Available at: http://www.ncbi.nlm.nih.gov/pubmed/16142674.
158. Hesseling AC, Cotton MF, Fordham von Reyn C, Graham SM, Gie RP, and Hussey GD. Consensus statement on the revised World Health Organization recommendations for BCG vaccination in HIV-infected infants. *Int J Tuberc Lung Dis*. 2008;12:1376.
159. Barnes PF, Bloch AB, Davidson PT, Snider DE Jr. Tuberculosis in patients with human immunodeficiency virus infection. *N Engl J Med*. 1991;324:1644.
160. Steiner P, Rao M, Victoria MS, Hunt J, and Steiner M. A continuing study of primary drug-resistant tuberculosis among children observed at Kings County Hospital Medical Center between the years 1961–1980. *Am Rev Resp Dis*. 1983;128:425.
161. Steiner P, Rao M, Mitchell M, and Steiner M. Primary drug-resistant tuberculosis in children. Correlation of drug-susceptibility patterns in matched patient and source case strains of *Mycobacterium tuberculosis*. *Am J Dis Child*. 1985;139:780.
162. Steiner P, and Rao M. Drug-resistant tuberculosis in children. *Semin Pediatr Infect Dis*. 1993;4:275.
163. Swanson DS, and Starke JR. Drug-resistant tuberculosis in pediatrics. *Pediatr Clin North Am*. 1995;42:553.
164. Partners in Health. *The PIH Guide to the Medical Management of Multidrug-Resistant Tuberculosis*. 2nd ed. *Partners in Health*. Boston, USA: USAID TB Care II, 2013. Available at: https://www.pih.org/sites/default/files/2017-07/PIH%2520Guide%2520Medical%2520Management%2520of%2520MDR-TB%25202013.pdf.
165. *Management of Drug-Resistant Tuberculosis in Children: A Field Guide*. 2nd ed. Boston, USA: The Sentinel Project for Pediatric Drug-Resistant Tuberculosis, 2015. Available at: http://sentinel-project.org/wp-content/uploads/2015/03/Field_Handbook_2nd_Ed_revised-no-logos_03022015.pdf
166. World Health Organization. *WHO Treatment Guidelines for Drug-Resistant Tuberculosis, 2016 update*. Geneva, Switzerland. Available at: http://apps.who.int/iris/bitstream/10665/250125/1/9789241549639-eng.pdf
167. D'Ambrosio L, Centis R, Sotgiu G, Pontali E, Spanevello A, and Migliori GB. New anti-tuberculosis drugs and regimens: 2015 update. *ERJ Open Res*. 2015;1:00010.
168. Harausz EP et al. Sentinel Project on Pediatric Drug-Resistant Tuberculosis. New and repurposed drugs for pediatric multi-drug resistant tuberculosis, practice-based recommendations. *Am J Respir Crit Care Med*. 2017;195:10.
169. The Sentinel Project on Pediatric Drug-Resistant Tuberculosis. *Rapid Clinical Advice: The Use of Delamanid and Bedaquiline for Children with Drug Resistant Tuberculosis*. Boston, USA: The Sentinel Project on Pediatric Drug-Resistant Tuberculosis. Available at: http://sentinel-project.org/wp-content/uploads/2016/05/Rapid-Clinical-Advice_May-16-2016.pdf.
170. Tadolini M et al. Compassionate use of new drugs in children and adolescents with multidrug-resistant tuberculosis; early experiences and challenges. *Eur Respir J*. 2016;48:938.
171. Garcia-Prats AJ, Svensson EM, Weld ED, Schaaf HS, and Hesseling AC. Current status of pharmacokinetic and safety studies of multi-drug resistant tuberculosis treatment in children. *Int J Tuberc Lung Dis*. 2018;22(5).
172. Girgis NI, Farid Z, Kilpatrick ME, Sulatn Y, and Mikahail IA. Dexamethasone adjunctive treatment for tuberculous meningitis. *Pediatr Infect Dis*. 1991;10:179.
173. Nemir RL, Cordova J, Vaziri F, and Toledo F. Prednisone as an adjunct in the chemotherapy of lymph node-bronchial tuberculosis in childhood: A double-blinded study. II. Further term observation. *Am Rev Resp Dis*. 1967;95:402.
174. Toppet M, Malfroot A, Derde MP, Toppet V, Spehl M, and Dab I. Corticosteroids in primary tuberculosis with bronchial obstruction. *Arch Dis Child*. 1990;65:1222.
175. Strang JIG, Kakaza HHS, Gibson DG, Allen BW, Mitchinson DA, Evans DJ, Girling DJ, Nunn AJ, and Fox W. Controlled clinical trial of complete open surgical drainage and prednisolone in treatment of tuberculous pericardial effusion in Transkei. *Lancet*. 1988;2:759.
176. Smith MHD, and Matasaniotis N. Treatment of tuberculous pleural effusions with particular reference to adrenal corticosteroids. *Pediatrics*. 1958;22:1074.
177. Hsu KHK. Thirty years after isoniazid. Its impact on tuberculosis in children and adolescents. *J Am Med Assoc*. 1984;251:1283.
178. Cruz AT, Ahmed A, Mandalakas AM, and Starke JR. Treatment of latent tuberculosis infection in children. *J Pediatr Infect Dis Soc*. 2013;2:2248.
179. Pediatric Tuberculosis Collaborative Group. Diagnosis and treatment of latent tuberculosis infection in children and adolescents. *Pediatrics*. 2004;114:1175.
180. Spyridis NP, Spyridis PG, Gelemse A, Sypsa V, Valianatou M, Metsou F, Gourgiotis D, and Tsolia MN. The effectiveness of a 9-month regimen of isoniazid alone versus 3- and 4-month regimens of isoniazid plus rifampin for treatment of latent tuberculosis infection in children: Results of an 11-year randomized study. *Clin Infect Dis*. 2007;45:715.
181. Diallo T et al. Safety and side effects of rifampin versus isoniazid in children. *New Engl J Med*. 2018;379(5):454.
182. Cruz AT, and Starke JR. Safety and completion of a 4-month course of rifampicin for latent tuberculosis infection in children. *Int J Tuberc Lung Dis*. 2014;18(9):1057–61.
183. Cruz AT, and Starke JR. Completion rate and safety of tuberculosis infection treatment with shorter regimens. *Pediatrics*. 2018;141(2):e20172838.
184. Villarino ME, Rizdon R, Weismuller PC, Elcock M, Maxwell RM, Meador J, Smith PJ, Carson MJ, and Geiter LJ. Rifampin preventive therapy for tuberculosis infection: Experience with 157 adolescents. *Am J Respir Crit Care Med*. 1997;155:1735–8.
185. Villarino ME et al. Treatment for preventing tuberculosis in children and adolescents: A randomized clinical trial of a 3-month, 12-dose regimen of a combination of rifapentine and isoniazid. *JAMA Pedaitr*. 2015;169:247.
186. Starke JR, and Donald PR. (eds).*Handbook of Child & Adolescent Tuberculosis*. Oxford University Press, New York, NY, 2016.
187. Lanciella L et al. How to manage children who have come into contact with patients affected by tuberculosis. *J Clin Tuberc Other Mycobact Dis*. 2015;1:1.
188. Snider DE Jr. Pregnancy and pulmonary tuberculosis. *Chest*. 1984;86:11.
189. Starke JR. Pediatric tuberculosis: A time for a new approach. *Tuberculosis*. 2002;82:208.
190. Schaefer G, Zervoudakis IA, and Fuchs FF. Pregnancy and pulmonary tuberculosis. *Obstet Gynecol*. 1975;46:706.
191. Bazaz-Malik G, Maheshwari B, and Lal N. Tuberculous endometritis: A clinicopathologic study of 1000 cases. *Br J Obstet Gynaecol*. 1983;90:84.
192. Nezar M, Goda H, and El-Negery M. Genital tract tuberculosis among infertile women: An old problem revisited. *Arch Gynecol Obstet*. 2009;280.
193. Hallum JL, and Thomas HE. Full term pregnancy after proved endometrial tuberculosis. *J Obstet Gyneaecol Br Emp*. 1955; 62:548.
194. Kaplan C, Benirschke K, and Tarzy B. Placental tuberculosis in early and late pregnancy. *Am J Obstet Gynecol*. 1980;137:858.
195. Ceneno RS, Winter J, and Bentson JR. Central nervous system tuberculosis related to pregnancy. *J Comput Tomogr*. 1982;6:141.
196. Grenville-Mathers R, Harris WC, and Trenchard HJ. Tuberculous primary infection in pregnancy and its relation to congenital tuberculosis. *Tubercle*. 1960;41:181.
197. Hageman J, Shulman S, and Schreiber M. Congenital tuberculosis: Critical reappraisal of clinical findings and diagnostic procedures. *Pediatrics*. 1980;66:980.
198. Nemir RL, and O'Hare D. Congenital tuberculosis. *Am J Dis Child*. 1985;139:284.
199. Hertzog AJ, Chapman S, and Herring J. Congenital primary aspiration-tuberculosis. *Am J Clin Pathol*. 1940;19:1139.
200. Hughesdon MR. Congenital tuberculosis. *Arch Dis Child*. 1946;21:131.
201. Jacobs RF, and Abernathy RS. Management of tuberculosis in pregnancy and the newborn. *Clin Perinatol*. 1988;15:305.
202. Siegel M. Pathologic findings and pathogenesis of congenital tuberculosis. *Am Rev Tuberc*. 1934;29:297.
203. Sugarman J, Colvin C, Moran AC, and Oxalde O. Tuberculosis in pregnancy: An estimate of the global burden of disease. *Lancet Glob Health*. 2014;2:e710.
204. Grisolle A. De l'influence que la grossesse et la phthisie pulmonary excercetn reciproquement l'une sur l'autre. *Arch Gener Med*. 1850;22:41.
205. Cohen RC. Effects of pregnancy on partuition on pulmonary tuberculosis. *Br Med J*. 1943;2:775.
206. Hedvall E. Pregnancy in tuberculosis. *Acta Med Scand*. 1953;147(Suppl. 286).
207. Crombie RC. Pregnancy and pulmonary tuberculosis. *Br J Tuberc*. 1954;48:97.
208. Cohen JD, Patton EA, and Badger TL. The tuberculous mother. *Am Rev Resp Dis*. 1952;65:1.
209. Edge JR. Pulmonary tuberculosis and pregnancy. *Br Med J*. 1952;2:845.
210. De March P. Tuberculosis and pregnancy. *Chest*. 1975;68:800.
211. Bjerkedal T, Bahna SL, and Lehmann EH. Course and outcome of pregnancy in women with pulmonary tuberculosis. *Scand J Resp Dis*. 1975;56:245.
212. Ratner B, Rostler AE, and Salgado PS. Care, feeding and fate of premature and full term infants born of tuberculous mothers. *Am J Dis Child*. 1951;81:471.
213. Knight M, Kurinczuk JJ, Nelson-Piercy C, Spark P, Brocklehurst P, and on behalf of UKOSS. Tuberculosis in pregnancy in the U.K. *BJOC*. 2009;116.
214. Llewelyn M, Cropley I, Wilkinson RJ, and Davidson RN. Tuberculosis diagnosed during pregnancy: A prospective study from London. *Thorax*. 2000;55:2.
215. Good JT Jr, Iseman MD, and Davidson PT. Tuberculosis in association with pregnancy. *Am J Obstet Gynecol*. 1981;140:492.
216. Wilson EA, Thelin TJ, and Dilts PV. Tuberculosis complicated by pregnancy. *Am J Obstet Gynecol*. 1972;115:526.
217. Lowe CR. Congenital defects among children born to women under supervision or treatment for tuberculosis. *Br J Prev Soc Med*. 1964;18:14.
218. Cziezel AE, Rockenbauer M, Olsen J, and Sørensen HT. A population-based case-control study of the safety of oral anti-tuberculosis drug treatment during pregnancy. *Int J Tuberc Lung Dis*. 2001;5:564.
219. Snider DE Jr, Layde PM, Johnson MW, and Lyle MA. Treatment of tuberculosis during pregnancy. *Am Rev Respir Dis*. 1980; 122(1):65.
220. Atkins JN. Maternal plasma concentrations of pyridoxal phosphate during pregnancy; adequacy of vitamin B_6 supplementation during isoniazid therapy. *Am Rev Resp Dis*. 1982;126:714.
221. Lewit T, Nebel L, and Terrancina S. Ethambutol in pregnancy: Observations on embryogenesis. *Chest*. 1974;68:25.
222. Robinson GC, and Cambon KG. Hearing loss in infants of tuberculous mothers treated with streptomycin during pregnancy. *N Engl J Med*. 1964;271:949.
223. Shin S et al. Treatment of multidrug-resistant tuberculosis during pregnancy: A report of 7 cases. *Clin Infect Dis*. 2003;36:996.
224. Drobac PC, del Castillo H, Sweetland A, Anca G, Joseph JK, Furin J, and Shin S. Treatment of multidrug-resistant tuberculosis during pregnancy: Long-term follow-up of 6 children with intrauterine exposure to second-line agents. *Clin Infect Dis*. 2005;40(11):1689.
225. Nhan-Chang CL, and Jones TB. Tuberculosis in pregnancy. *Clin Obst Gyn*. 2010;53:2.
226. Hageman J, Shulman S, and Schreiber M. Congenital tuberculosis: Critical reappraisal of clinical findings and diagnostic procedures. *Pedaitrics*. 1980;66:980.
227. Nemir RL, and O'Hare D. Congenital tuberculosis. *Am J Dis Child*. 1985;139:284.
228. World Health Organization. *WHO recommendation on tuberculosis testing in pregnancy*. Geneva, Switzerland. 2018. Available at: http://apps.who.int/iris/bitstream/handle/10665/259947/WHO-RHR-18.02-eng.pdf?sequence=1
229. Centers for Disease Control and Prevention. *Targeted testing and treatment of women at high risk for tuberculosis*. Atlanta, GA. 2018. Available at: https://www.cdc.gov/nchhstp/pregnancy/screening/tb-testing.html
230. Vallejo JG, and Starke JR. Tuberculosis and pregnancy. *Clin Chest Med*. 1992;13:693.
231. Franks AL, Binkin NJ, and Snider DE Jr. Isoniazid hepatitis among pregnant and postpartum Hispanic patients. *Public Health Rep*. 1989;104:151.
232. Snider DE Jr, and Caras GJ. Isoniazid associated hepatitis deaths: A review of available information. *Am Rev Resp Dis*. 1992;145:494.
233. Gupta A et al. Isoniazid preventive therapy in HIV-infected pregnant and postpartum women. *New Engl J Med*. 2019;381:14.
234. Snider DE Jr, and Powel KE. Should mothers taking antituberculosis drugs breast-feed? *Arch Intern Med*. 1984;144:589.
235. McKenzie SA, Macnab AJ, and Katz G. Neonatal pyridoxine responsive convulsions due to isoniazid therapy. *Arch Dis Child*. 1976;51:567.
236. Kendig EL, and Rogers WL. Tuberculosis in the neonatal period. *Am Reve Tuberc*. 1958;77:418.
237. Dormer BA, Swarit JA, and Harrison I. Prophylactic isoniazid protection of infants in a tuberculosis hospital. *Lancet*. 1959;2:902.
238. Light IJ, Saidelman M, and Sutherland JM. Management of newborns after nursery exposure to tuberculosis. *Am Rev Resp Dis*. 1974;109:415.

第 19 章
结核潜伏感染的治疗及结核病发展的危险因素

MARTIN DEDICOAT

（袁媛　曾剑锋　张贺　译　卢水华　审校）

筛查

全世界四分之一的人口可能感染了结核病（TB）[1]。在这些人中，大多数感染将保持休眠状态。多种风险因素可能导致这种潜伏性结核病感染（LTBI）变得活跃。已证明 LTBI 的治疗可降低进展为活动性结核病的风险[2]。

"世界卫生组织终止结核病战略"（WHO End TB Strategy）的核心思想之一包括确定患有 LTBI 并将受益于预防性治疗的人[3]。为了实现全球根除结核病，需要确定 LTBI 患者并提供有效治疗，以防止进展为活动性传染性结核病。

对每个人都进行 LTBI 检测和治疗并不现实，而且在大多数人群中感染的风险很低，多数情况下 LTBI 进展为活动性结核病的风险也是如此，因此国家临床卓越研究所（NICE）[4]、疾病预防控制中心（CDC）[5]和世界卫生组织（WHO）[3-5]推荐进行有针对性的检测。本章详细介绍了 LTBI 风险增加和进展为活动性结核病风险增加的个体。在任何情况下，当考虑治疗 LTBI 时，应进行包括胸片在内的临床评估以排除活动性结核病。目前已经为 HIV 感染者和未感染者制订了排除活动性结核病的章程。没有结核病症状，如咳嗽、发烧、盗汗、咯血、消瘦、胸痛、气短或疲劳，及没有胸片异常，对排除结核病具有最高的敏感性和最佳阴性预测值。出现任何结核病症状后进行胸片检查具有 99.8% 的阴性预测值以排除活动性结核病[6-8]。

解读

结核菌素皮肤试验（TST）和 γ 干扰素释放试验（IGRA）均可指示结核分枝杆菌（MTB）感染。已被证实，当这两种测试呈阳性时，与活动性结核病的患病风险增加有关[9-10]。就本章而言，TST > 5 mm 或 TB IGRA 测试呈阳性将被视为 MTB 感染。本章的其余部分重点介绍筛查 LTBI、最有可能发展为活动性结核病的人群，及如何治疗 LTBI。

结核潜伏感染的治疗

权威证据表明治疗 LTBI 在预防个体进展为活动性肺结核方面的功效。潜伏期结核病患者体内的细菌数量比活动性结核病患者低几个数量级，因此使用单一药物和少于 6 个月的疗程已被证明是有效的。世卫组织推荐了四种可能的 LTBI 治疗方案——6 ～ 9 个月每日异烟肼（INH）单药治疗、4 个月每日利福平（RIF）单药治疗、3 个月每日 RIF 和 INH 以及 12 次每周一次的 INH 和利福喷丁（RPT）。每个方案的依据总结在以下章节和表 19.1 和表 19.2 中。

药物

用于治疗潜伏性结核病的药物和剂量见表 19.1。第 10 章详细介绍了这些药物的作用机制及其常见不良反应。WHO、CDC 和 NICE[4-6]推荐的治疗方案将在下一节讨论，特别是异烟肼单药治疗、利福平单药治疗、利福平和异烟肼联合治疗以及利福喷丁和异烟肼联合治疗。还讨论了利福平和吡嗪酰胺（PZA）的组合，但不再推荐。

异烟肼单药疗法

在许多大型研究中，INH 是第一个被证明可有效预防 LTBI 进展为活动性 TB 的药物[11]。此处概述了针对特定风险群体（例如患有纤维化病变和 HIV 感

表 19.1　推荐的潜伏性结核病筛查人群

风险因素	WHO	CDC	NICE
密切接触者	是	是	是
HIV 感染	是	是	是
透析	是	是	是
慢性肾病	否	是	是
抗肿瘤坏死因子药物	是	是	是
矽肺	是	是	是
胸片显示纤维化 / 陈旧性肺结核	否	是	否
器官移植前	是	是	是
血液系统恶性肿瘤	否	否	是
头颈癌	否	是	否
接受化疗的患者	否	否	是
空肠搭桥术或胃切除术	否	是	否
结核病高发国家的新发者	是	是	是
医护人员	是	是	是
不当人口 [a]	是	是	是
糖尿病	否	是	否
吸烟	否	否	否
过量饮酒	否	否	是
类固醇	否	是	是
体重过轻	否	是	是

[a] 静脉注射药物、囚犯、无家可归者和疗养院居民

染的患者）的一些研究的详细信息。

WHO 和 NICE 建议 LTBI 连续 6 个月每天服用 INH。WHO 和 CDC 还推荐 9 个月的每日 INH 方案，其中 6 个月作为替代方案，包括每周两次直接观察。世卫组织的建议基于最近对 HIV 感染患者的系统评价的证据，这些评价显示 TST 阳性患者使用 INH 单药治疗可降低结核病发病率[12]。与安慰剂相比，INH 预防活动性结核病的优势比为：对于 6 个月的 INH，OR 0.65（95% CI 0.5 ~ 0.83）；对于 9 个月的 INH，OR 0.75（95% CI 0.35 ~ 1.62）；对于 12 ~ 72 个月的 INH，OR 0.5（95% CI 0.41 ~ 0.62）[13]。根据对 6 ~ 24 个月 INH 治疗试验数据的再分析，推荐 9 个月 INH 方案；理想的治疗持续时间是 9 个月，在此之后保护作用不会增加太多，但成本和毒性变得不太有利[14]。

接受 INH 化学预防后的保护持续时间是可变的，可能取决于多种因素，包括被研究者所在环境的结核病流行率和暴露人群的易感性。Comstock 报道说，

INH 对阿拉斯加因纽特人的保护作用超过 19 年[15]。相比之下，一项针对南非矿工的研究发现，INH 保护作用只持续了几年，这可能是由于这种环境中结核病的高发病率[16]。

INH 已被证明在预防儿童结核病方面是有效的。对包括 10 320 名 15 岁以下儿童在内的八项研究进行的 meta 分析发现，综合风险比（RR）为 0.65（95% CI 0.47 ~ 0.98）。在本综述中，未发现初级预防具有保护作用，RR 0.93（95% CI 0.71 ~ 1.21）[17]。

INH 的主要副作用是肝毒性和周围神经病变。一项比较 4 个月的 RIF 和 9 个月的 INH 的开放标签研究发现，INH 组有 14% 的人不得不停止治疗，RIF 组中仅有 3%，而药物性肝炎仅见于 INH 组[18]。一项比较 6 个月、9 个月和 12 个月的 INH 与 4 个月的 RIF 或 3 个月的 RIF/INH 的研究分析发现，与其他方案相比，仅使用 INH 的方案具有更高的肝毒性[13]。既往存在肝病或肝毒性高风险（如酗酒者）的患者在服用 INH 时应仔细监测，或应提供肝毒性较低的方案。NICE 指南建议吡哆醇与 INH 联用，以帮助降低周围神经病变的发生率[4]。如果患者出现恶心、呕吐、食欲减退、黄疸或周围神经病变等不良反应，应建议患者停止治疗并通知其主管医务人员。

利福平单药疗法

在中国香港进行的一项初步研究显示，与安慰剂相比，RIF 单药治疗可将结核病的发病率降低约 50%[19]。一项 meta 分析发现，与安慰剂相比，服用 RIF 单药治疗后发展为结核病的优势比为 0.41（95% CI 0.19 ~ 0.85）[13]。

一项 Cochrane 系统对比了使用 RIF 单药治疗与 INH 单药治疗预防结核病的作用，而随访 5 年后的 TB 发病率是结局指标。在这部分分析中仅使用了一项研究。在这项研究中，4 个月的 RIF 似乎与 6 ~ 9 个月的 INH 一样有效，相对风险比为 0.81（95% CI 0.47 ~ 1.4），但研究的整体质量评价较低[20-22]。综述的这一部分着眼于五项研究，总共有 1774 名患者，未观察到依从性或治疗限制效应的差异，但与 INH 相比，RIF 的 3 级或 4 级肝毒性风险较低，RR 0.15（95% CI 0.07 ~ 0.4）在接受 RIF 治疗的 LTBI 患者中，似乎没有过度的 RIF 耐药。对六项随机对照试验的回顾发现，与不含 RIF 的方案相比，在随后的活动性结核病例中，RIF 耐药的相对风险为 3.45（95% CI 0.72 ~ 16.56），但这在统计学上没有显著差异[23]。

表 19.2　世卫组织推荐的成人潜伏性结核感染治疗方案

方案	剂量、频率和持续时间	推荐	证据
异烟肼	成人每天 5 mg/kg（最多 300 mg），持续 6～9 个月——联用吡哆醇 儿童 10 mg/kg	CDC 和 NICE 推荐 9 个月的每日 CDC 首选方案 1.HIV 感染者 2. 儿童 2～11 岁 3. 怀孕	
异烟肼		建议怀孕 9 个月内每周两次——直接观察	
利福平	成人和儿童每天 10 mg/kg（最多 600 mg），持续 4 个月	CDC 和 NICE 推荐	
利福平和异烟肼	成人和儿童——利福平 10 mg/kg（最大 600 mg） 成人异烟肼 5 mg/kg（最大 300 mg） 儿童 10 mg/kg 联用吡哆醇	通常作为组合制剂给予，例如利福平 300/150 mg NICE 推荐	
利福喷丁和异烟肼	每周直接观察剂量——3 个月（12 剂） 利福喷丁 体重 10～14 kg 每周 300 mg 14.1～25 kg 每周 450 mg 25.1～32 kg 每周 600 mg 32.1～50 kg 每周 750 mg ＞ 50 kg 每周 900 mg 异烟肼每周 15 mg/kg，最多 900 mg—联用吡哆醇 50 mg	CDC 推荐用于 2 岁以上儿童 不推荐用于 1. 妊娠 2. 疑似福平 / 异烟肼耐药	

与其他方案相比，含利福霉素的方案与更高的完成率相关[24]。最近的两项开放标签试验分别在成人和儿童中比较了 4 个月的 RIF 单药治疗与 9 个月的 INH 单药治疗。该试验在九个国家进行，涉及 6800 多名成年人。发现 4 个月的 RIF 单药治疗在随机化预防后 28 个月期间的活动性结核病方面不劣于 9 个月的 INH。RIF 组的完成率较高，为 78.8% 与 63.2%，差异为 15.1%（95% CI 12.7～17.4）。RIF 组的不良事件发生率较低，尤其是肝毒性[18]。一项涉及 829 名 18 岁以下儿童的类似试验发现，4 个月的 RIF 与 9 个月的 INH 之间的安全性和有效性相似，但 RIF 组的治疗完成率更高，分别为 85.3% 和 76.4%，差异为 13.4%（95% CI 7.5～19.3）[25]。

对于不能服用 INH 的患者，如周围神经病变患者或暴露于 INH 耐药结核病患者，推荐 RIF 单药治疗。相较于 INH，肝病患者可能更耐受 RIF，但仍需要频繁的临床和生化监测。以上提及的最新的试验很可能会在不久的将来改变指南。

利福平和异烟肼 3 个月疗法

在中国香港对矽肺患者进行的一项试验显示，连续 3 个月每天 RIF 和 INH 预防结核病的效果与每天 INH 6 个月一样有效[21]。虽然 3 个月 RIF 和 IHN 联合方案没有像 INH 治疗方案那样多的后续试验，但与 6～9 个月相比，3 个月的便捷性导致该方案被如英国这样的国家广泛采用[4]。对包含 1926 名患者的五项研究的 meta 分析发现，对于活动性结核病的进展情况，3 个月的 RIF 和 INH 相当于 6～12 个月的 INH 单药治疗，并且两种疗法之间的严重不良事件相同[26]。韩国的一项回顾性研究发现在抗肿瘤坏死因子 -α（TNF-α）治疗之前接受 LTBI 治疗，接受 3 个月 RIF 和 INH 联合治疗的患者完成率为 94.2%，而接受 9 个月 INH 治疗的患者完成率为 73.8%[27]。一项预防活动性结核病的 meta 分析发现，与安慰剂相比，3～4 个月每天服用 RIF 和 INH 的优势比为 0.53（95% CI 0.36～0.78）[13]。最新的 WHO LTBI 治疗指南推荐对于小于 15 岁的儿童，3 个月的 RIF 和 INH 可以作为 6 个月 INH 的替代方案[28]。专家组对针对儿童的试验和观察研究进行了进一步的证据审查，发现接受 3 个月 RIF 和 INH 的参与者比接受 9 个月 INH 的参与者更少出现结核病的放射学证据，相对风险为 0.49（95% CI 0.2～0.56）。儿童的依从性也更高，RR 1.07（95% CI 1.01～1.14）[6, 29-31]。目前尚不清楚该方案是否比 4 个月 RIF 单药治疗更具肝毒性。

异烟肼和利福平

RPT 是一种半衰期长的利福霉素。许多年前就表明，在小鼠结核病模型中，RPT 比 RIF 具有更强的杀菌力，并且由于其半衰期长，可以降低给药频率[32]。一项对 3986 名患者进行的大型多国试验比较了 3 个月的每周 RPT 与 INH（12 剂）与 9 个月的每日 INH，发现 RPT/INH 组的 TB 累积率为 0.19%，而 INH 组为 0.43%。RPT/INH 组的治疗完成率为 82.1%，而 INH 组为 69%（P < 0.001），RPT/INH 组的肝毒性发生率为 0.4%，INH 组为 2.7%（P = 0.009）[33]。对肝毒性的进一步研究发现，在接受评估的 6862 名患者中，接受 9 个月 INH 的患者中有 1.8% 发生肝毒性，而接受 12 剂 RPT/INH 的患者为 0.4%（P < 0.001）[34-35]。根据该研究的数据，RPT/INH 被 CDC 采纳为推荐方案，随后被 WHO 采纳[5-6]。受试者中有 126 名孕妇，并未检测到意外流产或先天性异常[36]。

在 HIV 感染患者中进行 12 剂 RPT/INH 与 9 个月 INH 的开放标签试验，HIV 患者的 CD4 计数中位数约为 500/μl，该试验发现 RPT/INH 组和 9 个月 INH 组的累积结核病发病率分别为 1.1% 和 3.5%，RPT/INH 组的治疗完成率为 89%，INH 组为 64%（P < 0.001）[37]。

一项在多个国家进行的随机对照试验比较了 HIV 感染者服用 1 个月的每日 RPT/INH 与 9 个月的每日 INH。RPT 根据体重每天 300～600 mg 给药，INH 以每天 300 mg 的剂量在两组中给药。该试验是具有非劣效性设计的开放标签，三千名患者参加了这项研究。该试验的主要终点或者死于结核病占两个治疗组总人数的 2%，且与 9 个月的 INH 相比，RPT/INH 组展现出短期方案的非劣效性。此外，1 个月方案组的治疗完成率为 97%，比 90% 更高。两个实验组之间的不良反应没有差异[38]。

与间歇性 RIF 给药方案一样，这种方案可能会发生流感样反应[39]。

与 9 个月的每天 INH 相比，3 个月的每周 RPT/INH 已被证实更便宜且进展为活动性结核病的病例数更少[40]。该方案具有良好的药代动力学，可用于 2～17 岁儿童；与 9 个月的 INH 单药治疗相比，

儿童的治疗完成率更高[41-42]（剂量方案见表 19.2）。CDC 和 WHO 建议成人及 2 岁以上儿童使用 12 剂的 RPT/INH。由于潜在的相互作用，在接受抗反转录病毒治疗（ART）的 HIV 感染患者中应谨慎使用 RPT。近期，CDC 对 RPT/INH 研究进行了 meta 分析，并将其推荐用于儿童、HIV 感染患者和自我给药治疗[43-44]。

利福平和吡嗪酰胺 8 周疗法

每天一次或每周两次的 RIF 与 PZA 联用 8～12 周已被证明可有效治疗潜伏性结核病。一项对 1583 名 TST 阳性的 HIV 感染患者进行的多中心研究，将 2 个月的每日 RIF 和 PZA 与 12 个月的每日 INH 进行比较，发现 RIF/PZA 组中 80% 的患者完成了治疗，而 INH 组中则为 69%。RIF/PZA 组平均 37 个月的 TB 随访率为每年 0.8/100 人，而 INH 组为每年 1.1/100 人。该方案最初由 CDC 批准用于 HIV 感染患者和未感染患者[44]。

在推荐该方案后不久，报道出现了肝毒性高发率，在某些情况下甚至出现了死亡案例。CDC 对 7737 名接受每日或间歇性 RIF/PZA 治疗 LTBI 的患者进行了一项回顾性调查，其中 204 名（26.4/1000，95% CI 22.8～30）患者因谷草转氨酶（AST）升高超过正常上限的 5 倍而停止治疗，另外 146 名（18.9/1000，95% CI 17.4～20.4）患者因肝炎而停止治疗。相比之下，接受 INH 治疗的患者的死亡率为 0～0.3/1000[45-47]。

这些发现在一项 meta 分析中得到证实，该文章涉及七个国家的六项研究，包括 HIV 和非 HIV 感染患者，对比 2～3 个月的 RIF/PZA 与 12 个月的 INH 治疗。两种方案在预防结核病进展方面表现出相似的功效，但与 12 个月的 INH 相比，RIF/PZA 方案与严重不良反应的更高风险相关（风险差异 29%，95% CI 13～46 vs. 风险差异 7%，95% CI 4～10）[48-50]。鉴于这些发现，不推荐 RIF/PZA 用于治疗 LTBI。

危险因素

LTBI 患者发展为活动性结核病的风险因素很多，而且不同风险之间通常存在复杂的相互作用。除了众所周知的合并症（例如 HIV 感染）会成倍增加进展为活动性结核病的风险之外，人们越来越认识到更常见的合并症如糖尿病，尽管其对进展为活动性结核病

的风险因素的影响要小得多，但由于其普遍存在，特别是在这两种疾病高发的国家，它对人群有很大的影响[51]。进展为活动性结核病的另一个重要且新出现的风险因素是使用新型免疫调节剂如 TNF-α。这些药物在被用于治疗炎症性肠病等疾病几年后，首次被发现会增加患活动性结核病的风险[52]。这种增加的风险并未从动物模型中或预实验中提及。许多最近才进入临床的新型免疫调节剂具有相对未知的结核病再激活风险。

所有这些风险将在以下各节中单独讨论。

密切接触者和新发者

与传染性结核病病例密切接触的人如果潜伏感染，则发展为活动性结核病的风险会增加。暴露后第一年进展为活动性结核病的比率为 0.6% ～ 7.5%，第二年较低，但在两年内总计增加了 10% 左右。这可以通过先前所述的化学预防来减少[53]。应筛查传染性结核病病例的密切接触者，评估活动性结核病，并提供适当的潜伏性结核病检测。提供的检测将取决于当地的指导方针和情况，例如，如果需要对来自大型聚集环境的人进行筛查，在适当的时间间隔后进行单次 IGRA 检测可能是最有效和最具成本效益的策略。如果检测阳性，他们应该接受 LTBI 治疗。

患有 HIV 感染的密切接触者更有可能发展为活动性结核病，在排除活动性疾病后，那些具有晚期免疫抑制（CD4 < 200/mm^3）的人应接受预防治疗[4]。

5 岁以下儿童发展为活动性结核病的风险最高。世卫组织建议，在结核病高发国家，对接触传染性结核病的 5 岁以下未感染 HIV 的儿童进行活动性疾病筛查，如果排除活动性结核病，则接受 LTBI 治疗。在低发病率国家，建议在用 TST 或 IGRA 进行适当检测后进行潜伏性结核病治疗。对于与传染性结核病接触的小于 12 个月的 HIV 感染婴儿，一旦排除了活动性疾病，就应进行 INH 预防性治疗[3]。NICE 指南建议接触涂片阳性结核病患者的新生儿（< 4 周龄）应评估为活动性结核病，如果排除为活动性结核病，则应开始 INH 预防性治疗，并在第 6 周进行结核菌素皮肤试验。如果是阳性，则重新评估活动性结核病，如果排除，继续 INH 预防性治疗 6 个月。如果 TST 为阴性，则重新评估活动性疾病并考虑进行 IGRA 测试；如果为阴性，给予卡介苗（BCG）疫苗，如果阳性继续 INH 治疗 6 个月。建议 4 周至 2 岁的儿童采用类似的预防策略[4]。大龄儿童的评估方式

与成人相似：首先排除活动性疾病，然后进行筛查试验，如果试验呈阳性，则给予化学预防，如果试验呈阴性，则提供卡介苗疫苗。

纤维性病变

肺上叶的纤维化病变使潜伏性结核病进展为活动性结核病的风险增加 6 ～ 19 倍[54-55]。在治疗具有肺纤维化病灶的潜伏性结核病患者之前，应进行全面评估以确保患者没有活动性疾病。应采集痰液样本并进行包括横断面成像等影像学检查，随后进行支气管镜检查。通常情况下，肺纤维化病变的患者可能已经接受了肺癌评估并进行了 PET-CT（正电子发射计算机断层显像）[56]。如果 PET-CT 扫描显示一个代谢活跃的病灶，经组织学证实为 TB，则适当地治疗活动性 TB。

如果全面评估未发现活动性结核病，则对这些患者应进行潜伏性结核病治疗。

这些人的治疗已被证明在预防活动性结核病方面非常有效。国际抗结核联盟在七个欧洲国家的 115 个药房进行的一项大型研究招募了 28 000 名患有稳定（1 年）肺纤维化病变且反应性结核菌素皮肤试验至少 6 mm（平均 15 mm）的患者。患者接受了 12 周、24 周或 52 周的 INH 治疗或安慰剂。安慰剂组的活动性结核病发生率（定义为培养阳性病例）前 12 个月内为 0.4%，前 5 年为 1.4%。接受 12 周 INH 的培养阳性病例减少了 21%；接受 24 周 INH 的减少了 65%，接受 52 周 INH 的减少了 75%。当仅分析已完成治疗的患者，而不是已开始治疗但可能尚未完成的患者时，完成 24 周治疗的患者减少了 69%，完成 52 周治疗的患者减少了 93%。大于 2 cm^2 的纤维化病变更有可能重新活跃，并且似乎更受益于 52 周的治疗疗程[57]。另一项研究也显示了对纤维化病变患者进行 LTBI 治疗的益处，但对先前已接受过活动性结核病治疗的患者没有益处[58]。

先前提供的数据均基于 INH 治疗。目前尚没有具体的试验支持在肺纤维化病变患者中使用基于 RIF 的 LTBI 治疗，但根据在中国香港胸科服务中心治疗的矽肺患者来推断 LTBI 的结果可能是合理的[21]。

有趣的是，尽管强有力的证据显示了对纤维化病变患者进行 LTBI 治疗的益处，但只有 CDC 指南特别推荐对这一类型患者进行治疗[5]。

HIV 感染

所有 HIV 感染者的死亡中约有四分之一是由结

核病引起的[59]。据估计，与普通人群相比，HIV 感染者再激活结核病的相对风险是 100 倍以上[60]。在未接受 ART 的 HIV 感染者中，潜伏性结核病进展为活动性结核病的比率为每年 5%～10%[61]。HIV 感染者 LTBI 的化学预防已被证明是有效的。在选择治疗对象方面有两种策略，在资源有限且结核病发病率高的地区，无论 TST 结果如何，INH 已被证明可以降低 HIV 感染者的结核病发病率。该地区无须进行 LTBI 检测即可治疗 HIV 感染者。目前推荐的治疗持续时间为 36 个月[3, 62-64]。尽管世卫组织在 1990 年建议对 HIV 感染者进行 INH 治疗，但在发病率最高的国家中的采用率相对较低。最近在马拉维进行的一项研究发现，在管理良好的队列中参加 INH 预防性治疗计划的患者中，约有四分之一没有完成治疗。在乌干达，60% 的患者从该方案中丢失[65-66]。研究表明，与 ART 联合会有所助益。

在低发病率、高收入国家，建议对 HIV 感染者进行有针对性的 LTBI 检测。在英国，英国 HIV 协会（BHIVA）建议对来自中等和高发病率结核病国家（每年＞40/100 000）的所有 HIV 感染患者进行检测，无论 CD4 计数或并发 ART 情况如何[67]；CDC 建议为 TST＞5 mm 或 IGRA 检测呈阳性的 HIV 感染者提供治疗。BHIVA 建议使用 IGRA 检测来筛查 HIV 感染者的 LTBI；如果检测不确定，则需要临床判断。当肝毒性的发生率本身较低，但因为其他风险因素（如酗酒）提高时会增加，建议对不良反应进行临床监测[68]。

INH 单一疗法和 INH 与 RIF 均被推荐用于治疗 HIV 感染者的 LTBI，最近还推荐每周 RPT/INH。由于可能与 ART 相互作用，因此在使用 RIF 时应慎重。

其他免疫抑制个体，包括抗 TNF 治疗

多种药物与潜伏性结核病的再激活有关。皮质类固醇已在小鼠和兔模型中显示可再激活潜伏性结核病[69-70]。在人体的风险尚不清楚。已有多个接受类固醇治疗的患者患结核病的病例报道，但至今仍没有高质量的相关研究。对 1000 多名患者的回顾性述评并未显示超出背景环境的过度风险[71]。在中国台湾，对每天接受超过 5 mg 皮质类固醇剂量的类风湿关节炎患者进行的一项研究发现，与背景风险相比，活动性结核病的风险增加了 5 倍（95% CI 1.47～17.16）[72]。

TNF-α 抑制剂的使用彻底改变了炎症性肠病以

及许多风湿和皮肤病的治疗，越来越多的人在未经许可的情况下使用这些药物。在将 TNF-α 药物引入常规临床实践后不久，他们注意到接受 TNF-α 药物治疗的患者患结核病的风险增加[51]。在接受 TNF-α 治疗的患者中，发展为 TB 的可能性难以诊断并且可能会传播[73-75]。正如 Harris 和 Keane 所评论的那样，似乎 TNF-α 药物会在机体的先天性和适应性免疫的许多地方干扰免疫系统控制结核病感染的能力[76]。目前有五种获得许可的 TNF-α 药物：英夫利昔单抗、阿达木单抗、依那西普、戈利木单抗和妥珠单抗，每种药物的 TB 再激活风险不同（表 19.3）；TB 激活的最高风险背景环境下增加到 25 倍。在使用任何药物之前，应根据国家和专家协会的指导方针筛查活性结核病和 LTBI[77]。在接受 TNF-α 治疗之前治疗 LTBI 已被证明是有效的，并且可以将活动性结核病的发病率降低约三分之二[78]。尚无关于在接受 LTBI 治疗的患者中开始使用 TNF-α 药物的最佳时机的明确数据；理想情况下应完成 LTBI 治疗，但如果迫切需要 TNF-α 治疗，建议在开始前至少进行一个月的抗结核治疗[79]。在过去几年中，除了 TNF-α 之外，还有大量针对免疫系统的生物制剂。这些药物引起结核病再激活的风险尚未明确定义，但迄今为止，抗白细胞介素 -1 药物阿那白滞素、抗 CD20 药物利妥昔单抗和抗 CD80/CD86 阿巴西普的风险似乎很小。托珠单抗（一种针对白细胞介素 -6 受体的人源化单克隆抗体）的风险尚不清楚，虽然可能不会增加，但需要继续对这种和其他新生物制剂进行上市后监测[80-82]。

静脉吸毒者（非 HIV 感染者）

与背景人群相比，静脉吸毒者（IVDU）已被证明具有更高的发展为活动性结核病的风险。最早报道纽约发病率增加的研究之一发现，IVDU 的全市结

表 19.3　使用 TNF-α 药物的结核病风险

药物	风险	参考
阿达木单抗	IR 176～215/100 000	173，174
妥珠单抗	比率 0.42/100 人年（0.31～0.57）	175
依那西普	IR 9.3～144/100 000	173，174，176，177
戈利木单抗	比率 0.55/100 人年（0.07～1.98）[a]	178
英夫利昔单抗	IR 54～383/100 000	173，174，176，177

[a] 患者也服用甲氨蝶呤。缩写：IR，发生率

核病患病率为 1372/100 000，而整个城市的患病率为 64.7/100 000[82]。流行率的增加部分可能是由于早期的艾滋病毒流行。后来的研究表明，HIV 感染对结核病再激活和传播的影响比单纯静脉吸毒带来的风险更显著，但这部分患者容易出现晚期活动性结核病，从而在其所在社区造成结核病传播的微流行病。在巴塞罗那等城市，早期 HIV 流行集中在 IVDU 中，结核病发病率大幅上升[83]。

WHO、NICE 和 CDC 指南建议在 IVDU 中检测和治疗潜伏性结核病。IVDU 可能难以访问和筛选，但一旦他们进入美沙酮治疗计划，则有机会检测和治疗 LTBI。一项关于服用美沙酮和 INH 联合美沙酮的 IVDU 的研究的完成率为 77%，而那些转诊至结核病诊所接受标准治疗的患者的完成率为 13%[84]。因此，应鼓励联合筛查，包括血源性病毒筛查。

医护人员

在结核病得到有效治疗之前，即 1950 年之前，卫生保健工作者患结核病的风险非常高。这种风险一直下降到 20 世纪 80 年代中期至 20 世纪 90 年代中期结核病再次流行。医院内风险包括参与直接患者护理的卫生保健工作者以及实验室技术人员和太平间工作人员。感染控制方面的改进如改善通风、高科技和低科技紫外线，及对感染患者的适当隔离，都会致使医疗保健环境中的传播减少。正确佩戴卫生级别的口罩也能降低风险[85]。需要采用多种预防方法来保护医疗机构的患者和工作人员[86]。

在结核病高发国家，卫生保健工作者的结核病感染率非常高；最近的一项综述发现，LTBI 的患病率为 47%（95% CI 34% ~ 60%），在南非高达 63%[87]。很少有研究关注高发国家卫生保健工作者的结核病发病率；一项针对津巴布韦护理专业学生的研究发现，每年有 19.3/100 TST 转为阳性（95% CI 14.2 ~ 26.2），而理工学院学生每年 6.0/100（3.5 ~ 10.4）TST 转为阳性，这表明护士由于管理的结核病患者人数众多而在工作场所感染结核病的风险很大[88]。最近的一项系统评价发现，卫生保健工作者中 LTBI 的总体患病率为 37%，每年累积发病率为 97/100 000。LTBI 的风险至少是一般人群的两倍[89]。

结核病从卫生保健工作者传播给他们的患者的风险可能难以确定。未来，全基因组测序可能会对此有更多阐明。对卫生保健工作者传播给患者的结核病报道病例的系统评价和 meta 分析发现，对成人患者的

传播率为 0.09%（95% CI 0.02 ~ 0.22），对其他卫生保健工作者的传播率为 2.6%（95% CI 1 ~ 4.9），表明存在来自卫生保健工作者的结核病风险，但比卫生保健工作者将结核病传染给他们的同事的风险低几个数量级。当在卫生保健工作者中发现活动性传染性结核病病例时，进行适当的筛查很重要[90]。

其他暴露风险高的群体

由于社会环境的因素，还有其他群体发生活动性结核病的风险增加，特别是近期移民、囚犯和无家可归的人。通常，这些群体中的个体可能有多种风险因素，包括 HIV 感染和 IVDU，使他们处于进展为活动性疾病的更高风险中，这使得该群体成为筛查和治疗的优先群体，但社会风险因素可能使这些个体难以发现和参与治疗计划。

国际移民的人数正在逐步增加；2017 年，联合国估计有 2.58 亿移民，其中大部分移民从低收入国家迁移到高收入国家，也有来自结核病高发区到低发区的移民[91]。由于各种因素，人们从结核病高发病率国家迁移到结核病低发病率的国家，发展为活动性结核病的风险增加。在一些低发病率国家，绝大多数活跃的结核病病例发生在最近抵达和定居的移民中。在英格兰，每年约有 75% 的活动性结核病病例出生于海外结核病高发的国家[92]。有几种方法可以解决这个问题，其中之一是活动性结核病的入境前筛查，这已被证明是有用的，但该方法不能解决大量人群携带结核杆菌[93]。移民到达目的地国家后，对活动性结核病进行筛查是相当广泛的。尽管 WHO、NICE 和 CDC 推荐进行 LTBI 筛查，但并没有广泛实施。在英国，筛查对象的定义也各不相同。来自结核病发病率 > 150/100 000 的地区的人，如果年龄在 16 ~ 35 岁之间，将接受筛查。在加拿大，来自结核病发病率 > 30/100 000 的地区的人接受筛查。寻求庇护者在某些情况下会接受筛查，即使他们的出生地由于在迁移过程中接触结核病的可能性小而发病率很低[94-95]。缺乏关于在国家层面治疗移民群体的 LTBI 的数据，但在对国家 LTBI 筛查计划进行评估之后，PHE（英国公共卫生部）应该会在未来几年内提供这些数据。减少筛查障碍和用适合的语言提供信息非常重要[96]。此外，在语言班等方便的地点提供筛查可能会提高吸收率[97]。

无家可归的人从已开展的活动性结核病筛查中受益[98]。筛查和治疗无家可归者的 LTBI 虽更为复杂，

但也可能实现。在最近的一项综述中发现 LTBI 的患病率高达 50%；此外，血源性病毒感染在这一群体中很常见，这使得治疗可能更加复杂。英格兰无家可归者 LTBI 的一个主要风险因素是之前的监禁，这证实了风险因素的相互作用，但也增加了加入医疗保健服务和筛查以识别和治疗多个地点具有社会风险因素的人的理由[99]。

囚犯处于进展为活动性结核病的高风险中，并且由于被监禁，很可能广泛传播给其他人。WHO、NICE 和 CDC 建议对囚犯进行筛查，但通常会进行活动性疾病筛查，而 LTBI 筛查则不然。在监狱中进行有效的 LTBI 筛查存在许多障碍，例如医疗条件差、缺乏结核病筛查设施以及难以获得必要的药物；监狱保健服务往往不是投资的重点[100]。

欧洲疾病控制中心进行的数学模型计算得出，目前在低发病率国家对 LTBI 进行筛查将无法实现 WHO 到 2050 年消除结核病的目标。但是，如果对无家可归者、IVDU、囚犯和来自结核病高发国家的新移民进行 LTBI 筛查和治疗，那么活动性结核病的发病率就会显著下降[101]。

医疗危险因素

某些医疗状况会增加 LTBI 患者进展为活动性结核病的风险。增加的幅度在不同研究之间以及在高流行和低流行国家之间有所不同。由于全球患病率不断变化，尤其是在 LTBI 发生率高的发展中国家，某些风险因素（如糖尿病）正变得越来越重要。在某些情况下，缺乏关于以下部分提到的所有风险因素的化学预防益处的数据，但个体通常具有不止一个进展为活动性结核病的风险因素，并且化学预防的益处通常超过不治疗个体的风险。需要考虑的情况是矽肺病、糖尿病、肾病、恶性肿瘤、体重减轻、慢性消化性溃疡病、胃切除术、减肥手术和吸烟。

矽肺

长期以来，矽肺被认为是发展为肺结核的危险因素。此外，据观察，发展为肺结核的矽肺患者预后更差，可能需要延长治疗时间[19, 21]。这可能是由于二氧化硅导致肺泡巨噬细胞功能受损。增加的风险与接触二氧化硅和其他粉尘的量有关，即使在未患明显矽肺的人中，风险也会增加[102]。与其他人相比，接触二氧化硅的人患结核病的风险增加可能难以确定，因

为通常存在其他风险因素，如 HIV 感染、吸烟和其他粉尘接触，但其风险增加 3 倍的数量级[102-103]。一项对赞比亚的铜矿矿工的 10 年回顾性研究发现，与非硅矿矿工（0.11%/ 年）相比，硅矿矿工（2.89%/ 年）增加了 26 倍；这是在结核病发病率非常高的背景下[104]。在停止接触粉尘后，增加的风险仍然存在。一项针对俄克拉荷马州 50 岁以上的前矿工（其中三分之一患有矽肺）的研究观察到，在 2 年期间，367人中有 8 人（1.1%/ 年）进展为培养阳性结核病[105]。尽管改进了工作环境，但在过去 30 年中患有矽肺的矿工数量并未显著减少，因此作为结核病风险的矽肺似乎不太可能很快消失[106]。

化学预防已被证明对 LTBI 和矽肺患者有效，但很少有高质量的研究可以确认，而且循证基础比许多其他高危人群（如 HIV 感染者）的循证基础薄弱。一项使用 INH 单一疗法的研究表明，与安慰剂相比，活动性结核病病例减少了 93%，但该研究还包括具有其他风险因素的人群，例如近期皮试转阳者、结核病患者的密切接触者以及患有纤维化肺病变的人，而这些人群已被证明可独立受益于化学预防[107]。在中国香港进行的另一项研究中，许多人通过建筑业接触二氧化硅，这项研究中随机分配了 625 名 LTBI 患者。患者接受 24 周每天 300 mg INH、12 周每天 300 mg INH 和 600 mg RIF、24 周每天 600 mg RIF 或 24 周每天安慰剂治疗，所有这些都是自我指导的。经过 5年的随访，发现结核病减少了 50%；化学预防组发生结核病比例为 13%，而安慰剂组为 27%。而不同化学预防组之间的疗效没有差异[108]。

糖尿病

糖尿病（DM）在世界范围内变得越来越普遍。2017 年国际糖尿病联盟 Atlas 报道，全球有 4.25 亿糖尿病患者，其中一半未确诊；另有 3.25 亿人有患 2型糖尿病的风险。80% 的糖尿病患者生活在低收入或中等收入国家；同样也是结核病发病率最高的国家。尽管预计全球糖尿病患病率将上升，但未来 30 年中增幅最大的地区可能是最贫穷和人口最多的地区，例如非洲预计增加 156%，东南亚预计增加 84%。鉴于此，DM 和 TB 两种流行病之间的任何相互作用都可能产生重要的不利后果[109]。结核病患者中糖尿病的总体患病率因国家而异，但估计在 1.9%～45%，中位数患病率为 16%[110]。

在许多研究中，糖尿病与活动性结核病风险增加

有关。这种风险因研究而异。最近的一项系统回顾和 meta 分析纳入了总共超过 5800 万受试者的研究，其中包括超过 89 000 例结核病病例，涉及 16 个国家，发现糖尿病与结核病之间的关联性衡量指标从前瞻性研究的 RR 或 HR 为 3.59（95% CI 2.25～5.73）到回顾性研究为 1.55（95% CI 1.39～1.72）。总体而言，当所有研究结合在一起时，尽管方法不同，但关联度为 2（95% CI 1.78～2.24）[111]。

糖尿病患者易患活动性结核病的生物学机制尚未明确。似乎确实与糖尿病控制不佳以及过度饮酒和吸烟等竞争因素有关。已经表明，糖尿病控制不佳和高血糖的人减少了白细胞对细菌的细胞内杀伤[112]。此外，2 型糖尿病患者已被证明对刺激产生的干扰素 γ 减少；这可能会影响一个人控制早期结核病感染的能力，使他们容易患上活动性疾病[113]。已经在一组非洲人群中观察到了高血糖与 TB 之间的关联，但人们认为高血糖对 TB 患病率的总体额外贡献很小，而且当其他竞争性风险因素例如 HIV 感染在所研究的人群中占主导地位时，DM 的影响可能不那么显著[114-115]。

2 型糖尿病的最大风险因素之一是肥胖。肥胖已被证明对进展为活动性结核病具有保护作用。糖尿病、肥胖和结核病之间存在复杂的风险相互作用，可能不会相互抵消。一项基于中国台湾的大型队列研究涉及 167 392 名患者，中位时间为 7 年，发现体重指数（BMI）＞ 30 kg/m^2 的个体有 67%（95% CI －3% 至 －90%）和 64%（95% CI 31%～81%）在两个队列中进展为 TB 的风险降低。总体而言，与既不肥胖也不患有糖尿病的人相比，肥胖似乎对发展 TB 具有保护作用，而在既肥胖又患有 DM 的人群中这种作用被抵消[116]。

尽管 DM 明显增加了活动性结核病的风险，但 TB 感染与 DM 之间的关系尚不清楚。最近一项包括超过 38 000 人的系统评价发现，不同研究方法和设计之间存在不一致的关联。总体而言，DM 与 LTBI 风险增加之间存在微小但具有统计学意义的关联，合并比值比为 1.18（95% CI 1.06～1.3）[117]。除非存在其他风险因素，否则 WHO 指南目前不建议在低结核病发病率国家对 DM 患者进行 LTBI 筛查，但这可能会随着更多证据的获得和其他风险因素的流行发生变化而改变[6, 8]。

慢性肾衰竭、透析

40 多年前，慢性肾病被认为是活动性结核病发

展的危险因素。风险因研究而异，并在某种程度上取决于患者的背景和共存条件[118-121]。澳大利亚的一项大型研究发现，透析患者的结核病发病率为每年 66.8/100 000，而在整个人群中为每年 5.7/100 000。这使透析患者的调整后的 RR 为 7.8（95% CI 3.3～18.7）[122]。来自英国伦敦的一项研究表明，血液透析患者的累积结核病发病率为 1267/100 000（95% CI 630～1904），腹膜透析患者为 398/100 000（95% CI，80～1160），肾移植患者为 522/100 000（95% CI 137～909），这些比率是英国结核病比率的 85、26 和 35 倍[123]。活动性 TB 在肾病患者中很难诊断，并且更有可能发生在肺外且常发生在腹膜内，尤其是腹膜透析患者。鉴于该患者群体中潜伏性结核病的诊断难度大，筛查和治疗尤为重要[124]。

肾病患者潜伏性结核筛查试验的选择很重要，晚期肾病患者对 TST 不敏感，因此首选 IGRA 试验[125-126]。

NICE 和 CDC 指南建议对慢性肾病患者以及接受透析的患者进行化学预防。WHO、NICE 和 CDC 建议筛查和治疗 LTBI[4-6]。INH 可通过透析在一定程度上消除，因此应在完成血液透析后给予 INH。肾衰竭患者更容易发生周围神经病变，因此吡哆醇应与 INH 一起给药。RIF 可能会降低肾移植患者的免疫抑制药物（如他克莫司）的水平，因此如果联合应用 RIF，应仔细监测这些药物水平[127]。

恶性肿瘤

恶性肿瘤，尤其是头颈癌和血液系统恶性肿瘤，与 LTBI 的再激活有关。多年前研究就发现与其他恶性肿瘤相比，头颈部与恶性肿瘤有很强的相关性；其原因是多方面的，可能与减肥、免疫抑制、化疗和放疗有关[128]。

最近关于恶性肿瘤引起的 TB 再激活额外风险的最大研究是基于对丹麦国家医学数据库的研究。该研究调查了 290 944 名癌症患者。癌症患者中 TB 的总体调整后的风险比为 2.48（95% CI 1.99～3.1）。结核病再激活风险最高的三种癌症是呼吸消化道癌症、烟草相关癌症和血液系统恶性肿瘤。在癌症诊断后的第一年发生高风险，但在诊断后 5 年仍保持高风险。与患病背景相比，接受化疗或放疗的患者的调整后风险比为 6.78[129]。因此，为患有这些类型的恶性肿瘤和因接受细胞毒性或放射治疗的患者提供潜伏性结核病检测和治疗似乎是明智的。

恶性肿瘤患者中 LTBI 的检测和治疗指南各不相

同。在英国，2016 年 NICE 建议筛查 LTBI 并治疗血液系统恶性肿瘤患者和接受其他恶性肿瘤化疗的患者[4]。在美国，CDC 指南推荐对头颈癌患者进行治疗。应考虑 LTBI 治疗的毒性以及与化疗药物的相互作用，例如，由 INH 和某些细胞毒性药物引起的周围神经病变可以通过吡哆醇缓解。RIF 可能会通过增加代谢来降低某些药物的效果，例如皮质类固醇。

快速减重和营养不良

活动性结核病与体重减轻有关，如果延误治疗，体重减轻是有可能的。已经阐述了快速显著的体重减轻是发展为活动性结核病的危险因素[130-131]。体重减轻超过理想体重的 10% 可能是发展为活动性结核病的独立危险因素，并且是治疗 LTBI 的指征。在这些情况下，体重减轻的原因也可能是一个额外的风险因素，如营养不良、吸收不良、胃切除术、恶性肿瘤、肠道旁路手术或饥饿。低 BMI 也被认为是患结核病的危险因素，BMI 与患结核病风险之间的关系已在几个队列中得到证实[132]。

正如最近的系统分析所显示的那样，体重过轻和 BMI 低似乎与患 LTBI 的可能性增加无关[133]。

营养不良对 LTBI 治疗成功的影响尚未明确，但可能会因免疫系统功能较差而降低；据报道，用于治疗 LTBI 的药物对营养不良的患者毒性更大[134, 135]。

慢性消化性溃疡病，胃切除术后

长期以来，人们已经认识到胃大部切除术后潜伏性结核病的再激活和对结核病的易感性增加[136]。与目前 TB 发病率为 39/100 000 的韩国普通人群相比，用于治疗胃癌的胃切除术与 TB 风险增加有关[137]。一项对 1776 名接受过胃切除术的人进行的回顾性研究发现，0.9%（16/1776）的患者进展为活动性结核病，这相当于每 100 000 人中 223.7 例的年发病率。确定的其他风险因素包括既往结核病史和低 BMI，这可能证明了不同风险因素之间的相互作用[137]。有趣的是，胃切除术后患者的活动性结核病治疗与较高的治疗失败率有关。在一项小型病例对照研究中，26% 的患者在 4 个月时临床治疗失败[138-139]。

肠道旁路手术

病态肥胖手术尤其是空肠回肠旁路手术，已被证明非常有效，可显著减轻体重。它还与结核病风险增加有关。据报道，增加的风险是普通人群的 27 ~ 63 倍[140-141]。与旧的手术技术相比，腹腔镜减肥技术（如胃束带术）似乎不会带来相同的结核病风险，尽管这些手术后有结核病的病例报道[142]。这种降低的风险可能是因为腹腔镜技术导致的体重减轻幅度较小。

吸烟

早在 1918 年，G.B.Webb 就根据对吸烟的美国士兵的结核病发病率的观察首次提出假设香烟烟雾和结核病之间存在联系[143]。有许多观察性研究着眼于吸烟会增加一个人感染结核病并继续进展为活动性结核病的机会的额外风险。这些研究都被其他可能使人们患结核病的风险更高的风险因素和行为所混淆，例如无家可归、酗酒、静脉吸毒、贫困、营养不良和其他肺部疾病。这使得很难明确定义仅因吸烟而导致的结核病额外风险。其中一些因素也可能影响结核病 IGRA 测试的结果，使情况更加复杂。Jayes 等的系统评价和 meta 分析总结了自 2000 年以来发表的四项队列研究，这些研究着眼于活动性结核病风险的增加，而其中三项研究被评为高质量。归因于主动吸烟的相对 RR 的汇总估计值为 1.57（95% CI 1.18 ~ 2.10）；随着吸烟数量的增加，风险也在增加。其他评论已将风险分解为三个结果，即结核病感染、结核病疾病和结核病死亡率。结核病的证据最强，相对风险约为 2.2，而 TB 感染的证据较弱，相对风险约为 1.5。对于结核病死亡率，相对风险约为 2.0[144-149]。通常，除非与其他风险相关，否则指南中并未将吸烟确定为证明 LTBI 治疗合理的风险因素。

与二手或被动烟草烟雾相关的结核病风险尚不清楚。在最近对 12 项研究进行评估的系统评价中，与二手烟暴露相关的获得性结核病感染风险似乎并未增加（RR 1.19，95% CI 0.9 ~ 1.57），但进展为结核病的风险（RR 1.59，95% CI 1.11 ~ 2.27）似乎增加了。作者指出，所评价的研究具有相当显著的异质性，因此不同环境下的总体风险尚不清楚，需要更多证据[150]。

低风险个人

潜伏性结核病风险低和进展为活动性结核病风险低的个体通常不接受 LTBI 筛查，除非他们正进入患上疾病的高风险环境，或者容易感染活动性结核病例如开始 TNF-α 治疗的患者。另一个可能接受 LTBI 筛查的低风险人群是那些从事可进展为活动性结核病的职业，例如卫生保健工作者，可能对其周围人有害。在这些情况下，治疗的益处可能超过继发于治疗的毒性风险。对于其他低风险个体，决策需更为谨慎，但存在基于证据的在线决策工具，可以帮助临床医师和个人围绕治疗益处和风险做出决定。这种决策工具是由加拿大麦吉尔大学（McGill University）维护的在线 TST/IGRA [151, 152]。例如，一名来自美国的18 岁白种人发现其 IGRA 呈阳性且 TST > 15 mm，但近期没有接触过结核病且没有其他风险因素，其终身患活动性结核病的风险可能为约 6%，但继发于INH 的肝毒性风险接近 0。相比之下，来自美国的 65岁白种人近期无结核病接触史且无危险因素，筛查结果相同，在 80 岁之前进展为活动性结核病的风险为1.5%，但继发于 INH 的肝毒性约为 5%。一般来说，年轻的低风险个体可能会受益于化学预防，但筛查应遵循当地和国家指南 [153]。

药物预防监测

因为没有活动性疾病，接受 LTBI 治疗的个体，必须仔细监测药物的不良反应，以尽量减少伤害风险。应以他们能够理解的术语和语言向所有患者提供咨询，了解要注意哪些副作用以及如果出现这些副作用应采取的措施，即恶心、呕吐、皮疹、黄疸和脚痛。应每月进行一次临床评估，询问胃肠道紊乱、皮疹、周围神经病变和黄疸。

虽然没有强有力的证据基础支持，但通常在开始 LTBI 治疗之前测量基线肝酶。一些权威机构不建议对所有患者进行肝酶检测，而只推荐那些有较高肝毒性风险的患者，例如乙型和丙型肝炎患者、HIV 感染者、酗酒者、服用肝毒性药物的患者、35 岁以上的患者、怀孕患者，以及那些产后期长达 90 天的人。由于危及生命的肝毒性风险很高，因此在治疗患有晚期肝病（例如 Child Pugh 3 级及以上）的潜伏性结核病患者之前，应进行仔细的风险 - 收益分析。基线丙氨酸转氨酶（ALT）或 AST 升高的患者应在 2 周后重复进行肝酶检测，然后每月进行密切监测。考虑到这一点，在开始 LTBI 治疗之前测量所有患者的肝酶是一种很好的做法，并且在可能的情况下，应进行血源性病毒筛查 [154]。

继发于 LTBI 治疗的肝毒性定义为有症状者 ALT升高超过正常上限的 3 倍或无症状者超过正常上限的 5 倍，需要停止治疗。根据预先存在的风险，发生频率因方案和个人而异。RIF 单一疗法很少与药物性肝炎相关，但可能会导致胆红素升高 [154]。INH 与致命的肝毒性有关 [11, 14-15]。美国一家公共卫生诊所的一项研究对 3377 名接受 INH 治疗的潜伏性结核病患者进行了研究，发现肝毒性（定义为 AST 升高至正常上限的 5 倍以上）的发生率为 5.6/1000；1 个月、3个月和 6 个月后每 1000 名患者的肝毒性事件数分别为2.5、7.2 和 4.1。肝毒性与年龄之间也有很强的相关性，在 25 ~ 34 岁的患者中，事件的发生率为 4.4/1000，而在 50 岁以上的发生率为 20.8/1000 [155-156]。与 9 个月的每日 INH 相比，每周 RPT/INH 治疗已被证明与较低的肝毒性率相关。一项对 6862 名参与者的研究发现，接受 9 个月 INH 的患者中有 1.8% 出现肝毒性，而接受 3 个月 RPT/INH 的患者中这一比例为0.4%。确定的肝毒性风险因素之一是丙型肝炎感染，这加强了在开始治疗前筛查所有潜伏性结核病患者的肝炎以及密切监测这些患者的论据 [34]。

治疗

LTBI 治疗的完成不仅取决于治疗的持续时间，还取决于服用的药物剂量总数。对于 9 个月的 INH单药治疗，患者应在开始治疗后的一年内接受至少270 剂处方药中的 240 剂。对于 6 个月的 INH 方案，应在开始治疗后的 9 个月内服用 180 剂。3 个月的INH 和 RIF 方案应在 4 个月内服用 90 剂，4 个月的RIF 单药方案应在 3 个月内服用 120 剂。这些方案通常是自我指导的，因此除了通过药丸计数外，更难以监测。每周的 RPT/INH 方案由 12 剂组成，成功的治疗定义为在开始治疗的 16 周内服用至少 11 剂药物 [34, 37]。如果出现比以前更长的治疗间隔或者如果服用的剂量低于规定剂量的 75%，则应在排除活动性结核病的可能性后考虑再治疗。对于高风险个体，应考虑支持性干预措施，例如剂量盒、每周主要的工作人员接触者、直接观察治疗或视频观察治疗 [157]。一项针对 54 项研究对潜伏性结核病治疗完成情况的回顾发现，完成治疗的主要障碍之一是治疗时间长短，这将有利于使用更短的、尤其是间歇性的治疗方案，如 RPT/INH，还发现针对特定文化的病例管理可以提高依从性，这对于涵盖不同人群的服务来说很重要 [158]。在接受 LTBI 筛查和治疗的患者的整个护理途径中，退出率很高，很大一部分患者没有完成筛查或开始治疗 [24]。

复治和结核再感染

并没有对接受过 LTBI 或活动性结核病治疗的人进行再治疗的大量证据支持，但这些患者结核病继续进展使他们处于 TB 复发风险中。不过，有几种情况需要考虑。首先，如果一个人在开始 RIF 治疗之前曾接受过活动性 TB 治疗或者如果该人的活动性 TB 治疗未完成，则可以考虑 LTBI 治疗。其次，通过家庭接触等方式再次暴露于结核病的人可能会受益于重复的 LTBI 治疗。随着分型的广泛出现，在治疗之后外源性 TB 再感染与潜伏疾病再激活之间的作用变得更加清晰。在美国和意大利等结核病发病率低的国家，15% ～ 23% 的晚期复发性结核病病例由外源性再感染引起。在某些群体中，这一数字上升到 60%，例如可能经常再次暴露于结核病的新移民。在中国这个结核病高负担国家，超过 60% 的结核病复发病例是由外源性再感染引起的[159-161]。

最后，之前接受过活动性或 LTBI 治疗的纤维化胸片改变的人如果接受免疫抑制治疗，则应密切监测。

耐药结核病病例的接触

关于对暴露于耐药结核病（DRTB）的人进行 LTBI 化学预防的正确方法的证据很少。通常不知道指示病例的药物敏感性，在这种情况下，即使对来自 DRTB 高发国家的 LTBI 患者，也需要使用标准的化学预防。对于单耐药结核病，使用指示病例敏感的药物似乎是合乎逻辑的，因此对于 INH 单耐药指示病例的接触者可以使用 4 个月的每日 RIF，对于 RIF 单耐药指示病例的接触者可以使用 6 ～ 9 个月的 INH 单药治疗。对于耐多药指标病例的接触者来说，情况更加困难。

据估计，2016 年全球约有 49 万例耐多药结核病（MDRTB）病例，其中约 19 万人死亡[59]。这些 MDRTB 病例可能会产生超过 300 万个潜在 MDRTB 病例[162]。由于耐多药结核病比药物敏感结核病更难治疗，需要更长的治疗时间，并且使用毒性更大、耐受性较差的药物，因此迫切需要有效的化学预防。与药物敏感性结核病相比，MDRTB 的结局也很差，因此在个人和人群水平上预防 MDRTB 的潜在收益可能大于药物敏感性结核病。

关于如何管理潜在 MDRTB 感染者缺乏共识。一些指南建议密切监测 24 个月，其他指南建议个体化学预防[163-164]。这两种方法都将在下一节中讨论。目前，缺乏关于这些病例化学预防有效性的高质量随机试验，但正在进行的三项试验可能会提供有用的指导。这三项试验于 2015 年开始招募，有望在 2020 年报道。南非正在对 5 岁以下儿童进行 TB CHAMP（儿童多重耐药性预防治疗），该研究中应用左氧氟沙星与安慰剂 6 个月，并将跟踪患者 18 个月。PHOENix（Protecting Households On Exposure to Newly Diagnosed Index 新的保护家庭暴露的诊断指数）是一项多中心试验，招募成人和儿童，观察德拉马尼与 INH 6 个月，随访 22 个月，以及左氧氟沙星对比安慰剂治疗耐多药结核病（V-QUIN MDR TB）患者接触者中的潜伏性结核病。该研究在越南招募了成人和儿童，观察 6 个月左氧氟沙星治疗法及随访 30 个月。

在这些试验报道之前，对于潜在的 MDRTB 患者有两种可能的策略。第一种是按照 WHO 的建议密切观察 24 个月[6]。该策略涉及识别和登记 MDRTB 病例的接触者，并进行至少 2 年的临床随访，这是进展为活动性结核病的最高风险时期。这种策略绝不是被动的，需要付出很多人力物力以保持患者的参与度，并且不会在随访中丢失。在这些患者中早期发现活动性结核病应该允许在疾病的早期阶段在发生显著肺损伤之前进行适当的治疗，并且可以通过允许患者被隔离并使其不具有传染性来降低对其他人的风险[165]。

第二种策略涉及根据指示病例分离株的敏感性或相关地区分离株的流行病学给予有针对性的化学预防。密克罗尼西亚联邦的一项研究调查了 119 名 MDRTB 患者的接触者，所有人都接受了化学预防。104 名患者使用 12 个月每日基于氟喹诺酮的方案进行化学预防，单独使用还是联合使用乙胺丁醇或乙硫异烟胺取决于指示病例的敏感性；其中 15 名参与者拒绝接受治疗。在接受治疗的 104 名患者中未检测到 MDRTB 病例，而在拒绝治疗的患者中则为 3/15。该试验没有报道严重的不良反应[166]。在南非对与氧氟沙星敏感的 MDRTB 患者接触的儿童进行的一项研究中，无论皮试结果如何，包括 HIV 感染儿童在内的 186 名儿童都服用了氧氟沙星、乙胺丁醇和高剂量 INH 6 个月。3.2% 的儿童患上结核病，低于历史对照中的比率。3.7% 的儿童出现严重不良反应，1 名儿童死亡[167]。暴露但未经治疗的儿童在 30 个月的随访期内继续进展为活动性 MDRTB 与相同环境下的

MDRTB 相比为 29/125（29%）[168]。

赞成对 MDRTB 患者的接触者进行化学预防的高质量证据仍然很少，但如果指示病例敏感，氟喹诺酮和乙胺丁醇的组合似乎很有希望。因此，目前的指南主要基于专家意见。最近的一项系统回顾和 meta 分析报道称，在所评估的研究中，接受化学预防治疗的人群中 MDRTB 的发生率降低了 90%（9%～99%）；氟喹诺酮 / 乙胺丁醇方案的成本效益最高[169]。在获得临床试验证据之前，有关化学预防的决定应基于当地指南，并由在 MDRTB 管理方面经验丰富的中心进行。

妊娠和哺乳

女性在怀孕期间服用 INH 和 RIF 是安全的，但在怀孕期间被诊断出患有 LTBI 的女性可以在分娩后接受治疗。在一些高危病例中，例如 HIV 感染晚期的妇女，可以考虑在怀孕期间接受 LTBI 治疗，但通常在怀孕期间给予的高效 ART，这些妇女患结核病的风险已经降低，允许 LTBI 治疗被推迟。

在 12 周 INH/RPT 和 9 个月单一 INH 治疗潜伏性结核病的两项大型试验中，对期间发生的妊娠的评估发现，与美国的背景率相比，在治疗或随访期间发生的 126 次妊娠中，包括母亲暴露于研究药物的 87 次怀孕，任一治疗组均未出现过多的胎儿异常或胎儿流失[170]。

有证据表明，女性在产后的前 180 天内更容易患上活动性结核病，所以产后开始 LTBI 治疗可能特别有效。有建议称，INH 引起的肝毒性更可能发生在产褥期，因此建议进行肝酶监测[171-172]。

在接受 LTBI 治疗期间，母乳喂养是安全的。INH 在母乳中的浓度是血浆中浓度的 20%。可能不会对母乳喂养的婴儿构成风险，尽管一些权威机构建议在这些情况下给早产儿或低体重母乳喂养的婴儿服用吡哆醇。

参考文献

1. Houben RMGJ, and Dodd PJ. The global burden of latent tuberculosis infection: A re-estimation using mathematical modelling. PLoS Med. 2016;13:e1002152.
2. LoBue P, and Menzies D. Treatment of latent tuberculosis infection an update. Respirology. 2010;15(4): 603–22.
3. WHO. End TB Strategy. Geneva: WHO. Available at: http://www.who.int/tb/strategy/End_TB_Strategy.pdf?ua=1 (accessed March 6, 2017).
4. National Institute for Health and Clinical Excellence (NICE). Tuberculosis (NG33), London. Available at: https://www.nice.org.uk/guidance/ng33.
5. Centers for Disease Control and Prevention. Latent tuberculosis infection a guide for primary health care providers. Atlanta. Available at: https://www.cdc.gov/tb/publications/ltbi/treatment.htm.
6. Getahun H et al. Management of latent Mycobacterium tuberculosis infection: WHO guidelines for low tuberculosis burden countries. Eur Respir J. 2015;46(6):1563–76.
7. van't Hoog AH, Meme HK, Laserson KF, Agaya JA, Muchiri BG, Githui WA, Odeny LO, Marston BJ, and Borgdorff MW. Screening strategies for tuberculosis prevalence surveys: The value of chest radiography and symptoms. PLOS ONE. 2012;7(7):e38691.
8. Getahun H et al. Development of a standardized screening rule for tuberculosis in people living with HIV in resource-constrained settings: Individual participant data meta-analysis of observational studies. PLoS Med. 2011 Jan 18;8(1):e1000391.
9. Watkins RE, Brennan R, and Plant AJ. Tuberculin reactivity and the risk of tuberculosis: A review. Int J Tuberc Lung Dis. 2000;4(10):895–903.
10. Kahwati LC, Feltner C, Halpern M, Woodell CL, Boland E, Amick HR, Weber RP, and Jonas DE. Screening for Latent Tuberculosis Infection in Adults: An Evidence Review for the U.S. Preventive Services Task Force [Internet]. Rockville, MD: Agency for Healthcare Research and Quality (US), 2016 Sep. Available at: http://www.ncbi.nlm.nih.gov/books/NBK385122/
11. Comstock GW, Baum C, and Snider DE Jr. Isoniazid prophylaxis among Alaskan Eskimos: A final report of the bethel isoniazid studies. Am Rev Respir Dis. 1979;119(5):827–30.
12. Akolo C, Adetifa I, Shepperd S, and Volmink J. Treatment of latent tuberculosis infection in HIV infected persons. Cochrane Database Syst Rev. 2010;(1):CD000171.
13. Zenner D, Beer N, Harris RJ, Lipman MC, Stagg HR, and van der Werf MJ. Treatment of latent tuberculosis infection: An updated network meta-analysis. Ann Intern Med. 2017;167(4):248–55.
14. Comstock GW. How much isoniazid is needed for prevention of tuberculosis among immunocompetent adults? Int J Tuberc Lung Dis. 1999;3(10):847–50.
15. Comstock GW. Prevention of tuberculosis among tuberculin reactors: Maximizing benefits, minimizing risks. JAMA. 1986;256(19):2729–30.
16. Churchyard GJ, Fielding KL, Lewis JJ, Coetzee L, Corbett EL, Godfrey-Faussett P, Hayes RJ, Chaisson RE, Grant AD, and Thibela TB Study Team. A trial of mass isoniazid preventive therapy for tuberculosis control. N Engl J Med. 2014;370(4):301–10.
17. Ayieko J, Abuogi L, Simchowitz B, Bukusi EA, Smith AH, and Reingold A. Efficacy of isoniazid prophylactic therapy in prevention of tuberculosis in children: A meta-analysis. BMC Infect Dis. 2014;14:91.
18. Menzies D et al. Four months of rifampin or nine months of isoniazid for latent tuberculosis in adults. N Engl J Med. 2018 Aug 2;379(5):440–53.
19. Hong Kong Chest Service. A controlled clinical comparison of 6 and 8 months of antituberculosis chemotherapy in the treatment of patients with silicotuberculosis in Hong Kong. Hong Kong Chest Service/tuberculosis Research Centre, Madras/British Medical Research Council. Am Rev Respir Dis. 1991;143(2):262–7.
20. Sharma SK, Sharma A, Kadhiravan T, and Tharyan P. Rifamycins (rifampicin, rifabutin and rifapentine) compared to isoniazid for preventing tuberculosis in HIV-negative people at risk of active TB. Cochrane Database Syst Rev. 2013;(7):CD007545.
21. Hong Kong Chest Service/Tuberculosis Research Centre, Madras/British Medical Research Council. A double-blind placebo-controlled clinical trial of three antituberculosis chemoprophylaxis regimens in patients with silicosis in Hong Kong. The American Review of Respiratory Disease. 1992;145(1):36–41.
22. Menzies D, Dion MJ, Rabinovitch B, Mannix S, Brassard P, and Schwartzman K. Treatment completion and costs of a randomized trial of rifampin for 4 months versus isoniazid for 9 months. Am J Respir Crit Care Med. 2004;170(4):445–9.
23. den Boon S, Matteelli A, and Getahun H. Rifampicin resistance after treatment for latent tuberculosis infection: A systematic review and meta-analysis. Int J Tuberc Lung Dis. 2016;20(8):1065–71.
24. Alsdurf H, Hill PC, Matteelli A, Getahun H, and Menzies D. The cascade of care in diagnosis and treatment of latent tuberculosis infection: A systematic review and meta-analysis. Lancet Infect Dis. 2016;16(11):1269–78.
25. Diallo T et al. Safety and side effects of rifampin versus isoniazid in children. N Engl J Med. 2018 Aug 2;379(5):454–63.
26. Ena J, and Valls V. Short-course therapy with rifampin plus isoniazid, compared with standard therapy with isoniazid, for latent tuberculosis infection: A meta-analysis. Clin Infect Dis. 2005;40(5):670–6.
27. Park SJ et al. Comparison of LTBI treatment regimens for patients receiving anti-tumour necrosis factor therapy. Int J Tuberc Lung Dis. 2015;19(3):342–8.
28. Spyridis NP et al. The effectiveness of a 9-month regimen of isoniazid alone versus 3- and 4-month regimens of isoniazid plus rifampin for treatment of latent tuberculosis infection in children: Results of an 11-year randomized study. Clin Infect Dis. 2007;45(6):715–22.
29. Galli L et al. Pediatric tuberculosis in Italian children: Epidemiological and clinical data from the Italian register of pediatric tuberculosis. Int J Mol Sci. 2016;17(6):pii: E960.
30. van Zyl S, Marais BJ, Hesseling AC, Gie RP, Beyers N, and Schaaf HS. Adherence to anti-tuberculosis chemoprophylaxis and treatment in children. Int J Tuberc Lung Dis. 2006;10(1):13–8.
31. Blake MJ, Abdel-Rahman SM, Jacobs RF, Lowery NK, Sterling TR, and Kearns GL. Pharmacokinetics of rifapentine in children. Pediatr Infect Dis J. 2006;25(5):405–9.
32. Ji B, Truffot-Pernot C, Lacroix C, Raviglione MC, O'Brien RJ, Olliaro P, Roscigno G, and Grosset J. Effectiveness of rifampin, rifabutin, and rifapentine for preventive therapy of tuberculosis in mice. Am Rev Respir Dis. 1993;148(6 Pt 1):1541–6.
33. Weiner M et al. Pharmacokinetics of rifapentine at 600, 900, and 1,200 mg during once-weekly tuberculosis therapy. Am J Respir Crit Care Med. 2004;169(11):1191–7.
34. Sterling TR et al. Three months of rifapentine and isoniazid for latent tuberculosis infection. N Engl J Med. 2011;365(23):2155–66.
35. Bliven-Sizemore EE, Sterling TR, Shang N, Benator D, Schwartzman K, Reves R, Drobeniuc J, Bock N, Villarino ME, and TB Trials Consortium. Three months of weekly rifapentine plus isoniazid is less hepatotoxic than nine months of daily isoniazid for LTBI. Int J Tuberc Lung Dis. 2015;19(9):1039–44.
36. Moro RN et al. Exposure to latent tuberculosis treatment during pregnancy: The PREVENT TB and the iAdhere Trials. Ann Am Thorac Soc. 2018;15(5):570–80. doi: 10.1513/AnnalsATS.201704-326OC.
37. Sterling TR et al. Three months of weekly rifapentine and isoniazid for treatment of Mycobacterium tuberculosis infection in HIV-coinfected persons. AIDS. 2016;30(10):1607–15.
38. Swindells S et al. One month of rifapentine plus isoniazid to prevent HIV-related tuberculosis. N Engl J Med. 2019;380:1001–11.
39. Sterling TR, Moro RN, Borisov AS, Phillips E, Shepherd G, Adkinson NF, Weis S, Ho C, and Villrino ME, Tuberculosis Trials Consortium. Flu-like and other systemic drug reactions among persons receiving weekly rifapentine plus isoniazid or daily isoniazid for treatment of latent tuberculosis infection in the PREVENT tuberculosis study. Clin Infect Dis. 2015;61(4):527–35.
40. Shepardson D et al. Cost-effectiveness of a 12-dose regimen for treating latent tuberculous infection in the United States. Int J Tuberc Lung Dis. 2013;17(12):1531–7.
41. Weiner M et al. Rifapentine pharmacokinetics and tolerability in children and adults treated once weekly with rifapentine and isoniazid for latent tuberculosis infection. J Pediatric Infect Dis Soc. 2014;3(2):132–45.
42. Borisov AS et al. Update of recommendations for use of once-weekly isoniazid-rifapentine regimen to treat latent Mycobacterium tuberculosis infection. MMWR Morb Mortal Wkly Rep. 2018 Jun 29;67(25):723–6.
43. Diallo T et al. Safety and side effects of rifampin versus isoniazid in children. N Engl J Med. 2018 Aug 2;379(5):454–63.
44. Njie GJ, Morris SB, Woodruff RY, Moro RN, Vernon AA, and Borisov AS. Isoniazid-rifapentine for latent tuberculosis infection: A systematic review and meta-analysis. Am J Prev Med. 2018;55(2):244–52.
45. Villarino ME et al. Treatment for preventing tuberculosis in children and adolescents: A randomized clinical trial of a 3-month, 12-dose regimen of a combination of rifapentine and isoniazid.

JAMA Pediatr. 2015;169(3):247–55.
46. Gordin F et al. Rifampin and pyrazinamide vs isoniazid for prevention of tuberculosis in HIV-infected persons: An international randomized trial. Terry Beirn Community Programs for Clinical Research on AIDS, the Adult AIDS Clinical Trials Group, the Pan American Health Organization, and the Centers for Disease Control and Prevention Study Group. *JAMA.* 2000; 283:1445–50.
47. Nolan CM, Goldberg SV, and Buskin SE. Hepatotoxicity associated with isoniazid preventive therapy: A 7-year survey from a public health tuberculosis clinic. *JAMA.* 1999;281:1014–8.
48. Lee AM et al. Risk factors for hepatotoxicity associated with rifampin and pyrazinamide for the treatment of latent tuberculosis infection: Experience from three public health tuberculosis clinics. *Int J Tuberc Lung Dis.* 2002;6:995–1000.
49. Gao XF, Wang L, Liu GJ, Wen J, Sun X, Xie Y, and Li YP. Rifampicin plus pyrazinamide versus isoniazid for treating latent tuberculosis infection: A meta-analysis. *Int J Tuberc Lung Dis.* 2006 Oct;10(10):1080–90.
50. McNeill L et al. Pyrazinamide and rifampin vs isoniazid for the treatment of latent tuberculosis: Improved completion rates but more hepatotoxicity. *Chest.* 2003;123:102–6.
51. Horsburgh CR Jr, and Rubin EJ. Clinical practice. Latent tuberculosis infection in the United States. *NEJM.* 2011;364(15):1441–8.
52. Keane J, Gershon S, Wise RP, Mirabile-Levens E, Kasznica J, Schwieterman WD, Siegel JN, and Braun MM. Tuberculosis associated with infliximab, a tumor necrosis factor alpha-neutralizing agent. *N Engl J Med.* 2001 Oct 11;345(15):1098–104.
53. Ferebee SH. Controlled chemoprophylaxis trials in tuberculosis. A general review. *Bibl Tuberc.* 1970;26:28–106.
54. Nolan CM, Aitken ML, Elarth AM, Anderson KM, and Miller WT. Active tuberculosis after isoniazid chemoprophylaxis of Southeast Asian refugees. *Am Rev Respir Dis.* 1986;133(3):431–6.
55. Grzybowski S, Fishaut H, Rowe J, and Brown A. Tuberculosis among patients with various radiologic abnormalities, followed by the chest clinic service. *Am Rev Respir Dis.* 1971;104(4):605–8.
56. Feng M, Yang X, Ma Q, and He Y. Retrospective analysis for the false positive diagnosis of PET-CT scan in lung cancer patients. *Medicine (Baltim).* 2017;96(42):e7415.
57. International Union Against Tuberculosis Committee on Prophylaxis. Efficacy of various durations of isoniazid preventive therapy for tuberculosis: Five years of follow-up in the IUAT trial. *Bull World Health Organ.* 1982;60(4):555–67.
58. Falk A, and Fuchs GF. Prophylaxis with isoniazid in inactive tuberculosis. A Veterans Administration Cooperative Study XII. *Chest.* 1978;73(1):44–8.
59. World Health Organisation. *Global Tuberculosis Report 2017*, 2017.
60. Selwyn PA, Hartel D, Lewis VA, Schoenbaum EE, Vermund SH, Klein RS, Walker AT, and Friedland GH. A prospective study of the risk of tuberculosis among intravenous drug users with human immunodeficiency virus infection. *N Engl J Med.* 1989;320(9):545–50.
61. Markowitz N et al. Tuberculin and anergy testing in HIV-seropositive and HIV-seronegative persons. Pulmonary Complications of HIV Infection Study Group. *Ann Intern Med.* 1993 Aug 1;119(3):185–93.
62. Kufa T, Chihota VN, Charalambous S, and Churchyard GJ. Isoniazid preventive therapy use among patients on antiretroviral therapy: A missed opportunity. *Int J Tuberc Lung Dis.* 2014;18(3):312–4.
63. Rangaka MX et al. Isoniazid plus antiretroviral therapy to prevent tuberculosis: A randomised double-blind, placebo-controlled trial. *Lancet.* 2014 Aug;384(9944):682–90.
64. *Recommendation on 36 Months Isoniazid Preventive Therapy to Adults and Adolescents Living with HIV in Resource-Constrained and High TB- and HIV-Prevalence Settings: 2015 Update.* Geneva: World Health Organization, 2015.
65. Thindwa D, MacPherson P, Choko AT, Khundi M, Sambakunsi R, Ngwira LG, Kalua T, Webb EL, and Corbett EL. Completion of isoniazid preventive therapy among human immunodeficiency virus positive adults in urban Malawi. *Int J Tuberc Lung Dis.* 2018;22(3):273–9.
66. Namuwenge PM, Mukonzo JK, Kiwanuka N, Wanyenze R, Byaruhanga R, Bissell K, and Zachariah R. Loss to follow up from isoniazid preventive therapy among adults attending HIV voluntary counseling and testing sites in Uganda. *Trans R Soc Trop Med Hyg.* 2012;106(2):84–9.
67. *British HIV Association guidelines for the management of HIV/TB co-infection in adults 2017.* London: BHIVA. Available at: http://www.bhiva.org/documents/Guidelines/TB/BHIVA-TB-HIV-co-infection-guidelines-consultation.pdf (accessed April 2, 2018).
68. Grant AD, Mngadi KT, van Halsema CL, Luttig MM, Fielding KL, and Churchyard GJ. Adverse events with isoniazid preventive therapy: Experience from a large trial. *AIDS.* 2010;24(Suppl 5):S29–36.
69. Manabe YC et al. The aerosol rabbit model of TB latency, reactivation and immune reconstitution inflammatory syndrome. *Tuberculosis (Edinb).* 2008;88(3):187–96.
70. Scanga CA, Mohan VP, Joseph H, Yu K, Chan J, and Flynn JL. Reactivation of latent tuberculosis: Variations on the Cornell murine model. *Infect Immun.* 1999;67(9):4531–8.
71. Haanaes OC, and Bergmann A. Tuberculosis emerging in patients treated with corticosteroids. *Eur J Respir Dis.* 1983;64(4):294–7.
72. Lim CH et al. The risk of tuberculosis disease in rheumatoid arthritis patients on biologics and targeted therapy: A 15-year real world experience in Taiwan. *PLOS ONE.* 2017 Jun 1;12(6):e0178035.
73. Bourikas LA, Kourbeti IS, Koutsopoulos AV, and Koutroubakis IE. Disseminated tuberculosis in a Crohn's disease patient on anti-TNF alpha therapy despite chemoprophylaxis. *Gut.* 2008;57:425.
74. Cantini F, Niccoli L, and Goletti D. Adalimumab, etanercept, infliximab, and the risk of tuberculosis: Data from clinical trials, national registries, and postmarketing surveillance. *J Rheumatol Suppl.* 2014;91:47–55.
75. Unlu M, Cimen P, Ayranci A, Akarca T, Karaman O, and Dereli MS. Disseminated tuberculosis infection and paradoxical reaction during antimycobacterial treatment related to TNF-alpha blocker agent Infliximab. *Respir Med Case Rep.* 2014;13:43–7.
76. Harris J, and Keane J. How tumour necrosis factor blockers interfere with tuberculosis immunity. *Clin Exp Immunol.* 2010;161(1):1–9.
77. Solovic I et al. The risk of tuberculosis related to tumour necrosis factor antagonist therapies: A TBNET consensus statement. *Eur Respir J.* 2010;36(5):1185–206
78. Ai JW, Zhang S, Ruan QL, Yu YQ, Zhang BY, Liu QH, and Zhang WH. The risk of tuberculosis in patients with rheumatoid arthritis treated with tumor necrosis factor-α antagonist: A meta-analysis of both randomized controlled trials and registry/cohort studies. *J Rheumatol.* 2015;42(12):2229–37.
79. Shim TS. Diagnosis and treatment of latent tuberculosis infection due to initiation of anti-TNF therapy. *Tuberc Respir Dis (Seoul).* 2014;76(6):261–8.
80. Cantini F, Niccoli L, and Goletti D. Tuberculosis risk in patients treated with non-anti-tumor necrosis factor-α (TNF-α) targeted biologics and recently licensed TNF-α inhibitors: Data from clinical trials and national registries. *J Rheumatol Suppl.* 2014;91:56–64.
81. Holzschuh EL et al. Use of video directly observed therapy for treatment of latent tuberculosis infection—Johnson County, Kansas, 2015. *MMWR Morb Mortal Wkly Rep.* 2017;66(14):387–9.
82. Reichman LB, Felton CP, and Edsall JR. Drug dependence, a possible new risk factor for tuberculosis disease. *Arch Intern Med.* 1979;139(3):337–9.
83. Caylà JA, García de Olalla P, Galdós-Tangüis H, Vidal R, López-Colomés JL, Gatell JM, and Jansà JM. The influence of intravenous drug use and HIV infection in the transmission of tuberculosis. *AIDS.* 1996;10(1):95–100.
84. Batki SL, Gruber VA, Bradley JM, Bradley M, and Delucchi K. A controlled trial of methadone treatment combined with directly observed isoniazid for tuberculosis prevention in injection drug users. *Drug Alcohol Depend.* 2002;66(3):283–93.
85. Menzies D, Fanning A, Yuan L, and Fitzgerald M. Tuberculosis among health care workers. *N Engl J Med.* 1995;332(2):92–8.
86. Ticona E, Huaroto L, Kirwan DE, Chumpitaz M, Munayco CV, Maguiña M, Tovar MA, Evans CA, Escombe R, and Gilman RH. Impact of infection control measures to control an outbreak of multidrug-resistant tuberculosis in a human immunodeficiency Virus Ward, Peru. *Am J Trop Med Hyg.* 2016 Dec 7;95(6):1247–56.
87. Nasreen S, Shokoohi M, and Malvankar-Mehta MS. Prevalence of latent tuberculosis among health care workers in high burden countries: A systematic review and meta-analysis. *PLOS ONE.* 2016 Oct 6;11(10):e0164034
88. Corbett EL et al. Nursing and community rates of *Mycobacterium tuberculosis* infection among students in Harare, Zimbabwe. *Clin Infect Dis.* 2007;44(3):317–23.
89. Uden L, Barber E, Ford N, and Cooke GS. Risk of tuberculosis infection and disease for health care workers: An updated meta-analysis. *Open Forum Infect Dis.* 2017 Aug 29;4(3):ofx137.
90. Schepisi MS, Sotgiu G, Contini S, Puro V, Ippolito G, and Girardi E. Tuberculosis transmission from healthcare workers to patients and co-workers: A systematic literature review and meta-analysis. *PLOS ONE.* 2015 Apr 2;10(4):e0121639.
91. United Nations Department of Economic and Social Affairs Population Division. *International Migration Report 2017.* Geneva: United Nations, 2017. Available at: http://www.un.org/en/development/desa/population/migration/publications/migrationreport/docs/MigrationReport2017_Highlights.pdf (accessed March 24, 2018).
92. Tuberculosis in England. *2017 Report Public Health England.* Available at: https://www.gov.uk/government/publications/tuberculosis-in-england-annual-report.
93. Baussano I, Mercadante S, Pareek M, Lalvani A, and Bugiani M. High rates of *Mycobacterium tuberculosis* among socially marginalized immigrants in low-incidence area, 1991–2010, Italy. *Emerg Infect Dis.* 2013;19(9):1437–45.
94. Pareek M, Watson JP, Ormerod LP, Kon OM, Woltmann G, White PJ, Abubakar I, and Lalvani A. Screening of immigrants in the UK for imported latent tuberculosis: A multicentre cohort study and cost-effectiveness analysis. *Lancet Infect Dis.* 2011;11(6):435–44.
95. Walker TM et al. A cluster of multidrug-resistant *Mycobacterium tuberculosis* among patients arriving in Europe from the Horn of Africa: A molecular epidemiological study. *Lancet Infect Dis.* 2018 Jan 8. pii: S1473-3099(18)30004-5.
96. Abarca Tomás B, Pell C, Bueno Cavanillas A, Guillén Solvas J, Pool R, and Roura M. Tuberculosis in migrant populations. A systematic review of the qualitative literature. *PLOS ONE.* 2013;8(12):e82440.
97. Walker CL, Duffield K, Kaur H, Dedicoat M, and Gajraj R. Acceptability of latent tuberculosis testing of migrants in a college environment in England. *Public Health.* 2018;158:55–60.
98. Story A, Aldridge RW, Abubakar I, Stagg HR, Lipman M, Watson JM, and Hayward AC. Active case finding for pulmonary tuberculosis using mobile digital chest radiography: An observational study. *Int J Tuberc Lung Dis.* 2012;16(11):1461–7.
99. Aldridge RW et al. High prevalence of latent tuberculosis and bloodborne virus infection in a homeless population. *Thorax.* 2018 Jan 29. pii: thoraxjnl-2016-209579.
100. Dara M et al. Tuberculosis control in prisons: Current situation and research gaps. *Int J Infect Dis.* 2015;32:111–7.
101. European Centre for Disease Control. *Mathematical Modelling of Screening strategies for latent tuberculosis infection in countries with low tuberculosis incidence.* Stockholm, 2018. Available at: https://ecdc.europa.eu/sites/portal/files/documents/Technical-Report_LTBI_math_modelling.pdf (accessed March 25, 2018).
102. teWaterNaude JM et al. Tuberculosis and silica exposure in South African gold miners. *Occup Environ Med.* 2006;63:187–92.
103. Cowie RL. The epidemiology of tuberculosis in gold miners with silicosis. *Am J Respir Crit Care Med.* 1994; 150: 1460–2.
104. Paul R. Silicosis in Northern Rhodesian copper miners. *Arch Environ Health.* 1961;2:96–109.
105. Burke RM, Schwartz LP, and Snider DE Jr. The Ottawa County project: A report of a tuberculosis screening project in a small mining community. *Am J Public Health.* 1979 69(4):340–7.
106. Knight D, Ehrlich R, Fielding K, Jeffery H, Grant A, and Churchyard G. Trends in silicosis prevalence and the healthy worker effect among gold miners in South Africa: A prevalence study with follow up of employment status. *BMC Public Health.* 2015;15:1258.
107. Monaco A. Antituberculosis chemoprophylaxis in silicotics. *Bull Int Union Tuberc.* 1964;35:51–6.
108. Hong Kong Chest Service/Tuberculosis Research Centre, Madras/British Medical Research Council. A double-blind placebo-controlled clinical trial of three antituberculosis chemoprophylaxis regimens in patients with silicosis in Hong Kong. *Am Rev Respir Dis.* 1992;145(1):36–41.
109. International Diabetes Federation. *Diabetes Atlas.* 9th edition, 2019. Available at: http://diabetesatlas.org/en/resources/ (accessed February 25, 2018).
110. Workneh MH, Bjune GA, and Yimer SA. Prevalence and associated factors of tuberculosis and diabetes mellitus comorbidity: A systematic review. *PLOS ONE.* 2017 Apr 21;12(4):e0175925.
111. Al-Rifai RH, Pearson F, Critchley JA, and Abu-Raddad LJ. Association between diabetes mellitus and active tuberculosis: A systematic review and meta-analysis. *PLOS ONE.* 2017 Nov 21;12(11):e0187967.
112. Rayfield EJ, Ault MJ, Keusch GT, Brothers MJ, Nechemias C, and Smith H. Infection and diabetes: The case for glucose control. *Am J Med.* 1982 Mar;72(3):439–50.
113. Stalenhoef JE, Alisjahbana B, Nelwan EJ, van der Ven-Jongekrijg J, Ottenhoff TH, van der Meer JW, Nelwan RH, Netea MG, and van Crevel R. The role of interferon-gamma in the increased tuberculosis risk in type 2 diabetes mellitus. *Eur J Clin Microbiol Infect Dis.* 2008 Feb;27(2):97–103.
114. Bailey SL, Ayles H, Beyers N, Godfrey-Faussett P, Muyoyeta M, du Toit E, Yudkin JS, and Floyd S. The association of hyperglycaemia with prevalent tuberculosis: A population-based cross-sectional study. *BMC Infect Dis.* 2016;16(1):733.
115. Bailey SL, and Ayles H. Association between diabetes mellitus and active tuberculosis in Africa and the effect of HIV. *Trop Med Int Health.* 2017;22:261–8.
116. Lin HH, Wu CY, Wang CH, Fu H, Lönnroth K, Chang YC, and Huang YT. Association of obesity, diabetes, and risk of tuberculosis: Two population-based cohorts. *Clin Infect Dis.* 2018;66(5):699–705.
117. Lee MR, Huang YP, Kuo YT, Luo CH, Shih YJ, Shu CC, Wang JY, Ko JC, Yu CJ, and Lin HH. Diabetes mellitus and latent tuberculosis infection: A systemic review and meta-analysis. *Clin Infect Dis.* 2017 Mar 15;64(6):719–27.
118. Andrew OT, Schoenfeld PY, Hopewell PC, and Humphreys MH. Tuberculosis in patients with end-stage renal disease. *Am J Med.* 1980;68(1):59–65.
119. Belcon MC, Smith EK, Kahana LM, and Shimizu AG. Tuberculosis in dialysis patients. *Clin Nephrol.* 1982;17(1):14–8.
120. Hussein MM, Mooij JM, and Roujouleh H. Tuberculosis and chronic renal disease. *Semin Dial.* 2003;16(1):38–44.
121. Lundin AP, Adler AJ, Berlyne GM, and Friedman EA. Tuberculosis in patients undergoing maintenance hemodialysis. *Am J Med.* 1979;67(4):597–602.
122. Dobler CC, McDonald SP, and Marks GB. Risk of tuberculosis in dialysis patients: A nationwide cohort study. *PLOS ONE.* 2011;6(12):e29563.
123. Ostermann M, Palchaudhuri P, Riding A, Begum P, and Milburn HJ. Incidence of tuberculosis is high in chronic kidney disease patients in South East England and drug resistance common. *Ren Fail.* 2016;38(2):256–61.
124. Tamayo-Isla RA, de la Cruz MC, and Okpechi IG. Mycobacterial peritonitis in CAPD patients in Limpopo: A 6-year cumulative report from a single center in South Africa. *Perit Dial Int.* 2016;36(2):218–22.
125. Foster R, Ferguson TW, Rigatto C, Lerner B, Tangri N, and Komenda P. A retrospective review of the two-step tuberculin skin test in dialysis patients. *Can J Kidney Health Dis.* 2016;3:28.
126. British Thoracic Society Standards of Care Committee and Joint Tuberculosis Committee, Milburn H, Ashman N, Davies P, Doffman S, Drobniewski F, Khoo S, Ormerod P, Ostermann M, and Snelson C. Guidelines for the prevention and management of *Mycobacterium tuberculosis* infection and disease in adult patients with chronic kidney disease. *Thorax.* 2010;65(6):557–70.
127. Naylor H, Robichaud J. Decreased tacrolimus levels after administration of rifampin to a patient with renal transplant. *Can J Hosp Pharm.* 2013;66(6):388–92.
128. Feld R, Bodey GP, and Gröschel D. Mycobacteriosis in patients with malignant disease. *Arch Intern Med.* 1976;136(1):67–70.
129. Simonsen DF, Farkas DK, Horsburgh CR, Thomsen RW, and Sørensen HT. Increased risk of active tuberculosis after cancer

diagnosis. *J Infect*. 2017;74(6):590–8.

130. Edwards LB, Livesay VT, Acquaviva FA, and Palmer CE. Height, weight, tuberculous infection, and tuberculous disease. *Arch Environ Health*. 1971;22:106–12.

131. Palmer CE, Jablon S, and Edwards PQ. Tuberculosis morbidity of young men in relation to tuberculin sensitivity and body build. *Am Rev Tuberc*. 1957;76(4):517–39.

132. Lo ̈nnroth K, Williams BG, Cegielski P, and Dye C. A consistent log- linear relationship between tuberculosis incidence and body mass index. *Int J Epidemiol*. 2010;39:149–55.

133. Saag LA, LaValley MP, Hochberg NS, Cegielski JP, Pleskunas JA, Linas BP, and Horsburgh CR. Low body mass index and latent tuberculous infection: A systematic review and meta-analysis. *Int J Tuberc Lung Dis*. 2018;22(4):358–65.

134. Compher C. The impact of protein-calorie malnutrition on drugs. In: Boullata J, Armenti V (eds). *Handbook of Drug- Nutrient Interactions*. Totowa, NJ, USA: Humana Press, 2005.

135. Cegielski JP, Arab L, and Cornoni-Huntley J. Nutritional risk factors for tuberculosis among adults in the United States, 1971–1992. *Am J Epidemiol*. 2012;176:409–22.

136. Allison ST. Pulmonary tuberculosis after subtotal gastrectomy. *N Engl J Med*. 1955;252(2):862–3.

137. WHO Korea 2016. Available at: https://extranet.who.int/sree/Reports?op=Replet&name=%2FWHO_HQ_Reports%2FG2%2FPROD%2FEXT%2FTBCountryProfile&ISO2=KR&LAN=EN&outtype=html.

138. Jung WJ et al. Treatment outcomes of patients treated for pulmonary tuberculosis after undergoing gastrectomy. *Tohoku J Exp Med*. 2016 Dec;240(4):281–6.

139. Jung WJ et al. Risk factors for tuberculosis after gastrectomy in gastric cancer. *World J Gastroenterol*. 2016 Feb 28;22(8):2585–91.

140. Bruce RM, and Wise L. Tuberculosis after jejunoileal bypass for obesity. *Ann Intern Med*. 1977;87:574–6.

141. Pickleman JR, Evans LS, Kane JM, and Freeark RJ. Tuberculosis after jejunoileal bypass for obesity. *JAMA*. 1975;234:744.

142. Alhajri K, Alzerwi N, Alsaleh K, Yousef HB, and Alzaben M. Disseminated (miliary) abdominal tuberculosis after laparoscopic gastric bypass surgery. *BMJ Case Rep*. 2011 May 12;2011. pii: bcr1220103591.

143. Webb GB. The effect of the inhalation of cigarette smoke on the lungs. *American Review of Tuberculosis*. March 1918;2:25–7.

144. Jayes L, Haslam PL, Gratziou CG, Powell P, Britton J, Vardavas C, Jimenez-Ruiz C, Leonardi-Bee J, and Tobacco Control Committee of the European Respiratory Society. SmokeHaz: Systematic reviews and meta-analyses of the effects of smoking on respiratory health. *Chest*. 2016;150(1):164–79.

145. Bishwakarma R, Kinney WH, Honda JR, Mya J, Strand MJ, Gangavelli A, Bai X, Ordway DJ, Iseman MD, and Chan ED. Epidemiologic link between tuberculosis and cigarette/biomass smoke exposure: Limitations despite the vast literature. *Respirology*. 2015;20(4):556–68.

146. van Zyl-Smit RN, Brunet L, Pai M, and Yew WW. The convergence of the global smoking, COPD, tuberculosis, HIV, and respiratory infection epidemics. *Infect Dis Clin North Am*. 2010;24:693–703.

147. Slama K, Chiang CY, Enarson DA, Hassmiller K, Fanning A, Gupta P, and Ray C. Tobacco and tuberculosis: A qualitative systematic review and meta-analysis. *Int J Tuberc Lung Dis*. 2007 Oct;11(10):1049–61.

148. Lin HH, Ezzati M, and Murray M. Tobacco smoke, indoor air pollution and tuberculosis: A systematic review and meta-analysis. *PLoS Med*. 2007;4(1):e20.

149. Bates MN, Khalakdina A, Pai M, Chang L, Lessa F, and Smith KR. Risk of tuberculosis from exposure to tobacco smoke: A systematic review and meta-analysis. *Arch Intern Med*. 2007 Feb 26;167(4):335–42.

150. Dogar OF, Pillai N. Safadr N, Shah SK, Zahid R, and Siddiqi K. Second-hand smoke and the risk of tuberculosis: A systematic review and a meta-analysis. *Epidemiol Infect*. 2015;143:3158–72.

151. Menzies D, Gardiner G, Farhat M, Greenaway C, and Pai M. Thinking in three dimensions: A web-based algorithm to aid the interpretation of tuberculin skin test results. *Int J Tuberc Lung Dis*. 2008 May;12(5):498–505.

152. The Online TST/IGRA Interpretor. Available at: http://www.tstin3d.com/en/calc.html (accessed February 27, 2018).

153. Jordan TJ, Lewit EM, and Reichman LB. Isoniazid preventive therapy for tuberculosis. Decision analysis considering ethnicity and gender. *Am Rev Respir Dis*. 1991;144(6):1357–60.

154. Saukkonen JJ et al. An official ATS statement: Hepatotoxicity of antituberculosis therapy. *Am J Respir Crit Care Med*. 2006;174:935–52.

155. Fountain FF, Tolley E, Chrisman CR, and Self TH. Isoniazid hepatotoxicity associated with treatment of latent tuberculosis infection: A 7-year evaluation from a public health tuberculosis clinic. *Chest*. 2005 Jul;128(1):116–23.

156. Fountain FF, Tolley EA, Jacobs AR, and Self TH. Rifampin hepatotoxicity associated with treatment of latent tuberculosis infection. *Am J Med Sci*. 2009;337(5):317–20.

157. Stuurman AL, Vonk Noordegraaf-Schouten M, van Kessel F, Oordt-Speets AM, Sandgren A, and van der Werf MJ. Interventions for improving adherence to treatment for latent tuberculosis infection: A systematic review. *BMC Infect Dis*. 2016;16:257.

158. Liu Y, Birch S, Newbold KB, and Essue BM. Barriers to treatment adherence for individuals with latent tuberculosis infection: A systematic search and narrative synthesis of the literature. *Int J Health Plann Manage*. 2018;33(2):e416–433.

159. Interrante JD, Haddad MB, Kim L, and Gandhi NR. Exogenous reinfection as a cause of late recurrent tuberculosis in the United States. *Ann Am Thorac Soc*. 2015;12(11):1619–26.

160. Schiroli C et al. Exogenous reinfection of tuberculosis in a low-burden area. *Infection*. 2015 Dec;43(6):647–53.

161. Shen G, Xue Z, Shen X, Sun B, Gui X, Shen M, Mei J, and Gao Q. The study recurrent tuberculosis and exogenous reinfection, Shanghai, China. *Emerg Infect Dis*. 2006;12(11):1776–8.

162. Moore DA. What can we offer to 3 million MDRTB household contacts in 2016? *BMC Med*. 2016;14:64.

163. van der Werf MJ, Langendam MW, Sandgren A, and Manissero D. Lack of evidence to support policy development for management of contacts of multidrug-resistant tuberculosis patients: Two systematic reviews. *Int J Tuberc Lung Dis*. 2012;16(3):288–96.

164. van der Werf MJ, Sandgren A, and Manissero D. Management of contacts of multidrug-resistant tuberculosis patients in the European Union and European Economic Area. *Int J Tuberc Lung Dis*. 2012;16(3):426.

165. Attamna A, Chemtob D, Attamna S, Fraser A, Rorman E, Paul M, and Leibovici L. Risk of tuberculosis in close contacts of patients with multidrug resistant tuberculosis: A nationwide cohort. *Thorax*. 2009 Mar;64(3):271.

166. Bamrah S, Brostrom R, Dorina F, Setik L, Song R, Kawamura LM, Heetderks A, and Mase S. Treatment for LTBI in contacts of MDR-TB patients, Federated States of Micronesia, 2009–2012. *Int J Tuberc Lung Dis*. 2014 Aug;18(8):912–8.

167. Seddon JA, Hesseling AC, Finlayson H, Fielding K, Cox H, Hughes J, Godfrey-Faussett P, and Schaaf HS. Preventive therapy for child contacts of multidrug-resistant tuberculosis: A prospective cohort study. *Clin Infect Dis*. 2013;57(12):1676–84.

168. Schaaf HS, Gie RP, Kennedy M, Beyers N, Hesseling PB, and Donald PR. Evaluation of young children in contact with adult multidrug-resistant pulmonary tuberculosis: A 30-month follow-up. *Pediatrics*. 2002 May;109(5):765–71.

169. Marks SM, Mase SR, and Morris SB. Systematic review, meta-analysis, and cost-effectiveness of treatment of latent tuberculosis to reduce progression to multidrug-resistant tuberculosis. *Clin Infect Dis*. 2017 Jun 15;64(12):1670–7.

170. Moro RN, Borisov AS, Saukkonen J, Khan A, Sterling TR, Villarino ME, Scott NA, Shang N, Kerrigan A, and Goldberg SV. Factors associated with noncompletion of latent tuberculosis infection treatment: Experience from the PREVENT TB trial in the United States and Canada. *Clin Infect Dis*. 2016;62(11):1390–400.

171. Gupta A et al. Postpartum tuberculosis incidence and mortality among HIV-infected women and their infants in Pune, India, 2002–2005. *Clin Infect Dis*. 2007;45(2):241–9.

172. Malhamé I, Cormier M, Sugarman J, and Schwartzman K. Latent tuberculosis in pregnancy: A systematic review. *PLOS ONE*. 2016 May 5;11(5):e0154825.

173. Gómez-Reino JJ, Carmona L, Angel Descalzo M, and BIOBADASER Group. Risk of tuberculosis in patients with tumor necrosis factor antagonists due to incomplete prevention of reactivation of latent infection. *Arthritis Rheum*. 2007;57(5):756–61.

174. Tubach F et al. Risk of tuberculosis is higher with anti-tumor necrosis factor monoclonal antibody therapy than with soluble tumor necrosis factor receptor therapy: The three-year prospective French Research Axed on Tolerance of Biotherapies registry. *Arthritis Rheum*. 2009;60(7):1884–94.

175. Mariette X, Vencovsky J, Lortholary O, Gomez-Reino J, de Longueville M, Ralston P, Weinblatt M, and van Vollenhoven R. The incidence of tuberculosis inpatients treated with certolizumab pegol across indications: Impact of baseline skin test results, more stringent screening criteria and geographic region. *RMD Open*. 2015;1(1):e000044.

176. Brassard P, Kezouh A, and Suissa S. Antirheumatic drugs and the risk of tuberculosis. *Clin Infect Dis*. 2006;43(6):717–22.

177. Wallis RS, Broder MS, Wong JY, Hanson ME, and Beenhouwer DO. Granulomatous infectious diseases associated with tumor necrosis factor antagonists. *Clin Infect Dis*. 2004;38(9):1261–5.

178. Kay J, Fleischmann R, Keystone E, Hsia EC, Hsu B, Mack M, Goldstein N, Braun J, and Kavanaugh A. Golimumab 3-year safety update: An analysis of pooled data from the long-term extensions of randomised, double-blind, placebo-controlled trials conducted in patients with rheumatoid arthritis, psoriatic arthritis or ankylosing spondylitis. *Ann Rheum Dis*. 2015;74(3):538–46.

第七部分

官方报告：国家与国际结核病治疗指南的比较

第 20 章　药物敏感性肺结核、耐药性肺结核以及结核潜
伏感染的治疗指南
Lynn E. Sosa · Lloyd N. Friedman

第 20 章
药物敏感性肺结核、耐药性肺结核以及结核潜伏感染的治疗指南

LYNN E. SOSA · LLOYD N. FRIEDMAN
（黄威　黄震　王仲元　译　卢水华　审校）

引言

本章旨在比较美国以及一些国际组织的抗结核治疗方案，并就如何选择给出指导性建议。通常，医疗从业者应当遵循当地卫生部门所定制的指南。我们的建议是指导性的，即不能替代指南本身的细节，也不能替代资深专家的意见。尽管本章的方案许多可用于肺外结核的治疗，但肺外结核病的治疗方案建议谨慎参考"肺外结核病"一章，必要时还可参考本书前几章如"肺结核""结核病合并 HIV""儿童及孕妇结核病"及"耐药结核病"。

- ATS：American Thoracic Society（美国胸科协会）
- CDC：Centers for Disease Control and Prevention（疾病预防控制中心）
- CTS：Canadian Thoracic Society（加拿大胸科协会）
- Curry：Curry International Tuberculosis Center（库里国际结核病中心）
- ERS：European Respiratory Society（欧洲呼吸协会）
- IDSA：Infectious Disease Society of America（美国传染病协会）
- IUATLD：International Union Against Tuberculosis and Lung Disease（国际防痨与肺病联盟）
- NICE：National Institute for Health and Care Excellence（美国卫生保健卓越研究所）
- NTCA：National Tuberculosis Controllers Association（美国结核病控制协会）
- WHO：World Health Organization（世界卫生组织）
药物缩写：Am ＝ amikacin（阿米卡星）；Bdq ＝ bedaquiline（贝达喹啉）；Cfz ＝ clofazimine（氯法齐明）；Clv ＝ clavulanic acid（克拉维酸）；Cs ＝ cycloserine（环丝氨酸）；Dlm ＝ delaminid（德拉马尼）；E ＝ ethambutol（乙胺丁醇）；Fq ＝ fluoroquinolone（Lfx 左氧氟沙星 or Mfx 莫西沙星）；H ＝ isoniazid（异烟肼）；H^H ＝ high-dose isoniazid（高剂量异烟肼）；Ipm-Cln ＝ imipenem-cilastatin（亚胺培南 - 西司他汀）；Km ＝ kanamycin（卡那霉素）；Lfx ＝ levofloxacin（左氧氟沙星）；Lzd ＝ linezolid（利奈唑胺）；Mfx ＝ moxifloxacin（莫西沙星）；Mpm ＝ meropenem（美罗培南）；P ＝ rifapentine（利福喷丁）；PAS ＝ para-aminosalicylic acid（对氨基水杨酸）；Pto/Eto ＝ prothionamide/ethionamide（丙硫异烟胺 / 乙硫异烟胺）；R ＝ rifampin（利福平）；S ＝ streptomycin（链霉素）；Trd ＝ terizidone（特立齐同）；Z ＝ pyrazinamide（吡嗪酰胺）。

阅读表格指引

方案的第一个数字代表用药月数。

括号内数字代表每周用药次数；如果没有括号则表示每日治疗。

方案栏中第一行表示强化期，第二行表示巩固期（备注：与我国将强化期和巩固期治疗方案写成一行不同）。例如，2HRZE 代表强化期使用 2 个月异烟肼、利福平、吡嗪酰胺和乙胺丁醇，下一行 4HR 代表巩固期使用 4 个月异烟肼和利福平。若方案写成 2HRZE（3）则表示 2 个月强化期的异烟肼、利福平、吡嗪酰胺和乙胺丁醇，给药方式为一周三次。通常间歇给药剂量大于每日给药。

药敏感性结核病

治疗药敏感性结核病的方案通常为强化期 2 个月，巩固期 4 个月；强化期使用四种药，一旦发现 HRZ 均敏感，则巩固期继续用 HR4 个月。在美国[1]，如果肺部有空洞且治疗 2 个月后痰培养仍阳性，巩固期则延长至 7 个月，总疗程 9 个月（表 20.1）。根据临床经验，如病变广泛且有空洞，治疗 2 个月后仍培阳，此类严重病情或并发内科合并症时疗效受影响，也应当考虑延长疗程。未接受 ART 的 HIV 阳性者抗结核巩固期应延长至 7 个月。关于何时启动 ART 以及药间相互作用的内容，可参阅"结核病合并 HIV"一章。

结核病患者都应接受数周的直接督导治疗（DOT），且由临床医师逐月复诊痰 AFB，直至连续 2 次痰检阴性。一旦证实细菌全敏感，则可停乙胺丁醇。HIV 阳性者及有空洞的肺结核患者应采取每日给药方案。如果能执行 DOT，即使周末不用药，每周只服药 5 天也行。如果患者对治疗方案中某药不耐受且必须停用，则应按该药"耐药"对待（如因肝损停用异烟肼，则应按单耐异烟肼处置）[1, 9]。

单耐异烟肼结核病

大部分单耐异烟肼 TB 可经 6 个月不含注射剂方案治愈（表 20.2）[1, 3-9]。

耐多药结核病

按照 WHO 指南，不含注射制剂的长程方案（至少 18 个月）可用于耐多药结核病的治疗。选药的优先次序详见表 20.3[7]。针对耐多药结核病患者，前

表 20.1　药敏感结核病治疗方案[1-6]

	WHO	ATS/CDC/IDSA	ERS	NICE	CTS	IUATLD
每日给药	2HRZE 4HR	2HRZE 4-7HR[a]	2HRZE 4HR	2HRZE 4HR	2HRZE 4-7HR[a]	2HRZE 4HR
间歇性给药	2HRZE（3） 4HR（3）	2HRZE（3） 4HR（3） 或 2HRZE（先连续 14 天每日给药，14 天后每周给药 2 次） 4HR（2） 或 2HRZE（每天） 4HR（2）		2HRZE（3） 4HR（3）	2HRZE（每日） 4-7HR（3）	

[a] ATS/CDC/IDSA 和 IUATLD 指南提到若有肺空洞且治疗 2 个月后痰培养仍阳性，巩固期则延长至 7 个月[1, 6]。而 CTS 指南则指出若有肺空洞，或治疗 2 个月末仍顽固涂阳或培阳，又或合并 HIV 感染，巩固期需延长至 7 个月[5]。正如该指南所说，医师可临床判定延长治疗

表 20.2　单耐异烟肼结核病治疗方案

	WHO	ATS/CDC/ERS/IDSA	NICE	CTS	IUATLD
每日给药	6RZELfx[a]	6RZEFq[a, b] 或病灶不太广泛 TB： 2RZEFq 4REFq	2RZE 7-10RE	6-9RZE±Fq 或 2RZE 10RE	当前指南未涉及；在老版中有涉及
间歇给药				2RZE（每日） 4-7RZE（3） 或 2RZE（每日） 10RE（3） 或 2RZEFq（每日） 4-7REFq（3）	

[a] 基于药敏感 TB 指南，建议将空洞性、广泛病灶性或治疗 2 个月末痰培养仍阳性的肺结核疗程延长至 9 个月。
[b] 尽可能评估方案中其他药的耐药性

24 周强化期至少需要使用 4 种敏感的药，当进入巩固期贝达喹啉可停用，只保证 3 种有效抗结核药即可。理想情况下，氟喹诺酮药的药敏检测应早于治疗方案的制订。选药时优先选择 A 组的 3 种药，B 组至少选 1 种。WHO 建议关于耐多药结核病的治疗起始选五种药，以防其中某一种药因副作用而不得不停止[7]。耐多药结核病患者治疗的疗程中应包含从痰培养第一次转阴开始，向后至少 15 个月的痰培养均为阴性的结果。若耐药方案包含阿米卡星，则该药的治疗时间应该超过 6 个月。链霉素可作为其替代药，因文献报道较高的治疗失败比例故不推荐使用卡那霉素和卷曲霉素作为替代药。目前没有明确的截止时间（治疗的月数）来定义治疗失败，但有数据显示，如果在治疗的第 5 个月，6 个月，7 个月和 8 个月时痰培养仍为阳性，治疗失败的比例可分别达到 10.3%、16.4%、24.7% 和 44.5%[7]。ATS/CDC/ERS/IDSA 指南[9]也推荐起始 5 个药的全口服治疗方案（详见表 20.4）。

耐多药治疗方案

表 20.4 为多个每日给药的长程方案（12 ～ 21 个月）和一个每日给药的短程方案（至少 9 个月）治疗 MDR-TB。长程方案为 MDR-TB 标准方案，短程方案为 WHO 加强版，由多种抗结核药联合一种注射剂（尽管近年来 WHO 允许用贝达喹啉替代注射剂）组成[10]。MDR-TB 如既往未接受过二线药治疗，且无中枢神经系统或播散性 TB，排除了氟喹诺酮和二线注射药耐药（或贝达喹啉替代），可用短程加

强方案取代长程方案；这些患者必须没有接受过超过 1 个月的抗结核治疗。阿米卡星可以替代卡那霉素，目前建议用贝达喹啉替代注射剂，以构成全口服方案[3-5, 7-10]。

单耐利福平结核病

WHO 的单耐利福平 TB 方案与 MDR-TB 完全一样[7]。新版 ATS/CDC/ERS/IDSA 指南并未提及单耐利福平问题，而库里国际结核病中心倒是给出了建议（表 20.5）[11]：发达国家对单耐利福平 TB 的治疗不必那么激进，因为他们有更好的医疗资源，更有把握证实利福平是唯一耐受的药。1980 年之前，利福平尚未纳入结核病治疗方案，当时异烟肼联合乙胺丁醇的 18 个月方案是标准方案，并取得了巨大成功。尽管没人做过研究，但感觉这一方案加上氟喹诺酮（如左氧氟沙星），且在前 2 个月加上吡嗪酰胺，则疗程有望缩短至 12 个月。尽管有人建议使用注射剂缩短疗程，但这一做法应尽量避免。

广泛耐药结核病

广泛耐药结核病（XDR-TB）的定义为对异烟肼和利福平耐药的同时，对一种氟喹诺酮类和三种注射剂（阿米卡星、卡那霉素、卷曲霉素）中任一种耐药的结核病[9]。

对准广泛耐药结核病（pre-XDR-TB）和广泛耐药结核病（XDR-TB），ATS/CDC/ERS/IDSA 推荐的方案与 MDR-TB 相同，也是依据药物敏感性，开始尽可能使用 5 种有效药，但疗程更长（痰培养转阴后

表 20.3 WHO 推荐 MDR/RR-TB 治疗长程方案药选择[7]

A 组（如果可以，尽可能 3 个药全选）	左氧氟沙星 贝达喹啉[a] 利奈唑胺
B 组（若 A 组药没有全选，则至少在 B 组中选择 1 种）	氯法齐明 环丝氨酸或特立齐酮
C 组（如 A、B 组不能组成至少 4 种药的治疗方案，则从 C 组选药补充）	乙胺丁醇 德拉马尼[a] 吡嗪酰胺（药敏提示敏感） 亚胺培南 - 西司他丁[b]或美罗培南[b] 阿米卡星或链霉素（药敏提示敏感，且需行听力检测） 乙硫异烟胺或丙硫异烟胺 对氨基水杨酸

[a] 使用 6 个月以上贝达喹啉和德拉马尼的安全性及有效性的证据不足。同时使用贝达喹啉和德拉马尼的证据不足[7]。
[b] 阿莫西林 - 克拉维酸可为亚胺培南 - 西司他丁或美罗培南提供克拉维酸，起到协同抗痨作用，但它们均不能被视为单独抗痨药，且在抗痨治疗时不应被单独使用[7]。

表20.4　MDR-TB 治疗方案[3-10]

WHO	ATS/CDC/ERS/IDSA	NICE	CTS	IUATLD
长程疗法（至少18个月）： 起始最少4种敏感抗痨药（最好是5种）： A 组药最好全选，B 组药也最好全选，或至少一种，如果 A 组、B 组药无法组成有效的4药抗痨方案，则在 C 组中继续选药。在治疗的第24周可停贝达喹啉，剩下的3～4种有效抗痨药至少要治疗至痰培养转阴后15个月	至少5种有效药，最好是以往未用过的药。抗痨方案的选择策略如下： ● 选择新一代氟喹诺酮类药（Lfx 或 Mfx），Bdq，Lzd，Cfz 和 Cs/Trd ● 如果无法凑成5药方案，临床医师与患者沟通后且提示敏感的情况下可使用 Am 或 S ● 如果仍无法凑成5药方案时可加用 C 组药如 Dlm，E（药敏提示敏感）和（或）Z（药敏提示敏感）凑成5药方案。其他药如 Pto/Eto（药敏提示敏感）或 Imp-Cln 或 Mpm 或 PAS 或 H^H（非高浓度异烟肼耐药） ● 经过5～7个月的强化治疗痰培养大概率会转阴。考虑到当前 Bdq 的疗程只获批24周，因此在24周后可能需要加用其他的敏感药，当然若临床医师允许也可重新考虑 Bqd。强化期结束且痰培养阴转后将5药方案改为4药方案继续治疗15～21个月	强化期使用至少6种有效抗结核药；咨询专家意见。	起始至少4种有效药，其中包括氟喹诺酮和注射剂至少使用8个月，巩固期保证至少3种有效药且治疗时间为12～16个月。整个疗程不少于20个月	4-6AmMfxPtoH^HCfzEZ 5MfxCfzEZ^a
短程疗法：9个月（疗程长短取决于痰菌阴转时间） 4MfxKmEtoCfzH^HZE 5MfxCfzZE WHO 最近推荐（2019年12月）用6个月贝达喹啉取代注射剂[10]。左氧氟沙星可替代莫西沙星				

^a 如果可行，可用加替沙星代替莫西沙星[8]

继续15～24个月）[9]。WHO 的推荐可以采纳，专家咨询也有必要。

新型 XDR-TB 方案

　　普瑞马尼已经被美国食品药品监督管理局批准作为3药方案中的一种药用于治疗高度耐药结核病（主要用于 XDR-TB 治疗，但是也可用于 MDR-TB 原方案治疗效果不佳或治疗失败的结核病）。新方案包含了贝达喹啉、普瑞马尼和利奈唑胺，且为6个月或6个月以上全口服方案。该方案显示出90%的治疗成功率（定义为连续2次痰培养阴性，且后续6个月没有复发），此方案较 XDR-TB 的历史对照平均14%

表 20.5　单耐利福平 TB 治疗方案[4-9, 11]

WHO	USA：Curry	ERS	NICE	CTS	IUATLD
同 MDR-TB 方案	2HZEFq 10 ～ 16HEFq 或 18HZE（如果无法获得 Fq） 对病变广泛或伴空洞者，2 种方案都可加 2 个月注射剂	无特定的推荐意见	同 MDR-TB 方案	2HZEFq 10 ～ 16HEFq（每日给药或一周三次给药） 病变广泛或伴空洞者，可加 2 个月注射剂 或 2HZS[a] 7HZS（每日给药或一周三次）[a] 或 2HZEFq 16HE（每日给药或一周三次）	同 MDR-TB 方案

[a] 可用其他注射剂替代，最新文献是阿米卡星[9]

的治疗成功率明显更优[12]。

结核菌潜伏感染

标准的 6 个月或 9 个月单异烟肼预防全敏感结核菌潜伏感染已经推行了多年。直到最近，等效更短方案因依从性更好、更安全和更经济而迅速受到追捧（表 20.6）[4-6, 13-14]。

下面标识部分讨论结核菌潜伏感染（LTBI）治疗的细微差别：

- 9 个月异烟肼对 6 个月异烟肼：显然 9H 更有效。

表 20.6　结核潜伏感染治疗方案[4-6, 13-14]

	WHO	NTCA/CDC	ERS	NICE	CTS	IUATLD
每天给药	6H 或 9H 或 3HR 或 36H（结核病高发区的 HIV 阳性者） 或 4R（备选） 或 1HP（备选）	4R[a]（优选 HIV 阴性） 或 3HR[b]（HIV 阳性或阴性均可） 或 6H（备选 HIV 阳性[b]，HIV 阴性[a]） 或 9H[b]（备选 HIV 阳性，HIV 阴性）	无特定推荐	3HR 或 6H	9H（标准方案） 或 6H 或 3HR 或 4R	9H 或 36H（结核病高负担地区 HIV 阳性） 或 4R 或 3HR 或 1HP（仅限于 HIV 阳性）
间歇给药	3HP（1）	3HP（1）[a, d]（HIV 阳性、阴性均可） 或 6H（2）[e] 或 9H（2）[e]			6-9H（2） 或 3HR（2） 或 3HP（1）	3HP（1）

[a] 强推荐

[b] 有条件推荐

[c] HRZE 可以在结核极可能活动人群中启动，如果最终培养阴性且确定为结核菌潜伏感染，可将 2RZ 作为 HRZE 的续贯部分完成治疗（尽管 2RZ 是一种有效方案，但因该方案有致命性肝损伤风险，目前已不用）[14]。

[d] 每周一次共 12 次的异烟肼加利福喷丁方案可采用 DOT 或自我管理疗法[14]。

[e] 仅用于无法得到或坚持其他方案者［NCTA/CDC. 在美国治疗结核潜伏感染：实际考虑——A Guide for Healthcare Providers; 2020, In Press］，应采用 DOT[14]。

也正是那次证实 9H 方案有效的研究被用来证明 6H 有效性低[15]。该研究比较了 12H 与 6H 方案，对所有参与者的比较发现，完成方案者中，12H 的预防有效性为 93%，而 6H 有效性只有 69%。12H 方案明显更优，但缩短至 9 个月时，结果发现主要获益出现在第 9 ～ 10 个月[16]。

- WHO 推荐在结核病高发国家的 HIV 阳性者使用 36 个月异烟肼进行预防性治疗[13]（参见"结核病合并 HIV"一章中的治疗方案，以及与 ART 药之间相互作用部分）。
- WHO 目前推荐 1 个月异烟肼和利福喷丁方案用于 HIV 阳性或阴性的 LTBI 人群[13]。而 IUATLD 推荐该方案只用于 HIV 阳性人群。
- 如果一位 LTBI 接触的是异烟肼或利福平耐药病例，则两药不应再用。
- 如果 LTBI 接触的是 MDR-TB，则预防性治疗方案为 6 ～ 12 个月氟喹诺酮，根据源分离株的敏感情况考虑是否加服第二个有效药，吡嗪酰胺

通常不予使用[9]。

无法判断结核病是否活动的场景

我们经常发现上叶肺纤维条索影，且免疫学试验阳性。如果影像学异常无法明确病灶是否活动，临床理应考虑此病灶存活动，可通过胸片或 CT 检查进行基线评估，应做痰 AFB 培养，随后启动 HRZE 治疗。如果 2 个月后痰培养结果阴性，且胸片或 CT 无改变，则该病灶大概率不活动，此时患者已接受足疗程结核菌潜伏感染治疗，可以停药。这是因为 2RZ 已被证实为有效的 LTBI 治疗方案，但如上所述，它已不再获得推荐。如果 2 个月后痰培养阴性，胸片或 CT 好转，则应考虑该患者为培阴肺结核，后续采用异烟肼联合利福平方案继续治疗 2 个月，总疗程 4 个月的抗结核方案。如果培养结果阳性，则该患者常规治疗 6 个月[1]。如果考虑该病灶不太可能活动且培养结果阴性，则可给予标准的结核菌潜伏感染方案治疗。

参考文献

1. Nahid P et al. ATS/CDC/IDSA clinical practice guidelines: Treatment of drug-susceptible tuberculosis. *Clin Infect Dis.* 2016;63:e147–95.
2. *Guidelines for Treatment of Drug-Susceptible Tuberculosis and Patient Care,* 2017 update. Geneva: World Health Organization; 2017. Licence CC BY-NC-SA 3.0 IGO.
3. Migliori GB et al. European union standards for tuberculosis care. *Eur Respir J.* 2012;39:807–19, doi: 10.1183/09031936.00203811
4. National Institute for Health and Care Institute. Tuberculosis: NICE Guideline. http://nice.org.uk/guidance/ng33
5. Canadian Tuberculosis Standards: 7th edition, Available at: https://strauss.ca/OEMAC/wp-content/uploads/2013/11/Canadian_TB_Standards_7th-edition_English.pdf
6. Dlodlo RA et al. *Management of Tuberculosis: A Guide to Essential Practice.* Paris, France: International Union Against Tuberculosis and Lung Disease, 2019.
7. *WHO Consolidated Guidelines on Drug-Resistant Tuberculosis Treatment.* Geneva: World Health Organization, 20, 2019. Licence CC BY-NC-SA 3.0 IGO.
8. Piubello A et al. *Field Guide for the Management of Drug-Resistant Tuberculosis.* Paris, France: International Union Against Tuberculosis and Lung Disease, 2018.
9. Nahid P et al. Treatment of drug-resistant tuberculosis. An Official ATS/CDC/ERS/IDSA Clinical Practice Guideline. *Am J Respir Crit Care Med.* 2019;200(10):e93–142.
10. WHO. Rapid Communication: Key changes to the treatment of drug-resistant tuberculosis. December 2019. https://www.who.int/tb/publications/2019/WHO_RapidCommunicationMDR_TB2019.pdf?ua=1
11. Curry International Tuberculosis Center and California Department of Public Health. *Drug-resistant tuberculosis: A survival guide for clinicians,* 3rd ed., 2016.
12. Conradie F et al. Treatment of highly drug-resistant pulmonary tuberculosis. *NEJM.* 2020;382:893–902.
13. *WHO Consolidated Guidelines on Tuberculosis: tuberculosis preventive treatment.* Geneva: World Health Organization; 2020. Licence CC BY-NC-SA 3.0 IGO.
14. Sterling TR et al. Guidelines for the treatment of latent tuberculosis infection: Recommendations from the National Tuberculosis Controllers Association and CDC, 2020. *MMWR Recomm Rep.* 2020;69:1–11.
15. IUATLD. Efficacy of various durations of isoniazid preventive therapy for tuberculosis: Five years of follow-up in the IUAT trial. *International Union Against Tuberculosis Committee on Prophylaxis. Bull World Health Org* 1982;60(4):555–64.
16. Comstock GW. How much isoniazid is needed for prevention of tuberculosis among immunocompetent adults? *Int J Tuberc Lung Dis.* 1999;3:847–50.

第八部分

结核病防控

第 21 章
结核病流行控制：减少结核病的综合策略

SALMAAN KESHAVJEE · TOM NICHOLSON · AAMIR J. KHAN · LUCICA DITIU ·
PAUL E. FARMER · MERCEDES C. BECERRA

（李卫民　郭毅佳　黄震　卢水华　译　卢水华　审校）

引言

自 20 世纪 50 年代以来，结核病一直是一种可治愈的疾病。在此后的 60 多年里，人们积累了关于如何改善其社会诱因、预防其传播以及治疗临床症状和潜伏感染的经验[1-2]。在许多高收入国家，这些知识得以成功应用。在其他地方，情况远非如此：每天有 4000 多人死于这种可治愈和可预防的空气传播疾病，其中大多数是在低收入和中等收入国家[3]。鉴于这种状况，在 2012 年超过 500 名科学家、政府决策者和来自世界各地的支持者签署了终止结核病宣言，呼吁抗击结核病要有"一个新的全球态度"，并阐明如果干预措施适当，全球将可能快速迈向结核病零死亡[4]的目标。

尽管结核病发病率在过去 25 年里有所下降，但下降速度非常缓慢，每年约为 1.5%[5]。如果按照这个速度，还需要两个世纪才能消灭这种疾病。这真实反映了过去三十年中，在低收入和中等收入国家实施的一系列有限的干预措施——这是在其他地方遏制结核病流行的缩影[1-2]。除了积极发现所有结核病例，防止那些结核病患者所产生的最高风险，关注传播的重点人群和热点地区外，大多数低收入和中等收入国家仅仅关注那些结核病患者的诊断和治疗。过度依赖标准化治疗和痰涂片镜检（一种不能确定耐药性的低灵敏度视觉诊断），使得那些以较低细菌载量为特征的患者，如儿童和艾滋病毒携带者，还有肺外结核和耐药结核病患者均被漏诊[6]。及早发现和治疗活动性结核病和非活动性（潜伏）感染，并努力在卫生保健机构和聚集场所中控制传播，这些建议尚未得到广泛推广[7]。迄今为止，许多政策都是由经济成本所驱动，超越科学和道德两方面的成本实施证明，干预

措施能更迅速地改变全球结核病发病率[6-8]。虽然标准化治疗有助于改善一些结核病患者的临床结局，但在高负担国家中缺乏防治结核病的综合方法导致可预测的预警结果[3, 9-10]。

每年仍有 1000 多万人感染结核病，其中包括 100 万儿童[3-11]。300 多万结核病患者仍然未被发现，并继续在其家庭和社区传播疾病。对耐药结核病的正确治疗并不是常规，使得这些突变株进一步传播。尽管在大多数高收入国家结核暴露后需标准干预治疗，但大多数已知的结核暴露者并未接受治疗。每年仍有近 200 万人死于这种可以预防和治愈的疾病[3]。

终止结核病流行需要在结核病负担沉重的国家中紧急部署一套全面有效的、经过试验验证的干预措施。这种综合措施必须与开发有效的即时诊断、高效和短程治疗方案和疫苗同步进行。在本章中，我们述评了一套已被证实的防控该疾病流行的策略。证据表明，它们更广泛和更系统的应用将使得在应对全球结核病流行方面取得更大和更迅速的进步[1-2, 12-18]。单独来看每种策略的效果可能是一般的；然而，全球结核病控制经验和数学模型表明，整合的策略将对结核病发病率和死亡率产生迅速和显著的影响[1-2]。

越来越多的联盟呼吁紧急、广泛地实施这些久经考验的方法来阻止这种疾病[4, 19]。这将意味着应用基于证据的策略来寻找和诊断每个患有结核病的人，并使用引起最少不良事件的最佳药物对其进行及时有效的治疗，并通过阻止结核病传播和治疗结核病感染来预防未来的结核病例。这些策略需要以综合方式同时实施，以取得最好效果[2]。这种方法与控制结核病伙伴关系的全球终止结核病计划一致，即世界卫生组织终止结核病战略的原则，以及 2018 年联合国结核病问题高级别会议上提出的目标[20-22]。多个地方

本章的关键信息

结核病例减少停滞不前但仍可加速。这需要一种包含以下三个部分的综合方法：

主动发现—正确检测

　+ 诊断上的延误会导致结核病的传播

　+ 有针对性地主动发现可以更早地发现更多结核病患者

　+ 主动发现策略需正确的检测和诊断工具

　+ 主动发现策略减少结核病社区传播

　+ 主动发现策略可以减少结核病全球负担

有效治疗—有效治疗和支持治疗

　+ 有效的抗结核治疗可迅速降低传染性

　+ 耐药性广泛检测可以确保有效的治疗

　+ 加强医疗卫生系统管理可减少治疗延误

　+ 患者在整个治疗过程中需要得到支持

预防暴露—预防暴露和治疗暴露

　+ 保护人们避免暴露可预防新发结核病例

　+ 高危人群预防性治疗可减少新发结核病例

　+ 缩短预防性治疗方案可减轻治疗负担

　+ 预防性治疗可减少耐药结核病的新发病例

　+ 　预防性治疗对人群的影响

联盟正在努力地在地区内实施这种综合方法。这个联盟网络被称为零结核病倡议组织[23-24]。

　　结核病发病率在何处以及以多快的速度真正下降到消除？关于所谓的结核病消除（定义为每年每百万人口中少于 1 例结核病例）的政策讨论通常仅针对每年每 10 万人口中结核病发病率已经低于 10 例的国家[25]。值得注意的是，只有约 12% 的世界人口生活在这些国家[26]。相比之下，世界上超过 45% 的人口生活在结核病发病率超过每年 100 人 /10 万人的国家。因此，需要转变的观点是无论当前当地结核病负担有多大，每个社区联盟都应该有将结核病发病率降低到消除水平的目标。事实上，作为缩小全球卫生公平性差距的第一步，地方联盟可以制订计划，将结核病发病率降低到每年 10 人 /10 万人以下。

　　同样，需要一个新的视角来了解如何快速减少病例。如前所述，在全球范围内，自 2000 年以来，新的结核病病例数量每年仅下降 1.5%[5]。在许多情况下，高结核病病例率基本上停滞不前，年复一年几乎没有变化。然而，有几个地方每年的结核病病例减少率已超过 15%。这些环境的共同点是同时使用针对特定地理区域的多种策略，我们将此称为降低结核病发病率的综合方法。

　　在本章中，我们将回顾结核病快速下降的实例（第一部分）和必须作为综合方法同时部署的三项工作：发现 - 治疗 - 预防（第二部分）。地方联盟可以利用这些经验和框架来调整工作策略以及结核病社区

发病率。

第一部分　案例

　　我们在文献中找到结核病发病率每年下降超过 5% 的案例，总结见表 21.1，并在下一节中加以说明。

格陵兰岛

　　格陵兰岛是世界上最大的岛屿，也是丹麦王国的一部分。20 世纪 50 年代早期，一项调查估计 2% 的人口患有结核病，发病率约为 2000/10 万[42]。1955 年，岛上人口约 22 000 人。格陵兰在此时已开始了降低结核病负担的项目，包括"更好"的病例发现、"有效"的住院和化疗，及为新生儿和幼儿接种卡介苗。

　　1955 年，一艘专门的结核病船开始每年访问岛上的所有村庄，为所有人提供免费检查，包括胸透、痰液检查、TST 和卡介苗接种。这艘结核病船每年访问 90% 的人口，两年后实现 100% 的覆盖率。1956 年，该项目增加一项介入性研究，通过这项研究，所有村庄中约一半居民接受异烟肼预防性治疗，不包括已经在接受活动性结核病治疗者和 15 岁以下者。这意味着异烟肼预防疗法被用于治疗格陵兰总人口的近 20%（该国未患活动性结核病的成年人的一半）。

　　综合方法实施干预的 5 年后，结核病发病率下

表 21.1　结核病发病率快速下降的地区

#	地区	时间	结核病例/10 万	年	整体下降百分比	年下降百分比
1	格陵兰岛[28]	1956	2000	6	66	17
2	阿拉斯加州[29-35]	1955	300	5	67	20
3	棕榈滩县西部[36-37]	1997	80	5	66	21
4	纽约[38]	1992	50	5	55	15
5	德克萨斯州史密斯县的两个社区[39]	1996	40	10	> 98	31
6	田纳西州[40-41]	2002	7	10	55	8

降了接近一半：从 2000/10 万下降到 1051/10 万。在异烟肼治疗干预开始 6 年后，结核病发病率下降了 66%，每年下降 17%。

阿拉斯加州

1959 年，阿拉斯加成为美国的一个州[29-30, 32-33, 35-46]。在此之前，它是美国于 1867 年从俄罗斯购买的领土。1952 年，阿拉斯加人口 19 万，肺结核发病率为 379/10 万。卡介苗接种始于 1949 年，一直持续到 1956 年，后来停止接种。1953 年，美国公共卫生服务委员会召开会议，就如何降低阿拉斯加的结核病发病率提出建议。这些建议包括加强发现结核病例和门诊治疗。

1955 年，阿拉斯加州开始一个化疗项目，即让患者在家中接受结核病治疗，而不是长期住院。1957 年，一项关于异烟肼预防治疗的随机对照试验在伯特利地区开始；这项试验随机分配家庭接受异烟肼或安慰剂，以更好地了解在疾病负担高的地区，在全社区范围内减少结核病预防治疗的效用。唯一没有接受预防治疗的是那些已经接受活动性结核病治疗者、患有癫痫病史者以及 2 个月以下婴儿。使用异烟肼与接受安慰剂的家庭相比，干预组的结核病发病率降低了 68%。在此成功的基础上，1963 年异烟肼预防性治疗被扩展到该地区的整个社区。

干预措施开始 5 年后，结核病发病率下降了近70%——从 299.1/10 万下降到 98.2/10 万；每年下降 20%。到 20 世纪 90 年代初，阿拉斯加的结核病发病率与美国其他地区相当：每 10 万人中约有 10 例或更少的病例。

棕榈滩县西部

棕榈滩县位于美国东南部的佛罗里达州[36-37]。该县西部地区的结核病发病率历史上高于东部地区：

1994—1997 年，西部地区的平均年结核病发病率为 81/10 万，而东部地区为 9.1/10 万。1993 年，棕榈滩县卫生部门、佛罗里达州卫生部门、疾病预防控制中心、埃默里大学和达特茅斯医学院的一组调查人员开展了一项调查，以评估棕榈滩县西部活性和潜伏性结核病的流行情况。

他们成立了一个多样化的、具有社区代表性的非政府组织，以便增加对调查的参与（以前的评估结果表明参与调查的人数太少，无法收集到有意义的测量数据）。该调查小组发起了一项以社区为基础的干预性研究，以减少结核病所带来的恐惧。他们通过新闻发布会宣讲关于结核病的症状和体征、可获取的免费治疗、调查的理由和参与重要性的卫生信息；在电视和广播中公开、组织社区活动，调查当地教堂和俱乐部，并扩大到高危人群。调查本身是在该地区随机选择的家庭中进行的。参与者接受 TST 治疗，结果为阳性的患者被转诊给临床医师进行胸片检查；此后，参与者根据需要接受活动性或潜伏性结核病治疗。

与此同时，县卫生部门继续进行被动病例的发现，干预组人员与卫生部门建立合作关系，并协助对最近感染的传染性结核病患者的高风险接触者进行 LTBI 治疗。这一方法使该地区结核病发病率迅速下降，下降速度快于该县东部地区。2002—2005 年，平均每年的结核病发病率为 25/10 万；与 1994—1997 年相比下降了近 70%（每年下降近 20%）；到 2006—2009 年，结核病发病率为 19/10 万，比干预前减少了 75% 以上。在此期间，该县东部地区的平均年发病率从 1994—1997 年的 9.1/10 万下降到 2006—2009 年的 7.2/10 万，下降约为 20%。

纽约

1988 年，纽约市的结核病例数量比 10 年前增加了超过一倍；从 1978 年到 1992 年，结核病患者的数量增加了两倍[50]。纽约市当时的人口 730 万。从 1988 年到 1994 年，纽约市卫生部的资金增加了 10 倍；利用这些增加的资源部署的干预措施使结核病发病率下降了 50% 以上：从 1992 年的 51.3/10 万下降到 1997 年的 23.3/10 万。

在这一时期采取的干预措施包括：外联工作人员前往患者家中支持治疗；加强感染控制，减少医院感染；缩小大型收容所的规模，并为艾滋病毒感染者提供非聚集性住房；改善被监禁者的结核病护理；并开始使用四种药物治疗结核病。改进实验室检测方法，增加药敏检测，提高诊断率，扩大高危人群的预防治疗范围。

随着卫生资源的增加和病例调查工作的改进，结核病例报道率在 1988—1992 年继续上升。在 1992 年病例率达到峰值之后，结核病率在 5 年内每年下降 15%；到 2016 年，这一比率比 1992 年的峰值下降了 85% 以上。

德克萨斯州史密斯县的两个社区

德克萨斯州是美国的一个大州[39]。1996 年，来自德克萨斯大学、德克萨斯卫生部和史密斯县卫生办公室的研究人员试图评估针对结核病负担沉重的社区采取干预措施是否有助于减少这些地区未来的结核病例。德克萨斯州卫生服务部门与研究人员分享了史密斯县从 1985 年到 1995 年病例报道中所有结核病患者的地址，以及从 1993 年到 1995 年所有 TST 结果阳性者的地址。

根据政府提供的地址，研究团队使用了一个地理信息系统来绘制德克萨斯州史密斯县结核病例和 TST 阳性病例的地图。地图显示，两个社区的结核病负担异常沉重，在 3153 名居民中，平均发病率为 39.6/10 万，是该县其他地区平均水平的 5 倍。研究团队在这两个社区发起了一项社区范围的筛查干预，包括在教堂和学校分发宣传材料；在本地期刊及电视 / 电台刊登公益广告；工作人员挨家挨户探访宣讲并提供免费测试服务；流动诊所为 TSTs 阳性的参与者提供免费胸片检查和评估；对活动性结核病患者进行治疗；对 TST 结果为阳性但未患活动性结核病的参与者进行潜伏性结核病感染治疗。

在初次测绘地图之后的 10 年，该研究小组再次测绘了史密斯县的结核病例。他们发现，从 1996 年到 2006 年，干预措施针对的两个社区没有结核病例；2007 年只有 1 例。其他县和州的结核病发病率也有

所下降，但下降速度较慢。在这两个目标社区，结核病例每年下降 31%；在该县，结核病发病率以每年 5% 的速度下降；在德克萨斯州，结核病发病率以每年 4% 的速度下降。

田纳西州

田纳西州是美国的一个州，2000 年人口为 570 万[52-53]。当时，田纳西州的结核病例报道率（2000 年为 6.7/10 万）已经超过了在 20 年内的全国年检出率。在州政府的资助下，田纳西州卫生部发起了一项全州范围的结核病筛查项目，这在当时是唯一一与其他公共卫生服务相结合的项目。

该项目始于 2002 年，到 2006 年底已筛查了近 17 万名前往县卫生部门寻求其他公共卫生服务者和一些社区站点（如监狱、庇护所和其他高风险环境）人群。该项目试图区分可以从 TST 获益的高危人群和可以限制 TST 使用的低风险人群，并通过扩大对潜伏结核病感染的治疗来防止活动性结核病的发展。

2006 年，田纳西州的结核病发病率已接近全国水平，此后下降到低于全国水平。2010 年，田纳西州每 10 万人中就有 3 个结核病例，而美国的发病率为每 10 万人中有 3.6 例，每年下降 8%。从 2000 年到 2011 年，田纳西州报道的结核病例减少 64%，而全国减少 41%（该州的结核病例报道率 20 多年来首次低于全国水平）。

第二部分　方法

前文的案例展示了在一个国家地区同时使用的多个策略。我们将其总结为发现、治疗和预防构成的综合方法，以更快地降低特定地区的结核病发病率。

发现：主动发现，正确检测

感染结核病细菌者可能患上活动性结核病。这可能发生在感染后几周或几个月，也可能发生在几十年后。结核病感染者患病后可将感染传播给家人、社区和工作场所。因此，阻止结核病传播的一个关键步骤、结核病流行控制的一个基本原则是积极寻找和治疗结核病患者或感染结核病者。

在 2016 年患结核病的 1000 多万人中，国家政府的记录和报道仅 630 万人[54]。在过去十年中，卫生系统每年均会"漏掉"近 400 万结核病和耐多药结核病患者。这些人可能患有结核病，但从未在私人医院

得到诊断或治疗，也没有被国家或国际卫生部门记录在案。那些未得到诊断或治疗的人继续在其家庭、社区和工作场所传播结核病。结核病患者漏诊的比例很大，这是遏制全球结核病流行进展缓慢的一个主要原因。

诊断上的延误会导致结核病的传播

在世界上大多数国家，结核病患者只有出现症状前往医疗卫生机构寻求治疗后才会被诊断。结核病患者可能患病后很长一段时间内没有明显的症状，或者症状不严重到需要寻求治疗。当需要寻求治疗时，他们的传染性可能已存在很长一段时间了。

只在结核病患者寻求治疗后才对其进行诊断，会导致结核病的传播。一项对美国结核病患者及其接触者的研究发现，未确诊结核病患者更有可能将结核病传染给他们的接触者；诊断延误的时间越长，传播感染的可能性就越大。在这项研究中，超过半数患者在出现首次症状和开始抗结核治疗之间至少有 90 天的延迟时间，在这些结核病患者的接触者中有 40% 感染了结核病[55]。

有针对性的主动发现能更早地发现更多结核病例

有针对性的主动发现需要积极寻找和筛选 TB 高危发病人群[56]。这项策略降低结核传播的原因是更早发现和诊断更多的结核病患者，这些具有传染性结核病的患者将在传播给更多人之前得到治疗。目前，有目标性地主动发现结核病例主要集中于少数关键人群和高暴露风险的群体：包括儿童在内的结核病患者接触者、艾滋病毒感染者，及在结核病流行地区到医疗卫生机构寻求治疗的其他患者。

有目标的主动发现可有效地在关键人群和高危群体中发现新的结核病例，并且比对整个人群进行大规模筛查效果更好。在低收入和中等收入国家开展的结核病患者对其接触者传播的研究数据显示，平均 3% 以上接触者患有活动性结核病，50% 以上的接触者患有结核病感染[57]。对 5 岁以下儿童和艾滋病毒感染者来说，暴露后第一年的发病风险最高[58]。一项使用有目标性的主动发现策略对艾滋病毒感染者进行结核症状筛查的研究发现，平均每 100 名筛查人群就能多发现 1 个结核病例[59]。医疗卫生机构开展的许多研究对就诊人群进行结核病筛查，其结果发现筛查人群中新发现的结核病例占 5% ～ 10%[60-63]。为最大

化筛查的效果，主动发现的流调工作应结合当地流行病学数据信息[1, 64]。

表 21.2 总结了在使用主动发现策略的不同人群中新发结核病例的比例。

主动发现策略需正确的检测和诊断工具

主动发现策略的有效性取决于所使用的检测和诊断工具。结核病负担最重的国家仍然严重依赖并消耗医疗资源的是痰涂片镜检这一较老的诊断方法，即在显微镜下检查患者的痰样本来确定是否存在结核分枝杆菌。

与最新和更敏感的诊断方法相比，痰涂片镜检非常不可靠：它的总体失败率约为 50%，这意味着半数接受检测的结核患者"涂片阴性"；在儿童中，约 90% 的患者无法检测出结核分枝杆菌[65]。在 HIV 感染者中，超过 70% 的患者无法检测出结核分枝杆菌[66]。痰涂片镜检不能检测出肺外结核，并且也无法确定患者是否患有耐药结核[67]。

虽然痰涂片阴性患者的传染性通常低于痰涂片阳性患者，但痰涂片阴性患者也可能将疾病传播给其他人。在美国对 1500 多名结核病患者进行的一项研究发现，至少 17% 的结核感染者是从涂片阴性患者感染的，约 27% 的结核感染者是通过始于痰涂片阴性患者的传播链感染结核病的[68]。

仅依靠痰涂片镜检将导致许多具有传染性的结核病患者漏诊和未接受治疗。目前已有更敏感的检测方法可以诊断出更多结核病例。这些检测方法包括以下诊断工具：放射学检查（胸部 X 射线）；细菌学培养；分子诊断试验（如 Xpert MTB/RIF 试验）；和临床预测模型[69]。对结核病患者痰标本进行细菌培养是一种非常准确的诊断方法（也可以检测耐药性），但检测结果可能需要 2 ～ 6 周，而新型分子诊断试验诊断耐药结核病患者只需要数小时或数天。

结核病诊断临床预测模型可以有助于识别并及时治疗尚未被微生物试验确认的结核病患者。胸部 X

表21.2　不同主动发现策略的预期结果

主动发现策略	新发结核病例（%）
筛查低收入 / 中等收入国家结核病患者的家庭接触者	1 ～ 5
筛查结核高负担地区的一般医疗机构就诊人群	5 ～ 10
HIV 患病率＞ 5% 的低收入 / 中等收入国家中筛查接受 HIV 治疗人群	1 ～ 25

射线是临床预测模型的一个关键工具，因为它检测肺结核病比痰涂片镜检更敏感。X 射线同时可以检测最常见的肺外结核。儿童采集痰标本进行结核病诊断试验（包括耐药性试验）可能存在困难，因此应基于临床诊断对他们进行抗结核治疗[70]。临床预测模型是诊断儿童和 HIV 感染者结核病的一个重要工具，他们大多数人患有痰涂片阴性肺结核或肺外结核病，但目前的诊断工具难以检测[71]。

主动发现策略减少结核病社区传播

采用主动发现策略可降低在社区传播中的结核感染率。巴西的一项研究调查对结核病家庭接触者筛查的效果。这项为期 5 年的研究发现，采用主动发现策略社区报道的结核病例减少 10%，比未进行家庭接触者筛查的社区报道的病例数低 15%[13]。在赞比亚和南非开展的为期 4 年的研究报道了类似的结果：与未采用主动发现策略的社区相比，接受结核病患者家庭接触者筛查的社区中成人结核病感染率低 18%，儿童结核病感染率低 55%[72]。

主动发现策略可以降低结核病全球负担

主动发现策略的获益随时间累积，因为发现和治疗传染性结核病患者可阻止疾病传播。基于中国、印度和南非当前结核病流行数据的数学模型预测，有针对性地主动发现对结核病死亡率、发病率和患病率产生重大影响（表 21.3）[73]。

通过主动发现策略，增加 25% 筛查阳性病例数的目标是可行的。一项研究分析了长达 19 年的主动发现策略与筛查阳性病例数增加 35% 存在相关性[74]。主动发现策略同时是具有高度成本效益的干预措施，因为它们有助于阻止疾病传播。主动发现策略需要与提供及时、有效的治疗直接关联。

治疗：有效治疗和支持治疗

结核病患者在得到有效治疗之前，仍然具有传染性。要想阻止全球结核病流行，就需要在确诊后尽快用正确的药物对患者进行治疗。

对于不耐药的结核病患者，治疗通常包括服用

表 21.3　预测结核病例发现增加带来的影响[73]

如果诊断和治疗的结核病例增加 25%，那么 10 年后：
- 结核病相关的死亡人数减少 40%～44%（死亡率）
- 每年新发结核病的人数减少 22%～27%（发病率）
- 结核病患病人数减少 30%～33%（患病率）

4 种不同的一线药物，为期 6 个月。这种疗法无法治愈耐药结核病，耐药结核病需要使用五种或更有效的二线药物联合治疗两年。这两种结核病的治疗方案时间都很长，所使用的药物可能导致不良反应，因此结核病治疗的一个关键就是支持每个患者完成整个治疗方案。

有效的抗结核治疗可迅速降低传染性

结核病诊断后必须及时进行有效治疗，因为被诊断后但没有立即得到治疗的结核病患者更有可能将疾病传播给其他人。诊断和治疗间延误时间长度进一步增加了传播的风险。中国的一项研究发现，在确诊后 30 天接受治疗的患者传播结核病的概率显著增加；而在确诊 90 天后未治疗，传播结核病的风险是前者的 2.3 倍[75]。

过去 60 年的研究证据表明，有效的抗结核治疗可以迅速降低患者感染他人的概率，即使患者痰培养阳性或痰涂片阳性。20 世纪 50 年代在印度进行的一项重要研究发现，在家中得到有效治疗的结核病患者将结核病传染给家人的风险并不比在疗养院接受治疗并与家人隔离的结核病患者高[76]。

将豚鼠暴露于结核病患者的研究表明，有效的治疗可以使结核病患者非常迅速地（通常在 24 小时内）转变为无传染性。在一项早期的研究中，已开始治疗的结核病患者将结核病传染给豚鼠的可能性比尚未开始治疗的患者低 98%；最近的研究报道，没有接受耐药结核病治疗或治疗不充分的患者是传播给豚鼠的所有传播源头。接受耐药结核病治疗的患者没有传染性，即使是在过去两周内开始接受治疗的患者[77]。

耐药性广泛检测可以确保有效的治疗

一些人群发展为耐药结核病（drug-resistant TB，DR-TB）是因为过去为药物敏感结核病，但没有得到完整和有效的治疗方案。然而，耐药结核病患者也可能将耐药结核病传染给其他人，并且这种情况正在以越来越高的速度发生。事实上，在全球范围内，包括耐多药结核病（MDR-TB）在内的大多数耐药结核病患者以前从未被诊断为结核病。

例如，2013 年，在世卫组织欧洲区域，以前未接受过结核病治疗的患者 MDR-TB 占 14%[67]。尽管以前接受过结核病治疗的患者中 MDR-TB 的比例较高（世界卫生组织欧洲区域接近 50%），但实际上只有很少患者再治疗。

部分结核病治疗项目在标准一线药物治疗（6个月）失败前，不会对结核病患者进行耐药检测。收集样本进行常规耐药性检测，结果可能需要数周或数月的时间。因此，在开始有效治疗之前，患者可能在数月内患有感染性、未经治疗的耐药结核病。一线药物治疗使用不正确可能导致耐药结核病患者对其他类型的结核病药物产生更强的耐药性（称为耐药性扩增）；这些患者的治疗结果会更差，而且在接受数月的治疗后更有可能再次复发[79]。

与药物敏感结核病一样，一旦采用正确的治疗方案，耐药结核病患者很快就会停止传播感染[77]。使用新的快速分子检测方法对耐药结核病进行广泛检测，可以缩短使用正确的治疗方案对患者进行治疗的延误时间，大大缩短他们具有传染性的时间。这类方法已在耐药结核病高发国家实施并已被证明是可行的。

例如，俄罗斯的一家结核病医院在入院2天内使用Xpert对所有结核病症状患者进行耐药检测。在10个月内，超过150多名耐多药结核病患者在确诊后5天内启动正确的治疗[80]。显微观察药敏试验（the microscopic observation drug susceptibility，MODS）是一种可用于结核病快速诊断和耐药检测的方法。在秘鲁的某些地区，MODS试验被用于筛查每一位开始接受结核病治疗的患者。研究结果提示诊断药物敏感结核病患者的时间（从118天减少到33天）和诊断耐多药结核病患者（从158天减少到52天）的时间显著减少[81]。

在无法进行耐药性检测或检测结果未知的情况下，可使用标准化的风险标准来指导针对耐药结核病治疗的决定。例如，如果一个儿童被临床诊断患有结核病，并且与患有耐药结核病的成年人生活在同一家庭，那么该儿童将接受耐药结核病治疗。在耐药结核病患者（源病例）的家庭中，当一个家庭中的另一人也感染结核病（继发病例）时，继发病例与源病例具有相同耐药模式的概率超过50%[82]。

加强医疗卫生系统管理可减少治疗延误

减少诊断和治疗之间的延误对于阻止传播和保证患者有最好的机会获得良好的治疗效果至关重要。结核病开始治疗前的延误已得到广泛报道。例如，南非的一项研究报道，只有20%耐药结核病患者在确诊后两周内开始治疗。尽管在数小时内可快速获得核酸检测（Xpert MTB/RIF）结果，但MDR-TB患者诊断和治疗之间平均延误17天[83]。医疗卫生系统间的信

息缺口可能在多个节点上加剧治疗延误，但可以制订方案来迅速启动有效治疗。包括在首次诊断时收集患者准确的联系信息，并优化信息接收、获取和向患者告知结果的流程。

患者在整个治疗过程中需要得到支持治疗

患者可能面临许多阻碍，导致治疗延误和未完成治疗。他们不仅必须能够在确诊后接受治疗，而且必须愿意并能够开始维持漫长的治疗方案。患者可能会因为各种因素选择拒绝或停止治疗：他们可能不会因为疾病感到很不舒服；治疗可能会影响他们工作的能力；或最近的医疗卫生机构路途遥远。结核病患者在许多社区仍然受到责难，导致一些患者变得孤立或抑郁。此外，结核病是由贫困所致，而且结核病本身也是导致贫困的因素，因此需要制订具体的支持策略，使结核病患者获得可行性的治疗（表21.4）。

综合治疗可减轻结核病治疗可能给患者带来的时间和精力负担，使他们更有可能完成治疗。根据具体的情况，结核病治疗可纳入其他公共卫生保健服务，如艾滋病毒护理、糖尿病护理或妇幼保健方案[84]。与社区倡导者和其他公共卫生部门的合作可促进结核病检测和治疗，许多患者在私立医院寻求治疗的地区与私立医院和医院服务提供者的合作也可以促进结核病检测和治疗[85]。解决治疗依从性和完成治疗的经济和社会障碍的方法对结核病综合管理的成功同样很重要[86]。

预防：预防暴露和治疗暴露

全球人口约四分之一（17亿人）感染了结核病，但其中大多数人不会成为活动性结核病[87]。感染结核病但未发病的人群可能是未来结核病例的来源，其中约10%的人群最终将发生结核病，5%在感染后2年内发病。一项最近的研究对已发表文献的重新分析得出结论，绝大多数结核病将在结核感染后两年内发生[88]。即使医疗卫生系统能发现并立即治疗每一个新发结核病例，或者有一种有效的预防结核病的新疫苗，这一流行病仍然无法被阻止。已经感染的人将继

表21.4　结核病患者支持治疗策略[16-17,86]

- 积极随访未开始治疗的患者
- 提供激励措施和因素促进开始治疗
- 治疗期间的患者监测
- 提供必要的交通和（或）食物援助
- 通过治疗支持者和患者支持网络提供社会支持
- 向患者和（或）其家属提供现金转移支付资助

续成为结核病患者，并继续传播疾病。减少结核病感染者的数量是阻止这种流行病的唯一途径[89]。这需要保护人们避免暴露于结核分枝杆菌，并预防性治疗已暴露于结核病的人。

保护人们避免暴露可预防新发结核病例

结核病是一种通过空气传播的疾病，任何未经治疗的肺结核患者都可以在任何地方传播，但结核病的传播更有可能发生在拥挤、通风不良的环境以及结核病患者的家庭或医疗设施内。在医疗卫生机构的设施中，通过采取一些简单的策略方法，如隔离措施和向有结核警示症状的人提供口罩[90]，以及通过打开门窗改善通风状况[91]，可保护患者和工作人员免受暴露。另一种策略是对生活或工作在如矿山、监狱和工厂等暴露风险较高环境中的人进行筛查，以便他们能够得到治疗并保护其他人免受感染。

高危人群预防性治疗可减少新发结核病例

结核感染者在其生命中的某个时刻罹患结核病风险为 10%。可使用结核菌素皮肤试验（TST）或血清干扰素 γ 释放试验（IGRA）进行结核病感染检测。如果结核病感染检测呈阳性，正确的预防性治疗可显著降低感染者患活动性结核病的概率。最常见的预防治疗方案是每天给予异烟肼治疗持续至少 6 个月，但也有其他更短疗程、更易实施并同样有效的治疗方案（每周给予异烟肼和利福喷丁一次治疗持续 3 个月）[78]。几十年的临床研究表明，预防性治疗可以防止结核病感染者发展成为结核病。在不伴有 HIV 感染并且免疫系统健全的结核感染者中，异烟肼预防性治疗可将活动性结核风险降低 60%，如果 35 名感染者服用异烟肼 6 个月，可使 1 人免于患上结核病[51]。

虽然平均每个结核病感染者一生中在某个时间罹患结核病风险为 10%，但如果某些人群感染结核病细菌，他们罹患结核病的风险甚至更高，这些人群包括：儿童、HIV 感染者和患有其他类型慢性疾病的人[49]。但是，预防性治疗可以显著降低这些高危人群感染结核病后患病的概率。

在 16 岁以下感染结核病的儿童中，用异烟肼进行预防性治疗可使患结核病的风险降低 60% 以上[78]。感染结核病的成年 HIV 携带者如果不接受预防性治疗，有 30% 的概率发展为活动性结核；异烟肼治疗 3 ～ 12 个月可降低发展成为活动性结核风险 32% ～ 62%[48]。伴 HIV 感染的结核感染者接受抗反转录病毒治疗 HIV，患活动性结核病的概率降低 60%，因此，结核病预防治疗与抗反转录病毒治疗结合的效果更强[47]。

缩短预防性治疗方案可减轻治疗负担

治疗时间长短和潜在副作用可能使患者难以完成预防性治疗方案，医疗卫生系统可能难以管理和监测患者的治疗。然而，现有的预防性治疗方案虽短，但非常有效，可以减轻患者和医疗卫生系统的负担。这些方案包括：利福平治疗，每日 1 次，治疗 3 ～ 4 个月；利福平联合异烟肼治疗，每日 1 次，治疗 3 ～ 4 个月；或利福喷丁联合异烟肼每周 1 次，治疗 3 个月[89]。

预防性治疗可减少耐药结核病的新发病例

临床研究目前在进行中，观察性证据表明，正确的预防治疗同样可以保护暴露于耐药结核病的人发展为活动性结核病患者[45]。一项对 21 篇耐多药结核病预防治疗观察性研究的系统综述发现，在密切接触者中预防治疗的有效性为 90%，并且具有成本效益[44]。

预防性治疗对人群的影响

20 世纪 50 年代，美国一项突破性的研究使用异烟肼预防疗法治疗家庭接触结核病患者。在接受接触者治疗的家庭中，新发结核病例的数量比未接受接触者治疗的家庭低 60%，并且持续降低肺结核发病风险 20 年[43]。最近在巴西的一项研究关注了主动发现结合预防性治疗对结核病患者家庭接触者的影响。这些社区的新发结核病例在 5 年后下降了 10%，而在没有筛查家庭接触者的社区，新结核病例增加了 5%[13]。另一项研究对在巴西 HIV 诊所登记的患者进行筛查，并对结核病感染者进行预防性治疗，使诊所患者群体中的新发结核病例减少 25% ～ 30%[27]。

结论

致力于降低结核病发病率的地方组织可参考当地流行病学情况设计一项综合策略，将发现、治疗和预防这三个方面结合起来。这些工作需许多致力于降低特定地区结核病发病率的利益相关方进行合作：如城市、地区和国家层面的公共卫生机构、私有卫生机构、学术界以及公民社会团体。"零结核倡议"是一个致力于促进这些地方组织互相交流学习并分享经验的学习社区[23]。

参考文献

1. Lönnroth K, Jaramillo E, Williams BG, Dye C, and Raviglione M. Drivers of tuberculosis epidemics: The role of risk factors and social determinants. *Social Sci Med.* 2009; 68:2240–6.
2. Dye C, Glaziou P, Floyd K, and Raviglione M. Prospects for tuberculosis elimination. *Annu Rev Public Health.* 2013; 34:271–86.
3. World Health Organization. Global Tuberculosis Report 2014. Geneva: WHO, 2014.
4. Zero TB Declaration. Treatment Action Group. Available at http://www.treatmentactiongroup.org/tb/advocacy/zero-declaration (accessed July 19, 2015).
5. WHO. *Global Tuberculosis Report 2015.* Geneva, Switzerland: World Health Organization, 2015.
6. Keshavjee S, Farmer PE. Tuberculosis, drug resistance and the history of modern medicine. *N Engl J Med.* 2012;367(10):931–6.
7. McMillan CW. *Discovering Tuberculosis: A Global History 1900 to the Present.* New Haven and London: Yale University Press, 2015.
8. Walsh JA, and Warren KS. Selective primary health care: An interim strategy for disease control in developing countries. *N Engl J Med.* 1979;301:967–74.
9. Obermeyer Z, Abbott-Klafter J, and Murray CJL. Has the DOTS strategy improved case finding or treatment success? An empirical assessment. *PLOS ONE.* 2008;3(3):e1721. doi:10.1371/journal.pone.0001721
10. De Cock KM, and Chaisson RE. Will DOTS do it? A reappraisal of tuberculosis control in countries with high rates of HIV infection. *Int J Tuberc Lung Dis.* 1999;3(6):457–65.
11. Jenkins HE, Tolman AW, Yuen CM, Parr JB, Keshavjee S, Pérez-Vélez CM, Pagano M, Becerra MC, and Cohen T. Incidence of multidrug-resistant tuberculosis disease in children: Systematic review and global estimates. *Lancet.* 2014;383(9928):1572–9.
12. Frieden TR, Fujiwara PI, Washko RM, and Hamburg MA. Tuberculosis in New York City—Turning the tide. *N Engl J Med.* 1995;333(4):229–33.
13. Cavalcante SC, Durovni B, Barnes GL, Souza FB, Silva RF, Barroso PF, Mohan CI, Miller A, Golub JE, and Chaisson RE. Community-randomized trial of enhanced DOTS for tuberculosis control in Rio de Janeiro, Brazil. *Int J Tuberc Lung Dis.* 2010;14(2):203–9.
14. Bamrah S et al. Treatment for LTBI in contacts of MDR-TB patients, Federated States of Micronesia, 2009–2012. *Int J Tuberc Lung Dis.* 2014;18(8):912–8.
15. Graham NM et al. Effect of isoniazid chemoprophylaxis on HIV-related mycobacterial disease. *Arch Intern Med.* 1996;156:889–94.
16. Keshavjee S et al. Treating multi-drug resistant tuberculosis in Tomsk, Russia: Developing programs that address the linkage between poverty and disease. *Ann New York Acad Sci.* 2008;1136:1–11.
17. Rocha C et al. The innovative socio-economic interventions against tuberculosis (ISIAT) project: An operational assessment. *Int J Tuberc Lung Dis.* 2011;15(5):S50–57.
18. Comstock GW. Isoniazid prophylaxis in an underdeveloped area. *Am Rev Respir Dis.* 1962;86:810–22.
19. Keshavjee S, Dowdy D, and Swaminathan S. Stopping the body count: A comprehensive approach to move towards zero tuberculosis deaths. *Lancet.* 2015;386:e46–7.
20. Available at: http://www.stoptb.org/global/plan/plan2/ (accessed May 31, 2019).
21. Available at: https://www.who.int/tb/strategy/end-tb/en/ (accessed May 21, 2019).
22. Resolution A/RES/73/3 adopted by the United Nations General Assembly on 10 October 2018 following approval by the high-level meeting of the General Assembly on the fight against tuberculosis on 26 September 2018. Available at: https://www.who.int/tb/unhlmonTBDeclaration.pdf
23. Available at: https://www.zerotbinitiative.org/ (accessed May 31, 2019).
24. *Proceedings: The emerging role of municipalities in the fight against tuberculosis.* Dubai, UAE: Harvard Medical School Center for Global Health Delivery—Dubai, 2015. Available at: https://www.zerotbinitiative.org/http://ghd-dubai.hms.harvard.edu/files/ghd_dubai/files/municipalities_v1n3april2015.pdf (accessed September 4, 2018).
25. WHO. *Towards Tuberculosis Elimination: An Action Framework for Low-Incidence Countries.* Geneva, Switzerland: World Health Organization, 2014.
26. World Health Organization. Global tuberculosis database. Available at: http://www.who.int/tb/data/en/ (accessed April 24, 2018).
27. Durovni B et al. Effect of improved tuberculosis screening and isoniazid preventive therapy on incidence of tuberculosis and death in patients with HIV in clinics in Rio de Janeiro, Brazil: A stepped wedge, cluster-randomised trial. *Lancet Infect Dis.* 2013;13:852–58.
28. Horwitz O, Payne PG, and Wilbek E. Epidemiological basis of tuberculosis eradication: 4. The isoniazid trial in Greenland. *Bull WHO.* 1966;35(4):509–26.
29. Chandler B. Alaska's ongoing journey with tuberculosis: A brief history of tuberculosis in Alaska and considerations for future control. *State of Alaska Epidemiol Bull: Recomm Rep.* 2017;19(1).
30. Fraser RI. Tuberculosis in Alaska in 1965. *Alaska Med.* 1965;7:12–5.
31. Comstock GW, Baum C, and Snider DE, Jr. Isoniazid prophylaxis among Alaskan Eskimos: A final report of the Bethel isoniazid studies. *Am Rev Respir Dis.* 1979:119(5):827–30.
32. Comstock GW, Ferebee SH, and Hammes LM. A controlled trial of community-wide isoniazid prophylaxis in Alaska. *Am Rev Respir Dis.* 1967;95(6):935–43.
33. Comstock GW, Philip RN. Decline of the tuberculosis epidemic in Alaska. *Public Health Rep.* 1961;76:19–24.
34. Hanson ML, Comstock GW, and Haley CE. Community isoniazid prophylaxis program in an underdeveloped area of Alaska. *Public Health Rep.* 1967;82(12):1045–56.
35. Porter ME, and Comstock GW. Ambulatory chemotherapy in Alaska. *Public Health Rep.* 1962;77:1021–32.
36. O'Donnell MR et al. Sustained reduction in tuberculosis incidence following a community-based participatory intervention. *Public Health Action.* 2012;2(1):23–6. doi:10.5588/pha.11.0023.
37. O'Donnell MR et al. Racial disparities in primary and reactivation tuberculosis in a rural community in the southeastern United States. *Int J Tuberc Lung Dis.* 2010;14(6):733–40.
38. Frieden TR et al. Tuberculosis in New York City—Turning the tide. *NEJM.* 1995;333(4):229–33.
39. Cegielski JP et al. Eliminating tuberculosis one neighborhood at a time. *Am J Public Health.* 2014;104(Suppl 2):S225–33.
40. Cain KP et al. Moving toward tuberculosis elimination: Implementation of a statewide targeted tuberculin testing in Tennessee. *Am J Respir Crit Care Med.* 2012;186(3):273–9.
41. American Lung Association. Trends in Tuberculosis Morbidity and Mortality. American Lung Association Research and Health Education, Epidemiology and Statistics Unit. 2013. Available at: http://www.lung.org/assets/documents/research/tb-trend-report.pdf
42. Horwitz O, Payne PG, and Wilbek E. Epidemiological basis of tuberculosis eradication: The isoniazid trial in Greenland. *Bull WHO.* 1966;35(4):509–26.
43. Comstock GW, Baum C, and Snider DE Jr. Isoniazid prophylaxis among Alaskan Eskimos: A final report of the Bethel isoniazid studies. *Am Rev Respir Dis.* 1979;119:827–30.
44. Marks SM, Mase SR, and Morris SB. Systematic review, meta-analysis, and cost-effectiveness of treatment of latent tuberculosis to reduce progression to multidrug–resistant tuberculosis. *Clin Infect Dis.* 2017 Jun 15;64(12):1670–7.
45. Seddon JA, Fred D, Amanullah F, Schaaf HS, Starke JR, Keshavjee S, Burzynski J, Furin JJ, Swaminathan S, and Becerra MC. *2015 Post-Exposure Management of Multidrug-Resistant Tuberculosis Contacts: Evidence-Based Recommendations. Policy Brief No. 1.* Dubai, United Arab Emirates: Harvard Medical School Center for Global Health Delivery-Dubai.
46. Hanson ML, Comstock GW, and Haley CE. Community isoniazid prophylaxis program in an underdeveloped area of Alaska. *Public Health Rep.* 1967:82(12):1045–56.
47. Golub JE et al. The impact of antiretroviral therapy and isoniazid preventive therapy on tuberculosis incidence in HIV-infected patients in Rio de Janeiro, Brazil. *AIDS.* 2007;21:1441–8.
48. Akolo C, Adetifa I, Shepperd S, and Volmink J. Treatment of latent tuberculosis infection in HIV infected persons. *Cochrane Database Syst Rev.* 2010;20:CD000171.
49. Getahun H, Matteelli A, Chaisson RE, and Raviglione M. Latent *Mycobacterium tuberculosis* infection. *N Engl J Med.* 2015;372:2127–35.
50. Frieden TR et al. Tuberculosis in New York City—turning the tide. *N Engl J Med.* 1995;333(4):229–33.
51. Smieja MJ, Marchetti CA, Cook DJ, and Smaill FM. Isoniazid for preventing tuberculosis in non-HIV infected persons. *Cochrane Database Syst Rev.* 2000;2:CD001363.
52. Cain KP et al. Moving toward tuberculosis elimination: Implementation of a statewide targeted tuberculin testing in Tennessee. *Am J Respir Crit Care Med.* 2012;186(3):273–9. doi: 10.1164/rccm.201111-2076OC.
53. American Lung Association. *Trends in Tuberculosis Morbidity and Mortality.* American Lung Association Research and Health Education, Epidemiology and Statistics Unit, 2013. Available at: http://www.lung.org/assets/documents/research/tb-trend-report.pdf
54. Global Tuberculosis Report 2017. Geneva: World Health Organization; 2017.
55. Golub JE et al. Delayed tuberculosis diagnosis and tuberculosis transmission. *Int J Tuberc Lung Dis.* 2006;10:24–30.
56. Yuen CM, Amanullah F, Dharmadhikari A, Nardell EA, Seddon JA, Vasilyeva I, Zhao Y, Keshavjee S, and Becerra MC. Turning off the tap: Stopping tuberculosis transmission through active case-finding and prompt effective treatment. *Lancet.* 2015;386:2334–43.
57. Morrison J, Pai M, and Hopewell PC. Tuberculosis and latent tuberculosis infection in close contacts of people with pulmonary tuberculosis in low-income and middle-income countries: A systematic review and meta-analysis. *Lancet Infect Dis.* 2008;8(6):359–68.
58. Fox GJ, Barry SE, Britton WJ, and Marks GB. Contact investigation for tuberculosis: A systematic review and meta-analysis. *Eur Respir J.* 2013;41:140–56.
59. Kranzer K, Houben RM, Glynn JR, Bekker LG, Wood R, and Lawn SD. Yield of HIV-associated tuberculosis during intensified case finding in resource-limited settings: A systematic review and meta-analysis. *Lancet Infect Dis.* 2010;10:93–102.
60. Khan AJ et al. Engaging the private sector to increase tuberculosis case detection: An impact evaluation study. *Lancet Infect Dis.* 2012;12(8):608–16.
61. Baily GV, Savic D, Gothi GD, Naidu VB, and Nair SS. Potential yield of pulmonary tuberculosis cases by direct microscopy of sputum in a district of South India. *Bull WHO.* 1967;37(6):875–92.
62. Aluoch JA et al. Study of case-finding for pulmonary tuberculosis in outpatients complaining of a chronic cough at a district hospital in Kenya. *Am Rev Resp Dis.* 1984;129(6):915–20.
63. Sanchez-Perez HJ, Hernan MA, Hernandez-Diaz S, Jansa JM, Halperin D, and Ascherio A. Detection of pulmonary tuberculosis in Chiapas, Mexico. *Ann Epidemiol.* 2002;12(3):166–72.
64. Theron G, Jenkins HE, Cobelens F, Abubakar I, Khan AJ, Cohen T, and Dowdy DW. Data for action: Collection and use of local data to end tuberculosis. *Lancet.* 2015;386(10010):2324–33.
65. Murray CJ, Styblo K, and Rouillon A. Tuberculosis in developing countries: Burden, intervention and cost. *Bull Int Union Tuberc Lung Dis.* 1990;65:6–24.
66. Lawn SD et al. Screening for HIV-associated tuberculosis and rifampicin resistance before antiretroviral therapy using the Xpert MTB/RIF assay: A prospective study. *PLoS Med.* 2011;8:e1001067.
67. WHO. Global Tuberculosis Report 2014. Geneva, Switzerland: World Health Organization, 2014.
68. Behr MA et al. Transmission of *Mycobacterium tuberculosis* from patients smear-negative for acid-fast bacilli. *Lancet.* 1999;353:444–49.
69. WHO. *Systematic Screening for Active Tuberculosis: Principles and Recommendations.* Geneva: World Health Organization, 2013.
70. WHO. *Guidance for National Tuberculosis Programmes on the Management of Tuberculosis in Children.* 2nd ed. Geneva, Switzerland: World Health Organization, 2014.
71. Getahun H et al. Development of a standardized screening rule for tuberculosis in people living with HIV in resource-constrained settings: Individual participant data meta-analysis of observational studies. *PLoS Med.* 2011;8:e1000391.
72. Ayles H et al. and the ZAMSTAR team. Effect of household and community interventions on the burden of tuberculosis in southern Africa: The ZAMSTAR community-randomised trial. *Lancet.* 2013;382:1183–94.
73. Azman AS, Golub JE, and Dowdy DW. How much is tuberculosis screening worth? Estimating the value of active case finding for tuberculosis in South Africa, China, and India. *BMC Med.* 2014;12:216.
74. Creswell J, Sahu S, Blok L, Bakker MI, Stevens R, and Ditiu L. A multi-site evaluation of innovative approaches to increase tuberculosis case notification: Summary results. *PLOS ONE.* 2014;9:e94465.
75. Lin X, Chongsuvivatwong V, Lin L, Geater A, and Lijuan R. Dose response relationship between treatment delay of smear-positive tuberculosis patients and intra-household transmission: A crosssectional study. *Trans R Soc Trop Med Hyg.* 2008;102(8):797–804.
76. Kamat SR et al. A controlled study of the influence of segregation of tuberculous patients for one year on the attack rate of tuberculosis in a 5-year period in close fam-

ily contacts in South India. *Bull World Health Organ.* 1966;34:517–32.

77. Dharmadhikari AS et al. Rapid impact of effective treatment on transmission of multidrug-resistant tuberculosis. *Int J Tuberc Lung Dis.* 2014;18:1019–25.

78. WHO. *Latent Tuberculosis Infection: Updated and Consolidated Guidelines for Programmatic Management.* Geneva: World Health Organization, 2018.

79. Lew W, Pai M, Oxlade O, Martin D, and Menzies D. Initial drug resistance and tuberculosis treatment outcomes: Systematic review and meta-analysis. *Ann Intern Med.* 2008;149:123–34.

80. Barrera E, Livchits V, and Nardell E. F-A-S-T: A refocused, intensified, administrative tuberculosis transmission control strategy. *Int J Tuberc Lung Dis.* 2015;19:381–84.

81. Mendoza-Ticona A et al. Effect of universal MODS access on pulmonary tuberculosis treatment outcomes in new patients in Peru. *Public Health Action.* 2012;2:162–67.

82. Shah NS, Yuen CM, Heo M, Tolman AW, and Becerra MC. Yield of contact investigations in households of patients with drug-resistant tuberculosis: Systematic review and meta-analysis. *Clin Infect Dis.* 2014;58:381–91.

83. Naidoo P et al. A comparison of multidrug-resistant tuberculosis treatment commencement times in MDRTBPlus line probe assay and XpertR MTB/RIF-based algorithms in a routine operational setting in Cape Town. *PLOS ONE.* 2014;9:e103328.

84. Detjen A, Gnanashanmugam D, and Talens A. *A Framework for Integrating Childhood Tuberculosis into Community-Based Child Health Care. Washington, DC*: CORE Group, 2013.

85. Khan MS, Salve S, and Porter JD. Engaging for-profit providers in TB control: Lessons learnt from initiatives in south Asia. *Health Policy Plan.* 2015;30(10):1289–95.

86. Ortblad KF, Salomon JA, Barnighausen T, and Atun R. Stopping tuberculosis: A biosocial model for sustainable development. *Lancet.* 2015;386:2354–6.

87. Houben RMGJ, and Dodd PJ. The global burden of latent tuberculosis infection: A re-estimation using mathematical modelling. *PLoS Med.* 2016;13(10):e1002152.

88. Behr MA, Edelstein PH, and Ramakrishnan L. Revisiting the timetable of tuberculosis. *BMJ.* 2018;362:k2738.

89. Rangaka MX et al. Controlling the seedbeds of tuberculosis: Diagnosis and treatment of tuberculosis infection. *Lancet.* 2015;386:2344–53.

90. Dharmadhikari AS et al. Surgical face masks worn by patients with multidrug-resistant tuberculosis: Impact on infectivity of air on a hospital ward. *Am J Respir Crit Care Med.* 2012;185(10):1104–9.

91. Lygizos M et al. Natural ventilation reduces high TB transmission risk in traditional homes in rural KwaZulu-Natal, South Africa. *BMC Infect Dis.* 2013;13:300.

第九部分

相关方面

第 22 章
动物结核病

CATHERINE WILSON

（刘志超　邱露露　黄震　万康林　译　卢水华　审校）

引言

分枝杆菌可以感染包括人类在内的动物，且有数种分枝杆菌能引起人兽共患病。目前，牛分枝杆菌感染是世界上最重要的兽医公共卫生问题之一，可能导致牛生产规模的大幅下降，给农民带来重大的经济损失，影响到一个国家以外的牲畜和相关产品贸易。自19世纪以来，由于广泛采用牛奶巴氏灭菌法，致使牛分枝杆菌在大多数中高收入国家（HMIC）人群中的发病率已显著下降，但该疾病在全世界许多国家的牛和人群中仍有流行。牛的疾病控制具有挑战性，特别是牛分枝杆菌在野生动物种群中有大量蓄藏的地区。目前世界上许多国家都在寻求彻底根除该疾病的解决办法。

历史

公元40年，科鲁迈拉首次记录了家牛中结核病发病率。在17世纪和18世纪，德国使用"波尔希特"（Persucht）一词，记录了在临床检查中观察到的葡萄状病变，这很可能描述了目前被称为牛结核的疾病。在这一点上，葡萄状的症状被认为是梅毒的症状，在牛身上发现这些症状后，对患病动物的尸体处理进行了更严格的控制。然而，一度梅毒是这种临床症状的原因这一错误观念得到纠正后，这些控制措施就被抛弃了。

直到1882年，罗伯特·科赫才首次发现人类结核病的主要病原因子——结核分枝杆菌。科赫当时假设，对牛有影响的结核病对人并没有致病性。然而，西奥博尔德·史密斯在1898年推翻了这一理论，他证明在人类和牛身上的致病分枝杆菌之间只有很小的差别[1]。科赫后来接受了史密斯的理论，但他的假设是牛结核病在人类的致病性比牛低，而从人传染给牛时则恰好相反。

牛分枝杆菌从牛到人的第一个传播途径被发现是通过摄入未经消毒的牛奶[1]。人们最初认为，要根除人兽共患的结核病，就应该禁止销售来自患有结核病奶牛的牛奶，以及根除牛中的结核病来实现[2]。1901年，英国政府成立了一个皇家委员会，进行进一步调查，以确定动物和人类的结核病是否相同，并研究从牛到人主要的潜在传播途径[1]。完成于1911年的报道表明，牛结核分枝杆菌有可能感染人类，并可能在两个物种中引起临床疾病。研究发现，对于人类，特别是儿童而言，主要感染途径是通过摄入被感染的牛奶，而摄入肉类的风险则要小得多[3]。

根据这一结论，英国开始慢慢实施控制措施。1913年，《结核病法令》（the Tuberculosis Order）授权地方当局从农民的畜群中清除受感染的动物。尽管受感染的牲畜在畜群中发病率很高，但几乎没有采取任何措施来防止疾病的传播，根除被认为只是富裕的养牛户的一种选择方案；在第一次世界大战期间，这项法令被暂停。普遍的共识似乎是，尽管这种疾病具有重要的经济意义，但它在该国的存在基本上是无法避免的。然而，随着时间的推移，《结核病法令》不断发展，1925年，政府开始对因出现结核病的临床症状、慢性咳嗽、乳房结核、体重下降或结核性牛奶而从牛群中撤出的牛，向农民提供补偿。根据这项命令，屠宰了15 000头牛，估计其中2500头生产了结核奶。事实上，《结核病法令》的颁布促使英国所有地区都成立了兽医服务机构。

最初，由于公众对生奶的偏好，以及乳制品行业存在的强大经济驱动，不愿意大规模推行巴氏杀菌程序，英国各地都存在对牛奶巴氏杀菌的抵制。对牛奶进行巴氏杀菌最早始于1923年，到1938年，98%在伦敦销售的牛奶都经过了巴氏消毒。在同一时期，伦敦 5 岁以下儿童因腹部结核导致的死亡率大幅下降到 9%。而相比之下，农村地区的儿童在食用牛奶前进行巴氏灭菌处理的情况要少得多，死亡率只下降到 1923 年记录水平的 25%[1]。

1934 年，牛病委员会（the Cattle Disease Committee）报道称，英国牛群中超过 40% 的牛感染了结核病，0.5% 的牛患有结核性乳腺炎。据报道，每年有两千五百人死于人兽共患结核病，占 20 世纪 30 年代英国总死亡率的 6%[4]。这促使牛病委员会断言，解决该问题的唯一办法是在英国彻底消除牛结核病。1935 年，政府发起了结核病（认证畜群）计划，为"洁净"畜群的主人提供奖励，并为只有一小部分受影响的牛群的结核菌素测试费用提供补贴。

直到 1950 年，英国政府才出台了全国性的强制性结核病根除计划，并有效地采取了对受感染的牛群进行赔偿和对受感染的牛群实行流动限制措施。最初，该计划只在受感染牛群数量最多的地区实行，后来，到 1960 年，逐渐扩大到整个英国的牛群。在严格执行这些政策后，受感染牛的发病率急剧下降。在 20 世纪 70 年代末，该疾病在英国的流行率达到了最低水平[1]。在此期间，每年被屠宰的牛的数量显著下降，受试牛群中出现阳性反应的比例从 1961 年的 3.5% 下降到 1979 年的 0.49%。然而，直到今天，与大不列颠其他地区相比，英格兰西南部的发病率仍然较高[5]。

根据 1981 年《动物健康法》（the Animal Health Act）第 32 条和第 34 条的规定，该疾病应向英格兰、威尔士和苏格兰的国家兽医服务机构报告。此后，该法案经各种文书进行了不同程度的修订，最新版本可在英国政府网站（www.leglication.gov.UK）上查阅。

尽管独立向食品标准局报告的食品微生物安全咨询委员会提出了建议，但英格兰和威尔士对牛奶实施普遍的强制巴氏灭菌法始终是不可能的。目前，在英格兰和威尔士，可以向公众出售来自官方归类为无结核病（officially tuberculosis free，OTF）的牛群的牛奶。

在英国，结核病仍然是英国动物中的主要问题。常规监测发现，1990 年至 2004 年，结核病感染的新畜群发病数每年增加 14%。

2004 年，在英国的 44 720 个牛群测试中，对 460 万头牛进行了测试。当时英国共有 9300 万个牛群，共有 900 万头牛和牛犊测试发现了 3339 个新结核病牛群病例，占测试牛群总数的 7.5%。其中，1702 例被确诊，这相当于每 100 个非限制性牛群中就有 3.6 个被确诊的牛群病例。2004 年，英国屠宰了近 20 000 头结核菌素阳性反应的牛。还有 3000 头牛被从"直接接触者"的牛群中剔除，即那些结核菌素试验呈阴性或不确定的牛群，但它们是感染牛分枝杆菌的风险过高的牛。2003 年，尽管大约 50% 的新感染病例来自包括奶牛在内的牛群，但奶牛群的结核病发病率与肉牛和其他牛群类型相当（图 22.1）。英国环境、食品和农村事务部（the Department for Environment，Food and Rural Affairs）每季度都会公布英国牛群中结核病的发病率和流行率的最新数字[125]。

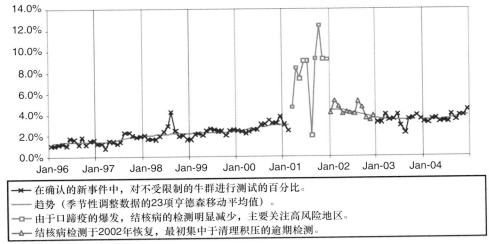

图 22.1　1996—2004 年英国牛结核病确认的新发病率，以非限制性牛群测试的百分比表示。结核病的每月发病数除以每月进行的结核菌素牛群测试数，说明牛群测试的季节性，大部分测试是在 10 月和 4 月之间进行（摘自 Anon Tuberculosis statistics DEFRA（2005）。可在 http：//www.defra.gov.uk/animalh/tb/stats/dec2004.htm 查阅）（权限：http：//www.nationalarchives.gov.uk/legal/copyright/）

事实证明，从牛结核病流行的国家根除牛结核病的主要目标具有挑战性。这主要是由于该疾病以野生动物为宿主。其中一个成功的案例发生在 20 世纪 70 年代的澳大利亚。在此之前，作为根除布鲁菌病和结核病运动的一部分，澳大利亚进行了长达 27 年的屠宰场监测和扑杀受感染的野生动物水牛宿主，以减少结核病的储存宿主。1997 年，澳大利亚宣布消除牛结核病。20 世纪 70 年代中期，在英国和爱尔兰共和国，獾（Meles meles）成为一个令人关注的问题，因为它可能是牛结核病的野生动物宿主和牛的潜在传染源。1989 年，根据《结核病（鹿）令》[the Tuberculosis（Deer）Order]（经修订），结核病被列为应报道的鹿类疾病。没有证据表明其他野生或野性动物（如鹿、狐狸和野猪）对全国的牛构成重大威胁，尽管还需要进行进一步的研究工作。虽然对鹿没有强制性的检测方案，但对养殖、公园或野生的鹿进行死后检测并向 APHA 通报可疑病变是法定的。世界各地都在扑杀对牛和人类来说是牛分枝杆菌宿主的其他动物，例如新西兰的刷尾负鼠，但对控制该疾病的作用有限。

时至今日，动物结核病仍然是全世界兽医公共卫生的一个主要问题。本章旨在阐述这些问题。

病原学

具有兽医学重要性的分枝杆菌分为三组：

1. 专性原生性病原体：这些分枝杆菌需要哺乳动物宿主的存在才能继续生存，包括结核分枝杆菌复合体和鼠麻风分枝杆菌。

2. 腐生菌：这些分枝杆菌通常存在于死亡或腐烂物上，但有可能成为兼性病原体，引起局部或传播性疾病的症状。它们可进一步分类为快速或缓慢生长的机会性非结核分枝杆菌，包括分枝杆菌，例如鸟分枝杆菌。

3. 难以生长的分枝杆菌：这些细菌的生长非常具有挑战性，以至于不可能确定其自然环境生态位。这类细菌是导致猫麻风病和犬麻风肉芽肿综合征的罪魁祸首。

在过去的几年里，基因组测序已经开始在澄清这些分类划分方面发挥作用[7-8]。由于分类学的不明确，根据其疾病的临床表现、在培养基上生长的速度和能力以及分枝杆菌的生化特性，更容易对特定的分枝杆菌进行分类。动物结核病的病原体及其分类仍然是争论的主题[9]。

牛分枝杆菌是牛结核病的主要病原体。它具有最高的人兽共患传播风险，并对人类造成最大的经济影响。这种耐酸、好氧、革兰氏阳性、不活动、不产孢、杆状、生长缓慢的杆菌可以在 12 ~ 24 ℃的环境中存活很长时间（18 ~ 332 天）。

牛分枝杆菌已被归类为结核分枝杆菌复合体的一部分。这个复合体包含遗传学上相关的杆菌，包括结核分枝杆菌、牛分枝杆菌、首次在田鼠群体中发现的田鼠分枝杆菌、山羊结核疾病的主要病原体山羊分枝杆菌和临床上通常影响海豹和海狮等海洋哺乳动物的针尖分枝杆菌。这个复合体在核苷酸水平上具有 99.9% 的相似性，16S rRNA 序列几近相同[10]。结核分枝杆菌是一类宿主限制细菌，也是导致人类疾病的主要分枝杆菌，已进化为结核分枝杆菌复合体的一个独立谱系[11]。非结核分枝杆菌是所有不属于该复合体且包含较少相同核苷酸序列的分枝杆菌。这些分枝杆菌仍然具有致病潜力，包括鸟类分枝杆菌复合体，其种类包括鸟类分枝杆菌和鸟类副结核分枝杆菌。鸟类副结核分枝杆菌与人类的克罗恩病有关，是牛和羊的约翰病（Johne's disease）的病原体。

结核病的发病机制和传播途径

分枝杆菌可以感染的宿主范围非常广泛。牛分枝杆菌是造成家畜和野生动物结核病的主要病原体，它的宿主范围是分枝杆菌复合体中最广泛的。然而，虽然偶尔也有关于狗的病例报道，但结核分枝杆菌很少影响人类以外的物种。

牛是牛分枝杆菌的天然宿主。牛分枝杆菌分布在世界各地，大多数陆地动物和某些鸟类对这些细菌都十分易感。一些宿主物种，如牛、人、猪和山羊等，都是"维持"宿主，感染可以形成，并引起临床疾病。而其他物种，如狗和猫等可以作为"溢出"宿主，感染不会继续传播给同一物种的其他成员。"溢出"宿主的免疫系统的先天抵抗力是这些物种在接触到同一物种的受感染个体时不会继续发展成临床疾病的原因之一。种群密度、饲养方式和栖息地等其他流行病学因素也影响到易感个体和受感染个体之间的相互作用程度，从而影响到发生临床感染的可能性。

牛分枝杆菌是一种高度传染性的病原体，导致宿主慢性衰弱性疾病。其特征性结节或结节性肉芽肿，可在死后检查淋巴结或受影响的组织中看到。由此产生的干酪化和钙化（不包括骨骼肌）导致了该病的临床症状。在所有维持宿主中，该病可通过气溶胶或摄入而感染，引起非肺部或肺部疾病，这两种形式的临床症状可能需要数月或数年才能出现。

正如所料，肺部疾病的临床症状包括慢性咳嗽，由肺和相关淋巴结的肉芽肿、干酪样、坏死性炎症引起[12]，最常见的受影响的是支气管淋巴结、纵隔淋巴结、咽后淋巴结和门静脉淋巴结，其他淋巴结肿大也可被检测到，在肝、脾和体腔也可发现结节。在这种疾病的晚期病例中，肿大的淋巴结可能造成严重的阻塞，例如气管、消化道或血管的阻塞。外周淋巴结的肿大可在外部检查中观察到，这些淋巴结有破裂的可能，干酪样内容物会流出。消化道受累引起的症状可能包括间歇性腹泻和腹胀，纵隔淋巴结肿大和咽后淋巴结肿大可导致吞咽困难。因此，临床症状可归因于所侵害的器官，并可能因病例而异。根据疾病的表现，临床症状可能包括体重减轻、虚弱、食欲不振、波动性发烧、间歇性咳嗽、腹泻、厌食和乳房硬化。牛结核性乳腺炎是一个重大的公共卫生问题，因为这种疾病很容易从受感染的牛传播给牛犊和食用牛奶的人，而且牛分枝杆菌引起的乳腺炎在临床上与其他形式的乳腺炎并没有区别。

了解宿主的免疫反应将有助于了解该病的发病机制[13]。在最初的感染中，是以 T 细胞和巨噬细胞的活动为主的细胞介导的反应。随着感染的进一步发展，免疫应答转变为体液免疫应答，并从 Th1 免疫应答转变为 Th2 免疫应答。在研究时通过细胞因子分析发现白细胞介素反应也发生了偏差。

牛分枝杆菌在动物之间最常见的传播途径是通过呼吸系统，因此，人类在处理可能受感染的牛时应采取适当的预防措施。皮肤或黏膜传播途径极为罕见，特别是在工业化国家中，杆菌载量要小得多。以前在英国，皮肤传播是局部皮肤、肌腱和淋巴结病变的来源，耳炎和结膜炎通常困扰着经常与受感染的牛接触的挤奶工人或农场工人[3]。牛分枝杆菌引起的人类结核病的发病率与结核病控制策略的有效性有关。

在英国，巴氏消毒法出现之前，使用受感染的牛奶是牛向人传播牛分枝杆菌的主要途径[1]。在牛奶巴氏消毒灭菌法普及的国家，牛分枝杆菌从牛传播给牛的风险已大大降低。在没有采用巴氏消毒灭菌法或没有得到很好控制的地方，牛分枝杆菌从牛到人的传播仍有发生[14]。据认为，肺结核的吸入感染剂量为 10 ～ 100 CFU，而通过摄入引起结核病的感染剂量要高得多，要以百万计才能引起疾病[15]。100 头牛中有一头牛感染了牛分枝杆菌，并向牛奶中排出杆菌，就足以污染整个散装牛奶罐，并有可能感染人。牛分枝杆菌可以在未消毒的牛奶中长期存在并保持活性，但只在乳房内复制。目前在英国，由于实施了结核病控制计划和牛奶巴氏灭菌法，人类通过摄入受感染的牛奶而受到感染的情况很少，目前在所有被屠宰的受感染的牛中，只有 0.5% 在死亡时似乎将牛分枝杆菌散布到牛奶中。

除牛以外的任何其他动物向人类传播牛分枝杆菌的情况被认为只是偶尔发生。通常只有经常与其他可能受感染的维护宿主接触的人才有可能被感染，如鹿场主。关于从鹿传染给人类的已发表信息非常有限，仅加拿大报道了一例麋鹿传播给人类的情况[16]，尚无来自英国的任何报道。在英国，牛分枝杆菌在野鹿群中的流行率很高，而且在少数的养殖鹿群中已经证实了结核病的暴发[17]。因此，潜在的传播宿主确实存在。

流行病学

牛分枝杆菌的自然感染在世界各地的许多不同种类的野生和家养动物中都有描述[18]，这种细菌的宿主范围比结核分枝杆菌广泛得多，这种病原体的复杂流行病学导致根除工作十分复杂[19]。在一定程度上，所有陆生哺乳动物都易受感染，感染率取决于接触情况、先天抵抗力、免疫途径、饲养类型和生态环境以及疾病的病理特征[20]。

牛是牛分枝杆菌的主要维持宿主，因此，能够在其种群中维持感染。"外溢宿主"可以定义为动物物种可能被感染，但在同一物种的其他成员之间传播感染不是特别有效的宿主。就牛分枝杆菌而言，这些溢出的宿主包括人类、猫和狗等。

研究发现，在牛种中，不同品种的牛对疾病有不同的易感性。欧洲血统的欧洲家牛（Bos taurus），比印度牛（Bos indicus）或瘤牛（zebu cattle）更容易感染这种疾病[21]。瘤牛似乎对分枝杆菌感染有先天的抵抗力。在英国和爱尔兰共和国，已有研究证明荷斯坦牛对牛结核病感染的抵抗力有很大程度的遗传性，可以传递给其幼崽[22-24]。现代荷兰牛（Friesian）的品种是在 20 世纪 40 年代由荷兰养牛家培育的，是一种更坚韧和更"抗结核"的奶牛[25]。与奶牛相比，肉牛之间的遗传变异会更大，因为奶牛在育种历史方面更加同质化。由于生产系统的性质，通常奶牛群比肉牛群的管理更加集中，牛与牛之间更密切和更经常的接触，以及与肉牛相比，奶牛的预期寿命更长，这增加了奶牛群中牛分枝杆菌更高流行的可能性。尽管世界各地都有牧场牛发病率较高的报道，但从地理上看，在南美、亚洲和非洲等牧业比较发达的地区，结核分枝杆菌的感染率要低得多，这可能是因为广泛饲养的牛群聚集在牧场的饮水点附近饮水。

牛分枝杆菌在牛和外溢宿主之间的主要传播途径是通过感染者的气溶胶飞沫。分枝杆菌也可在痰、粪便、尿液、阴道和子宫分泌物中，以及从破裂的周围淋巴结的任何引流液中分泌。摄入未经巴氏消毒的受感染牛奶或奶制品也是小牛和人类传播的绝佳媒介[26]。如果没有经过巴氏消毒，牛奶中存在的分枝杆菌就可以在很长一段时间内保持感染性。这在牛奶中可能长达 200 天，在某些类型的奶酪中可能长达 322 天。牛分枝杆菌可在环境中传播，因为气溶胶颗粒可能污染牧场或畜舍内的污染物。牛分枝杆菌可能通过接触受感染动物的污染粪便或尿液传播[27]，但这种情况较为罕见。由于受感染的牛会将感染传播到含有易感动物的处女地，牛群的流动会导致该细菌在全国范围传播。

澳大利亚、美国的一些州、德国和南美的一些国家等地区遵循严格的测试和屠宰政策，并在野生动物库中适当程度上根除了该疾病之后，已经出现了根除牛分枝杆菌的情况。

在英国和爱尔兰，欧亚獾（M. meles）是牛分枝杆菌的一个额外的维持宿主。克雷布斯宣布该物种是牛的一个重要的感染宿主[5]，因此阻碍了牛结核病的根除[5, 28]。对于在英国的地方性感染区，獾是否是一个重要的感染宿主，以及这种感染是否从獾传递到环境中感染其他物种，人们的意见仍然存在分歧[28]。

在非洲，一般来说，牛结核病在牛、水牛[56]、猴子和鹿中都有很高的患病率。在埃塞俄比亚的牛和人中，牛分枝杆菌感染很普遍，而且是地方性的，多年来一直如此。这个国家的牲畜数量在非洲是最多的，共有 5600 万头牛、2900 万只绵羊和 2900 万只山羊。目前牛群中牛结核病感染的确切流行率尚不清楚，但怀疑在任何地区的牛群均受影响，流行率在 7.9% ~ 49% 之间[53]，奶牛群的流行率在 15.6% ~ 50% 之间。大多数流行率调查都是基于皮

内皮肤试验和屠宰场牛尸检查的结果。埃塞俄比亚各地的流行病学研究证实，外来品种的牛比瘤牛更容易受到影响[54]。

在埃塞俄比亚，动物和人之间的主要传播途径是摄入未经消毒的牛奶，导致人类发生肺外结核。除了人类感染的后果，牛的生产力包括产奶量也会下降，埃塞俄比亚牛结核病感染的经济影响已有描述。

在埃塞俄比亚，有四类畜牧业生产系统受到牛结核病感染的不同影响：

1. 作物 - 牲畜综合生产系统
2. 畜牧业生产系统
3. 小农生产系统
4. 集约化生产系统

该国 85% 的畜牧业生产发生在系统 1 中。在该系统中，作物生产是主要目标。在半干旱和高原地区，饲养动物是为了提供畜牧动力和季节性的牛奶和肉类。畜牧业是传统的，卫生标准低。这一畜牧生产体系的人从该国海拔较低地区的牲畜中获得大部分食物供应。牛群要么经常流动，要么部分流动。这一体系覆盖了全国 12% 的牲畜生产总量和 61% 的土地面积。小农生产体系主要在高原地区的城镇附近地区进行，饲养奶牛以生产牛奶和维持生计。在这些系统中，牛结核病的发病率尚未得到充分调查，但一直被认为很低，这主要是由于生产系统的广泛性质。一项调查发现，在埃塞俄比亚东南部，阿塞拉的牛结核患病率为 3.5%。然而，在这些地区，喝生牛奶是牛主人的一种常见做法，因此人感染牛结核病的风险仍然存在。

有少量主要位于城市和城郊地区的集约化生产系统，牛奶和奶制品生产是其主要关注的问题。在这些更密集的系统中，动物的饲养和管理通常更密集，因此增加了牛分枝杆菌的传播风险。牛奶和肉类生产的总体目标主要是通过引进外来品种来提高生产力。然而，这些外来的非本地品种对牛结核病具有更高的易感性，这为感染的传播创造了有利的环境，并增加了人类感染风险，特别是饮用未经消毒的牛奶或奶制品的人。据报道，在德布雷塞特地区周围的奶牛场，荷斯坦牛的牛结核病感染率为 55%，而杂交牛的感染率为 23%。然而，当在更密集的饲养场条件下饲养时，患有结核病的瘤牛会出现增重下降，发病率高达 60%[55]，这表明在更密集的环境条件下，瘤牛比在不太密集的环境中饲养的牛更容易出现疾病的临床症状。

通过摄取传播感染

牛奶

在巴氏消毒法出现之前，牛结核病从牛到人的主要传播途径是通过摄入受污染的牛奶。在英国，牛结核病曾经是人类的一种地方性疾病；但目前，在英国确认的所有结核病病例中，人类牛结核分枝的年度感染总数可能在 0.5% ~ 15% 之间，这一比例与其他工业化国家在人类中检测到的牛结核分枝杆菌感染率相似。在英格兰和威尔士，只要清楚地标明，并直接从生产地销售未经消毒的牛奶和奶制品并不违法，在苏格兰也是如此。牛分枝杆菌感染有可能在老年时重新发病。目前在英国，人类牛分枝杆菌病例的人口统计学上，最常见的是 20 世纪 40 年代至 50 年代，在儿童时期饮用未经消毒牛奶的老一辈人。医生们发现，在治疗后牛分枝杆菌未完全根除的情况下，该疾病在这一人群的晚年重新发病。

奶酪和其他奶制品

研究发现，牛分枝杆菌可以在成熟的、未经消毒的奶酪中很好地生存，因为它们比其他细菌更耐受奶酪潜在的极端 pH 的影响[29]。奶酪制作过程对牛分枝杆菌的影响的研究较少，但已经证实某些奶酪的储存和成熟确实导致原本存在于生牛奶中的牛分枝杆菌完全失活。目前，还没有经过验证的实验室技术可以证明未经热处理的奶制品"不含"牛分枝杆菌。

肉类和肉类产品

在英国屠宰场宰杀的每一具尸体都要进行宰后检查。在结核病感染方面，人们特别注意肺部或淋巴结的任何病变，因此，59% 有明显结核病变但没有显示临床症状的牛在这时就被识别出来[30]。这一检查补充了国家结核病检测计划，且对该国不进行年度结核病检测的地区尤为重要。

人类的职业性接触是感染牛分枝杆菌的另一个危险因素。与受感染牛亲密接触提供了吸入受感染奶牛的肺部排出的气溶胶细菌的机会。通过破损的皮肤感染尽管很罕见，但也有可能。尸体有可能在死后看起来完全正常，但却含有血源性播散的杆菌，可能会在食用后造成感染。死后处理过程中也可能发生病变交叉污染，在不卫生的胴体敷料和肌肉表面处理期间可能将杆菌引入食物链[31]。然而，摄取受感染的肉类而感染结核病的风险很小，而且远不如吸入有效。可能致病的较高剂量的结核菌只存在于受感染的牛产的牛奶中[32]，而在分枝杆菌量较少且无明显结核病变的骨骼肌组织中几乎不可能发现结核菌。在有可能出现肉类未煮熟的发展中国家，通过食用肉类感染的风险可能略高，特别是在肉类卫生检查只是零星发生的地区[33]。

感染其他动物物种

野生动物与牛分枝杆菌向牲畜的传播有关，并且可能在人兽共患向人类传播该病中发挥作用。在英国和爱尔兰，獾（M. meles）是受感染的主要野生动物。在欧洲其他地区，山羊（Capra hircus）[40]、鹿，主要是赤鹿（马鹿，C. elaphus）、黇鹿（小鹿，Damam dam）、狍（Capreolus Capreolus）和野猪[41]都受到影响。在北美和加拿大，野牛（Bison bison）[43]、麋鹿（C. canadensis）[44]和白尾鹿（Odocoileus virginianus）[45]在牛分枝杆菌的传播中发挥重要作用。在非洲，许多值得当地保护的物种受到影响[46]，这对当地种群的生存构成威胁。新西兰的刷尾负鼠（T. vulpecula）和白貂（Mustela furo）、南非某些地区的非洲水牛、卡福驴羚和美国密歇根州的白尾鹿都被认为是牛分枝杆菌的维持宿主。

在非维持性、溢出性宿主或终端宿主中[43]，牛分枝杆菌的传播是自限性的，因为生态系统中需要一个维持性宿主才能发生这种传播。这些溢出宿主可能是牛分枝杆菌对牛的偶然来源[48]，真正的终端宿主可能是马和羊。在英国，猪、山羊、养殖的野猪、狗、猫和骆驼科动物应被视为潜在的放大宿主，因为它们有可能成为其他动物和人类的感染源[49]。

獾

在英国和爱尔兰共和国，獾是牛分枝杆菌的重要储存宿主和维持宿主。在某些地区，该病在獾群中很流行[20]。雄性獾比雌性獾感染的数量更多，这可能是由于雄性獾有更多的漫游行为和攻击性倾向，增加了疾病通过咬伤传播的可能性。然而，大多数的感染似乎是通过呼吸途径，开放性颌下脓肿往往是注意到的第一个临床症状。獾种群的群体性结构和群居为牛分枝杆菌的传播提供了良好的环境。大部分受感染的獾在初次感染后会存活 12 个月以上，由牛分枝杆菌感染引起的死亡似乎只对獾种群的数量起了很小的作用。

患有晚期牛分枝杆菌感染的獾会通过尿液排出该杆菌，这被认为是牛的主要感染源。在一些最近有牛群感染的种群中，记录到獾的感染率高达 50%，而且随着獾密度的增加，传播的风险也在增加。为确定獾和牛在牧场上的互动程度而进行的行为学研究发现，这种互动微乎其微，獾不喜欢牛所占据的地域，也不接近牛的 10～15 m 范围内[34]。结论是，如果獾和牛之间确实发生疾病传播，那么很可能是通过接触或摄入獾的尿液或粪便而发生的，而不是獾和牛之间的直接气溶胶传播。人们认为直接由獾传染给人类的风险很低，因为人类和獾之间的密切接触十分有限[35]。研究发现，与獾直接打交道的人，如参与收集道路尸体的政府官员、野生动物中心的员工、兽医、农民和农村地区的居民，所面临的风险更大，这并不奇怪。

负鼠（帚尾袋貂）

刷尾负鼠（brush-tailed possums）原产于澳大利亚，已在新西兰定居，为该国的牛和人的感染提供了一个重要的牛分枝杆菌宿主，但在澳大利亚却没有。1967 年，捕鼠者首次在负鼠发现了结核性病变。随后，在所有难以根除牛结核病的地区，都发现了感染牛分枝杆菌的负鼠的地方性种群。负鼠之间的传播是通过气溶胶或伪垂直（通过幼仔）途径。负鼠的病变可以广泛扩散，该病在临床发病的 2～3 个月后通常是致命的。在易感牛群中，只要有一只受感染的负鼠存在，就会发生感染暴发。1994 年对新西兰负鼠的横断面调查显示，在聚集地区，负鼠的局部感染率高达 20%，但新西兰负鼠的总体感染率为 1.2%[36]。

鹿

养殖鹿和野生鹿都容易感染牛分枝杆菌[37]。该病首次在新西兰的养殖鹿中被报道，目前结核病被认为是新西兰和英国养殖鹿中最重要的细菌性疾病[38]。有人认为，养殖鹿比野生鹿更容易感染这种疾病。格里芬发现，马鹿（red deer）对感染的免疫反应各不相同[39]，在实验条件下，马鹿对牛分枝杆菌感染的抵抗力有很高的遗传性。对疾病的易感性因基因型、以前接触过的疾病、鹿群的营养状况和性激素水平而不同[38]。该病的发病机制随感染部位而异。与牛接触的野生鹿或养殖的鹿，如果对疾病敏感，就有可能成为牛的感染宿主。圈养和养殖的鹿有可能成为牛分枝杆菌的维持宿主，英国和新西兰已经在养殖的鹿群

中零星地引入了结核病控制项目，以帮助预防这种情况[117-118]。

小型反刍动物（绵羊和山羊）

山羊比绵羊更容易感染牛分枝杆菌。然而，山羊作为牛分枝杆菌宿主，其流行病学意义很小。

猪

猪的发病率通常反映了牛的发病率。迈尔斯和斯蒂尔在 1969 年发表的第一份历史性报道指出，1921 年，在美国，根据联邦检查法屠宰的猪中 12% 被发现有结核病灶。对这些猪的来源追踪，发现所有被感染的猪都被喂养过未经消毒的牛奶或奶制品，并与牛饲养在一起。事实上，这是猪最常见的感染途径。与其他物种一样，该病在猪中的流行率随着年龄的增长而增加，由于大多数集约化养殖的猪在 6 个月龄前就被宰杀为肉，因此，牛分枝杆菌病在这个物种中并没有表现出太严重的临床问题。猪与猪之间的传播微乎其微，病变通常发生在局部。肺部病变不常发生，因此猪是牛的一个不重要的感染源。

山羊

山羊对结核病相当敏感，最常见的是发生肺部感染或结核性乳腺炎。杆菌有可能在哺乳期山羊的乳汁中脱落[15]。在西班牙，已经有山羊患结核病的临床病例报道[50]；并且，山羊被认为是牛一样的维护型宿主。1999—2001 年，在德国报道的所有人兽共患的结核病病例中，有三分之一是由适应山羊的菌株牛分枝杆菌山羊亚种（M. bovis subsp caprae）造成的[51]。

猫和狗

在过去的 100 年里，由牛分枝杆菌在狗和猫中引起的临床结核病发病率有所下降。狗和猫的患病很可能是由于在农场中摄入了结核病牛的牛奶或内脏，或由于与感染结核病的人生活在一起，吸入了痰液颗粒。据记载，猫的结核病主要是由牛分枝杆菌和田鼠分枝杆菌引起的[9]，鸟分枝杆菌和非结核分枝杆菌的病例较少[119]。在狗中，发现 75% 的病例由结核分枝杆菌引起；其余的主要是牛分枝杆菌和少量鸟分枝杆菌[52]。

其他分枝杆菌

结核分枝杆菌复合群的成员包括结核分枝杆菌、

非洲分枝杆菌、卡氏分枝杆菌、牛分枝杆菌、田鼠分枝杆菌、鸟分枝杆菌、山羊分枝杆菌、海豹分枝杆菌，及最近确认的猫鼬分枝杆菌[58]。世卫组织报道显示，2014 年因结核分枝杆菌复合群感染人类新增结核病病例 900 万例，死亡 150 万例。

非结核分枝杆菌感染广泛存在于世界各地，并在许多不同的自然生态环境中都已发现。它们对大多数人都无害，很少引起人类疾病。与人类疾病相关的非结核分枝杆菌包括鸟分枝杆菌、胞内分枝杆菌、堪萨斯分枝杆菌、偶发分枝杆菌、龟分枝杆菌、苏尔加分枝杆菌、副结核分枝杆菌和瘰疬分枝杆菌等。据报道，大多数非结核分枝杆菌感染都发生在结核病不流行的国家，因为在已经存在结核病的国家，漏诊非结核分枝杆菌感染的概率更高。目前，引起分枝杆菌性感染的单个分枝杆菌在世界范围内还没有常规的特征。因此，一些齐 - 尼染色法（Ziehl-Neelsen stains）染色呈阳性的人类非结核杆菌感染病例会被错误地归类为结核分枝杆菌感染[59]。这可能导致患者接受结核病的常规治疗，而该非结核分枝杆菌菌株可能具有耐药性。此外，偶尔也有非结核分枝杆菌感染和结核分枝杆菌菌株混合感染的报道[60-61]。

下面简要介绍其他几种分枝杆菌的流行病学：

- 结核分枝杆菌：这种分枝杆菌通常引起人类疾病，是引起结核病的最常见病原体。然而，尽管动物感染并不常见，但在一些与人类有长期密切接触的物种（鸟类、大象和其他哺乳动物）中也有描述。尚无动物和人类之间传播结核分枝杆菌的报道。

- 田鼠分枝杆菌：这种结核病的血清型菌株的名字直译为"田鼠"，因为它是在调查田鼠的循环种群密度变化的原因时发现的第一种引起田鼠疾病的分枝杆菌。田鼠（field voles）、银行田鼠（bank voles）、木鼠（wood mice）和鼩鼱（shrews）都易受田鼠分枝杆菌的感染。据记载，田鼠分枝杆菌也可引起猫[62]和其他大型动物疾病[63]，偶尔也有人类感染的报道，全世界总共有 13 名患者[64-67]。

- 鸟类分枝杆菌复合群（MAC）：鸟类分枝杆菌复合群包括鸟分枝杆菌、胞内分枝杆菌和嵌合分枝杆菌，是导致人类非结核分枝杆菌相关肺部疾病的最重要原因[68-69]。鸟类分枝杆菌复合群在环境中广泛分布，很少引起人类疾病。宿主易感性、病原体毒力和环境风险等因素可能在

该病的发病机制中起作用。患有鸟类分枝杆菌复合群疾病的患者往往同时患有免疫学或遗传学疾病，容易引起肺部感染或支气管扩张。然而，MAC 疾病也可见于一些没有其他肺部或免疫异常的患者[70]。

- 鸟分枝杆菌：这种结核病血清型菌株在鸟类、猪、猫、人类和狗中引起疾病[71]，是人类中最常分离的非结核分枝杆菌。所产生的临床症状往往与结核分枝杆菌复合群的临床症状无法区分，因此常常被认为是在同一群体中。

- 副结核分枝杆菌（MAP）：这种分枝杆菌感染引起全世界家养反刍动物和野生动物胃肠道的慢性肉芽肿性感染，是兽医学领域中最重要的非结核分枝杆菌[72]，特别是对牛和羊。副结核分枝杆菌有极强的抵抗力，可以在巴氏消毒后存活，可在环境中存活长达一年之久。该病可通过粪口途径进行水平传播，也可从受感染的母牛垂直传播到犊牛。潜伏期在 2 ～ 7 年不等[73]。将感染引入先前无副结核分枝杆菌的牛群，最常见的途径是将先前感染的牛群引入，或破坏农场内的生物安全。

副结核分枝杆菌（MAP）感染也被称为约翰病，在世界各地都有发现。该病的临床症状可表现为胃肠道内存在的慢性肉芽肿性炎症；在副结核分枝杆菌感染的晚期阶段，牛会出现腹泻和体重减轻。大多数受感染的牛处于疾病的亚临床阶段；只有不到 5% 的牛表现出疾病的临床症状。粪便培养和抗体检测是确定患病率最常见的诊断方法[74]，对于患有亚临床疾病的动物，检测的敏感性会下降。在美国，据报道，2009 年，高达 68% 的奶牛群含有临床感染的牛，肉牛群的流行率较低。据估计，每出现一头晚期约翰病临床症状的牛，牛群中就可能有 15 ～ 25 头被感染的牛。一旦出现临床症状，就无法治愈该病，扑杀是最经济的选择。

在绵羊中，该病的特征是消瘦，但不像牛那样有慢性腹泻。在许多受感染的羊群中，由于约翰病，母羊的年死亡率可高达 5% ～ 10%。

尽管鸟分枝杆菌亚种副结核分枝杆菌尚未被确认为一种人兽共患的病原体，但人们一直怀疑这种杆菌可能在人类克罗恩病的发展中发挥一些作用，而且一项荟萃分析显示两者之间存在正相关[75]。

- 山羊分枝杆菌：这种人兽共患的分枝杆菌于 1999 年首次被发现。人类感染的主要途径似乎

是牲畜，主要是山羊或牛。目前还没有明确的被报道的人与人之间传播的证据。山羊分枝杆菌仅占所有结核病例的 0.3%，其分布范围几乎完全局限于欧洲。发病率低，被认为是由于欧洲范围内采用了防止人兽共患结核病传播的公共卫生措施，包括牛奶消毒和扑杀受感染的牛。山羊分枝杆菌感染的发病率在西班牙最高。该分枝杆菌占所有来自动物的结核分枝杆菌复合群分离菌株的 7.4%[76]。

- 麻风分枝杆菌：这种细菌是人类麻风病的病原体，引起一种主要影响皮肤和周围神经的慢性肉芽肿性疾病。这种细菌可以在几种实验动物中生长，包括犰狳、非人灵长类动物和啮齿动物。在野生九带犰狳（dasypus troglodytes）和三种非人类灵长类动物（黑猩猩，pan troglodytes）、白眉猴（cercocebus atys）和食蟹猴（macaca fascicularis）中都有自然发生的麻风病的报道，因此麻风病被列为一种人兽共患病。

- 鼠麻风分枝杆菌：它会引起一种影响大鼠和小鼠的麻风病样疾病，主要影响内脏和皮肤，很少影响周围神经。在大鼠、小鼠、猫和狗身上观察到自然获得的鼠麻风病，在人类或任何其他物种中尚未发现。因此，鼠麻风病似乎不是一种人兽共患的疾病[77]。

诊断试验

在人类中，由于结核分枝杆菌或牛分枝杆菌感染而观察到的临床体征在放射学、病理学或通过直接涂片分析无法区分。在 1970 年之前，英国的实验室没有尝试区分这些菌株[4]，这种做法目前在一些欧洲国家仍在继续，直到最近，美国也是如此[78]。这对人类临床实践影响并不大，因为对大多数分枝杆菌感染的治疗方法仍然相同。然而，牛分枝杆菌确实对吡嗪酰胺具有固有的耐药性，所以当怀疑有人兽共患的结核病感染病例时，不建议使用这种药物[3]。从流行病学的角度来看，了解这种临床疾病的确切原因和潜在传播途径是非常有用的。因此，使用方便且具有成本效益的检测方法来区分这些结核菌株将非常有用。目前，为了实现菌种间的准确诊断，必须进行生化试验和 DNA 分析[9]，这既费时又不划算。已有许多人类患者结核病误诊的报道[79]。

使用分子标志物来准确区分牛结核杆菌和结核杆菌也很困难。已经发现结核分枝杆菌复合群在核苷酸水平和 16S rRNA 序列之间均有 99.9% 的相似率[11]。

由于影响动物的一些分枝杆菌感染可能会引起人兽共患病，因此在处理可能受感染的组织时应小心谨慎，并应使所有相关人员意识到疾病的潜在人兽共患病风险。根据 1999 年《有害健康物质控制条例》（the Control of Substances Hazardous to Health, COSHH），牛分枝杆菌被列为 3 级危害因子。结核病在任何动物中都是一种应上报的疾病，因此，如果怀疑患有这种疾病，并且国家的立法有规定，则应注意遵循正确的程序通知相关当局。处理样本时，采取无菌操作措施和气溶胶面罩，通常足以降低通过气溶胶或摄入传播的风险；在处理活检部位或活检材料时，应注意戴手套。任何确诊的、实施安乐死病畜的尸体都应该火化（而不是掩埋），以便销毁尸体中存在的任何感染性杆菌。

牛群的诊断试验

单次皮内注射结核菌素试验

皮内皮肤试验是在英国实地进行的常规监测的一线试验。在英国发现有牛结核病的地区，如果可能的话，应按照预定的频率进行定期检测，直到牛群中的结核病被根除为止。

皮内皮肤试验是在牛颈部皮下注射一种牛分枝杆菌纯化蛋白衍生物（PPD）抗原混合物"结核菌素"，该混合物来源于热灭活细菌[80]。1882 年，罗伯特·科赫（Robert Koch）第一个纯化了这种 PPD 溶液[3]，时至今日，牛 PPD 仍然是该领域诊断牛结核病最常用的试剂。注射后发生迟发型超敏性炎症反应，导致接种部位皮肤肿胀。接种 72 小时后测量的肿胀直径与之前的确定值比较，皮肤肿胀的直径越大，迟发型超敏反应就越大，奶牛以前对这种刺激产生免疫原性反应的可能性就越大，因此，对牛分枝杆菌产生细胞介导反应的可能性就越高。

牛分枝杆菌（PPD）抗原化合物被许多其他分枝杆菌共享[81]，包括鸟分枝杆菌细胞内复合群的成员[82]。因此，在注射牛分枝杆菌抗原的同时，将鸟分枝杆菌抗原作为对照分别注射到中颈部，使皮内皮肤试验具有可比性。这些抗原通常存在于环境中，可能会混淆牛分枝杆菌诊断试验的结果[83]。比较牛分枝杆菌和鸟分枝杆菌抗原之间皮肤反应直径的差异，确定迟发型超敏反应的大小差异，可以区分奶牛是感染牛分枝杆菌还是仅对环境分枝杆菌敏感。

采用既定标准区分皮肤反应的直径，因此，牛分枝杆菌皮肤反应的最大直径被归类为"阳性"，中等大小的牛被归类为"不确定"，而那些直径与对照鸟分枝杆菌相匹配或小于其直径的被归类为"阴性"。

据报道，皮内皮肤试验的敏感性为 80%[84]。虽然一些动物可能出现结核感染或死后的病变体征，存在晚期疾病，但非常早期的疾病，即在感染后 6 周之前，或犊牛 6 周内，或使用多种药物注射器的可变剂量给药时，它们可能对皮内皮肤试验没有反应[85]。因此，目前在英国，如果单次皮内结核菌素试验（SICCT）呈阴性，这些牛已经显示出疾病的身体临床症状或有可疑的尸检结果，则仍然需要提交死后尸检的牛组织样本进行培养。

另外，由于已有迟发性超敏反应的证据和死后检查未发现可见病变的假阳性记录，皮内皮肤试验的特异性也被认为是较低的[85]。然而，作为一项公共卫生措施，根据欧洲指令 64/432/EEC 的附件 B，所有皮肤试验反应器都被认为受到结核病的影响，因此，无论细菌培养结果如何，皮肤试验阳性的牛都会被屠宰。

SICCT 测试频率的增加会影响测试性能。在英国，如果检测频率间隔在 30 天之内，则测试无效。测试期间注射的抗原可能会调节牛的细胞介导免疫，并抑制后续皮肤试验的反应[86]，因此，如果需要在这段时间内确认疾病，则应用替代方法进行测试。

γ - 干扰素试验

在澳大利亚的布鲁菌病和结核病根除计划中，首次记录和使用 γ - 干扰素试验[87-88]。这种酶联免疫吸附试验（ELISA）使用 PPD-b 与全血孵育后，检测细胞介导的 γ - 干扰素，判断结核病的免疫性[89]。该试验的个体敏感性高于先前描述的结核菌素皮肤试验，被认为在检测受感染的牛群方面更有优势。由于具有更高的灵敏度，γ - 干扰素试验被认为更适合于准确地检测出畜群中的受感染个体[89]，如果检测到细胞因子 γ - 干扰素，则表明优先阳性结果[90]。SICCT 和 γ - 干扰素试验可检测疾病不同阶段的感染。结核菌素皮肤试验在英国被更广泛地用作牛的一线检测试验，该试验的另一个好处是出结果很快、收集更具成本效益，并且不需要配置良好的实验室来产生结果。

不幸的是，γ - 干扰素反应阴性和皮内皮肤试验阳性的尸检没有可见病变，并不能确认牛没有感染。

尸检

在英国，屠宰后的所有尸体都要进行常规的肉眼检查，看是否有明显的结核病变。在英国，每年例行的尸检发现 9% ～ 12% 的新诊断肺结核病例，其余病例在死前检测中发现。1998—2006 年，屠宰场向肉类卫生局报告的疑似结核病病例中，30% ～ 53% 最终诊断为牛分枝杆菌。

在屠宰后，所有确诊的结核病牛都要提交尸检，其目的不仅是验证死前检测，而且是评估疾病的严重程度，并提供关于现有杆菌性质的流行病学资料。对这些牛结核组织进行基因分型试验，以确定导致结核病牛群崩溃的最新菌株。在英国，牛的尸检在服务于政府的兽医实验室机构进行。尽管尸检发现的大体病灶不能被视为确诊，但从具有可见病灶的部位中分离出结核杆菌的比率通常约为 90%[91]。尸检可以确定感染同一畜群内的其他动物以及与人类接触的风险，并据此确定恢复畜群无结核病状态可能需要的后续检测次数，以及在何种程度上需要对接触动物和人类的情况进行监测，以应对未来疾病的发展。

如果结核病病例经死前确诊，但在尸检中没有可见病变，动植物卫生机构（APHA）将进行组织学诊断，在 2 周内提供推定答案。

实验室培养

牛分枝杆菌的明确诊断可以从病变组织的微生物学上做出。适合用于培养的样本包括痰、胸水或准备好的组织，例如肺或淋巴结活检。在 37 ℃下培养 6 ～ 8 周后，提取实验室培养物，使用抗酸染色剂（如 ZN）可以确认这种生长缓慢的细菌。如果生长出的抗酸生物没有表现出牛分枝杆菌的典型生长模式，则进行多重聚合酶链式反应（PCR）测试，以帮助区分 MAC 或分枝杆菌属的其他生物体。在英国，这种技术目前已经取代了生物分型技术用于结核病的鉴定。

细菌培养方法虽然特异性好，但灵敏度不高。当从没有明显病变的疑似结核牛的淋巴结收集样本进行细菌培养时，敏感性尤其会降低[30]。欧盟指令 64/432/EEC 附录 B 第 1 节描述了从临床和生物标本中识别牛分枝杆菌的技术，但是没有提供诊断和确认牛分枝杆菌感染的具体指令，尽管所用方法可能符合第 2.3.3 章［世界动物卫生组织（the World Organisation for Animal Health, OIE)《诊断测试和疫苗标准手册》（Manual of Standards for Diagnostic Tests and Vaccines）] 中的关于全球牛结核病的规定。

遗传工作

在英国，APHA 定期确定来自牛的结核病分离菌株的基因型，以便提供更多关于该疾病全国范围内的流行病学信息，同时监测新的结核病牛群体崩溃及其传播情况。Spoligotyping 是一种分析各种重复 DNA 序列多态性的技术，是 20 世纪 90 年代和 21 世纪最初期用于分子分型的主要技术[92-93]。1998 年，Frothingham[94] 提供了一种分析牛分枝杆菌高度多态性 DNA 位点的方法，该方法通过联用 APHA 的 Spoligotyping，用于精细区分菌株差异。其主要特点是能够区分在英国牛和獾中发现的最流行和最广泛的结核病菌株 SB0140 的分离株[95]。APHA 收集了 1997—2004 年在英国从牛、獾、鹿和其他哺乳动物中检测到的 31 000 多株牛分枝杆菌的 Spoligotyping 数据（APHA，未发表），其中包括 6500 个分离株的可变数量串联重复（VNTR）数据，是欧洲最大的牛分枝杆菌基因型分离株数据集。这一流行病学资料帮助科学家调查了同期英国牛分枝杆菌分离株的传播和发病率，以及 MTBC 复合群的演变[11]。VNTR 分型在瑞士长达 13 年的牛结核病暴发中取得了良好的效果，这是在该国 15 年没有诊断出牛结核病的情况下发生的。VNTR 数据发现，从瑞士全国各地暴发的疫情中检测出的 17 种分离株均是牛分枝杆菌 Spoligotype SB0120，表明感染源是单一的[97]。使用 MIRU-VNTR 对一份瑞士 15 年前存档的牛结核病样本进行了比较，结果显示了相同的 VNTR 谱，暗示在重新激活之前，病原菌在奶牛群中已经持续了近 15 年。

目前正在评估几种候选基因作为牛分枝杆菌遗传标志物。一旦这些基因被发现，目标是评估它们是否有可能改变牛的疾病表型。一个标志基因包括牛天然耐药性相关巨噬细胞蛋白基因（NRAMP1），该基因已在小鼠模型和人类中被广泛识别。牛分枝杆菌 BCG 的存活似乎与该基因的抗性等位基因的存在有关[98]。已经进行了小型比较流行病学研究，以检查牛群中可能存在的基因，但这些研究通常在科学上不足以确定显著的关联。

未来很可能会采用全基因组的方法来研究单核苷酸多态性（SNP）的数量，并确定疾病相关变异的程度。全基因组测序方法将确定特定疾病相关变异的存在，在人类中，有可能确定耐药结核病病例中出现的基因型和影响表型的机制。这种最初的全基因组方法将识别基因组中最多态的区域，以及与感兴趣的表型的遗传信息相对应的染色体。研究结果可能表明，某种特定的等位基因组合在患病人群中更常见。牛中牛分枝杆菌感染的连锁不平衡，或非随机比例的连锁基因群成员中发生的情况似乎比影响人类的结核分枝杆菌小得多，这可能是由于牛的非随机交配的发生和它们种群规模较小所致[99-100]，它的作用是减少 SNP 的总数量。目前，牛基因组 SNP 阵列中有 80 万个 SNP，这可能足以有效地绘制整个牛基因组的图谱。

狗和猫的诊断试验

如前所述，狗和猫来源的分枝杆菌人兽共患病传播令人担忧。如果发现狗和猫感染了人兽共患病菌株，但发现对人类健康的威胁很小，则可以对狗和猫进行诊断测试，重点与牛和其他畜群动物的测试重点略有不同，在牛和其他畜群动物中，控制这种人兽共患病在畜群内的传播极为重要。

结核分枝杆菌复合群感染的诊断依赖于组织病理学、分枝杆菌培养和分子检测的结合。具有提示性意义的病史和临床发现将促使对感染进行检测。

对狗或猫应进行彻底评估，以确定感染的部位和疾病的严重程度、全身受累的程度和局部感染的程度，从而确定这种特定动物可能的预后。在感染牛分枝杆菌和田鼠分枝杆菌的猫体检时，最常见的发现是单个或多个皮肤结节病变。可出现多灶性周围淋巴结病。血清生化和血液学的结果通常是非特异性的。如果进行生化和血液学检测，通常会发现非特异性变化。电离性高钙血症的存在是一个预后不良的指标[101]，因为它表明肉芽肿疾病的负担更高。

放射学摄影术可用于评估是否有呼吸系统受累。检测结果可能多变，且缺乏特异性而难以做出疾病诊断。这些疾病可能包括气管支气管淋巴结病、间质性肺泡浸润、肺叶实变和胸腔积液。腹部 X 线检查或超声检查可能显示肝大或脾大、淋巴结肿大、肠系膜淋巴结钙化或腹水。通过 X 线评估骨骼，也可以发现骨溶解和硬化、骨关节炎、椎间盘炎或骨膜炎的区域。

可进行的具体试验与可用于其他动物的试验相类似，包括 γ-干扰素释放试验，可从英国动物药物管理局（APHA）获得[103]。猫的皮内皮肤测试结果通常不可靠，因为它们往往显示不出强烈的反应[104-105]。猫和狗都可能出现假阴性结果。

为了明确分枝杆菌感染，应获取感染组织的细针穿刺或活检样本，并用抗酸染色或类似方法进行染色。染色的组织显微镜观察显示，巨噬细胞内的抗酸生物数量可能有所不同，并取决于存在的特定分枝杆菌、肉芽肿的位置以及宿主免疫反应的性质和强度。也可以看到一个混合细胞群，其中含有大量的空泡化组织细胞和少量的退化或非退化中性粒细胞和小淋巴细胞。在显微镜下观察到抗酸微生物后，重要的是进行细菌培养，将其作为确定所涉及的分枝杆菌种类和确定感染的潜在人兽共患风险、感染来源和可供选择的治疗方案的金标准方法。然而，在实验室中，经常可以看到抗酸染色生物体的组织可能无法培养生长出分枝杆菌，并且由于这种微生物生长非常缓慢，因此，培养会持续长达 8 ～ 12 周，以最大限度地增加确诊的机会。

其他可用的诊断技术包括分子 PCR，这在无法获得细菌培养结果时特别有用[106-109]：分枝杆菌散布重复单位 - 可变数串联重复序列（mycobacterial interspersed repetitive unitvariable-number tandem repeat，MIRU-VNTR）[120] 和 Spoligotyping。使用这种技术，可以从组织抽吸物或血液中分离的血沉棕黄层制剂中识别细菌。

组织病理学

在活检或尸检中可以看到结核性肿块的几种表现。大的、实性的、肿瘤样肿块或遍布全身的多个小弥散性肿块可导致类似的诊断。通常，肿块的大体外观呈灰白色，边缘有出血，由于存在干酪样坏死，中心呈柔软的脓性。肺部病变通常呈灰红色，可能与血性胸腔积液有关。肾病通常表现为皮质内的梗死，肠道病变包括潘氏斑（Peyer's patches）状溃疡，伴有黏膜下结节。

该疾病的组织病理学结果通常会报告存在泡沫状巨噬细胞和肉芽肿性炎症、一些坏死区域以及巨噬细胞内外数量不等的抗酸杆菌[107]。也可能存在淋巴细胞和成纤维细胞，但多核巨细胞通常不存在，或很少见到[105, 101]。

在较大的结节内可见钙化，可能被组织细胞带和界限分明的纤维背膜包围[105]。

猫麻风病可能会产生麻风病变或结核性病变，而结核病的诊断可能只产生结核性病变[107]。

治疗

牛

由于牛结核病的人兽共患和传染性，在牛中检测到牛分枝杆菌感染不适合治疗。公共卫生和感染对其他畜群成员的风险太大，治疗时间太长且不经济，因此，治疗受感染的牛不是可行的选择。有效治愈牛所需的治疗期为每天给药，共 4 ～ 12 个月，一旦停止治疗，感染复发的可能性很大。治疗牛的概念带来的另一个问题是人类消费的牛奶、肉类和其他产品中可能会有药物残留。鉴于人类对标准结核病治疗的耐药性是一个严重的问题，在牛身上使用大量相同的药物可能会加剧这一问题，并增加人群中耐多药感染的程度。

然而，目前牛分枝杆菌耐药分离株的报道很少。由于在牛中治疗这种疾病的频率不高，耐药的选择压力可能很低，因此，除了这种分枝杆菌对吡嗪酰胺的先天耐药外，如果需要，目前预计大多数牛分枝杆菌感染对常规分枝杆菌治疗是敏感的。

宠物

可以考虑在主治兽医的指导下对宠物进行治疗。人兽共患病细菌在这些物种中传播的可能性比在生产动物中传播的可能性低，因为通常宠物被圈养在小得多的群体中，并且可以被控制在室内，感染在众多动物中传播的机会更少。然而，无论如何，应仔细考虑感染人兽共患病的可能性，如果在猫或狗中诊断为 MTBC 感染，应通知公共卫生当局。

在确诊的狗或猫的分枝杆菌感染病例开始治疗之前，应考虑动物所在家庭的所有人类成员的以下几个因素。

ⅰ. 如果一个家庭中有人遭受了任何程度的免疫损害（例如接受器官移植或正在接受化疗的人），建议对狗或猫进行安乐死，而不是治疗，以减少对人危害的风险。

ⅱ. 狗或猫所表现出的疾病症状的性质，如果疾病表现为全身性的，存在呼吸道病变，或有持续排出液体的皮肤病变，则人兽共患传播的风险会增加，应考虑安乐死而不是治疗。

ⅲ. 合适的候选治疗对象的所有者应该明白治疗是长期的，如果患病宠物不依从，维持治疗是一项挑战。用于治疗结核病的药物具有一定程度的固有毒性，持续的药物治疗和监测的经济成本可能非常高。所有者还应了解，虽然某些药物疗法可能会抑制结核病感染，但可能无法根除，一旦治疗结束，感染可能还会复发。因此，可能需要无限期的治疗。

然而，考虑到这些要点后，犬猫中无皮肤并发症结核病的治疗通常预后良好。治疗方案通常包括初始和持续阶段的抗菌治疗。目前，初始阶段的治疗方案建议是用三种药物治疗 2 个月，然后，用两种药物继续治疗至少 4 个月。确切的治疗方案将取决于疾病的类型和严重程度。虽然可以对感染组织进行抗菌药物的药敏试验，但发现体外药敏结果并不总是与体内的结果一致。可以对感染的组织进行手术切除以进行分析和进一步的培养工作；但再次强调，使用这些组织标本进行准确的培养和药敏结果可能并不总是能提供成功的结果。如果试图通过手术切除大部分感染组织，则有伤口裂开和感染局部复发的风险。然而，对于局部皮肤病变征象，可以考虑手术切除。

培养和药敏试验可能需要长达 6 周或更长时间才能出结果，在此期间，建议使用氟喹诺酮类药物进行治疗，但应考虑使用这种药物治疗对猫的副作用。目前，这种治疗方法只建议在局部皮肤感染的情况下使用，通常更明智的做法是在诊断后使用两联或三联药物治疗方法，因为这种疗法提供了最好的解决临床问题的机会。用单一氟喹诺酮治疗增加了细菌对这种单一抗生素产生耐药性的机会。如果在知道培养结果之前开始三联或双联药物治疗，强烈建议在分枝杆菌感染确诊后继续相同的治疗。理想情况下，在治疗前应该知道确切的分枝杆菌。在许多情况下，猫的牛分枝杆菌疑似病例的培养结果为阴性，但在细胞学或组织病理学上可能会看到抗酸染色阳性杆菌。在这些情况下，如果高度怀疑感染结核病，在开始治疗前，应向动物主人告知治疗的风险和并发症。

对猫来说，每天服用三片口服药片可能会出现依从性问题，主人可能会与这种治疗方案斗争很长一段时间。如果是这种情况，应单独使用两种药物继续治疗，通常持续 6～9 个月的较长时间[64]。利福平、异烟肼和乙胺丁醇被认为是治疗猫最有效的组合。现在有一些较新的、毒性较小的药物值得考虑。氟喹诺酮类药物具有治疗感染的潜力，例如，马博沙星和克拉霉素可有效治疗动物结核病，特别是与利福平联合使用。临床经验表明，最有效的治疗方案是在初始阶段使用利福平 - 氟喹诺酮组合和克拉霉素或阿奇霉

素进行治疗，然后，继续使用利福平和氟喹诺酮或阿奇霉素或克拉霉素进行治疗。为了便于给药，药物可以在一个注射器中以液体形式给药，也可以将三片药一起装入凝胶胶囊中。如果对药物治疗产生耐药性，可以考虑使用利福平、异烟肼和乙胺丁醇联合用药。如前所述，吡嗪酰胺治疗牛分枝杆菌存在天然的耐药性。

犬和猫感染治疗的预后取决于所涉及的分枝杆菌以及感染的范围和严重程度。田鼠分枝杆菌对治疗常表现出良好的反应。许多病例可以获得长期缓解，但应注意治疗反应。

控制

控制的一般原则

从致病性和经济学的角度来看，在所有能感染动物的分枝杆菌中，最重要的是控制牛分枝杆菌。一个重要的考虑因素是疾病的传播途径，就牛分枝杆菌而言，可以通过气溶胶或摄入传播，以及这种分枝杆菌有效传播的联系和界面。

牛疾病的控制

牛被认为是牛分枝杆菌的维持宿主，能够在其种群内维持感染。农场中牛分枝杆菌感染的控制极其重要。为在流行区消灭该病，必须定期对畜群进行监测，既要对未感染的畜群监测新的感染暴发，也要对已受感染的畜群监测畜群内疾病的进展。实现这一目标的最佳方法是定期进行牛群检测，通常进行 SICCT 或 γ - 干扰素检测，并在肉类卫生检查期间严格监测动物尸体[110]。对受感染的牛进行治疗，在经济上不可行。为了消除疾病和减少感染，阳性的牛被宰杀[84]。

从农场内的卫生和生物安全方面考虑，防止感染传播也极为重要。如果饲料和水槽定期消毒，并在处理动物或受感染的尸体时使用适当的个人防护服，就可以减少任何通过污染物的间接传播。理想情况下，应将受感染的尸体火化，如果不可能，至少埋在地下 4 英尺以下之处。应控制啮齿动物的数量，以减少感染的传播。

包括 DNA 指纹识别技术在内的诊断测试，如可变数量串联重复序列（VNTR）分型和 spoligotyping，有助于确定牛群中存在的牛分枝杆菌菌株，并通过帮

助追踪感染途径和确保采取适当的控制策略，对控制疾病具有流行病学价值[15、92、111]。

目前，英国政府正在实施一项在该国根除牛结核病的 25 年计划，该计划于 2013 年首次公布。环境、食品和农村事务部（the Department for the Environment, Food and Rural Affairs, DEFRA）将该国划分为三个区域："低风险区域""边缘区域"和"高风险区域"，以反映每个地区在疾病传播方式和例行检测中发现的感染牛数量的差异。在西南和中部地区的高风险地区，控制重点是遏制牛和野生动物中该病的传播，并扭转该病向北传播的趋势。该计划的最终目标是将低风险地区的地位转变为"OTF"，从而减轻英国结核病控制的经济负担，并促进与其他国家的贸易。目标是到 2025 年，英格兰大部分地区达到 OTF 状态，到 2038 年全国达到 OTF 状态。这一战略在很大程度上依赖于新西兰的经验。

在英国，为了控制结核病，在纳税人的资助下，至少每 1～4 年对每个牛群进行一次检测。根据 64/432/EEC 指令，在过去 2 年、4 年或 6 年内记录特定地理区域内感染牛群的具体数量，计算确切频率。必要时可以在地方一级加强监测，除了发现到新暴发牛结核病的牛群之外，任何对当地或公共健康构成威胁的牛群每年都要进行检测。例如，具有较高结核病感染风险的畜群、那些出售未经高温消毒的牛奶或出租公牛进行交配的畜群，每年都要接受检测。

如果在屠宰场处理动物尸体过程中发现肉眼可见的结核病变，肉类卫生服务处将向当地州兽医局报告。将进行追踪，以确定受感染牛的来源，并将从有接触的牛群成员那里向 APHA 提交细菌学和病理学样本。

如前所述，在英国，用于筛查畜群结核病的主要检测方法是 SICCT。这种方法通过接种鸟分枝杆菌和牛分枝杆菌的结核菌素，以评估以前对这些过敏原的致敏性。该测试根据委员会条例 1226/2002（指令 64/432/EEC 的附件 B）中描述的步骤进行。γ-干扰素释放试验作为二线检测，补充 SICCT 检测，特别是在结核病控制处于长期和广泛中断的地区[113]。

在英格兰、威尔士和苏格兰，根据欧盟食品卫生条例 853/2004，在任何情况下都禁止销售来自受感染牛的牛奶。但是，该法规规定，只要经过正确的热处理，就可以销售来自同一兽群未受感染牛的牛奶。出售生牛奶的牛群应根据 DEFRA 的奶业卫生检查条例第 4 条进行注册。对奶牛场进行牛分枝杆菌的免费检测，检测频率根据当地和特定牛群的风险评估而定。生产商必须为牛奶的牛分枝杆菌的微生物检测付费，但不必为更一般的细菌污染物的检测付费。

根据理事会指令 64/432/EEC 的定义，宣布为 OTF 牛群生产的未经巴氏消毒的牛奶，奶农可以直接从生产地出售，只要明确标注为生牛奶。动植物卫生署建议，每年都应该对出售供人食用的未经巴氏消毒牛奶的牛群进行检测，这比在 OTF 牛群中更频繁，以便杆菌在乳房中牢固生长并流入牛奶之前，捕获任何具有结核病反应的牛。在 OTF 牛群中，牛奶在食用或使用前经过巴氏消毒。

如果在进行尸体或内脏的任何部分的肉类检查中，怀疑患有结核病，则应按照政府的具体要求进行比正常情况更详细的尸检。如果检测到全身性肺结核病变，则整个内脏和尸体都将报废，并且不能进入人类食品供应链。如果在任何器官或相关淋巴结上发现单个病变，则仅将动物受感染的部分从食品供应链中除去，因为在烹饪过程中肌肉残留的任何污染都会失活。结核菌素反应阳性的牛只有在经过彻底的尸检后，完全没有结核病病变的情况下才能被认为适合人类食用。如果存在受感染的牛，应在生产线末端屠宰，以尽量减少交叉污染。在动物结核病发病机制调查的早期研究中，弗朗西斯（Francis）[114]很快意识到，死后监测和控制是最大限度减少人兽共患疾病传播的一个重要要求。早在 1893 年，布鲁伦德（Brehrend）就假设了受感染的肉类和人类结核病之间的联系[115]，他呼吁进行有效的肉类检查。奥斯塔泰格（Ostertag）[116]强调了这一呼吁，他声称人类可能因食用受感染的肉类而感染结核。事实上，目前关于这种从牛到人类的传播途径的证据薄弱或不存在[96]，并且在工业化国家消费的风险极低。几十年来，在许多国家，摄食导致感染的途径还没有文献记载。在英国，从未有记录证明食用受感染的肉类导致牛分枝杆菌通过胃肠道传播给人类，但是，鉴于该疾病的传染性和人兽共患性质，有必要保持谨慎。

野生动物维护宿主的疾病控制

獾或刷尾负鼠等野生动物也被认为是牛分枝杆菌的维持宿主，因为这些物种能够在自己的种群内维持牛分枝杆菌感染，应考虑在这些动物群体中进行感染控制，以消除该疾病。尽管难以推行，但消除野生动物和牛之间任何可能的接触可以限制感染的传播。对足够水平的受影响野生动物物种进行扑杀或接种疫苗是目前在英国努力控制牛结核病的策略。

在新西兰，20 世纪 70 年代初期认识到感染牛结核病的负鼠是牛持续感染的重要来源后，农业和渔业部开始在牛持续存在结核病问题的地区开展负鼠控制行动。事实证明，负鼠控制是很难实现的。在 1991—1992 年，新西兰仍有 20 个地区存在牛分枝杆菌感染的负鼠群体。在这些地区试验检测阳性的牛和活动限制牛的比例达到 83%。从财政角度看，新西兰 1992—1993 财政年度控制结核病的预算为 2182 万新西兰元，其中用于负鼠控制的经费共计 510 万新西兰元。这些方法有助于减少该国牛分枝杆菌的传播，但在新西兰这种疾病仍未根除。

自从 20 世纪 70 年代发现獾是牛分枝杆菌的维持宿主以来，在英国和爱尔兰共和国的獾种群中控制牛结核病一直是帮助在牛群中控制该疾病的一个重要考虑因素。克雷布（Kreb）于 1997 年发表的报道指出[5]，尽管有令人信服的证据表明獾参与了将该病原传播给牛，但无法使用现有数据量化獾扑杀的效果。他们建议建立随机扑杀獾试验（the Randomised Badger Culling Trial，RBCT），以量化扑杀獾对牛结核病发病率的影响，并确定降低结核病牛群暴发风险的策略的有效性。这项研究在 1998—2005 年进行，由独立科学小组（ISG）监督。在此期间，在牛结核病高风险地区近 8900 只獾被扑杀。这项于 2007 年 6 月发表的试验表明，虽然獾是牛结核病的一个明确来源，但扑杀獾对英国的牛结核病控制没有任何有意义的贡献。此外，牛检测制度的弱点意味着，牛本身对结核病在所有发生的地区都是结核病持续存在的重要原因，而且在英国的一些地区，牛很可能是主要的感染源。然而，2007 年，时任政府首席控制科学顾问的大卫·金（David King）爵士应政府的要求，对该报道中所载的基本数据进行了不同的审查，得出了不同的解释：捕杀獾“对减少牛的结核病产生显著影响”。两份报道的结论之所以有差异，似乎是由于调查小组（ISG）的报道在进行计算时考虑了经济可行性，而大卫·金爵士的专家组报道在分析时没有考虑实用性或成本。DEFRA 于 2011 年发布了一份英格兰（牛）结核病根除计划*，2011 年 12 月宣布在英格兰西南部试点扑杀獾。根据 1992 年《獾保护法》和 1981 年《野生动物和乡村法》，英格兰自然基金会向

土地所有者发放了捕杀獾的许可证，其中规定捕杀的期限为四年。这项试点捕杀工作于 2013 年启动，目的是在六周时间内，在每 150 km² 的捕杀区消灭 70% 的獾。为了最大限度减少干扰（将被捕杀的獾赶出自己的领地，从而传播疾病），要求土地所有者确定阻止獾移动的天然屏障，并在边缘建立扑杀区†。扑杀獾采用控制射击法，以及笼捕法和射击法。2015 年，英国兽医协会（BVA）得出结论，无法证明控制射击可以人道而有效地进行。尽管该协会仍然支持将扑杀作为控制和根除牛结核病的综合战略的必要组成部分，但他们呼吁政府恢复只使用笼捕法和射击法，以更安全、更高效、更人道的方式扑杀獾。扑杀獾对英国牛群结核病流行的长期影响仍有待观察。2016 年进行的一些有限的评估表明“与没有扑杀獾的地区相比，干预地区前两年的结核病发病率下降与扑杀獾有关”。然而，作者承认，所分析的临时数据仅来自两个扑杀地点的两年数据，更多数据的进一步分析是必要的[121]。

2018 年，戈德弗莱（Godfray）报道指出，獾控制最好从致命性策略转向非致命性策略[122]。此后，政府建议控制战略将转向在獾中使用卡介苗接种，但在牛结核病流行且流行病学证据表明獾中存在该病大量蓄积的地区保留捕杀选择。随着时间的推移，人们认为这将减少新病例的数量，并提高獾对该疾病的群体免疫力。2010—2014 年进行了一项试点研究[123]，其结果表明，獾的疫苗接种对牛的结核病发病率没有影响，尽管该研究存在局限性和偏倚，需要进行进一步的探讨。獾的寿命[124]为 3～5 年，因此每四年一次扑杀或接种疫苗控制方法的周期性计划预计，可望有效减少獾种群的疾病。作为根除牛结核病行动的一部分，DEFRA 将在英国推行獾疫苗接种计划，目的是在 21 世纪 20 年代中期至晚期逐步结束目前的獾捕杀计划。

疫苗接种

虽然正在努力，但针对牛和其他动物的牛分枝杆菌的疫苗尚未研制成功。卡介苗（Bacille Calmette-Gùerin vaccine，BCG）是牛分枝杆菌的减毒活菌株，建议用于有感染结核病风险的婴儿、儿童和 35 岁以下的成年人。这种活疫苗对人类的安全性得到了很好

---

* 英国环境、食品和农村事务部（Department for Environment, Food and Rural Affairs，Britain；Defra），英国结核病根除计划，2011 年 7 月。

† 英国环境、食品和农村事务部（Department for Environment, Food and Rural Affairs，Britain；Defra），关于防治结核病措施的最新情况，2011 年 12 月 14 日。

的研究和记录，活疫苗的功效总是大于灭活疫苗。然而，美国不允许使用卡介苗，因为现场试验一再表明，卡介苗似乎并不能保护接种人群的所有成员，疫苗引起的延迟型超敏反应使人对结核菌素皮肤试验产生阳性反应，结核菌素皮肤试验用于诊断活动性结核感染，因此，如果需要将其作为诊断检测的一部分，则降低该试验的价值，尽管用于潜伏感染的 γ - 干扰素释放试验不会与 BCG 或 MAC 发生交叉反应。

如果单独使用，卡介苗并不能为预防牛感染牛结核杆菌提供具有成本效益或有用的保护。目前的卡介苗没有足够高的功效来提供针对结核病的充分保护，目前对牛进行卡介苗接种是在出现结核病感染暴发的暴露牛群中采取"环形疫苗接种"措施。这种疫苗在牛也存在与人类一样的问题，因为接种卡介苗的牛可能对结核菌素 SICCT 产生假阳性反应，因此，无法区分感染结核病的牛和接种过疫苗的牛。合理开发有效的牛用疫苗涉及开发保护性免疫所需的牛分枝杆菌抗原的最佳组合。基于未纳入疫苗的抗原的诊断试验可区分由疫苗接种或感染产生的免疫反应。

在英国，卡介苗已获准用于獾的肌内注射，也已试验了一种口服制剂，这种口服制剂更容易接种，也更具有成本效益[55]。威尔士是目前在獾中实施卡介苗接种试验的唯一国家，该试验的结果尚未公布。

控制疾病传播到"外溢"宿主

在家庭中，猫和狗被认为是牛分枝杆菌的主要外溢宿主，即它们不能很有效地将疾病传播给同种群的其他成员或包括人类在内的其他物种。需要考虑减少分枝杆菌从"维持"宿主向"溢出"宿主传播的机制，因为根据定义，"溢出"宿主不会进一步传播疾病。限制疾病传播的一个重要考虑事项是限制"外溢"宿主与来自"维持"宿主的任何受感染动物结核病物质的接触程度。牛分枝杆菌感染的主要传播源是摄入受感染的牛奶或吸入雾化分枝杆菌。在苏格兰，出售未经巴氏消毒的牛奶是非法的。这在英格兰目前尚未完全实现，因为未经巴氏消毒的牛奶目前可以从认证为"无结核病"的牛群中出售。然而，自从英国各地的大多数生产的牛奶开始只出售巴氏杀菌奶，人、猫和狗的感染率已经下降。

对农场工人、兽医或屠宰场工人来说，通过气溶胶途径控制传播是一个重要的考虑因素，他们都经常与牛接触，很有可能吸入气溶胶飞沫。最有效的方法是在处理动物和尸体时做好个人防护，并定期把牛作

为感染源进行评估。

低收入国家的控制

在低收入国家的实践中，有很多原因可以解释为什么难以实行在高收入国家中实施的标准动物结核病控制方法。在低收入国家，限制结核病控制的因素可能包括缺乏关于疾病流行和传播的知识、一定程度的技术和财政限制、缺乏兽医基础设施，及实施成功的疾病控制战略的文化或地理障碍。在埃塞俄比亚的一些地区，在国有农场已经做出了一些控制牛结核病的努力。1997 年，在埃塞俄比亚中部的 Mojo 州立奶牛场，55% 反应阳性的牛在诊断后被扑杀，农场关闭，健康或阴性的牛被转移到其他农场[112]。这些措施有助于降低这些牛群中牛结核病的流行。然而，防控措施在小型农场中通常没有得到很好的实施。在埃塞俄比亚，即使不考虑所涉及的社会和经济因素，牧民或半牧民畜群的流动性也使得任何控制措施难以实施。因此，目前还没有建立检测和屠宰政策。

Alaku[55] 已经确定了在埃塞俄比亚开始控制牛结核病的基本做法所要实施的步骤。在目前没有该疾病控制规划的其他国家考虑采取这些步骤。

1. 应使用系统方法对年龄超过 6 个月的牛进行永久性标记或识别。

2. 应实施卫生和管理措施，以提高生物安全性。应将牛放在远离人类住所的地方，以减少传播机会。有必要立法，以登记各奶牛场，并将牛的购买、销售或转让情况通知兽医。

3. 需要定期对牛进行检测和肉类检验，以识别受感染的牛。理想情况下，应按预定模式对受感染的畜群进行检测，以确定新感染率是否有任何变化并且应为已获得无病状态的畜群实施两年一次的检测计划，以确认这种无病状态保持不变（图 22.2）。

4. 建立一种保险制度或政府政策，为农民损失的牛进行补偿，在需要将从牛群中赶出受感染的牛时，农民能够维持生计。这种制度在低收入国家极为罕见，然而，低收入国家目前的处置做法没有得到很好的研究或记录。

对人类的风险

全球人类从动物感染分枝杆菌的主要风险是牛分枝杆菌感染的风险。从牛到人类的分枝杆菌最常见的传播途径是摄入了未经巴氏消毒的受感染牛奶。这一

重要的公共卫生问题确保了牛分枝杆菌已被世界动物卫生组织（OIE）列为一种疾病。除了疾病对人类的影响之外，牛分枝杆菌对动物和动物产品的国际贸易具有重大的经济影响[18]。

在过去 100 年里，随着对分枝杆菌的认知不断增加，一些国家已经制定了控制措施，以限制该疾病的传播，在英国，目前牛分枝杆菌感染人类的风险很低。

在没有建立控制机制或缺乏公共卫生教育的地方，人类面临的风险更高。在埃塞俄比亚等非洲国家，牛奶巴氏灭菌消毒水平普遍较低，当然也没有得到普遍监管或控制，由于摄入受感染的牛奶而导致的人类感染率仍然很高。在英国，如果在农场发现有结核病反应阳性的牛，政府地方当局和国家兽医服务机构会提供口头和书面建议，避免食用反应阳性牛的牛奶；然而，农民没有法律义务遵守这项建议。

暴露于牛分枝杆菌或其他人畜共患病分枝杆菌的人感染的风险因免疫抑制的任何并发因素（例如 HIV/AIDS 感染、营养不良和并发疾病）而增加，从而增加出现疾病临床症状的可能性。

另一组有风险的人是那些经常与受感染的牛密切接触的人，例如农场工人、屠宰场工人和兽医。牛分枝杆菌可以雾化，感染颗粒很容易被人或其他密切接触的牛吸入，此外还可通过受感染的牛奶经口腔传播。

英国的卫生保护局和动植物卫生局是能够提供关于牛分枝杆菌感染确诊病例发生率的信息的机构，因此，能够量化每年英国人感染牛分枝杆菌的风险。考虑到患病个体的人口统计学特征，人口中旅行历史有限的老年人被认为是在多年前饮用未经高温消毒的牛奶时接触过这种细菌，而年轻一代更有可能在国外旅行时感染这种细菌。

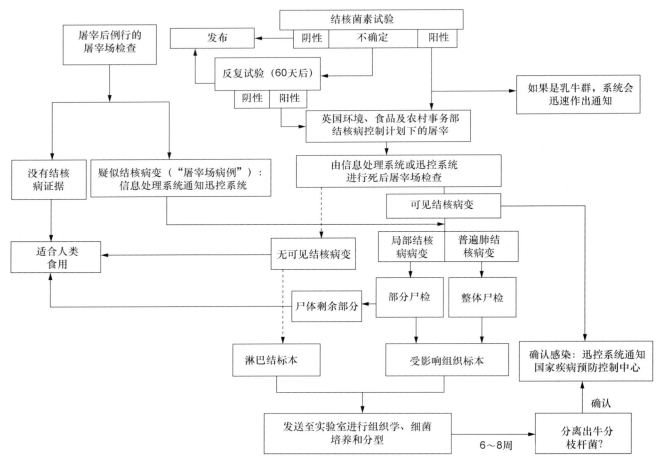

图 22.2　2000 年英国牛结核病检测和肉类检验规程示意图。(Adapted from: Advisory Committee on the Microbiological Safety of Foods. Report on *Mycobacterium bovis*: A review of the possible health risks to consumers of meat from cattle with evidence of *Mycobacterium bovis* infection. Hayes: Food Standards Agency Publications; 2002). (Permission: http://www.nationalarchives.gov.uk/legal/copyright/.)

结论

　　牛分枝杆菌感染仍然是全球一种具有重要经济意义的疾病。尽管在包括澳大利亚、法国和美国大部分地区在内的几个国家，根除该病的努力取得了成功，但在世界上许多国家，该病仍然在牛群中流行。成功的疾病控制需要彻底了解患者、家畜和野生动物种群内部和之间的流行病学和传播。采用多管齐下的策略，制订一系列控制方法是能够并将实现完全根除牛结核病的唯一途径。

参考文献

1. Pritchard DG. A century of bovine tuberculosis 1888–1988: Conquest and controversy. *J Comp Pathol.* 1988;99(4):357–99.
2. Collins CH. The bovine tubercle bacillus. *Br J Biomed Sci.* 2000;57:234–40.
3. Grange J, and Yates M. Zoonotic aspects of *Mycobacterium bovis* infection. *Vet Microbiol.* 1994;40(1–2):137–51.
4. Hardie RM, and Watson JM. *Mycobacterium bovis* in England and Wales: Past, present and future. *Epidemiol Infect.* 1992;109:23–33.
5. Krebs JR, Anderson RM, Clutton-Brock T, Morrison WI, Young D, and Donnelly C. Bovine Tuberculosis in Cattle and Badgers. 1997.
6. O'Connor REO. *Badgers and Bovine Tuberculosis in Ireland.* 1989.
7. Katoch VM. Newer diagnostic techniques for tuberculosis. *Indian J Med Res.* 2004;120:418–28.
8. Tortoli E. Impact of genotypic studies on mycobacterial taxonomy: The new mycobacteria of the 1990s. *Clin Microbiol Rev.* 2003;16:319–54.
9. Rastogi N, Legrand E, and Sola C. The mycobacteria: An introduction to nomenclature and pathogenesis. *Rev Sci Tech L'OIE [Internet].* 2001;20(1):21–54. Available at: http://doc.oie.int:8080/dyn/portal/index.seam?page=alo&aloId=29767
10. Huard RC et al. Novel genetic polymorphisms that further delineate the phylogeny of the *Mycobacterium tuberculosis* complex. *J Bacteriol [Internet].* 2006;188(12):4271–87. Available at: http://jb.asm.org/cgi/content/abstract/188/12/4271%5Cnd:%5Cjournals%5Chuard2006.pdf
11. Brosch R et al. A new evolutionary scenario for the *Mycobacterium tuberculosis* complex. *Proc Natl Acad Sci USA [Internet].* 2002;99(6):3684–9. Available at: http://www.pubmedcentral.nih.gov/articlerender.fcgi?artid=122584&tool=pmcentrez&rendertype=abstract
12. Domingo M, Vidal E, and Marco A. Pathology of bovine tuberculosis. *Res Vet Sci.* 2014;97(S):S20–9.
13. Wang J et al. Expression pattern of interferon-inducible transcriptional genes in neutrophils during bovine tuberculosis infection. *DNA Cell Biol.* 2013;32(8):480–6.
14. Ashford D, Whitney E, and Raghunathan P. Epidemiology of selected mycobacteria that infect humans and other animals. *Rev Sci Tech Off Int Epiz.* 2001;20(1):325–37.
15. O'Reilly LM, and Daborn CJ. The epidemiology of *Mycobacterium bovis* infections in animals and man: A review. *Tuber Lung Dis.* 1995;76(Suppl. 1):1–46.
16. TB and deer farming: Return of the king's evil? *Lancet.* 1991;338(8777):1243–4.
17. Delahay RJ, De Leeuw ANS, Barlow AM, Clifton-Hadley RS, and Cheeseman CL. The status of *Mycobacterium bovis* infection in UK wild mammals: A review. *Veterinary J.* 2002;164:90–105.
18. Cousins DV, and Roberts JL. Australia's campaign to eradicate bovine tuberculosis: The battle for freedom and beyond. *Tuberculosis.* 2001;21(5):5–15.
19. Grange JM, and Collins CH. Bovine tubercle bacilli and disease in animals and man. *Epidemiol Infect.* 1987;99(2):221–34.
20. Morris RS, Pfeiffer DU, and Jackson R. The epidemiology of *Mycobacterium bovis* infections. *Vet Microbiol.* 1994;40(1–2):153–77.
21. Ameni G, and Erkihun A. Bovine tuberculosis on small-scale dairy farms in Adama Town, Central Ethiopia, and farmer awareness of the disease. *Rev Sci Tech.* 2007;26(3):711–9.
22. Brotherstone S et al. Evidence of genetic resistance of cattle to infection with *Mycobacterium bovis*. *J Dairy Sci [Internet].* 2010;93(3):1234–42. Available at: http://www.sciencedirect.com/science/article/pii/S0022030210000901
23. Bermingham ML et al. Genome-wide association study identifies novel loci associated with resistance to bovine tuberculosis. *Heredity (Edinb).* 2014;112(5):543–51.
24. Richardson IW, Bradley DG, Higgins IM, More SJ, Jennifer M, and Berry DP. Variance components for susceptibility to *Mycobacterium bovis* infection in dairy and beef cattle. *Genet Sel Evol.* 2014;46(1).
25. Theunissen B. Breeding without Mendelism: Theory and practice of dairy cattle breeding in the Netherlands 1900–1950. *J Hist Biol.* 2008;41:637–76.
26. Gilbert M, Mitchell A, Bourn D, Mawdsley J, Clifton-Hadley R, and Wint W. Cattle movements and bovine tuberculosis in Great Britain. *Nature.* 2005;435(7041):491–6.
27. Goodchild AV, and Clifton-Hadley RS. Cattle-to-cattle transmission of *Mycobacterium bovis*. *Tuberculosis (Edinb).* 2001;81(1–2):23–41.
28. Gallagher J, and Clifton-Hadley RS. Tuberculosis in badgers: A review of the disease and its significance for other animals. *Res Vet Sci.* 2000;69:203–17.
29. Keogh BP. Reviews of the progress of dairy science: Section B. The survival of pathogens in cheese and milk powder. *J Dairy Res.* 1971;38:91–111.
30. Corner LA. Post mortem diagnosis of *Mycobacterium bovis* infection in cattle. *Vet Microbiol.* 1994;40(1–2):53–63.
31. Francis J. Route of infection in tuberculosis. *Aust Vet J.* 1972;48:663–669.
32. Zanini MS, Moreira EC, Lopes MT, Mota P, and Salas CE. Detection of *Mycobacterium bovis* in milk by polymerase chain reaction. *Zentralbl Veterinarmed B [Internet].* 1998;45(8):473–9. Available at: http://www.ncbi.nlm.nih.gov/pubmed/9820115
33. Cosivi O et al. Zoonotic tuberculosis due to *Mycobacterium bovis* in developing countries. *Emerg Infect Dis.* 1998;4(1080–6040; 1):59–70.
34. Benham PFJ, and Broom DM. Interactions between cattle and badgers at pasture with reference to bovine tuberculosis transmission. *Br Vet J.* 1989;145(3):226–41.
35. Gallagher J, Monies R, Gavier-Widen M, and Rule B. Role of infected, non-diseased badgers in the pathogenesis of tuberculosis in the badger. *Vet Rec [Internet].* 1998;142(26):710–4. Available at: http://www.ncbi.nlm.nih.gov/pubmed/9682428
36. Pfieffer D. The role of a wildlife reservoir in the epidemiology of Bovine Tuberculosis. 1994.
37. Cliftonhadley RS, and Wilesmith JW. Tuberculosis in deer—A review. *Vet Rec [Internet].* 1991;129(1):5–12. Available at: http://www.ncbi.nlm.nih.gov/pubmed/1897111
38. De Lisle GW, and Havill PF. Mycobacteria isolated from deer in New Zealand. *N Z Vet J.* 1985;33(8):138–40.
39. Griffin JFT, and Mackintosh CG. Tuberculosis in deer: Perceptions, problems and progress. *Vet J.* 2000;160:202–19.
40. Rodríguez S et al. *Mycobacterium caprae* infection in livestock and wildlife, Spain. *Emerg Infect Dis.* 2011;17(3):532–5.
41. Vicente J et al. Wild boar and red deer display high prevalences of tuberculosis-like lesions in Spain. *Vet Res.* 2006;37(1):107–19.
42. Jackson R, Morris RS, Cooke MM, Coleman JD, De Lisle GW, and Yates GF. Naturally occurring tuberculosis caused by *Mycobacterium bovis* in brushtail possums (*Trichosurus vulpecula*): III. Routes of infection and excretion. *N Z Vet J.* 1995;43(7):322–7.
43. Himsworth CG et al. Comparison of test performance and evaluation of novel immunoassays for tuberculosis in a captive herd of wood bison naturally infected with *Mycobacterium bovis*. *J Wildl Dis [Internet].* 2010;46(1):78–86. Available at: http://www.jwildlifedis.org/doi/10.7589/0090-3558-46.1.78
44. Thoen CO, Quinn WJ, Miller LD, Stackhouse LL, Newcomb BF, and Ferrell JM. *Mycobacterium bovis* infection in North American elk (*Cervus elaphus*). *J Vet Diagn Invest [Internet].* 1992;4(4):423–7. Available at: http://www.ncbi.nlm.nih.gov/pubmed/1457545
45. Waters WR et al. Antigen recognition by serum antibodies in white-tailed deer (*Odocoileus virginianus*) experimentally infected with *Mycobacterium bovis*. *Clin Diagn Lab Immunol [Internet].* 2004;11(5):849–55. Available at: http://www.ncbi.nlm.nih.gov/pmc/articles/PMC515268/pdf/0075-04.pdf
46. Renwick AR, White PCL, and Bengis RG. Bovine tuberculosis in Southern African wildlife: A multi-species host-pathogen system. *Epidemiol Infect.* 2007;135:529–40.
47. Barron MC, Pech RP, Whitford J, Yockney IJ, De Lisle GW, and Nugent G. Longevity of *Mycobacterium bovis* in brushtail possum (*Trichosurus vulpecula*) carcasses, and contact rates between possums and carcasses. *N Z Vet J.* 2011;59(5):209–17.
48. de Lisle GW, Mackintosh CG, and Bengis RG. *Mycobacterium bovis* in free-living and captive wildlife, including farmed deer. *Rev Sci Tech.* 2001;20(1):86–111.
49. Dinkla ET, Haagsma J, Kuyvenhoven J V, Veen J, and Nieuwenhuijs JH. Tuberculosis in imported alpacas—a zoonosis—Now what? (see comments). *Tijdschr Diergeneeskd.* 1991;116(9):454–60.
50. Gutierrez M, Samper S, Jimenez MS, Van Embden JDA, Marin JFG, Martin C. Identification by spoligotyping of a caprine genotype in *Mycobacterium bovis* strains causing human tuberculosis. *J Clin Microbiol.* 1997;35(12):3328–30.
51. Kubica T, Rüsch-Gerdes S, and Niemann S. *Mycobacterium bovis* subsp. *caprae* caused one-third of human *M. bovis*-associated tuberculosis cases reported in Germany between 1999 and 2001. *J Clin Microbiol.* 2003;41(7):3070–7.
52. Thorel MF, Huchzermeyer HF, and Michel AL. *Mycobacterium avium* and *Mycobacterium intracellulare* infection in mammals. *Rev Sci Tech L Off Int Des Epizoot.* 2001;20(1):204–18.
53. Regassa A et al. A cross-sectional study on bovine tuberculosis in Hawassa town and its surroundings, Southern Ethiopia. *Trop Anim Health Prod.* 2010;42(5):915–20.
54. Ameni G, Aseffa A, Engers H, Young D, Hewinson G, and Vordermeier M. Cattle husbandry in Ethiopia is a predominant factor affecting the pathology of bovine tuberculosis and gamma interferon responses to mycobacterial antigens. *Clin Vaccine Immunol.* 2006;13(9):1030–6.
55. Alaku B. A review on epidemiology of Bovine tuberculosis in Ethiopia. *Acad J Anim Dis.* 2017;6(3):57–66.
56. Grange JM, and Yates MD. The time-table of tuberculosis. *Respir Med.* 1995;89:313–4.
57. Raviglione MC, Snider DE, and Kochi A. Global epidemiology of tuberculosis. Morbidity and mortality of a worldwide epidemic. *JAMA.* 1995;273(3):220–6.
58. Alexander KA et al. Novel *Mycobacterium tuberculosis* complex pathogen, *M. mungi*. *Emerg Infect Dis.* 2010;16(8):1296–9.
59. Gopinath K, and Singh S. Non-tuberculous mycobacteria in TB-endemic countries: Are we neglecting the danger? *PLOS Negl Trop Dis.* 2010;4(4).
60. Wolinsky E. Mycobacterial diseases other than tuberculosis. *Clin Infect Dis.* 1992;15(1):1–12.
61. Aliyu G et al. Prevalence of non-tuberculous mycobacterial infections among tuberculosis suspects in Nigeria. *PLOS ONE.* 2013;8(5).
62. Gunn-Moore DA, Jenkins PA, and Lucke VM. Feline tuberculosis: A literature review and discussion of 19 cases caused by an unusual mycobacterial variant. *Vet Rec.* 1996;138(0042–4900; 3):53–8.
63. Oevermann A, Pfyffer GE, Zanolari P, Meylan M, and Robert N. Generalized tuberculosis in Llamas (*Lama glama*) due to *Mycobacterium microti*. *J Clin Microbiol.* 2004;42(4):1818–21.
64. Van Soolingen D et al. Use of various genetic markers in differentiation of *Mycobacterium bovis* strains from animals and humans and for studying epidemiology of bovine tuberculosis. *J Clin Microbiol.* 1994;32(10):2425–33.
65. Horstkotte MA et al. *Mycobacterium microti* llama-type infection presenting as pulmonary tuberculosis in a human immunodeficiency virus-positive patient. *J Clin Microbiol.* 2001;39(1):406–7.
66. Niemann S et al. Two cases of *Mycobacterium microti*-derived tuberculosis in HIV-negative immunocompetent patients. *Emerg Infect Dis.* 2000;6(5):539–42.

67. Foudraine NA, van Soolingen D, Noordhoek GT, Reiss P,. Pulmonary tuberculosis due to *Mycobacterium microti* in a human immunodeficiency virus-infected patient. *Clin Infect Dis*. 1998;27(6):1543–4.

68. Tortoli E. Microbiological features and clinical relevance of new species of the genus *Mycobacterium*. *Clin Microbiol Rev*. 2014;27(1):727–52.

69. Hoefsloot W et al. The geographic diversity of nontuberculous mycobacteria isolated from pulmonary samples: An NTM-NET collaborative study. *Eur Respir J*. 2013;42(6):1604–13.

70. Honda JR et al. Pathogenic nontuberculous mycobacteria resist and inactivate cathelicidin: Implication of a novel role for polar mycobacterial lipids. *PLOS ONE*. 2015;10(5).

71. Thorel MF, Huchzermeyer H, Weiss R, and Fontaine JJ. *Mycobacterium avium* infections in animals. Literature review. *Vet Res*. 1997;28(5):439–47.

72. Manning EJ, and Collins MT. *Mycobacterium avium* subsp. paratuberculosis: Pathogen, pathogenesis and diagnosis. *Rev Sci Tech [Internet]*. 2001;20(1):133–50. Available at: http://europepmc.org/abstract/med/11288509

73. Whittington RJ, Marshall DJ, Nicholls PJ, Marsh IB, and Reddacliff LA. Survival and dormancy of *Mycobacterium avium* subsp. *paratuberculosis* in the environment. *Appl Environ Microbiol*. 2004;70(5):2989–3004.

74. Lombard JE. Epidemiology and economics of paratuberculosis. *Vet Clin N Am Small Anim Pract*. 2011;27:525–35.

75. Waddell LA, Rajic A, Stärk KDC, and McEwen SA. The zoonotic potential of *Mycobacterium avium* ssp. *Paratuberculosis*: A systematic review and meta-analyses of the evidence. *Epidemiol Infect*. 2015;143:3135–57.

76. Rodriguez-Campos S et al. Limitations of spoligotyping and variable-number tandem-repeat typing for molecular tracing of *Mycobacterium bovis* in a high-diversity setting. *J Clin Microbiol*. 2011;49(9):3361–4.

77. Rojas-Espinosa O, and Lovik M. *Mycobacterium leprae* and *Mycobacterium lepraemurium* infections in domestic and wild animals. *Rev Sci Tech*. 2001;20(1):219–51.

78. LoBue PA, and Moser KS. Use of isoniazid for latent tuberculosis infection in a public health clinic. *Am J Respir Crit Care Med*. 2003;168(4):443–7.

79. Gutierrez-Campos M, Castilla J, Noguer I, Diaz P, Arias J, and Guerra L. Anti-tuberculosis drug consumption as an indicator of the epidemiological situation of tuberculosis in Spain. *Gac Sanit*. 1999;13(4):275–81.

80. Waddington K. To stamp out "So Terrible a Malady": Bovine tuberculosis and tuberculin testing in Britain, 1890–1939. *Med History*. 2004;48:29–48.

81. Andersen P, Munk ME, Pollock JM, and Doherty TM. Specific immune-based diagnosis of tuberculosis. *Lancet*. 2000;356:1099–104.

82. Biet F, Boschiroli ML, Thorel MF, and Guilloteau LA. Zoonotic aspects of *Mycobacterium bovis* and *Mycobacterium avium*-intracellulare complex (MAC). *Vet Res*. 2005;36:411–36.

83. Pollock JM, Welsh MD, and McNair J. Immune responses in bovine tuberculosis: Towards new strategies for the diagnosis and control of disease. *Vet Immunol Immunopathol*. 2005;108(1–2):37–43.

84. De La Rua-Domenech R. Human *Mycobacterium bovis* infection in the United Kingdom: Incidence, risks, control measures and review of the zoonotic aspects of bovine tuberculosis. *Tuberculosis*. 2006;86:77–109.

85. Doherty ML, and Cassidy JP. New perspectives on bovine tuberculosis. *Vet J*. 2002;163(2):109–10.

86. Coad M, Clifford D, Rhodes SG, Hewinson RG, Vordermeier HM, and Whelan AO. Repeat tuberculin skin testing leads to desensitisation in naturally infected tuberculous cattle which is associated with elevated interleukin-10 and decreased interleukin-1 beta responses. *Vet Res*. 2010;41(2):14.

87. Rothel JS, Jones SL, Corner LA, Cox JC, and Wood PR. A sandwich enzyme immunoassay for bovine interferon-gamma and its use for the detection of tuberculosis in cattle. *Aust Vet J*. 1990;67(4):134–7.

88. Waters WR, Maggioli MF, McGill JL, Lyashchenko KP, and Palmer MV. Relevance of bovine tuberculosis research to the understanding of human disease: Historical perspectives, approaches, and immunologic mechanisms. *Vet Immunol Immunopathol*. 2014;159(3–4):113–32.

89. Neill SD, and Pollock JM. Testing for bovine tuberculosis—More than skin deep. *Vet J*. 2000;160(1):3–5.

90. Wood PR et al. Field comparison of the interferon-gamma assay and the intradermal tuberculin test for the diagnosis of bovine tuberculosis. *AustVetJ*. 1991;68(0005–0423 (Print)):286–90.

91. Malama S, Muma JB, Godfroid J. A review of tuberculosis at the wildlife-livestock-human interface in Zambia. *Infect Dis Poverty*. 2013;2.

92. Kamerbeek J et al. Simultaneous detection and strain differentiation of *Mycobacterium tuberculosis* for diagnosis and epidemiology. *J Clin Microbiol*. 1997;35(4):907–14.

93. Durr PA, Clifton-Hadley RS, and Hewinson RG. Molecular epidemiology of bovine tuberculosis—II. Applications of genotyping. *Rev Sci Tech L'OIE [Internet]*. 2000;19(3):689–701. Available at: http://doc.oie.int:8080/dyn/portal/index.seam?page=alo&aloId=29700

94. Frothingham R, and Meeker-O'Connell WA. Genetic diversity in the *Mycobacterium tuberculosis* complex based on variable numbers of tandem DNA repeats. *Microbiology*. 1998;144(5):1189–96.

95. Smith I. *Mycobacterium tuberculosis* pathogenesis and molecular determinants of virulence. *Clin Microbiol Rev [Internet]*. 2003;16(3):463–96. Available at: http://cmr.asm.org/content/16/3/463.short

96. Kleeberg HH. Human tuberculosis of bovine origin in relation to public health. *Rev Sci Tech Off Int Epiz*. 1984;3(1):11–32.

97. Ghielmetti G et al. Epidemiological tracing of bovine tuberculosis in Switzerland, multilocus variable number of tandem repeat analysis of *Mycobacterium bovis* and *Mycobacterium caprae*. *PLOS ONE*. 2017;12(2).

98. Qureshi T, Templeton JW, and Adams LG. Intracellular survival of *Brucella abortus*, *Mycobacterium bovis* BCG, *Salmonella dublin*, and *Salmonella typhimurium* in macrophages from cattle genetically resistant to *Brucella abortus* 18. *Vet Immunol Immunopathol*. 1996;50(0165–2427):55–65.

99. Buchanan CC, Torstenson ES, Bush WS, and Ritchie MD. A comparison of cataloged variation between international HapMap consortium and 1000 genomes project data. *J Am Med Informatics Assoc*. 2012;19(2):289–94.

100. Kim ES, and Kirkpatrick BW. Linkage disequilibrium in the North American Holstein population. *Anim Genet*. 2009;40(3):279–88.

101. Ellis MD, Davies S, McCandlish IAP, Monies R, Jahans K, and Rua-Domenech R. *Mycobacterium bovis* infection in a dog. *Vet Rec [Internet]*. 2006;159(2):46–8. Available at: http://www.bvapublications.com

102. Martinez ME, Gonzalez J, Sanchez-Cabezudo MJ, Pena JM, Vazquez JJ, Felsenfeld A. Evidence of absorptive hypercalciuria in tuberculosis patients. *Calcif Tissue Int [Internet]*. 1993;53(6):384–7. Available at: 8293351

103. Rhodes SG, Gruffydd-Jones T, Gunn-Moore D, and Jahans K. Adaptation of IFN-gamma ELISA and ELISPOT tests for feline tuberculosis. *Vet Immunol Immunopathol*. 2008;124(3–4):379–84.

104. Hawthorne VM, Jarrett WFH, Lauder I, Martin WB, Roberts GBS. Tuberculosis in man, dog, and cat. *Br Med J*. 1957;2(5046):675–8.

105. Kaneene JB et al. Epidemiologic investigation of *Mycobacterium bovis* in a population of cats. *Am J Vet Res*. 2002;63(11):1507–11.

106. Aranaz A, Liébana E, Pickering X, Novoa C, Mateos A, and Domínguez L. Use of polymerase chain reaction in the diagnosis of tuberculosis in cats and dogs. *Vet Rec [Internet]*. 1996;138(12):276–80. Available at: http://www.ncbi.nlm.nih.gov/pubmed/8711884

107. Kipar A, Schiller I, and Baumgärtner W. Immunopathological studies on feline cutaneous and (muco)cutaneous mycobacteriosis. *Vet Immunol Immunopathol*. 2003;91(3–4):169–82.

108. Malik R et al. Infections of the subcutis and skin of dogs caused by rapidly growing mycobacteria. *J Small Anim Pract [Internet]*. 2004;45(10):485–94. Available at: http://www.ncbi.nlm.nih.gov/pubmed/15517689

109. Brodin P et al. Bacterial artificial chromosome-based comparative genomic analysis identifies *Mycobacterium microti* as a natural ESAT-6 deletion mutant. *Infect Immun*. 2002;70(10):5568–78.

110. Smith RL, Tauer LW, Schukken YH, Lu Z, and Grohn YT. Minimization of bovine tuberculosis control costs in US dairy herds. *Prev Vet Med*. 2013;112(3–4):266–75.

111. Biffa D, Bogale A, Godfroid J, and Skjerve E. Factors associated with severity of bovine tuberculosis in Ethiopian cattle. *Trop Anim Health Prod*. 2012;44(5):991–8.

112. Grange J. The Global Burden of Tuberculosis. 1999.

113. Vordermeier M, Goodchild A, Clifton-Hadley R, and de la Rua R. The interferon-gamma field trial: Background, principles and progress. *Vet Rec [Internet]*. 2004;155(2):37–8. Available at: http://www.ncbi.nlm.nih.gov/pubmed/15285281

114. Francis J, Choi CL, and Frost AJ. The diagnosis of tuberculosis in cattle with special reference to bovine PPD tuberculin. *Aust Vet J*. 1973;49:246–51.

115. Behrend H. *Cattle Tuberculosis and Tuberculous Meat*. London: Calder-Turner, 1893.

116. Ostertag. The use of the flesh and the milk of tuberculous animals. *J Comp Pathol Ther*. 1899;XII:240.

117. Busch F, Bannerman F, Liggett S, Griffin F, Clarke J, Lyashchenko KP, Rhodes S. Control of bovine tuberculosis in a farmed red deer herd in England *Veterinary Record* 2017;180:68.

118. Buddle BM, de Lisle GW, Griffin JFT, Hutchings SA. Epidemiology, diagnostics, and management of tuberculosis in domestic cattle and deer in New Zealand in the face of a wildlife reservoir. *NZ Vet J* 2015;63(suppl. 1): 19–27.

119. Gunn-Moore D, McFarland S, Brewer J, Cranshaw T, Clifton-Hadley R, Kovalik M, Shaw D. Mycobacterial disease in cats in Great Britain: I. Culture results, geographical distribution and clinical presentation of 339 cases. *J Feline Med Surg*. 2011;13(12):934–44.

120. Sykes JE, Gunn-Moore DA. Mycobacterial infections. In: Sykes JE (ed.). *Canine and Feline Infectious Diseases*, Elsevier/Saunders, 2014, 418–36.

121. Brunton LA et al. Assessing the effects of the first 2 years of industry-led badger culling in England on the incidence of bovine tuberculosis in cattle 2013–2015. *Ecology and Evolution*, 4 August 2017.

122. Godfray C, Donnelly C, Hewinson G, Winter M, Wood J. *Bovine TB Strategy Review*, October 2018.

123. APHA. A descriptive analysis of the effect of the badger vaccination on the incidence of bovine tuberculosis in cattle within the Badger Vaccine Deployment Project area, using observational data. 2016.

124. Gov.UK. A strategy for achieving bovine tuberculosis free status for England. 2018 review—government response. 2020.

125. DEFRA: Quarterly publication of National Statistics on the incidence and prevalence of tuberculosis (TB) in cattle in Great Britain to end March 2020. [Internet]. [cited 2020 Jul 20]. Available from: https://assets.publishing.service.gov.uk/government/uploads/system/uploads/attachment_data/file/892569/bovinetb-statsnotice-Q1-quarterly-17jun20.pdf.